Amlacher · Taschenbuch der Fischkrankheiten

Taschenbuch der Fischkrankheiten

Grundlagen der Fischpathologie

Von

Prof. Dr. rer. nat. habil. Erwin Amlacher

Gastprofessor für Fischkrankheiten
an der Ludwig-Maximilians-Universität München,
ehemaliger Lehrbeauftragter für Fischkrankheiten,
Anatomie und Physiologie der Nutzfische
an der Humboldt-Universität zu Berlin und
für Angewandte Ökologie an der Friedrich-Schiller-Universität Jena

Sechste, überarbeitete Auflage

Mit 241 Abbildungen, 6 Bildtafeln und 19 Tabellen

SEMPER BONIS ARTIBUS

Gustav Fischer Verlag Jena · Stuttgart · 1992

Erste Auflage 1961
Spanische Übersetzung 1964
Amerikanische Übersetzung 1970

Zweite Auflage 1972
Dritte Auflage 1976
Vierte Auflage 1981
Fünfte Auflage 1986

Die Deutsche Bibliothek – CIP-Einheitsaufnahme

Amlacher, Erwin:
Taschenbuch der Fischkrankheiten : Grundlagen der Fischpathologie; mit 19 Tabellen / von Erwin Amlacher. – 6., überarb. Aufl. – Jena : Fischer, 1992

6. Auflage

Villengang 2, O - 6900 Jena

Lektor: Dr. Dr. Roland Itterheim
Einbandgestaltung: Lothar Jähnichen, Dornburg
Satz: IV/10/5 Mitteldeutscher Verlag Halle
Druck und Einband: F. Pustet, Regensburg
Printed in Germany

ISBN 3-334-00350-7

Vorwort zur sechsten Auflage

Mit dieser Auflage verabschiede ich mich von allen, denen das „Taschenbuch der Fischkrankheiten“ drei Jahrzehnte lang ein Helfer war. Wissenschaftlern, Tierärzten, Studenten, Fischern und Aquarianern nützte es im In- und Ausland, wie Rezensionen, Zuschriften und Nachfragen erkennen ließen. Sein Ziel war die Vermittlung praktischen Wissens auf der Grundlage exakter Forschung. Vielleicht wird eine nächste Auflage von berufener Seite weiterbearbeitet und fortgeführt; das wäre mein Wunsch.

Der schon 1988 sich deutlich abzeichnende Zusammenbruch der Polygraphie und der Sturz des Kommunismus in Ostdeutschland hatten das verzögerte Erscheinen dieser Auflage zur Folge, deren Literaturstand deshalb nur bis 1988 reicht und auch nicht mehr erweitert wurde, zumal der Autor sich aktiv in den politischen Kampf eingeschaltet hatte, der zur langersehnten Wiedervereinigung Deutschlands geführt hat.

Nicht vergessen will ich jene Kollegen und Mitarbeiter, die der Tod von uns genommen hat: Frau Prof. Dr. HANNELORE KREUTZMANN (Rostock), Herrn Dipl.-Fischwirt KLAUS ZINK (Direktor der Binnenfischerei Knau), Herrn Fischzuchtmeister KARL REHBERG (Binnenfischerei Dresden) und Herrn JOACHIM THUMANN (Gustav Fischer Verlag Jena). Ich denke in Dankbarkeit an sie.

Auch diese Auflage wurde ergänzt und überarbeitet. Das gilt besonders für die Abschnitte Immunologie und Entzündung. Ferner wurden Umgruppierungen in der Reihenfolge der Krankheiten vorgenommen, um systematischen Gesichtspunkten besser Rechnung zu tragen.

Für selbstlose kollegiale Hilfe danke ich Herrn Prof. Dr. RUDOLF HOFFMANN (Institut für Zoologie und Hydrobiologie, Veterinärmedizinische Fakultät der Universität München), mit dem mich nun schon jahrelange gute Zusammenarbeit verbindet. Herr Dr. GORDON BELL (Pacific Biological Station, Nanaimo, Canada) unterstützte mich dankenswerter Weise durch die Bereitstellung histologischer Fotos für eine Farbtafel. Herrn Dr. THEODORE R. MEYERS (Department of Fish and Game, Juneau, Alaska, Canada) danke ich für die Überlassung lichtmikroskopischer und elektronenmikroskopischer Abbildungen der Viralen Erythrozytennekrose. Frau CHRISTIANE RUDOLPH half bei den Korrekturen. Schließlich gilt mein Dank nach wie vor Herrn Lektor Dr. Dr. ROLAND ITTERHEIM und außerdem Frau HEIKE LENZ vom Gustav Fischer Verlag Jena.

Vielleicht war dieses Buch ein Impuls auf seinem Gebiet und ein Beispiel für die Kunst, sich kurz zu fassen.

Jena, Am Burggarten 20 ERWIN AMLACHER

Inhaltsverzeichnis

Allgemeiner Teil

Spezieller Teil

Allgemeiner Teil

Untersuchungstechnik, Untersuchungsgang

Eine Krankheit erkennen, heißt die erste Voraussetzung zu ihrer Bekämpfung schaffen. Um aber eine Krankheit zu erkennen, eine Diagnose zu stellen, bedarf es eines Untersuchungsganges, der meist mit der Feststellung der Vorgeschichte (Anamnese) der Krankheit beginnt und über die Voruntersuchung (äußere Betrachtung) zur eigentlichen Untersuchung (Sektion, histologische, hämatologische, bakteriologische und virologische Analyse) führt.

Instrumente für Sektion, Abstriche und Zupfpräparate

An Instrumenten werden benötigt:

1. 2 Scheren mit geraden Schenkeln, von denen die große ein abgestumpftes Schenkelende, die kleine spitze Schenkel hat,
2. 1 Arterienklemme,
3. 1 Spatel,
4. 2 gebogene Pinzetten,
5. 2 Präpariernadeln,
6. 1 Pipette,
7. 1 Schälchen mit Wasser,
8. mehrere Objektträger mit Deckgläschen,
9. 1 Holzbrett,
10. 1 Mikroskop.

Äußere Betrachtung des kranken Fisches

Die uns interessierenden Fische gehören zu den Knochenfischen, deren Körperbauplan wir im folgenden, soweit es für die Untersuchung notwendig ist, betrachten wollen. Der Körper der Fische ist torpedoförmig bzw. tropfkörperförmig und bietet so beim Überwinden des Wasserwiderstandes eine möglichst kleine Fläche. Wir unterscheiden folgende Körperabschnitte: Kopfregion, Rumpfregion und Schwanzregion. Etwa an der Stelle des Überganges der Kopf- in die Rumpfregion befindet sich die Kiemenregion. Aus Gründen der Zweckmäßigkeit unterscheiden wir auch noch eine Nacken- und eine Mundbodenregion. Die wichtigsten äußeren Körpermerkmale, die uns bei Untersuchungen interessieren, sind in Abb. 1 dargestellt und brauchen daher im Text nicht besonders erwähnt werden.

Der Untersuchungsgang beginnt mit der äußeren Betrachtung des krankheitsverdächtigen Fisches. Als erstes achtet man darauf, ob der Fisch sich im Wasser normal verhält. Verhalten und Aussehen werden eingehend beobachtet.

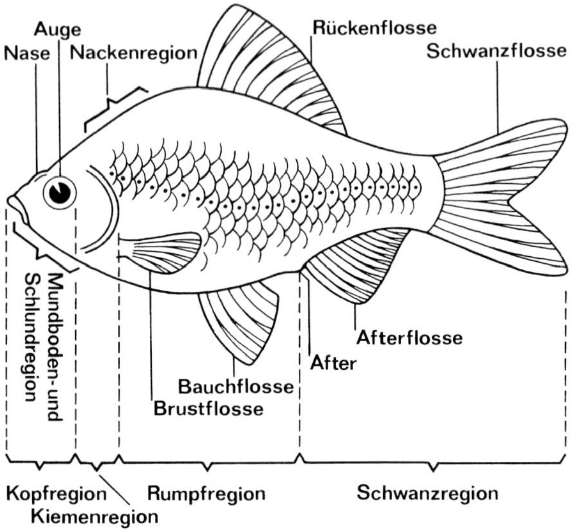

Abb. 1. Körperregionen und Körpermerkmale eines Knochenfisches. (Nach AMLACHER).

Allgemeines Verhalten: Ist der Fisch schlapp und träge, ist ein Fluchtreflex vorhanden oder nicht. Wird gefressen. Schwimmweise: Schwimmt der Fisch in Seiten- oder Rückenlage, taumelt er, steht er Kopf, klemmt er die Flossen, rutscht er am Boden entlang, scheuert er sich beim Schwimmen am Boden, hängt er an der Wasseroberfläche, schnappt er nach Luft an der Wasseroberfläche, macht er schnelle und häufige Atembewegungen (Kiemenbewegungen pro Minute), springt er aus dem Wasser?

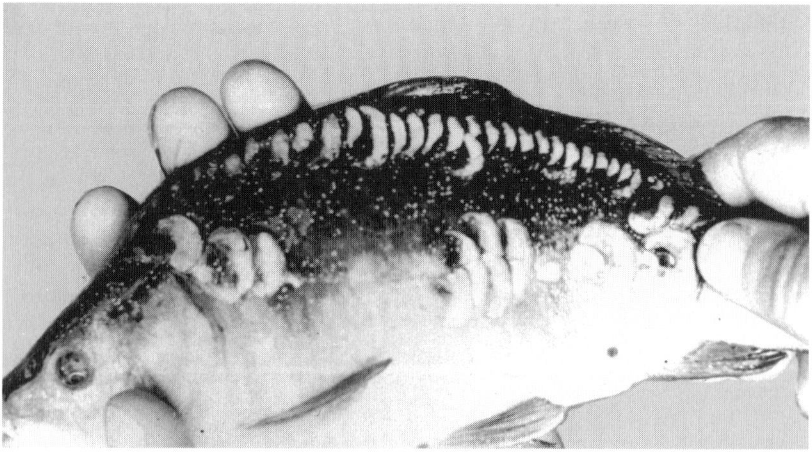

Abb. 2. Augendrehreflex bei einem ichthyophthiriuskranken Karpfen. Der Fisch wurde aus der Normallage auf die rechte Körperseite „gedreht". Das linke Auge „schielt" nach unten. (Nach WAGNER).

Untersuchung der Haut und der Kiemen, Abstrichverfahren

Der getötete Fisch wird auf ein Holzbrettchen auf eine Seite gelegt. Als erstes beginnen wir mit der Untersuchung der Haut. Abb. 4 zeigt die Stellen, von denen ein Abstrich gemacht werden kann. Hautabstriche macht man am besten von der Rumpfseite, der Schwanzflosse und den Flossenwinkeln, also den Stellen, wo die Flossen am Körper ansetzen. Bei Untersuchung der Kiemen werden meist Kiemenabstriche gemacht.

Als Instrument wird ein Spatel benutzt, womit wir von kopfwärts schwanzwärts streichen (Abb. 5). Auf diese Weise werden zusammen mit dem Schleim der Oberhaut auch Hautzellen und auf der Haut befindliche Parasiten abgeschabt.

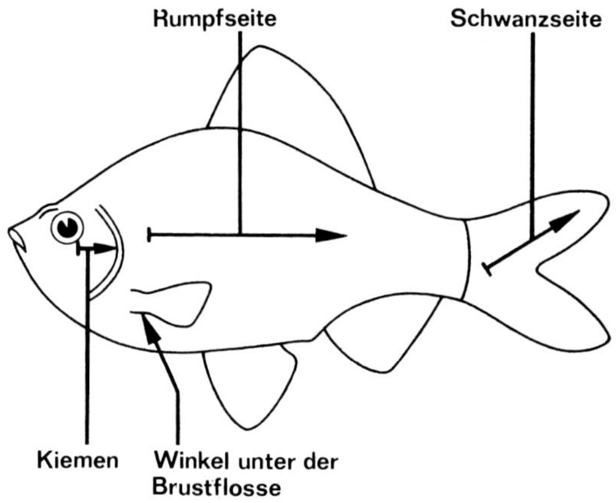

Abb. 4. Körperstellen zur Durchführung von Hautabstrichen (die Pfeile geben die Richtung der Spatelführung an). (Nach AMLACHER).

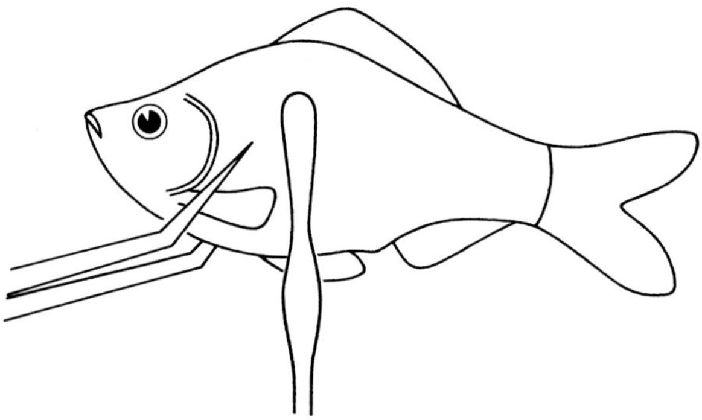

Abb. 5. Hautabstrich von der Körperseite. (Nach AMLACHER).

Den Haut- bzw. Kiemenabstrich bringen wir in einen Wassertropfen auf einem vorbereiteten Objektträger. Hier können wir ihn mit zwei Präpariernadeln etwas auseinanderbreiten und dann mit einem Deckgläschen bedecken. So hergerichtet, kann der Abstrich mikroskopisch untersucht werden, wobei immer erst bei kleinster Vergrößerung beobachtet wird. In manchen Fällen, vor allem bei sehr kleinen Einzellern, ist es angezeigt, dem Wassertropfen auf dem Objektträger etwas Tusche zuzufügen (etwa den 10. Teil der Größe des Wassertropfens). Die Tusche flockt im Wasser aus unf färbt alles bis auf die Parasiten schwarz. Diese bleiben hell und heben sich kontrastreich von ihrer Umgebung ab.

Sektionstechnik

In den seltensten Fällen ist es möglich, einen erkrankten Fisch erfolgreich zu untersuchen, ohne ihn vorher töten zu müssen. Bei offensichtlichen Hauterkrankungen, z. B. bei Befall mit *Ichthyophthirius*, genügt ein Hautabstrich, um die Diagnose zu sichern. Auch beim Vorliegen eines offenen Geschwürs genügt meist eine kleine Ausschabung, um sich Klarheit verschaffen zu können. Bei inneren Erkrankungen (z. B. Tuberkulose, Ichthyosporidiose, Virale hämorrhagische Septikämie) ist eine Sektion unumgänglich. Bei Bakteriosen muß allgemein ein Ausstrich oder eine Abimpfung aus den inneren Organen vorgenommen werden (vgl. Bakteriotechnik). Liegt der Verdacht auf eine Virusinfektion vor, wird entsprechend den Anweisungen im Abschnitt „Virotechnik, Zellkultur“ vorgegangen. In allen diesen Fällen muß aus der Untersuchung einzelner Fische auf den Gesundheitszustand des ganzen Fischbestandes, beispielsweise eines Teiches, geschlossen werden (Stichprobenprinzip). Die Schnittführung bei der Sektion des Fisches ist in Abb. 6 schematisch dargestellt.

Zierfische halten wir (Abb. 7) mit Hilfe einer großen gebogenen Pinzette, Nutzfische mit der Hand fest. Nun führen wir mit einer Schere den **Ventral- oder Bauchschnitt**. Die Schere wird dabei in Nähe der Afteröffnung eingeführt, der im Inneren der Leibeshöhle befindliche Schenkel bleibt während der Schnittführung in engem Kontakt mit der Bauchdecke, damit keine inneren Organe (z. B. der Darm)

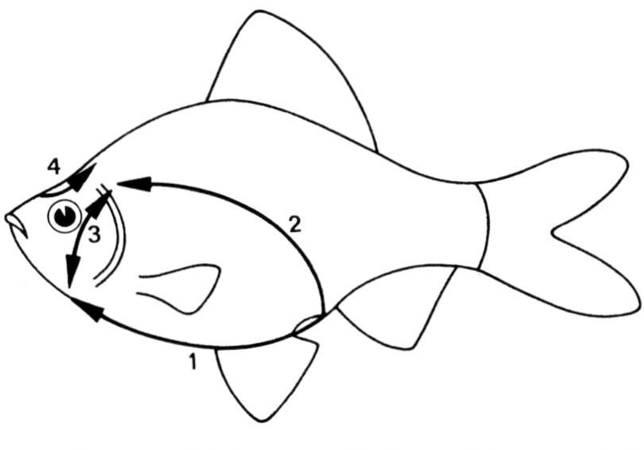

Abb. 6. Schnittführung bei der Sektion von Fischen. 1 Ventralschnitt, 2 Lateralschnitt, 3 Operkularschnitt, 4 Kranialschnitt. (Nach AMLACHER).

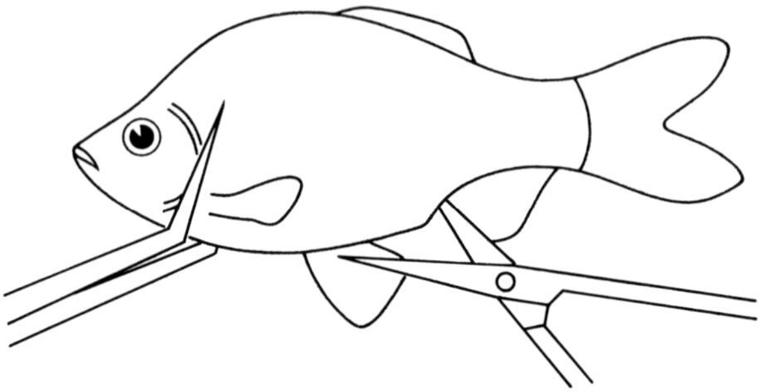

Abb. 7. Ventralschnitt bei kleinen Fischen (vgl. Text). (Nach AMLACHER).

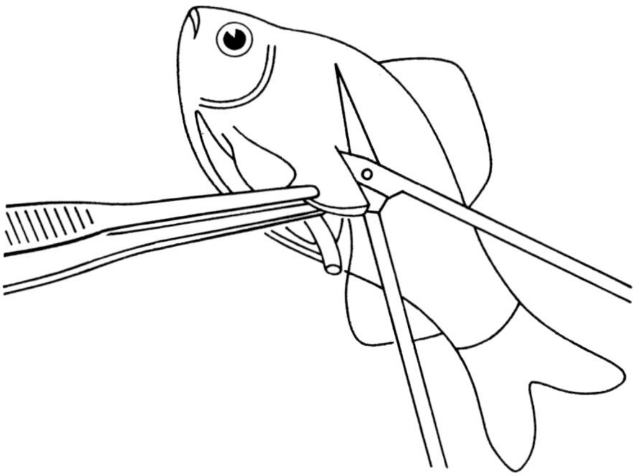

Abb. 8. Lateralschnitt (vgl. Text). (Nach AMLACHER).

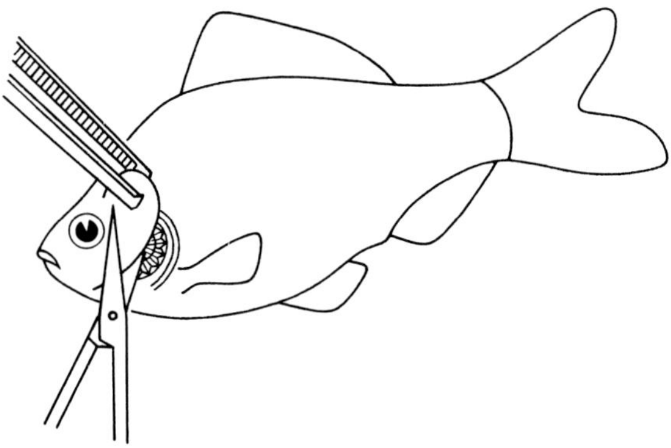

Abb. 9. Operkularschnitt (vgl. Text). (Nach AMLACHER).

angeschnitten werden. So führen wir den Schnitt gerade und kopfwärts zwischen den Bauchflossen hindurch bis in die Gegend der Brustflossen.

Nun legen wir den Fisch auf die Seite und führen bogenförmig den **Seiten- oder Lateralschnitt** vom After her an der Körperseite über dem Kiemendeckel in die Kiemenhöhle. Die Körperwand wird dabei mit einer chirurgischen Pinzette festgehalten und hochgehoben (Abb. 6, Abb. 8). Verwachsungen der Körperwand mit dem Bauchfell trennen wir durch Dazwischenführen eines stumpfen Instruments vorsichtig ab. Die Körperwand läßt sich nun nach vorn und unten umlegen bzw. ganz abtragen.

Die beiden ersten Schnitte dienen dazu, die inneren Organe freizulegen. Bei großen Fischen (z. B. zweisömmerige Karpfen, zweisömmerige Forellen) bedient man

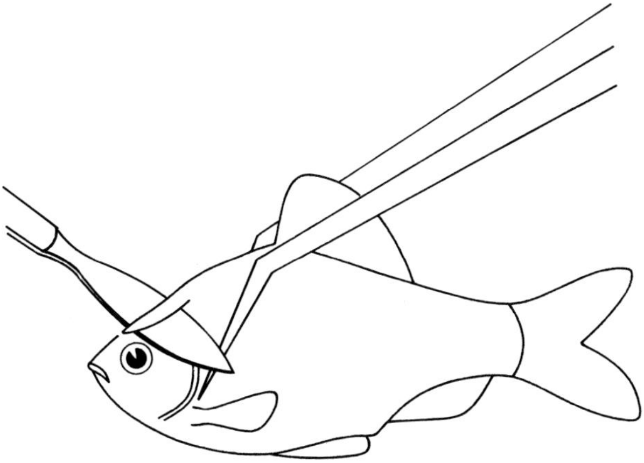

Abb. 10 Kranialschnitt (vgl. Text). (Nach AMLACHER).

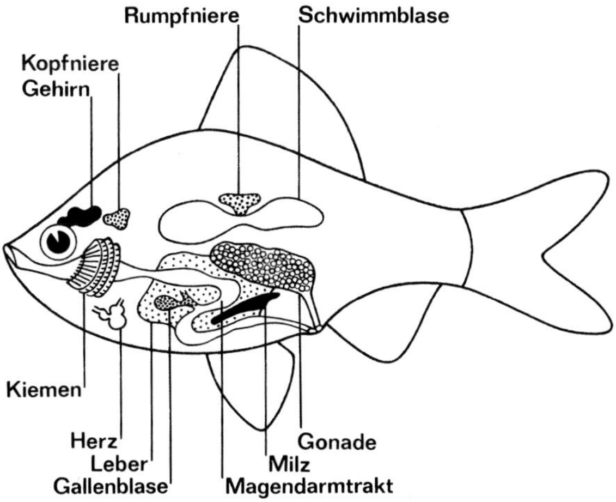

Abb. 11 Übersicht über die inneren Organe eines Knochenfisches. (Nach AMLACHER).

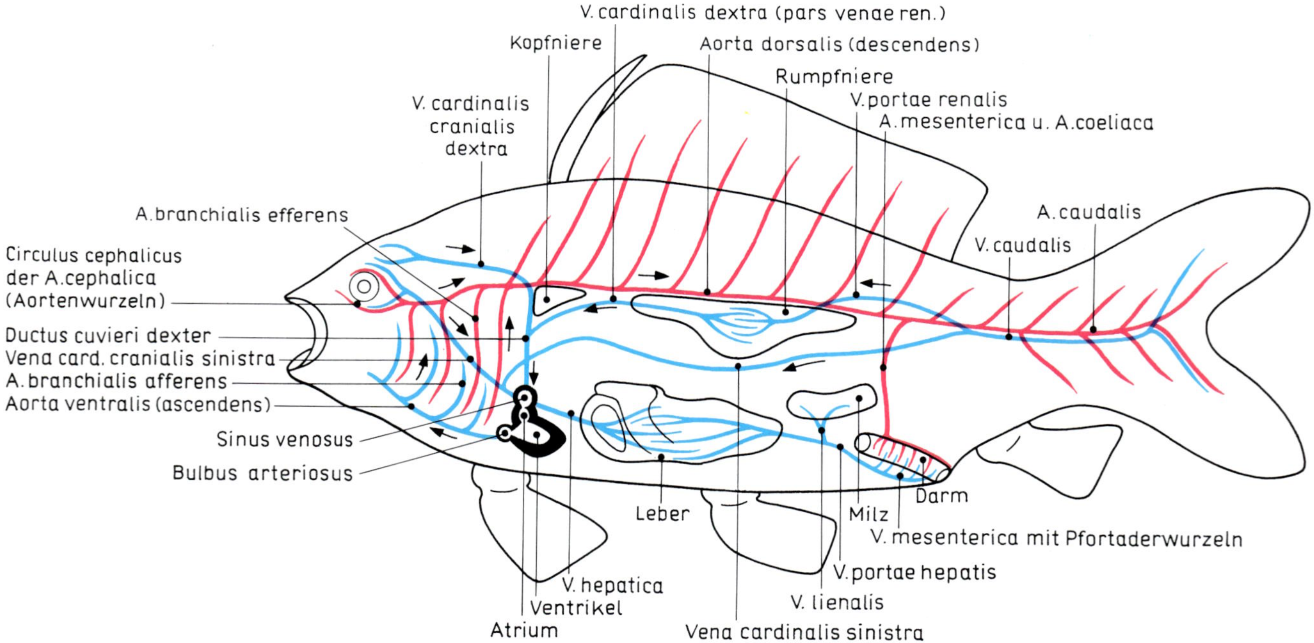

Tafel I

Schematische Darstellung des Blutkreislaufsystems eines Knochenfisches. Arterien (rot), Venen (blau) und Lage der wichtigsten inneren Organe. (Original).

Aussehen: Nach Herausnahme aus dem Wasser kann geprüft werden, ob die Körperfarbe verändert ist (Abblassen, Dunkelfärbung, Schwarzfärbung), ob Hauttrübung (weißer, grauer Belag) oder Hautrötung, Flossenzerfaserung, Schuppensträubung, weiße Pünktchen oder mit bloßem Auge sichtbare Parasiten (Egel, Karpfenläuse) festzustellen sind. Von Fall zu Fall prüft man die Haut auch mit einer kleinen Lupe. Es wird der Augendrehreflex geprüft; der Fisch behält, wenn man ihn in der Hand in Normallage hält und dann bespielsweise in die rechte Seitenlage dreht, die Stellung der Augen unverändert bei, so daß die Augen bei dem in rechte Seitenlage gebrachten Fisch sozusagen links nach unten und rechts nach oben „schielen“ (Abb. 2). Unterbleibt dieser Reflex, so liegen Krankheitsanzeichen vor (Ausfall der statischen Funktion des Labyrinths). Weiter wird auf Verkrümmungen der Wirbelsäule, Kieferverkrüppelungen, Verkürzung oder Durchlöcherung der Kiemendeckel zu achten sein. Schließlich ist darauf zu sehen, ob Dickbäuchigkeit oder Abmagerung (Messerrücken) und ob Geschwüre oder sonstige Entzündungen (z. B. Afterschwellung) vorliegen. Auch die Farbe des Kotes gibt in bestimmten Fällen (*Eimeria cyprini*, s. dort) Anhaltspunkte für die Krankheitsursache.

Töten der Fische

Wir haben mehrere Möglichkeiten, Fische schnell zu töten. Bei kleinen Fischen ist der Kopf- bzw. Genickschnitt am einfachsten (Abb. 3), wobei mit einer Schere das Gehirn hinter den Augen durchgeschnitten oder das Gehirn vom Rückenmark getrennt wird. Der Genickschnitt hat den Vorteil, daß der Fisch lebendfrisch bleibt und Hautparasiten durch die Einwirkung von Chemikalien nicht zur Abwanderung veranlaßt oder vernichtet werden. Große Fische (z. B. Karpfen) tötet man bei Untersuchungen im Gelände durch Schlag auf den Kopf. Im Laboratorium werden große Fische durch Einwirkung von elektrischem Strom aus dem Leitungsnetz nach etwa 5 Minuten getötet. Dabei müssen Stromstöße durch laufende Unterbrechung des Stromflusses erzeugt werden.

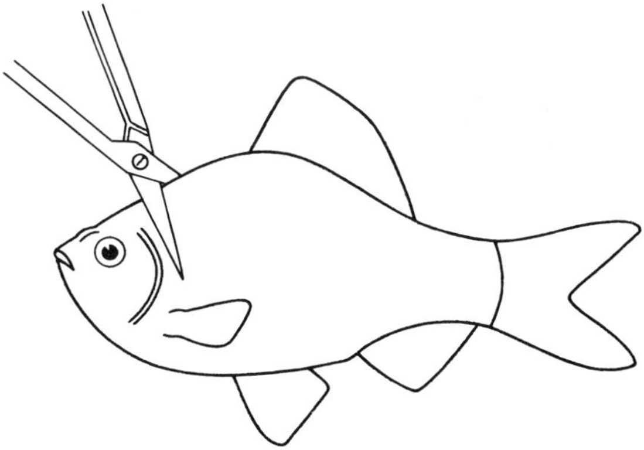

Abb. 3. Durchführung des Genickschnittes. (Nach Amlacher).

sich statt der Pinzette einer Arterienklemme. Diese wird mit einem Schenkel in die Afteröffnung des auf der Seite liegenden Fisches gebracht und fesgeklemmt. Man führt dann wie beschrieben den Ventralschnitt und anschließend den Lateralschnitt. Dabei dient die Arterienklemme zum Festhalten der seitlichen Körperwand ähnlich wie die Pinzette in Abb. 8.

Als dritten Schnitt führen wir den **Kiemendeckel- oder Operkularschnitt** zum Freilegen der Kiemen (Abb. 6, Abb. 9) aus. Dabei ist es gleich, in welcher Richtung wir schneiden (vgl. Abb. 6). Mit einer Pinzette heben wir den Kiemendeckel etwas hoch. Beim Aal, der eine enge Außenöffnung der Kiemenhöhle hat, wird diese durch einen Rundschnitt um die Öffnung herum freigelegt.

Der vierte Schnitt schließlich (**Schädel- oder Kranialschnitt**) wird bei Zierfischen von vorn nach hinten mit einem scharfen Skalpell geführt (Abb. 8, Abb. 10). Er legt das Gehirn frei. Zu diesem Zweck wird der Fisch mit den Fingern oder mit einer starken gebogenen Pinzette festgehalten (Abb. 10).

Bei großen Nutzfischen kann eine kleine Säge verwendet werden, oder man trägt mit einer starken Schere vom Genick her das Schädeldach rundum ab. Zur Entnahme der Hypophyse kann auch mit Hilfe eines an eine Bohrmaschine angeschlossenen scharfen Zylindermessers ein Loch in die Schädeldecke geschnitten werden. Damit ist die Sektion beendet, und die zur Untersuchung wichtigen inneren Organe sind zugängig (Abb. 11 und Tafel I).

Untersuchung der inneren Organe, Zupf- und Quetschpräparate

Äußere Betrachtung der inneren Organe

Bevor wir mikroskopische Präparate herstellen, beobachten wir mit bloßem Auge oder mit Hilfe einer Lupe den sezierten Fisch. Dabei achten wir vor allem auf Farbe und Konsistenz der Organe: blasse Kiemen, gelbe Farbe der Leber, Schwellung und Rötung der Leber, Schwellung und Vergrößerung der Milz, blasse Farbe oder Schwellung der Niere, Durchsichtigkeit und entzündliche Rötung des Darmes, Verhärtung der Galle in der Gallenblase, Verfettung zwischen Darm, Leber und Keimdrüsen, Flüssigkeit in der Leibeshöhle (wenn vorhanden, darauf achten, ob hellgelb oder blutig-wäßrig), weiße Knötchen an Kiemen, Leber, Milz und Niere, Geruch in der Leibeshöhle. Alle diese Symptome lassen bereits wichtige Schlüsse im Hinblick auf die mikroskopische Untersuchung zu. So deuten z. B. gelb verfärbte Lebern auf eine krankhafte Verfettung der Leber mit beginnender Zerstörung der Leberzellen hin. Das gleiche gilt für eine Grünfärbung der Leber, die gelegentlich auch zu beobachten ist. Schließlich deuten hervorquellende Augen, aber auch tief in die Augenhöhlen eingefallene Augäpfel auf krankhafte Erscheinungen. Auch die Schwimmblase kann entzündet oder gerötet und Gegenstand der Erkrankung sein (Schwimmblasenentzündung, s. dort).

Mikroskopische Untersuchung (Zupfpräparate, Quetschpräparate)

Zur mikroskopischen Untersuchung bedienen wir uns sogenannter Zupfpräparate. Wir stellen sie her, indem wir stecknadelkopfgroße Organstückchen mit einer Pinzette entnehmen und in einem kleinen Wassertropfen auf den Objektträger bringen. Meist können auf einem Objektträger zwei Zupfpräparate nebeneinander in jeweils einem Wassertropfen hergestellt werden. Die Organstückchen werden mit Hilfe zweier Präpariernadeln, deren Spitzen auf einem Schleifstein möglichst noch geschärft wurden, zerrissen (zerzupft). Das Zerzupfen der Organe ist sehr wichtig, denn nur auf diese Weise erhalten wir Präparate, die befriedigend untersucht werden können. Nach Beendigung der Zupfarbeit bedecken wir das Präparat mit einem Deckglas, das wir gegebenenfalls noch leicht mit dem Griff der Präpariernadel andrücken. So verfahren wir bei allen inneren Organen und auch mit der Körpermuskulatur (vgl. *Pleistophora*-Krankheit). Bei den Kiemen schneiden wir mehrere Kiemenblättchen ab und betrachten sie im ganzen, wobei wir das Deckglas ebenfalls, aber nur gering andrücken. Es ist darauf zu achten, daß die knorpeligen, harten Kiemenbogen nicht unter das Deckglas gelangen, da dieses dann nicht horizontal aufliegt und beim Andrücken meist zerbricht, weil sich die Kiemenbogen nicht quetschen lassen.

In manchen Fällen ist eine Untersuchung der Augen notwendig. Man nimmt sie heraus und schabt mit einem Spatel die Augenhöhlen aus. Die Untersuchung eines solchen Abstriches erfolgt zuerst in der geschilterten Weise (Wassertropfen auf Objektträger). Dann wird auf dem Objektträger der Augapfel angeschnitten und der ausfließende Inhalt untersucht. Allerdings stört der Pigmentreichtum des Auges eingehendere Untersuchungen erheblich.

Quetschpräparate werden aus kleinen Organstückchen auch durch Quetschen zwischen zwei Objektträgern hergestellt. Die Zupf- und Quetschpräparate werden nun mikroskopisch betrachtet. Bei den üblichen Mikroskopen mikroskopiert man am besten unter Verwendung von Okularen Nr. 10 und Objektiven Nr. 3, Nr. 8, Nr. 40, bei bakteriologischen Untersuchungen mittels Ölimmersion. Man beginnt stets mit kleinster Vergrößerung. Am häufigsten wird die Kombination Okular 10, Objektiv 8 verwendet, bei der, von Bakterien abgesehen, die meisten Fischparasiten sichtbar werden. Über die Herstellung von mikroskopischen Dauerpräparaten vgl. Histotechnik und Schnellverfahren.

Histotechnik

Bei Untersuchungen, die ins einzelne gehen, weil am Zupfpräparat keine vollständige Diagnose gemacht werden konnte, ist es notwendig, Stücke des erkrankten Gewebes zu fixieren. Die Fixierung ist ein Prozeß, bei dem die Lebensvorgänge im Gewebe mehr oder minder schnell beendet werden, die Zellen werden abgetötet. Man „fixiert" also eine bestimmte Phase im Dasein des Gewebes und bringt sie durch besondere technische Mittel zur mikroskopischen Anschauung.

Fixierungsmittel

Meist handelt es sich dabei um Flüssigkeiten, von denen die gebräuchlichste das handelsübliche 40%ige Formalin in bestimmter Verdünnung ist. Zur Fixierung verwenden wir eine Verdünnung von 1 Teil Formalin + 4 Teile Aqua dest. Fixiert wird in dieser Lösung bei einer Stückgröße von etwa 4 mm Kantenlänge 12 bis 24 Stunden. Auch eine Verdünnung von 1 Teil Formalin in 9 Teilen Wasser ist gebräuchlich, um Gewebe möglichst schonend zu behandeln. Soll eine Fixierung vor allem im täglichen Routinebetrieb bei laufenden Untersuchungen schnell erfolgen, ist zu empfehlen, kleine Gewebewürfel von 2 mm Kantenlänge in 60 °C heißer Formalinlösung (1 + 4) 10 Minuten lang zu fixieren und dann in 96%igem Alkohol nachzuhärten. Ebenfalls für Fischgewebe bewährt hat sich das Gemisch nach Bouin (15 Teile gesättigte wäßrige Pikrinsäurelösung, 5 Teile Formalin, 1 Teil Eisessig). Die Fixierungsdauer beträgt 1–24 Stunden, je nach Stückgröße. Ein großer, bei Expeditionen merklicher Vorzug ist, daß die Objekte monatelang in Bouin aufbewahrt werden können. Vor der Weiterbehandlung ist ein Auswaschen in 80%igem Alkohol notwendig (3mal wechseln).

Für histologische Untersuchungen bewährt sich ein Gemisch von 2 Teilen absolutem Alkohol und 1 Teil 40%igem Formalin. Nach Schäperclaus werden Protozoen im trockenen Ausstrich fixiert. Wird Geißelfärbung angestrebt *(Cryptobia)*, so muß in frischem Zustand über Osmiumsäuredämpfen fixiert werden. Feuchte Ausstriche fixieren wir in Sublimat-Alkohol (1 Teil 96%iger Alkohol + 2 Teile konzentrierte wäßrige Sublimatlösung). Blut- und Organausstriche werden lufttrocken in Methanol abs. fixiert.

Für die elektronenmikroskopische Untersuchung soll hier auf Ergebnisse von Saito u. Tanaka (1980) hingewiesen werden. Danach wird zur isotonischen Fixierung von Fischgewebe 1 bis 2%iger Glutaraldehyd in 0,1 oder 0,2 M Cacodylatpuffer bei *p*H 7,4 empfohlen. Eine zufriedenstellende Fixierung wurde mit folgenden Fixantien erreicht: (1) für marine Rundmäuler und Elasmobranchier 1 bis 2%iger Glutaraldehyd in Meerwasser oder Fixierungsflüssigkeiten mit einem osmotischen Druck von etwa 1,000 m OSM. (2) Für marine Knochenfische 2%iger Glutaraldehyd in 0,1 M Cacodylatpuffer (410 m OSM). (3) Für Knochenfische des Süßwassers 1%iger Glutaraldehyd in 0,1 M Cacodylatpuffer (290 m OSM).

Diese variierten Fixierungen sind besonders bei der Darstellung hämatopoetischer Gewebe von Bedeutung.

Nachbehandlung des fixierten Fischgewebes

Nach Formalinfixierung und einstündiger Wässerung in fließendem Leitungswasser bringt man das Präparat über Stufen von 40-, 70- und 90%igem Alkohol in absoluten Alkohol. Nach Stieve-Fixierung kann man gleich in 90%igen Alkohol und dann in absoluten Alkohol gehen. Anschließend Methylbenzoat, Benzol, Benzolparaffin und Paraffin (2 Stufen). Dann erfolgt die Herstellung von Paraffinschnitten mit dem Mikrotom (vgl. Literatur über mikroskopische Technik, z. B. Romeis, Mikroskopische Technik).

Färbung

Zur Färbung von Paraffinschnitten und von Ausstrichen soll auf folgende Methoden verwiesen werden, von denen man die beiden erstgenannten am besten immer gleichzeitig anwendet.

Hämatoxylin-Eosin-Färbung. Besonders zur Darstellung von Kernen und Erythrozyten geeignet.

Die in der absteigenden Stufenreihe entparaffinierten Schnitte werden wie folgt behandelt:

1. Färben in Hämatoxylin nach Delafield, 2–3 Minuten, oder in Hämalaun 5 bis 10 Minuten.
2. Abspülen in Aqua dest., 30 Sekunden.
3. Wässern (Leitungswasser) 10 Minuten.
4. Färben in Eosin (1%ige wäßrige Lösung), 30 Sekunden.
5. Abspülen in Aqua dest.
6. Alkoholreihe hinauf, Xylol, Balsam.

Azan-novum-Färbung nach Heidenhain/Geidies. Besonders für Bindegewebe und Muskulatur geeignet.

1. Färben in Kernechtrot für Kerne (in 100 ml 5%iger wäßriger Aluminiumsulfatlösung 0,2 g Kernechtrot heiß lösen, 5 Minuten sieden lassen, nach Erkalten filtrieren). Färbedauer 0,5 Stunden oder länger.
2. In Aqua dest. spülen.
3. In 5%iger Phosphorwolframsäure beizen, 10 Minuten oder länger.
4. In Aqua dest. abspülen.
5. Nachfärben in Anilin-Orange-Eisessig 5–10 Minuten (0,5 g wasserlösliches Anilinblau und 2 g Gold-Orange in 100 ml Aqua dest. lösen, 8 ml Eisessig zusetzen, kurz aufkochen, nach Erkalten filtrieren. Mit Aqua dest. 1 + 3 verdünnen (Gebrauchslösung).
6. Abspülen in Aqua dest.
7. In absolutem Propanol differenzieren und entwässern (mikroskopische Kontrolle).
8. Xylol 3mal je 1 Minute.
9. Montage in Kanadabalsam.
   Kollagenes und retikuläres Bindegewebe blau, Chromatin rot, Muskulatur rötlich bis orange.

Giemsa-Färbung. Zur Färbung von Blutausstrichen und von Tupf- oder Abklatschpräparaten aus angeschnittenen Organen ist die Giemsa-Färbung zu empfehlen:

1. lufttrockene Ausstriche 10 Minuten in Methanol abs. fixieren.
2. Lufttrocknen.
3. Färben in einer verdünnten Giemsa-Lösung (1 Tropfen Stammlösung auf 1 ml abgekochtes Aqua dest., bei pH = 6,6), 20 Minuten.
4. Abschleudern der Farblösung und Abspritzen des Präparates mit abgekochtem Wasser.
5. Lufttrocknen.

Färbung feuchter Ausstriche. Für Haut- und Darmprotozoen (besonders Flagellaten und Ciliaten) ist das Verfahren des feuchten Ausstriches (Reichenow) angebracht. Der Ausstrich erfolgt mit einer Platinöse auf ein Deckglas von 20 × 20 mm Kantenlänge.

1. Fixieren des Ausstriches, indem das Deckglas mit der Ausstrichschicht nach unten auf Sublimat-Alkohol (1 Teil 96%iger Alkohol + 2 Teile konzentrierte wäßrige Sublimatlösung) schwimmt, 3 Minuten.
2. Deckgläser mit Schicht nach oben wenden und untertauchen, 15 Minuten.
3. Auswaschen in 70%igem Iodalkohol, 20 Minuten.
4. Auswaschen in 70%igem Alkohol, 30 Minuten.
5. Färben mit Hämatoxylin-Eosin.
6. 70%iger, 95%iger, absoluter Alkohol, Xylol, Balsam.

Pilzfärbung nach Swartz. Besonders zur elektiven Darstellung von Pilzsporen (z. B. *Branchiomyces*) geeignet.

1. Alkoholreihe ab bis Aqua dest.
2. Phloxin 5%ig wäßrig auf Objektträger (Färbeschiene) tropfen, 30–45 Sekunden unter leichtem Erwärmen einwirken lassen.
3. Auswaschen (Leitungswasser).
4. Lufttrocknen.
5. Lactophenol-Anilinblau-Nelkenöl auf Objektträger geben und bei 56 °C stehenlassen, bis sich das Gewebe genügend entfärbt und einen hellblauen Farbton angenommen hat (Dauer 15–30 Minuten).
6. Auswaschen (Leitungswasser).
7. Mit faserfreiem Fließpapier vorsichtig abtrocknen.
8. Lufttrocknen und direkt in dünnflüssigem Balsam einschließen. Oder: Phenol-Xylol, Xylol, Balsam.

Ergebnis: Hyphen und Sporen rot, Gewebe blau. Lactophenol: 1 g Acid. lact. und 1 g Phenol krist. in 2 ml Glycerol und 1 ml Aqua dest. lösen.

Lactophenol-Anilinblau-Nelkenöl: 1 Teil Lactophenol, 1 Teil Anilinblau 5%ig, wäßrig, 1 Teil Nelkenöl mischen. Zur Differenzierung und Färbung überstehende klare Lösung verwenden.

Schnellverfahren

Will man Zupfpräparate bei Unkenntnis eines Parasiten aufbewahren, hilft man sich, indem man das mit einem Deckglas bedeckte Präparat in eine Petrischale mit Formalinlösung (1 Teil Formalin 40%ig + 4 Teile Wasser) einlegt. Nach etwa 5 Stunden gießt man das Formalin ab und füllt 40%igen Alkohol nach. Nach 3 Stunden wechselt man den 40%igen Alkohol mit 70%igem. In 70%igem Alkohol kann das Präparat, falls nötig (z. B. über Nacht), länger verweilen. Es folgen dann 95%iger und absoluter Alkohol. Aus dem absoluten Alkohol bringen wir das Präparat zur restlosen Entwässerung in Methylbenzoat (etwa 3 Stunden). Dann für 10 Minuten in Toluol. Meist löst sich dabei das Deckglas vom Objektträger, und das untersuchte Gewebe schwimmt frei umher. Manchmal klebt es auch noch am Objektträger oder am Deckglas. Je nach der Situation muß nun verfahren werden.

Schwimmt das Gewebe noch frei herum, bringen wir einen kleinen Tropfen Kanadabalsam auf einen Objektträger und legen das Gewebe aus dem Toluol in den Balsam. Anschließend bringen wir langsam ein Deckgals darauf. Klebt das Präparat am Deckglas, verfahren wir in gleicher Weise, wobei wir das Deckglas nur aus dem Toluol herausfischen und auf den Balsamtropfen legen. Klebt das Präparat am Objektträger, bringen wir nach Herausnahme desselben schnell einen Tropfen Balsam und dann das Deckglas darauf.

Die so gefertigten Präparate lassen wir etwa 3 Tage lang trocknen und können sie dann eingehend untersuchen oder zur Untersuchung einsenden.

Histochemie

Auch histochemische Methoden finden in der Fischpathologie Anwendung. Zum Glykogennachweis an Leberschnitten dienen die Methoden von BAUER und von BEST. Auch die Berliner-Blau-Reaktion nach PERLS, am Zupfpräparat und am Schnitt, oder die Peroxidasereaktion an Blutpräparaten werden angewendet. Die Polysaccharidreaktion mit PJS nach McMANUS und HOTCHKISS (PAS) ist bei der Identifizierung von Cellulose in Pilzmembranen wertvoll, desgl. in bestimmten Fällen der Nuklearreaktion nach FEULGEN.

Nachfolgend sind einige der wichtigsten Nachweise angegeben.

Feulgen-Reaktion. Streng spezifischer Nachweis der DNA. Durch saure Hydrolyse werden aus dem Zuckeranteil der DNA Aldehydgruppen freigesetzt, die mit dem Reagens nach SCHIFF nachgewiesen werden.

1. Hydrolyse in gut verschlossenem Gefäß in 1n-HCl bei genau 60 °C. Die Zeitdauer ist von dem Fixierungsmittel abhängig:
   Alkohol-Formol-Eisessig (85 : 10 : 5) — 7 Minuten
   Bouin (s. dort) — 12 Minuten
2. Kurz in Aqua dest. spülen.
3. Präparate bei Zimmertemperatur 1–1,5 Stunden in Schiff-Reagens (fuchsinschwefelige Säure) in verschlossenem Gefäß einstellen.
4. 3mal 2 Minuten in SO_2-haltigem Wasser auswaschen (Schnitte bewegen).
5. 15 Minuten in fließendem Wasser spülen.
6. Falls gewünscht, mit 1%igem wäßrigem Lichtgrün 1–2 Minuten gegenfärben.
7. Hochführen, einbetten.

DNA intensiv rotviolett. Eine Extraktion der DNA/RNA aus Schnitten erfolgt mit Hilfe von 10%iger Perchlorsäure bei 70 °C (Wasserbad) 30 Minuten lang. Danach in Wasser spülen.

Schiffsches Reagens: 0,5 g Pararosanilin (acridinfrei) = basisches Fuchsin + 15 ml 1n HCL (Fuchsin unter Schütteln lösen) + 0,5 g Kaliummetabisulfit, gelöst in 85 ml Aqua dest. Für 24 Stunden in gut verschlossenem Gefäß dunkel stellen (+ 4 °C). Danach 0,3 g Aktivkohle zusetzen, schütteln und filtrieren. Gut verschlossen im Dunkeln aufbewahren.

PAS-Reaktion. Nachweis von Polysacchariden (Glykogen, saure und neutrale Mucopolysaccharide, Muco- und Glycoproteine, Glycolipide, ungesättigte Fette und Phospholipide). Die PAS-Reaktion (periodic-acid-Schiff-reaction) beruht darauf, daß an Kohlenhydraten die beiden an benachbarten C-Atomen sitzenden Hydroxylgruppen durch Oxydation z. B. mittels Perjodsäure zu Aldehyden dehydriert werden. Die Aldehyde reagieren in bekannter Weise mit fuchsinschwefliger Säure (vgl. Feulgen-Reaktion).

1. Einstellen in 0,5–0,8%ige Perjodsäurelösung 5–10 Minuten.
2. Spülen in Aqua dest. 3 x 5 Minuten.
3. In Schiff-Reagens einstellen (dicht schließende abgedunkelte Küvette) 20 bis 60 Minuten.
4. 3mal 5 Minuten in SO_2-haltigem Wasser spülen.
5. Fließend wässern, 5 Minuten.
6. Falls gewünscht, Gegenfärbung mit 1%igem wäßrigem Lichtgrün oder Hämalaun, 1 bis 2 Minuten.
7. Hochführen, einbetten.

PAS-positive Substanzen purpurrot bis blaßrot, z. B. Cellulose und Pilzmembranen.

Glycogenreaktion nach Bauer. Die Reaktion ist glykogenspezifisch.

1. Fixierung in Bouin, Carnoy, Alkohol + Formalin = 2 + 1.
2. Entparaffinieren in Xylol, absolutem Alkohol, Celloidinieren (1–2 Minuten Ether-Alkohol āā, 2–3 Minuten 2%ige etheralkoholische Celloidinlösung, 3 Minuten 80%iger Alkohol).
3. Einstellen in frische 4%ige Chromsäurelösung, 1 Stunde (dunkel stellen).
4. Auswaschen in fließendem Wasser, 5 Minuten.
5. Einstellen in fuchsinschweflige Säure, 10–15 Minuten.
6. Auswaschen in Schwefeldioxidwasser (3 Portionen, in jeder 5 Minuten).
7. Auswaschen in fließendem Wasser, 10 Minuten.
8. 80–96%iger Alkohol, absoluter Alkohol, entcelloidinieren (aus absolutem Alkohol 3 bis 5 Minuten in Ether-Alkohol), absoluter Alkohol, Xylol, Balsam.

Eine Kernfärbung ist nicht anzuraten.
Glykogen rot in verschiedenen Abstufungen je nach vorhandener Menge.

Carmintechnik von Best. Die Reaktion ist nicht glykogenspezifisch.

1. Fixierung in Bouin oder absolutem Alkohol.
2. Entparaffinierte Testschnitte und Positivkontrollschnitte in Wasser einstellen.
3. Kräftig vorfärben mit Hämalaun.
4. Spülen in Leitungswasser.
5. 25 Minuten in folgender Lösung färben: Kaliumcarmin nach Best (2 Teile) + 25%iger Ammoniak (3 Teile) + Methylalkohol (3 Teile).
6. Ohne zu spülen, direkt in folgende Differenzierungsflüssigkeit: Methylalkohol 40 ml + absoluter Alkohol 80 ml + Aqua dest. 100 ml.
7. Spülen in 80%igem Alkohol.
8. Hochführen, Einbetten.

Glykogen leuchtend rot, neutrales Mucin, Mastzellen und Fibrin blaßrot, Kerne blau.

Kaliumcarmin nach Best (Stammlösung). 2 g Carmin + 1 g Kaliumcarbonat + 5 g Kaliumchlorid + 60 ml Aqua dest. Aufkochen, nach Erkalten 20 ml konz. Ammoniak zufügen. 2 Wochen lang haltbar.

Lipidfärbung mit Sudanschwarz B nach Chiffele und Putt. Sudanschwarz hat die größte Färbebreite für Lipide und erfaßt sie fast vollständig. Man fixiert in Formol oder Formalincalcium. Es können sowohl Gefrier- als auch Paraffinschnitte untersucht werden.

1. Entparaffinierte Schnitte in Sudanschwarz-Farblösung färben, 5–7 Minuten (Sudanschwarz B-Lösung: 0,7 g Sudanschwarz werden in 100 ml reinem Propylenglycol bei 100 °C 1 Minute unter Umschütteln gelöst und filtriert. Nach Abkühlung wird die Lösung durch Claswolle gesaugt).
2. Einstellen in 85%iges Propylenglycol 2–3 Minuten.
3. Einstellen in 50%iges Propylenglycol 2–3 Minuten.
4. Vorsichtig in fließendem warmen Wasser waschen, 1 Minute.
5. In Glyceringelatine einbetten.

Lipide blau bis schwarz (bei Gegenfärbung mit Kernechtrot, Kerne rot). In gesättigter 70%ig-alkoholischer Lösung von Sudanschwarz B lassen sich alkoholunlösliche Lipide in Paraffinschnitten im Thermostat 24 Stunden bei 37 °C gut färben.

Berliner-Blau-Reaktion nach Perls. Nachweis von Hämosiderin. Die Reaktion zeigt Eisenoxidverbindungen an. Sie kann auch am Frischpräparat durchgeführt werden.

Frischpräparat: Kaliumferrocyanid (1–2%ige Lösung, wäßrig) wird auf das Quetschpräparat gegeben, und man überträgt es nach 2–3 Minuten in 1%ige Salzsäure. Hämosiderin färbt sich intensiv blau.

Paraffinschnitte:

1. Einstellen in wäßrige 2%ige Kaliumferrocyanidlösung, 20–60 Minuten (Herstellung: 5 Tropfen offizinelle HCl auf 100 ml Kaliumferricyanidlösung).
2. Spülen in Aqua dest.
3. Kernfärbung mit Kernechtrot für Kerne, 5 Minuten.
4. Reihe hoch, Balsam.

Diese streng spezifische Reaktion erfaßt das dreiwertige Eisen bis zu einer Konzentration von 0,002 μg und gestattet eine einwandfreie morphologische Lokalisation des Eisens im Schnitt. Das selten vorkommende zweiwertige Eisen, das mit der Turnbull-Blau-Methode erfaßt wird, ist praktisch bedeutungslos.

Autoradiographie

Zu den histochemischen Methoden in der morphologischen Forschung und Praxis ist in zunehmendem Maß die Autoradiographie getreten. Sowohl die Ganztier- als auch die histologisch-zytologische Autoradiographie sind heute unentbehrliche Hilfsmittel der Forschung geworden. Hierbei bieten sich besonders Untersuchungen des DNA-, RNA- und Proteinstoffwechsels an, aber auch der Einbau und die Verstoffwechselung radioaktiv markierter Substanzen und ihr Nachweis in Organen und Geweben gewinnen an Bedeutung. Als radioaktive Präkursoren werden in der Autoradiographie Substanzen verwendet, die mit ^{3}H (Tritium), ^{14}C, ^{125}I und ^{32}S markiert sind.

Die auf besonders präparierten Objektträgern aufgezogenen radioaktiven Paraffin- oder Gefrierschnitte bzw. Ausstriche werden mit einem Strippingfilm (Gelatineträgerschicht + Photoemulsionsschicht) oder durch Eintauchen in eine flüssige Kernspuremulsion bedeckt. Nach einer bestimmten Expositionszeit bei + 4 °C im Beisein von $CaCl_2$ werden die Präparate photographisch entwickelt, gefärbt und ausgewertet. Hierbei können sehr exakte quantitative Aussagen getroffen und biostatistisch geprüft werden.

Eine zusammenfassende Übersichtsdarstellung dieser Methode und ihrer Einzeltechniken sowie deren Anwendung in Wissenschaft und Praxis wurde von AMLACHER (1974) veröffentlicht. Eine Arbeit von HOOPER et al. (1961) gibt einen Teilüberblick über bisherige Anwendungen radioaktiver Isotope in Hydrobiologie und Ichthyologie. KRANZ (1980) berichtete über proliferationskinetische Untersuchungen mittels Autoradiographie an der normalen und papillomatösen Fischhaut.

Bakteriotechnik

Bei bakteriologischen Untersuchungen muß gefordert werden, daß diese Untersuchung vor der Sektion gemacht wird. Dabei muß der Untersuchende darauf achten, daß das infektiöse Material bei der Entnahme nicht mit der Haut oder dem Darm des Fisches in Berührung kommt.

Abimpfung und Ausstrich, bakteriologische Vordiagnose

Eine bakteriologische Entnahme infektiösen Materials aus erkrankten Organen wird als Abimpfung bezeichnet. Die Abimpfungstechnik ist von Fall zu Fall verschieden.

Innere Organe. Der Fisch wird auf die rechte Körperseite gelegt, sein Kopf ist nach links, von dem Untersucher gesehen, gerichtet. Er wird mit einer großen Stecknadel mit dem Schwanzstiel auf einem Brett festgesteckt. Nun wird mit steriler Schere der Ventral- und der Lateralschnitt (vgl. Abb. 6) geführt. Es ist streng darauf zu achten, daß die Innenfläche der abzutragenden Körperwand nicht mit anderen Instrumenten oder mit Flüssigkeiten in Berührung kommt. Mit einer ausgeglühten Platindrahtöse werden Leber, Milz, Niere und Herz angestochen und das infektiöse Material entnommen. Dieses wird auf Nährböden geimpft. Die verwendeten Instrumente sterilisiert man durch Einlegen in absoluten Alkohol und anschließendes Abflammen oder im Sterilisator.

Blut. Der betäubte Fisch wird kopfaufwärts aufgehängt, Rücken- und Afterflosse abgeschnitten und der Fisch vor allem in den Kiemenhöhlen und der Kopfgegend mit einem Lappen getrocknet, um abfließendes Wasser zu vermeiden. Mit einer sterilen Arterienklemme halten wir die Schwanzflosse fest und sterilisieren dann die Gegend des Schwanzstieles mit einem glühenden Blech oder dem Bunsenbrenner rundherum. An dieser Stelle wird der Schwanzstiel mit einer sterilen Schere durchgeschnitten und der Schwanz entfernt. Das sofort stark herauslaufende Blut kann auf dem Nährboden aufgefangen werden.

Für die Diagnose im Routinebetrieb ist das Ausstrichverfahren aus Organen für nachfolgende Färbung sehr wertvoll (z. B. bei Tuberkulose). Dabei wird eine Schnittfläche des Organs auf dem Objektträger abgetupft, oder es wird mit steriler Pinzette ein Organstückchen entnommen und in sterilem Wasser mit der Platinöse sorgfältig und gleichmäßig ausgestrichen. Je dünner der Ausstrich ist, um so besser gelingt die Färbung. Die Präparatseite wird mit dem Schreibdiamant markiert und das Präparat an der Luft getrockent. In bestimmten Fällen wird über der Flamme fixiert.

Es soll hervorgehoben werden, daß nach Eröffnung des Fisches zuerst die Beimpfung der Agarplatten und -röhrchen zu erfolgen hat, danach erst die Herstellung von Ausstrichen (Verminderung zusätzlicher Kontaminationsmöglichkeiten). Zur Primärisolierung ist Trypticase Soy Agar auf Platten (Bullock, 1961) zu empfehlen. Bei Verdacht auf *Haemophilus*-Infektion ist aber der entsprechende Nährboden notwendig. Darüber hinaus zeigt die mikroskopische Prüfung der Ausstriche an, ob Spezialnährböden angezeigt sind. Im folgenden ist der Vorgang zusammenfassend nach Bullock (1961) dargestellt:

Abimpfung zur Primärisolierung auf Trypticase-Soy-Agarplatten und -schrägröhrchen (TSA)

A. **Grampositive Stäbchen**

A.1. Zahlreiche kurze, nicht säurefeste Diplobazillen in Häufchen aus Primärisolaten der Niere: *Renibacterium Salmoninarum* (BKD).

A.2. Dünne, längliche, säurefeste Stäbchen: *Mycobacterium* ssp. (Fischmykobakteriose).

B. **Gramnegative Stäbchen**

B.1. **Bewegliche Stäbchen**

B.1.1. Kurzstäbchen durch Geißeln beweglich. Aussaat auf: Glucose-Fleischbrühe, Stärkeagar, Sulfid-Motilitätsmedium. Inkubation in allen Medien für 24 Stunden bei 30 °C; Prüfung auf Gegenwart von Cytochromoxidase und Bildung von 2,3-Butandiol.

B.1.1.1. Ausschließlich Säurebildung oder Oxydation in Glucose-Fleischbrühe; keine Stärkehydrolyse, keine Schwefelwasserstoffbildung in Sulfid-Motilitätsmedium. Keine Bildung von 2,3-Butandiol, aber von Cytochromoxidase. Bei allgemeiner Septikämie: wahrscheinlich *Pseudomonas* sp.

B.1.1.2. Säure- und Gasbildung in Glucose-Fleischbrühe; Stärkehydrolyse; Schwefelwasserstoffbildung in Sulfid-Motilitätsmedium; Bildung von Cytochromoxidase und 2,3-Butandiol. Bei allgemeiner Septikämie: *Aeromanas punctata (liquefaciens).*

B.1.2. Lange, dünne, flexible Stäbchen mit langsam gleitender, oft spannerartiger Bewegung.

B.1.2.1. *Flexibacter columnaris* (*Columnaris*-Krankheit).

B.1.2.2. *Myxobacterium* (bakterielle Kiemenkrankheit).

B.2. Unbewegliche Stäbchen. Ausstreichen auf TSA und *Haemophilus piscium*-Medium in Röhrchen oder Petrischalen. Inkubation bei 22 °C.

B.2.1. Gutes Wachstum auf TSA nach 24 Stunden. Die Kolonien bilden schwarzes bis purpurschwarzes Pigment nach Zugabe von 1 %igem wäßrigem Paraphenylendiamin; längere Inkubation auf TSA führt zur Bildung diffusiblen braunen Pigments: *Aeromonas salmonicida* (Furunkulose).

B.2.2. Dünne, durchsichtige Kolonien in *Haemophilus piscium*-Medium nach 48 Stunden Inkubation; Subkulturen wachsen in Röhrchen auf gleichem Nährboden, nicht aber in TSA-Röhrchen: *Haemophilus piscium* (Geschwürkrankheit).

Nährböden

Die im normalen Untersuchungsgang bei fischbakteriologischen Untersuchungen gebrauchten Nährböden sind folgende:

1. Peptonwasser. (1 g Pepton, 0,5 g NaCl, bei Untersuchung von Meeresfischen 2 g NaCl, 100 ml Leitungswasser). Reagenzien 1 Stunde lang im Dampftopf lösen, filtrieren, in Reagenzgläser füllen. Gefüllte Reagenzgläser an 3 aneinanderfolgenden Tagen im Dampftopf sterilisieren oder autoklavieren.

2. Nährbouillon. 500 g fett- und knochenloses Fleisch (durch Fleischwolf drehen) in 1000 ml Leitungswasser bei Zimmertemperatur über Nacht, oder bei 37 °C 1 Stunde lang ziehen lassen. 30 Minten im Dampftopf kochen. In einem Tuch auspressen, filtrieren und mit Wasser auf 1 Liter auffüllen. Rindfleisch am besten geeignet. Zu diesem Fleischwasser werden folgende Zusätze gemacht: 10 g Pepton (kalt angerührt), 3 g NaCl (bei Meeresfisch 10 g NaCl), 2 g Natriumphosphat (nicht unbedingt). Im Dampftopf ½ Stunde kochen, durch doppeltes Faltenfilter filtrieren (besser stehenlassen, bis sich Schwebstoffe am Boden abgesetzt haben, dann klare Bouillon dekantieren), mit konzentrierter Natronlauge auf *p*H 7,5 einstellen. Erneut ½ Stunde kochen und wieder *p*H kontrollieren. Abfüllen in sterile Reagenzgläser (Kapsenberg- oder Watteverschluß) oder größere Vorratsflaschen. Sterilisieren an 3 aufeinaderfolgenden Tagen je 20 Minuten oder autoklavieren bei 120 °C 15–20 Minuten.

3. Nährbouillon-Agar (Nähragar). Nährbouillon der obengenannten Zusammensetzung wird mit 2,5 % zerkleinertem oder pulversiertem Agar bis zur Lösung des Agars 1 Stunde lang im Dampftopf gekocht. Agar vorher mehrere Stunden quellen lassen.

Reaktion auf *p*H 7,6 einstellen. Im Dampftopf absetzen lassen und dekantieren. Man bewahrt Nährbouillon-Agar in Kulturflaschen (Säuglingsmilchflaschen) vorrätig auf. Aus diesen Vorratsflaschen entnimmt man die erforderlichen Mengen zum Gießen von Platten in Petrischalen bzw. Mengen von 6 ml zum Beschicken von Schrägagarröhrchen.

Tritt eine starke Trübung des Nährbouillon-Agars ein, dann kann nach Einstellung des *p*H und nach Filtration, durch Zusatz von Hühnereiweiß, das in 50 ml Wasser eingerührt wurde, geklärt werden.

4. Fuchsin-Rohrzucker-Agar. 100 ml durch Hitze verflüssigter neutraler Nährbouillon-Agar werden mit 1 ml 10 %iger Sodalösung versetzt und auf 60 °C abgekühlt. 1 g Rohrzucker wird in 2–3 ml sterilem Wasser in ebenfalls sterilem Reagenzglas gelöst, kurz aufgekocht und dem Nährbouillon-Agar zugesetzt. Danach 0,5 ml filtrierte alkoholische Fuchsinlösung mit steriler Pipette zusetzen. Anschließend 1 g Natriumsulfit ($Na_2SO_3 + 7H_2O$) in 10 ml Wasser (Reagenzglas mit Wattestopfenverschluß) unter Erwärmen lösen (nicht kochen). 2,5 ml davon dem Nährbouillon-Agar zusetzen, so daß die rote Farbe verschwindet. Durchschütteln und in Petrischalen zu je 10 ml gießen.

5. Leetown Medium Nr. 8 für *Haemophilus piscium* (Inkubation der Kulturen bei 20 bis 22 °C):

Protose-Pepton	5,0 g
Trypticase	5,0 g
Hefeextrakt	5,0 g
Natriumchlorid	5,0 g
Maltose	5,0 g
Agar	15,0 g
Aqua dest.	1,0 l
*p*H annähernd	6,8

Mischung aller Ingredienzien und Auflösen in warmem Aqua. dest. Verteilung von je 10 ml auf Teströhrchen und Sterilisation für 15 Minuten bei 7,5 at Druck. Vor Verwendung wird der Agar geschmolzen, auf 50 °C abgekühlt und aseptisch 0,5 ml filtersterilisiertes Fischpepton auf 10 ml Medium zugefügt. (Ersatzweise kann auch eine 0,002 %ige filtersterilisierte Lösung von Cocarboxylase genommen werden.) Das Medium darf danach nicht mehr erhitzt werden, weil Temperaturen über 55 °C die beiden letztgenannten Komponenten inaktivieren.

6. Trypticase Soy Agar (TSA). Dieses Medium ist handelsüblich und vorzugsweise zum Nachweis des von *Aeromonas salmonicida* gebildeten typischen diffusiblen braunen Pigments geeignet. Inkubation der Kulturen bei 20–22 °C. Zum Nachweis nach Griffin ist 1 %iges wäßriges Paraphenylendiamin noch erforderlich. Werden die Kolonien von *A. salmonicida* in dieser Lösung gespült, färben sie sich schwarz.

7. Medium nach Ordal zum Nachweis von *Flexibacter columnaris* und dem *Myxobacterium* der bakteriellen Kiemenkrankheit (Inkubation der Kulturen bei 22 °C):

Tryptose	0,5 g
Hefeextrakt	0,5 g
Rindfleischextrakt	0,2 g
Natriumacetat	0,2 g
Agar	9,0 g
Aqua dest	1,0 l
*p*H	7,2–7,3

Das Material aus Läsionen oder aus Kulturen zeigt in Präparaten aus hängendem Wassertropfen lange, dünne, flexible Stäbchen, die dazu neigen, sich zu kurzen säulenförmigen Massen zusammenzuballen.

8. Medium nach Ordal zum Nachweis von *Renibacterium* bei bakterieller Nierenkrankheit (Inkubation der Kulturen bei 18 °C):

Tryptose	10,0 g
Fleischextrakt	3,0 g
Natriumchlorid	5,0 g
Hefeextrakt	0,5 g
L-Cysteinhydrochlorid	1,0 g

Vor Gebrauch werden diesem Medium 200 ml steriles Menschenblut zugesetzt. Das Ganze wird mit sterilem Aqua dest. auf 1 l aufgefüllt. In der Variante nach Ordal und EARP werden statt 1,0 nur 0,1 g L-Cysteinhydrochlorid und außerdem noch 15,0 g Agar zugesetzt, alles in 1 l sterilem Aqua dest. gelöst und vor Gebrauch 200 ml steriles Menschenblut zugesetzt.

9. Eiernährboden nach Jensen. 600 ml Loewenstein-Stammlösung I (4 g Monokaliumphosphat, 1 g Magnesiumcitrat, 0,4 g Magnesiumsulfat, 6 g Asparagin, 20 ml Glycerol bidest. ad 1 000 ml Aqua dest.) im Literkolben 2 Stunden lang kochen. Abkühlung. 30 g Kartoffelmehl zugeben. Im Wasserbad unter ständigem Umschütteln bis zur Verkleisterung kochen. Bei 56 °C 1 Stunde stehen lassen. 1 l Eieremulsion zufügen. Gut durchschütteln, 20 ml 2 %ige Malachitgrünlösung zusetzen. In Röhrchen abfüllen, erstarren lassen. Am 1. Tag $^1/_2$ Stunde bei 85 °C, am 2. Tag $^1/_2$ Stunde bei 75 °C sterilisieren. Glycerolgehalt: 0,74 %

10. Eiernährboden nach Amlacher. 160 ml Eieremulsion, 95 ml 0,64 %ige NaCl-Lösung, 5 ml Glycerol bidest., 5 g Kartoffelmehl oder 1 g Pepton, 2 g Asparagin, 10 ml 10 %ige Malachitgrünlösung.

Zur Herstellung von Reinkulturen und bei Untersuchungen über die Stoffwechselleistungen fischpathogener Bakterienkulturen werden als besondere Nährböden noch Nährgelatine und Lackmus-Nutrose-Kohlehydratlösung benötigt.

11. Differentialnährboden nach Shotts und Rimler zur Primärisolierung von *Aeromonas punctata (liquefaciens)* und *Pseudomonas fluorescens*. Wird besonders beim Verdacht auf das Vorliegen von Mischinfektionen verwendet. Folgende Komponenten werden in 1 l Aqua dest. gelöst und auf einen End-*p*H von 7,0 eingestellt:

L-Lysinhydrochlorid	5,0 g
L-Ornithinhydrochlorid	6,5 g
Maltose	3,5 g
Natriumthiosulfat	6,8 g
L-Cysteinhydochlorid	0,3 g
Bromthymolblau	0,03 g
Eisen-Ammoniumcitrat	0,8 g
Natrium-Desoxycholat	1,0 g
Navobiocin	0,005 g
Hefeextrakt	3,0 g
Natriumchlorid	5,0 g
Agar	13,5 g

Lösung der Substanzen in erwärmtem Aqua dest. unter ständigem Rühren; Aufkochen für 1 Minute. Abkühlen auf 45 °C und Gießen von Platten, die im Kühlschrank aufbewahrt werden.

12. Fehlmann-Agar zum Nachweis von *Aeromonas salmonicida* (Inkubation der Kulturen bei 20 – 22 °C). 1 000 g Fleisch werden in 1 l Aqua dest. 2 Stunden im Dampftopf erhitzt und dann filtriert. 40 g Stangenager, 10 g Kochsalz, 10 g Glucose (nicht unbedingt erforderlich), 20 g Pepton, 100 g Glycerol zusetzen. Gelatinestichkulturen sind besonders charakteristisch.

Bei der Differentialdiagnose ist wie auch bei jeder eingehenden bakteriologischen Untersuchung Spezialliteratur heranzuziehen.

Bakterienkulturen

Bakterienkulturen hält man meist im Brutschrank bei 22–26 °C. Für eine exakte bakteriologische Untersuchung müssen Reinkulturen angelegt werden. Zu diesem Zweck wird etwas Flüssigkeit aus einer Nährlösung von frischen positiven Kulturen mit einer Öse so ausgestrichen, daß Einzelkolonien entstehen. Diese werden mit einem einfachen Draht auf Schrägagarröhrchen geimpft.

Liegen Mischkulturen (z. B. im Falle von *Aeromonas punctata*) vor, so muß von der Ausgangskultur eine geringe Menge in einen Tropfen Wasser gebracht und darin aufgeschwemmt werden. Eine Platinöse voll wird in einen weiteren Tropfen übertragen, und aus diesem gibt man eine Öse voll in ein Röhrchen mit verflüssigter Gelatine und mischt. Das Röhrchen wird dann zu einer Platte ausgegossen (10 ml). Die hier auftretenden besonders kennzeichnenden Kulturen fischt man nach 2 Tagen mit einem dünnen Nickeldraht heraus und impft auf Schrägagar über. Über das Anlegen von Mykobakterienkulturen vgl. bei Fischtuberkulose.

Bakterienfärbung im Ausstrich

Die in der Fischpathologie gebräuchlichen Färbungen für Ausstriche sind im wesentlichen die Färbung nach Gram, die Methylenblaufärbung und zur Darstellung säurefester Stäbchen die Färbung nach Ziehl-Neelsen. Die Färbungen werden auch am Schnittpräparat vorgenommen. Besonders die letztgenannte Methode kann schöne Bilder bei gleichzeitigen histopathologischen Vergleichsmöglichkeiten liefern.

Färbung nach Gram. Diese Färbung erlaubt die Einteilung der Bakterien in „grampositive“ Bakterien, welche Anilinfarbstoffe nach Iodbehandlung so binden, daß sie durch Alkohol nicht mehr extrahiert werden, und „gramnegative“ Bakterien, die den Farbstoff wieder abgeben und mittels einer Kontrastfärbung dargestellt werden. Folgende Variante der Gram-Färbung ist nach Habs am häufigsten: Die hitzefixierten Ausstriche werden 2–3 Minuten mit Karbolgentianaviolettlösung (10 ml gesättigte Gentianaviolettlösung werden mit 90 ml frischbereiteter 2,5 %iger wäßriger Phenollösung versetzt) gefärbt und mit Iodiodkaliumlösung (1 g I und 2 g KI werden im Mörser mit 5 ml Wasser zerrieben und gelöst. Mit Wasser wird auf 300 ml aufgefüllt) 1 Minute gebeizt. Anschließend wird in 96 %igem Alkohol entfärbt, bis keine Farbwolken mehr abgehen, und dann mit verdünnter Karbolfuchsinlösung (10 ml gesättigte alkoholische Fuchsinlösung werden mit 90 ml einer 5 %igen Lösung von flüssigem Phenol versetzt. Von dieser Lösung werden 10 ml mit 90 ml Wasser verdünnt) einige Sekunden nachgefärbt. Spülen mit Wasser, trocknen. Grampositive Bakterien blauschwarz, gramnegative Bakterien rot. Die Karbolgentianaviolettlösung muß durch ein Filter auf das Präparat aufgetropft werden. Sämtliche Lösungen läßt man gut abtropfen, ohne mit Wasser zu spülen. Am besten immer mit der folgenden Lösung erst spülen, ehe sie aufgetragen wird (Iodiodkalium, Karbolfuchsin).

Methylenblau. Zur Färbung verwendet man alkalische Methylenblaulösung (nach Löffler): 30 ml einer gesättigten alkoholischen Lösung von Methylenblau werden 100 ml 0,01 %ige Kalilauge zugesetzt (man stellt sie her, indem man 1 ml 1 %iger Kalilauge mit 99 ml Aqua dest. versetzt.) Zur Gegenfärbung beim Tuberkelbakteriennachweis wird ein Teil der Löfflerschen Methylenblaulösung mit 4–9

Teilen Aqua dest. gemischt. Die Lösung färbt sehr schnell (1–2 Minuten) und sehr intensiv. Sie ist ziemlich lange haltbar.

Polychromes Methylenblau wird besonders bei Bakterienfärbungen im Schnitt angewendet (1 g Methylenblau auf 100 ml Aqua dest. + 20 ml 96 %iger Alkohol + 1 g Kaliumcarbonat, im Wasserbad langsam auf 100 ml eindampfen).

Karbolfuchsin wird in Verbindung mit Methylenblau zur Färbung säurefester Stäbchen (Tuberkulose) angewandt. Diese Bakterien nehmen, da sie eine wachsartige Hülle haben, einfache Farblösungen nicht an. Nach der Methode von Ziehl-Neelsen vermögen sie den Farbstoff auch gegen Einwirkung von Säure und Alkohol festzuhalten (Säurefestigkeit), während andere Bakterien und Gewebezellen sich entfärben und vermittels einer Kontrastfärbung (z. B. Methylenblau) sichtbar gemacht werden müssen. Folgende Modifikation ist üblich: hitzefixierten Asstrich auf Färbegestell mit konzentrierter Karbolfuchsinlösung (10 ml einer gesättigten alkoholischen Fuchsinlösung werden mit 90 ml einer 5 %igen Phenollösung versetzt) 2–3 Minuten lang färben. Der Objektträger wird dabei mit dem Bunsenbrenner erwärmt, bis Dämpfe aufsteigen (Kochen auf jeden Fall vermeiden!). Entfärben in salzsaurem Alkohol (3 ml 25 %ige Salzsäure werden mit 100 ml 70 %igem Alkohol gemischt), 5 Sekunden. Spülen in 2 Portionen 70 %igen Alkohols, bis das Präparat farblos erscheint. Abspülen in Aqua dest. Färben mit stark verdünnter Methylenblaulösung (vgl. bei Methylenblau), 30 Sekunden. Abspülen mit Aqua dest. Trocknen. Säurefeste Stäbchen rot auf blaßblauem Untergrund. Die Gegenfärbung soll möglichst schwach sein.

Geißelfärbung

Für die Identifizierung bestimmter Bakterienarten, aber auch von Protozoen, ist die Darstellung der Begeißelung notwendig. Die Geißeln lassen sich mit einfachen Färbungen nicht sichtbar machen. Selbst die speziellen Färbungen geben nicht immer die gewünschten Resultate. Die verwendeten Objektträger und Deckgläser müssen peinlich sauber, vor allem entfettet sein. Sie dürfen nicht mit den Fingern berührt werden. Die Bakterien werden (Angabe nach Habs) aus Oberflächenkulturen entnommen und sollen einzeln im Präparat liegen. Man bringt auf den Objektträger drei einzelne Wassertropfen. In den ersten reibt man eine Nadelspitze der Bakterienkultur ein und bringt eine Spur davon in den zweiten und aus diesem in den dritten Tropfen. Die Tropfen werden flach ausgestrichen, damit sie sofort trocknen.

Die Geißeldarstellung erfolgt am besten nach Zettnow (Angabe nach Habs): Ein Wassertropfen wird auf einen Objektträger gebracht und eine Nadelspitze der Kultur dazugetan. Ein größerer Wassertropfen wird auf einen zweiten Objektträger gebracht und eine Öse 2 %ige Osmiumsäure hinzugefügt. Aus dem ersen Tropfen wird eine kleine Menge in den zweiten Tropfen übertragen. Aus diesem eine Öse voll auf ein Deckglas ausgestrichen, trocknen gelassen und zweimal durch die Flamme gezogen. Das Deckglas wird mit der Schichtseite nach unten in ein Blockschälchen gelegt. Im Reagenzsglas werden 3 ml einer vorher aufgeschüttelten Antimon-Tanninbeize aufgekocht (bis zur Klärung), dann über das Deckglas gegossen und bis zur Trübung darauf gelassen. (Antimon-Tanninbeize: 10 g Tannin in 150 ml Aqua dest. aufkochen, filtrieren und auf 50 °C abkühlen. Hinzufügen von 36 ml einer 5 %igen Lösung von Brechweinstein, bis ein bleibender Niederschlag entsteht. Eine

Probe dieser Beize soll beim Kochen im Reagenzglas klar werden und sich beim Erkalten wieder trüben. Bleibt sie beim Erkalten klar, wird Brechweinsteinlösung hinzugefügt, bei starker milchweißer Trübung dagegen Tanninlösung. Die Lösung wird durch einen Thymolkristall haltbar gemacht.) Das Deckglas wird nun gespült, das Wasser abgetropft, Silberlösung aufgeträufelt und über schwacher Flamme bis zur Dampfbildung erwärmt (die Ausstrichränder werden schwarz). Abspülen, trocknen. Die Silberlösung hat folgende Zusammensetzung: 30 ml Aqua dest. mit 5 g $AgNO_3$ und 6 g Na_2SO_4 schütteln. Der abgesetzte Niederschlag wird mehrmals mit Wasser gewaschen. Dann 500 ml Aqua dest. hinzufügen und umschütteln. Nach dem Absetzen 25 ml der überstehenden Lösung mit 25 ml Wasser versetzen und 22 %ige Ethylaminlösung zutropfen, bis der entstehende Niederschlag sich wieder löst. Lösung ist haltbar.

Bakterienfärbung im Schnitt

Die Schnitte werden bei bakteriologischen Untersuchungen mit den gleichen Farblösungen gefärbt, die zur Färbung von Ausstrichpräparaten dienen. Die Färbedauer ist länger. Im Hinblick auf die anzuwendende Fixierung besteht keine einheitliche Meinung. Entscheidend ist, daß die Fixierungsmittel die Bakterien rasch abtöten. Dazu eignen sich am besten Sublimat, Formalin oder Alkohol. Längere Alkoholkonservierung schädigt die Färbbarkeit der Bakterien und macht ganz allgemein das Objekt schwer schneidbar. Zur Einbettung ist Paraffin am besten geeignet, die Schnitte werden nach der japanischen Methode aufgeklebt.

Schnittfärbung nach Gram. Sie wird in der Modifikation von Weigert ausgeführt: Vorfärben mit Kernechtrotlösung für Kernfärbung 5–10 Minuten (5 g Al_2SO_4 in 100 ml Aqua dest. lösen, dann 0,1 g Kernechtrot zufügen, aufkochen, nach Erkalten filtrieren), abspülen in 0,6 %iger Kochsalzlösung, färben mit Anilinwasser-Gentianaviolettlösung 5–10 Minuten (5 ml Anilin mit 100 ml Aqua dest. minutenlang kräftig schütteln. Die milchige Flüssigkeit durch ein wasserfeuchtes Filter filtrieren. 100 ml des öltröpfchenfreien Filtrates mit 11 ml einer gesättigten alkoholischen Gentianaviolettlösung versetzen. Die Farblösung soll eben noch durchsichtig sein; wenig haltbar), abspülen in 0,6 %iger Kochsalzlösung, mit Fließpapier abtrocknen, in Iodiodkaliumlösung (vgl. Ausstrichfärbung) 1–3 Minuten eintauchen, sorgfältig mit Fließpapier abtrocknen, in Anilinöl entfärben, bis die Schnitte rot erscheinen, in Xylol auswaschen, Balsam.

Färbung der Tuberkulosebakterien im Schnitt. Nach Habs gilt folgende Anordnung der Ziehl-Neelsen-Methode: Färbung in Karbolfuchsin (nach Ziehl-Neelsen) 24 Stunden bei Zimmertemperatur oder ½–2 Stunden bei 37 °C. Entfärben mit 1 %igem Salzsäurealkohol ½–2 Minuten. Abspülen mit 70 %igem Alkohol 2–3 Minuten, bis Präparat farblos erscheint. Nachfärben in verdünnter alkalischer Methylenblaulösung (vgl. dort) 2–5 Minuten, kurz abspülen mit 0,5 %iger Essigsäure. Alkoholreihe, Xylol, Balsam.

Virotechnik, Zellkultur

Virotechnik

Für den Nachweis und die Übertragung einer Virusinfektion wird das infizierte Gewebe homogenisiert (z. B. im Homogenisator nach POTTER-ELVEHJEM). Sämtliche Arbeitsgänge müssen in der Kälte bei 0 bis + 4 °C ausgeführt werden. Als Suspensionsmedium dienen physiologische Salzlösungen, im einfachsten Fall sterile NaCl-Lösung bei *p*H 7,2. Es kann frisches pathologisches oder in 50 %igem Glycerol bei + 4 °C gehaltenes Material zur Untersuchung verwendet werden.

Das Untersuchungsmaterial wird in Verhältnis 1 : 10 (1 Gewichtsteil infektiöses Material zu 10 Gewichtsteilen Suspensionsmedium) suspendiert und das Homogenat 2–3mal für 10–20 Minuten bei 2000 × g zentrifugiert. Die Größe g bedeutet Fallbeschleunigung, ausgedrückt in cm/s^2; g wird nach der Formel berechnet $g = 1{,}115 \cdot 10^{-5} \cdot U^2 \cdot r$. Hierbei ist U = Zahl der Umdrehungen pro Minute des Zentrifugenrotors, r = Radius des Rotors bei ausgeschwungenem Zentrifugenglas, gemessen von dem Rotormittelpunkt bis zur halben Länge des ausgeschwungenen Röhrchens. (Wenn g eines Sediments bestimmt wird, dann muß r bis zum Ende des ausgeschwungenen Röhrchens gemessen werden.) An Hand von r und U kann g auch tabellarisch bestimmt werden. Der gewonnene Überstand wird durch ein zell-(bakterien) dichtes Filter (Schott G 5, Schott G 4, Seitz-Asbest, Coors P3-Porzellan) filtriert. Das zellfreie Filtrat kann nun gespritzt oder auf Zellkulturen gebracht werden. Zur Anreicherung des Virus muß das zellfreie Filtrat bei + 4 °C und 12000 oder 26000 × g für 10–15 Minuten zentrifugiert werden. Das im Sediment befindliche „Viruspellet“ wird in 100 ml 0,005 M Ca-Citratlösung (*p*H 7,2) resuspendiert und in Mengen von 0,1–1,0 ml appliziert.

Das Untersuchungsmaterial wird aseptisch entnommen, und zwar je nach Art der Erkrankung aus der Leber (z. B. bei VHS), aus Geschwüren, Papillomen (Pockenepitheliom) usw., weil dort Viren in größerer Menge vorhanden sind. Bei ätiologisch unklaren Fällen werden alle inneren Organe nach Möglichkeit untersucht. Das Material wird mit Antiseptika, besonders Antibiotika, behandelt, um bakteriellen Kontaminationen entgegenzuwirken. Blut muß defibriniert werden. Der Darminhalt wird in ein steriles Gefäß gebracht und davon eine 10 %ige Lösung in isotonischer Salzlösung hergestellt. Nach Absetzen binnen einer Stunde bei 1–5 °C wird die überstehende Flüssigkeit durch ein bakteriendichtes Filter gesaugt. Die Organproben werden unmittelbar entnommen.

Folgende Schritte sind bei der Untersuchung von Forellen (unter Einbeziehung der permanenten Zellinie RTG) notwendig:

1. Proben. Lebendes oder lebendfrisches Material. Nach Möglichkeit Untersuchung im Labor. Auf Eis gelegtes Material ist nur im Notfall zulässig, da schon ein einmaliges Einfrieren und Auftauen z. B. über 90 % des IPN-Virus inaktiviert.
2. Setzlinge und Brut werden in Proben (Pools) von je 10 Fischen untersucht, wobei die Eingeweide zu einer Gesamtprobe vereinigt werden. Niemals sind sterbende Fische mit noch lebenden zu vermischen. Moribunde Fische werden zu gesonderten Proben zusammengefaßt.
3. Die Temperatur der Proben soll bei + 10 °C erhalten bleiben. Dementspre-

chend sind Glasgeräte, Filtereinheiten und physiologische Salzlösungen vorzukühlen. Die Homogenisation der Gewebeproben soll kühl (Kälteraum, Eisbad) erfolgen.

4. Die gewogenen Proben werden in gepufferter Salzlösung (Earles Salzlösung *p*H 7,6–7,8) homogenisiert.
5. Das Homogenat wird mit gepufferter Salzlösung auf 2 %ige Gewebelösung eingestellt und bei 2000 × g 10 Minuten zentrifugiert.
6. Der Überstand wird aseptisch durch ein Membranfilter der Porengröße 0,45 µm filtriert (Zurückhalten von Bakterien und Pilzen). Die Mebranfilter sollen einen Durchmesser von 13 mm haben. Es wird empfohlen, vor der Filtration die Membranfilter mit Nährlösung zu benetzen, um allzu große Virusverluste zu vermeiden.
7. Aliquote von 0,5 ml des virushaltigen Filtrats werden auf RTG-Zellen in Kulturflaschen (Kulturfläche 25 cm^2) gegeben. Der Zellrasen soll hierbei zu 70 bis 90 % geschlossen sein. Die Inkubation der Zellkulturen erfolgt bei + 15 °C. Prüfung auf CPE innerhalb von 14 Tagen. Negativkontrollen mit blind inokulierten Zellkulturen sind anzusetzen (Möglichkeit des „spontanen CPE“).
   Der Zytopathogene Effekt (CPE) auf Zellkulturen ist nur für zytozide Viren charakteristisch. Deshalb muß bei jedem Virusnachweis das zellfreie Filtrat auch gesunden Fischen gespritzt werden. Der CPE ist also nur als Ergänzung zur Spezifizierung der Virusnatur notwendig, reicht aber bei zytoziden Viren schon zu deren erstem Nachweis aus.
8. Die Zellkulturen werden 2–3 Tage vor der Inokulation mit Virus angesetzt (gestartet).
9. Auftretender CPE wird durch nachfolgende Passagierung verifiziert. Dabei werden Proben auf 60 °C 30 Minuten lang erhitzt und mit nicht erhitzten Proben verglichen. Wenn das nicht erhitzte Filtrat für sich allein wieder einen CPE hervorruft, ist der Verdacht auf Gegenwart eines Virus bestätigt.
10. Die positive Identifizierung eines Virus erfolgt auf schnellstem Weg serologisch, d. h. mit Hilfe eines Antiserums. Entsprechende Antisera sind aber im Handel nur vereinzelt zu beziehen. So wird man vorerst bei der Virusdiagnose weiterhin auf Indizien wie Porengröße des Filters, Nukleinsäuregehalt, chemische und physikalische Eigenschaften, Art des CPE und elektronenmikroskopische Struktur des Virus angewiesen sein.
11. Gesunden Testfischen der gleichen Art wird einerseits unfiltrierter Homogenatüberstand, andererseits zellfreies Filtrat inokuliert (intraperitoneal, intramuskulär, subkutan). Bei Auftreten der Krankheitssymptome: erneutes Verifizieren an Hand zellfreier Filtrate aus der positiven Versuchsgruppe. Bei Nichtauftreten von Krankheitssymptomen sind weitere drei „asymptomatische“ Passagen anzusetzen.

Zellzüchterische Technik des Virusnachweises bei Nutzfischen (nach AHNE, 1976; abgeändert):

1. sterile **Materialentnahme,** 2. **Homogenisierung,** 3. **Verdünnung mit PBS** 1 : 10 bis 1 : 100, 4. **Zentrifugation** bei 2000 × g 10–20 Minuten und Temperatur < 10 °C (Sediment verwerfen) 5. **Verwendung des Überstandes.**

Überstand

Methode 1
Sterilfiltration 220–450 nm

Methode 2
1. Aseptische Entnahme von 2,2 ml
2. Zugabe von 0,2 ml Penicillin (1000 IE/ml) und Streptomycin (10000 µg/ml) als Gemisch
3. Zugabe von 0,1 ml Nystatin (10000 IE/ml)
4. 4–6 Stunden bei 10–18 °C belassen

6. **Verimpfen** von 0,1 ml Kulturmedium (*p*H 7,7–7,6) auf FHM, RTG-2, BB-Zellen oder Primärzellkulturen.
7. **Inkubation** im Brutschrank bei: 10–15 °C (Salmonidenviren), 20–22 °C (Cypriniden- und Esocidenviren) 28–30 °C (Ictaluridenviren);

7 Tage post infectionem

CPE
(Lysis, rundzellige oder diffuse polymorphzellige Zelldegeneration, Einschlußkörper, Synzytien usw.)

kein CPE
↓
1. Passage
2. Passage
3. Passage

nach jeweils 5–6 Tagen

↓
ohne CPE
↓
virusnegativ

Für spezielle Untersuchungen bei VHS, IPN und SVC vgl. Ahne (1983).

Zellkulturen für virologische Untersuchungen

Erste Mitteilungen über Fischzellkulturen publizierten Grützner (1956) und Wolf et al. (1962). Beide Arbeitskreise entwickelten in der Folgezeit Methoden zur Züchtung von Einschicht-Zellkulturen aus Fischgeweben. Es wurde erkannt, daß Fischzellkulturen in der Präparations- und Züchtungstechnik keine wesentlichen Abweichungen gegenüber Zellkulturen von Säugetieren zeigen.

Als Ausgangsmaterial für die Zellgewinnung wurden Niere und Leber (Grützner, 1958; Kunst, 1962 zit. bei Mayr et al., 1974), Schwimmblase und Gonaden (Wolf et al., 1960; Fryer, 1964; Pfitzner u. Grützner, 1965; Kunst et al., 1966; Pfitzner u. Froehlich, 1966, alle zit. nach Mayr et al., 1974), Flossen (Clem et al., 1961, zit. bei Mayr et al., 1974) sowie Herz, Haut, Darm, Cornea und Milz (Wolf u. Quimby, 1964, zit. bei Mayr et al., 1974) verwendet. Fijan et al. (1983) berichteten über die erfolgreiche Verwendung einer virusfreien Epithelioma-papulosum-cyprini-Zelllinie (EPC) aus pockenkranken Karpfen. Ahne u. Weiler (1980) führten Untersuchungen zur Virusempfänglichkeit von Fischzellkulturen (CHSE, FHM, PG, PF und RTG-2) durch. Ribeiro u. Ahne (1983) etablierten eine permanente Zellinie (CaPi) aus normalen Hypophysen des Karpfens (*Cyprinus carpio* L.).

Für Primärkulturen werden Ovarien bevorzugt, da sie relativ gut zu erhalten sind. Nach MAYR et al., (1974) eignen sich Schwimmblasen ebenfalls gut für die routinemäßige Herstellung von Zellkulturen.

Einschichtzellkulturen werden wie üblich nach Trypsinierung von Geweben hergestellt. Dabei wird Kälte- oder Wärmetrypsinierung beschrieben (Literatur bei MAYR et al., 1974). Die Zellausbeute pro Gramm Karpfengonade bei enzymatischem Aufschluß bei verschiedenen Temperaturen war nach MAYR et al., (1974) prinzipiell gleich. Für den enzymatischen Aufschluß eignet sich Trypsin in der Konzentration von 0,25 % in PBS bei *p*H 7,2–7,4 am besten. Die Trypsinierung wird bei + 4 bis + 6 °C mehrere Stunden (über Nacht) ober bei + 15–20–25 °C über 0,5–2 Stunden durchgeführt.

Medien. Bezüglich der Kulturmedien besteht kein erkennbarer Unterschied zwischen Homoio- und Poikilothermen. Demzufolge werden wie bei Säugetier-Zellkulturen Earle- und Hanks-Salzlösungen als Gundlage der Medien für Süßwasserfisch-Zellkulturen verwendet. Eine Ausnahme bilden Nährlösungen für Zellkulturen mariner Knochenfische, die einer höheren Salzkonzentration (12 g NaCl/l) bedürfen. Fischzellen werden in synthetischen Medien mit biologischen Zusätzen kultiviert (Medium 199, Eagles MEM oder BME). Den Medien wird gewöhnlich Serum zugesetzt. Nach MAYR et al., (1974) hat sich auch hier nichttoxisches Kälberserum (besonders fetales) bewährt, da es homogenem Fischserum gleichwertig ist. Der Serumzusatz zum Medium beträgt 5–25 %. Ein anderer Zusatz ist Laktalbuminhydrolysat (LAH), das in der Konzentration von 0,5 % zugesetzt wird. Zu den Medien werden Antibiotica in folgenden Konzentrationen gegeben: Streptomycin 100 µg/ml, Penicillin 100 I.E./ml und Neomycin 50 µg/ml. Neomycin ist besonders wirksam gegen *Aeromonas*-Arten. Der *p*H-Wert der Medien liegt zwischen 7,1–7,9 (LI u. JORDAN, 1969, zit. bei MAYR et al., 1974). WOLF u. QUIMBY (1964) geben an, daß innerhalb dieses *p*H-Bereiches fast alle Fischzellkulturen wachsen. Primärkulturen wachsen in den *p*H-Bereichen 7,3–7,4 am besten. Im allgemeinen scheint der *p*H-Wert nicht sehr kritisch zu sein. Es wachsen nach Einsaat zwei Zelltypen aus, die auch als Mischkulturen auftreten können:

1. fibroblastenähnliche Zellen (Wachstum vorwiegend bei + 26 °C),
2. epithelähnliche Zellen (Wachstum vorwiegend bei + 22 °C).

Fischgewebe kann bis zu 48 Stunden bei + 4 °C ohne Verlust der Zellviabilität aufbewahrt werden.

Zellaussaat. Die Aussaat soll für Primärkulturen bei $2-3 \cdot 10^5$ Zellen/ml liegen (vgl. auch WOLF u. QUIMBY, 1973). Nach MAYR et al., (1974) ist die Zellkonzentration ein sehr kritischer Faktor, daher wird empfohlen, die Zellzahl höher (bis $6 \cdot 10^5$/ml) anzusetzen. Nach den gleichen Autoren liegen die optimalen Einsaatdichten für Ovarienzellen von Forellen und Karpfen zwischen 1 und $2 \cdot 10^5$ Zellen/ml.

Zur Subkultivierung, die über mehrere Passagen gelingt, werden die Zellen mit STV (Trypsin-Versene-Lösung) abgelöst.

Bebrütungstemperaturen. Die Bebrütungstemperaturen liegen zwischen + 15 °C und + 34 °C je nach Fischart. Die Kulturen von Regenbogenforellen wachsen am besten zwischen + 18 °C und + 23 °C (LI u. JORDAN, 1969). MAYR et al., (1974) geben Grenzen zwischen + 15 und + 22 °C an. Für Karpfen werden + 28 bis + 30 °C bei einer oberen Toleranz von + 37 °C angegeben. Suboptimale Temperaturen sind insgesamt günstiger als zu hohe.

Zell-Linien. Die erste Fischzellinie wurde 1962 von WOLF und QUIMBY entwikkelt. Von den bisher bekannten Knochenfischzellinien stammen 7 von Salmoniden, 6 von verschiedenen Süßwasserfischarten und 4 von Meeresfischen. Einige dieser Linien sind in Tabelle 1 angeführt.

Tabelle 1
Bekannte permanente Fischzellinien und ihr Zelltyp (nach MAYR et al., 1974, sowie AHNE u. WEILER, 1980, gekürzt)

Spezies	Bezeichnung	Herkunft	Morphologie	Temperaturoptimum °C
Oncorhynchus mykiss	RTG-2	Gonaden	fibroblastoid	20
Oncorhynchus mykiss	RTO	Ovarien	fibroblastoid	18
Oncorhynchus mykiss	STE 137	Embryo	fibroblastoid	21
Oncorhynchus kisutch	CSE 119	Embryo	fibroblastoid	21
Oncorhynchus tschawytscha	CHSE 114	Embryo	fibroblastoid	21
Lepomis macrochirus	BF-2	kaudaler Rumpf	fibroblastoid	10–30
Brachydanio rerio	2 DG-1	Gonaden	fibroblastoid	21–25
Esox lucius	PG	Gonaden	fibroblastoid	20
Oncorhynchus mykiss	RTF-1	Embryo	epitheloid	4–26
Pimephales promelas	FHM	kaudaler Rumpf	epitheloid	34

Die Einsaatdichte von Zell-Linien liegt zwischen $1 \cdot 10^4$ bis $1 \cdot 10^5$ Zellen/ml. PLUMB u. WOLF 1969 (zit. bei MAYR et al.,1974) geben für die RTG-2-Linie eine optimale Einsaatdichte von etwa $5 \cdot 10^4$ Zellen/ml an.

Lagerung und Konservierung. Lagerung und Konservierung erfolgen wie bei Säugetierzellen. Die Zellen werden bei Temperaturen oberhalb des Gefrierpunktes gelagert. Die Zellen vieler Fischarten stoffwechseln und vermehren sich langsam bei etwa + 4 °C. WOLF u. QUIMBY (1964) lagerten RTG-2-Zellen bei dieser Temperaur über 2 Jahre lang. Nach MAYR et al., (1974) können auch Primärzellkulturen über längere Zeit bei + 4 °C aufbewahrt werden, ohne ihre Teilungsfähigkeit zu verlieren.

Anlegen von Zellkulturen (Süßwasserfische). Organentnahme unter sterilen Bedingungen (sterilisierte Instrumente wiederholt wechseln). Organe in PBS-Lösung mit Penicillin 400 I.E./ml, Streptomycin 400 µg/ml, Fungizon 10 µg/ml und Neomycin 10 µg/ml mehrmals waschen. Organe mit steriler Schere zerkleinern und die Stückchen erneut waschen. Organstücke für 4 Stunden bei + 4 °C in antibiotikahaltigem Medium belassen.

Bei Verwendung von Haut- und Flossenteilen ist Oberflächensterilisation erforderlich. Zunächst Einlegen in antibiotikahaltiges Wasser für 3 Stunden, dann 3minütiges Waschen in 3 %iger NaOCl-Lösung, kurzes Eintauchen in 70 %igen Alkohol mit 0,05 % $HgCl_2$ und mehrmaliges Waschen in antibiotikahaltigem PBS.

Die Organstückchen werden mit 0,25 %igem Trypsin in PBS, *p*H 7,5 mit Antibiotika bei + 4 °C bis + 6 °C für 8–20 Stunden oder fraktioniert bei + 20 °C jeweils 30–60 Minuten trypsiniert.

Wenn auf 25 ml Trypsinlösung 1 g Organ genommen wird, gelangt man zu der günstigsten Zellausbeute (MAYR et al., 1974). Einzelne Fraktionen werden bei + 4 °C gesammelt, wobei die Trypsinwirkung durch Zugabe von 10 % Kälberserum gemindert wird. Die trypsinierten Fraktionen werden durch ein 5faches Mullfilter gegossen und anschließend bei 450 x g 5–10 Minuten zentrifugiert.

Die Zellzahl wird mit Aufzuchtmedium auf $1-2 \cdot 10^5$ Zellen/ml eingestellt und ausgesät.

Nach 1–2 Tagen entsteht aus Karpfenovar (PFITZNER, 1966) ein dichter Zellrasen. Dieser kann retrypsiniert oder besser (PFITZNER, 1966) abpipettiert bzw. abgekratzt werden (Gummischaber), und es können Subkulturen angelegt werden, die ohne Mediumwechsel bis zu 4 Wochen leben.

Es gelang, aus Karpfenovarien nur bis drei Subkulturen anzulegen.

Anzucht- und Erhaltungsmedien. MAYR et al., (1974) geben folgendes Anzuchtmedium für Fischzellen an:

1. Eagles MEM mit Hanks-Salzlösung 90 %.
2. Fetales Kälberserum 10 %.
3. Penicillin 100 I. E./ml.
4. Streptomycin 100 µg/ml.
5. Neomycin 50 µg/ml.
6. Fungizon 10 µg/ml.

Als Erhaltungs- oder Virusmedium werden Anzuchtmedien mit 1–2 % Serum verwendet.

Forellenzellen werden bei etwa + 20 °C bis + 22 °C, Karpfenzellen bei + 28 °C bis + 30 °C und Zierfischzellen bei etwa + 33 °C bebrütet. Die Zellen wachsen nach etwa 7 Tagen zu einem dichtem Rasen aus.

Ausbeute. Aus den Gonaden einer Speiseforelle gewinnt man ungefähr 100 ml fertige Zellsuspension. Aus der Schwimmblase resultieren 80 ml Suspension. Die entsprechenden Werte für Karpfen (K_1-K_2) liegen bei ungefähr 100 ml bzw. 150 ml.

Die Tabellen 2 und 3 (nach AHNE, 1976) geben eine Übersicht über die Isolierung und Differentialdiagnose der wichtigsten fischpathogenen Viren.

Virusstabilität in Zellkulturen. AHNE (1982) führte vergleichende Untersuchungen über die Stabilität der fischpathogenen Viren VHSV, PFR, SVCV und IPNV in FHM und PG-Zellen durch. Im Wasser von 10 °C blieb das SVCV 42, das VHSV 49, das PFR 70 und das IPNV > 231 Tage infektiös. Im Teichschlamm bei 4 °C und *p*H 6,79 hielt sich das VHSV 10, das PFR und SVCV 42 und das IPNV über 210 Tage. In trockenem Zustand blieben diese Viren sowohl bei 4 °C als auch bei 20 °C über 28 Tage lang infektiös. Durch UV-Strahlen (254 nm) wurden die Rhabdoviren (VHSV, PFR, SVCV) innerhalb von 10 Minuten, das hüllenlose IPNV nach 60 Minuten vollständig inaktiviert, Methylenblau, Malachitgrün, Mefarol® und Kupfersulfat waren ohne Wirkung. Dagegen wurden sie durch Natronlauge (2 %ig) und Formaldehyd (3 % der 40 %igen Ausgangslösung) binnen 5–10 Minuten inaktiviert. Säure (*p*H 3) inaktivierte nur die drei Rhabdoviren, das unbehüllte IPNV war resistent.

Tabelle 2

Übersicht zur Isolierung der wichtigsten fischpathogenen Viren (nach AHNE, 1976; gekürzt und abgeändert). Es bedeuten: VHS = Virale Hämorrhagische Septikämie, IPN = Infektiöse Pankreasnekrose, IHN = Infektiöse Hämatopoetische Nekrose, SVC = Spring Viremia of Carp, SBE = Schwimmblasenentzündung, CCV = Channel Catfish-Virus, PFRV = Pike Fry Rhabdovirus. Zell-Linien: RTG-2 (v. *Oncorhynchus mykiss*), FHM (v. Fathead Minnow = *Pimephales promelas*), BB (v. Brown Bullhead = *Ictalurus nebulosus*), BF-2 (v. *Lepomis macrochirus*), GF-1 (v. halophilen *Haemulon sciurus*), Le = Leber, Nie = Niere, Mi = Milz, Da = Darm, Ov = Ovar, Ho = Hoden, Ovfl = Ovarialflüssigkeit, Sp = Sperma, Geh = Gehirn, He = Herz, Swbl = Schwimmblase, Fae = Faeces, Bl = Blut, n. b. = nicht bekannt.

Virus	Material zur Virus-isolierung	Suszeptible Zell-Linien	Temperatur-optimum °C für Inkubation	CPE (Stunden post inf.)	CPE-Typ	Serotypen	Verwandschaft
VHS	Nie, Le, Mi, Da	RTG-2 FHM	14 (12–14)	24–72	Randchromatin, runde Zelldegeneration, Lysis	2	bisher keine
IPN	Brut in toto, Nie, Le, Mi, Fae, Ovfl, Sp	RTG-2 Bf-2 (FHM) GF-1	20 (4–26)	24–72	Fibroblasten bleiben fibroblastoid, Lysis	3–5 (VR 299, SP, AB)	n. b.
IHN	Ovfl, Eier, Sp	RTG-2 FHM	12–15 (4–18)	72	Randchromatin, runde Zelldegeneration, Lysis	3 (IHN, OSD, SRCD)	nicht verwandt mit VHS, PFR, SBE-Virus
SVC	Le, Nie, Mi, Da, Geh	FHM BF-2 BB RTG-2	20–22 (15–31)	24–72	Randchromatin, runde Zelldegeneration, Lysis	n. b.	verwandt mit SBE-Virus
SBE	Nie, Le, Mi, Da, Geh, He, Swbl	FHM RTG-2	20–22 (4–28)	24–72	Randchromatin, runde Zelldegeneration, Lysis	n. b.	n. b.
CCV	Nie, Bl, Mi, Geh, Le, Da	BB	25–30 (10–33)	12–14	Lysis, Pyknose, Kerneinschlüsse (Typ A) Synzytien	n. b.	n. b.
PFRV	Brut in toto, Nie	FHM BB RTG-2	21 (10–28)	24–4	Granuläre Zelldegeneration, Zellabkugelung, Lysis	n. b.	nicht verwandt mit VHS-IHN-SVC-Virus

Tabelle 3
Differentialdiagnose und Charakterisierung der wichtigsten Viren bei Nutzfischen
(nach AHNE, 1976, abgeändert)

Virus	Cl	S*p*H3	T	G	M	NS	KZ	I	OZ	OT	NT
BIRNA-Viridae	s	± s	s	<100 nm	k oH	RNA	92				
IPNV	s	± s	s	< 100 nm	k oH	RNA	92	Sal	RTG-2	20	+
Rhabdo-viridae	1	1	1	> 100 nm	gH	RNA	0				
VHSV	1	1	1	> 100 nm	gH	RNA	0	Sal	RTG-2	15	+
IHNV	1	1	1	> 100 nm	gH	RNA	0	Sal	RTG-2	10	+
PFRV	1	1	1	> 100 nm	gH	RNA	0	Eso	RTG-2	21	+
	1	1	1	> 100 nm	gH	RNA	0	Eso	FHM	21	+
SVC/SBEV	1	1	1	> 100 nm	gH	RNA	0	Cyp	FHM	20–22	+
Herpes-Viridae	1	1	1	> 100 nm	kH	DNA	162				
CCV	1	1	1	> 100 nm	kH	DNA	162	Ict	BB		+

Abkürzungen: Cl = Chloroform, S*p*H3 = Säure bei *p*H3, T = Hitze 56 °C, G = Größe (Ultrafilter), M = Morphologie, NS = Nukleinsäure, KZ = Kapsomerenzahl, I = Herkunft des Isolats, OZ = optimales Zellsystem, OT = Optimaltemperatur °C, NT = Neutralisationstest mit spezifischen Antikörpern, Sal = Salmoniden, Eso = Esociden, Cyp = Cypriniden, Ict = Ictaluriden, k = kubisch, oH = ohne Hülle, H = Hülle, g = geschoßförmig, s = stabil, l = labil.

Blut und Serumuntersuchung, hämatologische Grundbegriffe

Untersuchungen am Fischblut sind von Interesse sowohl in der Grundlagenforschung als auch in der praktischen Fischpathologie. Häufig erfolgt die Untersuchung an Blutausstrichen, aber auch Hämoglobinbestimmungen, Gesamteiweißuntersuchungen, Serumelektrophorese und andere chemische-physiologische Analysen werden durchgeführt.

Blutentnahme

Für die Blutentnahme zur Serumgewinnung wird der durch Kopfschlag oder elektrisch getötete Fisch nach Abschneiden der Rücken- und Afterflosse von anhaftendem Wasser durch Abtrocknen mit einem Tuch befreit. Mit einer Knochenschere wird der Schwanz in der Mitte des Schwanzstiels abgeschnitten. Von dem ausfließenden Blut werden die ersten Tropfen verworfen, der Rest wird in entsprechenden Reagenzgläsern aufgefangen. Zur Anfertigung von Blutausstrichen wird eine kleine

Blutmenge mit dem Objektträger aufgefangen. Auch das Abpipettieren von Blut mit einer 0,02 ml fassenden Pipette zur Hämoglobinbestimmung kann erfolgen. Dauer der Blutentnahme etwa 3–4 Minuten.

Eine andere Möglichkeit der Blutentnahme besteht nach JARA (1958/59) in der Punktion des Herzens. Die Fische werden elektrisch betäubt, die Brusthöhle geöffnet, die Vagusäste durchgeschnitten und das Herz freipräpariert. Die Blutentnahme erfolgt mit einer eisgekühlten Spritze, deren Kanüle in den Bulbus arteriosus eingeführt wird. Die Dauer der Blutentnahme liegt zwischen einigen bis ungefähr 15 Minuten. Das so gewonnene Blut wird aus der Spritze in gekühlte paraffinierte Gefäße gebracht. Auch am unsezierten Fisch kann die Blutentnahme durch Herzpunktion erfolgen (HASLER, MOLNÁR). Eine andere Technik der Blutentnahme besteht in dem Anstechen der Kiemenbogengefäße mittels spitzer, feiner Glaskanülen. Diese Glaskanülen haben entgegengesetzt von ihrem spitzen Ende ein weites Lumen. Sie werden innen mit Heparin benetzt, um die Gerinnung des Blutes zu hemmen. Aus den Glaskanülen wird dann das zu untersuchende Blut je nach Bedarf (z. B. mit einer Blutpipette) entnommen. Gleichfalls durchführbar ist die Punktion der Vena caudalis. Eine gute Übersicht über hämatologisch-biochemische Untersuchungen an der Regenbogenforelle geben HILLE u. v. PÖLLNITZ (1980). Sehr praktisch und von uns routinemäßig angewendet ist die Punktion des Ductus cuvieri (vgl. auch LEHMANN u. STÜRENBERG, 1980). Dazu wird ein Hämatokritröhrchen verwendet, dessen eines Ende abgebrochen wird, um Scharfkantigkeit zu erreichen. Mit einem Spatel werden die Kiemenblätter hochgehoben. Der im Bereich des 5. Kiemenbogens blau durchschimmernde Cuviersche Gang wird senkrecht oder schräg angestochen. Das Blut steigt kapillar in dem Hämatokritröhrchen hoch und kann für Blutausstriche verwendet werden.

Blutgerinnung

Auf Wundoberflächen gerinnt Fischblut ganz allgemein fast sofort, bei Zimmertemperatur im Uhrglasschälchen dauert nach JARA (1958/59) die Gerinnung etwa 3 Minuten. Sie ist nach dem gleichen Autor in hohem Grad von der Berührung des Blutes mit dem Glas abhängig, daher dauert die Gerinnung im paraffinierten Reagenzglas länger.

Hemmung der Blutgerinnung

Die Blutgerinnung kann durch Zusatz von Calciumfluorid, Natriumacetat, Natriumoxalat oder Heparin verhindert werden. In unseren Untersuchungen verwendeten wir 2 %ige Natriumoxalatlösung. Von dieser Lösung werden 0,5 ml im Reagenzglas bei etwa 150 °C im Trockenschrank 3–4 Stunden eingedampft. Das Oxalat schlägt sich an der Wand des Reagenzglases nieder und verhindert die Blutgerinnung in absolut sicherer Weise, wenn nicht mehr als etwa 3–4 ml Blut entnommen werden. Bei Entnahme größerer Blutmengen wird mehr Natriumoxalat benötigt. Man rechnet 0,5 ml 2 %ige verdampfte Natriumoxalatlösung auf 3–4 ml Blut. Derartig gewonnenes Oxalatblut kann ohne Beeinträchtigung des Untersuchungsganges für Blutausstriche, Hämoglobinbestimmung oder Blutzuckerbestimmung verwendet werden, wie wir in eigenen Untersuchungen beobachten konnten. Es hat den Vorteil, bis zu 24 Stunden im Kühlschrank aufbewahrt werden zu können und gestattet neben einer sicheren und exakten Arbeit auch vergleichende Untersuchungen an ein und demselben Fisch, ohne daß der Untersuchende in seiner Arbeit in Zeitdruck kommt. Über Gerinnungshemmung durch Heparin vgl. „Blutentnahme“.

Serumgewinnung

Das frisch entnommene Blut wird in schmalen, langen, schräggestellten Röhrchen bei Zimmertemperatur bis zu 6 Stunden belassen. Während dieser Zeit kommt es zur Retraktion des Blutkuchens (Erythrozyten + Fibrin), und das helle gelbliche Serum tritt aus. Wird die Probe nicht gleich weiterbehandelt, kann sie im Kühlschrank aufgehoben werden. Das Serum wird in Zentrifugengläschen abgegossen. Die dabei oft unvermeidbar mitfließenden Blutzellen werden bei 3000–4000 Umdrehungen abzentrifugiert.

Blutausstrich

Blutausstriche fertigt man entweder von frischem, sofort aufgefangenem oder auch von ungerinnbar gemachtem Blut an. Bei ungerinnbar gemachtem Blut erfolgt die Entnahme für den Ausstrich nach Aufwirbeln im Reagenzglas mit einem Glasstab. Mit dem Glasstab berührt man anschließend den Objektträger. Die an dem Glasstab haftende Blutmenge reicht meist für den Ausstrich.

Für den Ausstrich benutzt man Objektträger, die man mit einer Pinzette aus Ether-Alkohol āā nimmt und sie mit gewaschenem Leinen oder mit sauberem Kittelzipfel trockenreibt. Das gleiche gilt für das zum Ausstrich verwendete geschliffene Deckgläschen mit abgeschrägten Ecken (Ausstreicher). Auch besondere Glasblöcke können an Stelle der Deckgläschen verwendet werden. Mit einer Hand wird der Objektträger mit dem Tropfen nach oben im Ellenbogenhöhe gehalten. Mit der anderen Hand setzt man die schmale Kante des Deckglases („Ausstreicher“) in der Objektträgermitte auf und neigt es im Winkel von 45° zum Tropfen hin

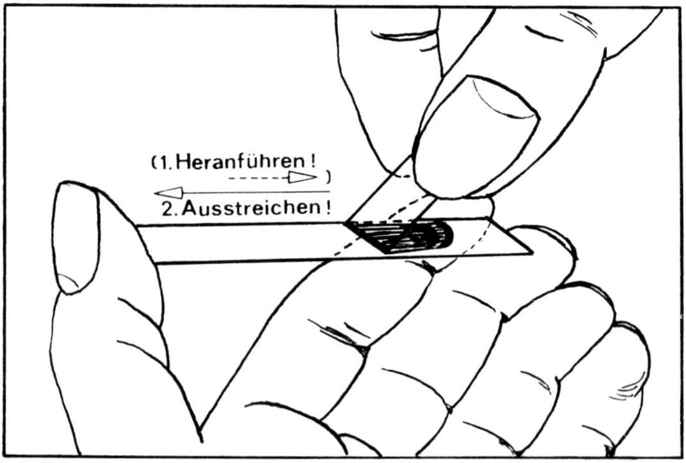

Abb. 12 Durchführung des Blutausstriches. (Nach SCHILLING).

(Abb. 12). Dann gleitet man sozusagen „im Rückwärtsgang“ an den Bluttropfen heran, so daß dieser sich in dem Winkel zwischen Deckglaskante und Objektträgerfläche kapillar ausbreitet. Im „Vorwärtsgang“ gleitet man nun mit dem Deckglas auf der Fläche des Objektträgers entlang, und das Blut folgt in gleichmäßig dünner Schicht, bis es mit schmalen „Ausläufern“ aufgebraucht ist. Der Bluttropfen muß bei dem Ausstreichen ganz verbraucht werden, sonst wird der Ausstrich zu dick und ungleichmäßig, bei zuwenig Blut ist er kurz und zu dünn. Hat man zuviel Blut auf dem Objektträger, hilft man sich, indem man den Ausstreicher nur eben heranführt, ihn abhebt, die blutbenetzte Deckglaskante erneut aufsetzt und nun erst ausstreicht. Der Blutausstrich soll den Rand des Objektträgers nicht erreichen, er muß „randfrei“ bleiben. Zeigt die Blutschicht Löcher, dann war der Objektträger zu fettig. Das Ausstreichen muß schnell und ohne Pause durchgeführt werden, um der einsetzenden Gerinnung bei unkonserviertem Blut zuvorzukommen. Der Blutausstrich wird anschließend luftgetrocknet (Objektträger an den Kanten anfassen und hin- und herschwenken) und gefärbt. Die getrockneten Präparate sind gegen Feuchtigkeit sehr empfindlich. Sie sind trocken und gegen Staub und Fliegen geschützt aufzubewahren. Eindecken in Balsam ist nach Färbung möglich.

Färbung des Blutausstriches

Eine einfache, schnelle und zuverlässige Färbung der Blutausstriche bei gleichzeitiger Fixierung ist die nach May-Grünwald. Die Farbe besteht aus 1 Teil eosinsaurem Methylenblau, 100 Teilen Methylalkohol und 50 Teilen Glycerol.
Färbevorgang:

1. Lufttrocknen Ausstrich auf Färbegestell mit konzentrierter May-Grünwald-Lösung übergießen. Einwirkung 3, max. 5 Minuten.
2. Gleiche Menge neutrales Aqua dest. hinzufügen und vorsichtig mischen. Einwirkung 5–10 Minuten.
3. Scharf mit Aqua dest. abspülen.
4. Senkrecht gestellt lufttrocknen.
5. Kanadabalsam, Deckglas.
   Die May-Grünwald-Lösung muß vor Verdunstung geschützt bleiben, da sie sonst ihre Färbekraft verliert.

Effektvoller ist die Färbung nach Pappenheim, eine modifizierte May-Grünwald-Giemsa-Technik:

1. Auftropfen von 20–30 Tropfen konzentrierter May-Grünwald-Lösung für 3–5 Minuten.
2. Zugabe der gleiche Menge neutralen Aqua dest. 3–5 Minuten.
3. Abschleudern dieser Lösung.
4. Zugabe verdünnter Giemsa-Lösung für 20–30 Minuten (1 Teil Giemsa-Stammlösung + 10 Teile Aqua dest.).
5. Spülen in Aqua dest.
6. Senkrecht gestellte Objektträger lufttrocknen.
7. Kanadabalsam, Deckgals.

Erythrozyten- und Leukozytenzählung

Die Untersuchung wird an frischem oder mit Heparin ungerinnbar gemachtem Blut vorgenommen. Verwendet werden Spezialpipetten. Das Blut wird bei der Erythrozytenzählung bis zur Marke 0,5, bei Anämien bis zur Marke 1,0 aufgesogen. Pipettenspitze mit sauberem Lappen abwischen. Anschließend wird bis zum Teilstrich 101 folgende Verdünnungsflüssigkeit (Hayemsche Lösung) nachgesaugt:

NaCl	1,0–2,0	g
Na_2SO_4	5,0	g
$HgCl_2$	0,5	g
Aqua dest. neutral	200,0	ml

Ersatzweise kann auch 1,5 %ige NaCl-Lösung verwendet werden. Das Blut wird in der Erythrozytenpipette beim Aufziehen bis zur Marke 0,5 auf 1 : 200, beim Aufziehen bis zur Marke 1,0 dagegen auf 1 : 100 verdünnt, Pipetten schütteln.

Bei der Zählung von Leukozyten des Menschen werden die (kernlosen) Erythrozyten und das Zytoplasma der Leukozyten mit Essigsäure (3 %) zerstört. Gezählt werden dann nur die Kerne der Leukozyten pro mm^3. Da die Erythrozyten der Fische kernhaltig sind, würden bei diesem Verfahren die Kerne der Erythrozyten ebenfalls erhalten bleiben und zum Teil mitgezählt werden. SCHÄPERCLAUS (1954) empfiehlt daher, parallel zu der Erythrozytenzählung gefärbte Blutausstriche herzustellen und mit einem Okularstrichnetz das Zahlenverhältnis Erythrozyten zu Leukozyten zu ermitteln. Aus diesem Zahlenverhältnis läßt sich dann auf die Leukozytenzahl pro mm^3 Blut umrechnen. Die Blutausstriche müssen sehr dünn sein, um eine exakte Auswertung zu sichern. Es empfiehlt sich, mehrere Felder des Zählnetzes auszuwerten. Die zweckmäßigste Art der Anwendung des Okularnetzes ist individuell und sollte daher bei Publikationen angegeben werden.

Die gleichzeitige Zählung von Erythrozyten und Leukozyten erfolgt nach der Methode von SHAW mittels folgender Farblösungen:

Lösung A		*Lösung B*	
Neutralrot	0,025 g	Kristallviolett	0,012 g
NaCl	0,900 g	Na-citrat	3,800 g
Aqua dest. neutral	100 ml	Formalin (neutral)	0,400 ml
		Aqua dest. (neutral)	100 ml

Beide Lösungen sind vor Gebrauch zu filtrieren.

Das Blut wird bis zur Marke 0,5 bzw. 1,0 aufgezogen. Lösung A bis zur Hälfte der Pipettenolive, danach Lösung B bis zur Marke 101 aufziehen. 4–5 Minuten durch Schütteln vermischen. Einbringen in eine Zählkammer nach NEUBAUER und Sedimentation der Blutzellen 2 Minuten lang. Die elliptischen Erythrozyten zeigen ein bläulich-rötlich gefärbtes Zytoplasma und erkennbaren Kern, die Leukozyten sind rot bis teilweise bläulich gefärbt. Mikroskopie im Phasenkontrastverfahren. Die Berechnung der Erythrozytenzahl pro mm^3 Vollblut erfolgt nach der Formel

$$X \cdot V \cdot 50.$$

X = gezählte Erythrozytenzahl in 80 kleinen Quadraten,
V = Verdünnungsfaktor (200 bzw. 100).

Die Berechnung der Leukozytenzahl pro mm^3 Vollblut erfolgt nach der Formel:

$$\frac{X \cdot V \cdot 10}{4}.$$

X = gezählte Leukozytenzahl, in 4 Quadraten von 1 mm Kantenlänge,
V = Verdünnungsfaktor (200 bzw. 100).

Hämoglobinbestimmung, Hämatokrit (HK)

Die in der Human- und Veterinärmedizin benutzte kolorimetrische Schnellbestimmung des *Hämoglobingehaltes* nach SAHLI ist für Fischblut ungeeignet. Bei dieser Methode wird mit Hilfe von n/10 HCL das Hämoglobin in salzsaures Hämatin umgewandelt. LARSEN u. SNIESZKO (1961) unterzogen diese und andere Hämoglobinbestimmungsmethoden einer kritischen Untersuchung. Die Methode von SAHLI liefert bei Fischblut, bedingt durch dessen kernhaltige Erythrozyten, um 50 % zu hohe Werte. Diese müssen über einen rechnerischen Faktor korrigiert werden ($n \cdot 0{,}534 + 2{,}44$). Bei niedrigen Hb-Werten ist aber auch diese Korrektur unbefriedigend. Gemessen an dem Gesamteisengehalt des Blutes erwies sich die Hämiglobincyanidmethode als am besten praktikabel. Die Methode ist sehr gut reproduzierbar und wurde von uns an verschiedenen Kolorimetern verglichen (PULFRICH, HAVEMANN u. a.) Wir arbeiteten bei unseren Untersuchungen (AMLACHER u. MÜLLER, 1961) zufriedenstellend mit Oxalatblut.

Die methodische Arbeit hängt vom Photometertyp ab. Für Elektrophotometer mit Filter und für Spektralphotometer wird die Blutprobe 1 : 251 verdünnt (0,02 ml Blut werden in 5,00 ml Transformationslösung eingewaschen). Bei Verwendung von Photometern mit visuellem Abgleich (z. B. Pulfrich-Photometer) beträgt die Verdünnung 1 : 101 (0,02 ml Blut werden mit 2,00 ml Transformationslösung gemischt) oder 1 : 106 (0,038 ml Blut in 4,00 ml Transformationslösung). LARSEN u. SNIESZKO (1961) fanden beim Vergleich verschiedener Methoden unter Bezug auf den über das Gesamteisen ermittelten Hb-Gehalt die folgenden Mittelwerte (Tabelle 4).

Tabelle 4
Hämoglobinwerte nach SAHLI (salzsaures Hämatin) bei Anwesenheit und nach Abzentrifugieren der Erythrozytenkerne und nach der Hämiglobincyanidmethode im Vergleich zu dem auf das Gesamteisen bezogenen Hb-Gehalt (nach LARSEN u. SNIESZKO, 1961), korrigierte Werte in Klammern, Angaben in g/100 ml

	Salzsaures Hämatin		Hämiglobincyanid	Hb-Gehalt bezogen auf Gesamtbluteisen
	Unzentrifugiert	Zentrifugiert		
Oncorhynchus mykiss	13,9 (9,9)	7,6 (10,1)	9,6 (10,0)	10,2
Salmo trutta	12,7 (9,2)	6,5 (9,8)	8,8 (9,2)	8,9
Salvelinus fontinalis	15,0 (10,5)	6,1 (9,7)	9,8 (10,3)	10,4

Wie die Tabelle 4 zeigt, unterscheiden sich bei der Hämiglobincyanidmethode bei voller Abrundung die gemessenen Werte nicht von den korrigierten und auch nicht von den auf Eisen bezogenen. Die Sahliwerte (salzsaures Hämatin, unzentrifugiert) sind nach Korrektur verwendbar.

Günstiger bei der Ermittlung des Erythrozytenstatus ist der *Hämatokritwert.* Er gibt das Volumenverhältnis der korpuskularen Blutelemente zum Blutplasma an. Die Feststellung des Hämatokritwertes dient einerseits dazu, Wasserverschiebungen zwischen Plasma und Erythrozyten sowie zwischen Blut und extravasalem Flüssigkeitsraum zu erkennen. Andererseits erlaubt er, den Hb-Gehalt zu berechnen, da einem bestimmten Erythrozytenvolumen – unabhängig von der Erythrozytenzahl – in der Regel eine bestimmte Hb-Menge entspricht. Ein Hämatokritwert von 47 Vol.-% würde also einen Hb-Wert nach Sahli von 100 % (16 g je 100 ml) entsprechen.

Die Blutentnahme erfolgt aus der Vena caudalis, dem Ductus cuvieri oder durch Herzpunktion. Die gewonnenen Werte der Doppelproben sind nach Larsen und Snieszko (1961) identisch, bei etwa gleicher Standardabweichung und bei gleichem Standardfehler.

Technische Einzelheiten für das Arbeiten mit Fischblut sind den Publikationen von Larsen u. Snieszko (1961) sowie von Lehmann u. Stürenberg (1974, 1975, 1976) zu entnehmen.

Auf beachtliche technische und biologische Fehlerquoten bei der Anwendung der Hämatokritmethode bei Fischen wies Fritzsche (1977, 1978) hin.

Einsendung von Untersuchungsmaterial

Kranke oder krankheitsverdächtige Fische sollen nach Möglichkeit lebend zur Untersuchung gesandt werden. Zierfische können in einer sauberen Flasche, die zu zwei Drittel mit Wasser gefüllt wird, abgeschickt werden. Auf diese Weise kann der Sauerstoff des Wassers immer wieder aus der in der Flasche befindlichen Luftschicht ergänzt werden. Das Transportwasser darf auf keinen Fall Pflanzen oder tote Fische enthalten. Für größere Fische verwenden wir weithalsige Flaschen oder Fischkannen. Dabei muß auf stoßfeste Verpackung geachtet werden. Als sehr praktisch zum Versand erweisen sich sowohl für Zier- als auch Nutzfische Perlonbeutel (vgl. HÜBNER, 1960).

Zierfische, die eben erst gestorben sind, werden in gut verschlossenen Schraubgläsern in einer Formalinlösung versandt. Die Formalinlösung besteht aus einem Teil des käuflichen 40 %igen Formalins, das wir mit 9 Teilen Leitungswasser verdünnen.

Zierfische, die länger tot sind, verwesen in den geheizten Aquarien sehr schnell und ermöglichen daher keine einwandfreie Untersuchung mehr (Auftreten von sogenannten Sekundärparasiten, wie z. B. bestimmten Einzellern, Bakterien und Pilzen, die die Todesursache verschleiern). Dies gilt auch für Nutzfische, besonders in der warmen Jahreszeit. Eine Einsendung solcher Fische ist meist zwecklos.

Die Einsendung lebender oder lebendfrischer Fische ist deshalb von so großem Wert, weil an toten und konservierten Fischen z. B. einzellige Hautparasiten meist nicht mehr nachzuweisen sind und die Diagnose somit in Frage gestellt wird.

Nutzfische werden im Sommer am besten in Eis verpackt zur Untersuchung eingesandt. Die lebendfrischen Fische legt man in einen Perlonbeutel und diesen zwischen Eisstückchen in einen zweiten Perlonbeutel oder einen verschließbaren Blechkanister, den man in einem mit Sägemehl gefüllten Karton oder einer Kiste zum Versand bringt.

Hat der Einsender die Absicht, das Teich- oder Aquarienwasser untersuchen zu lassen, so ist dieses gesondert in einer vollständig gefüllten, sauberen Flasche (am besten Weinflasche) mit einzusenden (Korken vorher auskochen). Niemals ist es möglich, eine exakte Wasseruntersuchung vorzunehmen, wenn in der Wasserprobe gleichzeitig die zur Untersuchung vorgesehenen Fische schwimmen.

Sowohl Flaschen mit Fischen als auch Wasserproben versieht man am besten mit einem kleinen Etikett, auf dem das Entnahmedatum, bei der Wasserprobe auch die Uhrzeit, vermerkt ist. Bei Abwasserschäden ist es nötig, oberhalb des vermuteten Abwassereinflusses, am Einfluß selbst und unterhalb desselben Wasserproben zu entnehmen.

Schließlich muß auf die besondere Bedeutung einer Krankheitsgeschichte hingewiesen werden. Alle Beobachtungen, die vor der Einsendung krankheitsverdächtiger Fische im Aquarium oder am Gewässer gemacht wurden, ferner der Wasserinhalt des Aquariums oder die Hektarfläche eines Teiches, Zahl (Besatzzahl) und Arten der Fische, in Aquarien letzter Wasserwechsel bzw. letzte Wasserzugabe und, falls bekannt, Härte und *p*H-Wert des Wassers, Trübung, Pflanzen usw. sind anzugeben.

Für die Fische ist zu vermerken, ob die Farbe sich verändert hat (Abblassen, Nachdunkeln), ob die Fische sich scheuerten, nach Luft schnappten, taumelten, die Flossen klemmten, unruhig (schießend) umherschwammen oder träge umherstanden. Auch die Fütterung während der letzten 10–20 Tage ist von Interesse, vor allem was gefüttert wurde und in welcher Menge. Falls ein Sterben vorlag, muß berichtet werden, ob die Fische in größerer Zahl plötzlich oder im Verlauf einer längeren Zeit vereinzelt starben. Alle diese Angaben sind sehr aufschlußreich und daher besonders wichtig. Sie können für den Gang und das Ergebnis der Untersuchung von ausschlaggebender Bedeutung sein.

Histologie der wichtigsten Organe, allgemeine pathologische Befunde

Dem Abschnitt über die Untersuchungstechnik folgen einige grundlegende Hinweise über die Histologie der Fischorgane. Dabei muß im Auge behalten werden, daß zwischen dem Aussehen eines gewöhnlichen Zupfpräparates und dem eines mikrotechnisch angefertigten und speziell gefärbten Gewebeschnittes ein großer Unterschied besteht. Gefärbte mikroskopische Präparate lassen weit mehr von dem Feinbau eines Organs sehen. Im Zupfpräparat läßt sich, von Kieme, quergestreifter Muskulatur und Niere abgesehen, kaum etwas von der mikroskopischen Struktur erkennen.

Haut (Integument)

Die Haut der Fische besteht wie bei allen Wirbeltieren aus der Oberhaut (Epidermis), der Lederhaut (Dermis, Korium) und der Unterhaut (Hypodermis, Subkutis). Die Bezeichnungen weichen in Europa und Amerika voneinander ab, wobei die amerikanische Nomenklatur praktischer, die europäische philologisch einwandfreier ist:

	Amerikanische Nomenklatur	Europäische Nomenklatur	
Oberhaut	Epidermis	Epidermis	Kutis
Lederhaut	Dermis	Korium	
Unterhaut	Hypodermis	Subkutis	

In Abb. 13 verwenden wir die amerikanische Bezeichnungsweise.

Die Epidermis ist ein zwei- bis mehrschichtiges Epithel je nach Fischart (bei der Seenadel 2 Zellagen, bei der Barbe 12–13). Die oberen Zellen der Epidermis bilden eine schleimige Kutikula aus. Die Epidermis ist mit zahlreichen serösen und mukösen Drüsenzellen versehen, die sich aus indifferenten Zellen des Stratum basale entwickeln und an die Oberfläche rücken. Zu den mukösen Zellen gehören ovale, becherförmige Schleimzellen und die Kolbenzellen. Sie entleeren als ekkrine Drüsenzellen ihr Sekret nach außen. Neben diesen mukösen Zellen treffen wir azidophile, kugelige bis ovale seröse Drüsenzellen (Körnerzellen) an. Sie haben eine dicke Membran und einen wandständigen Kern. Der Schleim enthält Agglutinine, Immunglobuline und Lysine als natürliche Antikörper.

Die Lederhaut besteht aus einer gefäßreichen, nervenführenden, lockeren oberen Schicht (Stratum spongiosum) und einer straffen, unteren Schicht (Stratum

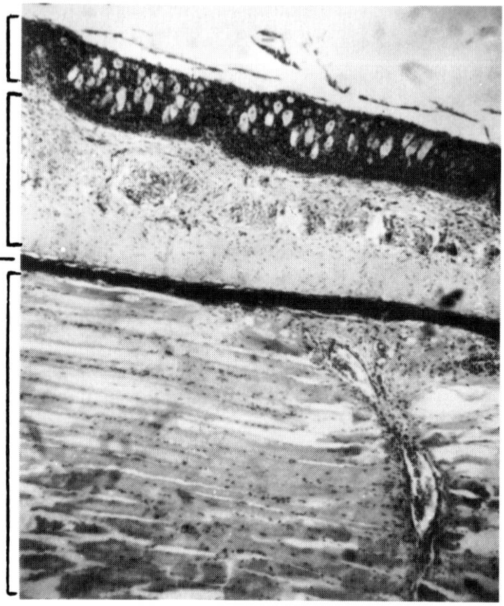

Abb. 13 Schnitt durch die schuppenfreie Haut eines Karpfens. (Original).

compactum). An der Grenze zwischen Dermis und Hypodermis befindet sich eine subdermale Pigmentschicht. Die Unterhaut (Hypodermis) besteht aus netzartig verflochtenen Bindegewebefasern mit zahlreichen eingelagerten Fettzellen. Kolbenzellen fehlen bei Salmoniden, Stachelflossern, Meeräschen und Stichlingen.

Die charakteristischen Hautderivate der Fische sind die Schuppen. Sie entstehen in der Lederhaut und sind in dieser verankert. Bei den Knochenfischen sind Cycloid- oder Ctenoidschuppen vorhanden. Sekundäre, durch Züchtung erzielte Schuppenlosigkeit liegt beim Teichkarpfen vor. Die Größe der Schuppen schwankt je nach Fischhaut von mikroskopischen Dimensionen (Aal) bis zu Handflächengröße (Indische Barbe). Die Schuppen ragen nicht frei aus dem Körper des Fisches, sondern werden von der Oberhaut überzogen. In der Lederhaut befinden sich außer den Schuppen Farbstoffzellen (Chromatophoren), die kleinste Pigmentkörper enthalten und zur Färbung und Zeichnung der Fische dienen. Wir finden daher im Hautabstrich auch Fischschuppen und Farbstoffzellen.

Die Haut ist der Sitz verschiedener bakterieller Infektionen (Fischtuberkulose, SDVS, Erythrodermatitis) oder viraler Infektionen (Pockenepitheliom des Karpfens, *Lymphocystis*-Krankheit), mykotischer Infekte *(Ichthyosporidium, Saprolegnia)* oder protozoärer und helminthärer Invasionen *(Chilodonella, Costia, Oodinium, Ichthyophthirius, Gyrodactylus)*. Sie kann auch chemisch geschädigt werden (Säure, Laugen, Phenol, Detergenzien) oder der Sitz von Tumoren sein (Blumenkohlpapillom des Aales).

Dementsprechend ist ihre pathologische Anatomie: Flächige Rötungen deuten auf Extravasationen, hervorgerufen durch die Wirkung von Ektoparasiten, bakterieller bzw. viraler Infekte oder Säureschädigung hin. Fleckige Rötung kann begin-

nendes SDVS, Furunkulose oder Fleckenseuche ankündigen. Weiße Pünktchen und fetzenartige Flächen kündigen *Ichthyophthirius* an, stecknadelkopfgroße, oft schwarz pigmentierte Flecken weisen auf *Ichthyosporidium* bzw. einen Befall mit *Apophallus* oder anderen Metacercarien hin. Wattebauschartiger, weißgrauer Belag, der außerhalb des Wassers zusammenfällt, entspricht einem Befall mit Saprolegniaceen. Hauttrübung mit weißem bis weißbläulichem Farbton deutet auf *Costia* und *Chilodonella* hin. Pocken und himbeerartige Wucherungen entsprechen Virusinfektionen (Pockenvirus, *Lymphocystis*-Virus). Scharf begrenzte, schwarze Pigmentierung ganzer Hautpartien einer Körperregion (meist der kaudalen) sehen wir bei Drehkrankheit und bei Virusseptikämie der Forellen, seröse Blasen gelegentlich beim SDVS des Karpfens und bei Geschwürkrankheit der Salmoniden; bei Furunkulose begegnen uns dagegen stecknadelkopfgroße, eiterhaltige Pusteln. Oft sehen wir Schuppensträube bei Fischtuberkulose, SDVS oder anderen Bakteriosen als Folge eines Hautödems bzw. einer Auftreibung des Leibes durch Ascites.
Die bei Infektionsreizen oder toxischen Reizen bei Wasservergiftung aufretende Hyperplasie der Epidermis stellt sich histologisch oft als spongiöse Auflockerung der Oberhautzellen dar, wobei ein interzelluläres Ödem mit auftreten kann, wie das bei Salmoniden zu beobachten ist. Entstehende Entzündungen greifen meist ulzerierend auf Dermis und Hypodermis über. Dabei beobachtet man Hyperämie der Dermis und Hypodermis mit Exsudation und Infiltration von Granulozyten und Lymphohistiozyten. Kausale Agenzien sind in erster Linie Bakterien und deren Toxine, z. B. Stämme von *Aeromonas salmonicida* oder auch *Renibacterium salmoninarum*. Primär ulcerierend treten auch Infektionen mit Myxobakterien auf, wobei die Defekte scharf begrenzt über die Hypodermis bis in die Muskulatur reichen. Ein Wegbereiter bakterieller Hautinfektionen ist *Saprolegnia* (vgl. dort und bei Ulcerativer Dermalnekrose). Spezielle histologische Befunde sind bei den einzelnen Krankheiten, z. B. bei der Ichthyophthiriose, angegeben. In der Haut auftretende Tumoren sind meist Papillome, wie z. B. das Stomatopillom des Aales oder das virale Karpfenepitheliom. Auch Plattenepithelkarzinome und Basaliome sind beobachtet worden. Bekannt sind auch die von Breider (1938) bzw. von Anders (1967, 1968) beschriebenen Melanosarkome.

Skelettmuskulatur

Die Skelettmuskulatur ist aus quergestreiftem Muskelgewebe und Bindegewebe aufgebaut. Hinzu kommen ernährende Gefäße und Nerven. Die Struktur der quergestreiften Muskulatur besteht aus parallel verlaufenden, voneinander unabhängigen Muskelfasern, die sich isoliert kontrahieren. Mehrere Fasern werden durch Bindegewebe zu primären Bündeln, diese wieder zu sekundären, tertiären Bündeln usw. bis zum ganzen Muskel zusammengefaßt.

Histologisch stellt die quergestreifte Muskelfaser ein vielkerniges Plasmodium dar. Sie besteht aus einem begrenzenden kernhaltigen Sarkolemm und der Grundsubstanz Sarkoplasma, in das die Myofibrillen eingebettet sind. Die Myofibrillen sind aus abwechselnden Partien lichtbrechender (anisotroper) und wenig lichtbrechender (isotroper) Substanz aufgebaut. Beide Substanzen liegen innerhalb der Muskelfasern auf gleicher Höhe und verleihen dadurch der Skelettmuskulatur die ihr eigene charakteristische Querstreifung. Die chromatinreichen Kerne sind von länglicher Gestalt. Im Zupfpräparat kommt die Querstreifung sehr anschaulich zu Gesicht.

Wir unterscheiden zwei Arten der quergestreiften Muskulatur: die rote Muskulatur mit aerobem Stoffwechsel und relativ langsamer Kontraktion und die weiße mit anaerobem Stoffwechsel, schneller Kontraktion und schneller Erschöpfung. Beide Muskelfaserarten kommen getrennt, aber auch in gemischten Faserbündeln vor. Die roten Fasern sind halb so dick wie die weißen (50 μm bzw. 100 μm). Bei Salmoniden kommt eine Mischform vor, die sogenannten blaßroten Fasern (pink fibres), die wir auch bei Cypriniden finden.

Die Rumpfmuskulatur zeigt bei verschiedenen krankhaften Veränderungen des Fischkörpers Petechien, so bei Viraler hämorrhagischer Septikämie der Forelle und bei SDVS der Cypriniden, ferner bei Furunkulose. Sie kann bei den eben genannten Krankheiten weich und ödematös werden und zum Zerfall neigen, wobei ihre Farbe grauweiß wird. Myolyse ist auch bei Abwassergiftwirkungen zu beobachten. Bei Sporozoenbefall werden kugelige, sporenhaltige Zysten angetroffen, aber auch glasartige Aufhellungen bei *Pleistophora*-Befall. Durch abgebautes Blut nach Invasion durch *Sarcotaces arcticus* kann eine Schwarzbraunfärbung eintreten. Oft haben Nematoden und Cestodenlarven ihren Sitz in der Muskulatur, desgleichen können *Ichthyosporidium*-Granulome die Muskulatur durchsetzen oder Geschwüre bakterieller Herkunft (SDVS, Fischtuberkulose, Furunkulose) zerstörend wirken.

Histologisch beobachten wir eine hyaline Degeneration mit trüber Schwellung, Verlust der Querstreifung und Verlagerung der Kerne aus dem Sarkolemm in die Muskelfaserbündel. Bei überintensiver Kohlenhydratfütterung konnten wir totale Verfettung der Skelettmuskulatur beobachten (vgl. S. 395–398). Metazoische Parasiten finden wir in bzw. zwischen den Muskelfasern, so die Plerocercoide von *Triaenophorus crassus*, die dabei von einer Bindegewebehülle umgeben werden.

Kiemen (Respirationsapparat)

Die Knochenfische haben fünf embryonal angelegte Kiemenbögen, von denen der vierte und fünfte, meist aber nur der fünfte, rudimentär ist, so daß im adulten Status vier funktionsfähige Kiemen vorhanden sind. Auf jedem Kiemenbogen verlaufen parallel eine proximale und eine distale Reihe von Kiemenblättchen. Der Kiemenbogen mit seinen beiden Kiemenblättchenreihen wird als Holobranchie (Ganzkieme), eine Kiemenblattreihe für sich als Hemibranchie (Halbkieme) bezeichnet (Tafel II, Abb. 1). Hauptaufgabe der Kiemen ist die Atmung (Sauerstoffaufnahme, Kohlendioxidabgabe), daneben, nicht minder wichtig, die Exkretion

---

Tafel II

Histologie der Kieme *(Anoploma fimbria)*. 1. Längsschnitt durch eine Kiemenblattreihe (Hemibranchie) mit Primär- und Sekundärlamellen: a Blutgefäß, b Knorpel. 2. Längsschnitt durch ein Kiemenblatt (Primärlamelle) mit zentralem Knorpelstab (a). 3. Längsschnitt durch eine Primärlamelle: a Schleimzelle, b Chloridzelle, links daneben flacher Kern einer Epithelzelle. 4. Längsschnitt durch respiratorische Fältchen (Sekundärlamellen): a Kern einer Epithelzelle, b Pilaster(Pfeiler-)zelle, c Kapillarlumen. (Aus: Bell, Slind und Bagshaw, Pictorial Atlas of the Sablefish *Anoploma fimbria*, Can. Sp. Publ. Fisheries and Aquatic Sci., Nr. 94).

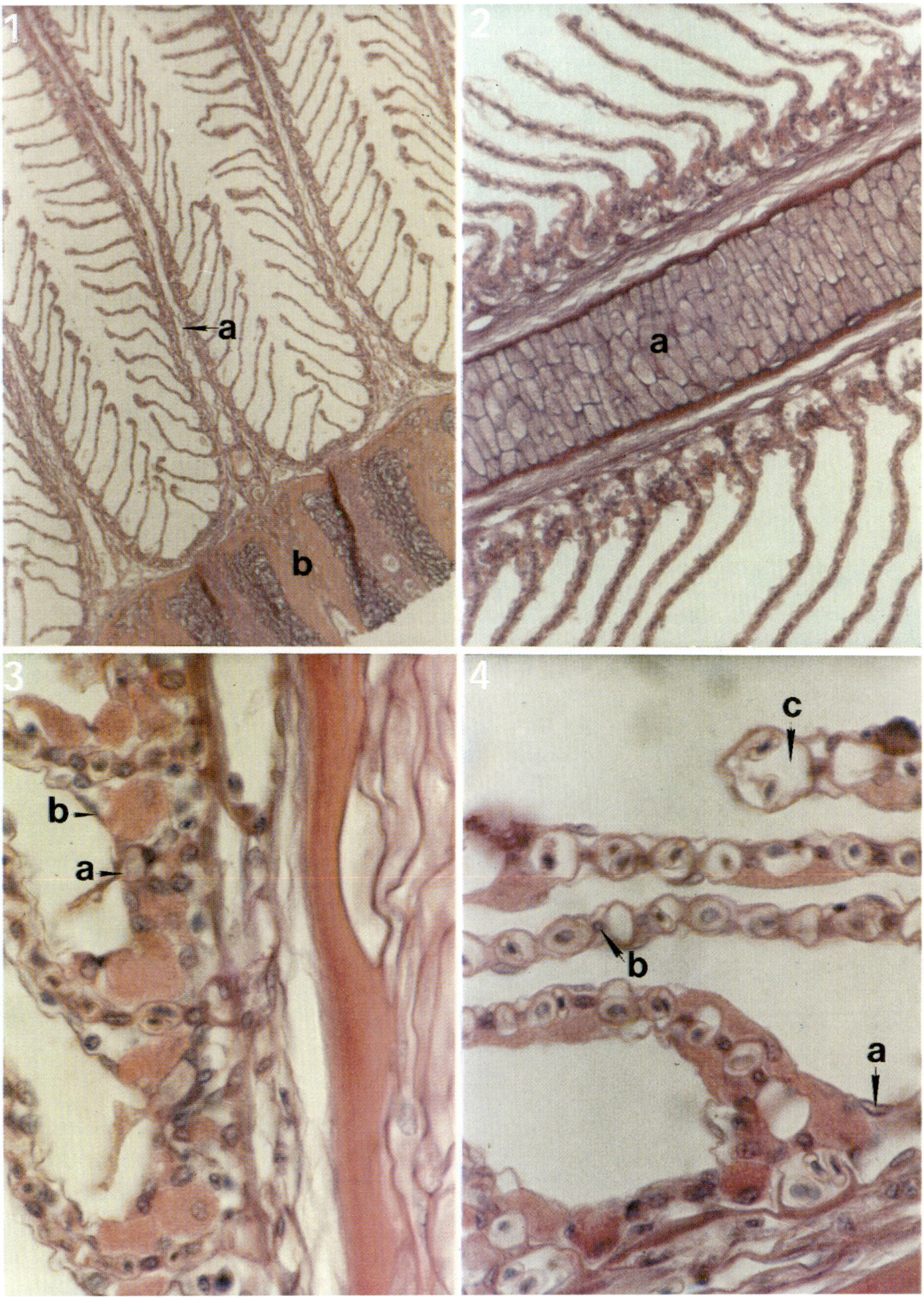
1
a
b
2
a
3
b
a
4
c
b
a

von Stickstoffverbindungen (90 % des Ammoniaks, 70 % des Harnstoffs) und die Osmoregulation (bei Meeresfischen von besonderer Bedeutung).

Der im Adultstatus knöcherne Kiemenbogen ist von einer mit Schleimzellen ausgestatteten Epidermis bedeckt, die auch Mastzellen und charakteristische Stäbchendrüsenzellen (Rodlet cells) enthält. Die Kiemenblättchen werden auch als Primärlamellen bezeichnet. Jede Primärlamelle wird von einem zentralen Knorpelstab gestützt (Tafel II, Abb. 2a). Zur Vergrößerung der atmenden Oberfläche weisen die Primärlamellen zusätzliche Sekundärlamellen (respiratorische Fältchen) auf (Tafel. II Abb. 1) Diese sind an zwei Seiten quer zur Längsachse der Primärlamelle angeordnet. Die mediale und laterale Kante des Kiemenblättchens bleibt frei von Sekundärlamellen. Aus jedem Kiemenbogen steigt aus einem zuführenden Hauptgefäß (Arteria branchialis afferens) ein Zweig in jeder Primärlamelle auf und führt CO_2-angereichertes, sauerstoffarmes (venöses) Blut heran (Tafel II, Abb.1). Die beiden Kiemenblattreihen sind durch sich kreuzende quergestreifte Muskelfasern verbunden, durch deren Kontraktionen das afferente Gefäß rhythmisch erweitert wird. Der entstehende Sog hilft das Blut in die Sekundärlamellen zu befördern, wir sprechen von „Kiemenherzen". In den Sekundärlamellen verzweigt sich die Endstrombahn der Arteria branchialis afferens kapillar, wobei ihr Lakunensystem (Tafel II, Abb. 4c) in jenes der abführenden Arteria branchialis efferens hineinreicht. Das mit Sauerstoff angereicherte Blut wird aus den respiratorischen Fältchen (Sekundärlamellen) über den ableitenden Nebenzweig der Arteria branchialis efferens in den Kiemenbogen und von hier in den Körperkreislauf (Aorta dorsalis/descendens) geführt (vgl. Tafel I). Das kapillare Lakunensystem der Sekundärlamellen besteht aus zwei Schichten respiratorischer Epithelzellen auf einer Basalmembran, zwischen denen sich Pilasterzellen zur Begrenzung und Aufrechterhaltung der zwischen den Epithelzellen vorhandenen Lakunen des Kapillarsystems befinden (Tafel II, Abb. 4b). Dabei dienen diese Pilaster- oder Pfeilerzellen (pillar cells) als Stützgerüst, und ihre Zytoplasmaausläufer bilden eine Art von endothelialer Begrenzung der Kapillarlakunen. Nur die Lakunen der Apikalzone der Sekundärlamellen sind mit echten Endothelzellen ausgekleidet. Die Pilasterzellen regeln mit Hilfe kontraktiler Proteine den kapillaren Blutfluß und haben auch phagozytäre Eigenschaften. Innerhalb der Zellen des respiratorischen Epithels liegen, funktionsbedingt, sogenannte Chloridzellen (Tafel II, Abb 3b), die bei der Osmoregulation mitwirken. Im Epithel der Primärlamellen, sowie parallel zum Knorpelstab und seinen flankierenden Blutgefäßen (Arteria branchialis, afferens und efferens) sind Lymphgefäße und -lakunen vorhanden.
Bei Kiemenschwellungen, bei massenhaftem Parasitenbefall (z. B. *Dactylogyrus*), gelegentlich bei Schilddrüsenwucherungen (Struma, Karzinom) werden die Kiemendeckel abgespreizt. Die Kiemendeckel können bei Kalk- und Vitaminmangel verkürzt erscheinen.

Blutstasen führen zur Dunkelfärbung der Kiemen. Sie können durch Parasiten (Verstopfung der Gefäße) hervorgerufen werden *(Branchiomyces)*. Eine Anämie führt zum Verblassen der Kiemen, wie das bei Viraler Hämorrhagischer Septikämie der Forelle und bei SDVS des Karpfens der Fall sein kann. Giftwirkung durch Phenole und Öle sowie Laugen und Ammoniak führen dagegen zu starker Hyperämie in den Kiemengefäßen. Kiemenaffektionen sind sehr oft mit starker Schleimabsonderung verbunden. Eine Zerstörung der Kiemenblattenden wird bei *Dactylogyrus*-Befall beobachtet. Sporozoenbefall (Myxosporidien) der Kiemen äußert sich im

Vorhandensein gelblich-weißer Knötchen; kleine, runde, weiße Pünktchen von 1–2 mm Durchmesser deuten auf *Ichthyophthirius*, kommaförmige, weiße Pünktchen, die sich abstreifen lassen, weisen auf *Ergasilus sieboldi* hin. Bräunlich verfärbte Kiemenenden und Defektpartien im Kiemenareal lassen den Verdacht auf Kiemenfäule (Branchiomykose) zu.

Bei chemischen Reizen hypertrophiert das Kiemenepithel, desgleichen bei Mangel an Pantothensäure. Parasitenbefall, bakterielle und virale Infekte rufen im Rahmen entzündlicher Vorgänge eine chemotaktische Aktivierung der Granulozyten und eine hydropisch-vakuoläre Degeneration der Epithelzellen hervor. Degenerative Vorgänge sind allerdings in den Kiemen im Rahmen der natürlichen Zellerneuerung sehr ausgeprägt und müssen bei der pathologischen Begutachtung durch quantitativen Vergleich mit gesundem Material abgegrenzt werden. Störungen im Salzgehalt des Wassers und Änderungen der Wasserstoffionenkonzentration führen zur Schwellung der osmoregulativen Chloridzellen und zur Verklebung benachbarter Sekundärlamellen, dies ist ohnehin ein häufiger histopathologischer Befund auch bei Entzündungen, wobei die Spitze der Primärlamelle durch starke Epithelisation verdickt erscheint. Schließlich verkleben dann auch die Primärlamellen untereinander. Störungen im Blutfluß äußern sich als Teleangiektasien in den Sekundärlamellen, bei praller Blutfülle der Kapillaren, wie das z. B. bei Befall mit *Sanguinicola* (vgl. dort) beobachtet werden kann. Bei starker Wasservergiftung, besonders durch Schwermetalle, kommt es zur Epithelablösung und Nekrose der Kiemen.

Exakte Ausführungen zur Histologie der Knochenfischkieme sind bei Kuhn u. Koecke (1956) zu finden, desgleichen Befunde über die Schadwirkungen von Säuren und Laugen, Phenol, Ferrichlorid und Zinksulfat (vlg. umweltbedingte Krankheiten und Schädigungen).

Herz und Blutgefäße

Das Herz liegt im Perikard, dessen parietales Blatt den eigentlichen Herzbeutel bildet und dessen viszerales Blatt als Epikard das Herz von außen überzieht. Das Epikard ist ein retikuläres Gewebe, das in geringer Zahl kollagene und elastische Fasern enthält und nach außen durch eine Schicht platter Zellen (Epikardialepithel) abgeschlossen wird. Das Herz besteht aus vier konsekutiven Abschnitten (Sinus venosus, Atrium, Ventrikel, Bulbus arteriosus). Das über den Ductus Cuvieri anflutende venöse Blut gelangt über Sinus venosus und Atrium in den Ventrikel und wird von hier über die Aorta ventralis/ascendens in die Kiemen gepumpt (vgl. Tafel I). Die dünne Wand des Sinus venosus besteht aus kollagenem Bindegewebe. Zwei sinoatriale Klappen sind zwischen Sinus und Atrium eingeschaltet. Die Wand des Atriums (Vorhof) besteht aus einer dünnen trabekulären Herzmuskelschicht, die ein Netzwerk bildet. Das Endothel des Atriums ist zu ausgeprägter Phagozytose befähigt. Der Übergang zum Ventrikel ist durch die Atrioventrikularklappen begrenzt. Die aus Herzmuskulatur bestehende Wand des Ventrikels, des Myokard, gegliedert sich in eine äußere, kompakte Rindenschicht und eine seht ausgedehnte innere Schwammschicht, die aus einer zirkulären Muskellage, der Rindenschicht hervorgeht und fast das ganze Lumen des Ventrikels ausfüllt. Das Endokard besteht aus einer einfachen Lage platter Zellen, die auf feinen elastischen Fasern

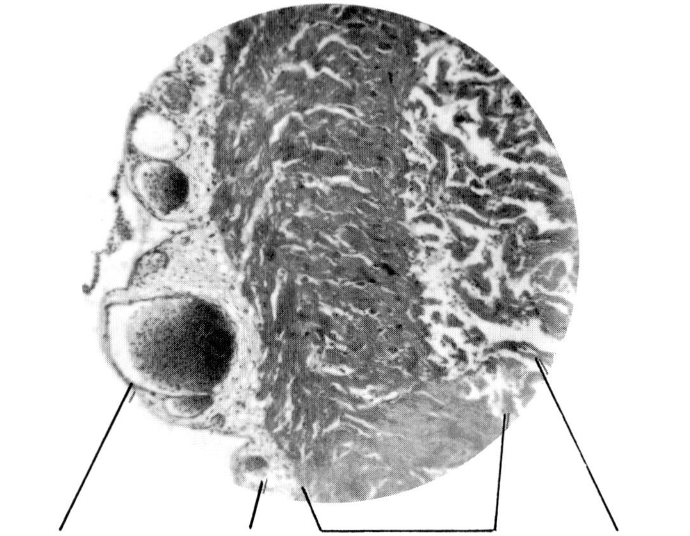

Abb. 14 Schnitt durch die Ventrikelwand des Karpfenherzes. (Nach AMLACHER).

liegen (Abb. 14). Zum Bulbus arteriosus hin befinden sich wieder zwei begrenzende Klappen. Die Wand des Bulbus besteht aus glatter Muskulatur und elasitschem Bindegewebe.

Der histologische Aufbau der Gefäße gleicht prinzipiell jenem der Säugetiere (vgl. AMLACHER, 1954). Die Aorta dorsalis zeigt im Aufbau eine Mittelstellung zwischen Vene und Arterie.

Bakterielle Infektionen schädigen das Myo- und Endokard, so die Toxine von *Vibrio anguillarum* und von *Aeromonas salmonicida*, wobei Myokardnekrosen mit Schwellung und Vakuolisierung der Herzmuskelfasern entstehen. Bei Furunkulose finden wir eine dichte Bakterienbesiedlung des Endokards bei fehlender Gewebereaktion. Eine herdförmige Myokarditis entsteht nach HOFFMANN (unveröffentlicht) bei bakterieller Nierenkrankheit (BKD). Chronische Erkrankungen führen zu lymphohistiozytärer Infiltration und Vernarbung. Bei VHS sehen wir Nekrosen und eine nichteitrige Myokarditis nach direkter Vermehrung des Virus im Herzmuskel (HOFFMANN, unveröffentlicht). Bakterielle und parasitäre Granulombildung ist ebenfalls zu beobachten. So deuten Knoten auf der Herzwand auf Metacercarienbefall, Ichthiosporidiose und Fischtuberkulose hin. Perikarditis ist bei Karpfen zu beobachten, wobei ein vielschichtiges Granulationsgewebe mit starker Vaskularisierung und Bildung von Makrophagenzentren auftritt (HOFFMANN, unveröffentlicht).

Gefäßentzündungen konnten wir beim SDVS als Phlebitis (vgl. Tafel V), Aufquellung der Adventitia und Media sowie Obliteration (Abb. 30 a) und Einbeziehen in fibrinoide Pseudomembranen beobachten. Auch das Vordringen tuberkulöser Granulome durch die Intima in das Gefäßlumen stellten wir fest (vgl. Abb. 118).

Endothelschäden treten ausgeprägt bei VHS auf, wobei die Intima ballonierend aufquillt. Gefäßverstopfungen verursachen der Pilz *Branchiomyces* (vgl. dort) und die Eier von *Sanguinicola* (vgl. Blutwurmkrankheit).

Blut

Das Blut der Knochenfische hat folgende Zusammensetzung:

Flüssige Bestandteile

Plasma	
Fibrinogen	Serum

Feste Bestandteile

Erythroblasten, Proerythrozyten	Granuloblasten, Progranulozyten	Lymphoblasten	Monoblasten	Thromboblasten
↓	↓	↓	↓	↓
Erythrozyten	Granulozyten (stabkernige, segmentkernige)	Lymphozyten (mit Plasmasaum und nacktkernige)	Monozyten	Thrombozyten (Spindelzellen)

Granulozyten:

Eosinophile Granulozyten	Basophile Granulozyten	Neutrophile Granulozyten

Zusätzlich sind Abbauformen der morphologischen Blutelemente und unspezifische Makrophagen (Monozyten) zu sehen.

Die Erythrozyten der Knochenfische sind kernhaltig und anders gestaltet als die der Säugetiere. Die übrigen Blutzellen entsprechen ungefähr jenen der Säugetiere (Tafel III und IV).

Blutausstriche werden nach May-Grünwald und nach Pappenheim gefärbt (vgl. Histotechnik, Histochemie, Blut- und Serumuntersuchung). Das Blut erleidet vor allem bei viralen und bakteriellen Infektionen schwere Schädigungen. Aber auch Fütterung oder Hunger wirken sich auf die Zusammensetzung des Blutes aus (Veränderungen des Gesamteiweißspiegels, des Hb-Gehaltes, der Erytrozytenzahl). Frische Blutproben aus dem Herz können – mit 0,64 %iger NaCl-Lösung versetzt – zur Untersuchung und Prüfung bei Verdacht auf *Cryptobia*-Befall herangezogen werden.

In 1 mm^3 Blut zählen wir beim Karpfen ab zweitem Lebensjahr rund 2 000 000 Erythrozyten, 40 000–90 000 Granulozyten (davon entfallen 4 % auf die Basophilen) und annähernd 5 000 Lympho- und Thrombozyten. Die Zahl der Erythrozyten in 1 mm^3 ist artverschieden, aber auch von Alter und Geschlecht abhängig. Das Hä-

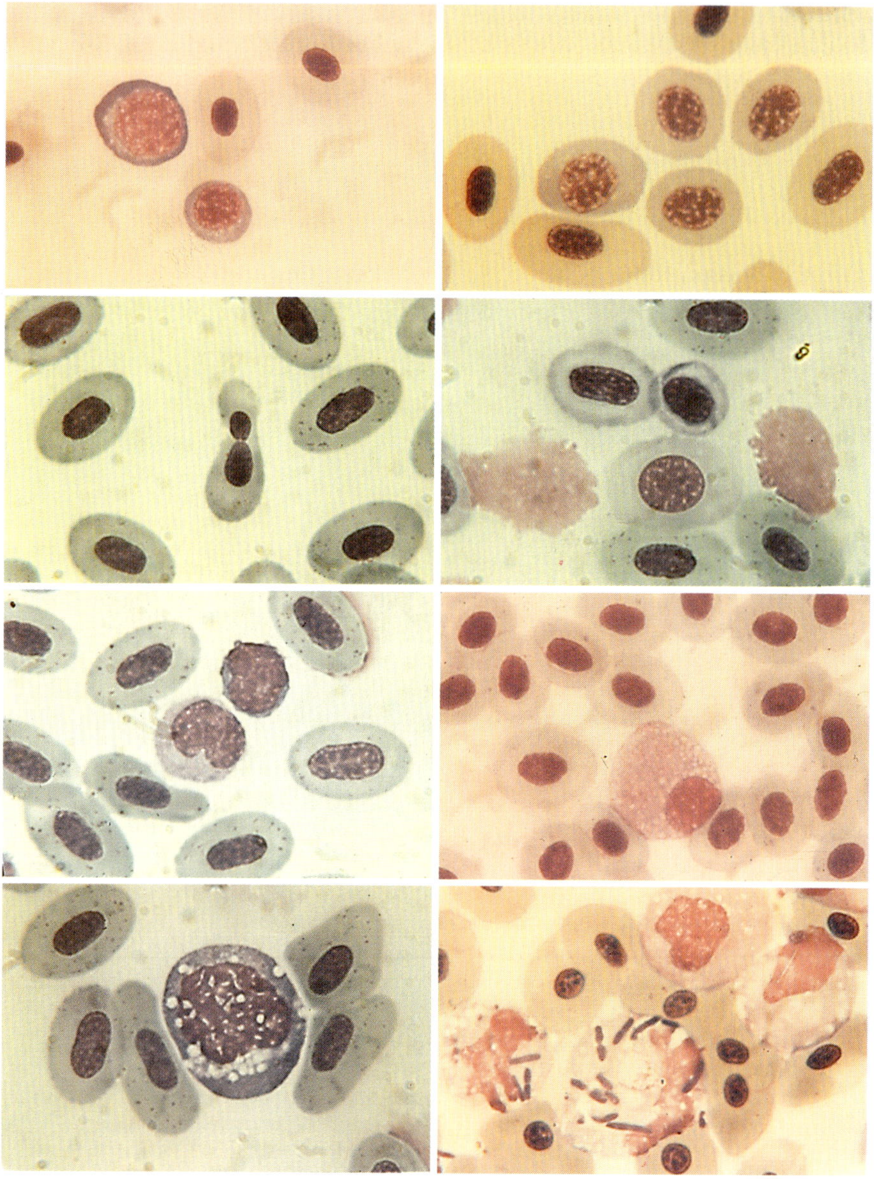

1 2 3 4 5 6 7 8

Tafel III

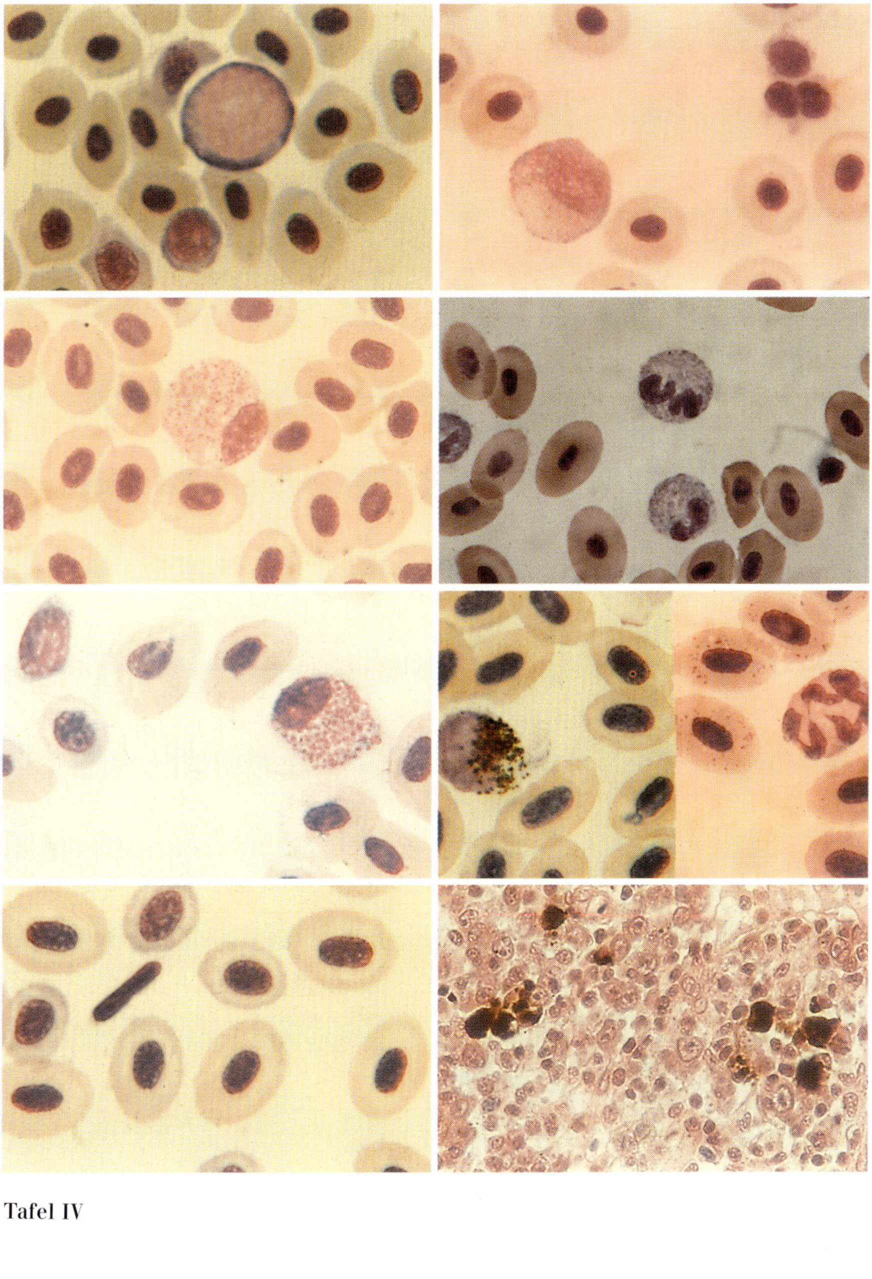

1 2

3 4

5 6

7 8

Tafel IV

moglobin macht 80–90% der Trockensubstanz der Erythrozyten aus, seine Gesamtmenge beträgt beim Karpfen (K_2) 12,8 g/100 ml Blut. Im Blutserum sind verschiedene Substanzen, teils als flüssige Bestandteile, teils in gelöster Form vorhanden.

Für den zweisömmerigen Karpfen sind folgende Werte ermittelt worden:

Substanz	Menge	Autor
Gesamteiweiß	2,41– 3,47 g/100 ml	AMLACHER
Albumin	0,86– 1,04 g/100 ml	FLEMMING
Globulin	1,48– 1,98 g/100 ml	FLEMMING
Bilirubin	0,13– 0,45 mg/100 ml	AMLACHER
Glucose	40,00–80,00 mg/100 ml	AMLACHER
Calcium	11,31–28,0 mg/100 ml	DOMBROWSKI

Tafel III

Erythrozyten, Lymphozyten, Plasmazellen, Monozyten

1 Proerythroblast (kleiner Hämozytoblast, Stammzelle der Erythrozyten), rechts daneben 2 reife Erythrozyten, rechts darunter 1 basophiler Erythroblast *(Cyprinus carpio)*.
2 Basophiler Proerythrozyt und rechts daneben 3 polychromatische Proerythrozyten, umgeben von reifen Erythrozyten *(Cyprinus carpio)*.
3 Erythrozytenamitose inmitten reifer Erythrozyten *(Oncorhynchus mykiss)*.
4 Degenerierender Erythrozyt (Bildmitte), darüber 2 Proerythrozyten, rechts und links daneben Erythrozyten in Auflösung, sog. Ghosts *(Oncorhynchus mykiss)*.
5 Inmitten reifer Erythrozyten: Lymphozyt mit Plasmasaum, links darunter ein Monozyt *(Oncorhynchus mykiss)*.
6 Bildmitte: Plasmazelle mit charakteristisch exzentrisch liegendem Kern *(Cyprinus carpio)*.
7 Pathologisch veränderter Monozyt bei VHS *(Oncorhynchus mykiss)*.
8 Bildmitte und links: 2 Makrophagen mit phagozytierten Bakterien, darüber 2 weitere Makrophagen neben Erythrozyten *(Anguilla anguilla)*.

(Nr. 1, 2, 6, 8 Präparate von Prof. Dr. H.-L. KREUTZMANN, Nr. 3, 4, 5, 7 Original).

Tafel IV

Granulozyten, Trombozyten, Pigmentmakrophagen

1 Großer Hämozytoblast (Stammzelle der Granulozyten), umgeben von Erythrozyten. Bildmitte unten: Lymphoblast *(Cyprinus carpio)*.
2 Heterophiler Proganulozyt mit azurophiler Granulation neben reifen Erythrozyten. Rechts oben 3 jugendliche Thrombozyten *(Oncorhynchus mykiss)*.
3 Heterophiler Metagranulozyt (Übergang zum stabkernigen Granulozyten) mit spezifischen Granula *(Oncorhynchus mykiss)*.
4 Segmentkerniger und stabkerniger heterophiler Granulozyt, neben reifen Erythrozyten *(Anguilla anguilla)*.
5 Eosinophiler Granulozyt, umgeben von Erythrozyten. Linke Bildseite: Proerythrozyt, darüber großer Lymphoblast *(Oncorhynchus mykiss)*.
6 Reifer basophiler Granulozyt und übersegmentierter heterophiler Granulozyt neben Erythrozyten *(Oncorhynchus mykiss)*.
7 Reife Spindelzelle (Thrombozyt) neben Proerythrozyten und reifen Erythrozyten *(Cyprinus carpio)*.
8 Pigmentmakrophagen innerhalb des hämatopoetischen Gewebes der Vorniere *(Oncorhynchus mykiss)*. Im Vergleich zu den Abbildungen 6 und 7 stark verkleinert.

(Präparate 1–7 von Prof. Dr. H.-L. KREUTZMANN, Präparat 8 Original).

In Tabelle 5 sind Erythrozyten- und Leukozytenzahlen für einige Knochenfischarten angegeben (Literaturangaben).

Tabelle 5
Blutzellen einiger Knochenfische pro mm^3

Fischart	Erythrozyten in Millionen	Leukozyten in Tausend
Aal (*Anguilla anguilla* L.)	1,0–1,9	57–140
Hecht (*Esox lucius* L.)	1,9	37,5
Karpfen (*Cyprinus carpio* L.)	1,4–2,0	35–85
Bachforelle (*Salmo trutta fario* L.)	1,036	keine Angabe
Regenbogenforelle (*Oncorhynchus mykiss*)	1,02–1,37	25–38
Bachsaibling (*Salvelinus fontinalis* MITCH.)	1,07–1,49	keine Angabe

Das Blut erleidet unterschiedliche morphologische und zahlenmäßige Veränderungen seiner zelligen Elemente, die auch klinisch-chemisch erfaßt werden können. Selbstverständlich sind Veränderungen im Bluteiweißstatus von großer Bedeutung.

Die Zahl der Erythrozyten und der Hämoglobingehalt bzw. das Blutzellvolumen (Hämatokritwert) sinken bei verschiedenen Erkrankungen signifikant ab, z. B. bei Viraler Hämorrhagischer Septikämie der Regenbogenforelle oder bei Frühjahrsvirämie des Karpfens bzw. bei Befall mit *Discocotyle sagittata* und *Triaenophorus* (REICHENBACH-KLINKE, 1966). Verminderung der Erythrozytenzahl deutet auf eine Infektion hin, desgleichen eine Veränderung des Verhältnisses von Erythrozyten- und Leukozytenzahl, das beispielsweise beim Karpfen normal im Mittel 3 : 1 beträgt. Ein Absinken des prozentualen Anteils der Erythroblasten im roten Blutbild (normal bei der Regenbogenforelle 2–3 %) deutet auf VHS, eine Erhöhung auf toxische Einwirkungen hin. Agranulozytose zeigt eine verminderte Immunabwehr und eine Schädigung des hämatopoetischen Systems in der Kopfniere an.

Häufig parasitierende Einzeller im Blut sind Cryptobien und Hexamiten, z. B. *Hexamita symphysodonis* AMLACHER beim Diskusfisch.

In eingehenden Untersuchungen haben LIEBMANN et al. (1955) den Bluteiweißstatus des Karpfens analysiert und sind zu folgenden Ergebnissen gelangt: Bei einem Quotienten Albumim zu Globulin von 0,22–0,30 ist die Krankheitsabwehr beeinträchtigt und sinkt bei einem Quotienten von unter 0,22 eindeutig ab. AMLACHER (1956, 1957) konnte zeigen, daß im Zuge septikämischer Vorgänge bei akutem SDVS des Karpfens der Bilirubingehalt des Blutes durch Erythrozytenzerfall ansteigt, der Blutzuckergehalt durch Schädigung des Glycogenspeichervermögens der erkrankten Leberzelle dagegen fast auf Null (Restreduktionswerte) sinken kann. Der Hämoglobingehalt von K_2 vermindert sich dabei von normalen 12,8 g% auf 3,2 g%.

Bei hämatologischen (besonders blutmorphologischen) Untersuchungen ist streng zu beachten, daß keine medikamentöse Vorbehandlung der Fische erfolgt ist, weil besonders Antibiotika zu drastischen morphologischen und quantitativen Veränderungen des Blutbildes führen (vgl. auch unter Therapie, S. 141).

Milz

Die Milz ist das eindeutige und alleinige periphere lymphatische Organ der Knochenfische, doch spielt die Kopfniere diesbezüglich ebenfalls eine, wenn auch noch nicht ganz klare, Rolle (vgl. Immunbiologische Grundlagen der Infektionsabwehr). Histologisch weicht die Milz von der Struktur bei Säugetieren ab. Sie ist von einer bindegewebigen Kapsel umgeben, von der aber keine Trabekel nach innen gehen. Auch fehlen Muskelfasern. Das Milzparenchym besteht aus einer roten, blutreichen Pulpa (vorwiegend Erythrozyten), die dem Organ sein dunkelrotes Aussehen verleiht. Neben der roten besteht eine weiße, vorwiegend lymphopoetische Pulpa. In der Pulpa befinden sich zahlreiche Blutsinus als Blutreservoir. Nach HAIDER (1968) enthält die Milz der Regenbogenforelle 72 % Erythrozyten, 18 % Leukozyten, 6 % Erythroblasten und 4 % Leukoblasten. Außerdem finden wir antikörper-produzierende Zellen (Lymphozyten), deren Herkunft unsicher ist. Antigeninjektion führte in der Kopfniere binnen zwei Tagen, in der Milz erst nach sieben Tagen zum Auftreten antigenbildender Zellen. Deshalb wird von NEALE u. CHAVIN (1971) angenommen, daß diese Zellen in der Milz renaler Herkunft sein könnten. In das Kanalsystem der Milzsinus münden Arteriolen und Lymphkapillaren. Die Arteriolen sind von Schweigger-Seidl-Scheiden (Ellipsoide) umgeben, in denen sich retikulogene Makrophagen und Pigmentmakrophagen in einem Retikulum befinden. Die Makrophagen phagozytieren sehr aktiv Fremdsubstanzen, die im Blut ankommen, und wandern dann aus den Ellipsoiden in die weiße Milzpulpa, wo sie Aggregate, die sogenannten Pigmentmakrophagen-Zentren, bilden (Abb. 15). In unseren Untersuchungen (AMLACHER, 1964, und unveröffentlicht) konnten wir zeigen, daß diese

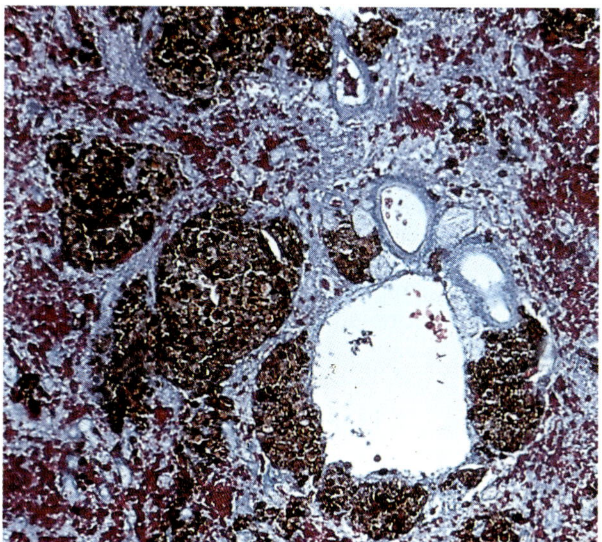

Abb. 15 Milz, Schleie. Pigmentmakrophagenhaufen im Milzparenchym und an der Wand einer Vene als Folge erythrodystrophischer Vorgänge. Azan. (Original).

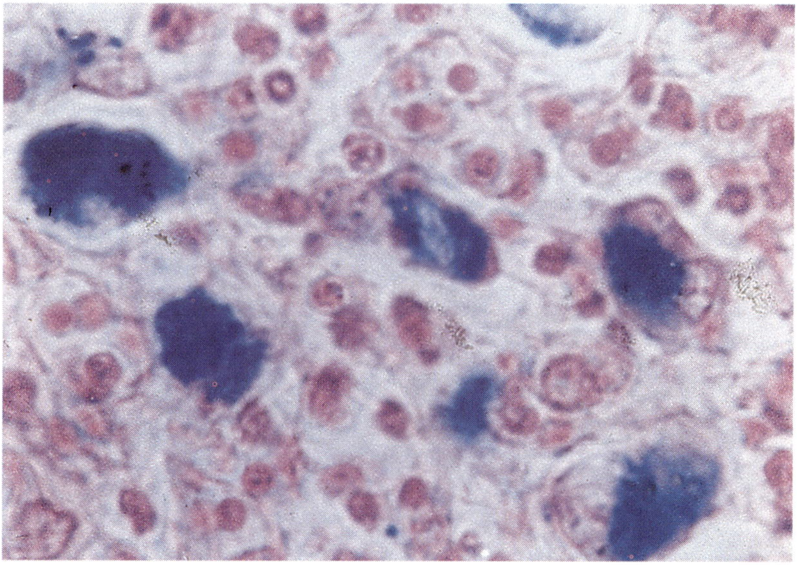

Abb. 16 Milz, Schleie. Erythrophagozytose durch retikulogene Makrophagen. Positive Eisenreaktion nach PERLS im Inneren der Makrophagen. (Original).

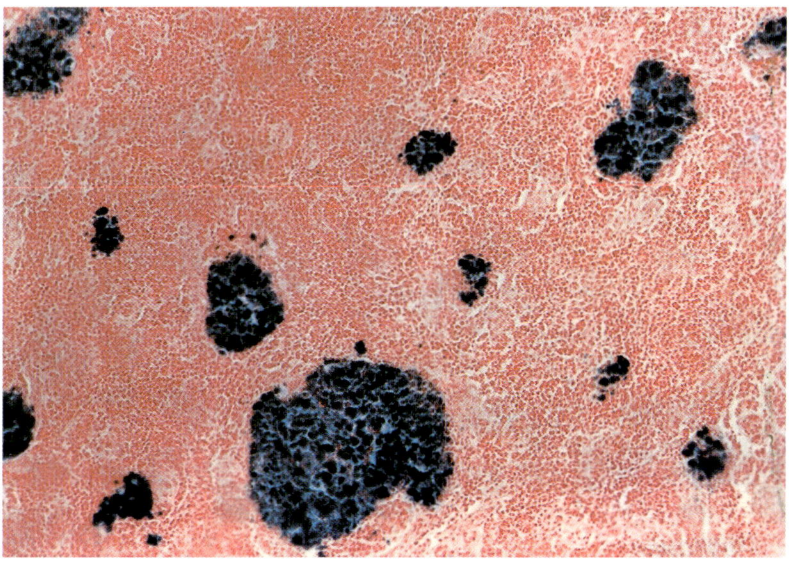

Abb. 17 Milz, Schleie. Retikulogene Makrophagenkonglomerate mit phagozytierten dystrophischen Erythrozyten. Positive Eisenreaktion nach PERLS. (Original).

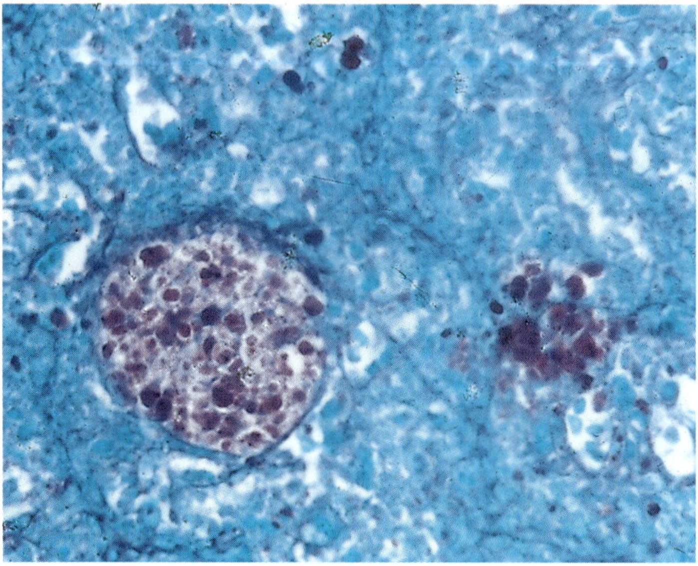

Abb. 18 Milz, Schleie. Makrophagenkonglomerat. Abtrennung des Eisens durch Extraktion mit Salzsäure. Es verbleibt als „Trägerpigment“ eine PAS-positive Substanz (Mucopolysaccharid, Glykolipid?). (Original).

Zellen entscheidend an der Phagozytose überalteter Erythrozyten beteiligt sind und dementsprechend eine positive Berliner-Blau-Reaktion nach PERLS zeigen (Abb. 16, Abb. 17). Nach Extraktion der Ferritinkomponente reagierte das Restpigment PAS-positiv (AMLACHER, 1964; Abb. 18). Ein Überhandnehmen dieser Makrophagenansammlungen in der Milz, kann den Charakter einer Hämosiderose annehmen (Abb. 15). Die Pigmentmakrophagen-Zentren sind z. B. in der Milz von Schleien bindegewebig abgegrenzt, ihre Zahl und Größe sind artverschieden, desgleichen ihr Gehalt an hämatogenen und autogenen Pigmenten (AMLACHER, unveröffentlicht), von denen wir Melanin, Lipofuscin und vor allem Hämosiderin nennen wollen. Diese Pigmentmakrophagen-„Noduli“ in der Milz, aber auch in der Vorniere, könnte man mit den Keimzentren in der Säugermilz vergleichen, da sie einen Lymphozytensaum und argyrophile Gitterfasern aufweisen, doch sind sie nicht wie bei den Säugern Produktionsstätten für Lymphozyten.

AGIUS u. ROBERTS (1981) zeigten, daß bei längerem Hunger (5–16 Wochen) ein starkes Ansteigen der Pigmentmakrophagen-Ansammlungen in Milz und Niere von Knochenfischen *(Pleuronectes platessa, Oncorhynchus mykiss, Tilapia zillii, Xiphophorus helleri)* und vom Hundshai *(Scyliorhinus canicula)* stattfindet. Dagegen konnte AGIUS (1983) beim Hundshai beobachten, daß nach einer längeren Hungerzeit von 8 Monaten eine Zunahme der Pigmentmakrophagen-Zentren vorwiegend in der Leber stattfand, weniger in der Milz. Hämosiderin war in beiden Organen nicht nachweisbar. Splenektomie und nachfolgender Hunger führten bei Regenbogenforellen nach AGIUS (1981) zu einer kompensatorischen Erhöhung von Hämosiderin in den Pigmentmakrophagen der Niere. Im Normalzustand, bei Hunger und bei Krankheiten ist Hämosiderin als Folge der erythrodystrophischen Funktion der Milz vorwiegend in den Pigmentmakrophagen-Zentren anzutreffen. Wir fanden (AMLACHER, 1983, unveröffentlicht) eine deutliche Erhöhung des Hämosiderins in der Milz SVC-kranker K_2.

ELLIS (1980) konnte mittels indirekter Immunfluoreszenz zeigen, daß die Milz (Flunder) eine besondere Bedeutung für die Speicherung von Antigenen als Immunkomplex hat. Antigene werden extrazellulär an die metallophilen Abschnitte der Gitterfasern und an die Endothelzellen der Sinusellipsoide angelagert, von wo aus sie in benachbarte Gewebebezirke und in die Pigmentmakrophagen-Zentren abgegeben werden. Die Niere verhält sich abweichend (vgl. dort).

Die Milz erkrankt sehr häufig. Dies ist durch ihren Blutreichtum und ihre Einschaltung in den Pfortaderkreislauf erklärbar, da sich auf dem Blutweg zahlreiche Krankheitserreger im Körper ausbreiten. Die Milz unterscheidet sich im histologischen Präparat nicht wesentlich vom Zupfpräparat. Das Zupfpräparat ist hellrot und besteht aus gleichmäßigen, blassen Körnchen, Krankhafte Veränderungen fallen in der Milz sofort auf. Die Milz ist außer der Niere das wichtigste Organ bei Zierfischuntersuchungen, da sie erfahrungsgemäß am häufigsten erkrankt.

Weiße Knötchen auf der Milzoberfläche sind bei *Ichthyosporidium*-Befall und bei Fischtuberkulose zu sehen. Eine Vergrößerung der Milz kann bei Infektionen als Folge einer entzündlichen Blutstauung auftreten. Im allgemeinen aber unterliegt die Milz größeren anatomischen Volumenschwankungen.

Histologisch treffen wir bei Krankheitsprozessen bakterieller und parasitärer Ätiologie eine Degeneration der Schweigger-Seidl-Scheiden an, z. B. bei Vibriose, bakterieller und proliferativer Nierenkrankheit. Auch das periarteriolare Retikulum wird besonders bei VHS, aber auch bei *Vibrio*-Infektionen, nekrotisch. Hier finden wir bakterielle und parasitäre Granulome, vor allem bei Zierfischtuberkulose, Bakterieller Nierenkrankheit, Ichthyophonose oder der Proliferativen Nierenkrankheit, bei den letztgenannten drei Krankheiten vor allem im Bereich der Arteriolen (HOFFMANN, unveröffentlicht). Bei chronischen Infekten und chemischen Reizen (Abwässer) können die Pigmentmakrophagen-Zentren vermehrt auftreten. Vielleicht ist dies ein Ausdruck immunbiologischer Aktivität. Bei Myxosporidieninvasion und bei Ligulose, konnten wir das ebenfalls beobachten, doch scheinen diese Makrophagenzentren auch ubiquitär vorzukommen, wie beim Brassen oder bei der Schleie.

Bei lymphatischer Leukämie des Hechtes treten Milztumoren wie beim Menschen auf, bei ostasiatischen Fischen werden gleichfalls Leukämien beobachtet.

Leber und Pankreas

Die Leber ist die größte Anhangdrüse des Darms. Ihre Farbe ist im Normalzustand rotbraun. Während sie bei Salmoniden kompakt und ungegliedert ist, besteht sie bei den meisten Cypriniden prinzipiell aus zwei Hauptlappen, von denen beim Karpfen der linke in Sekundärlappen zerfällt, die zwischen den Darmschlingen eingelagert sind (vgl. AMLACHER, 1954). Als wichtigstes Stoffwechselorgan ist die Leber z. B. bei falscher Fütterung besonders betroffen. Weil sie stark von Blut durchströmt wird (Pfortader, Lebervene), siedeln sich auch in diesem Organ Krankheitserreger an.

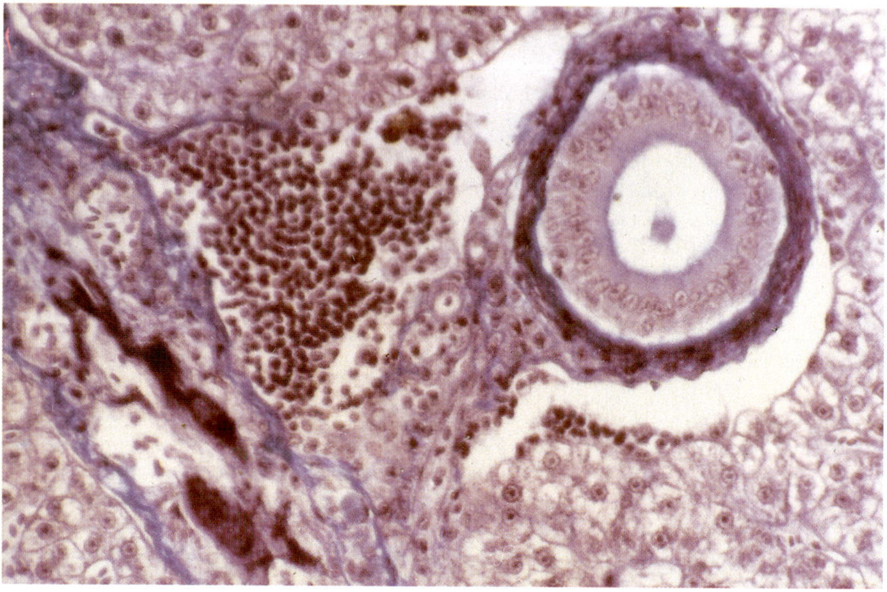

Abb. 19 Leber, Karpfen. Im Bild rechts und oben: Leberparenchym mit Blutkapillaren. In der Bildmitte ein Gallengang und ein begleitendes Lymphgefäß mit zahlreichen Lymphozyten. (Original).

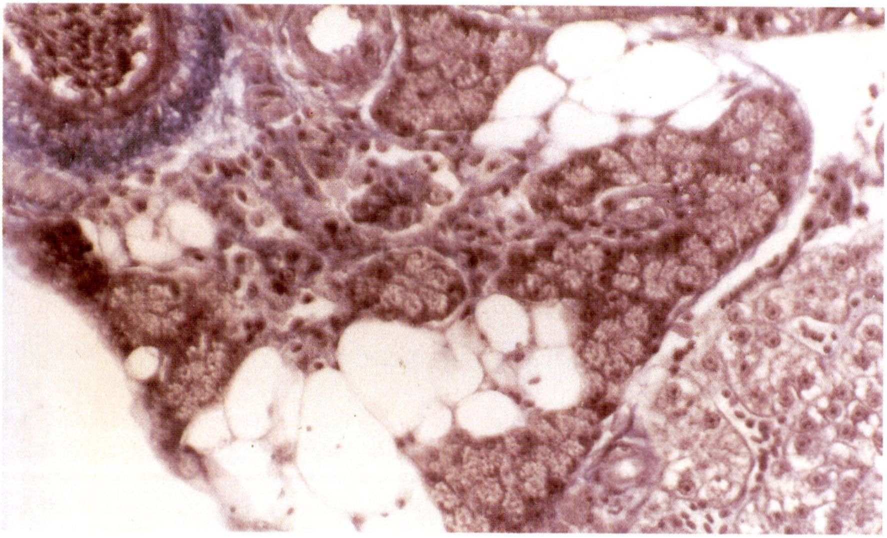

Abb. 20 Intrahepatisches, sekretorisches Pankreas, Karpfen. Typische Verfettung des Pankreas bei gleichzeitiger vakuolärer (alimentär bedingter) Verfettung auch des Leberparenchyms. (Original).

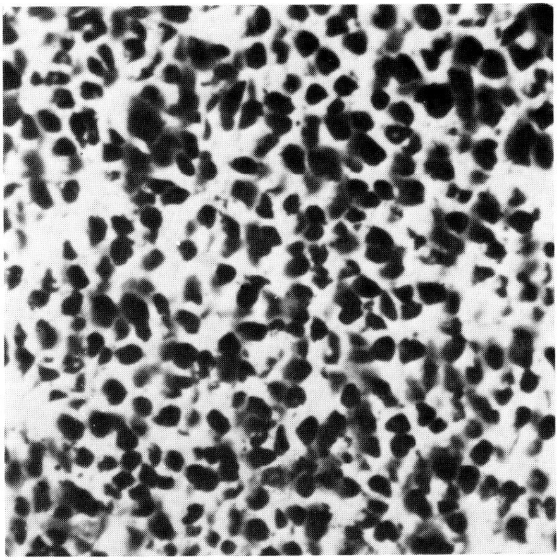

Abb. 21 Leber eines Speisekarpfens. Glykogenreaktion nach BAUER. Das Glykogen erscheint in Gestalt von Körnern und Schollen. (Nach AMLACHER).

Leber und Bauchspeicheldrüse bilden beim Karpfen und bei anderen Cypriniden eine topographische Einheit in dem Sinn, daß die Bauchspeicheldrüse als sogenanntes intrahepatisches Pankreas in die Leber eindringt (Abb. 19, Abb. 20). Es umgibt die Äste der Pfortader, in deren Verlauf es sich in der Leber ausbreitet. Ein ähnliches Eindringen erfolgt auch in der Milz (intralienales Pankreas). Die Leberzellen zeigen im normalen Zustand klare Zellgrenzen, sie bilden Leberzellstränge, die von den Blutkapillaren der Leber umstanden sind. Im Inneren der Leberzellstränge befinden sich die Gallenkapillaren. Die intakte normale Leberzelle gibt stets eine positive Glykogenreaktion (Abb. 21). Toxische Schädigungen, z. B. beim SDVS, führen zu Zellwandlyse und Glykogenschwund.

Die sezernierenden Zellen des Pankreas (Trypsin-Amylase) sind zylindrisch-kegelförmig. Die Kerne liegen basal in einer Zone verdichteten Protoplasmas, und der ganze Zelleib ist von großen Sekretkörnchen (Zymogengranula) erfüllt. Im normalen histologischen Präparat verursacht die Fülle der Sekretkörnchen geringe Lichtdurchlässigkeit, die Zellgruppen des Pankreasgewebes erscheinen dunkel. Zellgrenzen sind nur an sehr dünnen Schnitten zufriedenstellend zu erkennen. Im Schnitt durch das Pankreas treffen wir auch auf den Inselappart, der innersekretirische Funktion hat (Insulin, Glukagon).

Salmoniden, Esociden, Perciden und andere Familien haben ein extrahepatisches, topographisch selbstständiges Pankreas, das bei der Forelle diffus zwischen den Appendices pylorici lokalisiert ist.

Die Leber erscheint bei normal gefütterten Fischen im Zupfpräparat als gelbliche, gleichartige Masse, die von verzweigten Blutgefäßen durchzogen werden kann. Bei Verfettung treffen wir schon mit bloßem Auge sichtbare, glänzend-schillernde Fetttröpfchen an, die im Mikroskop als aneinandergefügte, durchsichtige, dunkelrandige Kugeln erscheinen.

Verfärbungen der Leber deuten meist auf krankhafte Zustände hin. Gelbfärbung bei akutem SDVS oder bei Frühjahrsvirämie des Karpfens zeigt toxische Parenchymdegeneration, verbunden mit Glykogenschwund, oder fettige Atrophie an. Grünfärbung ist bei ikterischen Zuständen vorhanden und ebenfalls mit Parenchymzerstörung und Glykogenschwund verbunden. Eine starke Rotfärbung ist bei Stauungshyperämie zu sehen. Eine Gelbfärbung der Leber tritt auch bei Viraler Hämorrhagischer Septikämie der Forelle, bei Furunkulose und bei Viraler Pankreasnekrose auf. Bei partieller Lebernekrose fällt die Fleckigkeit der Leber (Marmorleber), besonders im Gefolge der VHS der Forelle auf. Schrumpfung mit bindegewebiger, strangförmig-knotiger Zeichnung deutet auf Leberfibrose hin (s. Abb. 61 und 62). Stecknadelkopfgroße, weiße Knötchen geben Verdacht auf Ichthyosporidiose und Fischtuberkulose. Bis zu Erbsengröße wachsen Knötchen heran, die durch Sporozoenzysten entstehen; gleiche Größe finden wir auch bei Zysten der *Triaenophorus*-Larven. Ein höckeriges Aussehen bei blasser Farbe der Höcker läßt an ein Hepatom denken.

Bei *Hexamita*-Verdacht wird auch die Galle untersucht, die beim Zerzupfen der Gallenblase frei wird. Auch sie enthält oft zahlreiche *Hexamita*-Flagellaten.

Histologisch finden sich Leberzellnekrosen bei Intoxikationen, sei es durch Abwassergifte oder durch bakterielle Toxine. Die Leberzellkerne sind dann durch Randchromatinisierung, Karyorhexis und Karyolyse gekennzeichnet, das Zellplasma erscheint eosinophil. Lymphohistiozytäre Infiltrate treten begleitend auf, später sieht man bindegewebige Reparationsvorgänge mit Sklerosierung und Strangulation einzelner Zellgruppen bis hin zu einer generalisierten Fibrose (s. Abb. 62). Auch Zirrhosen sind beschrieben worden. Die Leberzellnekrosen haben meist fokalen Charakter, können aber bei Frühjahrsvirämie und SDVS sehr weite Areale umfassen. Fokale Nekrosen sind bei IHN, VHS und IPN der Salmoniden vorhanden. Auch fütterungsbedingte Schädigungen sind sehr häufig und bilden oft einen schwer definierbaren Übergang in den pathologischen Zustand. Zellverfettung ist bei Teichfischen fast die Regel. Als Leberparasiten schädigen die Plerocercoide von *Triaenophorus* das Leberparenchym durch ihre Bohrkanäle, die bindegewebig-reparativ und auch mit allgemeiner Fibrose, ja Zirrhose reagieren (Salmoniden). Bei anderen Fischarten, z. B. der Quappe (Rutte), kommt es dabei durch Regeneration zur Restitutio ad integrum. Die Parasiten werden bindegewebig enzystiert. Durch Aflatoxin vergiftetes Futter entstehen hepatozelluläre Karzinome (s. Abb. 240, Abb. 241). Das exokrine Pankreas ist bei IPN und IHN betroffen, wobei ausgedehnte Nekrosen zu beobachten sind (s. Abb. 50), daneben Blutungen und Ödeme. Auch bei VHS können ähnliche Bilder auftreten, vor allem bei Mischinfektion mit beiden Viren. Bei Fischtuberkulose sind auch im Pankreas Granulome vorhanden.

Niere

Die Niere besteht in ihrem kranialen Teil (Vorniere, Kopfniere) überwiegend aus hämatopoetischem Gewebe und gleicht funktionell dem roten Knochenmark der Säugetiere. In ihrem mittleren und kaudalen Abschnitt hat sie harnexkretorische Aufgaben. Bei Salmoniden ist sie ein kompaktes, durchgehendes Band, bei Cypriniden besteht eine Trennung in Kopf- und Rumpfniere. Die bilateral angelegte Niere liegt retroperitoneal, unterhalb der Wirbelsäule, ihre beiden Anlagen verschmelzen miteinander. Das hämatopoetische Gewebe liegt als Interstitium auch zwischen den Nierenkanälchen der Rumpfniere, umgekehrt finden wir vereinzelte Tubuli in der Kopfniere. Im Hämatopoeticum der Kopfniere sind nach HAIDER (1968) 30 % Erythrozyten, 17 % Leukozyten, 13 % Stammzellen, 12 % Leukoblasten, 11 % Erythroblasten, 7 % große und mittelgroße Lymphozyten, 6 % kleine Lymphozyten, 2 % reife Thrombozyten und 2 % junge Thrombozyten vorhanden. Die histologische Grundstruktur der hämatopoetischen Kopfniere besteht aus einem retikuloendothelialen Gewebe, dessen Endothelzellen zahlreiche Blutsinus auskleiden, zwischen denen die Hämopoese stattfindet. Das ganze Gewebe hat „myeloischen" Charakter.

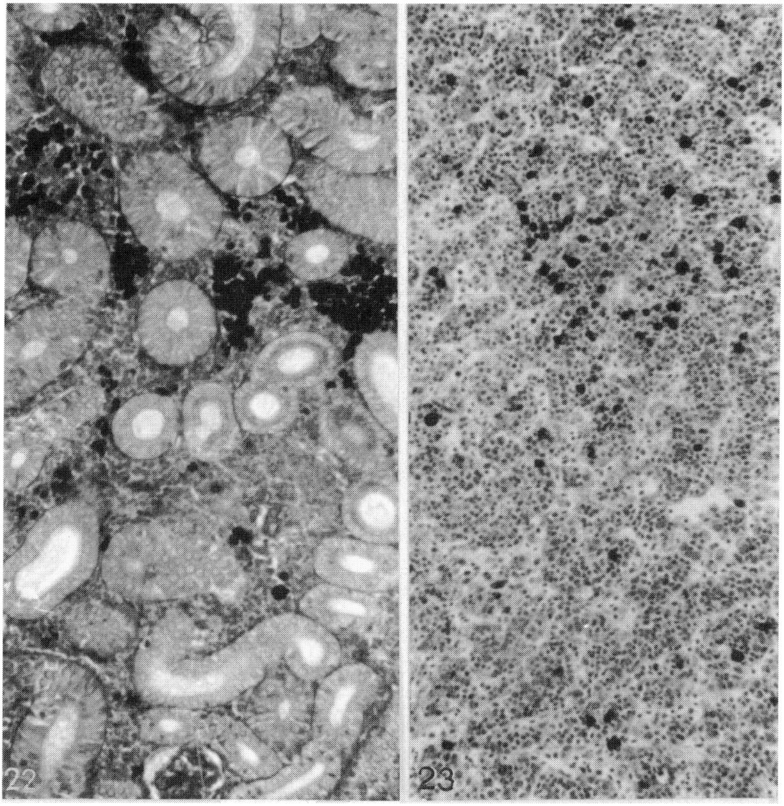

Abb. 22 Rumpfniere, Regenbogenforelle. H.-E.-Schnitt. Tubuli, Zwischengewebe und Pigmentmakrophagen-Ansammlungen. (Original).

Abb. 23 Hämatopoetische Kopfniere (Pronephros), Regenbogenforelle. Verschiedene Stadien der Erythro- und Leukopoese, Pigmentmakrophagen. (Original).

Die exkretorische Niere (Harnapparat) hat als funktionell-histologische Grundeinheit das Nephron. Dieses besteht aus einem initialen Nierenkörperchen (Malpighisches Körperchen), in dem sich ein kapillares Blutgefäßknäuel befindet, das außen von der sogenannten Bowmanschen Kapsel umschlossen wird. Das Nierenkörperchen setzt sich über ein Halsstück in das Hauptstück I (Tubulus contortus I) und von diesem über ein Zwischenstück in das Schaltstück (Tubulus contortus II) fort, um von hier über ein Sammelrohr in den Harnleiter zu münden. Süßwasserfische haben funktionsbedingt große Nierenkörperchen (hohe Wasserausscheidung), Meeresfische kleinere (hohe Wasserretention, geringe Wasserausscheidung). Ein Abschnitt für die Wasserrückresorption wie bei Säugern und Vögeln (Henlesche Schleife) ist bei Fischen nicht vorhanden. Bei einigen Fischarten fehlen Nierenkörperchen. Im Glomerulum findet die Harnausscheidung statt. Der Harn fließt über die Nierenkanälchen und Harnkanälchen in den Harnleiter. Abb. 22 zeigt einen histologischen Schnitt durch die Rumpfniere, Abb. 23 einen Schnitt durch die Kopfniere.

Nach Injektion von bovinem Serumalbumin (BSA) läßt sich durch Immunfluoreszenz in der Niere, anders als in der Milz (vgl. dort), Antigen vorwiegend intrazellulär innerhalb des retikulohistiozytären Systems (RHS) und in freien Makrophagen des Zwischengewebes nachweisen (Ellis, 1980). In der Kopfniere sind granuläre fluoreszente Zellen besonders in der Nähe kleiner Blutgefäße versammelt. Auch Zellen von Lymphozytengröße sind hier anzutreffen, desgleichen liegen sie in Aggregaten von 3–5 Zellen in der Nachbarschaft von Melanomakrophagen-Zentren. Auch die Zellen des RHS im Zwischengewebe zeigen starke Fluoreszenz. Diese kann sich ferner dendritenartig bis in die Melanomakrophagen Zentren ausbreiten und beginnt etwa 30 Tage nach der Injektion von BSA zu schwinden.

Im Hungerzustand bestehen ähnliche Verhältnisse wie in der Milz, d. h., es kommt zu einer Erhöhung der Zahl der Melanomakrophagen-Zentren (Agius u. Roberts, 1981).

Im Zupfpräparat erblickt man die verschlungenen Nierenkanälchen und manchmal die Malpighischen Körperchen. Das Zwischengewebe erscheint braun- bis gelbkörnig mit hyalinem Schimmer. Die Kopfniere liefert besonders bei VHS wichtige histopathologische Hinweise. Eine Nierenschwellung sollte immer auch als Anhaltspunkt in dieser Richtung dienen. Außerdem ist an bakterielle Nierenkrankheit zu denken. Genauere Befunde sind nur histologisch zu gewinnen (vgl. Spezieller Teil). Grauverfärbung und Verdickung der Kopfniere sind bei Befall mit *Sphaerosphora tincae* zu sehen. Weiße Knötchen in der Niere (Flächenanschnitt) lassen auf bakterielle Nierenerkrankung schließen, oberflächliche weiße Knötchen finden wir nach *Ichthyosporidium*-Befall.

Die Hämopoese wird von radioakiver Strahlung und bei Einwirkung von Chemikalien und Pharmaka geschädigt (aplastische Anämie). Nach toxischen, aber auch viralen Schädigungen und bei langdauernden Blutverlusten, kann das myeloische Gewebe während der Regeneration hypertrophieren, wobei auch die Pigmentmakrophagen-Zentren, die vorher meist zerstört werden, sich neu formieren. Besonders schwere Schäden am Hämatopoeticum und an den Pigmentmakrophagen-Zentren treten bei VHS auf (vgl. dort), desgleichen bei IHN. Infektion mit *Renibacterium salmoninarum* (vgl. BKD) führt zur Bildung von Epitheloid- und Riesenzellen und zu verkäsenden Nekrosen mit Lymphozytenwall (Hoffmann, unveröffentlicht) und nachfolgender bindegewebiger Abriegelung. Typische Granulome treten bei PKD auf (vgl. dort). Bei Zierfischtuberkulose finden wir ebenfalls Granulombildungen.

In der Rumpfniere kommt es bei toxischer Einwirkung und bei bakteriellen Infektionen zu Glomerulonephritis, wobei im zweiten Fall auch Bakterienembolie und Fibrinablagerung zu sehen sind (Hoffmann, unveröffentlicht). Degerneration der Nierentubuli ist besonders bei Fischtuberkulose zu beobachten. Auch bei anderen bakteriellen Krankheiten und bei Vergiftungen kommt es zu hyaliner Degeneration mit Kernpyknose und Verdrängung, wobei Intoxikationen durch Schwermetallsalze im Vordergrund stehen. Das hämatopoetische Interstitium der Rumpfniere ist gelegentlich mitgeschädigt. Bei Intensivhaltung, besonders der Regenbogenforelle, kann Nephrokalzinose mit einer Ablagerung von Kalksalzen in den Lumina der Tubuli und ableitenden Harnwege auftreten, die dabei einer Druckatrophie und einer Verkalkung ihrer Epithelien mit anschließender Fibrose unterliegen können (vgl. dort). Auch bei der Hitra-Krankheiten atlantischer Lachse nekrotisiert das tubuläre Epithel, und es lagert sich eiweißreicher Detritus in den Lumina ab, wie das auch bei BKD der Fall ist. Dabei können bei BKD Sekundärverkalkungen entstehen (Hoffmann, unveröffentlicht). Bei Protozoonosen finden wir Sporozoen (*Eimeria*, Myxoboliden) innerhalb der Tubuli und der Harnwege, ferner *Hexamita* und Ciliaten, letztere als Kommensalen. *Trichodina* führt in den Ureteren von Barschen zu chronischer Entzündung.

Darm

Der Darm besteht aus einer doppelten Lage glatter Muskulatur und der Darmschleimhaut (Abb. 24, Abb. 25). Diese zeigt Einfaltungen (Krypten), die zur Oberflächenvergrößerung dienen. Auf die Mukosa (Darmschleimhaut) folgt eine elastisch-bindegewebige Submukosa, die sehr gefäßreich ist. Die Muskularis (Muskelschicht) läßt eine Scheidung in eine innere (Ring-) und eine äußere (Längs-) Lage erkennen. Die gefäßreiche Serosa schließt als fibroelastische Schicht den Darm nach der Körperhöhe ab (Abb. 26). Im gequetschten Zupfpräparat sieht man oft ein durch Krypten gebildetes Muster (Darmrelief), das von Art zu Art verschieden ist.

Histologisch zeigt die Darmschleimhaut einen einfachen Bau mit kubischem bis zylindrischem Epithel und sero-mukösen Becherzellen (s. Abb. 25). Die Submukosa ist oft mit zahlreichen eosinophilen Körnerzellen ausgestattet.

Wichtig ist beim Verdacht auf eine *Hexamita*-Erkrankung (z. B. *Pterophyllum*, Regenbogenforelle) die Untersuchung des Inhaltes des Enddarmes, in dem oft zahlreiche dieser Flagellaten leben.

Rötung und Entzündung des Darmes sehen wir bei Frühjahrsvirämie, SDVS, Viraler hämorrhagischer Septikämie oder bei Befall durch *Hexamita*. Kleine gelbliche Knötchen an der Serosa zeigen durchgedrückte Vorderenden von Acanthocephalen an. Die Schwellung der Appendices pylorici tritt bei Cestodenbefall auf. Wäßriger Schleim im Magen-Darm-Trakt ist bei Pankreasnekrose der Jungforellen zu finden. Gelblicher Darminhalt tritt beim *Eimeria*-Befall junger Fische auf; hierbei finden sich auch gelbliche Knötchen in der Mukosa.

Haken von Cestoden oder Kratzern rufen schwere Ephiteldefekte hervor, die über Ulcera zur Perforation der Darmwand führen können. Als histologische Abwehrreaktion entsteht nach vorangehender Infiltration mit Granulozyten ein

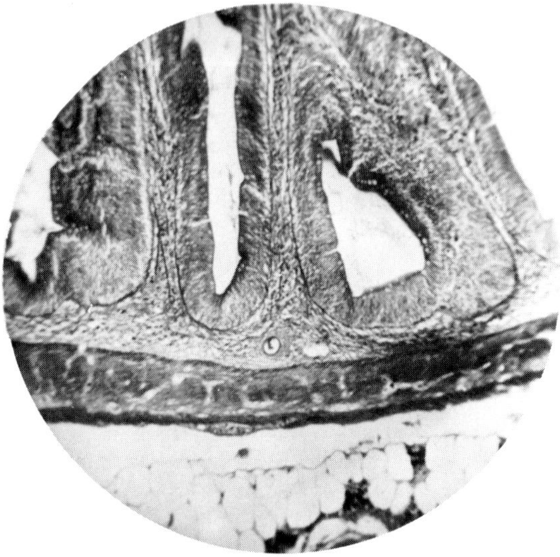

Abb. 24 Schnitt durch den Darm eines Knochenfisches. (Nach AMLACHER).

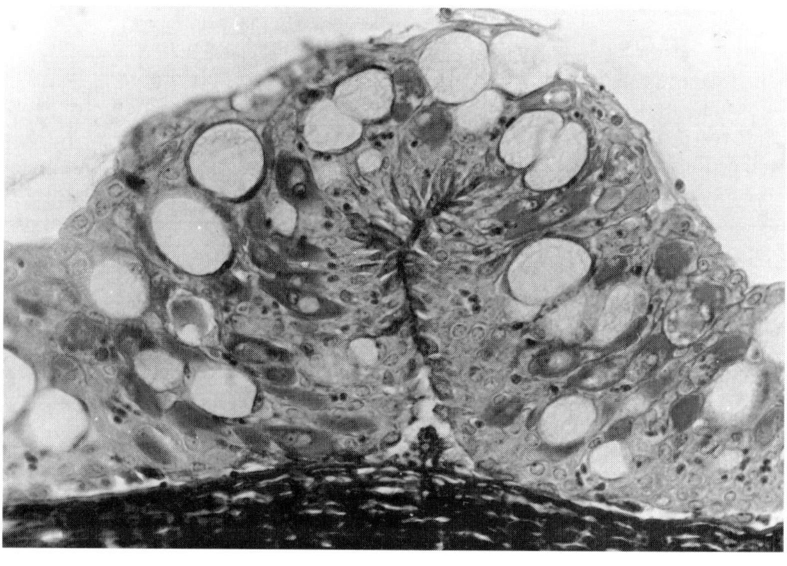

Abb. 25 Darmschleimhaut (Forelle) mit zylindrisch-kubischem Epithel, sero-mukösen Becherzellen und Stäbchendrüsenzellen. (Original).

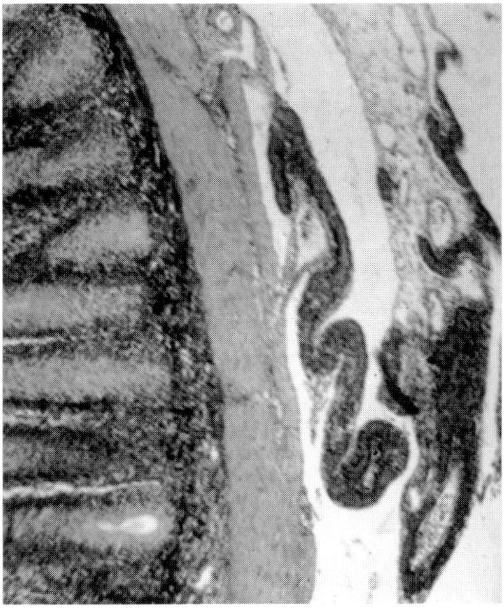

Abb. 26. Querschnitt durch den Darm eines K_2, den Austritt zweier Venen aus der Darmmuskulatur in die Serosa und die Leibeshöhle zeigend. Die Gefäße werden fast unmittelbar nach Verlassen des Darmes von Pankreasgewebe umhüllt. (Nach AMLACHER).

Granulationsgewebe mit fibröser Abkaspelung. Auch submuköse Abkapselung von Parasiten, z. B. Nematoden, kommt vor, desgleichen Epitheloidzellreaktion mit Granulomcharakter (verkäsendes Zentrum, bindegewebige Abkaspelung), besonders bei Mykobakteriose. Bei Frühjahrsvirämie des Karpfens kommt es zur entzündlichen Desquamation der Darmschleimhaut.

Schwimmblase

Die Schwimmblase liegt dorsal zwischen Wirbelsäule und Darm. Sie ist gewöhnlich unpaarig, seltener paarig. Innen ist sie mit flachem, einschichtigem Epithel ausgekleidet. Dieses der Mukosa des Darmes vergleichbare Epithel stützt sich auf eine bindegewebige Propria, unter der die bindegewebige Submukosa liegt. In die elastischen Fasern des Bindegewebes der Submucosa sind zahlreiche glatte Muskelzellen eingestreut, sowie ein Netz von Blutkapillaren. Den Abschluß nach außen zur Bauchhöhle bildet eine bindegewebige Adventitia.

Bei viraler Schwimmblasenentzündung des Karpfens (SVC) ist eine eitrige Entzündung mit Verdickung und Versteifung der Schwimmblasenwand und punktförmigen Blutungen in der kaudalen Schwimmblasenkammer zu sehen. Die Schwimmblasenwand kann sich grau bis erdbraun verfärben. Im Schwimmblasenlumen kann dicker Eiter angetroffen werden, eine Erscheinung, die auch beim

SDVS vorkommt. Bei VHS der Forellen ist der in der Schwimmblase anzutreffende Eiter oft blutig. Gelegentlich sind in der Schwimmblasenwand rundliche Einschlüsse zu sehen, die auf die Anwesenheit von *Eimeria* schließen lassen.

Hämorrhagische Diathese in Gestalt subepithelialer Blutungen ist bei VHS, SVC und Furunkulose ausgeprägt. Die Blutungsherde granulieren anschließend, hämosiderinhaltige Makrophagen sind nachweisbar. Bei dem nach oder parallel zur SVC auftretenden SDVS sind sekundäre bakterielle Infektionen im Spiel, als deren Folge es zu starker granulozytärer Infiltration, Ödemen und Nekrosen kommt, bei nachfolgender Granulation und Fibrose. Das gleiche Bild ist auch bei Furunkulose zu sehen. Subseröse Granulome treten bei BKD auf (HOFFMANN, unveröffentlicht). Bei der vieldiskutierten Schwimmblasenentzündung der Karpfenbrut wird neuerdings eine noch undefinierte Sporozoen-Ätiologie postuliert.

Keimdrüsen (Gonaden)

Die **Hoden** liegen entweder als weißliche, lange Lappen bilateral unterhalb der Wirbelsäule oder als kurze Gebilde, die kaudoventral verschmelzen, am Ende der Leibeshöhle. Außen ist der Hoden von einer Bindegewebekapsel umschlossen, die vom Peritoneum bedeckt wird. Histologisch besteht das Hodengewebe aus bindegewebig abgegrenzten Tubuli. Im Bindegewebe verlaufen Blutgefäße. Zwei Hodentypen sind bekannt. Bei dem einen strahlen von der Bindegewebekapsel radiäre Septen nach innen, zwischen denen die Hodenkanälchen radiär zu einem Sammelkanal verlaufen, um den sich das Hodengewebe gruppiert; bei dem zweiten, für Salmoniden beschriebenen Typ, bilden die blutgefäßführenden Septen ein spongiöses System von Hohlräumen, in denen die verknäuelten Tubuli eingelagert sind. Das tubuläre Keimzellenepithel durchläuft, jahreszeitlich bedingt, vier Stadien, von denen das Stadium I (Ruhestadium) Spermatogonien und stützende Sertolizellen aufweist, dagegen das Stadium III (Reifestadium) der abgeschlossenen Spermiogenese entspricht, die tubulären Lumina voller reifer Spermien liegen und die Tubuluswand im Querschnitt nur noch aus Sertolizellen und einzelnen Spermatogonien besteht. Die abführenden Samenwege haben ein kubisches bis zylindrisches Epithel.

Die ebenfalls bilateral angelegten **Ovarien** sind sackartig an den Mesenterien aufgehängt und von einer Bindegewebekapsel umgeben, von der mit Keimepithel besetzte Lamellen nach innen verlaufen. Liegen sie vorwiegend ventral, dann entsteht im dorsomedialen Bereich ein Eileiter. Die Oogonien werden von dotterbildenden Granulosazellen umgeben, denen nach außen die einschichtige, flachzellige Theka aufliegt. Auf die Follikel- oder Granulosazellen folgt nach innen eine Zona radiata. Mit zunehmender Eireifung lagert sich körniges, PAS-positives Dottermaterial im Zytoplasma ein. Die Reifung der Eier erfolgt ebenfalls stadienweise. Die Eier werden beispielsweise beim Karpfen über Ovidukte (vgl. oben), bei den niedriger organisierten Salmoniden über eine Ruptur in der Mesenterialfalte abgegeben, durch die sie in die Leibeshöhle und über den Porus abdominalis nach außen gelangen.

Ähnlich anderen Organen sind auch die Gonaden bei bakteriellen Entzündungen von Granulomen betroffen, wie bei Tuberkulose (s. Abb. 94) oder bei Furunkulose. Bei BKD können Gonadengranulome oft der einzige histologische Hinweis sein (HOFFMANN, unveröffentlicht). Bei VHS treten im reifen Hoden Blutungen auf. Auffallende pathologische Prozesse der Ovarien sind Eierstockdegeneration und Laichverhaltung. Bei Tuberkulose konnten wir eine totale Verkäsung des Ovars beobachten (s. Abb. 94).

Gehirn, Auge, Gehörorgan

Das **Gehirn** der Knochenfische ist von rostral nach kaudal in Telencephalon, Diencephalon, Mesencephalon, Metencephalon (Cerebellum) und Myelencephalon (Medulla oblongata) gegliedert. Vom Telencephalon geht der Tractus olfactorius aus, dem basalen Diencephalon entspringt der Tractus opticus, aus seinem Hypothalamus die Hypophyse, aus dem Epithalamus die Epiphyse (Corpus pineale). Die Corpora bigemina des Mesencephalons sind Sitz des Tectum opticum. Im Basalteil des Cerebellums befinden sich die Zentren für den Gleichgewichtssinn und das Seitenlinienorgan, im Dorsalteil jene der sensorischen Empfindungen. Der Medulla entspringen sensorische und motorische Nervenstränge. Die großen Neurone des Cerebellums (Mauthnerzellen) sind die koordinativen Steuerelemente für die Schwimmbewegungen.

Das **Auge** (s. Abb. 116) besteht aus den Komponenten, die bei allen Vertebraten anzutreffen sind: Bulbus oculi mit Sklera, Kornea, Retina und Linse. Das **stato-akustische Gehörorgan** dient vornehmlich der Regulierung des Gleichgewichts durch die senkrecht zueinander angeordneten Bogengänge, in denen sich Endolymphe, Otolithen und ein Sinnesepithel befinden. Als pathologische Veränderungen des **Gehirns** nennen wir Hydrocephalusbildung bei Rhabdoviros der Hechtbrut, wobei der dritte Ventrikel flüssigkeitsgestaut ist und die kranialen Blutgefäße Kongestion und Hämorrhagien aufweisen. Häufig finden wir Myxosporidien im Zentralnervensystem, wobei die Nervenfasern auseinandergedrängt, oder die Parasiten in der Myelinscheide der Axone eingeschlossen werden (Hoffmann, unveröffentlicht). Das **Auge** ist häufig erkrankt. Bei VHS finden wir retrobulbäre Blutungen, bei Fischtuberkulose ist die Iris Sitz tuberkulöser Granulome (s. Abb. 116). Eine Linsentrübung beobachten wir beim Wurmstar (vgl. Diplostomatose und Abb. 177) und bei Einwirkung von Chemikalien. Befall mit *Lernaea* führt zur Nekrose der Cornea. Im Gefolge solcher Schäden kommt es zur Epithelverdickung, Ulzeration und entzündlicher granulozytärer Infiltration mit Vaskularisation (Keratitis). Durch Sekundärinfektionen verursachte Entzündungsprozesse greifen auf den gesamten Bulbus über und führen schließlich zur Panophthalmie.

Das **stato-akustische Organ** wird bei akuten Vergiftungen (Abwässer) in Form von Ödemen, Nekrosen oder spongiösen Veränderungen betroffen. Bekannt sind die folgenschweren Schäden nach Infektion mit *Myxosoma cerebralis* (vgl. dort).

Allgemeine Diagnostik

In den vorangegangenen Abschnitten wurde die Untersuchungstechnik beschrieben, doch soll noch einmal darauf hingewiesen werden, daß jeder eingehenden Untersuchung, wie sie die Anfertigung von Zupfpräparaten und mikroskopischen Schnitten darstellt, eine gründliche äußere Betrachtung auch der inneren Organe des sezierten Fisches voranzugehen hat. Dabei ist bei Beobachtung der Haut auf Verletzungen, offene Stellen und Geschwüre, Geschwülste, Verfärbung oder sichtbare Parasiten zu achten. Mund, Kopf und Kiemendeckel können Abschürfungen, Verpilzungen oder Verkrüppelungen aufweisen, die Nase kann verpilzt sein. Auch eine Verpilzung oder Trübung der Augen, deren Hervorquellen oder Eingefallensein (vgl. Untersuchungstechnik) ist bedeutungsvoll für die Diagnosestellung. Die Kiemen können blaß sein, Zerstörungen aufweisen oder geschwollen erscheinen, die Muskulatur kann stellenweise weich durch Auflösungserscheinungen sein, der After kann entzündlich gerötet und vorgestülpt sein.

Eine Ausfaserung, Entzündung und ein Zerfall der Flossen geben ebenfalls wichtige Hinweise, desgleichen Gelbfärbung der Leber oder Leberschwellung, weiße Knötchen an den Kiemen, der Haut oder den inneren Organen, gelber Darminhalt u. a. Ergänzend zu diesen Beobachtungen muß dann die Krankheitsgeschichte herangezogen werden, die uns Aufschluß über das Verhalten und die Haltung der Fische vor deren Erkrankung bzw. Tod geben kann. Die Krankheitsgeschichte, besser gesagt Vorgeschichte (Anamnese), ist für die Diagnosestellung fast immer sehr wichtig. Der Untersuchende muß über die Herkunft der Fische (Teichwirtschaft, See, Fließgewässer, industriemäßige Produktionsanlage, Süßwasser- oder Seewasseraquarium) mit Ortsangabe und Anschrift des Einsenders unterrichtet werden. Es müssen die Beobachtungen, die am Gewässer oder im Aquarium von dem Einsender gemacht wurden, mitgeteilt werden (Verhalten und Aussehen der Fische, Höhe der Verluste, zeitlicher Ablauf der beobachteten Krankheit oder des Sterbens). Die Orientierung bei der Diagnosestellung soll die folgende Tabelle 6 erleichtern, in deren linker Spalte das Verhalten der Fische und die Krankheitserscheinungen, in der rechten die möglichen Erkrankungen angegeben sind. Sie ist nur als ein Hilfsmittel in Verbindung mit einer mikroskopischen Untersuchung der Haut, Kiemen und inneren Organen anzusehen.

Die Entscheidung, ob ein Fisch erkrankt ist, ist nicht immer leicht zu treffen. Es gibt Fische, die völlig gesund aussehen und dennoch Todeskandidaten sind, wie in manchen Fällen der Fischtuberkulose und der *Ichthyosporidium*-Krankheit. Andere wieder können Krankheitserreger aufweisen, ohne aber unbedingt krank zu sein (Parasitenträger bzw. bei bakteriellen und viralen Erkrankungen Keimträger). Ferner kann es zu Massensterben bei plötzlicher Wasserverschleierung kommen, beispielsweise bei Sauerstoffschwund oder bei Vergiftungen.

Diese Bemerkungen zeigen, daß man allgemein folgende Einteilung der Fischkrankheiten und -sterben treffen kann: solche, die durch Parasiten, Bakterien und Viren, und solche, die umweltbedingt durch chemische, physikalische und andere Faktoren oder Stoffwechselstörungen bei falscher Fütterung u. a. verursacht werden.

Bei akuter (plötzlicher) Wasserverschlechterung sterben meist alle Fische schlagartig binnen kurzer Zeit, bei langsamer Wasserverschlechterung und bei parasitären, bakteriellen und viralen Erkrankungen hingegen oft in Zeitabständen und vereinzelt. Massensterben treten allerdings auch bei infektiösen Erkrankungen, wie beispielsweise der Viralen hämorrhagischen Septikämie der Forelle oder Frühjahrsvirämie des Karpfens auf. Daß man beim Umsetzen von Fischen unbedingt starke Temperaturschwankungen vermeiden soll, gehört zum ABC des Teichwirtes und des Aquarianers. Wird dies nicht beachtet, kommt es zum sogenannten Temperaturschock (meist ein Kälteschock), und die Fische sterben schlagartig.

Sowohl für die Untersuchung an Ort und Stelle als auch für Laboruntersuchungen ist das Anlegen eines Protokolls von großer Wichtigkeit. Gut geführte Untersuchungsprotokolle können ähnlich einer Kartei erschöpfende Auskunft über zurückliegende Fälle geben und gestatten oft wertvolle Analogieschlüsse.

Das Aussehen eines solchen Protokolls ist je nach den Erfordernissen und Wünschen des Untersuchenden ganz unterschiedlich. Das folgende Muster mag zur Anleitung und Anregung dienen.

Ort der Untersuchung: Protokoll-Nr.
Bewirtschafter: Datum:
Fischart:
Vorgeschichte:

1. Äußerer Befund

Von ____________ Fischen haben:

Verkrüppelungen	Afterschwellung
Narben	dicke Bäuche
offene Geschwüre	Pocken
Glotzaugen	Ektoparasiten
eingefallene Augen	Sporozoenbeulen

2. Innerer Befund

Nr.	Kiemen	Leibeshöhle	Leber	Darm	Milz	Niere	Schwimmblase	Herz	Bemerkungen
1									
2									
3									
4									
5									

Abimpfung vorgenommen: Ja/nein (Organ): Zahl:
Organfixierung vorgenommen: Ja/nein (Organ): Zahl:
Blutausstrich vorgenommen: Ja/nein: Zahl:
Hämoglobinbestimmung: 1. __________ g %
2. __________ g %
3. __________ g %
4. __________ g %
5. __________ g %

Auswertung der Untersuchungsergebnisse (unter Heranziehung der Ergebnisse einer eventuell vorgenommenen Wasseranalyse):

Diagnose:

Tabelle 6 faßt Krankheitssymptome und Verhaltensmerkmale zusammen, die eine Verdachtsdiagnose erlauben.

Tabelle 6
Diagnostische Übersicht zur Bestimmung von Fischkrankheiten

Krankheitssymptome und Verhalten	Verdachtsdiagnose
1. Skelettsystem und Körpergestalt, allgemeines Aussehen und Verhalten	
Verkrüppelungen und Mißbildungen in der Körperlängsachse	a) Wirbelsäulenverkrüppelung (kann erblich bedingt sein) b) Drehkrankheit c) Fischtuberkulose d) SDVS (überstanden) e) Vitaminmangel (Rachitis)
Weichheit und extreme Biegsamkeit der Wirbelsäule	Pockenkrankheit
Verkrüppelungen des Ober- und Unterkiefers	Drehkrankheit (überstanden)
Mundsperre	a) Schilddrüsenwucherungen b) Drehkrankheit (überstanden)
Schwellung in der Mundbodenregion	a) Schilddrüsenschwellung (Kropf) b) Schilddrüsenkrebs
Blutungen und Schwellungen an der Schädeldecke bei Hechtbrut	Rotseuche (PFR-Infektion) der Hechtbrut
Ausfaserung der Flossen	a) Bakterielle Flossenfäule, SDVS b) Ansteckende Hauttrübung c) Laugenkrankheit
Bei Nutzfischen Rotfärbung durch Hämorrhagien in der Haut. Bei Zierfischen Flossensträuben, ruckartiges, schnelles Umherschießen, Zittern, Tod in natürlicher Haltung zwischen Pflanzen	Säurekrankheit
Rotfärbung durch Hämorrhagien in der Haut bei Karpfen	Erythrodermatitis
Fortschreitende Flossenverkürzungen bis zur Flossenwurzel	Bakterielle Flossenfäule
Flossenzerstörungen	a) Verletzungen b) Hautparasiten c) Bakterielle Flossenfäule (besonders Schwanzflosse), bei Zierfischen
Flossenklemmen, scheuernde Schwimmbewegungen	a) Ansteckende Hauttrübung b) *Ichthyophthirius*

(Fortsetzung Tabelle 6)

Krankheitssymptome und Verhalten	Verdachtsdiagnose
Bauch aufgetrieben	a) SDVS b) Schwellung der inneren Organe bei Zierfischen nach Fütterung mit roten Chironomidenlarven c) Fischtuberkulose d) Virale Hämorrhagische Septikämie e) Frühjahrsvirämie
Abmagerung	a) Fischtuberkulose b) *Hexamita* c) Spulwürmer
Schuppensträube bei Zierfischen	a) Tuberkulose b) Schwellung der inneren Organe nach Fütterung mit roten Chironomidenlarven aus Abwässern
Rote stecknadelkopfgroße Schwellung am Mundboden, Kiemendeckel manchmal abgespreizt	a) Schilddrüsenadenom b) Schilddrüsenkrebs
Glotzaugen	a) Frühjahrsvirämie b) Fischtuberkulose c) Bakterielle Nierenkrankheit d) Virale Hämorrhagische Septikämie
Eingefallene Augen	a) SDVS b) *Cryptobia* c) Hungerzustand, allgemeiner körperlicher Verfall
After gerötet, Austritt gelben schleimigen Darminhaltes	a) Darmentzündung b) *Eimeria*-Befall der Darmschleimhaut
Kopfstehen	Schwimmblasenentzündung
Luftschnappen	Sauerstoffmangel, Kiemenfäule Kiemennekrose

2. Haut

Bläulichweiße Trübung der Oberhaut	a) Ansteckende Hauttrübung, Befall mit *Costia, Chilodonella, Trichodina, Gyrodactylus* b) Laugenkrankheit
Wattebauschartige, außerhalb des Wassers zusammenfallende Gebilde	Pilzbefall *(Saprolegnia)*. Auch bei Kälteschäden (besonders an der Nase)

(Fortsetzung Tabelle 6)

Krankheitssymptome und Verhalten	Verdachtsdiagnose
Baumwollartiger Flaum (Mundgegend)	*Columnaris*-Infektion
Runde, gerötete Hautstellen	a) Stiche der Karpfenlaus b) Egelbisse
Gelartige, milchigtrübe pockenförmige Hautwucherungen	Pockenpapillom
Grießkörnchenartige, bis etwa 1 mm große weiße Pünktchen	a) *Ichthyophthirius* b) Befall mit grünen Algen (begünstigt durch *p*H-Erhöhung)
Grauweiße bis schmutzig-gelbe Knötchen auf Haut und Flossen. Haut löst sich teilweise in Fäden ab. Mit Lupe sichtbar	*Oodinium*-Krankheit. Bei Süßwasserfischen *Pillularis*-Krankheit (*Oodinium pillularis* SCHÄPERCLAUS). Bei Korallenfischen: Korallenfischkrankheit (*Oodinium ocellatum* BROWN)
Perlartige oder himbeerartige Hautwucherungen	*Lymphocystis*-Krankheit
Schuppenabschilferung (Zierfische)	Fischtuberkulose
Schwarze, rote, rotweiße Wucherung	Geschwülste
Blumenkohlartige Papillome, vor allem in der Mundregion	Stomatopapillom des Aales
Sandpapiereffekt	*Ichthyosporidium* (besonders beim Hering)
Geschwüre, Flecken, geschwürartige Hauterhebungen, Schuppensträube	a) *Ichthyosporidium* b) Süßwasseraalseuche c) Fleckenseuche d) Furunkulose e) Bakterielle Nierenkrankheit f) Geschwürkrankheit g) Erythrodermatitis
Blutunterlaufene Punkte und Streifen	Befall mit Cercarien (Gabelschwanzlarven eines Saugwurms werden durch Wasserschnecken eingeschleppt)
Rotfärbung durch Hämorrhagien	Erythrodermatitis, SDVS, Süßwasseraalseuche, Vibriose, SVC
Ventrale Hämorrhagien	Infektiöse Pankreasnekrose, SDVS
Schwarze, punktförmige Flecken in der Unterhaut	Befall mit Metacercarien
Aufhellung des Farbbandes bei Neonfischen (kein sicherer Anhaltspunkt)	Befall mit *Pleistophora*

Krankheitssymptome und Verhalten	Verdachtsdiagnose
Gasblasen unter der Haut	Gasblasenkrankheit
Rötung	Frühjahrsvirämie des Karpfens
Schwarzfärbung	a) Darmerkrankungen b) Drehkrankheit (wenn Schwanzregion schwarz) c) Melanose
Dunkelfärbung	a) Virale Hämorrhagische Septikämie b) Infektiöse Pankreasnekrose
Runde, ovale oder längliche Flecken, Schuppenabschilferung	Fleckenseuche
Kleine Eiterbläschen, Beulen	Bakterielle Nierenkrankheit der Salmoniden

3. Kiemen

Bläulichweiße Trübung	Ansteckende Hauttrübung: Befall mit *Costia, Trichodina, Chilodonella, Dactylogyrus*
Bräunlich-grauer, samtartiger Überzug	*Oodinium pillularis*
Zerstörung und Verfärbung besonders an den Kiemenblattenden, Aufhellung der Kiemen	a) Laugenkrankheit b) Säurekrankheit c) Schädigungen durch freies Chlor d) Sonstige Chemikalien e) *Columnaris*-Infektion
Luftschnappen, Fische hängen an der Wasseroberfläche	Sauerstoffmangel
Fleckige Aufhellung	*Ichthyophthirius*
Blasse Färbung, Blutarmut	Folge verschiedener Kranhkeiten bzw. auch Krankheitssymptome (SVC, VHS)
Kiemen werden post mortem sofort weiß	Virale Hämorrhagische Septikämie
Schwellung, Fusion, Verschleimung der Kiemen	Bakterielle Kiemenerkrankung Chemische Reizstoffe
Kiemen nekrotisch, fleckig, lückenhaft, Kiemenblattenden bräunlich verfärbt	Infektion mit *Branchiomyces*
Perlartige, weiße Knötchen (kugelig bis länglich)	Sporozoeninfektionen

(Fortsetzung Tabelle 6)

Krankheitssymptome und Verhalten	Verdachtsdiagnose
Auf den Kiemenblättchen sitzende ovale, weiße Pünktchen, im Sommer zwei Eiersäckchen tragend	Parasitische Copepoden (meist *Ergasilus sieboldii*)
Weiße, runde Pünktchen	*Ichthyophthirius*
Im Ausstrich: Kleine, bis 1 mm lange Würmer	*Dactylogyrus*
Abstehende Kiemendeckel bei Jungfischen und Zierfischen	a) Befall mit *Dactylogyrus* b) Kiemenschwellung
Blutarmut, helle Flecken. Im Kiemenabstrich: Eier mit schwarzem Fleck	Eier von *Sanguinicola*
Dunkel- und Hellfärbung, Nekrose und Abfall von Kiemenblättchen	Kiemenfäule
Blutarmut, streifige Hämorrhagien	Virale Hämorrhagische Septikämie
Hyperämie	a) Umweltschäden (Öl, Phenol) b) Kiemenparasiten

4. Muskulatur

Geschwüre	a) *Ichthyosporidium* b) Fischtuberkulose c) SDVS, SVC d) Furunkulose e) *Vibrio-anguillarum*-Seuche
Hämorrhagien	Virale Hämorrhagische Septikämie
Fleckige Aufhellung	*Pleistophora*-Befall
Beulen mit mikroskopischen Sporen	Beulenkrankheit
Mikroskopisch: aufgerollte Würmer	Nematoden
Rückenmuskulatur schwammig	Virale Hämorrhagische Septikämie

5. Innere Organe und Leibeshöhle

Weißliche Knötchen in Leber, Eierstock, Milz, Herz und Gehirn; Sandpapiereffekt am Herz	*Ichthyosporidium* (starker Befall)
Weiße Knötchen an Leber und Herz	a) Sporozoenbefall b) *Ichthyosporidium*

Krankheitssymptome und Verhalten	Verdachtsdiagnose
Knötchen an inneren Organen	a) Fischtuberkulose b) *Ichthyosporidium*
Braune oder gelbliche Verfärbung der Leber	a) SDVS, VHS b) Toxische Schädigung
Grünfärbung der Leber	Zerstörung durch rückgestaute Galle
Blasige Cysten in der Leber	*Triaenophorus*-Finnen
Kleine Hämorrhagien in der Leber (Forelle)	a) Furunkulose b) Virale Hämorrhagische Septikämie
Mikroskopisch kleine, schnell bewegliche Parasiten in der Galle und im Inhalt des Enddarmes. Fische zeigen oft anormale, schießend-ruckartige Schwimmbewegungen	*Hexamita*. Bei Forellen, *Pterophyllum scalare*, *Cichlasoma severum* und *Symphysodon discus* zu beobachten
Nieren geschwollen	Virale Hämorrhagische Septikämie, Bakterielle Nierenkrankheit
In der Niere mikroskopisch: abgekapselte Wurmeier	*Sanguinicola*
In der Niere mikroskopisch: nekrotische Kanälchen	Nekrose bei Viraler Hämorrhagischer Septikämie der Regenbogenforelle, Fischtuberkulose, Hechtseuche
In der Niere mikroskopisch: Pigmentschwund bei Salmoniden	Virale Hämorrhagisch Septikämie der Regenbogenforelle
In der Niere mikroskopisch: lebhaft bewegliche Parasiten von Erythrozytengröße	*Cryptobia*
Nierenkanälchen durch graubraune Einschlüsse verstopft	*Hoferellus*
Entzündung der Schwimmblase	a) SVC b) Virale Hämorrhagische Septikämie der Regenbogenforelle c) Virale oder bakterielle Schwimmblasenentzündung
Blutungen in der Schwimmblase	Virale Hämorrhagische Septikämie
Hyperämie der Schwimmblase	Furunkulose
Punktförmige Blutungen (kaudale Schwimmblasenkammer)	Virale Schwimmblasenentzündung
Mikroskopisch kleine Würmer im Bulbus des Herzens	*Sanguinicola*

Krankheitssymptome und Verhalten	Verdachtsdiagnose
Weiße Knötchen am Herz	a) Wurmcysten b) *Ichthyosporidium*
Austritt gelben Kotes aus dem Darm	Darmkokcidiose *(Eimeria)*
Knötchen am Darm	Knötchenkokcidiose
Rötung des Enddarmes, Darm schlaff und durchsichtig	Darmentzündung
Flüssigkeit im Darm	a) SVC b) *Hexamita*-Infektion
Darmentzündung (Regio pylorica und Enddarm)	Furunkulose
Punktförmige Blutungen am Peritoneum	Virale Hämorrhagische Septikämie
Exsudat in der Leibeshöhle	a) SDVS, SVC b) Fischtuberkulose c) Bakterielle Nierenkrankheit d) Virale Hämorrhagische Septikämie der Regenbogenforelle e) Frühjahrsvirämie
Hämorrhagien im perivaskulären Fettgewebe	Virale Hämorrhagische Septikämie
Bandförmige weiße Gebilde in der Leibeshöhle	Befall mit *Ligula* oder *Schistocephalus*
Nierenschwellung, blasse Leber, Hämorrhagien der inneren Organe, Leibeshöhle mit Eiter gefüllt	a) Bakterielle Nierenkrankheit der Salmoniden b) SDVS c) Frühjahrsvirämie
Schwimmblasenentzündung mit punktförmigen Blutungen	a) SVC b) VHS
Schwimmblasenwand verdickt und vereitert	Virale Schwimmblasenentzündung

6. Blut

Blutarmut	a) Blutparasiten b) Kiemenparasiten c) Darmkokzidiose d) SDVS, VHS
Im mikroskopischen Blutpräparat: Parasiten von der Größe eines Erythrozyten, sehr beweglich	*Cryptobia*

Krankheitssymptome	Verdachtsdiagnose
7. Nervensystem	
Knötchen in Gehirn und Rückenmark, taumelnde Schwimmbewegungen, unnormale Körperhaltung	*Ichthyosporidium*
Punktförmige Blutungen im Gehirn	Virale Hämorrhagische Septikämie
Lebhaft bewegliche Flagellaten im Liquor cerebralis	*Cryptobia*
Parasiten in den Blutkapillaren des Gehirns	a) *Myxosoma* b) *Myxobolus neurobius*
Kopfstehen	Infektionen des Gehirnes
Krämpfe	a) Vergiftung b) *Hexamita* c) Drehkrankheit
8. Auge	
Exophthalmus	a) Bakterielle Nierenkrankheit b) Fischtuberkulose c) *Ichthyosporidium* d) Befall mit *Diplostomum spathaceum* e) Virale Hämorrhagische Septikämie f) Infektiöse Pankreasnekrose
Trübung der Hornhaut und der Linse	a) Fischtuberkulose b) Befall mit *Diplostomum spathaceum*
Eingefallene Augen	Hunger, Anämie, innere Erkrankungen
9. Brut	
Dottersack zu einer Blase aufgetrieben	Dottersackwassersucht
Kiemendeckel abgespreizt, rote Geschwulst an der Kehle	Schilddrüsenkropf oder -karzinom
10. Eier	
Trübung des Eies	a) Ei unbefruchtet b) Ei durch Umweltfaktoren geschädigt
Strahlenförmige Fäden an der Eioberfläche	Verpilzung durch *Sarprolegnia* (Fischschimmel)

Immunbiologische Grundlagen der Infektionsabwehr

Wie jeder Organismus ist auch der Fisch ein zu seiner Umwelt hin offenes Biosystem. Das erfordert regulative Mechanismen, von denen das Immunsystem das wichtigste ist. Es ermöglicht, Fremdsubstanzen, z. B. Viren, Bakterien, Protozoen und andere in den Organismus eingedrungene Biostrukturen, zu erkennen und nach Möglichkeit abzuwehren. Außerdem sorgt es für die Aufrechterhaltung der körperlichen Integrität, z. B. durch Beseitigung autosomaler Mutationen oder überalterter Zellen. Anatomisch ist das Immunsystem der Knochenfische in den lymphoiden Organen (Vorniere und Milz) lokalisiert, doch sind unspezifische Reaktionen auch andernorts möglich. Das bei den Wirbeltieren hochentwickelte immunologische Abwehrsystem vermag nach Primärkontakt mit einem eingedrungenen und als fremd signalisierten Agens eine spezifische Reaktion auszulösen, die im Rahmen einer erworbenen Reaktionslage abläuft und nach weiterem Kontakt gleicher Art gesteigert wird. Die eingedrungenen biologischen Fremdsubstanzen besitzen sogenannte Antigene, denen im befallenen Organismus gebildete spezifische Antikörper zur Abwehr entgegentreten. Wir unterscheiden zwei Formen der Infektionsabwehr:

- die **natürliche (unspezifische) Abwehr,** die wir als **Grundimmunität** oder **Resistenz** bezeichnen.
- die **erworbene (spezifische) Abwehr** oder **Immunität.**

Schon beim ersten Kontakt mit einem Antigen wirken Effektoren, die genetisch vorgegeben sind. Den unspezifischen Mechanismen bleibt dabei die entscheidende Rolle vorbehalten, die Zerstörung und Entfernung der durch antigenspezifische Antikörper lokalisierten Erreger zu vollziehen. Die Grundimmunität (Resistenz) umfaßt alle Abwehrfaktoren, die unabhängig von einer vorangegangenen Infektion oder Vakzination wirken. Ihre Komponenten können genetisch oder phänotypisch determiniert sein. Die Immunität entsteht nach vorangegangenem Erregerkontakt als erworbener, antigenspezifischer Zustand.

Grundimmunität (unspezifische Infektionsabwehr oder Resistenz)

Die Grundimmunität, auch als allgemeine Resistenz bezeichnet, richtet sich gegen einen erstmalig auf den Organismus wirkenden Erreger oder Fremdkörper und ist sofort verfügbar. Sie wendet sich gegen eine Vielzahl von Infektionserregern und ist genetisch determiniert. Sie wirkt zellulär und humoral.

1. *Äußere Barrieren:* Als erste Barriere dient der Schleim auf Haut und Kiemen und im Darm. Gleiches gilt für seröse Häute (Peritoneum, Serosa des Darms, Perikard) und die Blut-Liquor-Schranke des Gehirns. An diesen ersten Schranken treten bereits unspezifische Abwehrfaktoren wie Lysozyme, Inhibine oder Immunglobuline auf. Ferner sind Flüssigkeitsströmungen wie das Sekret der Schleimdrüsen in Haut und Kiemen oder der Urin zu nennen. Der saure Magensaft der Raubfische und die Galle wirken bakterizid und sind in ständiger Funktion. Die wichtigsten Mechanismen der unspezifischen Abwehr aber sind die Phagozytose und die humorale Abwehr.

2. *Zelluläre Komponenten des unspezifischen Abwehrsystems.* Durch **Phagozytose** werden überalterte Zellen (z. B. Erythrozyten) und nekrotisches Körpermaterial, eingedrungene Krankheitskeime und Fremdkörper aufgenommen und enzymatisch abgebaut. Dabei sind zwei Zellgruppen tätig:

– *Makrophagen.* Dazu gehören die im Bindegewebe vorhandenen Histiozyten, Kiemen- und Peritonealmakrophagen, die Makrophagen des Vorhofendokards, Monozyten des Blutes, Sinuswandzellen, Pigmentmakrophagen des RHS in Niere und Milz sowie Retikulumzellen schlechthin. Sie werden als mononukleäres Phagozytensystem (MPS) definiert. Die Monozyten sind die Vorläufer der Gewebemakrophagen.
– *Mikrophagen.* Als solche werden die Granulozyten des Blutes bezeichnet (polymorphkernige, neutrophile und eosinophile Granulozyten). Mobile Phagozyten, wie Granulozyten und Monozyten, sind chemotaktisch aktiv, d. h., sie werden durch chemische Substanzen, die am Infektionsort entstehen oder freiwerden, angelockt.

Die Phagozyten des MPS sind mit Ausnahme der Monozyten prinzipiell sessil und auf die Zufuhr des zu phagozytierenden Materials mit dem Blut oder der Lymphe angewiesen, doch können sie sich auch lösen und amöboid fortbewegen. Auch die Zellen der Mikroglia des Zentralnervensystems können phagozytieren. Bei mikrobiellen Infektionen werden im Blut auftretende Erreger durch Granulozyten und Monozyten phagozytiert und zerstört. Dabei wirken phagozytäre Enzyme wie Lysozym, Transferrin, Chitinase, Properdin, Proteasen, Nukleasen, Phosphatasen, Lipasen, Phagocytin und Leukin mit. Die phagozytierten und abgebauten Substanzen werden, mit Ausnahme von Lipiden, ausgeschieden. Bestimmte Mikroorganismen sind in der Lage, aggressive, zytozide Stoffe abzugeben, die die Phagozyten schädigen bzw. zerstören, oder es kann eine Schädigung der Freßzellen nach Aufnahme zu großer Keimmengen eintreten. Dieser Gefahr sind vor allem die Granulozyten ausgesetzt, die sich als erste an einen Entzündungsherd begeben. Ihre Trümmer werden von Monozyten und anderen Makrophagen aufgenommen. Aus dem Zerfall der Mikrophagen freigewordene, noch infektionsfähige Erreger werden beim Fisch in Milz und Niere, die analog Lymphknoten funktionieren, abgefangen und von den sessilen Makrophagen des RHS vernichtet. Zu diesen gehören beim Fisch auch die Pigmentmakrophagen, die ihre Ortsgebundenheit aufgeben können. Wir fanden sie bei akuter VHS regelmäßig im strömenden Blut, wobei sich in histologischen Schnitten zeigte, daß sie wahrscheinlich auch Gefäßwände amöboid zu durchdringen vermögen. Je nachdem, wie stark die zirkulierenden Keime im Blut sich vermehren und wieweit sie aus den Phagozyten erneut freiwerden können, vermag es, trotz vorhandener Abwehr, doch noch zum Tod des erkrankten Organismus zu kommen (Sepsis). Hierbei spielt die Virulenz der Keime eine entscheidende Rolle, denn virulente Erreger werden viel schwerer inaktiviert. Zusätzliche Substanzen, wie die Immunglobuline, das Komplement, Magnesium und andere Stoffe, steigern die Phagozytosetätigkeit. Während die Mikrozyten (Granulozyten), wie erwähnt, über spezielle zelluläre Abbauenzyme verfügen, sind die Makrophagen diesbezüglich weniger gut ausgestattet. Ihnen fehlt das bakterizide Globulin, das Phagocytin und teilweise das Lysozym. Bestimmte Bakterien, wie Salmonellen und Mykobakterien, werden nach Phagozytose nicht immer inaktiviert, sie leben in den Makrophagen weiter und können sich in ihnen sogar teilen.

3. *Humorale Komponenten des unspezifischen Abwehrsystems:* Diese Substanzen hemmen die Vermehrung von Mikroorganismen, ohne aber Antikörper (vgl. dort) zu sein. Im Stoffwechsel werden antimikrobielle Fett- und Monocarbonsäuren, Polylysin- und Polyargininpeptide gebildet. Auch die im Entzündungsprozeß auftretenden Leukine und Plakine zählen dazu, desgleichen nach Zellnekrose freiwerdende basische Peptide, Amine und Histone. Folgende **humorale Komponenten** des unspezifischen Abwehrsystems bei Knochenfischen sollen hier genannt werden.

Lysozym. Es ist eine Hydrolase im Schleim, Serum und in den Pagozyten. Bei neutrophilen Granulozyten und bei Monozyten wurde es ebenfalls nachgewiesen, und man nimmt an, daß das Serum-Lysozym von ihnen geliefert wird. I. v. Injektion von Latexpartikeln erhöhte die Lysozymmenge um 50 %, wobei erhöhte Wassertemperatur fördernden Einfluß hatte.

Komplement. Das Komplementsystem ist ein Enzymkomplex von bisher 11 bekannten Proteinen des Serums. Sie werden wahrscheinlich von Makrophagen synthetisiert. Das Komplement wirkt durch seine lytischen Eigenschaften, nachdem eingedrungene Bakterien, Protozoen oder Metazoen vorher von spezifischen Antikörpern eingehüllt worden sind. Dabei geht von diesen spezifischen Antikörpern eine aktivierende Wirkung auf das Komplementsystem aus. Doch kann das Komplement auch für sich allein wirken. Seine Wirkung bei Fischen wurde von Ingram (1980) und von Ellis (1981) untersucht. Es unterscheidet sich chemisch von dem Komplement der Säugetiere. Properdin als „alternativer Komplementweg" ist bei Fischen ebenfalls gefunden worden (Lukyanenko u. Mikheeva, 1963). Properdin wirkt, im Gegensatz zum Komplement, unabhängig von einem Antikörpersignal. Es zielt besonders auf grampositive Bakterien, aber auch auf die toxischen Lipidpolysaccharide der gramnegativen ab. Das Properdinsystem setzt das Komplement in Gang, wobei es dessen erste drei Kaskaden umgeht. Außer seiner lytischen Wirkung vermag das Komplement auch die Aktivität der Phagozyten zu steigern.

C-reaktives Protein (CRP). Es wurde als Serumkomponente bei einigen Plattfischarten in der akuten Infektionsphase nachgewiesen. C-reaktives Protein präzipitiert Kohlenhydrate und Phosphorester aus den Zellwänden von Bakterien, Pilzen und metazoischen Parasiten (Baldo u. Fletcher, 1973; Fletcher u. Baldo, 1976). Im Gegensatz zum Säugetierorganismus ist CRP im Fischserum als permanenter Schutzfaktor gegen Mikroorganismen vorhanden. Deshalb muß bei Darstellung von Antikörperpräzipitaten im Doppeldiffusionsagar (Ouchterlony-Technik) sichergestellt werden, daß auftretende Präzipitationslinien nicht von CRP herrühren.

Hämolysine. Sie wurden ebenfalls bei Knochenfischen nachgewiesen. Hämolysine sind enzymähnliche Proteine mit niedrigem Molekulargewicht. Sie lysieren fremde Erythrozyten mit Ausnahme jener verwandter Arten.

Interferon. Interferon wirkt antiviral und hat somit einen vorderen Rang in der Infektionsabwehr. Es wird wahrscheinlich überwiegend von den Makrophagen synthetisiert, doch sind virusbefallene Zellen dazu auch in der Lage. Interferon dringt in virusbefallene Zellen ein und blockiert die Neusynthese viraler Nukleinsäure. Nach experimenteller Infektion mit dem Virus der VHS bleibt das Interferon im Serum der Regenbogenforelle bei 10 °C vier Tage lang nachweisbar (Dorson u. de Kinkelin, 1974). Bei Säugetieren wird ein Leukozyteninterferon, ein Fibroblasteninterferon und das spezifische Immuninterferon unterschieden. Das Immuninterferon (IFN-Gamma) stammt ausschließlich von stimulierten Makrophagen und Lymphozyten, es dürfte dem bei Fischen festgestellten ähnlich sein.

Nach Ingram (1980) treten folgende *Resistenzfaktoren* im Serum der Fische auf: Transferrin (Fe-Bindung, bakteriostatisch), Lysozym (mykolytisches Enzym mit antibiotischer Wirkung), Chitinase (Hydrolyse des Chitinpanzers von Parasiten), Interferon (antivirale Aktivität), Komplement (Zell-Lysis), Properdin (bakterizide und antivirale Wirkung), antikörperähnliche Verbindungen (Erkennung von Zuckerresten). Im Haut- und Darmschleim treten natürliche Aggulutinine und Lysine als Antikörper auf.

Immunität (spezifische Infektionsabwehr)

Das Immunsystem, die spezifische Infektionsabwehr, ist eine vielfältige gestaffelte Einrichtung, bei der Effektoren der Immunantwort, d. h. spezifische Antikörper und mit antigenspezifischen Rezeptoren ausgestattete Lymphozyten, mit einem Antigen reagieren. Eine zentrale Stellung haben dabei auch bei den Knochenfischen die Lymphozyten. Sie erkennen bestimmte Antigene bzw. deren Determinanten. Die spezifische Immunität ist durch das Zustandekommen gerichteter Mechanismen gegen einen bestimmten Erreger nach überstandener Infektion oder nach Impfung gekennzeichnet.

In der Vorniere (Pronephros), auch Vorder- oder Kopfniere genannt, entwickeln sich aus einer Stammzelle die Vorstufen der Erythro- Granulo- und Lymphozyten. Bei Vögeln und Säugetieren gibt es zwei Hauptpopulationen funktionell verschiedener Lymphozyten: die nach ihrer Einwanderung in den Thymus dort geprägten T-Lymphozyten und die bei Vögeln in der Bursa Fabricii, bei Säugern im roten Knochenmark gebildeten B-Lymphozyten. Beide zunächst morphologisch gleichartigen Populationen können nur durch Immunfluoreszenz anhand ihrer Antigenität (vgl. weiter unten) unterschieden werden. Nach Antigenkontakt kommt es zu einer massiven Proliferation der Lymphozyten in den sekundären lymphoiden Organen. Die T-Lymphozyten wandeln sich dabei zu sogenannten sensibilisierten Lymphozyten um, die B-Lymphozyten proliferieren ebenfalls, es entstehen große Lymphozyten, aus denen die antikörperbildenden Plasmazellen hervorgehen.

Bei Knochenfischen sind bisher, trotz vorhandener Hinweise, keine schlüssigen Beweise für die Existenz dieser beiden Lymphozytenpopulationen erbracht worden. Untersuchungen von Stolen u. Makela (1975) sowie von Yocum et. al. (1975) über den Hapten-Träger-Effekt deuten auf die Existenz von zwei verschiedenen Populationen immunreaktiver Lymphozyten hin, wie wir sie bei Vögeln und Säugern kennen. Nach Bogner u. Ellis (1977) zeigten histoautoradiographische Untersuchungen gleichfalls die Existenz von zwei Lymphozytenpopulationen mit verschiedenen

Migrationsmustern und deren Fähigkeiten zur RNA-Synthese an, wie das auch bei Säugetieren der Fall ist. Bei Knochenfischen sind die Lymphozyten zahlreicher als beispielsweise beim Menschen. Ihre Zahl beträgt nach RICHTER (1981) 70000 pro mm^3 (Mensch: 5000/mm^3). Nach bisheriger Kenntnis treten zellvermittelte Immunreaktionen bei Fischen als spezifische Migrationshemmung der Leukozyten und als Transplantationsimmunität auf. Im Rahmen humoraler Immunreaktionen werden Antikörper synthetisiert, die dem IgM-Typ der Mammalier ähneln. Sie sind sowohl im Blut als auch im Schleim der Haut und des Darmes anzutreffen. Andere Klassen von Antikörpern sind nicht gefunden worden. Trotz dieser Monotonie der Immunglobuline beim Fisch (beim Menschen sind 5 Klassen vorhanden) finden dennoch alle von den Säugetieren her bekannten humoralen Immunreaktionen bei vergleichbarer Spezifität der Antikörper statt. Für die Säugetiere, einschließlich des Menschen, ist der externe Ursprung der Thymuslymphozyten (T-Zellen), d. h. ihre Einwanderung und Umwandlung im Thymus zu Thymozyten, sichergestellt. Für Amphibien und möglicherweise auch für Fische wird angenommen, daß die gesamte Lymphozytenpopulation (T- und B-Zellen) a priori im Thymus entsteht. Dieser Annahme liegen Versuche von TURPEN et al. (1973) zugrunde: Sie tauschten die Thymusanlage triploider und diploider Froschembryonen aus. In beiden Fällen stammten bei den adulten Fröschen 90 % der Lymphozyten vom Thymusspender, d. h., die diploiden Frösche hatten triploide, die triploiden Frösche diploide Lymphozyten.

Neben dem Thymus ist bei Knochenfischen auch die Vorniere eine Produktionsstätte für Lymphozyten. Beide sind primäre oder zentrale lymphatische Organe. Von ihnen aus wird die Milz als sekundäres lymphatisches Organ mit T- und B-Lymphozyten besiedelt und übernimmt in diesem Sinn die Rolle der Lymphknoten der Säugetiere. Die Vorniere der Knochenfische zeigt alle Stadien der Lymphozytopoese, doch wissen wir nicht, in welchem Zahlenverhältnis die hier entstehenden Lymphozyten sich zu den in dem Thymus produzierten befinden. Die Niere, vor allem die Vorniere, dient, analog dem roten Knochenmark der Vögel und Säuger, der Bildung zelliger Blutelemente. Sie weist, wie auch die Milz, zusätzlich ein phagozytierendes Retikulum auf, das mit den antikörperbildenden Zellen und mit lymphoiden Strukturen in Wechselwirkung zu stehen scheint und somit ebenfalls den Lymphknoten der Säuger ähnelt. Es ist denkbar, daß sie zusätzlich ein Ort der Entstehung von B-Lymphozyten sein könnte.

Die *T-Lymphozyten* besitzen bestimmte Oberflächenantigene (Differenzierungsantigene) und haben folgende Funktionen: Sie wirken als zytotoxische Zellen im Rahmen der zellvermittelten Immunität und als Helferzellen der B-Lymphozyten bei der Antigenerkennung. Die *B-Lymphozyten* führen die Synthese von Antikörpern durch, wobei sie nach einem antigenen Reiz proliferieren und zu reifen *Plasmazellen* werden. Diese tragen auf ihrer äußeren Zellmembran Immunglobuline, die als Antigenrezeptoren dienen. Die T- und B-Lymphozyten sind in bestimmten Regionen der Milz (und der Vorniere?) derart lokalisiert, daß ankommende Antigene kooperativ aufgefangen und verarbeitet werden. Antikörperproduzierende B-Zellen sind in der Milz der Knochenfische sicher nachzuweisen, ohne daß aber bisher ihre Herkunft ergründet werden konnte. Auch in der Vorniere (Goldkarausche) konnten nach Antigeninjektion antikörperproduzierende Zellen festgestellt werden, die im Kreislauf nach 24 Stunden, in der Milz aber erst nach 7 Tagen auftraten. Deshalb nehmen NEALE u. CHAVIN (1971) an, daß die Milz mit B-Zellen renaler Herkunft ausgestattet ist. (vgl. oben). Die Milz fängt das im Blut zirkulierende Antigen auf, es wird von den Makrophagen der Marginalzone und der Sinusoide der roten Milzpulpa aufgenommen. Die Milz der Knochenfische funktioniert dank ellipsoider Arterienhülsen als Blutfilter. Diese Hülsen (Schweigger-Seidl-Scheiden) bestehen aus einer Doppellage von Makrophagen in einem Retikulum, die nach erfolgter Phagozytose von den Ellipsoiden hinweg in die weiße Milzpulpa wandern, wo sie Konglomerate, die sogenannten Pigmentmakrophagen-Zentren, bilden. Diese können bei der Schleie unter die Milzkapsel rücken (AMLACHER, unveröffentlicht). In der weißen Milzpulpa entstehen antikörperbildende Plasmazellen, die die Randzone der roten Pulpa besiedeln. Sobald Antigen in die Milz (und Niere?) gelangt, werden frei passierende Lymphozyten über ein von Makrophagen abgesondertes Monokin festgehalten und die Immunantwort dadurch verstärkt. Da wir Pigmentmakrophagen-Zentren stark angehäuft auch in der Vorniere antreffen, können wir ähnliche Vorgänge wie die in der Milz auch für die Vorniere annehmen.

1. *Durch T-Lymphozyten vermittelte Immunität:* Sie wird durch die Immunreaktion spezifisch sensibilisierter T-Lymphozyten repräsentiert. Diese unterstützen und regeln die Zusammenarbeit der zellulären Abwehrelemente. Dabei sind zwei übergeordnete Subpopulationen von T-Zellen tätig: Helferzellen und Suppressorzellen. Die Helferzellen wirken auf B-Lymphozyten, indem sie diese zur Umwandlung in antikörpersynthetisierende Plasmazellen anregen. Die Suppressorzellen haben hierbei eine antagonistische Funktion und kontrollieren darüber hinaus mittels besonderer Cytokine das übrige T-Lymphozyten-System, das aus T-Effektorzellen zur Lymphokinproduktion, T-Killerzellen zur Lyse eingedrungener Erreger und T-Gedächtniszellen (memory-T-cells, nicht zu verwechseln mit den Gedächtniszellen der B-Lymphozyten) besteht. Die Cytokine der T-Suppressorzellen können T- und B-Zellen, desgleichen Makrophagen hemmen (Suppressorfaktor der Lymphokine), aber auch aktivieren (Helferfaktor der Lymphokine). Nach ELLIS (1981) funktionieren auch bei Knochenfischen die T-Zellen als Helferzellen, die B-Zellen nach ihrer Wandlung zu Plasmazellen als Produktionsstätten für Antikörper (ELLIS, 1981; MILLER u. TRIPP, 1981).

Die zytotoxischen T-Lymphozyten oder T-Killerzellen sind bei der Abwehr bestimmter Virusinfektionen, bei der Parasitenimmunität und bei der Tumorabwehr tätig. Sie lagern sich der als fremd erkannten Struktur an und lösen sie durch Abgabe von Lymphotoxinen auf. Sie sind grundsätzlich nur gegen Zellen gerichtet, in deren Membran Oberflächenantigene auftreten, die von der Histokompatibilitätsstruktur des Wirtes abweichen. Killerzellen werden bei jenen Virusinfektionen wirksam, bei denen es zu einer veränderten äußeren Membranstruktur der Wirtszelle kommt, z. B. bei Einlagerung von Viruspartikeln (Pox-, Herpes-, Myxoviren). Auch die Abwehr intrazellulärer Dauerparasiten erfolgt über Lymphokine. Bei erneuter Infektion mit einem Erreger gegen den spezifisch sensibilisierte Lymphozyten aus einer vorangegangenen Infektion (Memory-T-Zellen) schon gebildet wurden, setzen diese in beschleunigtem Maß Lymphokine frei.

2. *Durch B-Lymphozyten vermittelte Immunität:* Sie beruht auf der Abwehr durch antigenspezifische Immunglobulin-Antikörper, die von spezialisierten B-Lymphozyten-Klonen, den Plasmazellen, synthetisiert und vor allem in das Blut abgegeben werden. Insofern sind diese Antikörper ein Bestandteil der humoralen spezifischen Abwehr. Die B-Zellen haben genetisch verbestimmte, antigenspezifische Determinanten an ihrerer Zelloberfläche, und für alle vorkommenden Antigene

gibt es innerhalb der B-Lymphozyten Zellklone, die durch das jeweilige Antigen zur Proliferation angeregt werden. Trifft ein Antigen auf einen entsprechenden B-Lymphozyten, geht es eine Bindung mit dem membranständigen adäquaten Immunglobulin ein. Die B-Zellen reagieren, indem der Antigen-Antikörper-Komplex auf der Zelloberfläche in Gestalt einer „Kappe" konzentriert wird. Er kann von der B-Zelle aufgenommen oder in die Umgebung entlassen werden. Die in dem Lymphozyten induzierte Zellteilung führt zur Bildung eines Zellklons, der unter Größenzunahme (große B-Lymphozyten) eine Wandlung in Plasmazellen erfährt, die, bei stark entwickeltem endoplasmatischem Retikulum, in großen Mengen einen einheitlichen Immunglobulintyp (den Antikörper) produzieren, der spezifisch gegen das betreffende Antigen gerichtet ist. Plasmazellen sind 8–20 μm groß und eiförmig. Wir finden sie bei Knochenfischen in der roten Milzpulpa und in der Niere. Die von ihnen produzierten Antikörper werden nach etwa 30 Minuten durch umgekehrte Pinozytose abgegeben. Die B-Lymphozyten sind also die Vorläufer der antikörperbildenden Zellen, während die T-Lymphozyten für zelluläre Immunreaktionen (vgl. oben) zuständig sind. Außer den Plasmazellen entstehen auch B-Gedächtniszellen, die bei erneuter Infektion mit dem gleichen Erreger zur schnelleren und verstärkten Abwehrreaktion befähigt sind. Bei vielen Antigenen ist die Reaktion der B-Zellen erst durch Vermittlung der T-Helferzellen und der Makrophagen möglich. Die Helferzellen sondern sogenannte Helfersubstanzen (z. B. monomeres IgM) ab, das wahrscheinlich an Makrophagen gebunden wird. Diese fangen dann das Antigen ab und führen es der B-Zelle vor (sogenannte „Präsentation" oder „Antigenbrücke"). Außer den Immunglobulinen des Typs M gibt es noch andere, auch unspezifische, Helfersubstanzen.

Nach Bogner u. Ellis (1977) ist nicht bekannt, bis zu welchem Ausmaß die Teleosteer-Lymphozyten in Populationen differenziert sind, die den T- und B-Zellen der Säugetiere entsprechen. Autoradiographisch ließ sich zeigen, daß radioaktiv markierte Groß- und Kleinlymphozyten der Scholle nach Wiederinjektion durchgehend in nichtlymphoiden Geweben (rote Milzpulpa, Leber, Darm) wiedergefunden wurden. Lediglich kleine Lymphozyten wanderten in die lymphoiden Gewebe der Milz und Kopfniere, und zwar in die Melano-Makrophagen-Zentren. Sicher funktionieren diese bei der Abwehr eingedrungener Keime, wie das sehr anschaulich für die Fischtuberkulose (Amlacher, 1968, 1976) gezeigt werden konnte.

Nach erfolgter Immunisierung sind schon bei geringer Antigengabe (10 μg Protein pro kg Körpergewicht) Antikörper nach 7–14 Tagen im Serum nachweisbar (Richter, 1981). Bei wiederholter Immunisierung mit dem gleichen Antigen verkürzt sich auch beim Fisch die Latenzzeit der Antikörperproduktion, und ihre Menge steigt gleichzeitig an (Wirkung des immunologischen Gedächtnisses). Bei 15 °C erfolgt die Antikörperbildung bei Karpfen sehr langsam (70–80 Tage). Die Optimaltemperatur beträgt 25 bis 30 °C (Richter, 1981). Hohe Antikörpertiter können aber auch bei niedriger Wassertemperatur erreicht werden, wenn das Antigen in einem Adjuvans emulgiert verabreicht wird (Ambrosius u. Lehmann, 1964).

Chiller et al. (1969) immunisierten Regenbogenforellen gegen Schaferythrozyten. Die Untersuchung von Milz und Kopfniere zeigte deren Fähigkeit zur Rosettenbildung in vitro nach Inkubation mit Schaferythrozyten. In der Milz erfolgte die Rosettenbildung hauptsächlich durch kleine, mittlere und große Lymphozyten, in der Kopfniere waren auch Plasmazellen, blastoide Zellen, Monozyten, Makrophagen und Eosinophilen ähnliche Zellen an der Rosettenbildung beteiligt.

Es wird angenommen, daß Makrophagen, Monozyten und Eosinophile keine Antikörper produzieren, aber dem Transport von Immunglobulinen dienen. Die Plasmazellen ähneln jenen höherer Vertebraten. Die Immunantwort bei Fischen erfolgt also mit Hilfe aller obengenannten Zellen.

Klontz (1972) berichtet, daß 2 – 3 Tage nach Injektion bakterieller oder viraler Antigene in Regenbogenforellen die Antigene in großen Lymphozyten und in Makrophagen der Milz und Niere nachgewiesen werden konnten. Ein Ansteigen der Anzahl beider Zelltypen war um den 5. Tag nach Antigeninjektion zu beobachten und eine schwache Bildung von Antikörpern fand im Zytoplasma lymphoider Zellen der Kopfniere nach 12 – 15 Tagen statt. Wenige Tage vor dem Auftreten zirkulierender Antikörper enthielten die kleinen Lymphozyten der Kopfniere beachtliche Mengen an zytoplasmatischen Antikörpern. Die Zelloberfläche der B-Lymphozyten ist auch bei Fischen Träger von Immunglobulinen. Beim Karpfen sind 30 – 60 % der Lymphozyten im peripheren Blut und in der Kopfniere sowie 25 – 45 % in der Milz, ferner 65 – 68 % der Thymozyten Träger von färbbaren Zelloberflächen-Immunglobulinen (Emmrich et al., 1975).

Serologisch kann die Antigenstruktur von Bakterien und Viren durch Agglutinationsproben mit bekannten Immunseren geprüft werden. Zur Suchreaktion verwendet man polyvalente Suchseren und zur Identifizierung monovalente Faktorenseren. Gegebenenfalls sind Absättigungsversuche notwendig oder in manchen Bakteriengruppen Präzipitinreaktionen (Habs, 1967).

Bakterien und Viren wirken bei Injektion in den Tierorganismus als Antigene, sie rufen die Bildung von Antikörpern (Immunkörpern) hervor. Antigen und Antikörper sind aufeinander spezifisch abgestimmt (Identität). Die Immunreaktion kann sichtbar sein als

– Präzipitation (Ausfällung gelöster Antigene bzw. Halbantigene),
– Agglutination (Verklumpung),
– Lyse (Auflösung geformter Antigene).

Indirekt kann die Immunreaktion als Komplementbindungsreaktion (KBR) nachgewiesen werden.

Antikörperhaltige Immunseren werden durch Injektion von bekannten Antigenen einer bestimmten Krankheit an Tiere (Kaninchen, Pferd, Fisch) gewonnen und dienen dann dazu, diese Antigene zu identifizieren. Über Herstellung von Immunseren und entsprechende Immunreaktionen vgl. Habs (1967). Der gegenwärtige Status der diagnostischen Serologie bei Fischbakteriosen wurde von Busch (1981) in einem Überblick dargestellt.

Für den Virusnachweis bei Fischen hat sich der Neutralisationstest als am empfindlichsten erwiesen (Ahne, 1978).

Im Routinebetrieb werden von dem Überstand infizierter Zellkulturen mit eindeutigem CPE Verdünnungen von 1 : 1 000 bis 1 : 10 000 hergestellt und entweder mit spezifischem Antiserum in entsprechender Verdünnung oder mit Normalserum (in gleicher Verdünnung wie das Antiserum) 1 : 1 gemischt, 60 Minuten bei 15 °C inkubiert und in Mengen von 0,2 ml in Zellkulturen inokuliert (gleiche Probe mit einem Referenzvirus wird angeraten). Im Gegensatz zu den mit antiserumhaltigem Filtrat beimpften zeigen die mit Normalserum behandelten Kulturen CPE. Dieses Verfahren kann in Röhrchen, Mikroplatten und als Plaquemethode (in Petrischalen) ausgeführt werden. Weitere Methoden bei Ahne (1978).

Als Immunseren können auch Fischseren verwendet werden, wobei aber Besonderheiten beachtet werden müssen (vgl. AHNE, 1978).

Eine besondere Methode zum qualitativen Nachweis von Virusantigen in Zellen ist die Immunfluoreszenz.

In der fischvirologischen Diagnostik wird die indirekte Immunfluoreszenzmethode angewendet. Fluoresceinisothiocyanat-gekoppelte Kaninchen-Antiglobuline, die käuflich zu erwerben sind, finden hierbei Verwendung. Es sind Antikörper, die sich an die Antikörper jenes Kaninchenserums anlagern, das gegen die Antigene in den zu untersuchenden Fischzellen gerichtet ist. Infizierte Zellkulturen werden in PBS gewaschen, entfettet (Aceton bei - 20 °C), mit unmarkiertem virusspezifischem Antiserum 30 Minuten bei Raumtemperatur überlagert und erneut in PBS gewaschen. Anschließend erfolgt Überlagerung mit fluorescein-konjugiertem Kaninchen-Antiglobulin 30 Minuten lang bei Raumtemperatur. Nach Waschen in PBS wird das Endpräparat (9 Teile Glycerol und 1 Teil PBS) hergestellt und im Fluoreszenzmikroskop untersucht. Bei der Diagnose von *Renibacterium salmoninarum* werden Ausstriche oder Gefrierschnitte 5 Minuten in Aceton fixiert und dann in PBS gewaschen. Auf das Gewebe wird ein Tropfen kommerzielles Anti-KD-Bakterium-Kaninchenantiserum gegeben und 30 Minuten bei 37 °C inkubiert. Das Antiserum wird vorsichtig mit PBS abgespült und der Objektträger dreimal mit PBS gewaschen. Danach wird 1 Tropfen fluoresceinisothiocyanat-markiertes Ziegen-Antiserum gegen Kaninchen-Globulin (Ziege-anti-Kaninchen) auf die Gewebeprobe gegeben, 30 Minuten inkubiert und anschließend mit PBS abgespült. Nach weiterem Waschen erfolgt die Untersuchung im Fluoreszenzmikroskop. Negativkontrollen sind einzubeziehen um falsch-positive Reaktionen zu erkennen. Besondere Untersuchungsmethoden auf serologisch-immunologischem Gebiet sind der Spezialliteratur zu entnehmen.

Spezifische Immunreaktionen bei Fischen werden vom Thymus gesteuert. Wir unterscheiden:

- Späte Immunreaktion (Tuberkulintyp-Reaktion) unter Mitwirkung sensibilisierter Lymphozyten,
- Antikörperbildung vom IgM-Typ.

Die Immunreaktionen sind beim Fisch temperaturabhängig. So bilden Karpfen bei 12 °C keine Antikörper, bei 20 °C dagegen ist die Immunabwehr funktionsfähig.

Bei Injektion von Antigenen und Haltung der Fische 8 Tage lang bei einer Wassertemperatur von 25 °C treten Antikörper nach Umsetzen in Wasser von 12 °C etwa nach 20 Tagen auf. Hält man dagegen die Fische nach Antigeninjektionen 15 Tage lang bei 25 °C und setzt sie danach in Wasser von 12°C um, erfolgt die Antikörperbildung eindeutig schneller und stärker.

Die Optimaltemperatur für die Antikörperbildung beträgt beim Karpfen 20 °C (18 – 27 °C) und für adulte Forellen im Durchschnitt 17 °C. Wichtig ist, daß die für die Virusvermehrung notwendigen Temperaturoptima sehr oft nicht mit den Optima der Antikörperbildung interferieren. Die Temperaturoptima für die wichtigsten Fischviren betragen: SVC 13 – 22 °C, SBE 15 – 20 °C, INH 8 °C, IPN 12 – 14 °C und VHS 8 °C.

In der Praxis kann, wie Untersuchungen zur Immunprophylaxe der Furunkulose und der Vibriose zeigten, die Immunologie in die Krankheitsbekämpfung einbezogen werden (DUFF, 1947; KLONTZ u. ANDERSON, 1970; FLETCHER u. WHITE, 1973; FRYER, 1974; FRYER et al., 1976; ANTIPA u. AMEND, 1977; SCHRECKENBACH, 1979).

Der Immunschutz wird nach Verabreichung lebender oder abgetöteter Krankheitserreger durch Aktivierung humoraler Antikörper (Immunglobuline) erworben. Die gezielte aktive Immunisierung, die, mit Ausnahme der Immunprophylaxe der Vibriose, noch im Versuchsstadium steckt, erfolgt nach dem Prinzip der hyperosmotischen Infiltration (AMEND u. FENDER, 1976; ANTIPA u. AMEND, 1977). Die Fische werden in hypertonischen Lösungen (5,32 %ige NaCl-Lösung bzw. 10 %ige Harnstofflösung) gesetzt und danach in 2 % antigenhaltiges Süßwasser gebracht. Das führt zur Antigenaufnahme, wahrscheinlich über das Seitenlinienorgan und die Kiemen, zum anderen haftet das Antigen auf der Haut. Im Zuge dieser Vorgänge tritt bei den Fischen ein hypertonischer Schock auf (SCHRECKENBACH, 1979), der während der Antigenbehandlung anhält und erst im normalen Milieu binnen 5 Minuten abklingt. Der Agglutinationstiter und die Überlebensrate waren nach dieser Behandlung gegenüber den Kontrollfischen signifikant erhöht.

Die entzündlichen Reaktionen

Der Begriff „Entzündung“ (Inflammation, Phlogosis) wird seit 2000 Jahren diskutiert. Er ist in Definition und biologischer Deutung von ASCHOFF, RICKER und anderen in Frage gestellt worden, wurde aber unter dem Einfluß von MARCHAND, RÖSSLE und BÜCHNER in der pathologischen Histologie weiter aufrechterhalten. Wir richten uns in unserer Darstellung nach BÜCHNER (1950), ZOLLINGER (1971) und HECHT/LUNZENAUER/SCHUBERT (1979).

Entzündungen werden durch Entzündungsreize hervorgerufen. Diese können im Umfeld oder im Eigengefüge des Organismus liegen, der auf biologische Reize mittels spezifischer Rezeptoren reagiert. Entzündungserregende Reize sind vielgestaltig, und die biochemischen und morphologischen Vorgänge, die eine Entzündung kennzeichnen, können auch bei nichtentzündlichen Prozessen auftreten. Per definitionem ist die Entzündung ein gesetzmäßiger Ablauf von biochemischen (immunologischen) und histologischen Ereignissen, die als Folge entzündungserregender Reize auftreten. Sie verläuft am Gefäßbindegewebeapparat (Histion) ab und greift sekundär auch auf das benachbarte Parenchym über. Dabei treten Alterationen des Gewebechemismus und der Gefäßpermeabilität, Durchblutungsstörung mit Exsudation und Infiltration sowie Proliferation und Phagozytose auf. Bei nichterfolgender Restitution kommt es zur Nekrose.

Wir unterscheiden äußere (exogene) und innere (endogene) Reize. Zu den äußeren Reizen gehören Mikroorganismen (Viren, Bakterien, Protozoen, Pilze, bestimmte parasitische Metazoen), toxische Substanzen (Ekto- und Endotoxine von Bakterien, chemische Umweltgifte und Pharmarka), mechanische und thermische Reize und Strahlungen (Röntgen, radioaktive, ultraviolette). Die Wirkung äußerer Reize hängt von ihrer Art und Menge und von der Abwehrkraft des betroffenen Organismus ab. Innere Reize entstehen durch krankhafte Vorgänge, z. B. bei bösartigen Tumoren oder bei enzymatischer Zerstörung körpereigener Gewebe, wie wir das bei der Fettgewebenekrose des Pankreas bei Forelle und Karpfen sehen können.

Biologische Bedeutung der Entzündung

Der biologische Sinn der Entzündung besteht darin, daß der Organismus aus der Gefahrensituation, in die er durch einen pathischen Reiz geraten ist, möglichst ohne Schaden wieder herauskommt. Das wird besonders bei bakteriellen und viralen Entzündungen deutlich. Schon die Exsudation von Serum in das Gewebe verdünnt bakterielles Toxin und führt bakterizide Stoffe, aber auch Präzipitine, Agglutinine und Lysine heran (vgl. immunologische Grundbegriffe). Das nach Plasmadiapedese sich bildende Fibrinnetz bewirkt die Fixierung von Toxinen und Erregern. Besonders aber ist die Leukodiapedese zusammen mit der Aktivität der Histiozyten

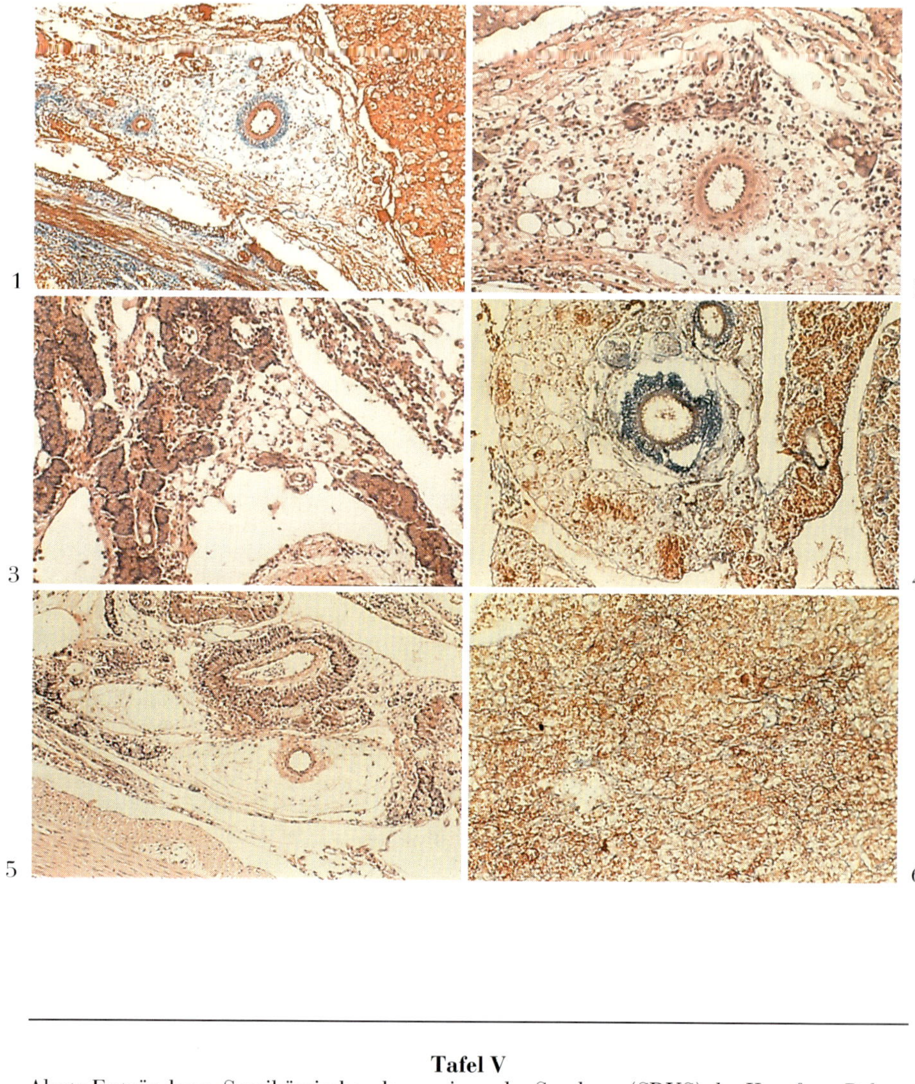

Tafel V

Akute Entzündung. Septikämisches dermoviscerales Syndrom (SDVS) des Karpfens. Bakterielle Superinfektion nach vermutlich initialer Frühjahrsvirämie (SVC). Exsudativ-fibrinöse Entzündung im Darm-Leber-Zwischenraum unter Einbezug der Mesenterialgefäße und des Pankreas. 1: Exsudat mit Fibrinfasern und zahlreichen eosinophilen Entzündungszellen mit rundovalem, exzentrischem Kern (Granulozyten?), Färbung H.-E. 2: Gleiches Präparat wie 1, Azanfärbung. Es sind nur vereinzelte blaugefärbte Bindegewebefasern zu erkennen. 3: in Regression befindliches, entzündetes Pankreasgewebe, Färbung H.-E. 4: weiter fortgeschrittene entzündliche Regression des Pankreas, mit enzündeten zentralen Pfortadervenen, rotgefärbte Reste des sekretorischen Pankreas im Entzündungsfeld (Azan). 5: Befund wie in 4 bei H.-E.-Färbung. 6: entzündetes und nekrotisches Leberparenchym mit beginnender bindegewebiger Fibrosierung (Azan). (Original).

ein wichtiger Abwehrvorgang, der zur Phagozytose und dem intrazellulären Abbau von Krankheitskeimen und Zelltrümmern im Entzündungsareal dient (Leukozyten als Mikrophagen, Histiozyten als Makrophagen; vgl. Tafel V.) Die Aufnahme bakterieller Erreger erfolgt bevorzugt durch gelapptkernige neutrophile Granulozyten, aber auch Makrophagen sind daran beteiligt (Abb. 27). Das Granulationsgewebe spielt in der akuten und subakuten Phase ebenfalls eine wichtige Rolle bei der Abwehr von Krankheitskeimen. Auch die Kapillarsprossung ist in diesem Zusammenhang von Bedeutung, da sie der Zufuhr von neuem Blut mit bakterizider Funktion und dem Einstrom bakterieller Antigene in den Kreislauf dient und so die Bildung spezifischer Antikörper in den Uferzellen der Gefäße (RHS) anregt. Im Entzündungsfeld äußert sich die spezifische Antikörperbildung durch Ansammlung von Plasmazellen. Die Entzündung kann zur Restitutio ad integrum, zur völligen Wiederherstellung des ursprünglichen Gewebes führen, oder es kommt nach Bildung eines Granulationsgewebes zur Reparationsfibrose, zur Entwicklung von Bindegewebe und zur Entstehung einer Narbe. Bei chronischer Entzündung besteht ein entzündlicher Herd weiter, er wirkt als streuender Focus und kann gegebenenfalls akut wieder aufflackern (chronisch-rezidivierende Entzündung).

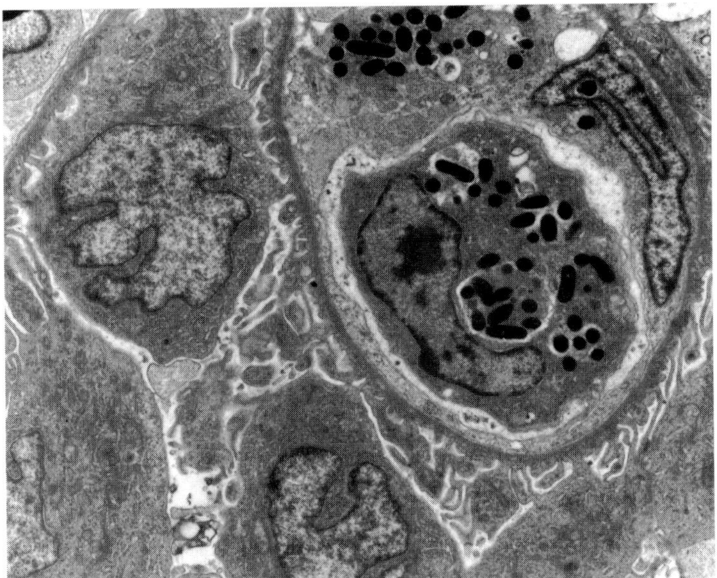

Abb. 27. Blutkapillarschlinge im Nierenglomerulum einer Äsche. Experimentelle Infektion mit *Renibacterium salmoninarum*. M = Makrophage mit phagozytierten Bakterien. E = Endothelzelle, vakuolisiert (V) mit eingedrungenen Bakterien. P = Phagozyten. Elektronenmikroskopische Aufnahme, etwa 11000 ×. (Aus: Diss. Sybille Kettler, Vet.-med. Fakultät, Universität München, Prof. Dr. R. Hoffmann).

Ablauf der Entzündung

Meist erfolgt die Reaktion auf einen Reiz lokal, herdförmig und vorwiegend am Gefäßbindegewebe. Die Entzündung verläuft in drei unterschiedlich ausgeprägten Phasen, die einander bedingen und ineinandergreifen bzw. einander überlagern können.

1. *Alterationsphase (biochemische Phase):* Sie ist morphologisch kaum zu erfassen und betrifft örtliche Gewebe(Zell)schädigungen mit veränderter zellulärer Stoffwechselleistung, die aus der Anabiose zur Katabiose und zum Zelltod führen kann. Dabei sind biochemische Mediatoren wirksam. Es kommt zu einer erhöhten Durchlässigkeit der Gefäßwand, wobei die Mediatoren Histamin, Serotonin, saure Lipide im Gewebe, das Komplementsystem und Fibrinpeptide im Blut permeabilitätssteigernd und exsudationsfördernd wirken. Chemotaktisch aktiviert, begeben sich Mikrophagen (Granulozyten) und Makrophagen (vorwiegend Monozyten) in das Entzündungsfeld. Hierbei wirken weitere Histomediatoren (Prostaglandin) und bestimmte chemotaktische Lymphokine mit. In der Folge kommt es zur Zell- und Gewebeschädigung bis hin zur Nekrose. Bei diesen Folgevorgängen wirken als Gewebemediatoren saure und neutrale Phosphatasen, die aus leukozytären Lysosomen stammen, mit. Produkte des Fett- und Kohlenhydratstoffwechsels (Fettsäuren, Milchsäure) und aus geschädigten Zellen freigesetzte Substanzen führen zur sauren Reaktion. Ferner kommt es zur Hyperosmose und damit zum Übertritt von Gewebeflüssigkeit aus den Gefäßen in das Entzündungsfeld, zur Disionie im Verhältnis von K, Na und Ca und zur Kontraktion der glatten Muskulatur in den Gefäßwänden, wobei größere Arterien unter dem Einfluß von Serotonin und sauren Lipiden verengt werden. Im Entzündungsfeld tritt Sauerstoffmangel ein. Die Gefäße der Endstrombahn erweitern sich, die Durchlässigkeit der Blutkapillaren ist erhöht. Mikro- und Makrozyten phagozytieren Krankheitskeime und Zelltrümmer. Heterolytische Enzyme führen zu weiterer Zellschädigung und zur Nekrose.

2. *Phase der Durchblutungsstörung:* Die Endstrombahn der Gefäße ist weitgestellt, die Wirkung der Mediatoren aus der Alterationsphase hält an. Die Arterien des muskulären Typs sind zunächst kontrahiert, die Arteriolen weitgestellt, die Venolen ebenfalls kontrahiert. Dadurch staut sich das Blut im Kapillarbereich des Entzündungsareals, es verlangsamt sich der Blutfluß (Prästase) oft bis zum Stillstand (Stase). In der Folgezeit werden die Arteriolen verengt und die Venen erweitert. Im prä- und poststatischen Zustand ist die Blutzufuhr verringert, und auch der Abfluß ist durch Stromverlangsamung vermindert. Das führt im Entzündungsfeld zu Nährstoff-, Wirkstoff- und Sauerstoffmangel einerseits, andererseits zur Anhäufung intermediärer Stoffwechselprodukte. Während der Stase kommt es zur Hyperosmose, die ein Ansaugen von Wasser aus den Gefäßen in das Gewebe zur Folge hat und zur akuten Schwellung führt. Die vorhandene Hypertonie führt zur Quellung von Fasern und Membranen des Gefäßbindegewebes. Damit wird die entzündliche Exsudation von Blutbestandteilen aus Kapillaren und kleinen Gefäßen in das Gewebe eingeleitet. Die Permeabilität der Gefäßwand wird gesteigert und führt zum Durchtritt zunächst von niedermolekularen Albuminen und teilweise Globulinen. Diese Flüssigkeit entspricht dem Blutserum, der Vorgang ist eine Serumdiapedese. Mit steigender Permeabilität tritt nun auch höhermolekulares Fibrinogen aus, es kommt zur Plasmadiapedese. Das Serum bleibt in den Geweben in Lösung, aber aus dem exsudierten Plasma fällt das Fibrin als feines, fädig-kristallines Netzwerk aus.

Die nächste Stufe der entzündlichen Exsudation erfolgt in der Poststase. Die in der vorangegangenen Stase starke hypoxische Gefäßwandschädigung führt zu weiterer Permeabilitätssteigerung und erlaubt nun auch den Durchtritt morphologischer Blutbestandteile. Es kommt zur Leukodiapedese, d. h. zum Durchtritt gelapptkerniger Leukozyten, die sich vorher schon in Randstellung an der Gefäßinnenwand befunden haben. Sie bewegen sich amöboid und chemotaktisch aus der Wand kleiner Venen und Kapillaren in das Entzündungsfeld hinein. Parallel dazu bestehen in dieser Phase der Entzündung eine Leukozytose im strömenden Blut und eine gesteigerte Leukopoese in den blutbildenden Geweben.

In besonderen Fällen passieren auch Erythrozyten passiv die geschädigte Wand der Kapillaren und Venolen (Erythrodiapedese). Erythrodiapedese tritt aber nur bei schwerer und schnell einsetzender hypoxischer Schädigung der Kapillarwände auf, also bei besonders schweren exsudativ-entzündlichen Zuständen. Mit dem Abklingen des Entzündungsreizes kehrt die Gefäßwand zu ihrem Normalzustand zurück.

Das entzündliche Exsudat breitet sich in den Gewebelücken aus und drängt Zellen und Fasern auseinander. So entsteht das entzündliche Ödem als lokale Schwellung. Die mangelhafte Ernährung der Gewebe führt unter Mitwirkung lysosomaler Enzyme zur Zell- und Gewebenekrose. Im Gegensatz zu den passiv eingeschleusten Erythrozyten bewegen sich die durch Mediatoren aktivierten Leukozyten (vor allem segmentkernige Granulozyten) amöboid in das Entzündungsfeld hinein. Diese Mikrophagen phagozytieren Fremdkörper (Bakterien, Zelltrümmer) und gehen dabei zum Teil zugrunde, wobei sie lysosomale Enzyme (vgl. oben) freisetzen. Leukozytenhaltiges Exsudat und nekrotisches Zellmaterial bilden den Eiter.

3. *Proliferationsphase und Narbenbildung:* Mit nachlassender Durchblutungsstörung hört der Durchtritt von Leukozyten auf, und die Phagozytose von Zelltrümmern wird nun von schnell sich vermehrenden Makrophagen, Lymphozyten und auch Fibroblasten übernommen. Nach Serum- und Plasmadiapedese bestehen im Entzündungsfeld optimale Ernährungsbedingungen für das Mesenchym. Die zwischen kollagenen Fibrillen liegenden Fibrozyten bilden sich zu Fibroblasten mit starker mitotischer Teilungsaktivität um und wachsen analog einer Zellkultur in das Entzündungsfeld hinein. Gleichzeitig werden auch Histiozyten mobilisiert. Aus den Gefäßen sprossen junge Gefäßwandzellen (Angioblasten) in Doppelreihen senkrecht zur Gefäßachse vor und bilden neue Kapillaren, deren Lumen sich später von der Gefäßwand her öffnet. So entsteht eine organoide Struktur, ein junges Mesenchym, als histologische „Primitiveinheit“ im Entzündungsfeld, das wir als Proliferationsgewebe (Organisations- bzw. Granulationsgewebe) bezeichnen. Während der entzündlichen Proliferation besteht die Exsudation in allen ihren Formen zunächst weiter. In der subakuten Phase treten auch Rundzellen im Entzündungsfeld auf, die in der akuten Phase fehlen: Lymphozyten mit kompaktem rundem Kern und Plasmazellen als größere Rundzellen mit exzentrischem rundem Kern.

Geht die Entzündung in der subakuten (postakuten) Phase zu Ende, sistiert das Wachstum des neugebildeten Mesenchyms, die Exsudation hört auf, und es bilden sich bei nachlassender Durchblutung zwischen den Fibroblasten feine Retikulumfasern, die sich in Bündel kollagener Fasern umwandeln. Die Kapillaren veröden, übrig bleibt eine gefäßarme, bindegewebige Narbe.

Diese drei Phasen der Entzündung können unterschiedlich ausgeprägt sein. Überwiegt der akute Reiz, steht die Durchblutungsstörung und damit die akute exsudative Entzündung im Vordergrund. Schwache aber anhaltende pathische Reize, die eine exsudative Entzündung nicht auslösen, führen zu einer ausgeprägten Proliferationsphase, es überwiegt die chronische proliferative Entzündung. Gleichwohl läßt sich aber, abgesehen von der Stärke des Reizes im Zentrum seiner Wirkung, fast immer eine exsudative Entzündung nachweisen, während peripher proliferative Entzündung besteht und an der äußersten Peripherie bindegewebige Abriegelung auftritt (vgl. tuberkulöses Granulom, S. 111).

Formen der Entzündung (histologische Klassifizierung)

Von der alterativen Entzündung abgesehen, sind Exsudation und Proliferation die Grundvorgänge bei einer Entzündung, die sich im Idealfall über aufeinanderfolgende Stufen abspielt. Meist aber steht *eine* Phase der entzündlichen Veränderungen ausschließlich im Vordergrund, oder die Entzündung bricht in ihrem gesetzmäßigen Ablauf plötzlich mit einer der exsudativen Phasen ab. Wir unterscheiden die folgenden Formen der Entzündung.

1. **Alterative Entzündung:** Es handelt sich um eine Entzündung, die auf der Stufe der Alteration verharrt, es fehlen Durchblutungsstörung, Exsudation und Proliferation, oder sie treten fast nicht in Erscheinung. Typisch für diese Entzündungsform ist die *Sepsis*, eine Überschwemmung des Blutes mit einer Vielzahl sich vermehrender hochvirulenter Keime und deren Toxinen bei geringer Resistenz des Organismus. Die Erreger werden ohne Abszeßbildung in den Organen abgesiedelt, auch andere Anzeichen der Abwehr fehlen. Von der Sepsis ist die *Bakteriämie* deutlich abzugrenzen. Bei dieser treten Erreger in der Blutbahn auf, ohne wesentliche Vermehrung und ohne Veränderungen an den inneren Organen hervorzurufen. Bakteriämien sind häufig. Die *Virulenz* des Erregers als Ausdruck seiner Pathogenität hängt neben seiner Spezifität auch davon ab, ob es schon „im Kampf" gestanden, also Abwehrreaktionen des Körpers und therapeutischer Faktoren überstanden hat, und von seiner Toxinproduktion.

Der lokale Schaden ist um so größer, je kleiner die Toxinproduktion ist. Bei hoher Toxizität können lokale Entzündungszeichen fehlen. Grampositive Bakterien geben Exotoxine an die Umgebung ab (Proteine mit hoher antigener Wirkung, die durch spezifische Antikörper neutralisiert werden müssen), gramnegative Bakterien produzieren in ihren Zellwänden Endotoxine (Lipopolysaccharid-Protein-Komplexe), welche antigen wirken und nur teilweise durch spezifische Antikörper neutralisiert werden.

Auch toxische Alterationen müßten hierhergestellt werden; besonders dann, wenn im Parenchym Nekrosen in Kugelform entstehen, liegen derartige Wirkungen vor (zentrifugale Diffusion der Toxine in die Umgebung, mit Abtötung der Zellen innerhalb eines abnehmenden Konzentrationsgefälles).

2. **Seröse Entzündung:** Bei der serösen Entzündung steht die Serumdiapedese im Vordergrund. Beispiele: Ergüsse in die serösen Höhlen des Perikards oder des Peritoneums (Perikarditis, Peritonitis). Der Erguß ist von klarer, bernsteingelber, seltener gelbgrüner Färbung und praktisch mit dem Blutserum identisch. Seröse Exsudate treten bei bakteriellen und viralen Entzündungen der serösen Häute auf (Frühjahrsvirämie, SDVS, Tuberkulose). Entwickelt sich die seröse Entzündung im Gewebe, entsteht das entzündliche Ödem (Stich der Karpfenlaus, Biß von *Pisci-*

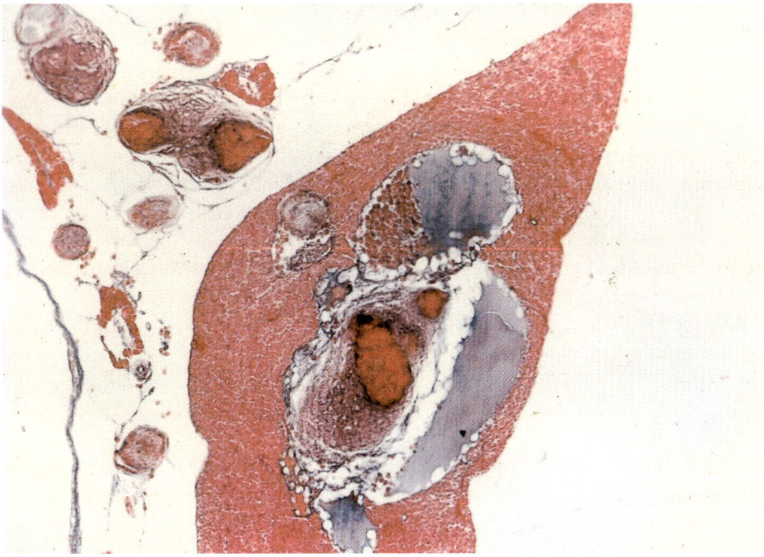

Abb. 28. Subakute Tuberkulose der Milz. Kollaterales Ödem und Lymphozytenansammlung als Ausdruck des Übergangs in den chronischen Zustand. Beginnende bindegewebige Abriegelung des Granuloms. (Original).

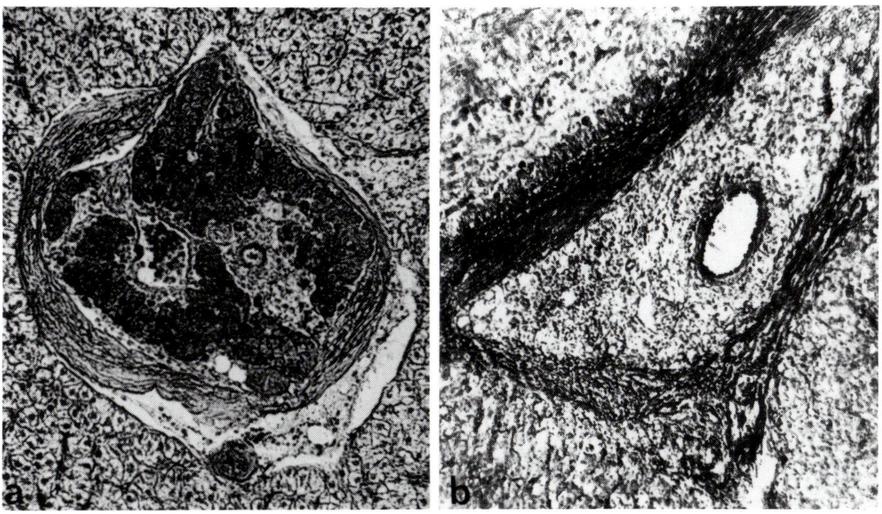

a b

Abb. 29. Serös-fibrinöse Entzündung der Leber (Karpfen). a) Experimentelle i. p. Infektion mit *Aeromonas punctata*: azelluläre Entwicklung kollagener Fibrillen aus dem Sol des Exsudats um einen intrahepatischen Pankreasschlauch. b) Natürliche Infektion (SDVS): Serösentzündliches Infiltrat im Darm-Leber-Zwischenraum. Bildung von fibrinösen, sklerosierenden Pseudomembranen um ein stark entzündetes Blutgefäß. (Original).

cola, „Bibberbeulen" beim SDVS). Bei katarrhalischer Enteritis löst das durchströmende Serum die Zellen ab. Es kommt, wie bei der Frühjahrsvirämie, zur Entstehung einer desquamativen Enteritis. Auch bei akuter Sporozoen-Enteritis *(Eimeria)* sind ähnliche Vorgänge im Spiel. Sogenannte perifokale Exsudationen um den tuberkulösen Herd entstehen bei Organtuberkulose der Milz und der Leber (Abb. 28). Auch die von verschiedenen Ursachen (toxische, bakterielle, virale) herrührende akute interstitielle Nephritis ist hier zu nennen, bei der die Niere makroskopisch durch das Ödem stark vergrößert erscheint. Bei seröser Entzündung parenchymatöser Organe (z. B. Leber) entsteht an Stellen des entzündlichen Austritts von Blutserum eine azelluläre Entwicklung kollagener Fibrillen aus dem Eiweiß-Sol des Blutserums (azelluläre Sklerose; Abb. 29). Seröse Entzündungen heilen meist nicht durch Sklerose, es kommt durch Resorption des serösen Ergusses zur restitutio ad intergrum.

3. **Fibrinöse Entzündung:** Herrscht anstelle der Serum- die Plasmadiapedese vor, so kommt es im akuten Stadium zur Ausfällung von Fibrin (Plasmaexsudation und Fibrinausfällung). Die fibrinöse Entzündung tritt bevorzugt an den serösen Häuten, z. B. des Perikards und des Peritoneums, auf (hier bei Frühjahrsvirämie, vgl. Tafel V). Durch oberflächliche Fibrinausflockung können fibrinöse Pseudomembranen entstehen, die von fester Konsistenz und mit der darunterliegenden Zellschicht verbunden sind (vgl. Bakterielle Nierenkrankheit). Die Peritonitis fibrinosa führt zu chrakteristischen Verklebungen im Darm-Leber-Zwischenraum (s. Abb. 29b). Auch bei entzündlicher Erosion der Darmschleimhaut kommt es zur Exsudation von Plasma und zum Durchtritt von Erythrozyten, wobei dünne Membranen entstehen, die sich unregelmäßig über die Darmschleimhaut verteilen und von gelber bis gelbgrüner Farbe sind. Diese Pseudomembranen werden abgestoßen und schwimmen an der Wasseroberfläche; sie sind ein brauchbarer diagnostischer Hinweis.

4. **Leukozytäre (eitrige) Entzündung:** Bei einer großen Gruppe von entzündlichen Erkrankungen herrscht Leukodiapedese vor. Einem Stadium der serösen Exsudation folgt der Übertritt von Leukozyten in das Entzündungsfeld (Eiterbildung). Eiter ist eine Zusammensetzung aus Leukozyten, Bakterien und abgestorbenen Gewebebestandteilen. Die häufigste Ursache der leukozytären Entzündung ist ein bakterieller Infekt.

Die eitrige Entzündung tritt in zwei Formen auf. Als *Phlegmone* bezeichnet man ihr diffuses Auftreten. Sie ist durch entzündliche Herdbildungen gekennzeichnet, in deren Bereich das erhaltene Gewebe durch Ödem aufgelockert und aufgetrieben und von Leukozyten durchsetzt ist. Die Phlegmone breitet sich allseitig im Gewebe aus, das enzymatisch aufgelöst wird. Als *Abszeß* wird eine begrenzte eitrige Entzündung bezeichnet. Es handelt sich dabei um eine leukozytäre Infiltration mit nachfolgender entzündlicher Einschmelzung von Gewebe als Folge einer Durchblutungsstörung. Der Abszeß wird schließlich von einer bindegewebigen Membran umgeben und hinterläßt eine Narbe. Aus oberflächlichen Abszessen kommt es häufig zur Spontanentleerung von Eiter (vgl. Furunkulose). Aus Knochenabszessen wird der Eiter über Fisteln nach außen abgeführt. Abszesse (abszedierende Entzündungen) können als mikroskopisch kleine Mikroabszesse oder als einherdiger großer Abszeß auftreten. Der großherdige Abszeß kann von kleinherdigen Abszessen umgeben sein. Multiple kleinherdige Abszesse treten bei eitriger Nephritis auf. Ein leukozytärer Erguß in Körperhöhlen wird als *Empyem* bezeichnet. Empyem der

Bauchhöhle tritt bei eitriger Peritonitis auf, vor allem bei Perforation von Darmgeschwüren in die Bauchhöhle. Bei leukozytären Entzündungen der Gewebe sieht man histologisch intensive Leukozytenansammlungen inmitten des Gewebes.

5. **Hämorrhagische Entzündung:** Diese Entzündungsform entwickelt sich bei Einwirkung besonderer Erreger, vor allem auch von Viren, aufgrund einer schweren Gefäßschädigung. Im Entzündungsfeld treten massenhaft Erythrozyten auf (Erythrodiapedese). Später entstehen Nekrosen. Die hämorrhagische Entzündung tritt bei besonders schwerer, akuter hypoxischer Schädigung der Kapillarmembranen auf. Ist diese Art der Entzündung besonders ausgeprägt, fallen die entzündlichen Herdbildungen schon makroskopisch durch dunkelrote bis schwarzrote Blutungen auf. Hämorrhagische Entzündungen treten bei schweren Infektionskrankheiten (z. B. Vibriose, VHS und SDVS) auf, aber auch bei akuten, nicht erregerbedingten Schädigungen.

6. **Rundzellige Entzündung:** Sie verläuft akut. Lymphozyten und Plasmazellen bestimmen das histologische Bild, besonders bei Viruserkrankungen (vgl. VHS).

7. **Nekrotisierende (ulzeröse und gangräneszierende) Entzündung:** Diese schwerste Form der Entzündung wird durch intensive Schädigung meist in Kombination mit Abwehrschwäche des Organismus hervorgerufen. Sie tritt bei anhaltender intensiver Durchblutungsstörung auf und führt zu großen Gewebedefekten (Abb. 30) mit komplizierenden Blutungen aus erodierten Gefäßen. Im Fall der Ausheilung entstehen große Narben. Wird die gesamte Nekrose als Sequester abgestoßen, entsteht ein Geschwür (Beispiele: Branchiomykose, Fleckenseuche).

Klassische Beispiele entzündlicher Nekrosen begegnen uns bei den spezifischen Granulomen, besonders beim tuberkulösen Granulom und beim tuberkulösen Geschwür der Fischhaut sowie bei der Infektiösen Pankreasnekrose. Siedeln sich in Nekrosen sekundär Fäulniserreger an, entsteht das Bild der *gangränösen Entzündung*. Das Gewebe zerfällt zu schmutzig-graubraunen Fetzen.

8. **Proliferative (organisierende und granulierende) Entzündung:** Die proliferative Entzündung ist die Folge einer langdauernden, über verschiedene Stadien ablaufenden Entzündung. Es bildet sich ein sogenanntes Granulationsgewebe (Proliferation von Fibroblasten und Angioblasten, Mobilisierung von Histiozyten). Sie folgt auf die exsudative Entzündung, wenn diese schwach ausgeprägt ist. Die Proliferation erfolgt extravasal örtlich und ist Ausdruck eines chronischen Entzündungsverlaufs. Der entzündungserregende Reiz liegt nicht sehr weit über der Reizschwelle, er ermöglicht aber bei langer Dauer eine Reaktion des Organismus. Die Zellproliferation kann auch dem Abbau exsudativer Entzündungsprodukte (Eiter, Fibrin, Nekrosen) dienen und gleicht entstandene Gewebedefekte mit Füll(Granulations)gewebe aus. Wir unterscheiden:

- *zellig-proliferative Entzündung.* Proliferation von Zellen des Bindegewebes (Fibroblasten, Histiozyten, Gewebemastzellen), ferner Lymphozyten, Retikulumzellen und Plasmazellen.
- *Granulierend-proliferative Entzündung.* Proliferation der eben genannten Zellen bei zusätzlicher Aussprossung von Blutkapillaren und Fasern.

Beide Formen treten meistens vermischt auf. Am Ende der proliferativen Entzündung werden die proliferierten Zellen langsam abgebaut, die Fibroblasten wandeln sich in Fibrozyten um, es entsteht ein fibröses Gewebe (Reparationsfibrose), das später in Narbengewebe übergeht.

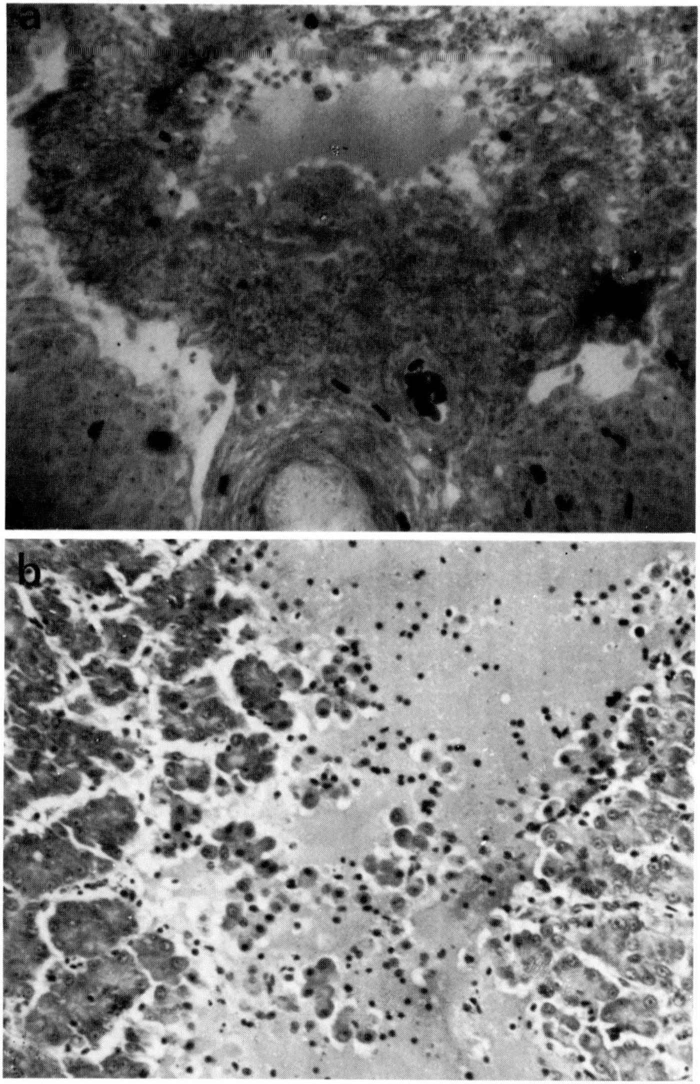

a

b

Abb. 30. Nekrotisierende Entzündung der Leber. a) Karpfen: Phlebitis und entzündetes Leberparenchym bei SDVS. b) Regenbogenforelle: Kolliquationsnekrose bei VHS. (Original).

9. **Entzündliches (spezifisches) Granulom:** Die bisher dargestellten Entzündungsformen lassen keinen Rückschluß auf die Art des Reizes zu. Es gibt aber Sonderformen, bei denen aus dem histologischen Erscheinungsbild bis zu einem gewissen Grad der Rückschluß auf einen bestimmten Reiz (meist Bakterien) möglich ist. Deshalb wurden diese Entzündungsformen auch als *spezifische Entzündungen* den unspezifischen gegenübergestellt. Sie zeichnen sich durch qualitative Besonderhei-

ten der Gewebereaktionen aus. Diese histologischen Besonderheiten selbst sind aber selten „spezifisch“; sie sind, besser gesagt, innerhalb der proliferativen Phase charakteristisch. Spezifische Entzündungen sind immer gleichzeitig proliferative Entzündungen.

Als Beispiel einer proliferativen Entzündung nennen wir das entzündliche tuberkulöse Granulom. Nach kurzzeitiger schwacher Schädigung ortsansässiger Zellen durch den Erreger oder dessen Stoffwechselprodukte (Alteration) folgt eine exsudative Phase ohne besondere Merkmale. Das Exsudat enthält viele Granulocyten, dabei gehen von Anfang an ortsansässige Zellen zugrunde, es kommt zu einer Sonderform der Nekrose, die als Verkäsung bezeichnet wird. Bei massivem Erregerbefall und schlechter Immunabwehr, kommt es bei Fischen zu ausgedehnter exsudativer Entzündung, Sepsis und zum Tod, ohne daß Granulome entstehen (s. Abb. 111). Diese Sepsis tuberculosis gravissima ist selten und weicht von der als verkäsende Tuberkulose bei Säugern beschriebenen ab. Bei normaler Abwehrlage und durchschnittlichem Erregerbefall beginnen die Proliferationsvorgänge am Rand des Entzündungsherdes bereits in der exsudativen Phase. Sie stellen die Besonderheit des sich entwickelnden Granuloms dar. Es ist frei von Blutkapillaren und besteht aus großen, durch Einwirkung der Phospholipide der Bakterienhülle und durch das bakterielle Endotoxin d-Phthionsäure umgewandelten Histiozyten, die zytoplasmareich sind und sich epithelähnlich um den Entzündungsherd lagern (Epitheloidzellen). Die Zahl der anfangs vorhandenen Granulozyten geht zurück, und es proliferieren Lymphozyten an der Außenzone der Epithelloidzellschicht. Die letztgenannte Erscheinung ist bei Fischen nicht ausgeprägt. Das tuberkulöse Granulom ist bei Fischen durch einen zentralen Nekroseherd mit viel Kerndetritus, einer nach außen sich anschließenden Epitheloidzellschicht und einer begrenzenden, ein- bis zweischichtige Lage flacher Bindegewebezellen charakterisiert (s. Abb. 99, Abb. 101, Abb. 109). Makroskopisch erscheint ein solches Granulom als mohnkorngroßes Knötchen. Bei Fischtuberkulose sind mehrkernige Riesenzellen selten zu beobachten, auch bei Säugern sind sie kein obligates Attribut des tuberkulösen Granuloms. Fremdkörpergranulom-ähnliche Gebilde entstehen bei Fischen im Zuge der Abkapselung, beispielsweise der Eier des Blutwurms *Sanguinicola* oder bei Ichthyophonose (s. Abb. 180, Abb. 126). Abschließend sei auf folgende Merkregel (Faustregel) hingewiesen:

1. Typisch für eine **akute Entzündung** sind polynukleäre (gelapptkernige) Granulozyten und bei Fischen vermutlich auch eosinophile Entzündungszellen (Granulocyten?, vgl. Tafel V).
2. Typisch für eine **chronische Entzündung** sind Lymphozyten und (basophile) Plasmazellen bei vorhandener Proliferation des Bindegewebes. Ein Entzündungsherd, um den sich Bindegewebe gebildet hat, ist chronischer Natur, *auch* wenn polynukleäre Granulozyten zu finden sind. Lymphozyten und Plasmazellen sprechen bei *fehlender Bindegewebeentwicklung* für eine akute Entzündung.

Lokalisation der Entzündung

Entsprechend dem anatomischen Ort, an dem eine Entzündung auftritt, kann folgende Einteilung getroffen werden:

1. **katarrhalische Entzündung**, wenn innere Schleimhautflächen (z. B. die Mukosa des Darmes) betroffen sind.
2. **Pseudomembranöse Entzündung**, wenn fibrinöse Pseudomembranen auf epithelialen Oberflächen auftreten.
3. **Nekrotisierende Entzündung**, bei umschriebenen oberflächlichen Nekrosen (Darm, Haut), aber auch bei parenchymatösen Entzündungen, z. b. der Leber.
4. **Ulzerierende Entzündung**, wenn eine Oberflächenentzündung mit Abstoßung der Nekrosen und nachfolgendem offenem Gewebedefekt (ulcus, Geschwür) vorliegt. Die ulzerierende Entzündung kann aus der nekrotisierenden hervorgehen.
5. **Abszedierende Entzündung**, bei Nekrosen in der Tiefe von Organen oder Geweben bei eitriger Einschmelzung des Gewebes (vgl. Abszeß, eitrige Entzündung).
6. **Phlegmonöse Entzündung**, Sonderform der eitrigen Entzündung (vgl. dort) mit schneller Ausbreitung des Eiters in Gewebespalten.
7. **Gangräneszierende Entzündung**, wenn im Bereich der Phlegmone Fäulniserreger auftreten.
8. **Vesikulöse (bullöse) Entzündung**, bei Auftreten von Exsudatansammlung in oberflächlichen Entzündungen. Dabei werden die Epithelzellen auseinandergedrängt, es entstehen seröse Bläschen und Blasen („Bibberbeulen" bei SVC und SDVS in der Haut).

Das Ödem

Ein Ödem (oedema = Schwellung) ist eine Flüssigkeitsansammlung im extrazellulären Raum. Auch Zellen können ödematös werden. Die Ödemflüssigkeit kommt aus dem Blut, bedingt durch eine Störung des Flüssigkeitsaustausches zwischen Blut und Interstitium im Bereich des Kapillarensystems. Ödeme entstehen bei Erhöhung des venösen Kapillardruckes, Erniedrigung des mechanischen Gewebedrukkes und Erniedrigung des kolloidosmotischen Druckes der Blutplasmaproteine, bei erhöhter Permeabilität der Blutkapillaren (erhöhter „effektiver Filtrationsdruck"). Hinsichtlich der Lokalisation der Ödemflüssigkeit unterscheiden wir:

1. *Gewebeödeme* (im interstitiellen Raum als Ödem sensu stricto, im Intrazellularraum parallel dazu).
2. *Flüssigkeitsansammlungen in vorhandenen Hohlräumen und Körperhöhlen:*

– in der Bauchhöhle (Hydroperitoneum, Ascites),
– im Herzbeutel (Hydroperikard),
– im Dottersack (Hydrocele embryonalis).

Die Gewebeödeme können lokal begrenzt oder generalisiert auftreten, im letztgenannten Fall sprechen wir von *Hydrops* (Wassersucht , vgl. Abb. 207).
Nach der Zusammensetzung der Ödemflüssigkeit unterscheiden wir das eiweißarme, niedermolekulare Proteine (Albumine) enthaltende **Transsudat** von dem **Exsudat**, das hochmolekulare Plasmaproteine, d. h. Globuline und Fibrinogen, Erythrozyten, Granulozyten, Lymphozyten und Enzyme enthält und entzündlicher Herkunft ist.

Nach ihrer Histogenese kennen wir kardiale, renale, hepatische und dermale Ödeme. Sie führen zur Kompression betroffener Gewebe *(Stauungsödem)* und zur

Störung der Blut- und Lymphzirkulation, somit zur Stoffwechselstörung. Degeneration und Atrophie der Gewebe sowie deren bindegewebiger Ersatz (Ödemsklerose) können folgen. Der Stauungseffekt des Ödems führt aber auch andererseits durch Kompression von Blut- und Lymphgefäßen zur Beschränkung der Verbreitung seiner verursachenden Agenzien (Bakterien, Viren, bakterielle Toxine usw.).

Zelltod und Nekrose

Als Nekrose bezeichnen wir den Untergang von Zellen, Zellgruppen, Geweben und Organbezirken. Das tote Gewebe erscheint lichtmikroskopisch als Koagulationsnekrose, Kolliquationsnekrose, Zellgewebsnekrose oder als Verkäsung.

1. **Koagulationsnekrose**. Sie ist durch intrazelluläre Gerinnungsvorgänge charakterisiert. Dabei kommt es häufig zu einer Pyknose des Zellkerns (Kernschrumpfung mit Verdichtung des Karyoplasma), Verdichtung des Zytoplasmas und zum Untergang von Zellorganellen. Die Kernpyknose kann zur Abhebung der Kernmembran führen. Koagulationsnekrose ist die Folge mangelnder Blutversorgung (Ischämie) eines Gewebebezirkes. Im Schnittpräparat ist dieser Bereich azidophil (eosinophil) bei noch erhaltenen Zellgrenzen, aber zerstörten Zellkernen. Diese Form der Nekrose tritt in Tuberkeln, schnellwachsenden Tumoren, quergestreifter Muskulatur und Herzmuskulatur auf.

2. **Kolliquationsnekrose** (Erweichungsnekrose). Sie entsteht bei enzymatischer Auflösung der Zellen, z. B. bei akuter Furunkulose und bei Vibriose. Lysosomale Enzyme neutrophiler Granulozyten, aber auch zelleigene Lysozyme und bakterielle Toxine sind daran beteiligt.

3. **Fettgewebenekrose**. Eine nicht seltene Form der Nekrose bei Fischen. Sie tritt bei Frühjahrsvirämie, Infektiöser Pankreasnekrose und als Folge extremer Kohlenhydratfütterung auf.

4. **Verkäsung**. Sie stellt eine besondere Form der Koagulationsnekrose dar (vgl. Tuberkulose).

Die verschiedenen Etappen im Ablauf nekrotischer Vorgänge lassen sich gut anhand der Kernmorphologie verfolgen. Im Pyknosestadium ist das Chromatin kondensiert, der Kern geschrumpft, bei Karyorhexis ist die Kernmembran gerissen, der Kerninhalt in Bruchstücke zerfallen und stark basisch färbbar. Bei Karyolyse schwindet nach enzymatischer Hydrolyse schließlich die Basophilie, es bleiben nur noch fädige basophile Reste, teils im Zytoplasma verstreut, übrig. Auch der Nukleolus wird zerstört. In den Mitochondrien treten Schwellung oder Pyknose auf, wobei vergrößerte osmiophile Mitochondrien besonders kennzeichnend sind. Auch die Zellmembran kann reißen, meist aber bleibt sie über den Zelltod hinaus mikroskopisch sichtbar. Allen diesen Vorgängen liegen katabole Prozesse zugrunde, die wir als *Nekrobiose* bezeichnen und die mikroskopisch zum Teil über die Histochemie erfaßbar sind. Das als Zelldetritus bezeichnete nekrotische Material wird von Nachbarzellen phagozytiert und in ihnen als Phagolysosomen resorbiert oder als Schlakkenstoff gespeichert. Nekrotische Gewebebezirke sind schlecht, schwach oder gar nicht färbbar. Bei völliger Resorption des nekrotischen Gewebes können sich, falls keine Narbe entsteht, Zysten bilden, d. h., es verbleibt nur die äußere Bindegewebehülle, die den Entzündungsprozeß nach außen abgeriegelt hatte, übrig. Zysten können ihren Inhalt über Fisteln nach außen entleeren.

Pathologie des Bindegewebes

Bei eitriger Gewebeeinschmelzung kann es zum Abbau kollagener Fasern (Fibrolyse) kommen. Das Bindegewebe besteht aus Fibroblasten, Histiozyten (Makrophagen) und Mastzellen, die Heparin, Histamin und Serotonin bilden. Es hat eine wichtige Aufgabe bei der Deckung von Gewebedefekten oder bei primär proliferativ-entzündlichen Prozessen. Besonders stark wuchern die Zellen des Bindegewebes beim Ersatz von Parenchymdefekten. In der Leber beobachten wir bei SDVS und bei Frühjahrsvirämie häufig eine Fibrose, die bei chronischen Stauungen auch in der Milz und Niere entstehen kann. Es kommt zur Stauungsinduration durch Vermehrung von Retikulumfasern, die später durch kollagene Fasern ersetzt werden. Fibröse Adhäsionen der serösen Häute (Peritoneum, Serosa des Darmes) entstehen bei Frühjahrsvirämie, SDVS und Renibakteriose, allgemein bei Peritonitis und Perikarditis mit erheblichen funktionellen Auswirkungen. Hyalin umgewandeltes und narbiges Bindegewebe neigt zur Verkalkung.

Die Anämie

Als Anämie (Blutarmut) wird ein Zustand bezeichnet, der durch eine Verminderung der Erythrozyten gekennzeichnet ist. Von der Ursache her unterscheiden wir: *Mangelanämie* (Fehlen blutbildender Stoffe, z. B. Fe), *hämorrhagische* und *posthämorrhagische Anämie* (Entblutungsanämie infolge von Gefäßwandschäden mit hämorrhagischer Diathese oder mit Blutverlust durch blutsaugende bzw. blutzerstörende Parasiten), *toxische Anämie* (umwelt- oder erregertoxisch bedingt), *infektiöse Anämie* (virus- oder bakteriell bedingt). Nach der Größe der Einzelerythrozyten differenzieren wir in *makrozytäre Anämie* (MCV vergrößert) und *mikrozytäre Anämie* (MCV vermindert), nach der mittleren Hb-Konzentration des Einzelerythrozyten in *hyperchrome Anämie* (Hb-Gehalt bei bestehender A. erhöht) und *hypochrome Anämie* (Hb-Gehalt bei bestehender A. vermindert). Eine *aplastische Anämie* liegt vor, wenn das Hämatopoetikum der Vorderniere geschädigt ist. Auch Futtermittelanämien sind bekannt geworden. Klinisch sind blasse Kiemen für Anämien charakteristisch. Eine typische infektiös-hämolytische Anämie liegt bei VHS vor, wobei aplastische und mikrozytäre Momente eine Rolle spielen.

Prophylaxe, Hygiene und Therapie

Prophylaxe

Prophylaxe in der Nutzfischzucht

Zu den ersten vorbeugenden Maßnahmen in der Fischzucht gehört es, auf sauberes, den Ansprüchen der Fische zusagendes Wasser zu achten. Aus der diagnostischen Übersicht war zu ersehen, daß neben den durch Parasiten, Bakterien und Viren hervorgerufenen Erkrankungen auch noch andere Krankheitsursachen vorhanden sein können, die sich auf ungünstige Wasserverhältnisse zurückführen lassen, wie die Laugen- und Säurekrankheit. In Teichen, die durch saures Wasser gespeist werden, ist durch ständige oder zeitweise Kalkung für die Aufrechterhaltung eines neutralen *p*H-Bereiches (6,5 – 7,0) zu sorgen. Sauerstoffmangel kann ebenfalls die Ursache katastrophaler Fischsterben werden. Auf ausreichenden Sauerstoffgehalt des Wassers muß in der Forellenzucht ganz besonders geachtet werden. Auch die Fütterung sowie die Besatzdichte sind Faktoren, die man in der Prophylaxe berücksichtigen muß. Für die Karpfenteichwirtschaft ist es erforderlich, das Augenmerk besonders auf die Hebung der Widerstandskraft der Fische während der Überwinterung zu richten. Neben möglichst geräumigen Winterteichen muß vor allem die Fütterungsperiode so lange wie es geht ausgedehnt werden. Desgleichen muß im Frühjahr dafür gesorgt werden, daß die Karpfen möglichst bald zur Nahrungsaufnahme übergehen können, d. h., man sollte anstreben, die natürliche Produktion der Abwachsteiche erst in Gang kommen zu lassen, damit sie bald Naturnahrung enthalten und die Karpfen in der neuen Umgebung nicht hungern müssen. Die Fütterung mit vitaminangereichertem Kunstfutter kann hier überbrücken helfen. Die Erhöhung der natürlichen Resistenz des Teichkarpfens auf biologischem Weg ist bei der heutigen intensiven Wirtschaftsweise in Zukunft unerläßlich bei dem Bestreben, die Verluste, besonders durch die Frühjahrsvirämie während, aber auch nach der Überwinterung, möglichst zu senken. Dazu kommt auch die Beachtung des seuchenbiologischen Gleichgewichtes, d. h. das Vermeiden von Mischbesatz mit Fischen aus verschiedenen Betrieben.

Eine regelmäßige Teichpflege, vor allem das Trockenlegen und Kalken der Teiche sind ebenfalls unerläßliche prophylaktische und hygienische Maßnahmen.

Die Prophylaxe erstreckt sich auch auf die Verhütung der Einschleppung von Parasiten und sonstigen Krankheitserregern in die Teiche. Auch bestimmte Zwischenwirte solcher Krankheitserreger, z. B. Fischegel als Überträger des Erregers der *Cryptobia*-Krankheit, Schnecken als Zwischenwirte des Blutwurmes und des Wurmstars oder Möwen, sind systematisch zu bekämpfen. Besonders wichtig ist in diesem Zusammenhang auch die Vernichtung des sogenannten Fischunkrautes (Stichlinge, Gründlinge, Plötzen, Rotfedern, Moderlieschen, Zwergwelse, Barsche), die oft Hauttrüber und Saugwürmer in großer Zahl beherbergen und auch Kiemenfäule und das SDVS übertragen können. Fischunkraut vernichtet man durch Trokkenlegen der Teiche und deren Kalkung; auch die Gräben müssen gekalkt werden, und die Zuflüsse der Teiche sperrt man durch enge Gitter gegen eine Einwanderung von Fischunkraut ab.

In Forellenzuchtanstalten ist eine der größten Gefahren die Einfuhr drehkranker, furunkuloseerkrankter oder virusinfizierter Fische. Deshalb ist die Aufzucht eigenen Materials nach wie vor die beste Vorbeugung.

Der Teichboden kann ebenfalls zum Ausgangspunkt für die Übertragung von Parasiten werden. *Aeromonas punctata* und Sporozoen *(Eimeria, Myxosoma)* sind im Teichschlamm zu finden. Fischegel und *Dactylogyrus* legen ihre Dauereier im Schlamm ab. Eine Desinfektion des Teichbodens wird mit Branntkalk, Chlorkalk oder Kalkstickstoff durchgeführt (vgl. Tabelle 8, Desinfektionsmittel).

Prophylaxe in der Zierfischzucht

In manchen Punkten gilt für Zierfische das gleiche wie für Nutzfische. Die Erfahrung lehrt auch hier, daß neben schlechten Wasserverhältnissen, unsachgemäße Fütterung und zu dichter Besatz die Hauptfaktoren für eine Minderung der Widerstandskraft sind. Man wird beobachten können, daß gut gepflegte, geräumige Aquarien weniger von Fischkrankheiten heimgesucht werden, sofern es nicht durch Einschleppung von Parasiten, vor allem bei Hereinnahme neuer Fische, zum Krankheitsausbruch kommt. Einem Fisch sollten etwa 5 l Wasser zur Verfügung stehen. Vielfach wird bei der Einrichtung und dem Besetzen von Gesellschaftsbekken der Fehler gemacht, Arten zusammenzubringen, deren Ansprüche an *p*H-Wert und Härte des Wassers verschieden sind; damit ist schon der Grundstein für späteres Sterben gelegt. Außerdem können ungünstige Lebensbedingungen erst im Verlaufe längerer Zeit entstehen (Veränderungen des *p*H-Wertes, Anhäufung von Nitratverbindungen). Diese langsamen Veränderungen können die Fische unmerklich schwächen und deren Widerstandskraft gegenüber Parasiten herabsetzen. Eine laufende Kontrolle der Wasserverhältnisse ist also bei sachgemäßer Haltung nicht zu umgehen. Auch empfiehlt es sich, Neuimporte längere Zeit (bis zu 3 Wochen) in Quarantäne, also von den übrigen Fischen isoliert zu halten und zu beobachten. Bestimmte Krankheiten, wie Sporozoenbefall und Fischtuberkulose, lassen sich auch im Verlauf einer Quarantänezeit selten feststellen, da sie chronisch verlaufen und erst unter bestimmten Bedingungen (s. dort) zum Ausbruch gelangen. Laufende Gesundheitskontrollen (Sektionen von Stichproben) sind deshalb besonders in Zierfischzuchtanstalten kategorisch zu fordern, da sie hier wirklich von großem Nutzen sind. Auf diese Weise können krankheitsverdächtige Bestände rechtzeitig erkannt und entweder geheilt oder vernichtet werden.

Hygiene

Hygiene heißt soviel wie Gesundheitslehre. Eine teichwirtschaftliche oder aquaristische Hygiene als Lehre gibt es nicht. Daher soll dieser Begriff hier als Seuchenfreiheit und Sauberkeit aufgefaßt und erörtert werden, um zu zeigen, was man im engeren Sinn in Fischzucht und Zierfischzucht darunter verstehen kann oder verstehen sollte.

Hygiene in der Nutzfischzucht

In der Fischzucht ist vor allem Wert auf Teichhygiene zu legen, das heißt, die Teiche müssen gepflegt werden. Dazu gehört Schilfschnitt, Entlandung, Räumung der Gräben, Trockenlegen und Kalken. Von besonderer teichhygienischer Bedeutung ist die Bekämpfung und Vernichtung von Schnecken, Fischegeln und Karpfenläusen. Es kann nicht genug darauf hingewiesen werden, daß gerade in ungepflegten Teichen Schnecken, Egel, aber auch Fischunkraut zu Hause sind. Ferner gehört zur Teichhygiene, vor allem in der Karpfenzucht, nach besten Kräften zur Erhaltung des seuchenbiologischen Gleichgewichtes beizutragen. Ähnliches gilt für die Forellenzucht im Hinblick auf die Vermeidung der Einschleppung von Drehkrankheit, Furunkulose und VHS. Zur Hygiene gehört es auch, beim Ausbruch von infektiösen Krankheiten tote Fische sorgfältig und laufend abzulesen und zu vergraben und verseuchte Teiche mit Ätzkalk, Chlorkalk oder Kalkstickstoff (vgl. Prophylaxe) zu desinfizieren. Auch Geräte, wie Kescher oder Wurfnetze, sollte man z. B. im Fall einer *Ichthyophthirius*-Epidemie oder bei VHS desinfizieren, um anhaftende Parasiten bzw. Viren abzutöten. Kescher kann man in konzentrierte Kaliumpermanganatlösung oder Kochsalzlösung einlegen (vgl. Tabelle 8, Desinfektionsmittel).

Hygiene in der Zierfischzucht

In Zierfischzuchtanstalten ist Hygiene fast noch wichtiger als in der Teichwirtschaft. Dies gilt z. B. für die Zucht von Neonfischen, die durch das Umsichgreifen der *Pleistophora*-Krankheit gefährdet ist. Auch im Zierfischgroßhandel muß auf strengste Einhaltung hygienischer Maßnahmen gedrängt werden. Unerläßlich ist dabei die Desinfektion der Gazekescher, Lüftungsschläuche usw. mit konzentrierter Kaliumpermanganat- oder Trypaflavinlösung. Aquariensand muß vor Inbetriebnahme ausgeglüht, Wasserpflanzen sollten in Zierfischzuchtanstalten auf die notwendige Mindestmenge beschränkt werden. Durch Gesundheitskontrolle in Zierfischzuchtanstalten als krank festgestellte Fischbestände sind je nach der Krankheit entweder sofort in Quarantänebecken in gesonderten Räumen unterzubringen oder z. B. bei *Pleistophora*-Befall sofort zu vernichten.

Therapie

Die Heilung einiger Fischkrankheiten ist zwar möglich, doch spielt die Therapie im allgemeinen, vor allem in einer ökologisch fundierten Nutzfischzucht, keine so wichtige Rolle wie die Prophylaxe und Hygiene. Dies gilt auch für die Zierfischzucht, obwohl hier vor allem die Heilung von Hauterkrankungen, die durch Protozoen verursacht werden, günstiger ist (Malachitgrün).

Bei Produktion von Fischen in Intensivanlagen sind, bedingt durch das ökologische und seuchenbiologische Ungleichgewicht, therapeutische Maßnahmen fast die Regel geworden. Bei der Heilung von Fischen handelt es sich im allgemeinen nicht um einzelne Fische, sondern immer um ganze Fischbestände, sei es der Bestand eines Teiches, einer Warmwasseranlage oder eines Großaquariums. Das rechtzeitige Erkennen der Krankheit ist deshalb auch hier Voraussetzung für eine erfolgreiche Heilung. Dabei wird nur eine begrenzte Anzahl verdächtiger Fische untersucht und an Hand dieser Stichproben auf den Gesundheitszustand des Gesamtbestandes geschlossen. Ein anderer Weg ist hier im Gegensatz zur Humanmediziun nicht möglich.

Therapie in der Nutzfischzucht

Durch Medikamente heilbare Krankheiten sind hier in erster Linie die parasitären Haut- und Kiemenerkrankungen. Dazu zählen wir von den Protozoenkrankheiten den Befall mit *Ichthyophthirius*, *Chilodonella*, *Trichodina* und *Costia*, von den Würmern den Befall mit *Dactylogyrus*, *Gyrodactylus* und Fischegeln, von den Krebsen den Befall mit Karpfenläusen. In Forellenzuchtanstalten werden Ektoparasiten durch regelmäßigen Wechsel von Formalin- und Malachitgrünbädern erfolgreich vernichtet. Von den bakteriellen Krankheiten sind es das SDVS und die Furunkulose, die sowohl vorbeugend als auch medikamentös behandelt werden können. Von den Haut- und Kiemenparasiten werden auf biologischem Wege *Ichthyophthirius* und teilweise die Kiemenfäule bekämpft. Parasitische Krebse, wie *Ergasilus* und *Lernaea* (ausgenommen die Karpfenlaus), sind aber meist nur durch hygienische und prophylaktische Maßnahmen zu bekämpfen.

Die Verabreichung von Arzneimitteln an Fische erfolgt per os (enteral), parenteral, perkutan und perbranchial. Die orale Applikation geschieht durch Verfüttern der Medikamente über Medizinalfuttermittel oder durch Beimischung zum Futter. Die parenterale Applikation besteht in der Injektion von Medikamenten. Durch Bäder in geschlossenen Gefäßen, aber auch durch Einbringen in Teiche, Hälter und Rinnen können Medikamente perkutan und perbranchial zur Wirkung gebracht werden. Die Wirkung der Arzneimittel hängt bei den poikilothermen Fischen von der Wassertemperatur ab. Oxydative und reduktive chemische Vorgänge oder Adsorption können die Wirkung verändern oder vermindern, wobei auch der spezifische Chemismus des Wassers mitspielt. Ein Medikament muß so dosiert werden, daß es, ohne den Organismus zu schädigen, eine möglichst große Wirkungsbreite entfalten kann. Außerhalb dieser wirksamen Dosis gibt es eine unwirksame, eine toxische und eine letale Dosis. Der Bereich zwischen wirksamer und toxischer Dosis wird als therapeutische Breite, *therapeutischer Index* (Index therapeuticus) oder therapeutischer Quotient I_{th} bezeichnet. Er soll möglichst groß sein:

$$I_{th} = \frac{\text{Dosis toxica 50}}{\text{Dosis curativa 50}}$$

Wir bezeichnen die verschiedenen Dosierungsmöglichkeiten wie folgt: EDI = Einzeldosis, EDM = maximale Einzeldosis, TD = Tagesdosis, TDM = maximale Tagesdosis, AD = Anfangsdosis (Initial- oder Stoßdosis), ED = Erhaltungsdosis. Die Dosierung wird ausgedrückt in mg/kg Körpergewicht.

Bevor mit der Applikation eines Medikamentes begonnen wird, ist es notwendig, ein Antibiogramm aufzustellen, d. h. eine Resistenztestung an den in Frage kommenden bakteriellen Krankheitserregern durchzuführen.

Therapie in der Zierfischzucht

Umweltbedingte Krankheiten können durch Abstellung der Ursache (falsche Fütterung, schlechtes Wasser) beendet werden. Parasitäre und bakterielle Krankheiten müssen genau wie bei Nutzfischen durch Medikamente geheilt werden. Leider gibt es für die gefährlichste Zierfischkrankheit, die Fischtuberkulose, noch keine wirklich überzeugenden Heilpräparate, so daß wir auch heute noch immer wieder auf die Wichtigkeit einer optimalen Pflege, also bester Lebensbedingungen dringend hinweisen müssen. Für Hautparasiten und für gutartige Kröpfe gibt es sicherwirkende Präparate. Die Behandlung der Zierfischkrankheiten erfolgt meist in Form von Bädern, vor allem bei Kiemen- und Hauterkrankungen durch Einzeller oder Saugwürmer. Die Bäder können als Dauer- oder als Kurzbäder durchgeführt werden. Bei Anwendung eines Dauerbades wird meist das ganze Aquarium mitdesinfiziert, wie z. B. beim Malachitgrün- oder Trypaflavindauerbad. Dauerbäder sind Kurzbädern in der Regel vorzuziehen, da sie schonender für die Zierfische und gründlicher in der Abtötung von Parasiten sind. Dauerbäder können sich meist über Wochen erstrecken. Kurzbäder dauern nur Minuten, sind aber anstrengender. Sobald die Fische taumeln oder Schräglage zeigen, sind sie sofort aus dem Bad zu nehmen.

Als Mittel gegen viele Hautparasiten hat sich eine 5–7tägige Temperaturerhöhung des Wassers erwiesen. Die Wassertemperatur kann bis auf 31 °C erhöht werden, wobei eine starke Durchlüfung des Wassers gesichert sein muß. Allerdings wird dabei nur *Costia* sicher abgetötet, andere Hauttrüber, wie z. B. *Chilodonella*, werden nur zum Teil vernichtet, *Ichthyophythirius* lediglich zu einer schnelleren Ablösung aus der Haut veranlaßt.

Über die anzuwendenden Heilmittel und -methoden wird bei der Besprechung der einzelnen Krankheiten das Wesentliche mitgeteilt.

Tabelle 7 soll über die wichtigsten Heilmittel eine schnelle Orientierung ermöglichen, Tabelle 8 über die wichtigsten Desinfektionsmittel informieren.

Tabelle 7
Übersicht der Medikamente

Medikament	Anwendung	Indikation
Acinitrazol (Fluka)	Oral mit dem Futter: 1 g/25 kg Trockenfutter, 4 Tage	*Hexamita* bei Forellen
Ammoniumhydroxid (NH_4OH)	Kurzbad: 0,05 %ig (500 mg/l) 5–7 Minuten, abhängig von Temperatur	*Dactylogyrus, Gyrodactylus*
Ammoniumnitrat	Dauerbad: 0,5 g auf 10 l Wasser. Nach 2 Tagen wiederholen	Bekämpfung von *Hydra* in Aquarien

(Fortsetzung Tabelle 7)

Medikament	Anwendung	Indikation
Ammoniumverbindungen (quarternäre) **Zephirol** (Bayer) Gemisch hochmolekularer Alkyldimethylammoniumchloride (Benzalkoniumchloride) C_4 (Leuna) (Benzalkoniumchlorid)	Kurzbad: 250 mg/l (= 250 g/m^3), 20–30 Minuten	*Costia, Trichodina, Gyrodactylus*
	Dauerbad: 2 mg/l (= 2 g/m^3 = 14 ml C_4/m^3) über 1 Stunde, 1–3mal pro Woche	Forellensetzlinge, zur Prophylaxe gegen Myxobakteriosen
	Kurzbad: 2–4 mg Benzalkoniumchlorid/l Wasser, 60 Minuten	Forellensetzlinge, zur Therapie bei bakteriellen Kiemenerkrankungen
Atebrin	Dauerbad: 1 g/100 l Wasser	Hautparasiten
Aureomycin	s. Oxytetracyclin	
Bacitracin (Antibiotikum)	Oral mit dem Futter: 20–50 mg/kg Fisch	Bakteriosen
Basisches Brillantgrün Triphenylmethanfarbstoff. Hohe bakterizide Wirkung, besonders auf grampositive Keime. Hohe protistozide und fungizide Wirkung. Nukleotoxische Verbindung. Sehr gute Verträglichkeit, keine Beeinflussung des Blutbildes, des Bluteiweißstatus und der Histologie von Haut und Kieme.	Dauerbad: 0,15–0,20 mg/l (= 0,15–0,20 g/m^3), 2mal über 24 Stunden	Bei Karpfen und pflanzenfressenden Cypriniden zur Prophylaxe gegen Hautparasiten und Bakterien im Frühjahr und Herbst (Senkung der Stückverluste)
	Dauerbad: 0,1 mg/l, 2–2,5 Stunden, dann Wasserwechsel	Forellen bei Befall mit Hautparasiten, besonders *Chilodonella*
	Dauerbad: 0,1 mg/l, 2–2,5 Stunden bei 3maliger Wiederholung in den aufeinanderfolgenden Tagen bei Wasserwechsel	
Carofur (Nifuprazine)	Oral mit dem Futter: 2 g/kg Trockenfutter, 10 Tage	Furunkulose
d-Chloramphenicol = Chloronitrin (D-Threo-1-p-nitrophenyl-2-dichloracetylamino-1,3-propandiol) Breitspektrumantibiotikum mit Hemmwirkung auf die Proteinsynthese der Bakterienzelle. Vor Licht und Feuchtigkeit geschützt unbegrenzt haltbar.	Intraperitoneale Injektion: 1 ml der wäßrigen Lösung (3 mg d-Chloramphenicol) auf 150–300 g Körpermasse (K_2)	SDVS
	Dauerbad: 80 mg Chloramphenicol pro 1 l Wasser lösen. 24 Stunden sowohl für K_1 als auch K_2	SDVS

(Fortsetzung Tabelle 7)

Medikament	Anwendung	Indikation
Erhitzung auf 100°C 3 Stunden: kein Aktivitätsverlust. Löslichkeit in 1 l Wasser: 2–4 mg über Propylenglycol 150 ml. Wirkung auf Bakterien, Kokken, Rickettsien, große Viren. Auf Fluoreszenten: unbefriedigende Wirkung. Minimale Hemmkonzentration in μg/ml: *A. punctata* 1,5–3,0, *A. salmonicida* 1,5–3,0, *V. anguillarum* 0,005. Renale Ausscheidung binnen 48 Stunden: 90 %, restliche 10 % werden abgebaut. Bei 16–18°C kann 12 Stunden nach Applikation hoher therapeutischer Blutspiegel von 1,5 μg/l erreicht werden.	Dauerbad: für 10 g schwere Fische 80 mg pro 1 l Wasser lösen. 8 Stunden. Nicht ins Aquarium geben, gesondertes Gefäß zum Baden verwenden	SDVS durch *Aeromonas punctata* hervorgerufen und Bakterielle Flossenfäule
	Dauerbad: 15 mg/l im Süßwasser, 20 mg/l im Meerwasser, in beiden Fällen maximal 6 Stunden	Zierfische in Süß- und Meerwasseraquarien bei Flossenfäule
	Medizinalfutter **Pellecarp**® (Serumwerk Bernburg) Bestandteile: 1,0 g Chloramphenicol + 0,12 g Methylhydroxy-benzoat + 0,02 g Prophyl-hydroxylbenzoat ad 100 g Weizenmehl In Teichen: AD = 1. Tag 10 mg/kg Fisch ED = 2., 4. und 6. Tag je 6 mg/kg Fisch In Industrie-Fischanlagen und bei intensiver Teichwirtschaft: AD = 1. Tag 20 mg/kg Fisch ED = 2., 3. und 5. Tag je 10 mg/kg Fisch Präparat in 2 Pelletgrößen vorhanden: g für große, k für kleine Fische Karenzzeit: 28 Tage	*Aeromonas*-Infektion bei Cypriniden (SDVS, SBE, Geschwüre) und bei Salmoniden (Geschwüre). Applikation: bei Satzfischen nach Auftreten erster Krankheitssymptome im April/Mai über den gesamten Wachstumszeitraum. Rasche Aufnahme notwendig, da sonst Auslaugen und Zersetzung.
	Chloramphenicol-Dosierung im Futter in Warmwasseranlagen: AD = 100 mg/kg Fisch ED = 50 mg/kg Fisch am 2., 3., 4. und 5. Tag. In Forellenanlagen: AD = 75 mg/kg Fisch ED = 50 mg/kg Fisch am 2., 3., 4. und 5. Tag. Therapeutische Wirkungsdauer 4–6 Tage post appl.	*Aeromonas*- und *Vibrio*-Infektionen Karpfen, Aal Forellen
	Chloramphenicol-Dosierung im Futter in Teichen bei Wassertemperaturen über 24°C. Erforderliche Dosis:	*Aeromonas*-Infektion (SDVS) bei Cypriniden in Teichen

(Fortsetzung Tabelle 7)

Medikament	Anwendung	Indikation
	25 mg/kg Fisch AD = 50 mg/kg Fisch ED = 30 mg/kg Fisch am 2., 4. und 6. Tag Therapeutischer Index: 30, wenn DL_{50} mit 1 500 mg Chloramphenicol/kg Fisch zugrunde gelegt wird	
	Chloramphenicol-Injektion. Präprate des Serumwerk Bernburg: 1. Chloramphenicolum 0,315 g + Propylenglycolum 20,0 g, aqua ad injectionem ad 100,0 g. Haltbar: 24 Monate. Dosierung: 1 ml pro K_2 von 250 g 2. Chloramphenicolum 1,05 g + Propylenglycolum 20,0 g, aqua ad injectionem ad 100,0 g Haltbar: 24 Monate. Dosierung: 1 ml pro K_2 von 250 g Wirkungsdauer bei i. p. Injektion von 1 ml d-Chloramphenicol 1 %ig (Bernburg) in 250 g Karpfenmasse: 4–6 Tage, Karenzzeit: 28 Tage	*Aeromonas*-Infektion (SDVS) bei Cypriniden in Teichen
	Medizinalfutter **„Carpi spezial“** wird mit 3 % des Besatzgewichtes (= 30 g/kg Fisch) an 5 aufeinanderfolgenden Tagen gegeben Karenzzeit: 14 Tage	Erythrodermatitis des Karpfens, bakterielle Schwimmblasenentzündung
	Medizinalfutter **„Rupin“** wird mit 1,5 % des Besatzgewichtes (= 15 g/kg Fisch) 8mal im Abstand von 2 Tagen verabreicht Prophylaktisch: in gleicher Dosierung Karenzzeit: 14 Tage	Erythrodermatitis des Karpfens, bakterielle Schwimmblasenentzündung
Chlortetracyclin (Antibiotikum)	3 500–7 500 mg/kg Futter (75 mg/kg Fisch), 7 Tage	Bakteriosen

(Fortsetzung Tabelle 7)

Medikament	Anwendung	Indikation
Di-n-Butyl-zinnoxid	Oral mit dem Futter: 250 mg/kg/d an einem Tag	Bandwürmer
	250 mg/kg/d an einem Tag	digene Darmtrematoden
	88 mg/kg/d 3mal	*Eubothrium*
	250 mg/kg/d 3mal	Kratzer
Enheptin	Oral mit dem Futter: 200 g/100 kg Trockenfutter, 3 Tage	*Hexamita* bei Forellen
Enrofloxacin (Baytril®-Bayer) Antibiotikum	Bad: 30 µg/l 5 Stunden	Forellenbrut, Zierfische (Bakteriosen)
Erythromycin (Antibiotikum)	Oral als Futterbeimengung: 100 mg pro Tag und kg Fisch, 21 Tage lang	Bakterielle Nierenkrankheit, Corynebakterien
Essigsäure/Eisessig	Kurzbad: 200 mg/l, 1–2 Minuten	*Chilodonella, Trichodina*, monogene Trematoden
Flumequin	oral m. d. Futter: 12 mg/kg Fisch/Tag 4–5 Tage	Bakteriosen, ERM, Furunkulose
Formalin. Formaldehyd. Handelsüblich als 37- bis 40 %ige, technisch als 30 %ige Lösung (in Fesiaform 25 %ig). Bakterizid, viruzid, fungizid und antiparasitisch wirksam. Bei Temperaturen < 5–8°C: Übergang in unwirksamen Paraformaldehyd (weißer Niederschlag). Hochtoxisch für Fische. Therapeutischer Index: 2-3. Gute Erholungsfähigkeit der behandelten Fische bei irreversibler Schädigung der empfindlichen Parasiten. Wirkungsspektrum: *Costia, Chilodonella, Trichodina, Saprolegnia, Gyrodactylus, Dactylogyrus.*	Schwaches Kurzbad: 250 bis 330 mg/l Wasser (= 250 bis 330 ml/m³) der handelsüblichen Formalinlösung, 30 Minuten	Für Karpfen, Forellen und Aale. Gegen *Costia, Chilodonella, Trichodina, Gyrodactylus, Dactylogyrus*
	Starkes Kurzbad: 1000 bis 2000 mg/l Wasser (= 1000 bis 2000 ml/m³) der handelsüblichen Formalinlösung, 15 Minuten	Für Karpfen, Forellen und Aale bei therapieresistentem Befall mit *Chilodonella, Trichodina, Gyrodactylus, Dactylogyrus, Saprolegnia*
	Starkes Kurzbad: 1000 bis 2000 mg/l Wasser (wie oben), 2mal täglich 15 Minuten	Befall von Eiern mit *Saprolegnia*
Furanace	vgl. Nitrofurane	
Furazolidon	vgl. Nitrofurane	

(Fortsetzung Tabelle 7)

Medikament	Anwendung	Indikation
Furoxon (Furazolidon)	Oral mit dem Futter: 1–2 g/kg Trockenfutter, 10 Tage	Furunkulose
Gabbrocol (Farmitalia)	Oral mit dem Futter: 1,5 kg/100 kg Trockenfutter, 4–7 Tage	*Hexamita* bei Forellen
Griseofulvin (Antibiotikum)	Oral mit dem Futter: 20–40 mg/kg Fisch	Bakteriosen
	Dauerbad: 10 mg/l	Verpilzungen
1,3-Hydroxyethyl-2-methyl-5-nitroimidazol: Clont® Sanothrichom® Vagimid® Hexa-Ex®	Dauerbad: 4–6 mg/l Wasser, 4 Tage	*Hexamita* bei Zierfischen
Iodalkohol	Pinseln: 10 %ige Lösung	Hautwunden
Iodiodkalium	Dauerbad: 0,1 g Iod + 10,0 g Kaliumiodid in 100 ml Aqua dest. lösen. Von dieser Lösung 0,5 ml pro l Wasser bzw. pro 2 l Meerwasser. Evtl. nach 10 Tagen nachdosieren. Gesondertes Gefäß verwenden. UV-Strahlung vermeiden.	Gutartige Schilddrüsengeschwülste (Kröpfe). Bei Schilddrüsenkarzinom ohne Wirkung. Vor Behandlung: histologischer Befund.
Isoniacid (Isonicotinsäurehydrazid, INH)	Oral: 5–10 mg/kg Fisch pro Tag	Mykobakteriose (Fischtuberkulose) der Zierfische
Kaliumpermanganat ($KMnO_4$) wirkt durch Abspaltung von atomarem O_2 unter Bildung von MnO_2, welches mit Hautproteinen und Parasiten Mangan-Eiweiß-Komplexe bildet. Wirkungsspektrum: *Saprolegnia, Argulus, Piscicola, Trichodina*. Therapeutische Konzentration liegt nahe der Letaldosis, daher exakte Dosierung erforderlich.	Schwaches Dauerbad: 2–4 mg/l (= 2–4 g/m³), 1–2 Stunden. Auch 5 mg/l, 1 Stunde. Gegebenenfalls Wiederholung je nach $KMnO_2$-Verbrauch des Wassers	*Trichodina* in HäItern von Industrie-Fischanlagen
	Starkes Kurzbad: 10 mg/l (= 10 g/m³), 30 Minuten	Für größere Fische gegen *Argulus, Piscicola, Trichodina* (Teilwirkung auf *Costia* und *Chilodonella*). Für Kurztherapie bei Transporten geeignet.

Medikament	Anwendung	Indikation
Fische unter 25 g Körpermasse vertragen das Bad nicht. Organische Belastung setzt durch O_2-Zehrung die oxydative Wirkung des $KMnO_4$ herab. Junge, fortpflanzungsfähige Parasiten und Larven sind resistent. Nur sehr begrenzt anwendbar. Kosten gering.		
Kanamycin (Antibiotikum)	Dauerbad: 3–12 µg/ml Wasser, 5 Tage	Bakteriosen, besonders *A. punctata*
Kochsalz (Gute Erholungsfähigkeit nach Ende der Therapie). Geringe therapeutische Breite, daher nur als Kurzbad verwendbar. Salmoniden widerstandsfähiger als Cypriniden. Hecht und Zander zwischen beiden liegend. Sehr substanzaufwendig, in Industrie-Fischanlagen nicht verwendbar, da zu teuer. An der Küste kann Meerwasser (0,5–07 % Kochsalz) 10–15 Minuten eingesetzt werden. Keine verzinkten Gefäße verwenden.	Kurzbad: 0,7–1,0 %ig (= 7–10 g/l), 30 Minuten bis 1 Stunde	Beim Transport von vorgestreckten Setzlingen (Salmoniden, Cypriniden, Zander, Hecht) unter O_2-Versorgung: gegen *Trichodina, Chilodonella, Costia, Saprolegnia*
	Kurzbad: 0,7–1,0 %ig, 5–20 Minuten	Sauberes Glasaquarium: Zierfische bei Befall mit *Costia, Chilodonella, Saprolegnia*
	Kurzbad: 0,2 %ig (= 2 g/l) über 10 Stunden	Bei Hechtbrut und vorgestreckten Hechten sowie anderen kleinen Fischen in Industrie-Fischanlagen
	Kurzbad: 1,0–1,5 %ig (10–15 g/l) 20–30 Minuten	Für empfindliche Nutz-(besatz)fische
	Kurzbad: 2,5 %ig (25 g/l), 10–15 Minuten	Für größere Nutzfische (Karpfen) gegen *Chilodonella, Costia, Trichodina, Saprolegnia*, Fischegel
Kollargol	Kurzbad: 0,1 mg/l Wasser, 20 Minuten, gesondertes Gefäß zum Baden erforderlich	*Saprolegnia*
Kupfersulfat ($CuSO_4 \cdot 5H_2O$)	Kurzbad: 1 g auf 10 l Wasser, 10–30 Minuten, gesondertes Gefäß erforderlich.	*Costia, Saprolegnia, Gyrodactylus*
	Dauerbad: 1,5 mg/l = 1,5 g/m^3. Stammlösung besteht aus 1 g auf 1 l Wasser.	*Oodinium*. In Seewasserbecken mit gutem Erfolg angewendet.

(Fortsetzung Tabelle 7)

Medikament	Anwendung	Indikation
	Zum Gebrauch von dieser Stammlösung 1,5 ml auf 1 l Wasser geben. Fische 3 bis 10 Tage baden. Falls keine Besserung, nach 24, 32 und 48 Stunden Bad durch Zugabe von 0,4 ml Stammlösung pro l ergänzen und evtl. zur Wiederholung neu ansetzen. Gesondertes Gefäß erforderlich	
	2–3 kg/ha Wasserfläche, 1 Monat lang ab Mai	Branchiomykose
Kupferchlorid	0,005 %ige Lösung, Kurzbad: 15 Minuten	*Piscicola*
Lysol (50 % Kresol + 50 % Kaliseife)	Tauchbad 5–15 Sekunden	*Argulus, Piscicola*
Malachitgrün. Triphenylenmethanfarbstoff. Als Oxalat anwenden (grünmetallisch glänzende Kristalle), da Sulfat giftiger. Wirkungsspektrum: *Ichthyophthirius, Trichodina, Saprolegnia.* Billiger als Brillantgrün bei besserer Wirkung auf *Ichthyophthirius.* Therapeutischer Index: 4–5. Auch das Chlorzinkdoppelsalz (messinggelbe Kristalle) ist anwendbar.	Dauerbad: in Spezialhältern 0,15–0,20 mg/l (= 0,15–0,20 g/m^3), 4–6 Stunden bei 4maliger Wiederholung im Abstand von 1 Tag. Wasser nach 24 Stunden wechseln und therapeutische Konzentration neu einstellen.	Adulte Nutzfische (Karpfen, Forelle, Aal) bei Befall mit *Ichthyophthirius, Trichodina, Chilodonella.* In Forellenteichen darf je nach Besatzdichte der Wasserzustrom wegen drohender O_2-Verminderung nur für kurze Zeit (1–2 Stunden) unterbrochen werden. Wiederholung 3mal im Abstand von 2 Tagen.
	Dauerbad: als Oxalat 0,03–0,05 mg/l 10 Tage lang. Als Chlorid 0,06 mg/l. Nach 3, 5 und 7 Tagen ist nachzudosieren (Erhaltungsdosis)	Zierfische bei Befall mit *Ichthyophthirius, Trichodina, Chilodonella*
	Kurzbad: 1 mg/l, täglich 1 Stunde bei 3–9 °C Wassertemperatur	Verpilzte Forelleneier (Rf)
	Protocid® (Goetze Magdeburg) Dauerbad: 1 ml/l Wasser, 6 Tage	Zierfische, wie oben
Masoten (Bayer)	vgl. Metrifonat	

(Fortsetzung Tabelle 7)

Medikament	Anwendung	Indikation
Mebacid (Sulfonamid)	Oral mit dem Futter: AD = 200 mg/kg Fisch, ED = 100–200 mg/kg Fisch, 8–10 Tage. Therapeutische Wirkungsdauer: 6–8 Tage nach Applikation.	Bakteriosen bei Karpfen, Aal, Regenbogenforelle
Methylenbau-B Basischer Phenothiazinfarbstoff mit Redoxeigenschaft (Tetramethylthioninchlorid) Wirkungsspektrum: *Costia, Trichodina, Chilodonella, Saprolegnia*	Dauerbad: Von einer 1 %igen Stammlösung werden 3 ml auf 10 l Aquarienwasser dosiert (3 mg/l), 3–5 Tage lang. Gesondertes, unbepflanztes Badegefäß verwenden.	Zierfische. Gegen *Costia, Chilodonella, Saprolegnia*
	Kurzbad: 10–30 mg/l, 30 Minuten lang	Nutzfische. Gegen *Costia, Chilodonella*
	Fütterung: 200 mg/kg, Futter in Intervollen von 6–8 Tagen	Bakterielle Schwimmblasenentzündung
	Fütterung: 1000 mg/kg Futter 7 Tage lang, mit 3 Tagen Intervall noch 2mal (je 7 Tage) wiederholen	SDVS bei vorwiegend bakterieller Ätiologie
Metrifonat (Insektizid) Masoten – Bayer, Neguvon – Bayer, Trichlorphon – Wolfen). Ein o,o-Dimethyl-2,2,2,-Trichlor-1-hydroxyethyl-phosphorsäureester. Weißes, kristallines, im Wasser 1:10 lösliches Pulver. Wirkungsspektrum: *Argulus, Ergasilus, Lernaea, Dactylogyrus, Gyrodactylus, Trichodina, Piscicola, Philometroides, Gervis, Synergasilus, Diplostomum.* Spezifische Wirkung: *Dactylogyrus, Gyrodactylus, Ergasilus, Lernaea, Argulus, Piscicola.* Gut verträglich für Fische. Therapeutische Breite je nach Fischart: 30–200, keine pathologischen Nachwirkungen. Geringe	**Trichlorphon** (Wolfen) Schwaches Dauerbad: 0,2 mg/l (= 0,2 g/m^3), 24 Stunden	In Hältern bei Temperaturen über 10°C anzuwenden. Für Zierfische nur in Reinsubstanz applizieren.
	Trichlorphon (Wolfen) Starkes Dauerbad: 0,4 mg/l (= 0,4 g/m^3), 6 Stunden	In Hältern bei Temperaturen gleich oder unter 10 °C
	Trichlorphon (Wolfen) Starkes Kurzbad: 5,0 mg/l (= 5,0 g/m^3), 30 Minuten	In Hältern und beim Transport auch bei Temperaturen unter 10 °C
	Trichlorphon (Wolfen) Dauerbad als Anthelminthikum: 0,25–0,50 mg/l 3mal in Intervallen von 10 Tagen (T > 12 °C) Im Mai (1.–30.) sind 3 Gaben von 0,50 mg/l in Intervallen von 10 Tagen zu empfehlen. Bei allen Bädern ist **genaue**	*Philometroides lusii*

(Fortsetzung Tabelle 7)

Medikament	Anwendung	Indikation
Retention. Karzinogenverdächtig. Bei Konzentrationen über 50 mg/l wird Zooplankton vernichtet, darunter (< 50 mg/l) stark dezimiert. Phytoplankton bleibt unbeeinflußt. Im Teich bis zu 1 Woche wirksam. Abbau zu Dichlorvos.	**Dosierung** erforderlich (Wasservolumen der Hälter und Transportgefäße genau ermitteln). Vorgelöste Metrifonatmenge (auf Badewasservolumen berechnet) mit Badewasser gründlich vermischen. Bis 5fache Nutzung eines Kurzbades möglich. Badewasser danach mit Ätznatron (NaOH) 6 Stunden entgiften.	
	Masoten (Bayer) Dauerbad: 1 g/2–4 m^3 eine Woche lang, Wiederholung 3–4 Wochen	Bei Karpfen und Aal gegen *Argulus*
	Masoten (Bayer) Dauerbad: 1 g/4 m^3 als Höchstdosis bei den oben genannten Zeiten	Forellen bei Befall mit *Argulus*
	Masoten (Bayer) Kurzbad: 25–50 g/l, 5 bis 10 Minuten (bei 18 °C)	Karpfen bei Befall mit *Argulus*, Fischegel, *Dactylogyrus*, *Gyrodactylus*
	Masoten (Bayer) Kurzbad: 25–30 g/l, 5 Minuten bei 18 °C, keine Wiederholung mit gebrauchter Lösung	K_v und K_1 bei Befall mit *Argulus*, *Dactylogyrus*, *Gyrodactylus*
	Masoten (Bayer) Dauerbad: 1 g/1,5–3 m^3, Wiederholung nach 2 bis 3 Wochen	Karpfen, Aal bei Befall mit *Dactylogyrus*, *Gyrodactylus*
	Masoten (Bayer) Dauerbad: 1 g/4 m^3 als Höchstdosis zu den oben genannten Zeiten	Forellen bei Befall mit *Dactylogyrus*, *Gyrodactylus*
Neomycin (Antibiotikum)	Oral mit dem Futter: 20–100 mg/kg Fisch	Bakteriosen
Niclosamid (Chemotherapeutikum, Anthelminthikum). Cestoid, Devermin, Phenasal, Radeverm. Gegen digene Trematoden, Cestoden und Nematoden.	100 mg/kg/d 3mal, 100–200 mg/kg/d 1–2mal (max. 0,2–0,3 mg/l Wasser) **Cestocarp** (Agraria Dresden) Fütterung: 1. Tag AD = 20 g Cestocarp/kg Fisch, 2. Tag	Befall von Cypriniden und Salmoniden mit *Khawia sinensis*, *Bothriocephalus gowkongensis*, *Ichthyotaenia longicollis*

(Fortsetzung Tabelle 7)

Medikament	Anwendung	Indikation
Als Medizinalfutter Cestocarp, das 1 g Niclosamid ad 100 g Weizenmehl enthält. Der therapeutische Index von Cestocarp = 25. Niclosamid wird wenig resorbiert und mit dem Kot fast unverändert ausgeschieden. 0,2 bis 0,3 mg/l Wasser wirken toxisch, deshalb dürfen 0,1 mg/l nicht überschritten werden. Für Karpfenteiche besteht diese Sicherheit, die erreichte Verdünnung liegt bei etwa 0,006 mg/l. Kleine Teiche müssen stark durchströmt werden.	ED = 10 g Cestocarp/kg Fisch. Die theratpeutische Wirkungsdauer beträgt 24 Stunden, die Karenzzeit 48 Stunden. Die Dosis der wirkenden Substanz beträgt 100 mg/kg Fisch. Bei Wassertemperaturen über 12 °C hocheffektive Wirkung	
	Dauerbad: 0,25–0,50 mg/l (= 0,25–0,50 g/m^3) bei 3maliger Applikation in Abständen von 10 Tagen	Abtötung der Larven und Zwischenwirte von *Philometroides lusii*
	Dauerbad: 0,5 mg/l (= 0,5 g/m^3) bei 3maliger Applikation im Abstand von 10 Tagen in der 1., 2. und 3. Maidekade	Dekontamination von Laichern und Nachwuchslaichern (Störung der Vermehrung von *Ph. lusii*)
Nitrofurane Synthetische Antibiotika mit hervorragenden chemotherapeutischen, antibakteriellen Eigenschaften. Von Bedeutung in der Fischtherapie: **Nifurantoin** (Nifurantin) = N-5-Nitro-furfurylinden-2-1-aminohydantoin, **Furazolidon** (N-5-Nitrofurfurylidon-2-3-amino-2-oxazolidon) und **Furanace** (P 1364). Nifurantoin und Furazolidon wenig wasserlöslich. Das für die Fischtherapie hochwirksame **Furanace** (P 1364) ist ein spezifisches Nitrofuran und gut wasserlöslich. Toxizität der Nitrofurane gering. Therapeutischer Index: 80. Keine toxischen Nebenwirkungen. Wirkungsspektrum: fischpathogene Keime, deren Sensibilität bei 0,8–3,0 µg/ml liegt, *(Ps. aeruginosa, A. punctata, V. anguillarum).*	**Furanace** Dauerbad: 1 mg/l Bad, 1 Stunde, gegebenenfalls Wiederholung an 3 aufeinanderfolgenden Tagen	Myxobakteriosen
	Furazolidon Oral mit dem Futter: AD + ED: 100 mg/kg Fisch, 10 Tage. Therapeutische Wirkungsdauer: 1–2 Tage post appl. Karenzzeit: 10 Tage	Furunkulose, SDVS, Bakteriosen (gramnegative und grampositive Keime)
	Furazolidon Oral mit dem Futter: AD + ED: 150–200 mg/kg Fisch, 6–8 Wochen	*Myxosoma cerebralis*
	Furazolidon Oral mit dem Futter: AD + ED: 30 mg/kg Fisch 3–5 Tage, evtl. 2–3mal wiederholen	Kokzidiosen
	Medizinalfutter **furacarp**®, (Serumwerk Bernburg): Furazolidon 2,0 g + 0,12 g Methylhydroxybenzoat + 0,02 g Propylhydroxy-	Metaphylaktisch und therapeutisch bei Darminfektionen durch *A. punctata, Ps. fluorescens, Ps. putida* sowie

Medikament	Anwendung	Indikation
Die Sensibilität von *Ps. fluorescens* und *Ps. putida* beträgt 3,0–24,0 γm/ml. Außerdem: Wirkung auf Trichomonaden und Kokzidien. Wirkungsmechanismus: Reduktion der Nitroverbindungen zu Oxyaminoderivaten, die über Enzymblockade mitosehemmend wirken. Furazolidon wirkt oral appliziert schlecht, Nifurantoin rasch resorbiert. Bei üblicher Dosierung hohe Hemmkonzentrationen (200–300 μg/ml). Keine Resistenzsteigerung.	benzoat + Weizenmehl ad 100,0 g. Haltbarkeit: 2 Jahre (rasche Aufnahme ist zu sichern, da sonst Auslaugungsgefahr). Dosierung: zur **Prophylaxe** täglich 2 g/kg Fisch, 20 Tage, zur **Therapie** täglich 10 g/kg Fisch, 6 Tage Karenzzeit: 10 Tage Präparat in 2 Pelletgrößen vorhanden: g für große, k für kleine Fische	*Vibrio anguillarum* bei Karpfen, Aalen und Forellen in Industrie-Fischanlagen und Intensivgewässern. Therapiebeginn sofort nach Auftreten erster Krankheitssymptome und Sicherung der Diagnose. Gesamten Bestand erfassen. Therapie über gesamte Wachstumsperiode bei Satzfischen jeden Alters. Rasche Aufnahme muß gesichert sein.
Oleandomycin (Antibiotikum)	Oral mit dem Futter: 20–50 mg/kg Fisch	Bakteriosen
Oxolinsäure	Oral m. d. Futter: 10–20 (30) mg/kg Fisch/Tag 10 Tage, Karenzzeit: 21 Tage	Aeromonaden, Furunkulose ERM
Oxytetracyclin (OTC) Handelsnahme: Aureomycin. Breitbandspektrum-Antibiotikum (Protozoen, Aktinomyzeten, Spirochäten, Bakterien, Rickettsien und große Viren). Trockensubstanz bei Zimmertemperatur 5 Jahre haltbar, wässerige Lösungen durch Hitze in Abhängigkeit vom *p*H zerstörbar. Lösung in ionenfreiem Aqua dest. Bedingung, da Ca-, Mg- und Cu-Ionen die Löslichkeit stören. Wässerige Lösungen bei 4°C und *p*H = 2, 30 Tage lang haltbar. OTC oral und parenteral gut resorbierbar. 0,5–1,0 Stunden post injectionem werden wirksame Serumkonzentrationen erreicht. Besonders wirksam	I. p. Injektion als Präparat des Serumwerk Bernburg: Oxytetracyclinum hydrochloricum 1,0 g + Propylenglycolum 20,0 g + Aqua dest. ad injectionem ad 100,0 g (1 %ige Lösung) Dosierung: 1 mg/K_2 von 250 g Stückgewicht	*Aeromonas-*, *Pseudomonas-* und *Vibrio*-Infektionen des Karpfens des Aals und der Forelle
	In Industrie-Fischanlagen als Beimischung zum Futter: 3500–7500 mg/kg Futter AD = 75 mg/kg Fisch ED = 50 mg/kg Fisch am 2., 3., 4., und 5. Tag	*Aeromonas-*, *Pseudomonas-* und *Vibrio*-Infektionen des Karpfens, des Aals und der Forelle
	In der Karpfenwirtschaft: AD = 50 mg/kg Fisch, ED = 30 mg/kg Fisch am 2., 4. und 6. Tag. Therapeutische Wirkungsdauer: 6–8 Tage, Karenzzeit: 28 Tage	wie vorangehend

(Fortsetzung Tabelle 7)

Medikament	Anwendung	Indikation
gegen *A. punctata* und *Ps. fluorescens*. Hemmkonzentrationen in µg/ml: *A. punctata:* 0,8–1,5 *Ps. fluorescens:* 12–25 *A. salmonicida:* 0,5–1,5 *V. anguillarum:* 30 *Ps. subrubra:* 0,8 *Cytophaga psychrophila:* 1,0 Therapeutische Wirkungsdauer: 6–8 Tage, Karenzzeit: 28 Tage.	Medizinalfutter: 1–2 g/kg Trockenfutter, 10 Tage lang	Furunkulose
	Dauerbad: 50–75 mg/l, Bad über 24–48 Stunden. Therapeutische Wirkungsdauer: 6–8 Tage, Karenzzeit: 28 Tage	Myxobakteriosen
	Im Futter: 75 mg/kg, 10 Tage lang	Myxobakteriosen
	Medizinalfutter: 3500–7500 mg/kg Trockenfutter (75 mg/kg Fisch) 7–14 Tage	Bakteriosen
Paraaminosalicylsäure (PAS)	Oral und parenteral: 130–150 mg/kg Fisch/Tag	Mykobakteriose (Fischtuberkulose) der Zierfische
Piavetrin (Piperazin, Diethylendiamin)	300 mg/kg/d 6mal (Aal)	Cestoden, Kratzer
Polymyxin (Antibiotikum)	Oral mit dem Futter: 20–30 mg/kg Fisch	Bakteriosen
Protocid®	s. Malachitgrün	
Rivanol	Dauerbad: 1 g auf 500 l Wasser	Hautparasiten
Salicylsäure	Kurzbad: 2,5 g/l, 30 Minuten	*Costia, Piscicola, Lernaea*
Sulfadimethoxin Trimethoprim (Handelsname: Trafigal 30 %®)	7,5 kg Trafigal 30 % werden 100 kg Fertigfutter vor der Pelletierung zugesetzt. Dosis: 1,5 kg/100 kg Fisch und Tag, 6 ×.	Bakterielle Infektionen, insbesondere SDVS bei Karpfen und Furunkulose bei Forellen
Stovarsol	Oral mit dem Futter: 10 mg/kg Fisch, 4 Tage lang	Drehkrankheit, *Hexamita*
Sulfadiazin (Sulfonamid)	Dauerbad: 100–250 mg/l Wasser, 3–4 Tage	Bakteriosen
Sulfamerazin (Sulfametazin, Sulfisoxazol) (Sulfonamid)	Oral mit dem Futter: 12000–22000 mg/kg Futter, 120–220 mg/kg Fisch, 21 Tage	Furunkulose, *Chondrococcus columnaris, Corynebacterium* (Bakterielle Nierenkrankheit)

(Fortsetzung Tabelle 7)

Medikament	Anwendung	Indikation
Sulfanilamid (Sulfonamid)	Dauerbad für Aquaristik: Vorlösen bei 40–50 °C. 100–150 mg/l, 3–4 Tage. Keine Nachdosierung, Wiederholung nur nach vollständigem Wasserwechsel	Bakteriosen bei Zierfischen
	In der Fischerei als Dauerbad: 100–250 mg/l Wasser	Bakeriosen, Mykosen
Sulfasol (Sulfonamid)	Oral mit dem Futter: AD = 200 mg/kg Fisch, ED = 100–200 mg/kg Fisch, 8–10 Tage. Therapeutische Wirkungsdauer: 6–8 Tage nach Applikation	Bakteriosen bei Karpfen, Aal, Regenbogenforelle
Sulfathiazol (Sulfonamid)	Anwendung in der Aquaristik wie Sulfanilamid	Bakteriosen bei Zierfischen
Sulfonamide Von Sulfanilsäure bzw. Sulfanilamid hergeleitet. Wirkungsprinzip: Verdrängung der p-Aminobenzoesäure aus dem Stoffwechsel der Bakterienzelle, somit Hemmung der Folsäuresynthese (antimetabolische Wirkung, Enzymgift). Wirkung von vorhandener Keimzahl abhängig. Wirkungsspektrum: Kokken. *Proteus vulgaris*, *Ps. aeruginosa*, Erreger der Bakterienruhr. Orale Applikation indiziert, da gute Resorption über Darm. Einteilung in: Kurzzeitsulfonamide (Halbwertszeit 2–8 Stunden → Sulfathiazol), Mittelzeitsulfonamide (Halbwertszeit 9–16 Stunden → Sulfamerazin, Sulfafurazol), Langzeitsulfonamide (Halbwertszeit über 24 Stunden → Sulfametoxypyridiazin = Depovernil, Chlordimethylsulfanilamidopyrimidin = Sulfaclomid). Geringe akute Toxizität für Fische.	Bei Wassertemperaturen von 19–22 °C wird der Blutspiegel bei oraler Gabe von Depovernil bzw. Sulfaclomid (100 mg/kg Fisch) über 24 Stunden erhalten. Mit dem Futter verabreicht: AD = 100 mg/kg Fisch, ED = 50 mg/kg Fisch über 6–8 Tage. Allgemein sind Gaben von 300 bis 600 mg/kg Fisch als kurative Dosis günstig (Sulfaclomid, Mebacid, Sulfathiazol, Sulfasol, Sulfaguanidin). Die Kosten der Sulfonamidtherapie betragen gegenüber der Behandlung mit Antibiotika nur $^{1}/_{10}$–$^{1}/_{50}$.	Sulfonamidtherapie allgemeim billig und hochwirksam gegen Aeromonaden, Pseudomonaden und Myxobakterien. Die Sulfonamidresistenz ist übergreifend, d. h., wenn Resistenz gegen *ein* Sulfonamid erreicht worden ist, gilt das für alle anderen auch.

Medikament	Anwendung	Indikation
Streptomycin (Antibiotikum) Wasserlöslich. Bei Schutz vor Licht und Feuchtigkeit auch bei Zimmertemperatur haltbar. Wässerige Lösungen bis zu 2 Wochen wirksam. Größte Stabilität bei *p*H 8,5–9,0. 15 Minuten langes Erhitzen auf 100 °C zieht Aktivitätsverlust von 50 % nach sich. Streptomycin-Standard enthält 1 000 µg/ml Base, Streptomycinsulfat enthält 798 µg/ml Sulfat. Wirkungsspektrum: gramnegative Bakterien, alle Kokken. Rasche Resistenzentwicklung bei den Keimen. Hemmkonzentration µg/ml: *A. punctata:* 12–25–100 *A. fluorescens:* 12–25 *A. salmonicida:* 1,5 *V. anguillarum:* 30	I. p. Injektion als Ersatz für Chloramphenicol: 5–10 mg/l 50–400 g Körpermasse (K_2) Präparate des Serumwerk Bernburg: Streptomycinum sulfuricum 1,0 g + Propylenglycolum 20,0 g + Aqua dest. ad inj. ad 100,0 g (1 %ige Lösung). Dosierung: 1 ml für K_2 von 250 g Stückgewicht Therapeutische Wirkungsdauer: 3–4 Tage, Karenzzeit: 28 Tage	*Aeromonas*-Infektion, SDVS bei Cypriniden in Teichen
	Als Beimischung zum Futter: AD + ED = 100 mg/kg Fisch, 6 Tage	*Pseudomonas*-Infektion des Karpfens, die gegen Chloramphenicoltherapie resistent ist. In Industrie-Fischanlagen anzuwenden.
Terramycin (Antibiotikum)	3 mg auf 150–400 g Körpermasse. Injektion oder gleiche Menge mit dem Futter 10 Tage lang.	Bakteriosen
Tetracyclinhydrochlorid	Dauerbad: 4–6 mg/l, 4 Tage	*Hexamita* bei Zierfischen
	3 500–7 500 mg/kg Futter (75 mg/kg Fisch), 7 Tage	Bakteriosen
Tetraminkupfersulfat $Cu(NH_3)_4 \cdot SO_4$ Allgemein stark giftig. Nur in besonderen Notfällen einzusetzen.	Dauerbad: 0,1–0,2 mg/l oder 0,1–0,2 g/m³ Wasser, 3–4malige Wiederholung im Abstand von 48 Stunden	*Dactylogyrus*
	Dauerbad: 0,3 mg/l (= 0,3 g/m³ Wasser), 48 Stunden bei 3–4maliger Wiederholung	*Gyrodactylus*
Trimethoprim-Sulfadimethoxin	Oral i. d. Futter: Trafigal 30 %® (Hoechst) 50–100 mg/kg Fisch/Tag, 4–7 Tage Bad: Borgal 24 %® (Hoechst)	Furunkulose, Erythrodermatitis

(Fortsetzung Tabelle 7)

Medikament	Anwendung	Indikation
	Forellenbrut: 0,1–0,2 ml/l Wasser 1–2 Stunden Zierfische: 0,2 ml/10 l Wasser 24 Stunden	
Trypaflavin (Acriflavin), Acridinfarbstoff Therapeutischer Index: 3–5. Mitosegift.	Dauerbad: 1 g auf 100 l Wasser. Für Zierfische 0,1–1,0 g/100 l Wasser.	In Aquarien und in geschlossenen Anlagen anwendbar gegen *Chilodonella, Costia, Trichodina, Trichodinella.* Pflanzenschädigend.
	Dauerbad: je 12 Stunden an 3 aufeinanderfolgenden Tagen 3 mg/l (= 3 g/m^3)	lokale Myxobakteriose bei Forelle, Aal, Karpfen
Zephirol	vgl. Ammoniumverbindungen	
Zinnoxid	vgl. Di-n-Butyl-Zinnoxid	

Tabelle 8
Übersicht der Desinfektionsmittel

Desinfektionsmittel	Anwendung	Indikation und Wirkungsspektrum
Bayluscid® (Bayer)	Teichdesinfektion: 0,5 mg/l Präparat ist toxisch für Fische, daher nur in fischfreien Teichen anwendbar Einwirkungsdauer: 8–10 Tage. Danach Besatz möglich.	Bekämpfung von Wasserschnecken als Zwischenwirte von Trematoden
Benzalkoniumchlorid als C_4 (Leuna/Merseburg: 15,0 g ad 100 g) oder als Fesiamon	1. Desinfektion von Instrumenten: 0,5 %ige Lösung, 2 Stunden	
	2. Desinfektion der Hände: 2 %ige Lösung, 5 Minuten	
Branntkalk	Teichdesinfektion: 10–15 t pro Hektar in Pulverform in bespannte Teiche oder auf feuchte Teichböden gleichmäßig ausbringen. Besatz nach frühestens 3 Wochen.	Bekämpfung von Wasserschnecken und Fischegeln bzw. Desinfektion bakteriell oder drehkrankheitsverseuchter Teiche.

(Fortsetzung Tabelle 8)

Desinfektionsmittel	Anwendung	Indikation und Wirkungsspektrum
Chlorkalk (CaCl[OCl]) enthält bis 35 % wirksames Chlor	1. Teichdesinfektion: 200–300 mg/l, 12 Stunden lang	SDVS, VHS, SBE, Myxosomatose
	2. Desinfektion von Geräten: 200–400 mg/l, 12 Stunden lang	Allgemeindesinfektion
Cupravit	Teichdesinfektion: 1–2 kg/ha	Bekämpfung von Wasserschnecken als Zwischenwirte von Trematoden
Formalin (handelsüblich in der Konzentration von 38–40 %). DAB (37 %), techn. (30 % und 37 %), Gesuform (30 %), Fesiaform (25 %), Hydraform (15 %)	1. In Aufzuchtrinnen und -becken: 40–80 ml/l des handelsüblichen Formalins, 1–2 Stunden. Vor Neubesatz gründlich mit Wasser spülen.	Allgemeindesinfektion
	2. Desinfektion von Metallteilen: 5 %ige Formalinlösung, 0,5 Stunden lang	Bakterien, Pilze, Viren, Fischparasiten mit Ausnahme von Wurmeiern. Anwendung nur bei Temperaturen über oder um 5 °C. Bei Temperaturen unter 5 °C: Ausfällung von weißem Paraformaldehyd.
	3. Desinfektion von Plastik- und Holzteilen: 5 %ige Formalinlösung, 2 Stunden lang	
Hydratkalk ($Ca[OH]_2$)	500 g/m^2 = 5 t/ha	Allgemeindesinfektion bei Virosen
Iodophor (I-PVP = Iod-Polyvinylpyrrolidon auf Alkylphenolpolyglycolether-Basis) Enthält Iod in lockerer Bindung. Zum Herstellen der Gebrauchslösungen: Schutzbrille, Gummihandschuhe, Gummistiefel, Gummischürze,	1. Gerätedesinfektion: 50–75 mg/l Wirksubstanz (bei porösen Oberflächen 75–100 mg/l Wirksubstanz) 7–10 Minuten bei Temperaturen unter 35 °C	Bakterien, Viren Sporen, Hefen, Pilze
Durchführung der Desinfektion unter Gasmaskenschutz. Handelspräparate: Bridine, Betadine, Wescodyne	2. Eidesinfektion: 50–100 mg/l Wirksubstanz, 10 Minuten. Auch 1 %ige Lösung 10 Minuten lang ist bakterizid und unschädlich.	Salmoniden- und Hechteier. Die Desinfektion der Eier kann in jedem Stadium erfolgen, d. h. 1 Tag nach der Befruchtung und Beendigung des Quellungsvorganges.

(Fortsetzung Tabelle 8)

Desinfektionsmittel	Anwendung	Indikation und Wirkungsspektrum
Na-Pentachlorphenolat	Teichdesinfektion: 8 mg/l in fischleeren Teich, da Dosis fischtoxisch. Teich nach Desinfektion 8 Tage unbesetzt lassen.	Bekämpfung von Wasserschnecken als Zwischenwirte von Trematoden
Natronlauge (NaOH)	Druchtränkung von Seuchenmatten: Natroletten-Tabletten zur Herstellung einer 2 %igen NaOH-Lösung. Einwirkungsdauer von minimal 40 Sekunden erforderlich (*p*H der Matte < 13).	Allgemeindesinfektion
Peressigsäure	Desinfektion korrosionsgefährdeter Teile: 1 %ige Peressigsäurelösung unter Zugabe von 1 % glasigem Na-metaphosphat (sog. Grahamsches Salz, das stark hygroskopisch ist). Diese Gebrauchslösung wird hergestellt, indem das schwerlösliche Na-metaphosphat in Wasser gelöst wird (Sichtkontrolle). In diese Lösung wird nun die erforderliche Menge Peressigsäure gegeben. Desinfektionsdauer: 15 Minuten. Wirkstoff: 48 %ige Peressigsäure.	
Phenole und Phenolderivate: **Wofasept** (Bitterfeld) = Alkylhalogenphenol 25,0 Teile + Paraffinsulfonat 30,0 Teile + freies Alkali 2,3 Teile + Aqua dest. ad. 100,0	Aquarien bei Fischtuberkulose, Transportbehälter, Geräte: 3–5 %ige Lösung von Wofasept 2 Stunden lang. Transportbehälter gut mit Wasser nachspülen, da sonst Geschmacksbeeinträchtigung der Fische.	Grobdesinfektion gegen Bakterien, Pilze, Wurmeier, Fischtuberkulose
Meleusol (Leuna) = p-Kresol 29,0 Teile + höhere Phenole 3,0 Teile + Alkylmonosylfat 28,0 Teile + Aqua des. ad 100,0	Transportbehälter und Geräte: 5 %iges Meleusol 2 Stunden. Desinfizierte Transportbehälter gut mit Wasser spülen, da sonst Geschmacksbeeinträchtigung der Fische.	Grobdesinfektion gegen Bakterien , Pilze Wurmeier

Durchführung von Heilbädern

Die zur Behandlung verwendeten Becken sind von organischen Resten zu säubern, da diese die Wirksamkeit des Medikaments vermindern. Die Fischdichte darf nicht zu hoch sein, der Sauerstoffgehalt des Wassers ist während der Behandlung zu kontrollieren. Die Fische niemals innerhalb von 4 Stunden nach einer Fütterung behandeln und niedrige Wassertemperatur anstreben.

Sowohl Kurz- als auch Tauchbäder sollen möglichst nur in Holzbottichen durchgeführt werden, da Holz mit den Chemikalien der Bäder nicht reagiert. In der Aquaristik werden aus dem gleichen Grund Glasgefäße verwendet. Die Temperatur der Badelösung sollte um 2 °C höher sein als die Temperatur des Teich- bzw. Aquarienwassers, aus dem die Fische kommen. Bei Kurzbädern, vor allem aber bei Tauchbädern verwendet man stiellose Kescher, in denen man die Fische in das Bad tauchen und schnell wieder herausnehmen kann. Tauchbäder`werden bei größeren Fischmengen mit sehr konzentrierten Lösungen und nur kurze Zeit durchgeführt. Nach Durchführung des Bades werden die Fische im Kescher sofort in einem zweiten Bottich mit reinem Wasser durch mehrmaliges Eintauchen abgespült. Dabei verlassen Fischegel und Karpfenläuse die Fische. Die in dem Spülbottich sich anhäufenden Parasiten werden vom Teich entfernt ausgegossen und mit Branntkalk abgetötet.

Wir unterscheiden:

1. **Tauchbad.** Dauer 5–15 Sekunden. Anwendung: Ektoparasiten.
2. **Kurzbad.** Dauer 10–30 Minuten. Anwendung: Ektoparasiten. Zeit genau einhalten. Bei Kurztransporten anwendbar.
3. **Dauerbad.** Dauer Stunden bis Tage. Nur möglich, wenn therapeutischer Index des Pharmakons groß ist.

3.1. Holz- oder Plastikbehälter verwenden, keine Aluminium- oder Zinkgefäße. Bei Aquarienfischen Glasgefäße nehmen, die keinen Bodengrund und keine Bepflanzung enthalten. Dauerbäder in bepflanzten Aquarien nur in Ausnahmefällen, danach totaler Wasserwechsel erforderlich.

3.2. Bei oxydierenden Badelösungen (Abgabe von O_2) beträgt die Fischmasse pro 100l 5–10 kg. Die Lösung darf nur einmal benutzt werden.

3.3. Temperaturkontrolle erforderlich. Die Temperatur der Badelösung soll um 2 °C höher liegen als die des Hälterungs- (Aquarien-)wassers.

3.4. Konzentrierte Stammlösungen herstellen und diese bis zum Erreichen der Badkonzentration langsam einbringen (Rühren, Wasser umwälzen).

Bäder zur percutanen und perbranchialen Verabfolgung von Medikamenten sind bei kleinen Fischen, z. B. K_{v-1} und K_{1-2}, angezeigt. Mit dieser Methode werden therapeutische Blutspiegel sehr schnell erreicht, z. B. bei einer Konzentration von 100–200 mg/l Chloramphenicol in 8–24 Std.

Massenapplikation von Chemotherapeutika

Die Massenanwendung von Chemotherapeutika, insbesondere die Injektion von Antibiotika bei der vorbeugenden Bekämpfung des SDVS des Karpfens, hat in der Fischerei schnell Eingang gefunden. Aufbauend auf den grundlegenden Untersuchungen von SCHÄPERCLAUS (1954), hat die Masseninjektion antibiotischer Präparate im Zusammenhang mit der fortschreitenden intensiven Fischproduktion einen hohen Stand der Entwicklung erreicht. Dabei werden im Großbetrieb vollmechanisierte Injektionsvorrichtungen verwendet, die es einer Arbeitskraft gestatten, im Mittel 1500 Injektionen pro Stunde durchzuführen. Zur Masseninjektion werden Kanülen der Größe 0,8 x 40 mm (max. 1,0 x 40 mm) verwendet. Alle Injektionsgeräte und Hilfsmittel sind vor ihrer Verwendung zu sterilisieren. Die i. p. Injektion darf nicht zur Verletzung innerer Organe, z. b. des Bauchseitenlappens der Leber (Amlacher, 1954) führen. Der Einstich erfolgt linksseitig über der linken Bauchflosse zwischen Seitenlinie und oberem Flossenrand (Abb. 31). Die Kanüle wird flach im Winkel von 20° in Richtung nach vorn eingestochen und fast parallel zur Körperlängsachse geführt. Dabei ist je nach Größe des Fisches die Auswahl der Kanülenlänge zu treffen, um die optimale Injektionstiefe zu erreichen.

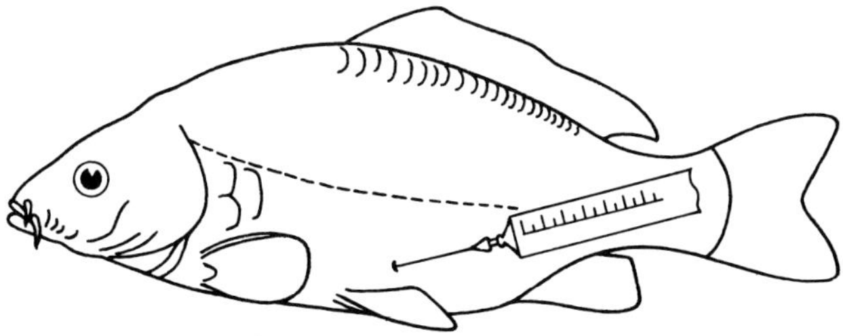

Abb. 31. Einstichstelle der Spritze bei i. p. Injektion. (Original).

Die volle bakteriostatische Wirksamkeit der Antibiotika bei Standarddosierung kann nur erreicht werden, wenn die natürlichen Abwehrvorgänge des Fischorganismus voll funktionsfähig sind. Die Fische müssen also eine gute Kondition haben. Die optimale Dosierung der Abtibiotika ist von der Resistenz der Krankheitserreger und der stoffwechselbeeinflussenden Wassertemperatur abhängig.

Virulenz und Resistenz pathogener Bakterienstämme können bei verschiedenen Fischbeständen unterschiedlich sein. Daher kann die Anwendung eines einzigen Antibiotikums zu heterogenen Ergebnissen führen und auch eine Resistenzsteigerung der pathogenen Keime nach sich ziehen.

Für die bakteriellen Erreger des SDVS wird ein modifizierter Resistenztest verwendet: Auf Nähragar werden 24-Stunden-Kulturen von *Aeromonas* oder *Pseudomonas* mit chemotherapeutikahaltigen Testblättchen zusammengebracht und die Größe der Hemmwirkung des geprüften Präparates auf den untersuchten Bakterienstamm ermittelt. Der Test ermöglicht es, 48–72 Stunden nach seiner Anwendung das optimale Therapeutikum zu empfehlen. Der Standard-Resistenztest umfaßt die Antibiotika Chloramphenicol, Streptomycin, Oxytetracyclin und Chemotherapeutika der Nitrofurangruppe. Werden Sulfonamide getestet, wird als Bakteriennährboden Sauton-Agar verwendet.

Zur medikamentösen Bekämpfung von Fischvirosen gibt es in letzter Zeit experimentelle Ansätze. Migus u. Dobos (1980) prüften die Wirkung von Ribavirin (1-*ß*-D-ribofuranosyl-1,2,4-triazol-3-carboxamid) auf die Reduplikation des Virus der IPN in Zellkultur (CHSE-214- und RTG-2-Zellen). Die größte Wirkung wurde 8 Stunden nach der Infektion erzielt. Inkorporationsstudien mit radioaktiven Vorläufern zeigten, daß Ribavirin die zelluläre DNA- und RNA-Synthese innerhalb von 2–3 Stunden nach der Applikation hemmt. Die zur Hemmung der zellulären RNA-Synthese ausreichende Mindestdosis betrug 0,5 µg/ml. Darüber hinaus hemmte Ribavirin (Konzentration 10 µg/ml) auch die virale RNA-Synthese. Da seine Wirkung aber reversibel ist, bleibt die praktische Anwendung zur Therapie wegen der benötigten großen Mengen und wegen wachstumshemmender Effekte auf den Fisch unwirtschaftlich. Gleiches gilt für andere Präparate (vgl. Bussereau et al., 1983).

Ahne u. Held (1980) prüften die viruzide Wirkung von Aktiviod (Präparat Actomar®K_{30}, Ciba-Geigy) auf die fischpathogenen Rhabdoviren Egtved, PFR und RVC sowie auf das unbehüllte, den Reoviren nahestehende Virus der IPN. Das Präparat zeigte unter praxisnaher Proteinbelastung des Wassers im Suspensionsversuch bei Konzentrationen von 100 bis 200 ppm Aktiviod binnen 10 Minuten eine verläßliche Virusinaktivierung.

Kimura et al. (1983a, 1983b) untersuchten in vitro die antivirale Wirkung von 9-(2-Hydroxyethoxymethyl)guanin (Acyclovir, ACV) auf das *Oncorhynchus masou virus* (OMV), ein onkogenes Herpesvirus. ACV zeigte sowohl auf das OMV als auch auf das *Herpesvirus salmonis* und das *Channel catfish virus* (CCV) eine hohe Wirksamkeit. Der CPE in RTG-2-Zellkulturen, hervorgerufen nach Applikation von 100 $TCID_{50}$/ml des OMV, wurde durch 2,5 µg/ml ACV gehemmt. Eine Wachstumshemmung der RTG-2-Zellkultur trat erst bei 25 µg/ml ACV auf, ohne daß morphologische Veränderungen in den Kulturzellen zu beobachten gewesen wären. Therapieversuche an Brut von *Oncorhynchus keta* bzw. *O. masou* nach experimenteller Infektion mit dem OMV führten bei Verwendung der Immersionsmethode (ACV-Lösung 25 µg/ml, 30 min täglich, 15 Tage lang) zu verringerter Sterblichkeit. Orale Applikation war wirkungslos. Wurde die Immersionsbehandlung über 60 Tage lang durchgeführt, kam es zur deutlichen Suppression der durch das OMV induzierten Tumorentwicklung.

Alle in Tabelle 7 angegebenen Dosierungen sind in ihrer Wirksamkeit temperaturabhängig und müssen daher unter diesem Aspekt gegebenenfalls variiert werden. Die Fische sind nach erfolgter Injektion sofort in den Teich auszusetzen. Die Wirkung der Schutzinjektion dauert etwa 3 Wochen, sie muß daher unmittelbar vor dem Aussetzen der Fische erfolgen.

Die Entwicklung und Anwendung ständig neuer therapeutischer Möglichkeiten bergen Gefahren in sich. Untersuchungen zeigen, daß Antibiotika und andere Therapeutika im Fischfleisch angereichert werden und durch dessen Verzehr in den Organismus des Menschen gelangen.

Evelyn (1968) berichtete über die Anreicherung von Chloramphenicol in Leber, Niere und Muskulatur von Pazifiklachsen. Nach einmaliger Gabe von 50 mg/kg Fisch waren bei 15 °C nach 12 Stunden 20–50 µg Chloramphenicol pro Gramm Gewebe nachzuweisen. Nach 24-Stunden war eine deutliche Abnahme festzustellen.

Johansson et al. (1968) gelangten nach fortlaufender Applikation von Terramycin, Sulfamerazin und Nitrofuran zu folgenden Ergebnissen bei Regenbogenforellen:

1. Terramycinrückstände im Fisch vermögen noch mehrere Wochen nach abgeschlossener Behandlung das Wachstum von *Sarcina lutea* und *Staphylococcus aureus* zu hemmen, sind also noch wirksam.

2. Das Fleisch (Muskulatur) terramycin-behandelter Fische enthält nach 17 Tagen noch Antibiotikamengen, die das Wachstum von *Staphylococcus aureus* hemmen, *Sarcina*-Kulturen dagegen schon nach 3 Tagen nicht mehr beeinflussen.
3. Restbestände von Sulfonamiden in Muskulatur, Leber, Niere und Galle wirkten 3 Tage nach Beendigung der Behandlung noch bakteriostatisch.

Ghittino u. Maletto (1971) berichteten über Untersuchungen mit Masoten (Metrifonat) Bayer an *Oncorhynchus mykiss, Anguilla anguilla, Leuciscus cephalus* und *Tinca vulgaris*. Die Fische wurden in Masotenkonzentrationen von 0,25–0,30 ppm in Teichen und Aquarien gehalten, ein Teil wurde nach der Behandlung bei – 5 °C eingefroren. Die Proben wurden 24 Stunden bis 30 Tage nach Beendigung der Masotenbehandlung gaschromatographisch untersucht. Die Metrifonatkonzentration nahm binnen 30 Tagen im Fisch von 0,006 auf 0,0006 ppm ab, im Teichwasser von 0,25 auf 0,03 ppm und im gefrorenen Fisch von 0,008 auf 0,002 ppm. Temperaturerhöhung beschleunigte den Zersetzungsprozeß des Medikaments. Beide Autoren empfehlen auf Grund dieser Ergebnisse das Präparat als Medikament.

Aus der Literatur geht hervor, daß nach oraler Verabreichung von Sulfamerazin über drei Tage und nach eintägiger Pause nochmal 2 Tage lang (Dosis 200 mg/kg Fisch/Tag) Rückstände des Medikaments in der Muskulatur noch nach 12 Tagen nachzuweisen waren. Auch die Leber speicherte die Rückstände. Als Karenzzeit werden bei einer Wassertemperatur von 10 °C 4 Wochen angegeben.

Herman et al. (1969) fanden nach Verfütterung von OTC-Pellets 14 Tage lang (Dosis 75 mg/kg Fisch/Tag) bei Salmoniden (Forelle, Saibling) bei Wassertemperaturen von 12–13 °C nach 10–14 Tagen Leber, Muskulatur, Serum und Niere frei von OTC. Bei 6–7 °C wird OTC aus Muskulatur und Serum erst nach 4 Wochen eliminiert. Rückstände in der Muskulatur werden durch Kochen zerstört.

Unbeschadet des Für und Wider im Hinblick auf Residualmengen ist von einer intensiven medikamentösen Behandlung von Speisefischen abzuraten (vgl. auch umweltbedingte Krankheiten und Schädigungen).

Abschließend soll auf Nebenwirkungen von Medikamenten, besonders Antibiotika, im Fischorganismus hingewiesen werden. Reide (1981) untersuchte die Wirkung therapeutischer Konzentrationen von Chloramphenicol, Oxytetracylin, Mebacid und Furazolidon auf das Blut des Karpfens. Es kam zur Verschiebung des Anteils der verschiedenen Blutzellen im Gesamtblut, zu morphologischen Veränderungen, insbesondere zur Vakuolisation bei Erythrozyten und Granulozyten, zu Hämolyse, Hypochromasie und Anisozytose. Die größte Toxizität zeigte Chloramphenicol (Zerstörung der Erythrozyten). Deshalb ist bei pathologischen Blutuntersuchungen stets daraf zu achten, ob die zu untersuchenden Fische unter Medikamenteneinfluß stehen. In diesem Fall sind Blutuntersuchungen zwecklos, es sei denn, sie richteten sich speziell auf die Erforschung der medikamentösen Nebenwirkungen. Mebacid und Furazolidon hatten die geringste Toxizität. Nach Rijkers et al. (1980, 1981) hat die orale Gabe von OTC keinen Einfluß auf die zelluläre Immunität, dagegen wirkte es i. p. verabreicht stark immunsuppressiv. Die humorale Immunabwehr wird sowohl bei oraler als auch bei i. p. Gabe von OTC negativ beeinflußt. Schon Kreutzmann (1977) hatte festgestellt, daß Chloramphenicol und Oxytetracyclin die Erythropoese beim Europäischen Aal (*Anguilla anguilla*) deutlich schädigen (Vakuolisation im Zytoplasma, Kernveränderungen, starkes Absinken der Erythroblastenzahl, Störungen im Fettstoffwechsel der Erythrozyten).

Spezieller Teil

Allgemeine Vorbemerkungen

Es gibt verschiedene Möglichkeiten der Einteilung von Krankheiten, die im allgemeinen aber nicht befriedigen, da ihre logische Konsequenz unzureichend ist. Neuerdings zeichnen sich deutlich Bemühungen ab, zwischen Infektions- und Invasionskrankheiten zu unterscheiden. Per definitionem sind

a) **Infektionskrankheiten** Krankheiten, bei denen nach Befall mit einem einzigen oder nur wenigen Krankheitserregern diese sich im oder auf dem Wirt ungeheuer zu vermehren vermögen (Viren, Bakterien, Protozoen, Pilze) und gegebenenfalls dessen Tod herbeiführen;
b) **Invasionskrankheiten** Krankheiten, bei denen es nach Befall mit einem oder wenigem Krankheitserregern nur zu symptomlosen Erkrankungen kommt, da sich diese im oder auf dem Wirt nicht vermehren können. Erst ihr Befall in großer Zahl (Invasion) kann zum Tode oder zu örtlichen Störungen führen (parasitische Würmer und ihre Larven, Crustaceen).

Die Grenzen lassen sich bei dieser Einteilung nicht scharf ziehen.

Im Speziellen Teil werden die Fischkrankheiten im System aufsteigend abgehandelt, um eine bessere Übersicht zu behalten.

Die Lehre von den Infektionskrankheiten konnte nach den Entdeckungen von L. Pasteur und R. Koch, die die ätiologische Diagnose begründeten, ihre Entwicklung beginnen. Wir unterscheiden derzeit innerhalb der Infektionskrankheiten drei große Gruppen von pathogenen Mikroorganismen: Viren, Bakterien und Protozoen. Die Bakterien ihrerseits können ultravisiblen Keimen, den Bakteriophagen, zum Opfer fallen.

Die Bedeutung der Virosen wird fortschreitend immer mehr erkannt, zumal auch die ätiologische Rolle von Viren bei der Entstehung von Tumoren derzeit ein hochaktuelles Problem der Krebs- und Umweltforschung ist. Auch für die Fische ist die virale Ätiologie bestimmter gutartiger Geschwülste gesichert, und dadurch kommt es bereits zu konvergenten Befunden an Homoio- und Poikilothermen. Bösartige Geschwülste sind bei Fischen bisher als Lymphosarkome, Schilddrüsen- und Lebercarcinome beschrieben worden.

Bakterielle Erkrankungen sind bei Fischen relativ häufig. Dabei kommt es nicht selten zu Mischinfektionen. In solchen Fällen ist die Differentialdiagnose, die in einer gemeinsamen Auswertung bakteriologischer, histologischer, hämatologischer und biochemischer Befunde zum Zweck der Abgrenzung mehrerer Krankheitssymptome gegeneinander besteht, noch in der Entwicklung begriffen.

In einer Reihe von Fällen kommt es zum Auftreten von Krankheiten, als deren Erreger weder Zoo- noch Phytoparasiten und auch keine Bakterien verantwortlich gemacht werden können. Wir sind in diesen Fällen zu der Annahme gezwungen, daß eine Virusinfektion vorliegt, sofern nicht eine Stoffwechselstörung oder eine umweltbedingte Schädigung nachgewiesen werden kann. Auch bei den Mykosen liegen noch Probleme offen, die der Aufklärung bedürfen; dagegen sind die Kenntnisse über Protozoenkrankheiten und über Helminthosen vor allem in der Sowjetunion und in den USA in letzter Zeit weiter ausgebaut worden.

Auch die Therapie erbrachte Fortschritte. Erwähnt sei hier nur die erfolgreiche Bekämpfung des *Ichthyophthirius* mit Malachitgrün oder vieler Bakteriosen durch Sulfonamide und Antibiotika.

Virosen

Viren und Bakteriophagen sind ultravisible Kleinmikroben, deren Durchmesser unter 0,3 µm liegt und die nur in einigen Fällen an die Größe kleinster Bakterien herankommen. Sie lassen sich auf Bakteriennährböden nicht züchten, da ihre Existenz an die lebende Zelle gebunden ist. Aus diesem Grund werden sie auf Einschicht-Zellkulturen gezüchtet und vermehrt. Sie können in den Zustand kristallförmiger Einzelmoleküle übergehen. Ihrer chemischen Natur nach handelt es sich um Nukleoproteide, d. h. um Verbindungen von Eiweiß (dem stets die Aminosäure Cystein fehlt) und Nukleinsäure, deren Verhältnis ziemlich konstant ist. Die Eiweißkomponente steht dem Globulin nahe, die Nukleinsäure kann DNA oder RNA sein, daher rührt die Einteilung in DNA- und RNA- Viren. In bestimmten Viren sind auch Lipide und Lipoproteide als Bestandteil von Hüllen gefunden worden. In lebende Zellen eingedrungen, zeigen Viren eine starke Vermehrung, wobei innerhalb des Stoffwechsels der befallenen Zelle ständig neues Viruseiweiß mit gleichen physikalischen, chemischen und immunologischen Eigenschaften wie das Ausgangseiweiß gebildet wird. Größere Virusarten lassen sich lichtmikroskopisch in Ausstrichpräparaten als sog. Elementarkörperchen durch Färbung mit Karbolfuchsin nach vorangegangener Beizung oder durch Giemsa- bzw. Viktoriablaufärbung darstellen (vgl. Habs, 1967). Kleinere Viren sind nur elektronenmikroskopisch zur Ansicht zu bringen. Viren werden von bakteriendichten Filtern nicht zurückgehalten („filtrierbare Viren"). Die Porengröße der Filter dient zur indirekten Größenabschätzung, genaue Größenbestimmungen erfolgen mit Hilfe des Elektronenmikroskops und der Ultrazentrifuge (Tafel VI).

Einige Virusarten bilden in den befallenen Wirtszellen Einschlußkörper (Tafel VI), die eosinophil oder basophil reagieren und sowohl im Zytoplasma als auch im Karyoplasma liegen können. Erwähnt wurde schon (vgl. Virotechnik) die Fähigkeit bestimmter (zytozider) Viren, in Zellkulturen CPE hervorzurufen. Dieser bleibt bei Zusatz von homologem Antiserum aus (Neutralisationstest). Nichtzytozide Viren bewirken keinen CPE.

Zum elektronenmikroskopischen Feinbau der Viren ist zu sagen, daß die RNA z. B. beim Tabakmosaikvirus als einsträngiges Molekül wendelförmig (helikal) angeordnet ist und das Protein in Form identischer Elementareinheiten von länglichovalem Aussehen (Struktureinheiten) der RNA-Helix anliegt (Schutzfunktion), so daß das Gesamtvirus ebenfalls helikal strukturiert erscheint. Dieser helikale Komplex Nukleinsäure-Protein-Struktureinheiten wird als Nukleokapsid bezeichnet, und die symmetrische Anordnung der Struktureinheit erlaubt die Bezeichnung *helikale Symmetrie* für diese Form der Nukleokapsel. Im Endeffekt entsteht ein Zylinder, dessen Lumen bis 4 nm mißt und dessen Wand der helikal aufsteigende RNA-Protein-Komplex bildet. Das TMV ist ein stäbchenförmiges Virus. Denkt man sich dieses Stäbchen zu einer enggestauchten Spirale gewunden, deren einzelne

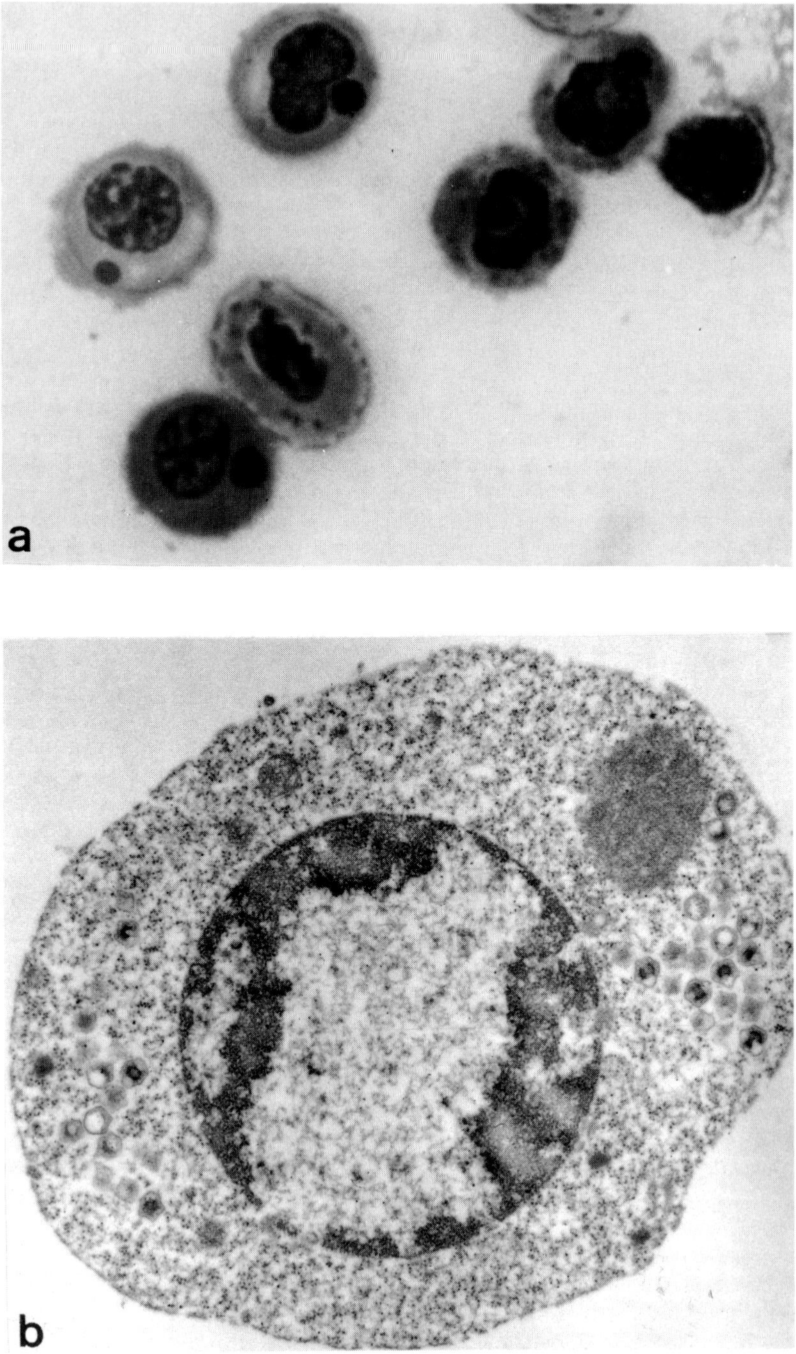
a
b

Windungen dicht übereinanderliegen (so daß auf die kleinste untere stets größere folgen, bis zu einem „Äquatorialbereich", und von da ab wieder an Durchmesser abnehmend kleinere Windungen bis zum anderen Pol), dann entsteht eine Hohlkugel als Nukleokapsid. Im Gegensatz zu dem hüllenlosen TMV, dessen Begrenzung nach außen die Proteinstruktureinheiten darstellen, sind kugelförmige Nukleokapseln zusätzlich von einer Lipoproteinmembran umhüllt, deren Syntese von der Virusnukleinsäure codiert wird. Das Nukleokapsid ist der Binnenkörper (Core) des Virus, die Lipoproteidhülle heißt Envelope. Diese Art von Viren bezeichnen wir als *sphärische* Viren. Bei ihnen kann die codierende Nukleinsäure sowohl DNA als auch RNA sein. Bei den Rhabdoviren (z. B. Egtved-Virus) ist die Nukleokapsel nicht zu einem Ball spiralisiert, sondern zu einem Zylinder, der an einem Ende geschlossen erscheint. Eine weitere Gruppe sphärischer Viren unterscheidet sich von den oben beschriebenen dadurch, daß die Proteinstruktureinheiten keinem helikalen Aufbau folgen, sondern es entsteht aus ihnen, bevor die Nukleokapsel gebildet wird, zunächst ein weiteres Strukturelement. Dieses Strukturelement resultiert durch Zusammentreten von 5 bzw. 6 primären Struktureinehiten, die ein sogenanntes Kapsomer bilden. Sechs Struktureinheiten bilden ein Hexamer, fünf ein Pentamer. Die Kapsomeren werden in Gestalt eines Oberflächenkristalls mit der Form eines Ikosaeders angeordnet (20 gleichseitige Dreieckflächen). Die Flächen werden von Hexameren, die 12 Kanten (Ecken) von Pentameren gebildet.

Die einzelnen Virustypen unterscheiden sich durch ihre Kapsomerenzahl. Im Hohlraum den die Kapsomeren umschließen, liegt die Nukleinsäure. Viren mit ikosaedrischer Nukleokapsel werden als kubisch bezeichnet (weil sich der Ikosaeder vom Würfel ableitet). Auch in der Gruppe *kubischer Viren* finden wir Vertreter, die eine Lipoproteidhülle haben (Herpes-Virus). Hüllenlos sind in dieser Gruppe viele pflanzliche RNA-Viren.

Die Gesamtheit von Nukleokapsel und Lipoproteidhülle wird auch als *Virion* bezeichnet.

In Tabelle 9 wird eine Übersicht über die wichtigsten Fischviren nach Nukleinsäuretyp, Größe, Struktur und Empfindlichkeit gegeben.

Nach Ahne (unveröffentlicht) ist in Wasser von 10 °C das Virus der SVC 42, das der VHS 49, das PFRV 70 und das Virus der IPN 231 Tage infektiös. Im Teichschlamm überlebten bei pH = 6,79 das VHSV 10, das PFRV und SVCV 42 und das IPNV über 210 Tage. Im Trockenzustand behielten diese Viren sowohl bei + als auch bei 20 °C ihre Infektionsfähigkeit über 28 Tage hinaus. 2 %ige Natronlauge und eine Formalinlösung von 3 Teilen der 40 %igen handelsüblichen Lösung auf 97 Teile Wasser inaktivierten diese Viren binnen 5–10 Minuten. Bei Säureeinwirkung (pH = 3) wurde das IPNV auch nach 6 Stunden nicht beeinträchtigt.

Nach Ahne (pers. Mitteilung 1990) gehören folgende pathogene Viren zu folgenden systematischen Gruppen:

Tafel VI

Virus der Erythrozytennekrose (VEN) des Herings. a: Viruseinschlußkörper im Zytoplasma der Erythrozyten (Ausstrich aus dem Peripherblut). b: unreifer, mit dem Virus der VEN infizierter Erythrozyt aus dem Mesonephros des Herings. Hexagonale Viria im Zytoplasma, rechts oben (elektronendicht) ein zytoplasmatischer Einschlußkörper. 22000 ×. (Nach Meyers, Hauck, Blankenbeckler und Minicucci, 1986).

1. Herpesviridae (Channel Catfish Virus, Oncorhynchus Masou Virus).
2. Iridoviridae (Epizootic Hematopoietic Virus des Flußbarsches und das Isolat 166/88 der Viruserkrankung des Europäischen Welses).
3. Birnaviridae (Virus der Infektiösen Pankreasnekrose).
4. Reoviridae (Hämorrhagisches Reovirus asiatischer Graskarpfen).
5. Rhabdoviridae (Virus der Infektiösen Hämatopoetischen Nekrose, Virus der Hämorrhagischen Septikämie, Virus der Frühlahrsvirämie des Karpfens, Hechtes und Europäischen Welses).

Tabelle 9
Übersicht und Teilcharakteristik der wichtigsten fischpathogenen Viren in teilweiser Anlehnung an Ahne, 1976)

+ = vorhanden, 0 = fehlend, n. b. = nicht bekannnt, REO = **re**spiratory enterovirus, Oncorna = **onco**genic **RNA** – viruses, Papova = **Pa**pillom-**Po**lyoma-**Va**cuolating viruses, VHS = Virale Hämorrhagische Septikämie, IHN = Infektiöse Hämatopoetische Nekrose, SVC = Spring Viremia of carp, SBE = Schwimmblasenentzündung, PFRV = Pike Fry Rhabdovirus, IPN = Infektiöse Pankreasnekrose, ELV = Esox-Lymphosarkomvirus, CCV = Channel Catfishvirus, EPaV = Epithelioma-papulosum-Virus (Herpesvirus cyprini), StoPa = Stomatopapillom, LCV = Lymphocystisvirus

Nukleinsäuretyp	Systematische Gruppe	Virus	Größe in nm	Hülle	Symmetrie der Kapsel	Empfindlichkeit gegen		
						Ether	Säure *p*H 3	Hitze
RNA	Rhabdo	VHS	60– 70 × 170–220	+	helikal	+	+	+
RNA	Rhabdo	IHN	65– 75 × 150–190	+	helikal	+	+	+
RNA	Rhabdo	SVC	70 × 140	+	helikal	+	+	+
RNA	Rhabdo	SBE	70 × 90 – 140	+	helikal	+	+	+
RNA	Rhabdo	PFRV	72– 88 × 115–125	+	helikal	+	+	+
RNA als Doppelstrang	BIRNA	IPN	50 - 75	0	kubisch	0	0	0
RNA (onkogen)	Oncorna-Retra	ELV	100	+	kubisch			
DNA	Herpes	CCV	175 - 200 mit Hülle, 95–105 ohne Hülle	+	kubisch	+	n. b.	+
DNA?	Herpes	EPaV	110 im Kern 140 im Cytoplasma	+	kubisch	n. b.	n. b.	n. b.
DNA?	Papova?	StoPa	55	0	kubisch	n. b.	n. b.	n. b.
DNA	Irido	LCV	180 -300	0	kubisch	+/0	n. b.	+/0

Virale Hämorrhagische Septikämie (VHS)

(Septicaemia viralis haemorrhagica)

Die Virale Hämorrhagische Septikämie wurde erstmalig von SCHÄPERCLAUS (1937, 1938) unter der Bezeichnung Nierenschwellung beschrieben, nach einem ihrer auffälligsten Symptome. Er konnte 1941 die Krankheit durch Injektion von Aufschwemmungen erkrankter Organe bzw. zellfreier Filtrate auf gesunde Regenbogenforellen übertragen. Auch die spätere, längere Zeit verwendete Bezeichnung Infektiöse Nierenschwellung und Leberdegeneration ist auf die Befunde von SCHÄPERCLAUS zurückzuführen. Als hochkontagiöse, gefährlichste Krankheit der Regenbogenforelle, besonders auch der Zuchtfische dieser Art, wurde die VHS 1965 in das Krankheitsverzeichnis des „Code Zoosanitaire de l' Office International des Epizooties" aufgenommen. Die VHS ist eine Systemerkrankung und gehört zu der Gruppe der virusbedingten hämatopoetischen Nekrosen.

Nach widerspruchsvollen Befunden verschiedener Autoren, insbesondere jener, die eine ernährungsbedingte oder konstitutionelle Ätiologie der Krankheit postulierten, gelang es JENSEN (1965), L. O. ZWILLENBERG, M. A. JENSEN und H. H. L. ZWILLENBERG (1965), die virale Ätiologie der Krankheit klarzustellen, nachdem bereits L. O. ZWILLENBERG und H. H. L. ZWILLENBERG (1964) erste morphologische Befunde für eine Virusätiologie erbracht hatten. RASMUSSEN (1965) und GHITTINO (1962, 1963, 1964, 1067, 1968) bestätigten und vervollständigten die Befunde über die Virusnatur der VHS.

Der erstmalige direkte elektronenmikroskopische Nachweis eines Rhabdovirus (Saale-Feldvirus) mit den Größendimensionen des Virus der VHS in der Kopfniere typisch erkrankter Rf_{1-2} gelang AMLACHER et al. (1980, 1982).

An VHS erkranken Regenbogenforellen aller Altersklassen.

Symptomatologie, pathologische Anatomie, Diagnostik. Das äußere Krankheitsbild ist variabel. Das akute Auftreten der VHS ist durch hohe Mortalität gekennzeichnet. Die erkrankten Forellen zeigen als unspezifische Allgemeinsymptome eine dunkelbraune Verfärbung, aber auch völlige Blässe des Körpers und einen betonten, oft einseitigen Exophthalmus. Die Kiemen erscheinen blutarm oder sind mit streifigen Hämorrhagien versehen. Hämorrhagische Infiltrate sind in der Augenbindehaut und im Augapfel anzutreffen. Im letztgenannten Fall können die Augäpfel durch das Gaumendach hindurchschimmern. Besonders erkrankte Forellenbrut weist dieses Symptom auf. Gelegentlich kann die Flossenbasis rötlich verfärbt sein.

Der Sektionsbefund kann eine blasse Leber aufzeigen, hauptsächlich fallen aber Hämorrhagien in der Muskulatur und in dem periviszeralen Fettgewebe auf (Abb. 32). Auch die Schwimmblase kann beträchtliche Blutungen aufweisen. Schnelles Verblassen der Körperfarben post mortem. Bei aktutem Krankheitsverlauf betragen die Stückverluste besonders bei Jungfischen 80–100 %.

Bei chronischem Verlauf können folgende Symptome kennzeichnend sein: Apathie, bei deutlich vermindertem Fluchtreflex, langsames Schwimmen an der Wasseroberfläche, Anlehnen an die Uferböschung des Teiches, Dunkelfärbung, beidseitiger Exophthalmus, Anämie mit Agranulocytose, charakterisiert durch blasse (graubraune) Kiemen, die post mortem sofort weiß werden, Schwellung des Bauches, gelblicher After, schwammige bzw. in Lyse befindliche Rückenmuskulatur.

Der Sektionsbefund zeigt oft Ascites in der Leibeshöhle, dessen Farbe klar oder

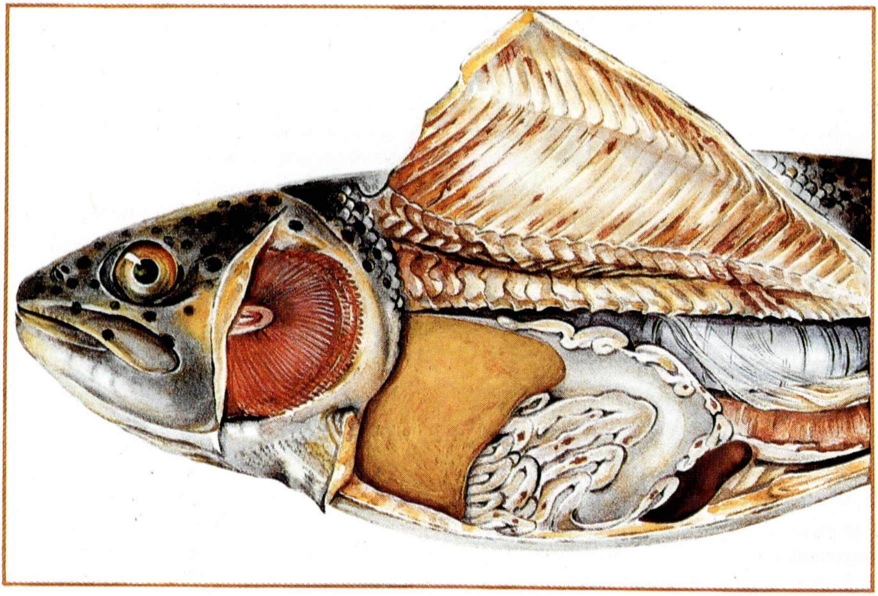

Abb. 32. Akute Virale Hämorrhagische Septikämie der Regenbogenforelle. Intramuskuläre Blutungen im Musculus lateralis, hämorrhagische Petechien im periviszeralen Fettgewebe, lehmgelbe Farbe der Leber. (Original).

leicht gelblich ist und der geruchlos sein oder leicht ranzig riechen kann. Am Peritoneum, auf den Gehirnhäuten und in der Muskulatur trifft man punktförmige Hämorrhagien an. Die Leber ist graubraun bis gelb, von brüchiger Konsistenz, die Galle manchmal gallertig. Die Nieren sind oft stark geschwollen, erscheinen meist als breites rotes Band oder weisen eine gewellte Oberfläche auf. Im Magen kann man eine farblose bis gelbliche Flüssigkeit finden, deren *p*H-Wert im neutralen bis alkalischen Bereich liegt, die Schleimhaut des Enddarmes kann entzündlich gerötet sein. Die Fische sterben einzeln in einem Zeitraum von Monaten. Die Verluste sind bei 20 °C Wassertemperatur und knapper Fütterung nicht sehr groß. Das Wachstum ist schlecht. Übergänge in den akuten Verlauf bestehen fast immer.

Nach Ghittino (1968) soll die Schlußphase der Erkrankung durch Ataxien gekennzeichnet sein (sog. Dreherform). Die Forellen schwimmen im Kreis herum und vollführen ruckartige, taumelnde Drehbewegungen um die Körperlängsachse. Auch während des Schwimmens treten Muskelspasmen auf. Offensichtlich scheinen nervöse Steuerungsmechanismen betroffen zu sein. Der Tod kann oft binnen weniger Minuten unter Muskelkrämpfen eintreten. Solche Forellen zeigen einen weit aufgerissenen Mund; die Totenstarre tritt in Minutenschnelle ein.

Nach unseren Befunden, die mit jenen von Ghittino (1967, 1968) übereinstimmen, lassen sich einzelne „Formen“ der VHS nur schwer abgrenzen oder kommen gleichzeitig vor. In eigenen Untersuchungen (Amlacher et al., 1980, 1982) fanden wir in erkrankten Forellenbeständen stets auch einen hohen Prozentsatz klinisch gesunder Fische.

Die klinische Verdachtsdiagnose stützt sich neben den genannten äußeren Symptomen vor allem auf den hämatologischen Befund (vgl. dort). Für die exakte Diagnose ist der virologisch-serologische Befund (CPE, Neutralisationstest mit VHS-Virus-Kaninchenantiserum) erforderlich.

Untersuchungstechnik. Die erkrankten Fische werden im Teich beobachtet und äußerlich betrachtet. Es ist festzustellen, ob blasse Kiemen vorhanden sind. Bei der Sektion ist auf Flüssigkeit in der Leibeshöhle, Blutungen, Farbe der Leber und Schwellung der Niere zu achten. Gallenblase und Enddarm untersucht man auf die Anwensenheit von *Hexamita salmonis.* Für histologische Untersuchungen erfolgt die Fixierung von Leber, Niere und Milz in Formalin + Wasser = 1 + 4, Bouin oder Alkohol + Formalin = 2 + 1. Von Fall zu Fall ist eine Abimpfung aus Leber und Niere in Erwägung zu ziehen, um auf eine Sekundärinfektion durch den Erreger der Furunkulose zu prüfen.

Für elektronenmikroskopische Untersuchungen wird in Glutaraldehyd und Osmiumsäure fixiert und in der üblichen Weise eingebettet. Zellkulturen werden, wie im Abschnitt Virotechnik gezeigt, angelegt. Die Vermehrung erfolgt auf RTG-2-, FHM- und CHSE-Zellkulturen bei 15 °C. CPE tritt 24–48 Stunden p. i. auf (traubenförmige Zellabkugelung; vgl. Abb. 36).

Über eine Schnellmethode (Immunfluoreszenz) zur Diagnose der VHS im akuten Stadium binnen 2–3 Stunden berichtete Enzmann (1981). Für nichtakute Infektionen wurde eine Schnellmethode zur Feststellung viraler Antigene in Lymphozyten entwickelt.

Für die Routinediagnose ist die Herstellung von Blutausstrichen zur Ermittlung des Zahlenverhältnisses Erythroblasten: reife Erythrozyten, einer eventuellen Agranulozytose oder des prozentualen Anteils verschiedener Reifestadien der Granulozyten wertvoll. Hinzugezogen wird dabei der histopathologische Befund an der Kopfniere und gegebenenfalls an der Milz.

Ätiologie, Pathogenese, Epidemiologie. Der Erreger der VHS ist ein Virus, das von Jensen, einem seiner Mitentdecker, als Egtved-Virus bezeichnet worden ist. Jensen (1962) konnte zeigen, daß zellfreie Organfiltrate auf Einschicht-Zellkulturen von Gonaden (Ovar) von *O. mykiss* nach 3 bis 5 Tage CPE (zytopathogener Effekt) unter Abrundung der Zellen hervorriefen. Noch besser eigneten sich Monolayerkulturen von Fibroblasten ovarialer Herkunft der Regenbogenforelle (Stamm RTG-2 nach Wolf und Quimby). Der ultrastrukturelle Nachweis des VHS-Virus, seine Erstbeschreibung und Klassifizierung erfolgte durch L. O. Zwillenberg, M. A. Jensen und H. H. L. Zwillenberg (1965). Es handelt sich um ein RNA-Virus von helikaler Kapsidstruktur, das zu der Gruppe der Rhabdoviren gehört (Abb. 33). Das einsträngige RNA-Genom hat eine RNA-abhängige RNA-Polymerase. Die Dichte des Virus beträgt im Cäsiumchloridgradienten 1,20–1,22 g/ml. Die Zusammensetzung der Strukturproteine ordnet das VHSV dem Genus Lyssavirus zu.

Amlacher et al. (1980, 1982) fanden 1978 in der Kopfniere symptomatisch an VHS erkrankter Rf_{1-2} im direkten elektronenmikroskopischen Nachweis ein Rhabdovirus, dessen Abmessungen mit jenen des aus infizierten Zellkulturen isolierten VHS-Virus genau übereinstimmten (Abb. 34, Abb. 35). Sein Durchmesser betrug 56–69 nm, bei einer Länge von 167–236 nm, im Mittel 66 nm × 192 nm. Das aus der Zellkultur isolierte Rhadbovirus hatte einen Durchmesser von 56–69 nm und eine Länge von 167–250 nm, im Mittel 67 nm × 192 nm. Die morphologische und größenmäßige Übereinstimmung in beiden Fällen ist in Abb. 35a und b gut zu er-

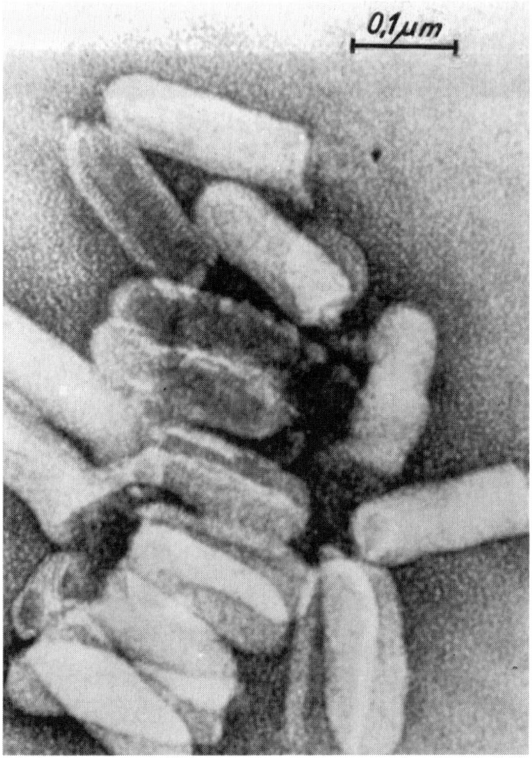

Abb. 33. Egtved-Virus im Negativkontrastbild. Die äußere Hülle des Virus (links oben im Bild) zeigt eine gerippte Struktur. (Nach ZWILLENBERG und JENSEN).

kennen. Diese Abmessungen stimmen mit den Befunden von ZWILLENBERG et al. (1965), DE KINKELIN u. SCHERRER (1970), OLBERDING u. FROST (1975) sowie ÖZEL u. SCHWANZ-PFITZNER (1975) an VHS-Viren aus infizierten Zellkulturen gut überein. Allgemein beträgt im Durchschnitt die Länge des Virus der VHS 180 nm bei einem Durchmesser von 60–70 nm.

Auf RTG-2 und CHSE-Zellkulturen erfolgt CPE binnen 1–3 Tagen bei pH = 7,4–7,8 (Zellabrundung; die nektrotischen Areale heben sich scharfrandig von dem unversehrten Zellrasen ab; Abb. 36).

Die Infektiosität des VHS-Virus nimmt nach Einfrieren auf – 20 °C und nachfolgendem Auftauen genauso ab wie nach Einbringen in 50 %iges Glycerol. Es ist etherempfindlich und thermolabil. Außerdem besteht Empfindlichkeit gegen Säure bei pH = 3 (vgl. Tabelle 9). Temperaturen über 30 °C inaktivieren es binnen 24 Stunden, bei 50 °C überlebt es in MEM-Serum nur 10 Minuten. Bei 20 °C persistiert es in MEM-Serum 4 Wochen lang. Bei pH = 5,9 und einer Temperatur von 4 °C überlebt das Virus der VHS in isotonischer Pufferlösung mehrere Monate.

Aus toten, bei 4 °C aufbewahrten Forellen kann das Virus der VHS noch nach 5 Tagen isoliert werden. Der infektiöse Titer beträgt etwa $10^{5,6}$ $TCID_{50}$/ml. Von JOR-

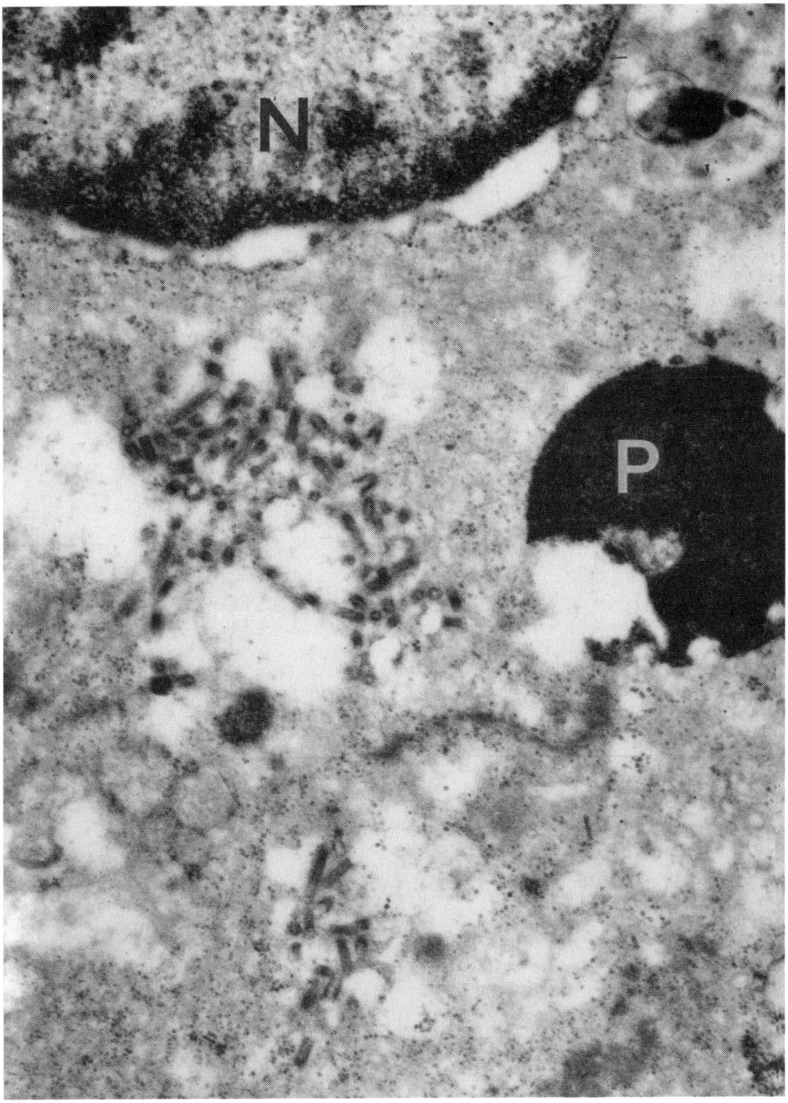

Abb. 34. Regenbogenforelle, VHS. Kopfniere. Virus der VHS (direkter Nachweis im Fisch). N = Kern, P = Pigmentkorn. 20000 ×. (Nach AMLACHER, UDE, RUDOLPH und ERNST).

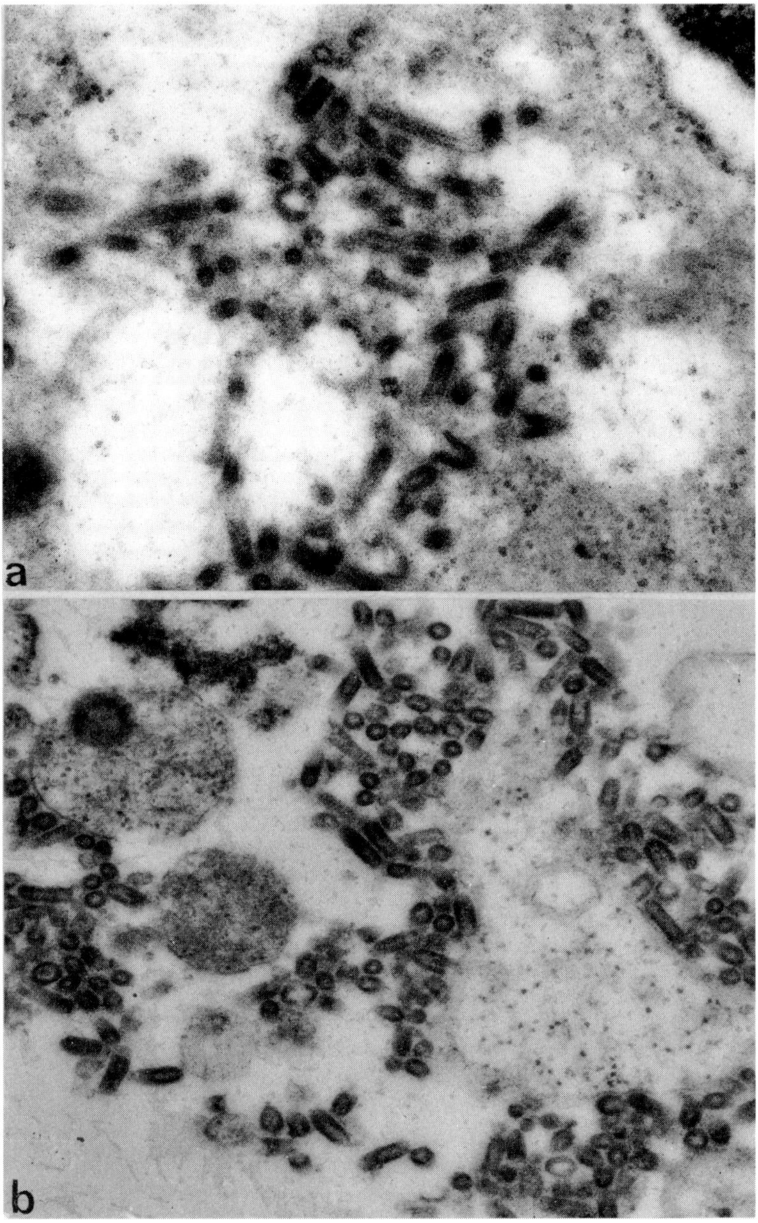

Abb. 35. Rhabdovirus der VHS (Saale-Feldvirus). a) Direkter Nachweis in der hämatopoetischen Kopfniere (Pronephros) einer Regenbogenforelle. b) Gleiches Virus nach Isolierung und Vermehrung in der Zellkultur. Vergr. etwa 40 000 ×. (Nach AMLACHER, RUDOLPH, UDE und EISENGARTEN).

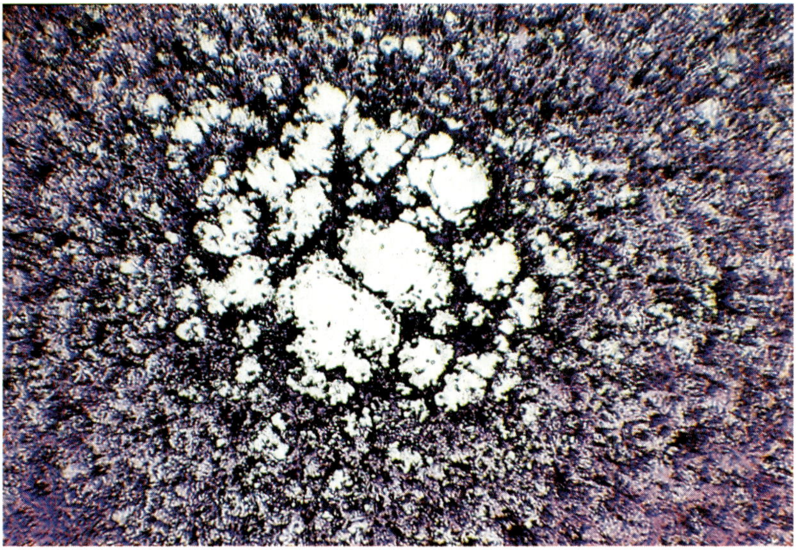

Abb. 36. Virale Hämorrhagische Septikämie der Regenbogenforelle. CPE des Virus der VHS auf CHSE-Zellen 48 Stunden post infectionem. Kristallviolettfärbung. (Präparat und Foto: Prof. Dr. W. AHNE, Universität München).

GENSEN (1972) durchgeführte serologische Vergleichsuntersuchungen (Neutralisationstest) an 76 Isolaten des Virus der VHS in Italien, Dänemark, Norwegen und Schweden wiesen deren serologische Identität nach (Serotyp 1, Egtvedvirustyp). Dieser Typ 1 ist für Regenbogenforellen in Dänemark, nicht aber für Bachforellen pathogen. In 2 Fällen wurde in Dänemark ein abweichender Serotyp gefunden (Typ 2). Viren des Typs 2 sind für beide Forellenarten pathogen. DE KINKELIN u. LE BERRE (1977) isolierten aber auch ein Virus des Typs 1 aus Bachforellen, das für Regenbogenforellen infektiös ist.

Schon GHITTINO (1968) berichtete über das Auftreten von VHS bei Bachforellen. Es gelang, die Krankheit mit bakterienfreien Filtraten aus Leber, Milz und Niere sowohl durch i. p. Injektion als auch durch Aufpinseln des Filtrates auf die Kiemen auf Regenbogenforellen (Setzlinge) zu übertragen (Tabelle 10).

Tabelle 10
Sterberate durch VHS bei Regenbogenforellen nach Infektion mit bakterienfreien Filtraten aus Leber, Milz und Niere von Bachforellen (nach GHITTINO, 1968)

Infektionsweg	Zahl der toten Forellen nach					Totalverlust nach 2 Monaten
	6 Tagen	8 Tagen	9 Tagen	10–15 Tagen	43 Tagen	
Intraperitoneal	1	3	2	2	–	8/10
Branchial	2	1	–	1	2	6/10
Kontrolle	–	–	–	–	–	0/10

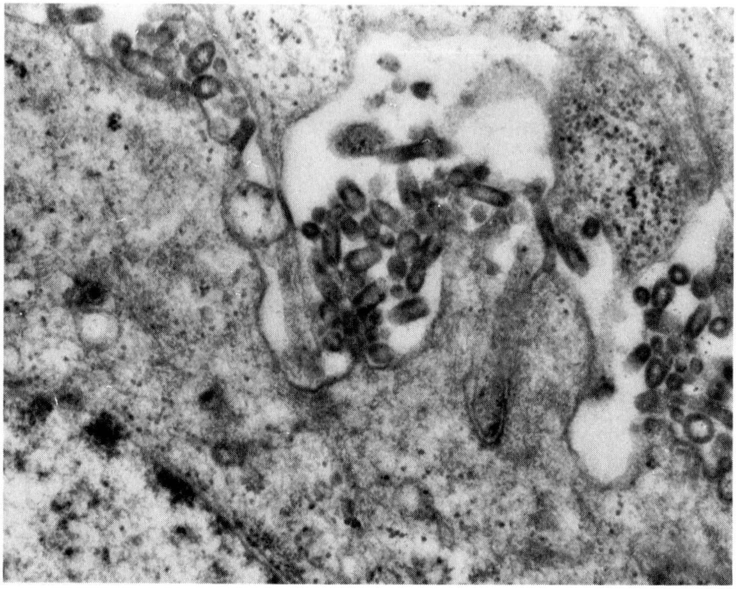

Abb. 37. Rhabdovirus der VHS (Saale-Feldvirus). Vermehrung in der Zellkultur (FHM-Zellinie CCL-42) nach Isolierung aus Leber und Niere. Zu erkennen sind Ausstülpungen der zytoplasmatischen Membranen des endoplasmatischen Retikulums und die Ansammlung der Viren in zytoplasmatischen Zisternen. (Viruszüchtung: EISENGARTEN, Viruspräparation: AMLACHER, Elektronenmikroskopie: UDE).

Das Rhabdovirus der VHS reift in den Membranen des endoplasmatischen Retikulums und auf der Zellmembran (Abb. 37). Sein Aussehen ist geschoßförmig. Bei Doppelinfektion IPN/VHS herrscht in den ersten 24 Stunden der CPE der IPN vor. Nach 48–72 Stunden überwiegt der CPE der VHS.

Als allgemeine Inkubationsdauer unter Teichbedingungen werden 2 bis 8 Wochen angesehen. Fütterung, Haltung und Wasserqualtität beeinflussen den Ausbruch der Krankheit und deren Verlauf. Bei 8 °C hat das VHS-Virus im Wasser seine höchste Virulenz, seine optimale Reduplikation findet bei 18 °C statt.

Die Infektion erfolgt durch kontaminiertes Wasser und durch infizierte Fische, die Verbreitung des Virus durch Wasservögel, Geräte, Fahrzeuge und das Personal der Teichwirtschaft. Auch eine Infektion ab ovo ist anzunehmen. Ob eine latente Virusinfektion in Frage kommt, ist auch in diesem Fall ein Problem, das mit jenem in der Human- und Veterinärmedizin identisch ist.

Nach GHITTINO (1967) erfolgt die Infektion über das Wasser durch Faeces und Urin der erkrankten Fische. So kann die Übertragung der Krankheit von einem Teich zum anderen bei gemeinsamer Wasserführung erklärt werden. Die Inkubationszeit beträgt nach GHITTINO (1967) 7–15 Tage. Die Haupteintrittspforte für das Virus scheinen die Kiemen zu sein.

Einmal erkrankte Forellen behalten nach überstandener Krankheit eine dauernde Immunität. Bei Infektionen mit Viren aus Zellkulturen traten die ersten Todesfälle nach 2 Tagen auf (L. O. ZWILLENBERG, M. H. JENSEN und H. H. L. ZWILLENBERG, 1965). PFITZNER (1966) gelang es, mit VHS-Virus Einschichtkulturen aus Ovarien von *Tinca vulgaris* und *Cyprinus carpio* zu infizieren. Die Autorin berichtet auch über positive Übertragungsversuche auf *Carasius auratus gibelio* mit Überstand aus infizierten Zellkulturen bzw. mit Leberextrakten erkrankter Forellen. Die Goldfische wurden nach Zusatz des infektiösen Materials zum Wasser infiziert.

MEIER u. JORGENSEN (1979) beschrieben einen VHSV-Stamm, der aus Hechtbrut isoliert worden war. Sie wiesen auf die differentialdiagnostischen Schwierigkeiten bei seiner Abgrenzung zu dem von BOOTSMA (1976) dargestellten Hechtbrutvirus (PFR) hin. In einer weiteren Arbeit beschrieben MEIER u. PFISTER (1981) Klinik, pathologische Anatomie und Histopathologie an VHS erkrankter Hechtbrut und wiesen im Einklang mit unseren Befunden (AMLACHER et al., 1980) das Egtved-Virus ebenfalls direkt elektronenmikroskopisch nach. MEIER (1985) ergänzte diese Untersuchungen durch die Beschreibung der Empfänglichkeit des Hechtes für VHS und seine epidemiologische Rolle bei dieser Krankheit. Er zeigte, daß Hechtbrut empfindlicher ist als Forellenbrut, daß aber der Hecht mit zunehmendem Alter resistent wird und ab dem zweiten Lebensjahr experimentell nicht mehr infiziert werden konnte. Er ist ein latenter Virusträger. Auch auf Weißfische wird die VHS übertragen (MEIER et al., 1985).

NEUKIRCH (1984) führte Untersuchungen über die Ausbreitung des VHS-Virus im Organismus nach Infektion über das Wasser durch. Kiemen, Gehirn, Blut sowie ein Pool innerer Organe (Niere, Milz, Leber) und in einem Versuch auch Faeces wurden quantitativ auf Virusgehalt untersucht. In einigen Fällen war bereits 24 h p. i. in den Kiemen Virus nachweisbar. In Blut und inneren Organen gelang der Virusnachweis frühestens 48 h p.i. und im Gehirn 72 h p. i. Der höchste Virusgehalt konnte in den inneren Organen, der niedrigste im Gehirn gemessen werden.

Zur Pathogenes ist zu sagen, daß nach YASUTAKE und RASMUSSEN (1968) nach experimenteller i. p. Infektion die Niere das primäre Targetorgan für das VHS-Virus ist. Später werden Milz, quergestreifte Muskulatur, Leber und Pankreas angegriffen.

HOFFMANN et al. (1979 a, 1979 b), WIZIGMANN u. HOFFMANN (1982) kamen bei experimenteller Induktion der VHS an Regenbogenforellen (Injektion i. p. oder Infektion über virushaltiges Wasser) zu folgenden Ergebnissen: Klinisch sichtbare Krankheitserscheinungen traten am 4. Tag nach Infektion über das Wasser auf (Infektion 4 Stunden lang mit einem 5mal passagierten Isolat des eigenen Stammes 333/79 bei einer Viruskonzentration von 4000 KID_{50}/ml, Haltung der Forellen bei 10–20 °C). Erste Symptome bestanden nach Infektion über das Wasser in einer geringen Dunkelfärbung und beginnender Enteritis, die bald bei allen Fischen auftrat. Die Freßlust nahm erst ab, trat aber 14 Tage p. i. wieder ein. Ab 9. Tag nach der Infektion sanken die Hämatokritwerte ab. Nach i. p. Infektion konnte Virus 50 Tage lang bis zum Ende des Versuchs in infizierten Forellen nachgewiesen werden.

CASTRIC u. DE KINKELIN (1980) berichteten über das Auftreten der VHS bei Forellen, die aus Süßwasser in Meerwasser gebracht wurden. Ein VHS-Virus (Serotyp 1) verursachte 80 Tage nach dem Übergang in das Meerwasser eine Todesrate von 85 %.

AHNE (1980) gelang es, mit dem Egtved-Virus (Stamm F_1) Hechtbrut und Junghechte experimentell über kontaminiertes Wasser, Futterfische und nach i. p. Injektion zu infizieren. Die Mortalität betrug 100 %.

Bei akutem Seuchenverlauf betragen die Verluste, wie schon erwähnt, besonders bei Jungfischen 80–100 %. Die VHS tritt in ganz Europa im Gefolge der intensiven Forellenproduktion, verbunden mit verschlechterter Wasserqualtität (Abwässereinwirkung) und Fütterungsfehlern, mehr oder weniger häufig auf, desgleichen in Japan. Verlustreich ist der Seuchenverlauf von November bis etwa Juni, unter mitteleuropäischen Klimabedingungen, besonders zum Frühlingsanfang, bei Wassertemperaturen von 8 – 10 °C. Bei Wassertemperaturen zwischen 16 – 18 °C geht die VHS deutlich zurück und tritt im Sommer normalerweise nicht auf.

Pathologische Histologie, Hämatologie. Nach allen vorliegenden Befunden und nach eigenen Untersuchungen (Amlacher et al., 1980, 1982) ist die VHS eine Systemerkrankung, in deren Mittelpunkt das hämatopoetisch-immunbiologische System der Kopfniere steht. Yasutake u. Rasmussen (1968) fanden bei experimenteller Infektion von Regenbogenforellen nach 17 Tagen degenerative und nekrotische Erscheinungen in der Niere und weniger deutlich in der Milz. Es kam zu evidenter Leukopenie. Ein Großteil der Pigmentmakrophagen-Zentren in der Niere und der Milz war zerstört, und es kam zu einer weitverbreiteten Verstreuung des Melanins. Auch die Leberzellen waren nekrotisch (Nukleolenverlust, Bildung von Randchromatin, Pyknose und Karyolyse bei Vakuolisierung des Zytoplasmas). Nukleare Viruseinschlüsse (Einschlußkörper) wurden nicht beobachtet.

Wizigmann u. Hoffmann (1982) fanden histopathologisch nach experimenteller Infektion über das Wasser bei infizierten Regenbogenforellen katarrhalische Enteritis 48 Std. p. i., Blutungen in den serösen Häuten der Bauchhöhle 72 Std. p. i., bei manchen Fischen Ascites ab 5. Tag p. i. und Muskelblutungen ab 6. Tag p. i. Die Veränderungen waren individuell unterschiedlich ausgeprägt.

Immunologisch war Virusantigen bei infizierten Fischen vom 3. Tag der Infektion bis 23 Tage p.i. nachweisbar, maximal zwischen 4.–9. Tag (Kiemen, Herz, Leber, Milz, Niere). Höchster Antigentiter lag am 9. Tag p.i. vor. Auch im Bereich von Zellnekrosen war Virusantigen oft nachweisbar. Zwischen 3. und 6. Tag p.i. waren vakuolige Degenerationen an den Gefäßendothelien und den Sinusoiden der Milz und im hämatopoetischen Gewebe der Niere bei Gegenwart von Antigen zu beobachten. Auch in den Pigmentmakrophagen-Zentren war Antigen herdförmig vorhanden.

Parenchymdegenerationen waren ab 6. Tag p. i. nachweisbar (Leber, myeloisches Parenchym besonders in der Kopfniere, weiße Milzpulpa). In der Milz sind die periarteriolären Scheiden besonders betroffen. Um den 9. Tag waren weite Gebiete des Milzparenchyms zellarm und teilweise ödematös. Die weiße Milzpulpa atrophierte bis auf ein restierendes Gefäßgerüst. Erste Regenerationserscheinungen und Reparationsvorgänge fanden ab 16. Tag p. i. in Milz und Pronephros statt. Im Pronephros (Kopfniere) kam es zu Ansammlungen von Hämozytoblasten. Auch das Pankreas war nekrotisch und wies zwischen 7. – 14. Tag p.i. Virusantigen auf. Ab 4. Tag p.i. waren vakuoläre Degenerationen der Endokardzellen und ab 9. Tag Rundzelleninfiltrate im Myokard zu sehen. Zwischen 3. und 14. Tag traten vakuolisierte Epithelien in den Sekundärlamellen der Kiemen auf. Zwischen 4. und 8. Tag erschienen auffallend viele Pigmentmakrophagen in den Gefäßen der Sekundärlamellen (Antigentransport?). In den oberflächlich liegenden, degenerierenden Kiemenepithelien fand sich Virusantigen zwischen 4. und 14. Tag p. i. In den Blutgefäßen fast aller Organe waren zwischen 4. und 9. Tag p.i. Lymphozyten zu finden, die Virusantigen enthielten.

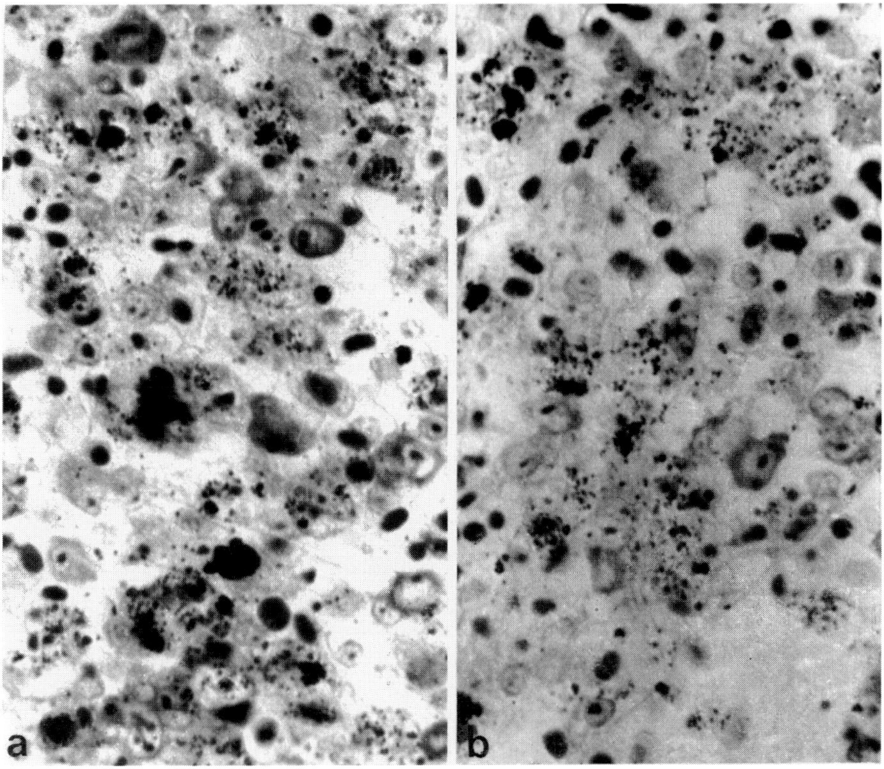

Abb. 38a/b. Regenbogenforelle, VHS. Kopfniere. Auflösung der Pigmentmakrophagen-Zentren. Zu sehen sind rundliche Zellen, die Melanin enthalten und diffus verstreute Melaninkörnchen. (Nach AMLACHER, UDE, RUDOLPH und ERNST).

Die histopathologischen Befunde nach i. p. Infektion (HOFFMANN et al., 1979) glichen qualitativ jenen, die bei Infektion über virushaltiges Wasser erhoben wurden.

Nach unseren Befunden an natürlich durch das Saale-Feldrhabdovirus erkrankten Regenbogenforellen ist das hämatopoetische Gewebe der Kopfniere das Zielorgan der Erkrankung (AMLACHER et al., 1980). Hierbei fiel die schwere Nekrose der Pigmentmakrophagen-Zentren auf. Das Melanin war diffus innerhalb der nekrotischen Areale verstreut (Abb. 38). Seltener waren nekrotische Nierentubuli (Abb. 39).

Das hämatopoetische Gewebe zeigte eine drastische Reduktion, häufig waren nur einzelne, 2–3 Zellen umfassende Inseln anzutreffen. Der bakteriologische Befund am Schnitt war negativ.

Die Leber zeigte einzelne Nekroseherde von verschiedener Größe. Funktionelle Zellödeme, Randchromatinbildung, progressive Azidophilie des Zytoplasmas, Kernpyknose und Karyorhexis waren darin zu finden. Das Endstadium des zellulären Verfalls in der Leber stellten Areale feingranulären nekrotischen Materials bei progressiver Verflüssigung dar. Die Glykogenreaktion der Leber war negativ.

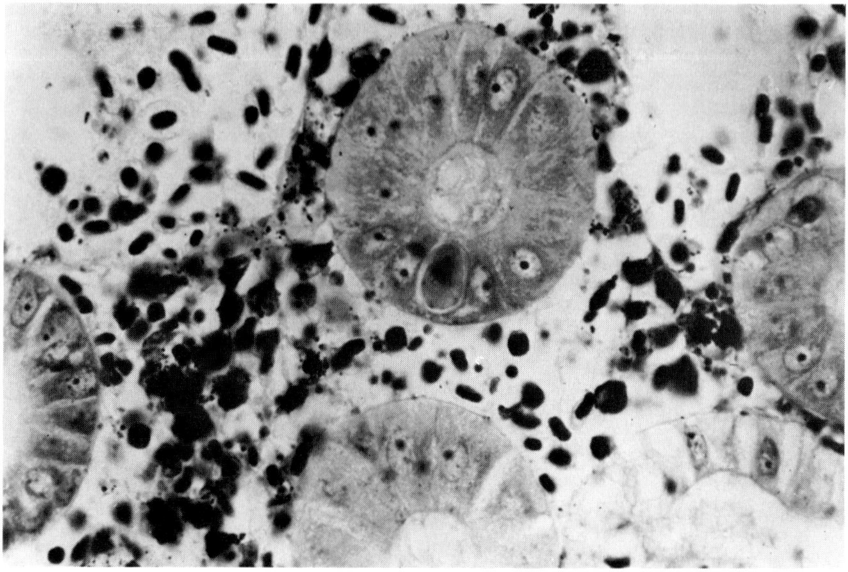

Abb. 39. Regenbogenforelle, VHS. Geschwollene Tubuli in der Rumpfniere mit Kernpyknose, Karyolyse und vakuolärer Zellnekrose. (Original).

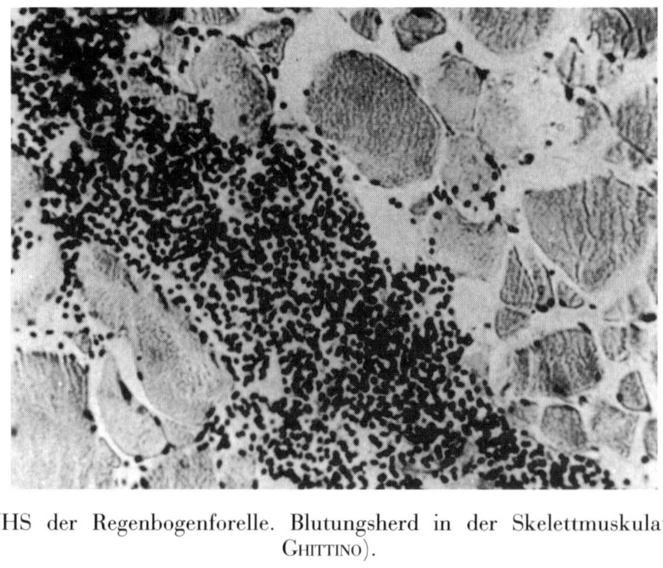

Abb. 40. VHS der Regenbogenforelle. Blutungsherd in der Skelettmuskulatur. (Nach GHITTINO).

Muskulatur, Leber, Pankreas und Herz weisen Ödeme, Nekrosen und oft schon äußerlich erkennbare Hyperämien auf (Abb. 40). Entzündliche Abwehrreaktionen sind nicht stark ausgeprägt. In der Niere kann neben Pigmentschwund und der Bildung von Ödemlücken auch eine Hyperplasie der Nierenkanälchen beobachtet werden. Dabei kann deren mittlerer Durchmesser auf mehr als das Doppelte anwachsen (85 µm gegenüber sonst 37 µm). Diese Schwellung führt zu der äußerlich gut erkennbaren wellenförmigen oder höckerigen Reliefbildung der Niere. Die Nierentubuli nekrotisieren zum Teil. Im Herzmuskel treten neben deutlichen Ödemlücken Muskelfaseratrophien und Hämorrhagien auf. Einzelne Entzündungsherde werden durch Lymphozytenkonzentration angezeigt. Die Skelettmuskulatur ist auffallend durch Ödemlücken und Extravasate charakterisiert. Die Ödemlücken sind um die Muskelfaserbündel angeordnet und erscheinen im Schnitt als helle Höfe. Die Muskelkerne sind meist intakt. Blutungen sind auch im Fettgewebe anzutreffen. Das Blut erleidet morphologische Veränderungen. Die Erythrozyten kranker Forellen sind kleiner, ihre Kerne dagegen größer als bei normalen Forellen. Ihre Zahl betrug bei kranken Forellen 300 000/mm^3 gegenüber 1 300 000/mm^3 im Normalzustand. Die Lymphozyten zeigen bei chronischer Erkrankung, bedingt durch die Verringerung der Erythrozytenzahl, eine relative Erhöhung auf 3–18 % der Erythrozytenzahl (normal 1 %). Danach können Fische mit einem Lymphozytenanteil von über 2 % als erkrankt angesehen werden. Der Hämogolobingehalt erkrankter Forellen sinkt deutlich ab, wie Tabelle 11 zeigt.

Tabelle 11
Hämoglobingehalt normaler und an VHS erkrankter Regenbogenforellen
(Angaben kombiniert nach DEUFEL und nach SCHÄPERCLAUS, umgerechnet auf g/100 ml)

Zustand	Schwankungsbereich des Hb-Gehaltes (g/100 ml)	Mittelwert des Hb-Gehaltes (g/100 ml)
Normal	13–16	14
Leicht erkrankt	8–14	11
Schwer erkrankt	2–13	5

Das Blutbild an VHS erkrankter Regenbogenforellen zeigt eine beginnende bis weit fortgeschrittene Zerstörung der Erythrozyten. Der Prozentsatz der Lymphozyten, bezogen auf die Erythrozytenzahl, betrug in unseren Untersuchungen 5. Bei gesunden Regenbogenforellen fanden wir 1 % (AMLACHER et al., 1980). Der Prozentsatz in Amitose befindlicher Erythrozyten betrug 1,4 aller Erythrozyten, 1,3 % waren toxisch geschädigt (Abb. 41–44). Das Verhältnis unreifer zu reifen Erythrozyten betrug 1 : 11 bei erkrankten und 1 : 5 bei gesunden Forellen. Der prozentuale Anteil an Erythroblasten im roten Blutbild lag unter 1 %, bei gesunden Forellen betrug er 2–3 %. Dies zeigt, daß die Hämatopoese in der Kopfniere erkrankter Forellen auf über die Hälfte gegenüber der Norm abgesunken ist. Der Prozentsatz zerfallender Erythrozyten beträgt bei erkrankten 11 gegenüber 2,7 bei gesunden Forellen (AMLACHER et al., 1980). Insgesamt entsteht das Bild einer aplastischen, mikrozytären, hämolytischen Anämie.

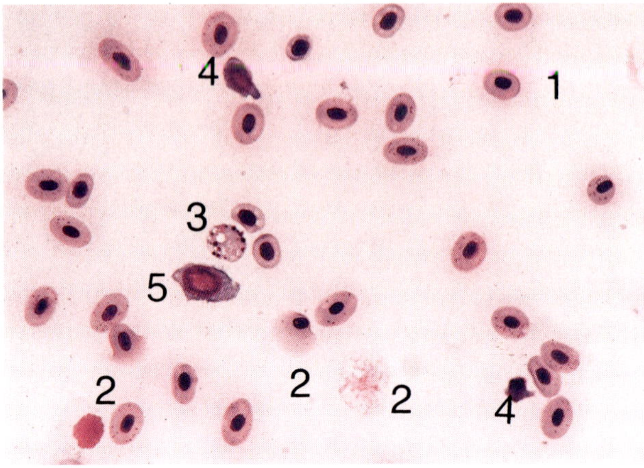

Abb. 41. Regenbogenforelle, VHS. Blutausstrich. Färbung nach PAPPENHEIM. Erythrozyten (1), Erythrozyten im Abbau (2), Granulozyt im Abbau (3), Lymphozyten (4), Lymphoidzelle (5). (Original).

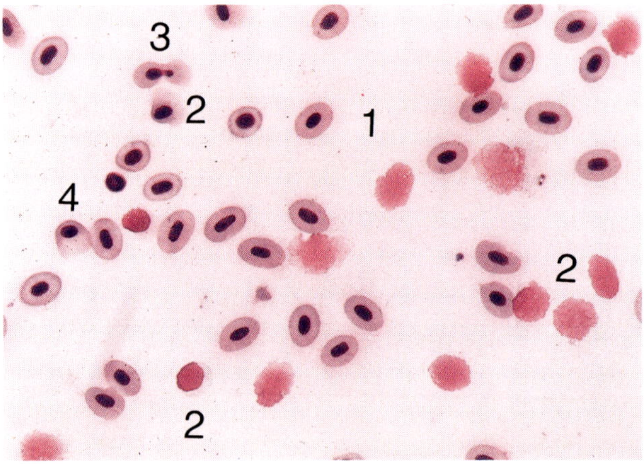

Abb. 42. Regenbogenforelle, VHS. Blutausstrich. Färbung nach PAPPENHEIM. Erythrozyten (1), Erythrozyten im Abbau (2), Amitose (3), Lymphozyt (4). (Original).

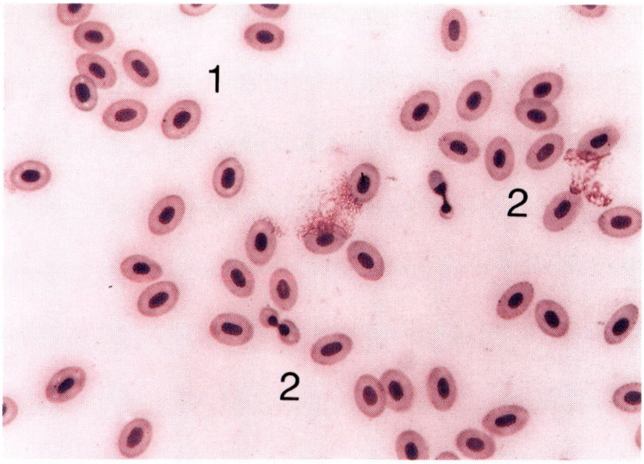

Abb. 43. Regenbogenforelle, VHS. Blutausstrich. Färbung nach PAPPENHEIM. Erythrozyten (1), Amitosen (2). (Original).

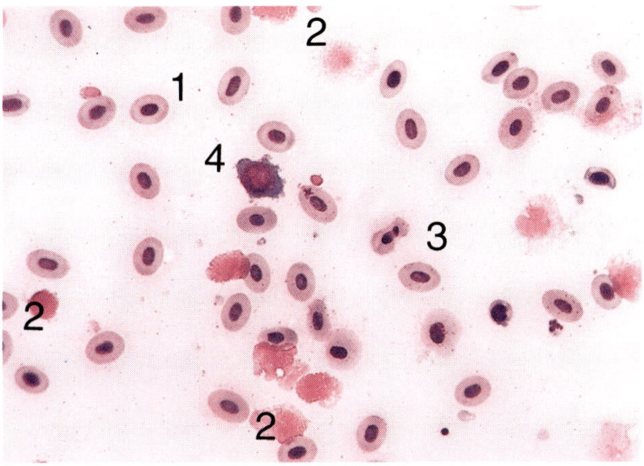

Abb. 44. Regenbogenforelle, VHS. Blutausstrich. Färbung nach PAPPENHEIM. Erythrozyten (1), Erythrozyten im Abbau (2), Beginn einer Amitose (3), Lymphoidzelle (4). (Original).

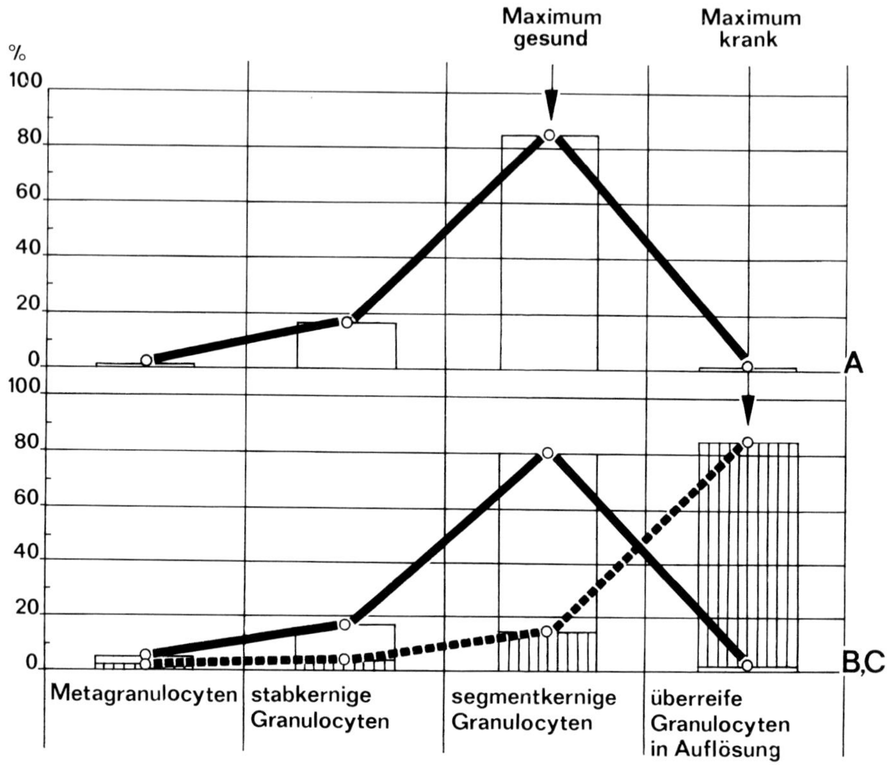

Abb. 45. Prozentuale Verteilung der Reifungsstufen von heterophilen Granulozyten im peripheren Blut einjähriger Regenbogenforellen. A = gesunde Rf_1, B = Rf_1 aus einem an VHS erkrankten Bestand, die äußerlich und nach Sektion gesund erschienen, C (unterbrochene Linie) = Rf_1 aus dem gleichen an VHS erkrankten Bestand wie in B mit deutlichen äußeren und inneren Symptomen der VHS (Virusbefund elektronenmikroskopisch gesichert, vgl. Abb. 35). Das Maximum der Diagramme von C zeigt gegenüber A und B eine signifikante Rechtsverschiebung, da in C gegenüber A und B der prozentuale Anteil in Auflösung begriffener Granulozyten überwiegt. Es verändert sich also das Merkmal „Reife" dahingehend, daß bei kranken Rf_1 der Anteil überreifter heterophiler Granulozyten überwiegt. (Original).

Diagnostische Bedeutung kommt auch der quantitativen Untersuchung der Reifestadien der heterophilen Granulozyten zu. Abb. 45 zeigt bei gesunden Forellen ein Maximum bei den Segmentkernigen, bei kranken dagegen bilden die in Auflösung befindlichen Granulozyten das Maximum der Kurve. Es entsteht so eine signifikante Rechtsverschiebung.

Hoffmann (1980) fand bei experimentell i. p. mit dem Egtved-Virus infizierten Regenbogenforellen eine schwere Blutungsanämie zwischen 6. und 35. Tag p. i., ferner eine Zunahme unreifer Vorstufen zwischen 35. und 63. Tag p. i. und eine Vermehrung von Zellen mit basophilen Einschlüssen zwischen 2. und 63. Tag. Im Hämoglobingehalt waren subnormale Werte zwischen 6. und 29. Tag zu beobachten (niedrigster Wert 3,5 mMol/l). Ab 42. Tag p. i. trat die Rückkehr zur Norm ein. Erythrozytenvorstufen traten im Mittel zu 20–30 % der Erythrozytenpopulation auf. Zu dem direkten Blutverlust (Blutungsanämie) tritt verstärkend eine Panmyelopathie hinzu (HOFFMANN et al., 1979b). Der Gehalt des Einzelerythrozyten an Hämoglobin blieb während der Beobachtungszeit konstant, d. h., die Hämoglobinsynthese war nicht gestört. Zerstörte Erythrozyten werden schnell, besonders im RHS der Kopfniere, ab 16. Tag p. i. phagozytiert. Die Blutungsanämie entsteht als Folge von Endotheldefekten durch die hiermit hervorgerufene hämorrahgische Diathese.

Therapie, Prophylaxe, Hygiene. Die Versuche zur medikamentösen Behandlung der VHS befinden sich noch im Stadium der experimentellen Entwicklung (vgl. AHNE u. HELD, 1980). Die Krankheit tritt bei einer Wassertemperatur um 9 °C auf, der Optimaltemperatur für das VHS-Virus.

JORGENSEN (1982) zeigte, daß die Ausbildung der Immunität bei Infektion mit niedrigen Dosen des Egtved-Virusstammes F_1 temperaturabhängig ist. Ein partieller Schutz wurde bei Wassertemperaturen von 5 °C, 10 °C und 15 °C, aber nicht bei 20 °C erreicht, wobei neutralisierende Antikörper bei allen Temperaturen gebildet wurden. Die Persistenz des Virus war der Wassertemperatur umgekehrt proportional. Über Versuche zur Erprobung eines neuen Verfahrens zur Herstellung von Antikörpern gegen das Egtved-Virus mit Hilfe immunisierter Milzlymphozyten in vitro nach deren Fusion mit Zellen eines Mausmyeloms (sog. Hybridome) und nachfolgender Klonierung berichteten LEHMANN et al. (1981).

Anzustreben ist die isolierte Haltung gesunder Forellenbestände. Bei Neubesatz sind Eier im Augenpunktstadium besser geeignet als Satzfische. Die Eier sind vor dem Versand zu desinfizieren (Bactosept 1:5000–7000, 10 Minuten lang).

Nach Ausbruch der Krankheit sind die völlige Ausmerzung des Bestandes und die völlige Desinfektion der Anlage und der Geräte notwendig. Für Teiche nimmt man 1 kg/m^2 Branntkalk (= 10 t/ha) oder Hydratkalk ($Ca(OH)_2$) 500 g/m^2 (= 5 t/ha). Bruthäuser, Rinnen und Kanäle sind gleichfalls zu desinfizieren. Dazu kann auch eine 2%ige Formollösung oder eine 0,2%ige NaOH-Lösung 1–2 Stunden lang dienen.

Die Tenazität des Egtved-Virus im Wasser ist gering, es wird binnen 24 Stunden bei einer Wassertemperatur von 14 °C zu 90 % inaktiviert. In toten Forellen bleibt es dagegen bei 4 °C bis zu 6 Tagen infektiös. Tiefgefrorenes infektiöses Material bleibt über Monate infektionsfähig.

Die Brut darf in die Teiche erst ausgesetzt werden, wenn die Wassertemperatur 10 °C erreicht hat. Optimaltemperatur: 15–18 °C.

Infektiöse Pankreasnekrose der Salmoniden (IPN)

(Necrosis infectiosa pancreatis)

Die Krankheit ist sehr wahrscheinlich zum ersten Mal von M'GONIGLE (1940) in Kanada unter dem Namen Akute katarrhalische Enteritis registriert worden. Die Bezeichnung Infektiöse Pankreasnekrose stammt von WOOD et al. (1955), die sie beim Bachsaibling beschrieben. Weitere Untersuchungsdaten lieferten SNIESZKO et al. (1957), ferner WOLF et al. (1960, 1963). Die Vermehrung des IPN-Virus gelang erstmalig WOLF, SNIESZKO, DUNBAR u. PYLE (1960). JORGENSEN u. KEHLET (1971), UNDERWOOD et al. (1977) wiesen mit Hilfe der immunologischen Kreuzreaktion verschiedene Serotypen des Virus der IPN nach. Die IPN ist in den „Code Zoosanitaire de l'Organisation International des Epizooties" aufgenommen. Es handelt sich um eine hochkontagiöse Systemerkrankung.

Symptomatologie, pathologische Anatomie, Diagnostik. Plötzliches Setzlingssterben mit einer Mortalitätsrate von über 80 %, besonders nach Beginn der Verabreichung von Kunstfutter, Schwimmen in Seitenlage mit Übergängen zu zitternder oder spiralig wirbelnder Schwimmweise und zeitweiliges ermattetes Verharren am Teichboden sind erste Anzeichen dieser Krankheit. Es kommt zu Dunkelfärbung, Exophthalmus und Auftreibung des caudalen Abdominalabschnittes und zu ventralen Hämorrhagien und Entzündung des Afters.

Die Sektion zeigt den Darm frei von Nahrung, geweitet und schlaff. Er enthält farblosen bis milchigen Schleim. Weiter sind einzelne Petechien an den inneren Organen, besonders dem Pankreas, bei auffallend blasser Leber und Milz zu sehen. Die Diagnose muß virologisch und histologisch (Befund am Pankreas) gesichert werden. Der Hämatokritwert sinkt auf 20 %.

Untersuchungstechnik. Bouin-fixiertes Pankreas wird zu Paraffinschnitten verarbeitet, die mit Hämatoxylin-Eosin gefärbt werden. Mit Hilfe des Neutralisationstests (angereichertes Virus wird mit polyvalentem Anti-IPNV-Immunserum vermischt und verliert dadurch seine Infektiosität) kann per exclusionem auf das in Frage kommende Virus eingeengt werden. Nach Wolf u. Quimby (1967) ist neben dem histopathologischen Befund folgender Untersuchungsgang notwendig:

1. zellfreies Filtrat in 50%igem Glycerol konservieren. Das IPN-Virus stirbt im Gegensatz zu anderen Fischviren in dieser Glycerolkonzentration nicht ab
2. Erfolgt nach Inokulation von glycerolkonserviertem zellfreiem Filtrat typischer IPNV-CPE auf RTG-2-Zellkulturen bei 20–22 °C nach 18 bis 24 Stunden, ist die Diagnose gesichert.
3. Injektion von Zellkulturmaterial an Forellensetzlinge. Die IPN tritt bei 12–14 °C Wassertemperatur binnen 5–8 Tagen auf.
4. Neutralisationstest. Glycerolbehandelte Filtrate werden mit verdünntem IPN-Kaninchen-Antiserum versetzt. Nach Inkubation (60 Minuten bei 15 °C) werden passagierte RTG-2-Kulturen beimpft und bei 20–23 °C gehalten. Parallel angesetzte Zellkulturen, die mit in gleicher Weise gewonnenem, aber mit normalem Kaninchenserum versetztem infektiösem Material beimpft wurden, zeigen im Gegensatz zu den mit Antiserum behandelten einen CPE binnen 24 Stunden.

Agius et al. (1982) beschrieben eine besonders empfindliche Technik zur Isolierung des Virus der IPN aus Regenbogenforellen. Sie besteht in der Trypsinierung der zu untersuchenden Gewebeproben, der Abtrennung trypsinierter Zellen und ihrer Ko-Kultivation mit RTG-2-Indikatorzellen. Gegenüber der klassischen Homogenisations-Membranfiltermethode erwies sich die Ko-Kultivation als ergiebiger in der Virusausbeute. Auf die Anwendung des „Enzyme-linked Immunosorbent Assay" (ELISA) zur Schnelldiagnose des IPNV-Antigens in Fischzellkulturen und in Fischen wiesen Dixon u. Hill (1983) hin. Diese Methode erlaubt eine Virusdiagnose noch vor dem Eintritt eines sichtbaren CPE. Besonders wichtig ist der ELISA bei der Identifizierung von „Carrier"-Fischen.

Auf den Wert der indirekten Immunfluoreszenztechnik zum Nachweis von IPNV-Antikörpern in Forellenseren wiesen Ahne et al. (1986) sowie Ahne u. Thomsen (1986) in letzter Zeit hin. Plaquegrößen, Virulenz und Immunogenität des

IPNV wurden von KOHLMEYER et al. (1986) untersucht, wobei die Subtypen Sp, Ab und He im Mittelpunkt standen. Schon 1984 hatten ISHIGURO et al. die serologischen Verhältnisse zwischen 5 IPNV-Stämmen mittels verschiedener Methoden geprüft und gezeigt, daß substantielle antigene Beziehungen zwischen ihnen bestehen. Dabei wurde der „Crossfluorescent-antibody"-Test als besonders geeignet zur Feststellung viraler Antigene verschiedener IPNV-Stämme hervorgehoben.

Ätiologie, Pathogenese, Epidemiologie. Die IPN ist eine Infektionskrankheit mit hoher Sterblichkeitsrate und schneller Ausbreitung. Sie kann außer durch Wasser, Futter oder infizierte lebende Fischeier (BULLOCK et al., 1976; WOLF et al., 1963) auch durch trockenes Virus oder durch infizierte gefrorene Futterfische übertragen werden. Besonders anfällig sind Salmoniden, vor allem Regenbogenforellen im ersten Lebensjahr.

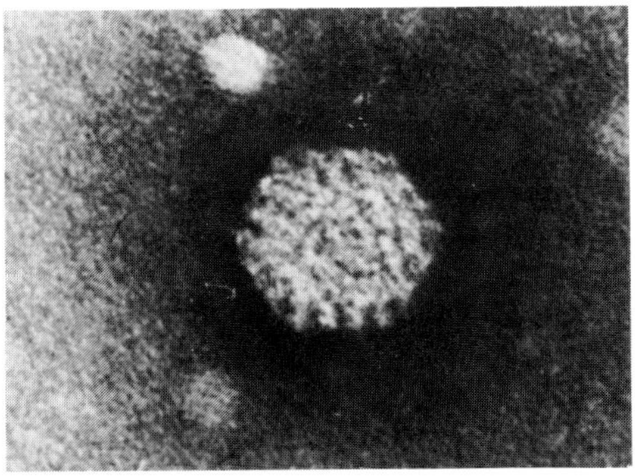

Abb. 46. Virus der IPN. Negativkontrast der extrazellulären Form. Kapsomeren an den Kanten des Kapsids erkennbar. (Nach MOSS und GRAVELL).

WOLF, SNIESZKO DUNBAR u. PYLE (1960) isolierten das infektiöse Agens (Abb. 46). Es handelt sich um ein Virus, das nach 8–9 Passagen in vitro seine Infektiosität unvermindert beibehält (CPE). Es bleibt in 50%igem Glycerol infektionsfähig und behält bei + 4 °C diese Eigenschaft über 2 Jahre lang. Bei − 20 °C läßt es sich 8 Jahre lang konservieren. Bei + 60 °C wird es binnen einer Stunde nur z. T. inaktiviert. Es ist ether-, chloroform- und glycerolstabil und passiert Ultrafilterporen von 50 nm (WOLF, 1964).

NICHOLSON u. POCHEBIT (1981) isolierten IPNV-ähnliche Viren aus Meeresfischen. Die Viren waren untereinander verschieden. Mit Hilfe zweier spezifischer Antisera wurden die Rate der Neutralisationskinetik für 12 repräsentative Isolate bestimmt, wobei antigene Unterschiede zwischen einigen Isolaten bestanden. ADAIR u. FERGUSON (1981) isolierten und charakterisierten sowohl zellkulturell als auch elektronenmikroskopisch das Virus der IPN aus Goldorfe, Diskusfisch und Blei, ohne daß diese Fische klinische Symptome der IPN aufwiesen. Die drei isolierten Viren wurden durch IPN-Antiserum des Stammes Ab neutralisiert, dagegen nicht durch Antiserum der Stämme Sp und VR-299. Im Negativkontrastbild bestand morphologische Übereinstimmung mit dem Virus der IPN, die Vermehrung des Virus erfolgte im Zytoplasma der Zellinie BF 2 (Nachweis durch Immunfluoreszenz). Die Isolate waren stabil gegen Erhitzung, Lipidsolventien und sauren *p*H. MUNRO et al. (1976)

hatten das Virus der IPN aus Barsch, Ellritze und Neunauge, AHNE (1980) aus Hecht, Äsche, Barbe und Karpfen, SANO (1976) sowie HUDSON et al. (1981) aus dem Aal isoliert.

SWANSON u. GILLESPIE (1982) infizierten einjährige Regenbogenforellen und 7 Monate alte Bachsaiblinge i. p. und durch Wasserkontakt. In Zeitabständen von Tagen und Wochen wurden Blutproben entnommen und einer fraktionierten Untersuchung unterzogen. Bei den Regenbogenforellen war das Virus der IPN vom 1 bis 19. Tag p. i. ständig im Blutplasma und in einer besonderen Zellpopulation innerhalb einer mononuklear-angereicherten Blutfraktion nachweisbar. In dieser Fraktion war es noch 33 Tage p. i. zu finden. Im Bachsaibling war das Virus im Blutplasma 3–40 Tage p. i., in der mononuklearen Fraktion 7–40 Tage p. i. vorhanden. Die Virämie ist somit ein wichtiges Stadium im Infektionsablauf der experimentell induzierten IPN.

AHNE (1983) konnte das Virus der IPN im Sperma von Regenbogenforellen nachweisen und damit vorangegangene Befunde von WOLF et al. (1968) bestätigen.

Auf spezifischen RTG-2-Zellkulturen erzeugt das Virus der IPN auch bei Zusatz von Penicillin, Mykostatin und Streptomycin zytopathogenen Effekt, und zwar bei 4 °C binnen 12–14 Tagen, bei 20 °C binnen 1–3 Tagen und bei 26 °C innerhalb von 9 Stunden. Im Gegensatz zu den Erscheinungen beim CPE des VHS-Virus kommt es nicht zu einer Abkugelung der Zellen, sondern zur Entstehung von Netz-Plaques, in denen pyknotische Zellen zu sehen sind, die ihr fibroblastoides Aussehen beibehalten. Der Übergang von nekrotischen Zellbereichen zum unversehrten Zellrasen ist ohne scharfen Rand. Im Inneren des Plaques liegen lebende und tote Zellen (Abb. 47).

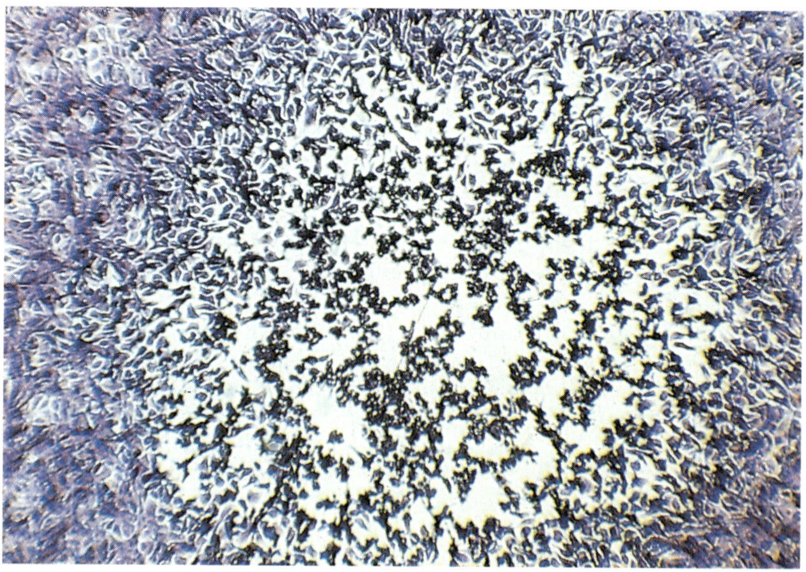

Abb. 47. Infektiöse Pankreasnekrose der Regenbogenforelle. CPE des Virus der IPN auf CHSE-Zellen 48 Stunden post infectionem. Kristallviolettfärbung. (Präparat und Foto: Prof. Dr. W. AHNE, Universität München).

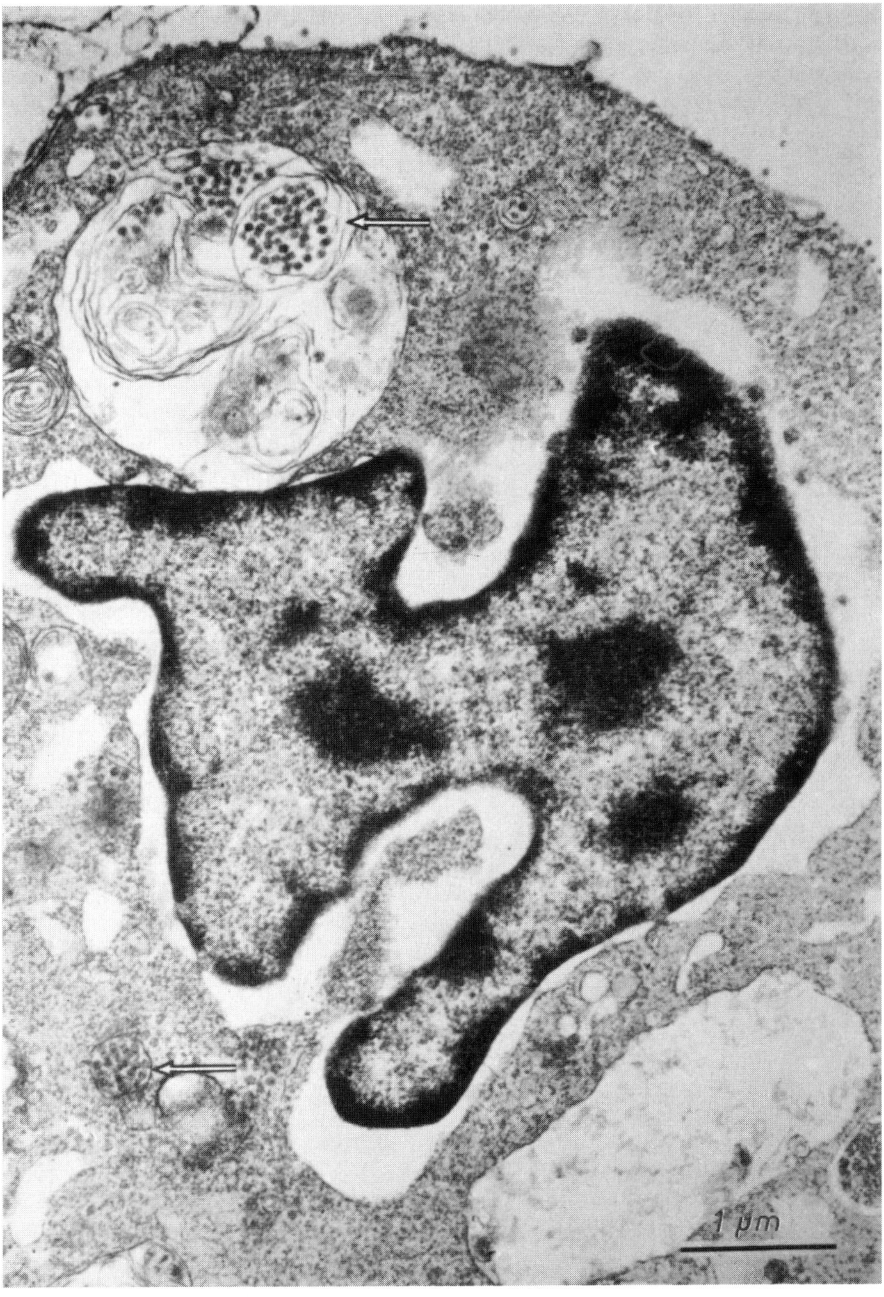

Abb. 48. Virus der IPN, Stamm Kerlo, in einer zytoplasmatischen Vakuole einer RTG-2-Monolayer. (Nach WOLF und QUIMBY).

Auch auf Kulturen verschiedener Organprovenienz aus anderen Fischarten (z. B. Karpfen) läßt sich das IPNV vermehren. Die Konzentration der Infektionsdosis in den inneren Organen erkrankter Forellensetzlinge beträgt $10^8 - 10^9$ $TCID_{50}$ pro ml, in RTG-2-Zellkulturen $10^7 - 10^8$ $TCID_{50}$ pro ml (Wolf, 1968).

Der höchste Virustiter wurde in der Niere gefunden.

Neuere serologische Untersuchungen von Hill (zit. bei Ahne, 1985) zeigten, daß 2 Serogruppen des IPNV existieren, innerhalb derer der Gruppe 1 neun IPNV-Subtypen, der Serogruppe 2 ein Subtyp angehören. Die verschiedenen Stämme des IPNV zeigen eine unterschiedliche Virulenz. Das Virus der IPN gehört zu den BIRNA-Viren. Ahne (1977a, 1977b) isolierte ein IPN-Virus aus Hechtbrut und vermehrte es auf CHSE-214-Zellkulturen. Auch beim Aal, Barsch, Karpfen, Blei und bei anderen Knochenfischen sowie marinen Invertebraten tritt das Virus der IPN auf. Das aus Hechtbrut isolierte Virus ist hüllenlos und hat einen Durchmesser von 60 ± 5 nm. Es ist stabil gegen Hitze, Lipidsolventien und Säure. Ioddesoxyuridin beeinflußt die Reduplikation nicht. Serologisch besteht Verwandtschaft zwischen den meisten europäischen IPNV-Stämmen. Junghechte und Forellenbrut erkranken nicht nach Infektion mit diesem Virus.

Das Virus der IPN ist ein ikosaedrisches, hexagonales Doppelstrang-RNA-Virus. Seine elektronenmikroskopische Darstellung aus Zellkulturen gelang Moss u. Gravell (1969). Es wird im endoplasmatischen Retikulum gebildet (Abb. 48, Abb. 49). Im Negativkontrast betragen seine Abmessungen (Durchmesser) 65–75 nm. Es besteht aus 92 Kapsomeren und ist von einer Eiweißhülle umgeben. Sein Molekulargewicht beträgt 55 x 10^6, seine Dichte im CsCl-Gradienten 1,33 g/ml, sein RNA-Anteil 8,7 %.

Nach Ghittino (1968) ist eine Infektion über die Kiemen wahrscheinlich, desgleichen über den Verdauungstrakt. Das Targetgewebe ist das sektretorische Pankreas. Wasser aus verseuchten Teichen enthält nach Wolf u. Quimby (1967) in einem Liter die bis 25 000fache Infektionsdosis. Unter experimentellen Bedingungen und im Teich bei 12–14 °C dauert die Inkubationszeit 5–10 Tage. Das Sterben kann sich über 2 Wochen erstrecken, aber auch über einen Monat lang andauern (Snieszko u. Wolf, 1968). Außer der Regenbogenforelle erkrankt der Bachsaibling *(Salvelinus fontinalis)* bei dem Wood die Krankheit erstmalig genauer beschrieb, ferner erkranken der Lachs, die Bachforelle und andere Salmoniden, vor allem in den USA.

Die experimentelle Pathogenese der IPN nach i. p. Infektion junger Bachsaiblinge wurde von Swanson et al. (1982) beschrieben. Dabei wurden Virusisolationen sowie histologische und Immunfluoreszenzuntersuchungen durchgeführt. 2 Tage nach i. p. Inokulation sind die Zellen des exokrinen Pankreas virusinfiziert. Die Reduplikation des Virus in diesen Zellen führt zur IPNV-spezifischen Antigenproduktion, Nekrose der infizierten Zellen und Ausbreitung der Infektion in benachbarte Gewebe. Die Virusreduplikation erfolgt zunächst multifokal, wobei die Foci im weiteren Infektionsablauf miteinander verschmelzen. Entsprechend ist der Verlauf der Nekrose, die nur noch Reste des azinären Pankreasgewebes übrig läßt. Dennoch überlebten 12 Wochen alte Saiblinge mit Resten des exokrinen Pankreas wochenlang, wobei die Virusvermehrung darin in begrenztem Umfang noch stattfand. Eine extensive Virusvermehrung scheint nur in dem Pankreas stattzufinden, obwohl Virusantigen und geringe pathologische Veränderungen auch im interstitiellen Nierengewebe und in der Leber bei einigen Fischen anzutreffen waren.

Dorson u. Torchy (1981) untersuchten den Einfluß des Alters und der Wasser-

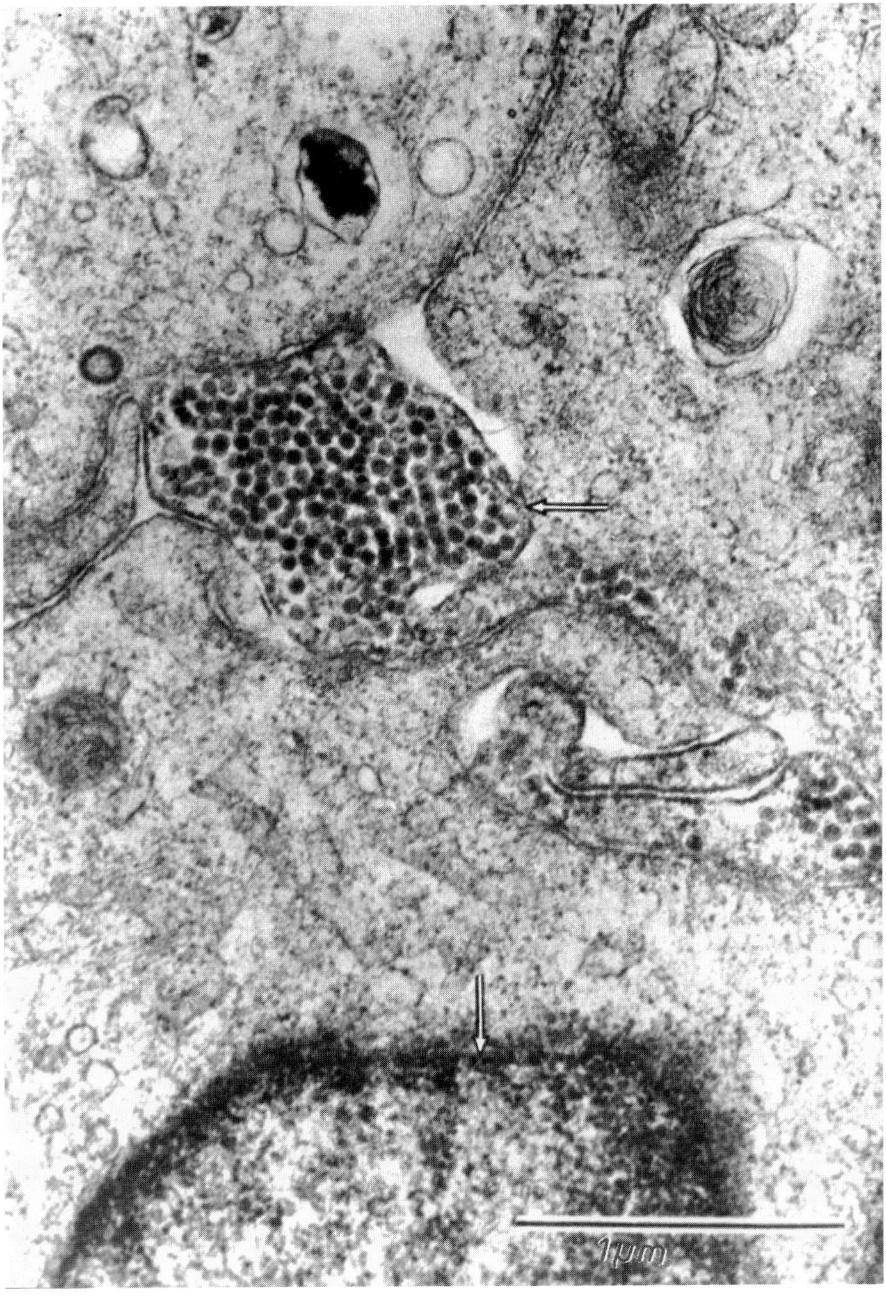

Abb. 49. Virus der IPN, Stamm Charreau. Intrazelluläre Aggregation in RTG-2-Zellen. (Nach WOLF und QUIMBY).

temperatur auf die Sterblichkeit IPNV-infizierter Regenbogenforellenbrut. Sie wurde mit dem pathogenen europäischen IPN-Stamm Sp zu verschiedenen Altersstadien über das Wasser infiziert und bei 10 °C gehalten. Es zeigte sich, daß mit zunehmendem Alter die Infektonsbereitschaft abnahm, bis sie im Alter von 20 Wochen völlig aufhörte. Die Sterblichkeit war bei einer Wassertemperatur von 6 °C verzögert, sie sank oder endete bei 16 °C. Wenn die Brut vor der Infektion aus 10 °C in 16 °C temperiertes Wasser gesetzt wurde, war die Sterblichkeit gleichfalls geringer, dagegen nicht, wenn die Brut vor der Infektion aus 16 °C in 10 °C temperiertes Wasser gesetzt wurde.

Die IPN trat in Kanada 1940, in den USA 1955, in Frankreich 1965, in Dänemark 1967, in Großbritannien 1971, in Italien 1972, in Schweden 1973, in Japan 1973, in Jugoslawien 1974, in der Tschechoslowakei 1976 und in Deutschland schon früher bei verschiedener Benennung auf.

Die Verbreitung erfolgt über das Wasser, Futter, lebende und tote Fische, Fischeier und -sperma und mit Geräten. Wahrscheinlich ist die umweltbedingte Verschlechterung der Halungsbedingungen an der Ausbreitung der IPN schuld, denn die Virustypen aus den USA sind von denen in Frankreich verschieden.

Das Virus der IPN ist das stabilste Fischvirus. Es bleibt in destilliertem oder weichem bzw. hartem Teichwasser bei 10 °C 230 Tage, im Schlamm 210 Tage infektiös und übersteht Trockenheit an der Luft 5 Wochen lang. Durch Chlor (0,7 g/l) wird es binnen 2 Minuten inaktiviert, desgleichen wirken 2%ige Natronlauge und 3%iges Formalin inaktivierend.

Die IPN ist eine Krankheit der Jungfische bis 15 cm Länge. Bei dem meist hochakuten Verlauf mit täglichen Verlustraten von über 5 % erreicht die Höhe der Gesamtverluste in 1–6 Wochen 60–90 % des Gesamtbestandes. Fische, die über 6 Monate als sind, werden zu Dauerausscheidern des IPNV. Da in jeder Salmonidenpopulation mit latent erkrankten Dauerausscheidern zu rechnen ist, sollten Virusträgeruntersuchungen, die 10 % des Bestandes erfassen in Abständen durchgführt werden. Hierbei werden Faeces 1 : 10 verdünnt in der Menge von 0,1 ml in Kulturröhrchen gebracht oder eine Spülung der Leibeshöhle vorgenommen (5 ml/kg physiologische NaCl-Lösung, Hanks- oder PBS-Lösung, davon 0,1–0,3 ml pro Kulturröhrchen inokulieren).

Pathologische Histologie, Hämatologie. Von den Untersuchern werden multizentrische Nekrosen sowohl im sekretorischen als auch im inkretorischen Teil des Pankreas beschrieben. Hyalinisierungen der Sekelettmuskulatur, die früher beschrieben wurden, sind nach neuen Erkenntnissen nicht als typisch für die IPN anzusehen. Abb. 50 zeigt einen histopathologischen Befund am Pankreas.

Swanson et al. (1982) fanden bei experimenteller Induktion der IPN schon 3 Tage p. i. fokale Zellzerstörungen bei zunehmender Eosinophilie. Hinzu traten Kernpyknose und Karyorhexis mit Austritt von Zymogenkörnern in das benachbarte Gewebe. Ab 7. Tag p. i. erhöhte sich die Tätigkeit der Gewebemakrophagen, und ab 10. Tag p. i. kam es zu extensiven Läsionen bei völliger Zerstörung der acinären Struktur und ihrem Ersatz durch Zelldetritus (Abb. 50a). Das alimentär entstandene Fettgewebe im Pankreas war oft hyperämisch.

Therapie, Prophylaxe, Hygiene. Eine gezielte Therapie besteht nicht. Alle Maßnahmen, wie Desinfektion der Bruttröge und Geräte, sind als Prophylaxe zu begrüßen, bieten aber keine Garantie, den Ausbruch der Krankheit zu verhindern. Wichtig ist, daß im Paragraph 254 des Code Zoosanitiaire International beim Ex-

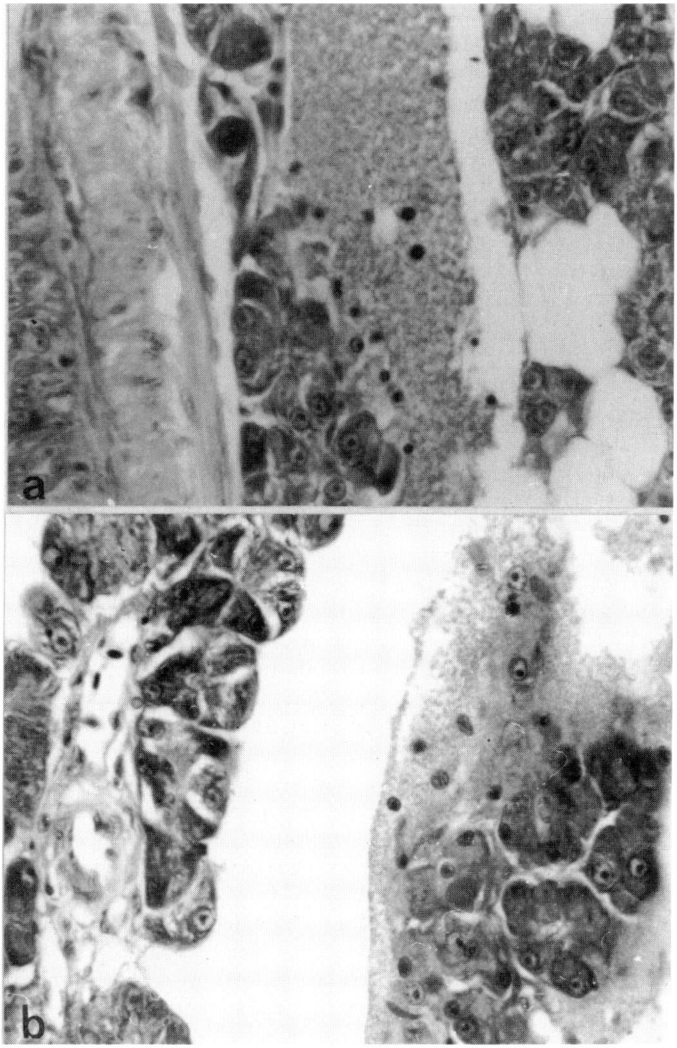

Abb. 50. Pankreasnekrose der Regenbogenforelle. a) Nekrotische Verflüssigungszone (Mitte), rechts verfettetes Pankreas, b) rechts nekrotisierende Pankreaszellen, links normaler Pankreas-Acinus. (Original).

port von Salmoniden ein internationaler Gesundheitspaß zur Bedingung gemacht wird. Danach dürfen weder klinische noch anatomisch-pathologische Anzeichen der Krankheit vorhanden sein, noch darf in der exportierenden Zuchtanstalt die Krankheit innerhalb der letzten 12 Monate vorhanden gewesen sein. Ferner wird in Paragraph 255 der Ausschluß des IPN-Virus im Teichwasser, im Sperma von Laichern und in den serösen Häuten der Bauchhöhle der exportierten Fische über ein zellkulturelles Verfahren gefordert. Die Frage nach der Züchtung IPN-resistenter Salmoniden ist z. Z. noch offen.

Auf jeden Fall sind Vorkehrungen notwendig, die eine Einschleppung der IPN verhindern. Außerdem sind optimale Aufzuchtbedingungen unerläßlich, vor allem auch die Aufzucht IPNV-freier Salmonidenbestände und Desinfektionsmaßnahmen. Auch die aktive Immunisierung mit Komplexantigen aus den bisher bekannten Serotypen sollte angestrebt werden.

Infektiöse Hämatopoetische Nekrose (IHN)

(Necrosis infectiosa haematopoesis)

Nachdem Amend, Yasutkae u. Mead schon 1969 für eine gemeinsame Ätiologie der bei *Oncorhynchus nerka* und *Onchorhynchus tschawytscha* beobachteten Viruserkrankung eintraten, wird diese Krankheit der Pazifiklachse heute als Infektiöse Hämatopoetische Nekrose (IHN) bezeichnet. Es erkranken Salmonidenbrut und junge Salmoniden.

Die früher beschriebenen Viren Oregon sockeye virus (OSV), Chinook salmon virus (CSV) und Infectious hematopoetic necrosis virus (INHV) werden von Darlington et al. (1972) als Varianten ein und desselben Rhabdovirus angesehen, eine Meinung, die von uns (Amlacher, 1970, 1972) auch vertreten wird.

Den serologischen Nachweis für die Richtigkeit dieser Auffassung erbrachten McCain et al. (1971) durch Plaque-Neutralisation mit homologen und heterologen Antisera. Das typische Virus der IHN war dabei von dem OSV-Virus (vgl. oben) nicht zu unterscheiden, das CSV-Virus erwies sich als stark verwandt, aber nicht identisch mit den beiden erstgenannten Viren. Alle drei Viren entstehen auf gleiche Weise und haben den gleichen Durchmesser (Amend u. Chambers, 1970). Morphologisch bestehen auch nach den elektronenmikroskopischen Befunden von Darlington et al. (1972) keine Unterschiede zwischen den drei Viren.

Symptomatologie, pathologische Anatomie, Diagnostik. Erkrankte Fische werden lethargisch und zeigen Dunkelfärbung. Abdominalschwellung, Rotfärbung des Rückens, Exophthalmus, Hämorrhagien dorsal und an der Flossenbasis und den inneren Organen, sowie blasse Kiemen treten zu diesen Symptomen hinzu. Lordosen und Skoliosen der Wirbelsäule sind beschrieben worden. Es werden lange Pseudofaeces abgegeben. Die Sektion zeigt einen flüssigkeitserfüllten Gastrointestinaltrakt, Petechien und Dystrophie des kaudalen Nierenteils. Auch Ascites kann auftreten; Herz und Leber können anämisch erscheinen.

Eine exakte Diagnose ist nur über den CPE (Abb. 51), vor allem aber über den Neutralisations- bzw. Immunfluoreszenztest möglich.

Untersuchungstechnik. Untersuchung histologischer Schnitte von Rumpfniere und Pankreas. Herstellung bakterienfreier Filtrate zur Inokulation von FHM-, RTG-2- oder CHSE-214-Zellen. In FHM-Einschichtzellkulturen entstehen die Viren der IHN bei 4–20 °C durch Ausstülpung der Zellmembran, die die Envelope des Virus bildet (Abb. 52). Zur Virusisolierung werden Salmonidenbrut in toto oder innere Organe (Darm, Leber, Niere) bzw. Ovarial- und Samenflüssigkeit verarbeitet.

Ätiologie, Pathogenese, Epidemiologie. Das krankheitsinduzierende Rhabdovirus ist nach elektronenmikroskopischen Befunden von Darlington et. al. (1972) im Mittel 170 nm lang (150–190 nm) und 70 nm breit (65–75 nm). Es hat eine

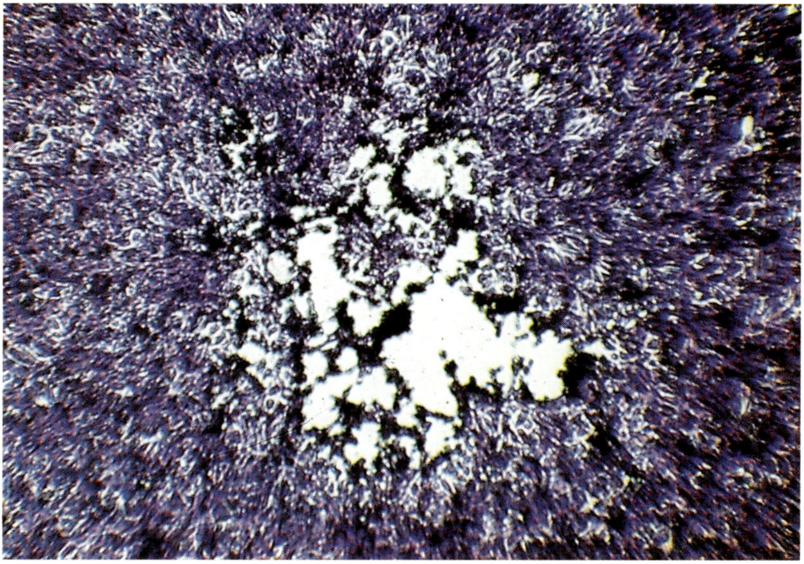

Abb. 51. Infektiöse Hämatopoetische Nekrose der Salmoniden. CPE des IHN-Virus auf CHSE-Zellen 48 Stunden post infectionem. Kristallviolettfärbung. (Präparat und Foto: Prof. Dr. W. AHNE, Universität München).

Einzelstrang-RNA als Genom und eine RNA-Polymerase, deren Optimaltemperatur für die Transkription in vitro 18 °C beträgt. Die optimale Vermehrungstemperatur in der Zellkultur liegt für das Virus der IHN zwischen 12–18 °C. Es wird bei + 60 °C binnen 15 Minuten inaktiviert, desgleichen bei *p*H 3. Es ist ether-, säure- und hitzestabil. Seine Infektiosität geht in 50%igem Glycerol verloren, durch Lyophilisation bleibt sie erhalten. Das Virus behält seine Infektiosität bei *p*H 4–10. Mit dem Egtved-Virus ist es serologisch nicht verwandt.

Die Krankheit kann mit einzelnen Stückverlusten, aber auch plötzlich einsetzen. Bei Wassertemperaturen um 12 °C und darunter verursacht das Virus der IHN in freier Natur die höchste Mortalität. Bei Wassertemperaturen über 15 °C bricht die Krankheit nicht aus. Die Verlustrate erreicht bei Brutfischen bis 100 %.

Einen Beitrag zur Pathogenese der IHN bei *Oncorhynchus nerka* lieferten MULCAHY et al. (1982). Sie zeigten, daß das Virus der IHN grundsätzlich nur zu bestimmten Zeiten des Lebenszyklus infizierter Lachse isoliert werden kann, d. h. bei sterbender Brut oder sterbenden Setzlingen bzw. bei laichreifen Fischen. Außerhalb der Leichzeit ist bei adulten Lachsen kein Virus nachzuweisen. Sein Wiederauftreten zur Leichzeit spielt zweifellos eine Rolle bei der Übertragung durch Eier auf die nächste Generation. Die Viruskonzentration in Milz, Niere, Leber, Darm, Gonadenflüssigkeit, Eiern, Kiemen, Serum und Gehirn stieg mit der zunehmenden Laichreife vor allem weiblicher Lachse an. Bei vor der Laichreife stehenden Weibchen war das Serum virusfrei. Das höchste Virusvorkommen war bei Weibchen in Kiemen, Milz und Pylorusanhängen, bei Männchen in den Kiemen, Pylorusanhängen und in der Leber anzutreffen.

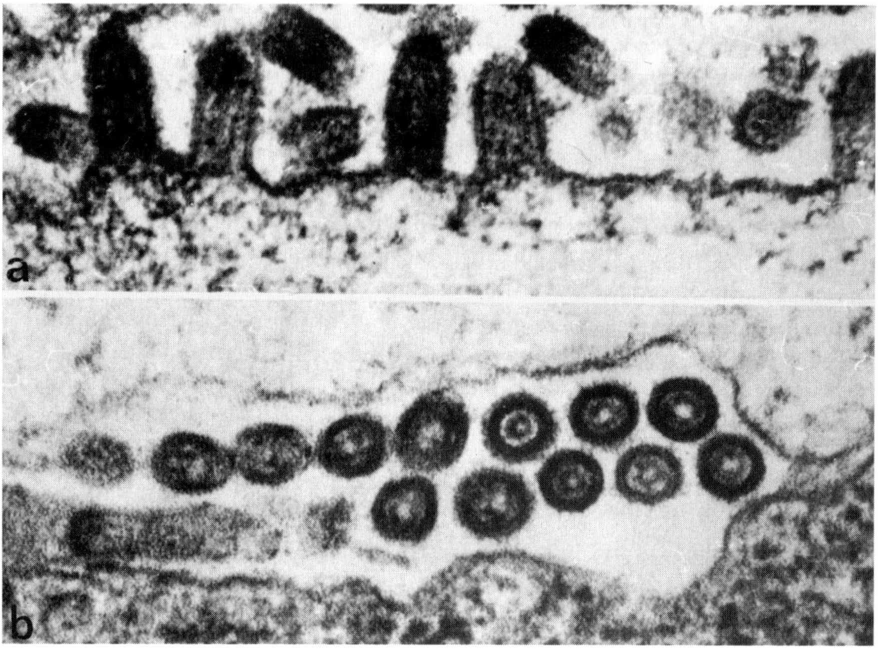

Abb. 52. Infektiöse Hämatopoetische Nekrose. a) Chinook-salmon-Virus auf FHM-Zellen 4 Tage nach Infektion. Virusbildung durch Ausstülpung der zellulären Plasmamembran, die zur äußeren Virushülle wird. b) Virus der IHN auf FHM-Zellen 4 Tage nach Infektion. Die Querschnitte zeigen einen Axialporus, der von zwei konzentrischen Hüllen umgeben ist. (Nach DARLINGTON et al.).

Nach Infektion über den Magen-Darm-Trakt (Nahrungsaufnahme) erfolgt eine Inkubation von 12 Tagen. Die Erkrankung nimmt ihren Ausgang vom hämatopoetischen Gewebe der Niere und zieht Milz, Pankreas und Leber in Mitleidenschaft.

Die IHN trat erstmalig im Westen Nordamerikas (v. a. Alaska) auf (GRISCHKOWSKY u. AMEND, 1976) und wurde in das östliche Nordamerika und nach Japan eingeschleppt. Die Inkubationszeit hängt vom Alter der Fische, von der Wassertemperatur, der Infektionsdosis und dem Infektionsmodus ab (Wasser, Futter, Eier, Sperma). Ihre Dauer schwankt unter natürlichen Bedingungen zwischen 5–14 Tagen. Bei einer Wassertemperatur von 10–20 °C schreitet die Krankheit schnell fort. Brütlinge haben Verluste von bis zu 100 %, einjährige Setzlinge dagegen nur von 10 %. Ältere Salmoniden erkranken nicht. Im Wasser verliert das Virus bei 21 °C binnen 24 Stunden, bei 12 °C binnen 5 Tagen 90 % seiner Infektiosität. Durch Austrocknen wird es inaktiviert. Bei Temperaturen zwischen − 20 °C und − 80 °C bleibt es über Jahre infektiös.

HETRICK et al. (1979) führten den experimentellen Nachweis, daß subletale Dosen von Kupfer im Wasser die Empfänglichkeit von Forellen gegenüber einer Infektion mit dem Virus der IHN steigern. Die Mortalität in der kupferbehandelten Versuchsgruppe war doppelt so hoch wie in der Kontrollgruppe bei gleicher Virusdosis. Die

Länge der Expositionszeit gegenüber dem Kupferion war ohne Einfluß, da die Todesraten nach 1, 3, 5, 7 oder 9 Tage die gleichen waren. Forellen, die dem Kupferstreß ausgesetzt waren, hatten bei unterschiedlicher Virusdosis stets die höhere Verlustrate.

Pathologische Histologie, Hämatologie. Das hämatopoetische Gewebe der Niere zeigt ausgedehnte Nekrosen, die später auch auf Milz, Bauchspeicheldrüse, die granulären Zellen der Darmwand und auf die Leber übergreifen. Im Pankreas sind Einschlußkörper zu sehen. Auch das Interrenalorgan und die dermalen Blutgefäße werder angegriffen, desgleichen die Nierentubuli. Im Blut treten Leukopenie und Degeneration der Granulozyten auf. Die Zahl unreifer Erythrozyten ist signifikant erhöht, bei Erniedrigung der Gesamterythrozytenzahl (Amend u. Smith, 1974). Dieser Befund steht in diametralem Gegensatz zu jenem, den wir (Amlacher et al., 1980, 1982) bei VHS feststellten und verwundert um so mehr, als gerade bei der IHN das hämatopoetische System vorrangig betroffen sein soll.

Therapie, Prophylaxe, Hygiene. Eine medikamentöse Therapie ist nicht bekannt.

Prophylaktisch muß die Einfuhr von Eiern und Satzfischen aus fremden Betrieben vermieden werden, oder die Importe sind von veterinärmedizinischer Seite als virusfrei deklariert worden. Bei Krankheitsausbruch ist die strenge Isolierung des Bestandes, gegebenenfalls seine Vernichtung, erforderlich. Danach ist gründliche Desinfektion der Gesamtanlage notwendig. Eine Hälterung bei 15 °C wirkt vorbeugend.

Die Immunantwort besteht in der Bildung virusneutralisierender Antikörper. Bei 15 °C Wassertemperatur wird in den ersten drei Tagen p. i. Interferon gebildet, dann erst setzt die Antikörperbildung ein. Der Antikörpertiter ist etwa 40 Tage lang meßbar, immunisierte Forellen behalten eine lebenslange Immunität.

Frühjahrsvirämie des Karpfens

(Virosis veris cyprini carpio)

Neue Untersuchungen lassen erkennen, daß die mit Ascitesbildung einhergehende Krankheit des Karpfens (Abb. 53) eine Virusätiologie hat (Fijan et al., 1971; Ahne, 1977a, 1977b, 1978). Fijan et al. (1971) bezeichneten die Erkrankung als Frühjahrsvirämie des Karpfens (Spring viremia of carp, SVC).

Für die Entstehung dieser früher als Ascitesform der „Infektiösen Bauchwassersucht des Karpfens“ bezeichneten Krankheit wurde seit langem schon ein Virus verantwortlich gemacht (Epstein, 1934; Pjeskov, 1935, 1951; Končarov, 1940, 1949, 1951, 1953, 1959, 1965; Nicolau, 1951; Roegner-Aust et al., 1950; Roegner-Aust u. Schleich, 1951; Roegner Aust, 1953; Tomašec, 1951, 1965; Riedmüller, 1965).

Mit der Entwicklung der Einschicht-Zellkulturtechnik mehrten sich die Befunde und Hinweise für eine virale Ätiologie der mit Ascites einhergehenden Form der „IBW“ (Tets u. Yakovleva, 1962; Osadchaya, 1964; Tomašec et al., 1964, Tomašec, 1966).

Symptomatologie, pathologische Anatomie, Diagnosik. Als erste Symptome treten nach zellfreier Übertragung des infektiösen Agens auf: Protrusion des Anus, intensive Defäkation von Darmschleimhautabgängen bei gleichzeitiger oder späterer stetiger Ausbildung von bernsteingelbem bis blutigem Ascites. Vor dem Tod

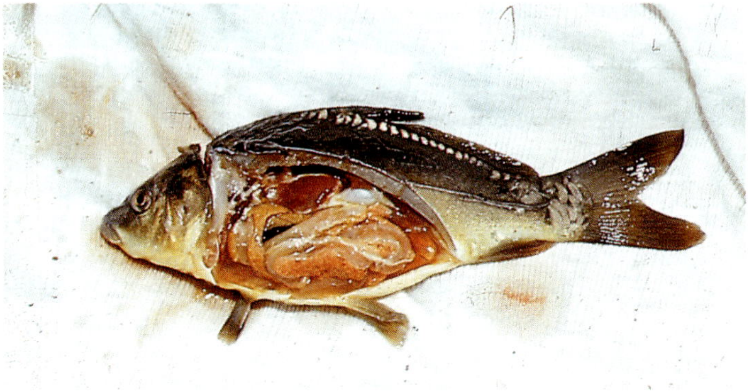

Abb. 53. Frühjahrsvirämie des Karpfens. Virologischer Nachweis (CPE) gesichert. Gelbfärbung der Leber mit punktförmigen bis streifenförmigen Blutungen; ödematöser, durchsichtiger Darm, geschwollene Rumpfniere, Ascites. (Original).

sind die Fische lethargisch, zeigen Dunkelfärbung und anormale Schwimmlage (Seitenlage). Es tritt leichter Exophthalmus mit Blutungen in der hinteren Augenkammer auf. Einzelne Fische zeigen Petechien in der Haut und oberflächliche Entzündung der Ventralregion. Die blassen Kiemen zeigen petechiale Hämorrhagien. Die Atembewegungen sind reduziert.

Die Sektion ergibt an den inneren Organen Übereinstimmung der Symptome bei künstlich virusinfizierten Karpfen mit den Symptomen natürlich akut (ascidid) erkrankter bei folgendem Befund: fibröse, hämorrhagische oder purulente Peritonitis, hämorrhagische Enteritis, ödematöse Organe, Anämie, Petechien in Leber, Niere, Herz, Schwimmblase, Muskulatur und Kiemen. Die Symptome treten variabel auf. Niere und Milz können geschwollen sein, die Leber ist gelblich verfärbt (Abb. 53), ihr Glykogengehalt schwindet, Skelett- und Herzmuskulatur können ödematös werden. Der Blutzucker kann bis zur Restreduktion (14 mg/100 ml) absinken (Amlacher, 1957), das Serumbilirubin erhöht sich aufgrund hämolytischer Vorgänge auf das Doppelte des Normalwertes (0,80 mg/100 ml gegenüber 0,40 mg/100 ml). Der Gesamteiweißgehalt des Serums sinkt auf unter 1,5 g/100 ml ab. Untersuchungen über die pathologische Physiologie der inneren Organe liegen nicht vor. Bei bakterieller Induktion eines ähnlichen Krankheitsbildes fanden wir (Amlacher, 1956, 1957, 1958) einen deutlichen Unterschied im pathophysiologischen Verhalten der Leber künstlich bakteriell infizierter gegenüber natürlich ascidid erkrankter Karpfen.

Es erkranken Karpfen aller Altersklassen und wahrscheinlich auch andere Cypriniden. Bei künstlich infizierten Karpfen überlebten 10 %.

Untersuchungstechnik. Die Untersuchung erfolgt nach virologischen Grundsätzen (vlg. Virotechnik). Die steril entnommenen Organe werden eingefroren, homogenisiert und in Hanks-BSS 1 : 10 verdünnt. Die Suspension wird bei 650 x g bei Zimmertemperatur zentrifugiert. Dem Überstand werden pro Milliliter 2000 IE Penicillin und 2000 µg Streptomycin zugesetzt. Dieses Material wird 1 Stunde bei Raumtemperatur belassen und dann in eine primäre Einschicht-Zellkultur von Karpfenovarien inokuliert.

Von permanenten Fisch-Zellinien können verwendet werden: FHM, PF-2 und andere. Die $TCID_{50}$ pro ml beträgt bei Primärkulturen (Ovar) $4 \cdot 10^7$, für FHM-Zellen $5{,}6-10^8$. Sowohl in Primärkulturen als auch in FHM-Zellen tritt CPE auf. Der höchste Virustiter ist in der Leber vorhanden. Damit stimmen histopathologische Befunde (AMLACHER, 1958, 1961, 1972) überein. Die Übertragung des Virus auf Fische ist sowohl durch Inokulation als auch durch Intubation möglich. Nach 5facher Passage durch Primärkulturen von Karpfenovarien und Filtration durch eine Millipormembran kann auf Primärkulturen von Karpfenovarien erneut ein CPE induziert werden. Serologische Identifikation ist erforderlich.

Entsprechend dem in den einzelnen Organen vorgefundenen Virustiter sind Leber, Niere und Milz für die Virusisolation an besten geeignet (Tabelle 12). Aber auch im Blut tritt das Virus periodisch gehäuft auf, daher die Virämie (AHNE, 1977b, 1978).

Tabelle 12
Virustiter von *Rhabdovirus carpio* in verschiedenen Organen
(nach FIJAN et al., 1971; AHNE, 1977a)

Gewebe	Virusmenge (log 10 $TCID_{50}$/g)	
	Natürliche Infektion	Experimentelle Infektion
Leber	6,5	6,8
Milz	3,8	5,5
Niere	5,8	5,2
Gehirn	4,3	4,5
Kiemen	3,5	keine Angabe

Das *Rhabdovirus carpio* bildet Plaques von 2–3 mm Durchmesser binnen 3 Tagen auf FHM-Zellen der Linie CCL-42. Die Plaques sind deutlich von jenen des Virus der VHS, der IPN und der IHN verschieden. Dagegen ähneln ihnen die durch das PFRV hervorgerufenen Plaques.

Ein deutlicher Unterschied gegenüber den Rhabdoviren der VHS und der IHN besteht in dem Temperaturoptimum des Wachstums (20–22 °C). Kaninchenantisera gegen das Virus der VHS der IHN und des PFRV neutralisieren *Rhabdovirus carpio* nicht.

Für die Diagnose ist die Immunfluoreszenz von infizierten Organdünnschnitten wertvoll, desgleichen der Neutralisationstest. AHNE (1985) konnte das SVCV in Nierenschnitten 7 Tage p. i. sowohl mit der Immunfluoreszenz als auch mit der Immunperoxidasetechnik nachweisen. Vom 10.–21. Tag p. i. war dies auch in Milz und Leber möglich. Mit RVC Kaninchen-Antiserum konnten bisher 2 RVC-Serotypen nachgewiesen werden (AHNE, unveröffentlicht).

Für die elektronenmikroskopische Untersuchung werden zentrifugierte Zellpellets in Glutaraldehyd und Osmiumsäure fixiert.

Ätiologie, Pathogenese, Epidemiologie. *Rhabdovirus carpio* ist ein geschoßförmiges RNA-Virus, dessen Abmessungen 90–180 × 60–90 mm betragen. Es entsteht durch Ausstülpung an der Membran infizierter Zellen (Abb. 54). IUDR als DNA-Inhibitor bleibt unwirksam auf seine Syntheseleistungen. Es ist ether-, säure- und hitzelabil. Sein Dichtegradient in Cäsiumchlorid liegt bei 1,195–1,200 g/ml

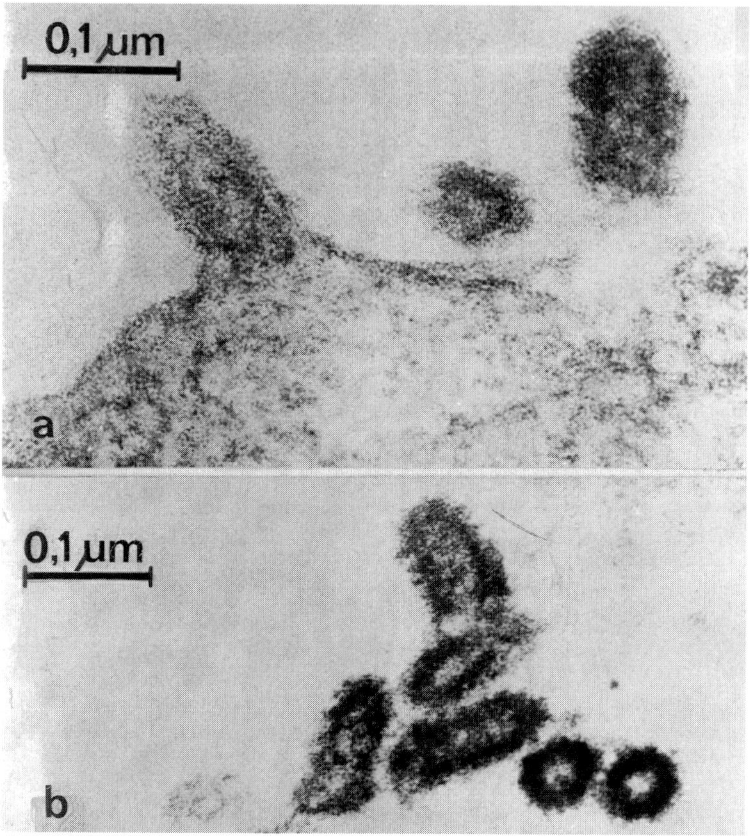

Abb. 54. *Rhabdovirus carpio* in infizierten FHM-Zellkulturen. a) Entstehung an der Zelloberfläche. b) Länge und Querschnitt des Virus. (Nach FIJAN et al.).

(AHNE, 1973). Das Virus passiert Membranfilter der Porengröße von 220 nm und wird bei 100 nm Porengröße zurückgehalten. Es enthält 5 Strukturproteine, die jenen des Hechtbrut-Rhabdovirus (PFRV) ähneln, sich aber deutlich von den Strukturproteinen des Virus der VHS und der IHN unterscheiden. Das *Rhabdovirus carpio* vermehrt sich im Zytoplasma der Fischzell-Linien BB, EPC, FHM und RTG-2, aber auch in Kükenfibroblasten (Linie BHK-21) und in einigen Säuger- und Reptilien-Zellinien. Die optimale Reduplikation in FHM-Zellen erfolgt bei 20–22 °C. CPE tritt zu verschiedenen Zeiten nach der Infektion abhängig von der Temperatur und der verwendeten Zellinie auf (Abb. 55, Abb. 56). Die Granulation und Abrundung der infizierten Zellen führt zur vollständigen Auflösung des Zellrasens, in der Regel 24 Stunden nach der Infektion. Nach Färbung infizierter Zellen stellt man eine starke Margination des Chromatins fest. In FHM-Zellkulturen dauert der Reduplikationszyklus der RVC bei 20–22 °C 8–9 Stunden, der Gipfel der Virusausschleusung liegt bei 24 Stunden nach der Infektion. Das RVC läßt sich in Zellkultu-

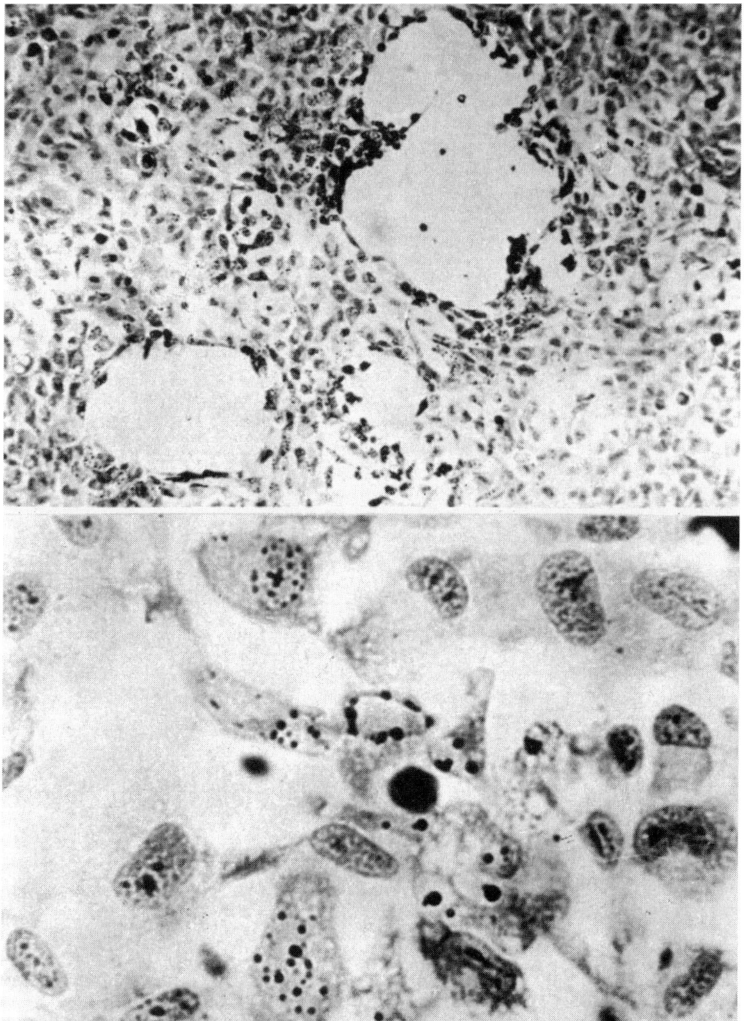

Abb. 55. *Rhabdovirus carpio*. Oben: zytopathogener Effekt auf FHM-Zellrasen. Unten: Chromatingranulation in den Kernen der Zellkultur. (Nach FIJAN et al.).

ren bei Zusatz von 5 % Serum tiefgefroren, am besten bei – 74 °C, gut konservieren (über 180 Tage). Es ist ether-, säure- und hitzestabil. Biochemisch besteht es aus einer Einzelstrang-RNA und besitzt eine RNA-abhängige RNA-Polymerase.

Die Erstisolierung des *Rhabdovirus carpio* erfolgte aus Karpfen (K_1, K_2, K_3), die trotz intensiver prophylaktischer Behandlung mit Choramphenicol, Oxytetracyclin oder Furazolidon mit den Symptomen akuter IBW erkrankten.

Zellfreie Filtrate über mehrere Zellpassagen kultivierter Viren und zellfreie Fil-

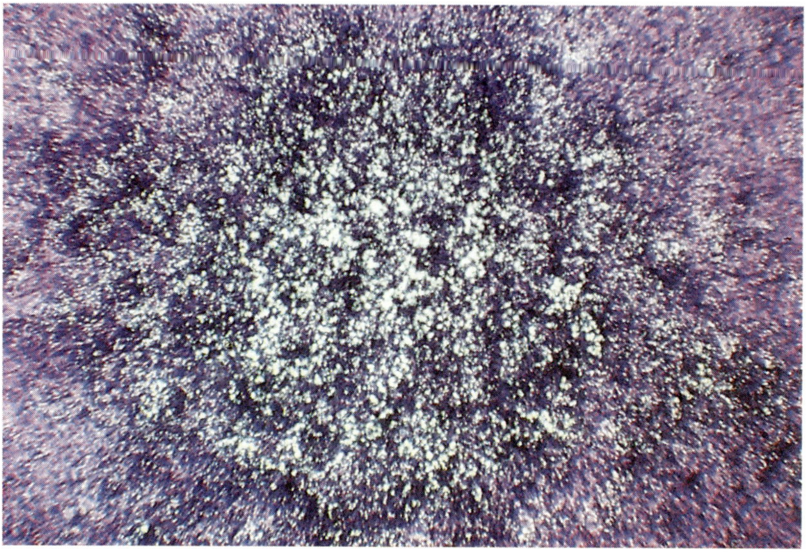

Abb. 56. Frühjahrsvirämie des Karpfens. CPE des *Rhabdovirus cyprini* auf CHSE-Zellen 48 Stunden post infectionem. Kristalviolettfärbung. (Präparat und Foto: Prof. Dr. W. AHNE, Universität München).

trate aus Leber, Niere und Milz erkrankter Karpfen i. p. oder oral verabreicht (0,1–0,5 ml) führten stets zur Entstehung der Frühjahrsvirämie (FIJAN et al., 1971). Die Inkubationszeit betrug bei Filtration aus Zellkulturen 11–12 Tage, bei Filtraten aus inneren Organen 15–60 Tage. Die Krankheit ließ sich auf diese Weise stets von den erkrankten auf neue Gruppen gesunder Karpfen übertragen, wobei zur Kontrolle der Infektiosität des übertragenen Filtrats dessen CPE auf FHM-Zellen nach der letzten Übertragung registriert wurde. Die Optimaltemperatur bei der Entstehung der Krankheit betrug 16–17 °C, die Mortalität sank mit steigender Wassertemperatur. Die Frühjahrsvirämie konnte experimentell auch erzeugt werden, obwohl den Fischen 40 IE Penicillin und 50 µg Streptomycin pro g Körpergewicht vor der Infektion appliziert wurden.

Nach AHNE (1977b) dauert die Inkubation bei experimenteller Infektion über das Wasser bei 13 °C 7 Tage. 8 Tage nach Infektion traten Ödeme, Peritonitis, Enteritis und Hämorrhagien auf. Nach AHNE sind die Kiemen das primäre Targetorgan für die Infektion und Erstvermehrung des Virus. Hier wurde es 2 Tage p. i. nachgewiesen (AHNE, 1978). 2 Stunden und bis zum 4. Tag nach der Infektion wurde kein Virus mehr im übrigen Fischorganismus gefunden. Nach dieser eklipsenähnlichen Periode traten hohe RVC-Titer im Blut auf, und zwar eine primäre Virämie nach 6 und eine sekundäre 7 Tage nach der Infektion. Nach experimenteller Infektion in virusinfiziertem Wasser steigt der Virustiter in verschiedenen inneren Organen im Verlauf von 12–30 Tagen ständig an (AHNE, 1977b). Erste Todesfälle sind 20 Tage nach Infektion zu verzeichnen, 30 Tage danach beträgt die Sterblichkeit 20 %. Bei i. p. Injektion von 10^3 $TCID_{50}$/Fisch beträgt die Sterblichkeit unter sonst gleichen experimentellen Bedingungen 90 %.

Weitere Untersuchungen über pathische Reaktionen des RVC-infizierten Karpfenorganismus veröffentlichte AHNE (1980). Sie sind von der umgebenden Wassertemperatur abhängig. Zwischen 10–17 °C entstehen hohe Verluste, wobei das Krankheitsbild einer hämorrhagischen Diathese ausgeprägt ist. Unter Feldbedingungen traten auch seuchenbiologische Gleichgewichtssituationen zwischen Erreger und Wirt auf.

Wurden K_1 mit virulentem RVG i. p. infiziert (10^3 KID_{50}/Fisch) und bei 10–12 °C gehalten, kam es nach siebentägiger Inkubationszeit zu entzündlich-degenerativen Vorgängen in Herz, Milz, Niere, Leber-Darm-Komplex und Schwimmblase bei tödlichem Ausgang. Das Virus konnte mit hohen Titern (10^8 KID_{50}/g Organ) reisoliert werden. Die Sterberate betrug innerhalb von 30 Tagen 90 %.

Karpfen, die auf gleiche Weise infiziert, aber bei Wassertemperaturen von 20–22 °C gehalten wurden, hatten keine Verluste. Aus diesen Fischen konnte kein Virus reisoliert, dagegen konnten aber virusneutralisierende Antikörper (1 : 32 bis 1 : 256) im Verlauf des 60 Tage dauernden Versuchs nachgewiesen werden. Zu dieser humoralen Abwehr kamen histiozytäre Reaktionen in Leber und Milz hinzu.

Wurden K_3 (750 g) über das Wasser mit RVC ($1{,}6 \times 10^3$ PFU/ml) 2 Stunden lang in Kontakt gebracht und danach 17 Wochen lang bei 10, 15 und 20 °C gehältert, so entstand eine klinisch inapparente Infektion mit begrenzter Vermehrung des Virus und seiner Eliminierung. Bei 15–20 °C Wassertemperatur wurde das Virus binnen 7 Tagen eliminiert, bei 10 °C dagegen persistierte es noch 12 Wochen lang im Blut. Bei allen Wassertemperaturen wurden humorale Antikörper gebildet, deren zeitliches Auftreten von der Wassertemperatur abhängig war. Bei 20 °C traten meßbare Antikörper schon nach 1 Woche (Antikörpertiter 1 : 256), bei 10 °C erst 8 Wochen nach der Infektion auf (Antikörpertiter 1 : 128). Die Antikörper waren während der 17wöchigen Versuchsdauer ständig im Serum nachweisbar. Wurden schließlich RVC-infizierte Karpfen 10 Tage lang bei 10 °C gehalten und dann 28 Tage lang in Wasser von 20 °C gebracht, bildeten sie unterschiedlich hohe humorale Antikörpertiter (1 : 12–1 : 1024). Brachte man die Karpfen für 14 Tage wieder in Wasser von 10 °C, sanken die Antikörpertiter auf 1 : 12–1 : 512 ab, und nach weiteren 14 Tagen bei 10 °C (insgesamt also 28 Tagen) wurden Antikörpertiter zwischen 1 : 12–1 : 128 gemessen. Nach einer zweiten Infektion zeigten 14 Tage bei 10 °C gehaltene Karpfen immer noch Antikörper zwischen 1 : 32–1 : 128. Daraus ließe sich nach AHNE (1980) folgende Verlaufsform einer RVC-Infektion ableiten:

1. RVC-Aufnahme (virushaltiges Wasser, blutsaugende Parasiten),
2. Virusvermehrung in den Kiemen,
3. Virämie,
4. Generalisierung,
5. Organmanifestation:

a) andauernde Virusvermehrung bei Temperatur < 20 °C
   - Zell- und Gewebenekrose,
   - Tod.

b) Ausbildung zellulärer und humoraler Immunität bei Temperatur > 20 °C:
   - Begrenzung der Virusvermehrung,
   - Eliminierung des Virus,
   - Immunität gegenüber Neuinfektion.

Bei geringer Virämie und klinischer Inapparenz der Infektion bei Temperaturen zwischen 10–20 °C kommt es zur Virusausscheidung durch Kot und Harn und zu langdauernder Persistenz humoraler Antikörper.

Als Infektionsquellen sind kranke und tote Karpfen anzusehen. Der natürliche Weg der Übertragung ist nicht eindeutig klar, obwohl eine Kontaktinfektion erwiesen ist. Wahrscheinlich ist die Übertragung über die Kiemen oder/und den Magen-Darm-Trakt. Auch *Piscicola geometra* und *Argulus foliaceus* kommen als Überträger in Frage (Ahne, 1983, 1985). Unter natürlichen, d. h. Teichbedingungen, hängt die Inkubationsdauer von Wassertemperatur, Fischart, Alter, Kondition und aufgenommener Virusmenge, aber auch von veränderten Milieubedingungen ab. In Teichen tritt die Krankheit im Frühjahr auf, wenn die Wassertemperatur 15–20 °C beträgt, kann aber (Ahne, unveröffentlicht und eigene Beobachtungen) auch bei Temperaturen um 10 °C ausbrechen. Auch Hechte und Graskarpfen erkranken an Frühjahrsvirämie. Die Frühjahrsvirämie titt in ganz Europa und in der Sowjetunion auf.

Pathologische Histologie, Hämatologie. Neben den elektronenmikroskopischen Befunden über die Vermehrungsweise von *Rhabdovirus carpio* (Abb.54) findet man lichtmikroskopisch an Zellkulturen nach Fixierung und Färbung eine Verdickung der Kernmembran und Granulation des Chromatins (Abb. 55). Auch Lysis der Zellmembran wird bei FHM-Zellen gesehen. Zytoplasmatische Einschlüsse werden nicht beobachtet. Wie Dombrowski (1953) und Amlacher (1954) feststellten, ist auch das Blut angegeriffen. Dabei werden die Erythrozyten fortlaufend zerstört. Die Granulozyten und Monozyten zeigen Vakuolenbildung im Kern und im Zytoplasma (Abb. 57). Der Hämoglobingehalt sinkt unter 5,3 g/100 ml (Dombrowski). Der Hämatokritwert liegt im Mittel um 20 % niedriger als bei gesunden Karpfen.

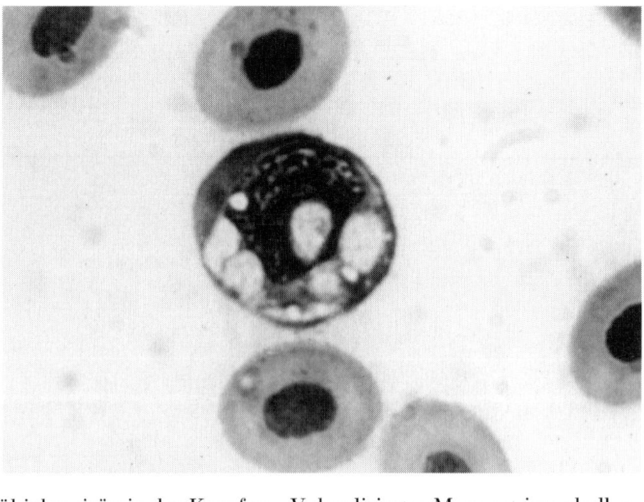

Abb. 57. Frühjahrsvirämie des Karpfens. Vakuolisierter Monozyt innerhalb zumeist ungeschädigter Erythrozyten. Virologischer Nachweis (CPE) gesichert. Blutausstrich aus dem in Abb. 53 dargestellten Fall. (Original).

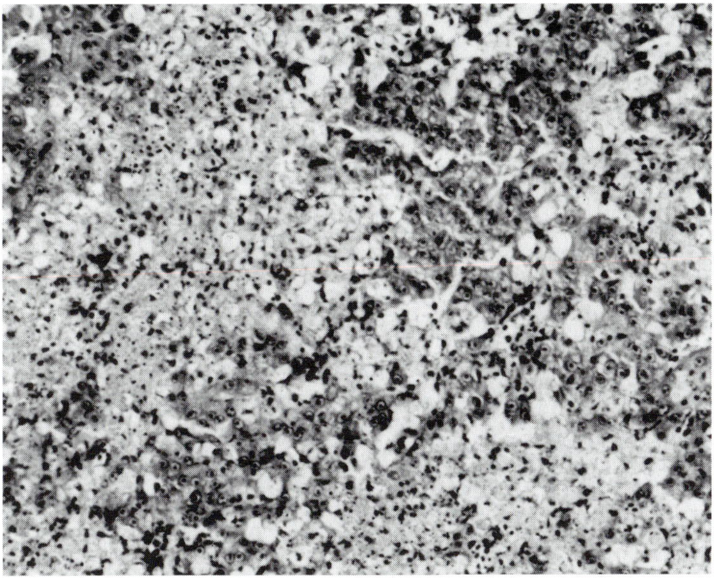

Abb. 58. Frühjahrsvirämie des Karpfens. Nekrotisierendes Leberparenchym, Zell- und Kernuntergang. (Original).

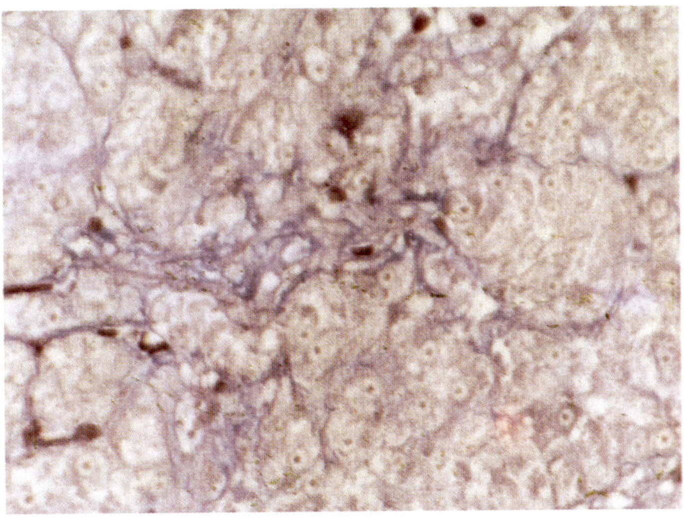

Abb. 59. Frühjahrsvirämie des Karpfens. Bindegewebige Sklerosierung (Narbenbildung) in der Leber. (Original).

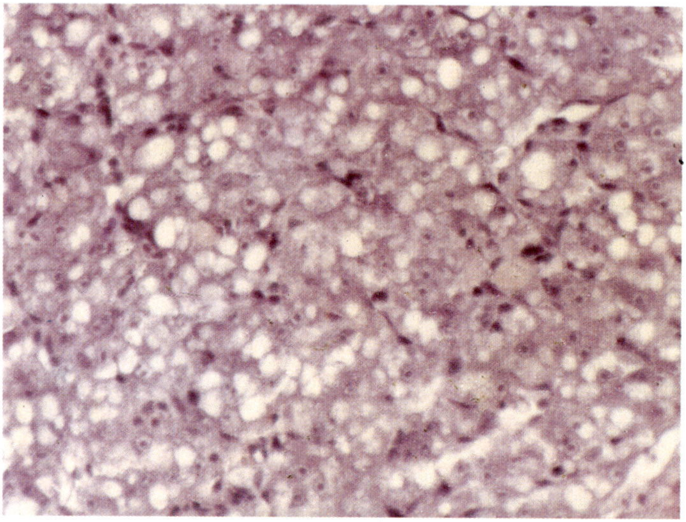

Abb. 60. Frühjahrsvirämie des Karpfens. Vakuoläre Degeneration und Nekrose des Leberparenchyms. (Original).

Der Darm weist eine Zerstörung der Mukosa, exsudative Entzündung der Propria, Submukosa und der Muscularis mucosae auf. Die schwere Enteritis geht mit oberflächlichen Erosionen und Ulzera in der Mukosa einher, Granulozyten und Monozyten infiltrieren die Submukosa. In der Muskularis kann es zur Ödembildung kommen (durchsichtig-papierartiges Aussehen des Darmes).

Nach AMLACHER (1958) ist die Leber nekrotisch (Abb. 58). Auch örtlich begrenzte Vernarbungen lassen sich beobachten, die vom Bindegewebe der Blutkapillaren und der Venen ausgehen (Abb. 59). Die Zellnekrose äußert sich als Auflösung der Zellwand, teilweiser Kernuntergang, Vakuolisierung und Glycogenschwund (Abb. 60).

Im Fall der hochakuten Ascitesausbildung bietet die Leber ein Bild der Zerstörung und des bindegewebigen Umbaus. Das Leberbindegewebe ist entzündet, die Portalfelder sind diffus infiltriert. Phlebitis mit blasiger Auftreibung des Venenendothels (Intima) ist häufig zu sehen (Tafel V). Die Wände der Leberkapillaren sind bindegewebig sklerosiert, desgleichen ganze Zellgruppen (Strangulation; Abb 61). Auch perizelluläre Sklerosen sind zu beobachten. Die Sklerosierungs- und Umbauvorgänge münden in eine allgemeine Fibrose (Abb. 62) ein. Gelegentlich ist bindegewebiger Verschluß einzelner Gefäße vorhanden. In anderen Fällen liegt eine weitflächige Nekrose des Leberparenchyms vor (Abb 60). Im Darm-Leber-Zwischenraum sind schwere Entzündungsvorgänge zu beobachten (Tafel V). Das teils nekrotische Fettgewebe zeigt kleine Blutungen und granulozytäre Infiltrationen. Im Ascites sind Zelltrümmer und zelluläre Elemente des Entzündungsprozesses sichtbar, besonders wenn eine hämorrhagische Peritonitis vorliegt (Exsudat). Fibrosen können sehr stark ausgeprägt sein, das periportale Pankreas atrophiert (Abb. 63). In anderen, weniger schweren Fällen finden wir kapillare Blutstauungen (Abb. 64).

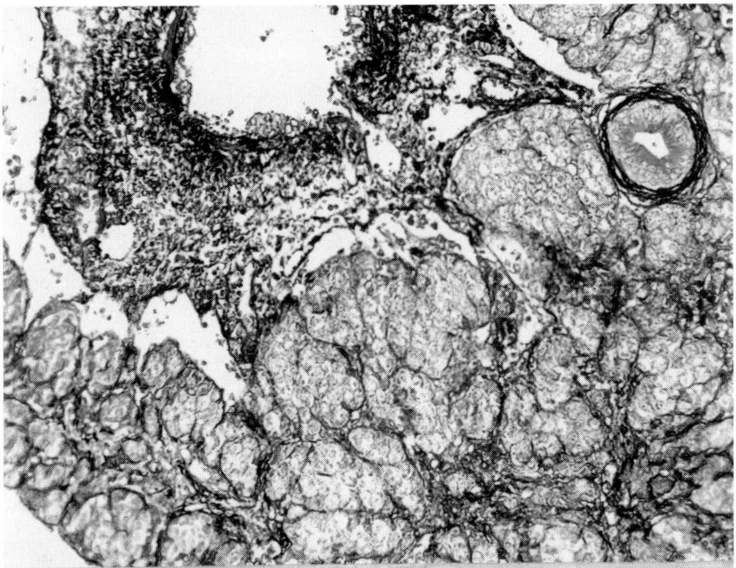

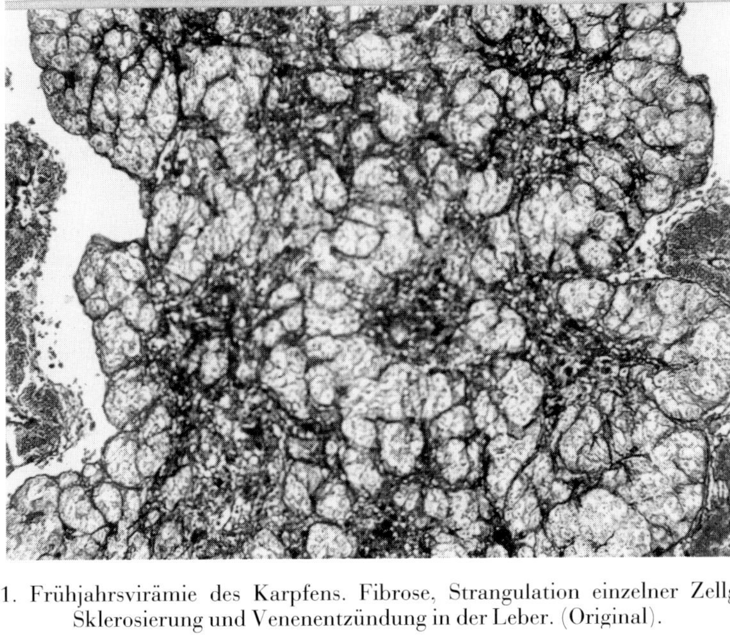

Abb. 61. Frühjahrsvirämie des Karpfens. Fibrose, Strangulation einzelner Zellgruppen Sklerosierung und Venenentzündung in der Leber. (Original).

Abb. 62. Frühjahrsvirämie des Karpfens. Generalisierte Leberfibrose. (Original).

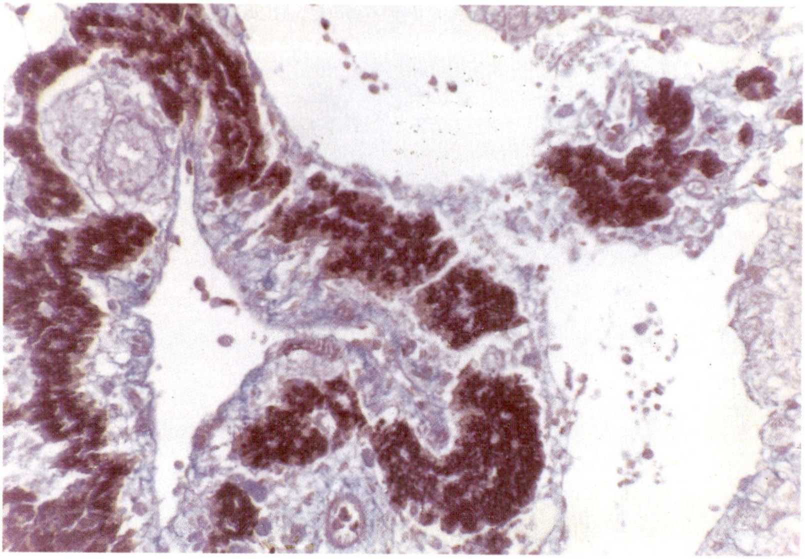

Abb. 63. Frühjahrsvirämie des Karpfens. Degeneration des intrahepatischen Pankreas (rot) in Venennähe. (Original).

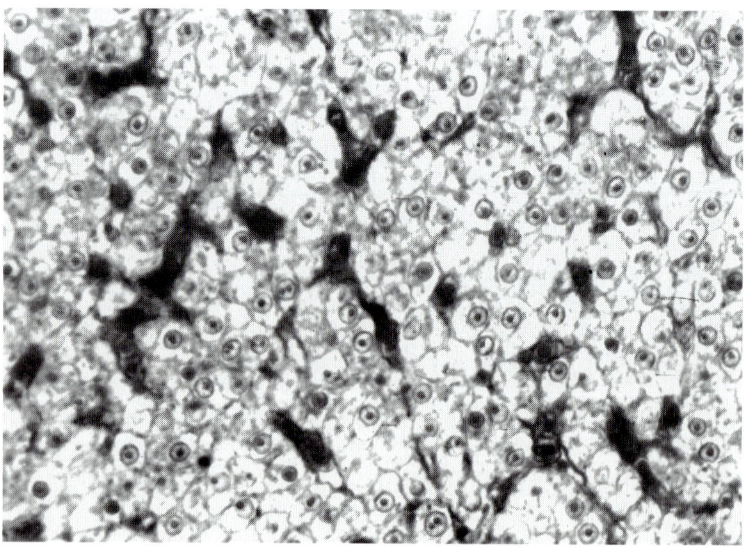

Abb. 64. Frühjahrsvirämie des Karpfens. Hyperämie durch Stauung in der Leber. (Original).

Therapie, Prophylaxe, Hygiene. Die fischereiliche Praxis zeigt, daß diese Krankheit prophylaktisch zu einem gewissen Grad durch Antibiotika beeinflußt werden kann. Das legt nach wie vor den Gedanken nahe, daß eine bakterielle Beteiligung *(A. punctata, Ps. fluorescens)* in vielen Fällen eine Rolle spielen kann.

Wenn im Experiment infizierte Karpfen in Wasser von 15 °C eingebracht werden, entwickeln sie humorale Antikörper und eine langdauernde Immunität. Dagegen zeigen infizierte Karpfen im Wasser mit Temperaturen unter 15 °C eine Sterblichkeit von bis zu 90 % binnen 30 Tagen (Ahne, 1981). Mit dem Virus der SVC immunisierte Karpfen hatten bei einer Wassertemperatur von 10 °C eine geringere Sterblichkeit.

Wizigmann et al. (1980) untersuchten rund 2000 Karpfen aus 117 Teichen in 59 bayerischen Teichwirtschaften mit dem Neutralisationstest auf das Vorkommen von Antikörpern gegenüber *Rhabdovirus carpio*. 472 Seren (24 %) enthielten Antikörper gegenüber dem RVC, sie stammten aus 71 % der Teiche bzw. 86 % der untersuchten Teichwirtschaften.

Fijan u. Matašin (1980) vertreten anhand experimenteller Befunde ebenfalls die Ansicht, daß die Wassertemperatur beim natürlichen Immunisierungsprozeß eine entscheidende Rolle spielt. Bei 14–15 °C starben 23 % der infizierten Karpfen, in den symptomlosen Überlebenden war das Virus noch Wochen nach der Infektion nachweisbar. Bei 20–22 °C brach die Krankheit nicht aus, binnen 4 Wochen nach der Infektion war kein Virus in den Organen nachzuweisen, diese Fische waren resistent gegen das RVC.

Virale Schwimmblasenentzündung des Karpfens (VSBE)

(Aerocystitis viralis cyprini carpio)

Die Schwimmblasenentzündung ist in der Karpfenteichwirtschaft bedeutungsvoll. Sie wurde früher als Teilsymptom des Septikämischen dermovisceralen Syndroms des Karpfens angesehen, zumal sich zeigen läßt, daß sie auch bei rein bakterieller Ätiologie auftreten kann.

Auch Schleie, Hecht, Zander und Graskarpfen können daran erkranken.

Symptomatologie, pathologische Anatomie, Diagnostik. Zu Beginn der Erkrankung wird die Futteraufnahme verweigert. Zu den Symptomen gehören „Kopfstehen“, bedingt durch die Bildung gas- und flüssigkeitserfüllter Zysten im Kaudalbereich der Leibeshöhle und damit verbundenem Auftrieb. Bei fortgeschrittener Krankheit kommt es mit zunehmendem Zystenwachstum zu einer Erweiterung der Leibesumfangs. Gelegentlich wird Schwimmen in Seitenlage beobachtet.

Die Sektion zeigt im Anfangsstadium der Krankheit Gefäßhyperämien und punktförmige Hämorrhagien in der Wand der kaudalen Schwimmblasenkammer; im fortgeschrittenen Krankheitsstadium sind progressive Entzündung und Verdikkung der Schwimmblasenwand, verbunden mit nekrotisch-degenerativen Erscheinungen, zu sehen (Abb. 65). Die Schwimmblasenwand ist grau bis erdbraun verfärbt. Das Schwimmblasenlumen ist mit dickem, gelbem Eiter gefüllt, der aber auch blutig-serös sein kann. Generell ist die vordere Schwimmblasenkammer erweitert, die hintere atrophisch. Auch das Peritoneum weist Entzündung und Verschwartung auf. Im akuten Stadium der Krankheit sind Niere, Milz und Leber ebenfalls geschädigt.

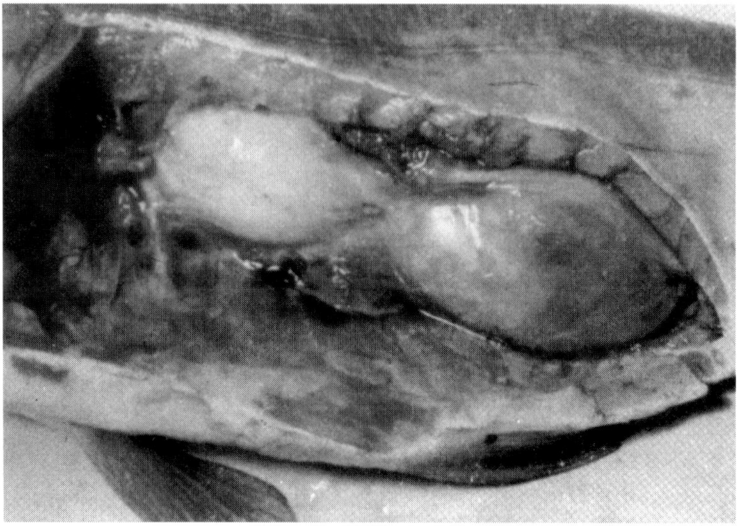

Abb. 65. Schwimmblasenentzündung des Karpfens. Erweiterung der kaudalen Schwimmblasenkammer und Verdickung der Schwimmblasenwand, besonders der vorderen Schwimmblasenkammer. (Nach Kulow und Mattheis).

Untersuchungstechnik. Paraffinschnitte von Schwimmblase, Niere, Leber und Milz. Blutausstriche, bakteriologische und virologische Untersuchung.

Ätiologie, Pathogenese, Epidemiologie. Die virale Schwimmblasenentzündung ist eine Infektionskrankheit mit einer Inkubationszeit von 6–10 Wochen nach Kontaktinfektion von Fisch zu Fisch oder oraler Infektion mit dem Teichschlamm. Aus der infizierten Schwimmblase erfolgt die Verschleppung der Krankheitserreger auf dem Blutweg in andere Organe (Niere, Leber, Milz, Herz und Gehirn). Die ersten einwandfreien Untersuchungen über die Virusätiologie der VSBE führten Bachmann u. Ahne (1973, 1975) durch. Ultrafiltrate durch Membranfilter von 450 nm Porengröße aus Gehirn und Schwimmblase deutlich erkrankter Karpfen wurden auf primäre Einschicht-Zellkulturen aus Gonade und Schwimmblase des Karpfens und auf FHM-Zellen gebracht. Nach einer Adsorptionszeit von 1 Stunde bei 4 °C und einer Inkubationszeit von 7–14 Tagen bei 20–22 °C ließ sich aus den Zellkulturen ein infektiöses Agens isolieren, das CPE unter Granulation und Abrundung der infizierten Zellen bei deutlicher Ausbildung von Randchromatin hervorrief. Auf FHM-Zellkulturen war der Rasen 72 Stunden nach Inkubation durch Zytolyse völlig zerstört. Die Plaques entsprachen jenen des *Rhabdovirus carpio* (1 mm Durchmesser, irreguläre Kontur, diffuser Rand, klares Aussehen). Passagierung steigerte den CPE. Die infektiösen Titer lagen zwischen $10^{6,5}$ und $10^{7,5}$ $TCID_{50}$/0,1 ml. Optimale Virusreduplikation erfolgte bei 15–28 °C. Zwischen 33–37 °C vermehrte sich das Virus nicht, bei 4 °C war die Vermehrung sehr schwach.

Die Krankheit war durch Inokulation auch nach der 11. FHM-Zellpassage auf 200 g schwere Karpfen übertragbar (1 x 10^6 $TCID_{50}$). Kontrollen blieben unverändert. 3 Tage post inoculationem traten erste Krankheitssymptome auf (Apathie,

Schwimmen in Seitenlage, Schwellung des Abdomens und des Anus, gelegentlich Petechien auf der Haut). Die ersten Fische starben nach 4 Tagen, der letzte nach 8 Tagen. Der Sektionsbefund ähnelte jenem von natürlich an VSBE erkrankten Karpfen (Gefäßhyperämien, Petechien der Schwimmblase und des Herzmuskels, Ascites und hervortretende hyperämische Blutgefäße im Gehirn). Aus allen Organen experimentell infizierter Karpfen ließ sich das Virus reisolieren, besonders aus Gehirn und Leber. Im Dichtegradienten (Cäsiumchlorid) wurden Partikel von 1,195–1,200 g/ml isoliert, deren Größe jener von Rhabdoviren entspricht. Elektronenmikroskopisch wurden aus den Zellkulturen Rhabdoviren von 90–140 nm Länge und 70 nm Durchmesser dargestellt. Die Virusvermehrung ließ sich durch BUDR als DNA-Inhibitor nicht stoppen, mithin lag ein RNA-Virus vor. Es ist chloroformempfindlich und wurde bei *p*H = 3 nach 60 Minuten, bei 56 °C nach 30 Minuten inaktiviert.

Das Virus unterscheidet sich von dem Rhabdovirus der VHS und jenem der IHN sowie dem Virus der Rotseuche des Hechtes (PFRV) durch sein Temperaturoptimum von 20–22 °C gegenüber Temperaturoptima von 10–15°C bei den eben genannten Viren. Inzwischen sind die auffallende morphologische und zellpathologische Identität und die Identität des Temperaturoptimums des Virus der VSBE mit dem Virus der Frühjahrsvirämie auch serologisch bewiesen worden. Damit wurde die von uns (Amlacher, Taschenbuch der Fischkrankheiten, 1976) vertretene Meinung, daß es sich bei diesen beiden „Krankheiten" nur um Varianten ein und derselben Krankheit handelt, bestätigt. Somit wiederholt sich auf anderer Ebene, nämlich auf der virologischen, das, was Kenner des Septikämischen dermovisceralen Syndroms („IBW") schon immer wußten und beobachten konnten: Zu den Varianten im Krankheitsbild dieses Syndroms gehört auch die betonte pathologische Alteration der Schwimmblase. Erst das gehäufte Hervortreten dieses Krankheitsbildes veranlaßte dazu, an eine besondere Krankheit zu denken.

Festzuhalten ist, daß VSBE und SVC den gleichen viralen Erreger haben und somit eine Krankheit mit 2 Haupterscheinungsbildern darstellen. Da die Sektionsbefunde bei VSBE mit jenen, die bei SVC erhoben werden, gleichfalls identisch sind (ausgenommen die bei SVC auftretende Ascitesbildung), kann wohl an der Gemeinsamkeit beider kaum noch gezweifelt werden.

Die virale Schwimmblasenentzündung kann akut, chronisch und symptomlos verlaufen. Mit sinkender Wassertemperatur verlängert sich die Inkubationszeit auf 7–8 Monate. Es wird eine vorübergehende Immunität über ein Jahr hindurch erworben. Eine Übertragung der VSBE über Karpfeneier erfolgt nicht. Die Infektion scheint vom Darm her über den Schwimmblasengang zu verlaufen, dürfte aber genausogut auch über die Kiemen möglich sein, da ja Identität mit der Frühjahrsvirämie zu bestehen scheint.

Pathologische Histologie, Hämatologie. Von Griščenko (1967) werden Bindegewebewucherungen um den Ductus pneumaticus sowie Hyperämie und Ödeme in der Niere beschrieben. Nicht näher erläuterte Veränderungen an Milz und Leber werden von Mattheis u. Kulow (1967) erwähnt. Nach Szakolczai (1965) ist das Blutbild durch Abrundung der Erythrozyten, verbunden mit Karyolyse und Granulation, gekennzeichnet. Bei fortgeschrittener Erkrankung tritt Anämie auf.

Das Plattenepithel der Schwimmblase wird zylindrisch, mehrschichtig und basophil. Zottenbildungen ragen in das Schwimmblasenlumen. Es kommt zur Kapillarisierung der Schwimmblasenwand und zur Vermehrung der Arterien. Durch Diapedese der Blutzellen erfolgt Petechienbildung. Hämosiderinablagerungen können entstehen. In der Schwimmblasenwand treten Ödeme und serös-fibrinöse Exsudation auf. In der akuten Erkrankungsphase überwiegen exsudative, in der chronischen proliferative Vorgänge. Die Leber ist anämisch und weist zelluläre Nekrosen und Glykogenschwund auf. In der Niere ist das hämatopetische Gewebe hyperplastisch. Die Erythrozytenzahl ist erniedrigt, der Hb-Gehalt kann auf 39 % absinken.

In eigenen Untersuchungen fanden wir neben entzündlichen auch neoplastische Veränderungen am Schwimmblasenepithel

Die VSBE tritt bevorzugt im Sommer bei allen Altersklassen der Karpfen auf. Ihre Verbreitung betrifft ganz Europa. Akut tritt sie besonders bei K_1 auf, und es kommt zu Stückverlusten von bis zu 70 %.

Therapie, Prophylaxe, Hygiene. Erkrankte Fischbestände müssen isoliert werden. Seuchenherde werden mit Branntkalk (10 t/ha) oder mit Chlorkalk (2–5 t/ha) desinfiziert. Geräte werden in 2 %iger KOH bei *p*H 12 desinfiziert. Eine medikamentöse Therapie ist bei rein viraler Ätiologie infaust. Antibiotica (Oxytetracylin 50 mg/kg), Sulfonamide (Euvernil als Injektion oder als Medizinalfutter) und Methylenblau (200 mg/kg Futter) jeden 3. Tag, 3mal 10 Tage lang, mildern den Krankheitsverlauf.

Virale Erythrozytennekrose (VEN)

(Necrosis viralis erythrocellularum)

Die Krankheit ist bei poikilothermen Vertebraten weitverbreitet und bisher bei 20 marinen und anadromen Fischen beschrieben worden (Literatur bei Roberts u. Schlotfeldt, 1985). In jüngster Zeit berichteten Meyers et al. (1986) über ein epidemiologisches Sterben des Pazifikherings.

Zur Diagnose werden Blutausstriche z. B. nach Pappenheim oder Giemsa gefärbt und histochemisch mittels der Feulgen-Reaktion geprüft. Die Erythrozyten zeigen (Meyers et al. 1986) runde zytoplasmatische Einschlußkörper mit einem Durchmesser von 0,8–4,9 µm (Tafel VI und Abb. 66). Die erkrankten Erythrozyten haben unregelmäßige Ränder, seltener ein vakuoläres Zytoplasma, der Kern zeigt Randchromatinisierung, schließlich verklumpt die Zelle. Im elektronenmikroskopischen Bild sind neben den Einschlußkörpern zahlreiche Viria sichtbar (Tafel VI), der Einschlußkörper (Viroplasma) dient wahrscheinlich als Ausgangsmaterial für diese. Vermutlich gibt es mehrere VEN-Arten, wenn man die Größe der Viria vergleicht, die von Fischart zu Fischart variiert. Sie beträgt beim Atlantikhering 145 nm, beim Pazifikhering 190 nm und bei Pazifiklachsen 200–300 nm. Die hüllenlosen Viria enthalten ein elektronendichtes Nukleoid und ein elektronendichtes hexagonales Kapsid. Es handelt sich um ein DNA-Virus der Gruppe Iridoviridae, zu denen auch das Lymphocystis-Virus (s. S. 411) gehört. Eine Vermehrung in der Zellkultur ist bisher nicht gelungen (Stand 1986). Die Krankheit ließ sich aber nach Passage infektiösen Materials durch bakteriendichte Filter übertragen. Sie besteht in einer schweren Anämie. Die wirtschaftliche Bedeutung läßt sich zur Zeit nicht abschätzen, doch könnte sie für marine Aquakulturen relevant werden, zumal sie zu Sekundärinfektionen, wie z. B. Vibriose, prädisponiert.

Eaton (1990) gelang die künstliche Übertragung des Erythrozyten-Nekrose-Virus (ENV) vom pazifischen Hering in Alaska auf die Pazifiklachsarten *O. keta*,

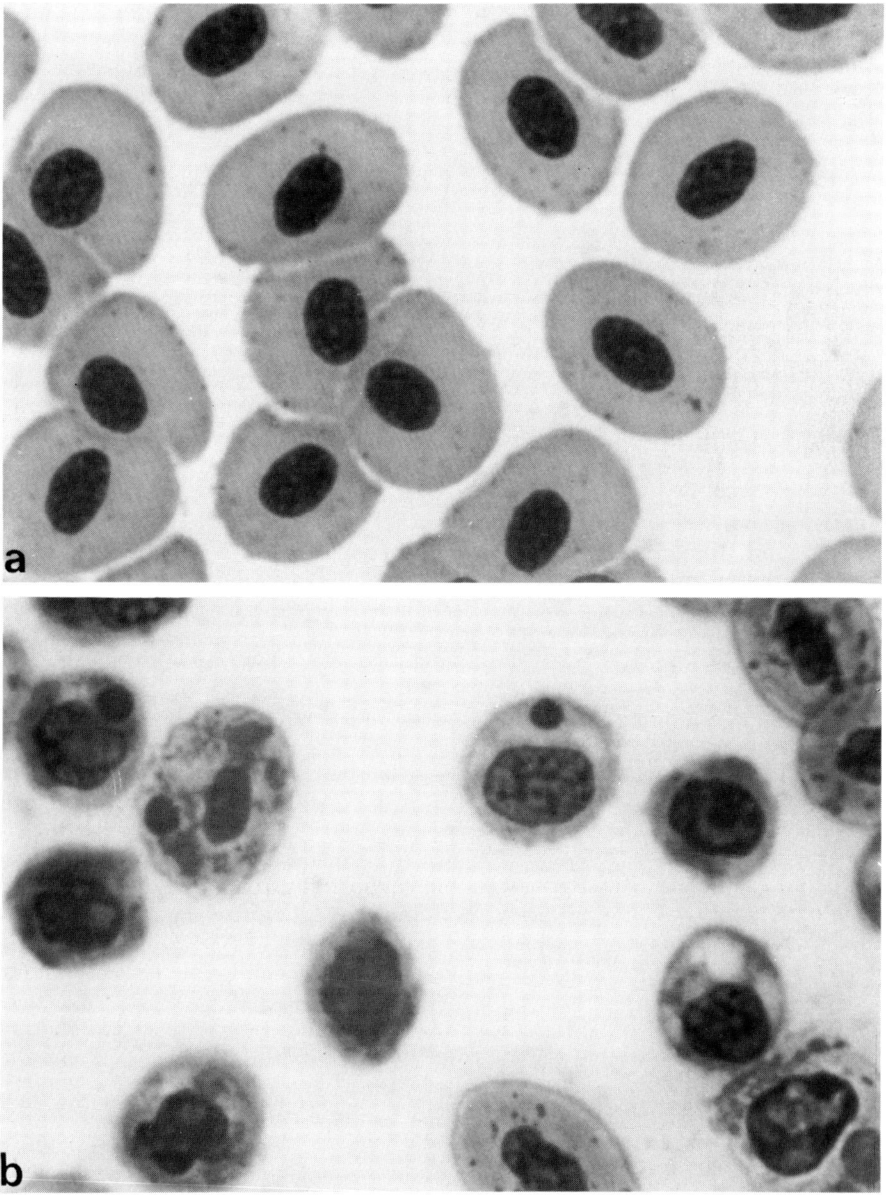

Abb. 66. Einschlußkörper bei Viraler Erythrozytennekrose des Herings. a) Normaler Blutausstrich, b) Blutausstrich eines erkrankten Herings mit runden zytoplsamatischen Einschlußkörperchen. (Nach MEYERS, HAUCK, BLANKENBECKLER und MINICUCCI, 1986).

O. nerka und *O. gorbuscha* über die Injektion homogenisierten Gewebes. Am empfindlichsten war *O. keta* bei dem 20 % der Versuchsfische intrazytoplasmatische und intraerythrozytäre Einschlüsse aufwiesen (elektronenmikroskopischer Befund).

Katzenwelsreovirose (Catfish Reovirus Disease, CRVD)

(Reovirosis Ictaluri punctati)

Die Katzenwelsreovirose ist eine akut verlaufende Sommerkrankheit intensiv gehaltener junger amerikanischer Gabelwelse (*Ictalurus punctatus*) mit hoher Verlustrate in Fischfarmen der nordamerikanischen Südstaaten. Sie wurde erstmalig von Fijan (1968) und Fijan et al. (1970) beschrieben. Weitere Kenntnisse über Virologie, Infektiosität, Resistenz und Histopathologie lieferten Arbeiten von Wolf et al. (1972), Plumb et al. (1975) u. a.

Symptomatologie, pathologische Anatomie, Diagnostik. Die Symptome sind allgemeiner Art und nicht kennzeichnend für die Krankheit. Durch Gleichgewichtsstörungen verursacht, treten um die Körperlängsachse rotierende Schwimmbewegungen auf, wie sie auch bei VHS, IPN und IHN beobachtet werden können. Des weiteren sind Hämorrhagien im Abdominalbereich und in den Flossenregionen, anämische oder hämorrhagische Kiemen, uni- oder bilateraler Exophthalmus und starke Ascitesbildung zu beobachten. Bei der Sektion findet man Hämorrhagien in Leber, Milz, Niere und Skelettmuskulatur.

Verhaltenssymptomatisch ist „Hängen" der erkankten Fische unter der Wasseroberfläche, besonders ante exitum.

Als Sekundärinfektion tritt Myxobakteriose durch *Flexibacter columnaris* auf. Auch der Befall mit Schwächeparasiten kommt hinzu und beeinträchtigt die Diagnosestellung. Für die Entscheidungsdiagnose sind der Virusnachweis mit Anti-CRV-Kaninchenserum im Neutralisationstest und der zellkulturelle Nachweis (spezifischer CPE) unerläßlich.

Untersuchungstechnik. Organproben werden in Bouin fixiert und als H.-E.-gefärbte Paraffinschnitte untersucht. Spezialfärbungen zum Nachweis von Bakterien im Schnitt können herangezogen werden, desgleichen bakteriologische Untersuchungen. Die virologische Untersuchung erfolgt nach den vorgegebenen bekannten Verfahren. Parasitenbefall ist zu registrieren.

Ätiologie, Pathogenese, Epidemiologie. Das Virus (CRV) der Katzenwels-reovirose wurde als entscheidender Faktor von Wellborn et al. (1969) und von Fijan et al. (1970) charakterisiert. Nach Wolf (1972, 1976), Wolf u. Darlington (1971) und Wolf et al. (1972) ist es ein behülltes, ikosaedrisches DNA-Virus der REO-Gruppe. Seine Dichte beträgt 1,715 g/ml CsCl; es ist 75 nm groß. Seine Reduplikation findet im Kern und Zytoplasma statt. Bei 60 °C wird es binnen 1 Stunde inaktiviert, bei − 20 °C bis + 70 °C läßt es sich begrenzt aufbewahren. Es ist ether- und hitzelabil und wird durch Trocknen binnen 24 Tagen inaktiviert. Im Teichwasser bleibt das CRV bei 25 °C 2 Tage lang infektiös, bei 4 °C 28 Tage. Auf Grund seiner engen Wirtsspezifität läßt es sich vorwiegend auf *Ictalurus-punctatus*-Zellkulturen vermehren, aber auch auf BB-Zellen der Linie CCL-59, die von *Ictalurus nebulosus* stammen. CPE tritt bei 27–28 °C binnen 2 Tagen auf. Die Virusausbeute aus Primärzellkulturen von *Ictalurus punctatus* beträgt $1 \times 10^{7,5}$ $TCID_{50}$/ml, auf BB-

Zellkulturen dagegen $1 \times 10^{5,5}$ $TCID_{50}$/ml. In vitro produziert das CRV Synzytien durch Verschmelzung von Einzelzellen, in den Zellkernen treten Einschlußkörper vom Typ Cowdry A auf. Die Kontaktinfektion erfolgt über das Wasser, wobei die Niere den höchsten Infektionstiter aufweist. Später werden mit Ausnahme der Bauchspeicheldrüse alle inneren Organe und die Muskulatur infiziert.

Die Virusreduplikation erfolgt bei einem Temperaturoptimum über 22 °C. Unter 10 °C und über 37 °C stagniert sie. Bei 20 °C dauert die Inkubation 10 Tage. Die Katzenwelsreovirose tritt von Juli bis September bei Wassertemperaturen über 20 °C als Brut- und Setzlingskrankheit auf. Ältere Katzenwelse fungieren als Keimträger. In krankheitsverdächtigen Brutfischen konnten hohe Titer virusneutralisierender Antikörper nachgewiesen werden. Die Krankheit tritt in Alabama, Arkansas, Kentucky und Texas auf. Streßsituationen (Sortieren, Transport, O_2-Mangel, bakterielle Infektionen) begünstigten den akuten Ausbruch der Krankheit.

Die Stückverluste liegen 14–21 Tage nach Krankheitsausbruch bei 50 bis 100 %.

Pathologische Histologie, Hämatologie. Wolf et al. (1972) fanden Ödeme und Nekrosen im hämatopoetischen Gewebe der Niere. Die Leber wies lokal begrenzte Ödeme und Nekrosen auf, im Darm kommt es zur ödematösen Ablösung der Mukosa von der Submukosa (Plumb u. Gaines, 1975; Major et al., 1975).

Therapie, Prophylaxe, Hygiene. Eine Prophylaxe besteht nur im Verhindern des Einschleppens des Katzenwels-Virus durch Einfuhren und im Vermeiden von Streßsituationen.

Beim Auftreten der Krankheit muß die Anlage isoliert und nach Abklingen desinfiziert werden. Oxytetracyclin soll den Verlauf der Krankheit mildern, allerdings nur um Hinblick auf die Beeinflussung bakterieller Sekundärinfektionen. Eine genetische Selektion virusresistenter Katzenwelsstämme ist nach Plumb et al. (1975) aussichtsreich.

Rhabdovirose der Hechtbrut

(Rhabdovirosis pullorum esocis)

Diese Rhabdovirose tritt im Frühjahr bei vorgestreckter Hechtbrut bis zu 6 cm Länge auf. Es werden 2 Formen unterschieden:

1. *hämorrhagische Form.* Sie verläuft sehr verlustreich bei Wassertemperaturen von 12–20 °C.
2. *Hydrocephalus-Form.* Sie hat gleichfalls eine hohe Sterblichkeitsrate und tritt bei Wassertemperaturen von 10–17 °C auf.

Bootsma (1971, 1976), Bootsma et al. (1975), Bootsma u. van Vorstenbosch (1973), de Kinkelin et al. (1973) sowie Wolf u. Quimby (1973) führten entscheidende Untersuchungen über die Ätiologie, Pathologie und Therapie der Hechtbrut-Rhabdovirose durch.

Symptomatologie, pathologische Anatomie, Diagnostik.

Hämorrhagische Form: Erkrankte Fische sondern sich vom Schwarm ab und schwimmen vereinzelt herum. Sie erscheinen träge und apathisch. Einzelne Fische schwimmen langsam dicht unter der Wasseroberfläche, andere liegen am Boden des Hälters. Als äußere Symptome treten ausgedehnte rotgeschwollene Partien an der

Körperoberfläche meist über der ventralen Flossenregion auf. Gelegentlich ist eine fleckenartige rote Schwellung zwischen den Brustflossen, bedingt durch Blutung in den Herzbeutel, oder einseitg am Hinterkopf als Blutung überdem Tectum opticum zu sehen. Die Kiemen sind extrem blaß und machen einen anämischen oder hydrämischen Eindruck. Gelegentlich tritt ein schwacher bilateraler Exophthalmus auf. Die hämorrhagische Form verläuft akut, die Fische sterben 1–2 Tage nach dem Auftreten der ersten klinischen Symptome. Bei niedrigen Wassertemperaturen ist der Verlauf weniger akut. Die Verlustrate kann 100 % erreichen. Der Ausbruch der hämorrhagischen Rhabdovirose wird durch zu dichten Besatz, geringen Sauerstoffgehalt des Wassers und Transport-Stress begünstigt. Betroffen ist Hechtbrut von 2–4,5 cm Länge.

Hydrocephalus-Form: Dieses Krankheitsbild wurde schon 3 Jahre vor dem Auftreten der hämorrhagischen Form von VAN DRIMMELEN 1969 (zit. n. BOOTSMA 1976) beobachtet.

Die Verhaltenssymptome ähneln jenen der hämorrhagischen Form. Die erkrankten Fische zeigen verzögertes Wachstum und schlechte Kondition. Häufig schwimmen sie langsam, dicht unter der Wasseroberfäche. Auch Gleichgewichtsstörungen sind zu beobachten (drehende Schwimmbewegungen). Charakteristisch ist das Anschwellen des Kopfes. Hierbei treten ein oder zwei Höcker in der Mitte des Schädels auf. Schwacher bis stark ausgeprägter bilateraler Exophthalmus ist gewöhnlich ein weiteres Symptom.

Die Hydrocephalus-Form verläuft weniger akut, doch ist die Sterblichkeit ebenfalls sehr hoch. Sie tritt bei Brut unter 3 cm Länge auf, da hier die Fontanellen des Schädels noch nicht geschlossen sind (Flüssigkeitsstau im 3. Gehirnventrikel). Die Hydrocephalus-Form tritt bei Wassertemperaturen von 10–17 °C auf. Die Morbiditätsrate ist niedriger als bei der hämorrhagischen Form.

Beide Krankheitsbilder können auch gleichzeitig bei ein und demselben Fisch auftreten.

Untersuchungstechnik. Neben der normalen histologischen Untersuchung in Bouin fixierter Organe (Niere, Gehirn, Leber) wird Fischbrut in toto für die Herstellung zellfreier Filtrate verwendet. Elektronenmikroskopie erfolgt in der üblichen Weise.

Ätiologie, Pathogenese, Epidemiologie. DE KINKELIN et al. (1973) führten den zellkulturell-elektronenmikroskopischen Nachweis eines ätiologisch relevanten Rhabdovirus, das als *Rhabdovirus esocis* bezeichnet wurde. Es ist 120–160 nm lang und hat einen Durchmesser von 60–80 nm. Zellfreie Filtrate bleiben auch nach dem Aufbewahren bei – 80 °C hochinfektiös. Auf FHM- und P6-Zellkulturen tritt ein CPE binnen 24–40 Stunden auf (Zellabrundung, Zytolyse; Abb 67). In RTG-2-Zellkulturen entstehen Plaques, die von jenen bei VHS, IPN und IHN verschieden sind. Nach WOLF u. QUIMBY (1973) ist der CPE des *Rhabdovirus esocis* auf RTG-Zellkulturen durch Dunkelfleckigkeit, Perforation der Plaques und durch das Auftreten zellfreier Areale gekennzeichnet. Er entspricht auf FHM-Zellen (Zellabrundung, Pyknose und Kernwandhyperchromasie, Lysis; WOLF, 1974) dem CPE bei *Rhabdovirus-carpio*-Infektion, doch besteht serologisch keine Verwandtschaft zwischen beiden Viren (keine Neutralisation durch RVC-Antiserum des Kaninchens). Der Infektionstiter ist mit 10^8–10^9 PFU/g (PFU = plaque forming unit) analog dem des *Rhabdovirus carpio* mit am höchsten.

Nach DE KINKELIN et al. (1973) wird das PFR aber bis zu einem gewissen Grad

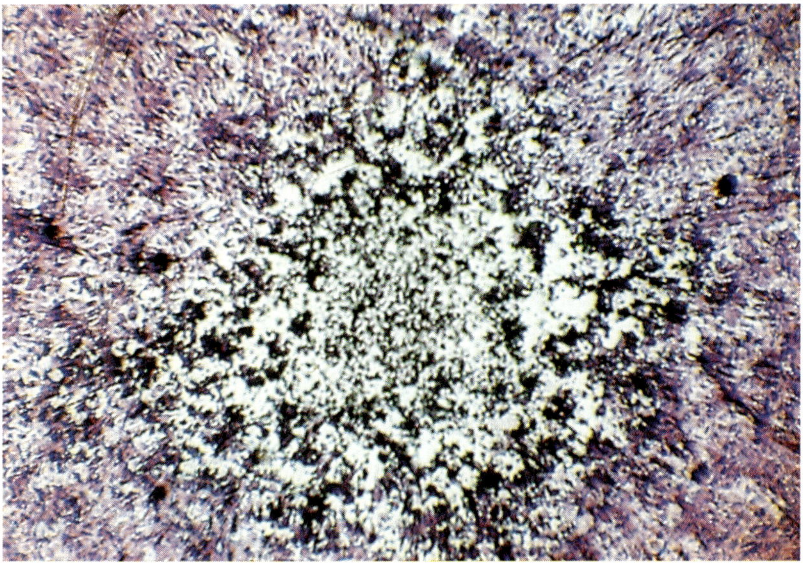

Abb. 67. Rhabdovirose der Hechtbrut. CPE des PFR-Virus auf FHM-Zellen 24 Stunden post infectionem. Kristallviolettfärbung. (Präparat und Foto: Prof. Dr. W. AHNE, Universität München).

durch RVC-Antiserum neutralisiert. Da das RVC in Hechten in abgeschwächter Form Symptome der Hechtbrutviruserkrankung hervorruft, nehmen DE KINKELIN et al. (1973) an, daß RVC und PFR zwei Serotypen ein und desselben Virus darstellen könnten.

Das PFR ist chloroform-, hitze- und säurelabil und hat eine Dichte von 1,16 in Sucrose. Es besitzt eine Einzelstrang-RNA und eine RNA-abhängige RNA-Polymerase, die bei 20 °C die höchste Aktivität hat.

BOOTSMA u. VAN VORSTENBOSCH (1973) gelang auch der direkte elektronenmikroskopische Nachweis des *Rhabdovirus esocis* in dem hämatopoetischen Gewebe der Niere von Hechtbrut, bei negativem bakteriologischem Befund. Die annähernden Abmessungen betrugen 160 nm in der Länge und 45 nm im Durchmesser.

Die Infektion erfolgt durch Kontakt. BOOTSMA et al. (1975) gelang es, mit infizierten Eiern eine 100%ige Morbidität der geschlüpften Brut zu erzeugen.

AHNE u. MAHNEL (1982) isolierten das PFR erstmalig aus erkrankten Schleien und aus der Güster *(Blicca bjoerkna)*, nachdem ein antigen-identisches Rhabdovirus schon früher (AHNE, 1975) aus Graskarpfen isoliert werden konnte.

Die Krankheit tritt besonders in den Niederlanden, aber auch in Nordwest- und Mitteleuropa auf.

Pathologische Histologie, Hämatologie. Nach BOOTSMA (1976) treten Ödeme in den Hirnventrikeln, den Augenhöhlen und der Leibeshöhle auf, die aber keine Entzündungserscheinungen zeigen. Im Gehirn werden regelmäßig kleinere Hämorrhagien angetroffen. Gelegentlich findet man sie auch im Bindegewebe der Skelettmuskulatur und im hämatopoetischen Gewebe der Niere. In der Niere sind Veränderungen und Nekrosen in der proximalen Pars convoluta der Nierentubuli zu sehen. Hierbei verlagern sich die Zellkerne des tubulären Epithels von basal nach apikal der Zelle. In fortgeschrittenen Stadien kommt es zu lytischen und Koagulationsnekrosen. Die Kernveränderungen treten als Pyknose mit Chromatinmargination, gefolgt von Rhexis oder Lysis, auf. In den tubulären Lumina liegen Ansammlungen nekrotischen Materials und hyaline Pfropfen. Der distale Teil der Pars convoluta war weniger angegriffen. Auch die Glomerula waren weniger geschädigt. Die Kerne des vaskulären Endothels, des Mesangiums und des visceralen Epithels der Glomerulargefäße schienen aber geschwollen. Gelegentlich fand sich in den Hohlräumen der Bowmanschen Kapsel Zelldetritus. Die oft grün verfärbte Leber zeigte perivaskuläre lytische Nekrosen, vereinzelte Kerne wiesen Randchromatin auf oder Karyolyse. Die Muskulatur in Nähe der Hämorrhagien war lytisch.

Einschlußkörper wurden bei H.-E.-Färbung nicht festgestellt.

Therapie, Prophylaxe, Hygiene. Prophylaktisch muß durch hygienische Maßnahmen auf Verhinderung der Übertragung geachtet werden (Vermeidung der Kontaktinfektion). Da wahrscheinlich schon die befruchteten Eier infiziert sind, ist eine Behandlung mit Iodophor, das das Virus fast 100%ig inaktiviert, angezeigt, aber nicht als spezifisch anzusehen, da nur Teilerfolge erzielt werden konnten (Bootsma et al., 1975). Bei Verwendung von Wescodyne in der Konzentration von 50 ppm Iod 10 Minuten lang, waren die Ergebnisse unterschiedlich.

Krankheiten multipler oder undefinierter Ätiologie

Septikämisches dermoviscerales Syndrom, SDVS (Infektiöse Bauchwassersucht, IBW)

(Syndroma septicaemicum dermo-viscerale)

Das septikämische dermoviscerale Syndrom (AMLACHER, 1972, 1976) ist, wie SCHÄPERCLAUS (1930) aus alten Chroniken nachweisen konnte, schon lange Zeit bekannt. Es wurde von dem gleichen Autor 1928 als Infektiöse Bauchwassersucht bei gleichzeitiger Darstellung ihres möglichen Erregers wissenschaftlich beschrieben. Ihren Namen hat die Krankheit nach dem zur Zeit der ersten Beschreibung häufigsten Symptom: der Ascitesbildung und Auftreibung des Leibes in der Bauchregion (Abb. 68). Sehr wahrscheinlich handelte es sich bei der Ascitesform schon damals um die Frühjahrsvirämie, doch war die Entwicklung adäquater Nachweismethoden noch nicht genügend vorangeschritten. Die Fülle der Symptome führte dazu, daß die Krankheit auch mit anderem Namen belegt wurde, wie Hämorrhagische Septikämie oder Rotseuche.

Die Krankheit ist eine Cyprinidenkrankheit. Die Stückverluste liegen bei K_1 im Mittel zwischen 40–60 % bei K_2 zwischen 20–40 %.

Die früher vorgenommene Einteilung in eine Ascites- und eine Geschwürform läßt sich nach neuen Erkenntnissen nicht mehr aufrechterhalten. Für die „Ascitesform“ darf angenommen werden, daß sie auf der Basis einer Virusinfektion entsteht, also der Frühjahrsvirämie entspricht. Bakterielle Superinfektionen *(Aeromonas punctata)* verschleiern die anfängliche Ätiologie und können den Krankheitsverlauf bei prinzipiell gleichartiger äußerer Symptomatik mitbestimmen. Für die „Geschwürform“ kann angenommen werden, daß sie in einigen Fällen parallel zur Ascitesform am gleichen Individuum auftritt (Abb. 69, Abb. 68b) und bakteriell induziert wird.

Zwischen den beiden „Formen“ des SDVS bestehen pathophysiologische und histopathologische Unterschiede, die ebenfalls auf eine ungleichartige Ätiologie beider Krankheitsbilder hindeuten (AMLACHER, 1956, 1957). Während bei Ascites der Blutzucker bei 30 mg/100 ml und niedriger liegt, das Leberglykogen auf Null absinken kann und die Bilirubinwerte im Serum auf das Doppelte ihres Normwertes (0,80 mg/100 ml gegenüber 0,40 mg/100 ml) erhöht sind, fanden wir bei der „Geschwürform“ normale Blutzuckerwerte und einen normalen Glykogengehalt der Leber.

Bei künstlicher Infektion mit *A. punctata* verläuft die Erkrankung nicht annähernd so schwer, zumindest an der Leber. Das Leberparenchym bleibt intakt, auffallend sind Fibrosen und kapillare Hyperämie bei positivem Glykogennachweis in der Leberzelle, im Gegensatz zu den diesbezüglichen Befunden an natürlich-akut erkrankten Karpfen (s. Abb. 29a)

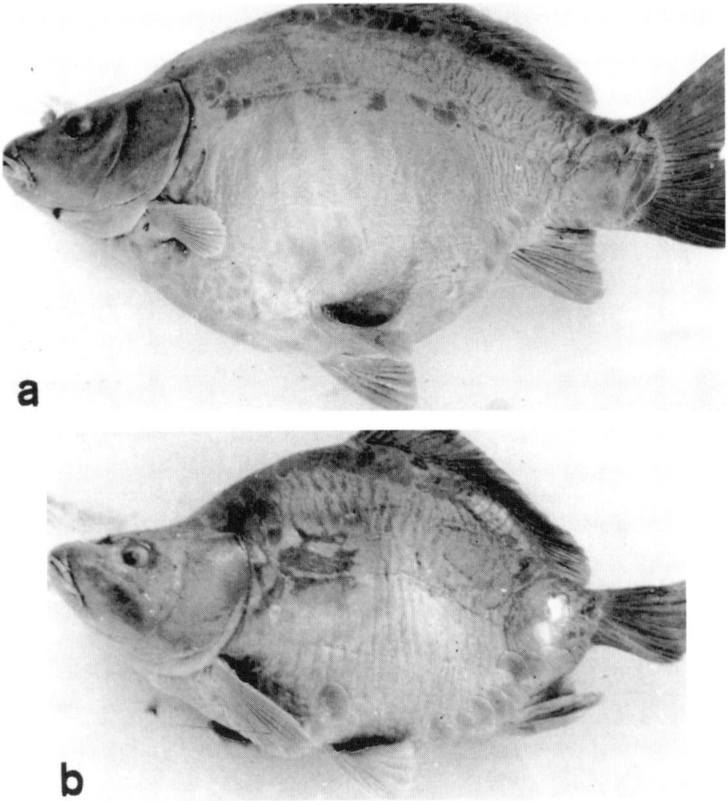

Abb. 68. SDVS des Karpfens. a) Ascitesform mit starker Auftreibung des Leibes. b) Ascites, Lordose der Wirbelsäule mit Verkürzung und Linksskoliose. Abgeheiltes Geschwür im Kaudalbereich. (Original).

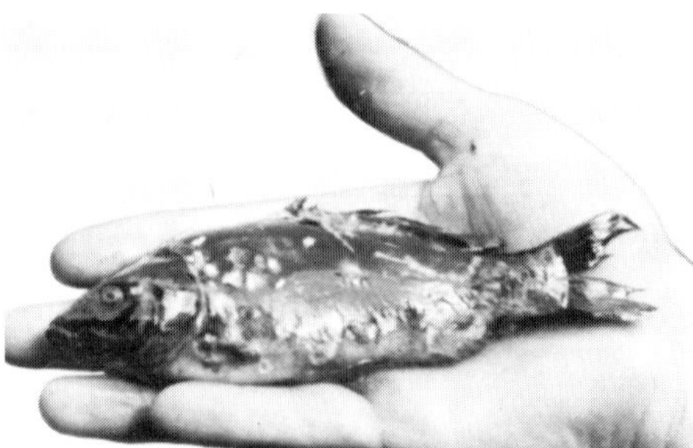

Abb. 69. SDVS des Karpfens. Ascitesform mit multiplen Ulzerationen und Zerstörung der Schwanz- und Rückenflosse. (Foto: Dr. SCHRÄDER).

Durch rückgestaute Galle grün gefärbte Lebern zeigen starke vakuolige Zellnekrose, schollige Degeneration, Blutergüsse, blutarme, färbbare Kapillaren, gering gefüllte Blutgefäße und bindegewebige Einstreuungen. Die Glykogenreaktion ist negativ.

FIJAN u. PETRINEC (1973) beschreiben einen Fall von SDVS (IBW), bei dem *Rhabdovirus carpio* nicht nachzuweisen war. Mit Material aus der infizierten Haut und von Leber, Milz und Niere ließ sich die Krankheit übertragen. Erkrankte Karpfen hatten hämorrhagische Flossenentzündung und nekrotische Areale auf der Haut, die von entzündlichen Hämorrhagien umgeben waren. Hinzu traten Anämie und Hydrops der Haut mit Lepidorthose und seröser Blasenbildung. Des weiteren waren Exophthalmus, Ascites und ödematöse innere Organe zu beobachten. Petechien am Mund und am Bulbus arteriosus traten hinzu. Im Experiment waren alle diese Symptome weniger ausgeprägt als bei Fischen im Teich. Die Krankheit war bakterieller Ätiologie und ließ sich mit Antibiotika sicher beeinflussen (Tabelle 13).

Gerade diese Untersuchung zeigt, daß wir die „klassischen" Symptome der „IBW", also das, was wir als Septikämisches dermoviscerales Syndrom bezeichnen, sowohl durch Viren als auch durch Bakterien erzeugen können und somit die Beteiligung von *A. punctata* an diesem Krankheitsbild ätiologisch ernst genommen werden sollte (vgl. Therapie, Prophylaxe, Hygiene).

Tabelle 13
Infektionsversuche an Karpfen bei Erythrodermatitis (nach FIJAN u. PETRINEC, 1973)

Inoculum	Behandlung mit Streptomycin	Art der Applikation des Inoculums	Verhältnis tote zu inokulierten Karpfen
Haut	nein	intradermal	3/3
		intraperitoneal	1/3
		oral	0/3
	200 µg i. p.	intradermal	3/3
		intraperitoneal	0/3
		oral	0/3
Leber, Milz, Niere	nein	intradermal	3/3
		intraperitoneal	0/3
		oral	0/3
	200 µg i. p.	intradermal	0/3
		intraperitoneal	0/3
		oral	0/3

Es spricht nichts dagegen, daß Geschwür- und Ascitesbildung durch bakterielle Infektion hervorgerufen werden können. Auch bei Fischtuberkulose z. B. sind Ascites und Geschwüre nicht selten. Wenn Virus- und Bakterieninfektion zusammentreffen, ist es natürlich möglich, mit zellfreien Filtraten das Virus zu isolieren. Nützlich wäre es hierbei, eine bakterielle Mitbeteiligung stets sicher auszuschließen. Wir haben oft in histologischen Schnitten durch den Eingeweidekomplex ascidid erkrankter Karpfen Bakterien massenhaft in entzündeten Bereichen gefunden. Daher sollte der virologischen Untersuchung bei Verdacht auf Frühjahrsvirämie stets eine ebenso gründliche bakteriologische Untersuchung parallel gehen (Abimpfung auf Bakteriennährböden, Bakterienfärbung im histologischen Schnitt, Spezialfärbung nach GRAM im Schnitt).

Die vorbeugende medikamentöse Behandlung des Septikämischen dermovisceralen Syndroms erfolgt (SCHÄPERCLAUS, 1955) mit Antibiotika (Chloramphenicol, Streptomycin; Abb. 70, Abb. 71). Um einer entstehenden Resistenz der Krankheitserreger entgegenzuwirken, ist die Antibiotikatherapie darauf angewiesen, vorhandene pathogene Bakterien zu identifizieren und im Resistenztest (Antibiogramm) zu prüfen. Zur Medikation werden 7,5 bis 15 mg Chloramphenicol pro kg Fisch oder 20–40 mg Streptomycin pro kg Fisch empfohlen.

Bedeutungsvoll erscheint auch die von SCHÄPERCLAUS (1970, 1972) entwickelte Schluckimpfung mit Hilfe des Futters. Der Impfstoff enthält suspensionsdisperse endotoxische und kolloidisperse exotoxische Antigene von *Aeromonas punctata*. Die erreichte Immunität ist allerdings nur relativ, soll aber eine erworbene Immunität steigern. Polyvalente Impfstoffe haben hier gute Aussichten.

Beim Ausbruch des Septikämischen dermovisceralen Syndroms werden tote Fische gesammelt, gezählt und vergraben. Erkrankt gewesene Fische sollen nicht mit

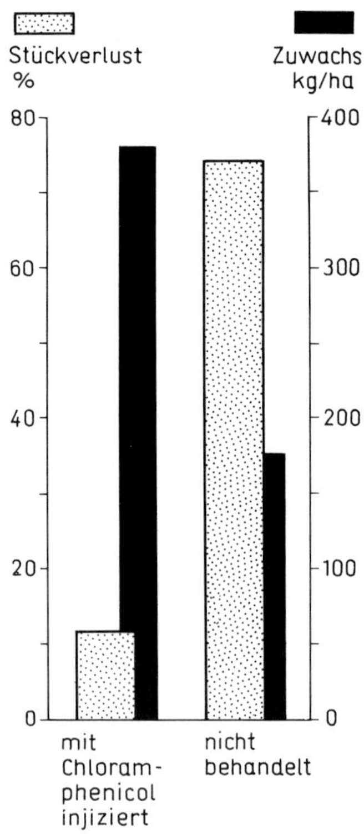

Abb. 70. Vergleich zweier Teiche, von denen einer mit chloramphenicolbehandelten, der andere mit nichtbehandelten Karpfen (K_2) besetzt wurde. (Nach SCHÄPERCLAUS, neu gezeichnet und geringfügig geändert.)

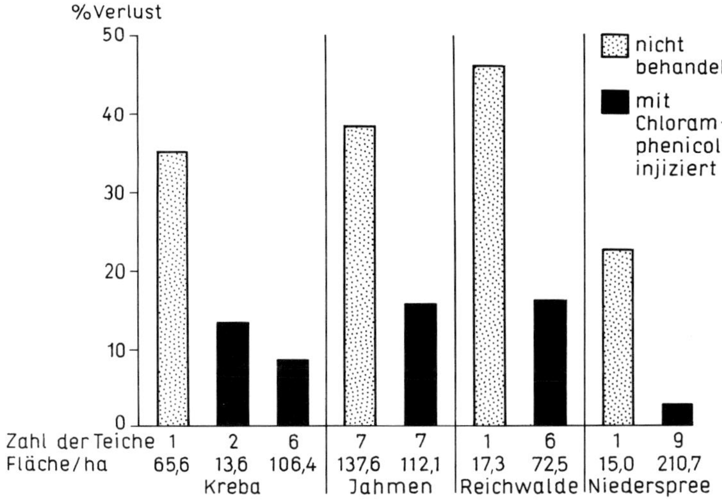

Abb. 71. Stückverluste im VEB Binnenfischerei Kreba bei chloramphincolbehandelten und bei unbehanelten K_2. (Nach SCHÄPERCLAUS, neu gezeichnet und geringfügig geändert).

gesunden Fischen in einem Teich gemeinsam überwintert werden. Seuchenherde müssen nach der Abfischung sofort mit Brannt- oder Chlorkalk desinfiziert werden und im Winter trockenliegen.

Die Überwinterung in möglichst weiträumigen Teichen (Herbstbesatz) kann als vorbeugende Maßnahme angeraten werden, zumal wir heute wissen, daß in Wintern mit schwankenden Temperaturen besonders jüngere Fische schon bei Temperaturen unter 9 °C zu fressen beginnen. Diese Möglichkeit besteht in engen Winterteichen nicht, die Fische hungern, ihre Widerstandskraft erlahmt, wie elektrophoretische Bluteiweißuntersuchungen (OFFHAUS et al., 1955; FLEMMING, 1958) gezeigt haben. In großen Teichen dagegen ziehen die Karpfen auch im Winter bei wärmerer Witterung umher und finden Nahrung. Unter diesem Gesichtspunkt ist es auch wichtig, die Fütterung vollwertig bis spät in den Herbst hinein durchzuführen. Zu den vorbeugenden Maßnahmen zählt auch die Vernichtung des Fischunkrautes (kleine Schleien, Kaulbarsche, Stichlinge und Moderlieschen), das als Überträger des SDVS ebenfalls eine Rolle spielt, genau wie Fischegel und Karpfenläuse.

Außer Chloramphenicol erweisen sich nach JANKOV (1968) Nitrofurane als Beimengung zum Futter zur Bekämpfung des SDVS als wirkungsvoll. Von Vorteil ist hierbei, daß Nitrofurane im Wasser schwer löslich sind, was der Applikation in Futterform sehr entgegenkommt. Furazolidon und Nitrophen werden zu 3 g/kg Futter dosiert, Nitrofurazon zu 5 g/kg. Wie BRUNNER et al. (1958) zeigten, sinkt der Gehalt an Vitamin A im Verlauf der Überwinterung auf ein Minimum; es steigt die Anfälligkeit gegenüber Infektionen. Gaben von Vitamin A führten zur raschen Abheilung von Geschwüren in Aquarienversuchen.

„Hitra-Krankheit" (Hämorrhagisches Syndrom des Atlantiklachses, Kaltwasservibriose)

Die „Hitra-Krankheit" wurde in einer marinen Lachs-Intensivanlage 1977 in Nordnorwegen im Raum von Hitra nahe Hammerfest erstmals beobachtet. Den Symptomen folgend, wurde auch die Bezeichnung „Hämorrhagisches Syndrom" verwendet, neuerdings wird eine Beziehung zur Kaltwasser-Vibriose hergestellt (HASTEIN u. POPPE, 1983; POPPE et al. 1983; FJOLSTAD u. HEYERAAS, 1985; POPPE et al. 1986; BRUNO et al., 1986; HJELTNES et al., 1987; HOLM u. JORGENSEN, 1987). Es erkrankt vorwiegend der Atlantiklachs, doch auch die Regenbogenforelle.

Die Krankheit tritt ganzjährig, bevorzugt im Herbst, Winter und Frühjahr bei Temperaturen zwischen 2 °C–7 °C auf. 14 Tage vor ihrem Ausbruch wird wässeriger, grauer Kot abgegeben, der im weiteren Krankheitsverlauf blutig werden kann. Die Fische sind lethargisch und freßunlustig, zeigen Schwellung des Abdomens und Protrusion des Afters. Hautulzerationen und Hämorrhagien sind an der Ventralseite gelegentlich vorhanden. Die Sektion deckt hämorrhagische innere Organe auf, Peritonitis und eine graurötliche Stauungsmilz, die Leber kann ikteroid verfärbt sein, fibrinöse Exsudation und zahlreiche Blutungsherde aufweisen. POPPE et al. (1986) beschrieben als Besonderheit des hämorrhagischen Syndroms der Hitra-Krankheit Ödeme in der Skelettmuskulatur, mit zentraler Migration der Kerne aus dem Sarkolemm zwischen die Muskelfibrillen. 75 % des Lachsbestandes waren erkrankt. Die Autoren vermuten anhand umfangreicher biochemischer Organanalysen eine multifaktorielle Ätiologie, innerhalb derer Ernährungsfaktoren und Stoffwechselstörungen eine wichtige Rolle spielen. Dabei wird ein Defizit an Vitamin E und dem Spurenelement Selen als Folge der Domestikation vorrangig angeschuldigt. Schon FJOLSTAD u. HEYERAAS (1985) hatten degenerative Vorgänge an der Skelett- und Herzmuskulatur bei der „Hitra-Anämie" festgestellt, auch fanden sie Ceroidablagerungen in der Leber. Auch sie postulierten eine Stoffwechselstörung, bei der neben dem Mangel an Selen und Vitamin E ein hoher Gehalt des Futters an ungesättigten Fettsäuren als ursächliche Faktoren angesehen werden. Bakteriologische Befunde konnten an lebendfrischem Material nicht erhoben werden; lediglich bei Fischen, die länger tot waren, traten *Pseudomonas* spp., *Aeromonas* spp. und *Vibrio* spp. auf. Im Gegensatz zu diesen Befunden stehen die Ergebnisse von BRUNO et al. (1986), wonach in Atlantiklachsfarmen Schottlands bei ähnlichem Krankheitsbild eine niedrige Mortalitätsrate im Zusammenhang mit einer *Vibrio*-Infektion stand. Natürlich erkrankte und experimentell infizierte Fische zeigten eine nekrotische Darmschleimhaut, Hämorrhagien und peritoneale Exsudation. Die Autoren sehen einen Zusammenhang mit der Hitra-Krankheit und weisen im Gegensatz zu den oben zitierten Befunden von FJOLSTAD u. HEYERAAS (1985) darauf hin, daß schon im Winter 1979/80 EGIDIUS et al. (1981) diese Krankheit als „Kaltwasservibriose" beschrieben hatten. In jüngster Zeit untersuchten HJELTNES et al. (1987) erneut die bakterielle Ätiologie (*Vibrio*) der „Hitra-Krankheit", während HOLM u. JORGENSEN (1987) über die erfolgreiche Impfung erkrankter Atlantiklachse berichteten. Virusisolierungsversuche waren bisher ohne Erfolg (Stand 1987), doch ist auch eine Virusätiologie denkbar. Erkrankte Lachse sollen zunächst nicht gefüttert werden, um eine Erholung der Darmschleimhaut zu ermöglichen. Danach wird Medizinalfutter verabreicht und 5 Tage nach dem Ende der Behandlung mit niedriger Tagesration wieder angefüttert.

Proliferative Nierenkrankheit der Salmoniden

(Proliferative Kidney Disease, PKD)

Die Proliferative Nierenkrankheit wurde von Roberts und Shepherd (1974) in Großbritannien und von De Kinkelin (1974) in Frankreich erstmals beschrieben, später von Körting u. Schlotfeldt (1982), Hoffmann et al. (1984) für Deutschland und von Smith et al. (1984) für die USA. Zwischen 1974 und 1984 erschienen dazu weitere Arbeiten, vor allem eine Übersicht von Clifton-Hadley et al. (1984), die darauf hinwiesen, daß schon Plehn (1924) die gleiche Krankheit bei *Salvelinus fontinalis* beobachtet und als „Amöbeninfektion der Niere" beschrieben hatte. Es darf nach Clifton-Hadley et al. (1984) angenommen werden, daß Schäperclaus (1954) in seiner Darstellung PKD und VHS-Fälle hinsichtlich ihrer Symptomatik gemeinsam beschrieben hat, dabei die Erreger der PKD übersah und schließlich auf die Virusätiologie der VHS stieß. Clifton-Hadley et al. (1984) gelang es, die Krankheit labroexperimentell auf Regenbogenforellenjährlinge zu übertragen.

Hoffmann et al. (1984) haben in eigenen Untersuchungen die PKD auch anhand guter Abbildungen anschaulich beschrieben. Untersucht wurden von 1981–1983 zwischen August und Dezember meist zweijährige Bachforellen, Regenbogenforellen und Äschen aus Teichwirtschaften und Fließgewässern. Makroskopisch waren die Nieren besonders im Kaudalbereich vergrößert, wobei das Parenchym unter dem parietalen Peritoneum höckerig vorquoll. Die Milz war auf das Drei- bis Fünffache vergrößert und, wie auch die Leber, gelegentlich grau verfärbt. Es bestand Anämie, worauf blasse Kiemen und wässeriges Blut hindeuteten. Erkrankte Forellen können dunkel gefärbt sein, Exophtalmus kann, meist monolateral, auftreten, Abdomenauftreibung mit und ohne Ascites ist zu beobachten. Der Ascites kann blutig sein.

Histologisch war in der Niere eine diffuse granulomatöse Proliferation von lymphohistiozytärem Gewebe zu sehen, das viele Makrophagen und vielkernige Riesenzellen enthielt. In diesen Riesenzellen lagen die als verursachendes Agens von Ferguson u. Needham (1974) als PKX beschriebenen Parasiten. Die Veränderungen in der weißen Milzpulpa gleichen jenen in der Niere. Gleichartige Granulome wie in der Niere und der Milz, traten vereinzelt auch in der Leber auf. Auch andere Organe sind entzündet, so das Endokard, die Kiemen, die Rückenmuskulatur und die Submukosa des Darmes. Die 5 µm–20 µm, meist 5 x 9 µm großen PKX-Zellen, die anfangs auch im Blut der Gefäße von Niere und Milz auftreten, beherbergen meist zweikernige „Einschlußkörper", die sich mit H.E. schwach orange färben und schwach PAS-positiv sind. Das Granulationsgewebe verdrängt das hämatopoetische Nierengewebe, ohne aber zu einer aplastischen Anämie zu führen. Neue Befunde von Hoffmann u. Lommel (1984) zeigten, daß eine chronische hämolytische Anämie vorliegt und auch das Immunsystem betroffen ist. PKD-erkrankte Salmoniden sind Virusinfektionen, wie VHS, stärker ausgesetzt, und es ist nicht auszuschließen, daß Mischinfektionen vorkommen können. Der Entwicklungsgang des verursachenden Parasiten ist noch unbekannt. Nach Klontz (Mitteilung an Hoffmann, 1983) könnte angenommen werden, daß der Fisch ein Fehlwirt und der eigentliche Haupt- oder Transportwirt ein Warmblüter (Möwe) ist. Abwasserbelastung fördert den Ausbruch der Krankheit bzw. ist eine Voraussetzung dazu (Hoffmann et al., 1984). Für *Salmo trutta* und *Salmo salar* wurde über eine PKD-ähnliche Erkrankung von Ellis et al. (1985) berichtet.

Bakterielle Schwimmblasenentzündung (BSBE)

(Aerocystitis bacterialis)

Schon früher und eigentlich nicht so selten wurden krankhafte Veränderungen an der Schwimmblase von Karpfen, die am Septikämischen dermovisceralen Syndrom erkrankt waren, beobachtet. KOCYŁOWSKI et al. (1970) zeigten in experimentellen Untersuchungen an 40–100 g schweren Karpfen, daß eine direkte Inokulation von Bakterien in das Lumen der vorderen Schwimmblasenkammer zu Entzündung und Läsionen führte, wobei das Krankheitsbild jenem bei natürlicher Erkrankung entsprach. Die Intensität der Erkrankung hing von der inokulierten Keimzahl und von der Art der Inokulationsflüssigkeit ab. Fleischbrühe und algenhaltiges Wasser erwiesen sich als die besten Vehikelflüssigkeiten. Für die Infektionsversuche wurden 4 *Aeromonas*-Stämme, 3 *Pseudomonas*-Stämme, 1 Stamm von *Staphylococcus aureus* und 1 Stamm von *Streptococcus faecium* verwendet. Die Fische wurden 1–16 Tage nach Infektion getötet.

Alle verwendeten Bakterien erzeugten je nach dem Bakteriengehalt des Inokulums eine 70–100%ige Erkrankung der Versuchsfische. Die Voruntersuchungen hatten gezeigt, daß die Wand der Schwimmblase eine hohe Resorptionsfähigkeit für Flüssigkeiten besitzt und somit die flüssigkeitssuspendierten Bakterien gut aufgenommen wurden. Zwischen *Aeromonas* und *Pseudomonas* gab es hinsichtlich der Infektiosität keine Unterschiede. Eine wiederholte Infektion steigerte den Grad der Erkrankung und die Ausbildung der Endsymptome (Zysten an der Schwimmblasenwand). Die Erreger ließen sich aus der erkrankten Schwimmblase reisolieren. Nach Infektion mit *Staphylococcus* und *Streptococcus* traten die für die SBE beschriebenen Krankheitsstadien nicht auf. KOCYŁOWSKI et al. (1970) weisen darauf hin, daß die Infektion über den Ductus pneumaticus erfolgt, insbesondere nach Darmstörungen, als Folge intensiver Verabreichung von Kunstfutter.

Die natürliche Variablilität in der Größe der kranialen und kaudalen Schwimmblasenkammer zeigt, daß Karpfen mit besonders kleiner kaudaler Schwimmblasenkammer bevorzugt an SBE erkranken.

Auch in eigenen Untersuchungen (AMLACHER, UDE, SCHRECKENBACH u. SPANGENBERG, unveröffentlicht) konnten wir uns von der Möglichkeit einer bakteriellen Ätiologie der SBE überzeugen. Wir untersuchten 1977 einen Bestand erkrankter K_{0-1} mit Symptomen der SBE histologisch, bakteriologisch, virologisch und elektronenmikroskopisch. Äußerlich hatten einige Karpfen eine dunkle Färbung. Die Sektion zeigte, daß die kaudale Schwimmblasenkammer verkleinert war. Die äußere Schwimmblasenwand war entzündet und wies blutig infiltrierte „Eiterpakete" auf, besonders zwischen den beiden Kammern der Schwimmblase. Petechien waren nicht deutlich ausgebildet. Die Leber war in allen Fällen grau verfärbt, das Gehirn ohne Befund. Mikroskopisch war eine Entzündung der äußeren Schwimmblasenwand bei 70 % der Karpfen festzustellen, wobei im Entzündungsbereich zahlreiche gramnegative Stäbchen von 4,0–5,0 × 1,0–1,5 µm und zahlreiche Phagozyten vorhanden waren. Im Entzündungsareal außerhalb der Schwimmblase fielen zahlreiche grampositive und gramnegative Bakterien auf. In 20 % der Fälle wurde eine entzündliche Nekrose der inneren Schwimmblasenwand bei Anwesenheit 2,0 × 0,5 µm großer grampositiver Bakterien und eitriges Exsudat im Schwimmblasenlumen beobachtet. Im Exsudat waren viele Phagozyten mit aufgenommenen, teils nekrotischen gramnegativen Bakterien zu sehen.

Ferner ließen sich grampositive Bakterienknäuel feststellen. Am schwersten betroffen war die Leber. Sie zeigte bei allen untersuchten Fischen einen verschiedenen Grad der Zerstörung. Dazu zählten schwere Nekrosen und entzündlich-blutig infiltrierte Ödeme (vorwiegend zum leukozytären Entzündungstyp gehörend) sowie eine Entzündung der Leberkapsel bei Anwesenheit grampositiver Kurzstäbchen. Im Nekrosebereich lagen gramnegative Stäbchen von 4,0–5,0 × 1,0–1,5 µm, also von der gleichen Länge, wie sie im Entzündungsfeld der äußeren Schwimmblasenwand gefunden wurden. Dieselben Bakterien lagen auch im entzündlichen Exsudat an der Leberoberfläche. Wir fanden hier zusätzlich grampositive Stäbchen von 2,0 × 0,5 µm, die gleichen wie in der entzündeten inneren Schwimmblasenwand. Besonders im peripheren Bereich der Leber war Karyolyse zu sehen. Auch Sklerosierung trat an einzelnen Stellen im Leberparenchym auf. Das intrahepatische Pankreas war bei Gegenwart gramnegativer und grampositiver Stäbchen größtenteils chronisch entzündet und nekrotisch. Die Entzündung war von leukozytärem Typus. Sie erfaßte auch den Darm-Leber-Zwischenraum. In 20 % der Fälle wurde die Rumpfniere untersucht und nekrotisch befunden. Das Gehirn war o. B.

Elektronenmikroskopisch ließen sich die schweren Zellschäden an der Schwimmblase bestätigen, ein Virus konnte nicht nachgewiesen werden. Auch die zellkulturelle Prüfung (Infektion mit zellfreien Filtraten aus Organproben) ergab keinen Anhaltspunkt für eine Virusinfektion (CPE). Als Infektionsquelle stellte sich bakteriell verseuchtes Pelletfutter heraus. Damit können wir den von KOCYLOWSKI et al. (1970) ausgesprochenen Verdacht (vgl. oben) voll bestätigen. Im Endergebnis kommen wir zu der Ansicht, daß bei der SBE sowohl eine virale als auch eine bakterielle Ätiologie in Betracht gezogen werden muß.

Kiemennekrose

(Necrosis branchiarum)

Die Kiemennekrose tritt vorwiegend als Folge überintensiver, antiökologischer Fischhaltung bevorzugt in Warmwasseranlagen auf. GHITTINO (1972, dort umfangreiche Literaturhinweise) beschrieb die Krankheit für junge Salmoniden und für Satzaale. Bei Karpfen wurde die Kiemennekrose von ACHMEROW (1957) erstmalig beschrieben. Nach KULOW u. MUSSELIUS (1973, dort weitere Literatur) und nach SCHRECKENBACH et al. (1975, dort weitere Literatur) trat sie schon 1954 in verschiedenen Republiken der Sowjetunion, 1946 in Polen, 1964 in Ungarn, 1969 in der Tschechoslowakei, 1970 in Bulgarien und nach MATTHEIS (1973) seit 1970 auch in Deutschland auf.

Die Erkrankung von K_1 und K_2 ist von größter wirtschaftlicher Konsequenz. Bei K_1 liegen die Verluste bei 30–90 %, bei K_2 betragen sie etwa 50 %. Die Kiemennekrose als Krankheitsbegriff setzt den differentialdiagnostischen Ausschluß von *Branchiomyces sanguinis*, *Mucophilus cyprini*, *Ichthyochitrium vulgare*, *Myxobolus dispar*, *Dermocystidium* spec., *Sphaerospora branchialis*, *Sphaerospora carasii*, *Sanguinicola inermis*, *Gyrodactylus sprostonae* und Myxobakterien voraus. Myxobakterien erscheinen allerdings als Superinfizienten, was dazu geführt hat, der Krankheit auch eine bakterielle Ätiologie zuzuschreiben.

Nach Untersuchungen von SCHRECKENBACH et al. (1975) in Karpfenteichen und Warmwasseranlagen besteht bei der Kiemennekrose eine direkte Beziehung zu ho-

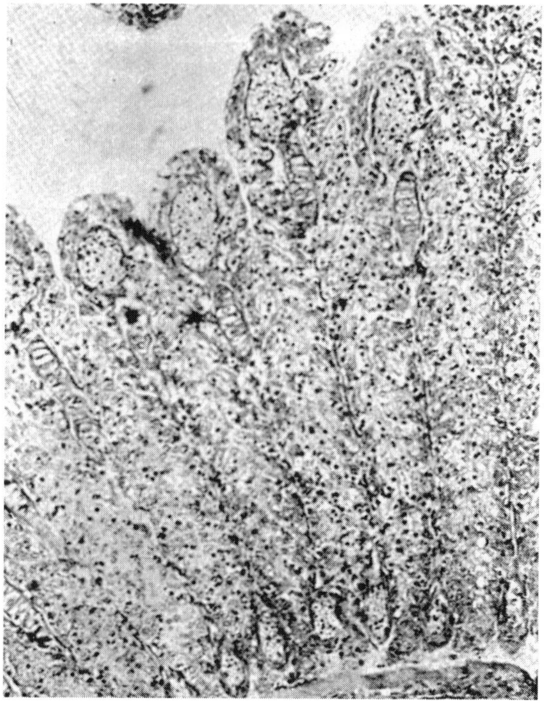

Abb. 72. Bakterielle Kiemennekrose, Forelle. Fusion der Kiemenblättchen. (Nach GHITTINO).

hen pH- bzw. Ammoniumwerten im Wasser (vgl. umweltbedingte Krankheiten und Schädigungen, unter Ammoniak).

Symptomatologie, pathologische Anatomie, Diagnostik. Als Anfangssymptom ist Appetitlosigkeit zu verzeichnen. Die Fische schwimmen bevorzugt dicht unterhalb der Wasseroberfläche und gegen die Strömung. Sie erscheinen lethargisch, die Körperfarben sind verblaßt. Falls keine Behandlung in den Anfangstadien der Erkrankung erfolgt, erhöht sich die Sterblichkeit rasch und kann bis über 50 % binnen 24–48 Stunden erreichen. Die verschleimten Kiemen weisen eine Fusion der geschwollenen Kiemenblättchen auf (Abb. 72).

Der Verlauf der Krankheit wird durch die Größe und Dauer der Intoxikation bestimmt, die bis zur Irreversibilität voranschreiten kann. Die ersten Symptome der Kiemennekrose bestehen in einer starken Durchblutung und Schwellung der Kiemen bei starker Schleimsektretion. Bei Überleben wird das geschädigte, nekrotische Kiemengewebe abgestoßen, und es setzt eine fibroblastische Regeneration ein, die Wochen bis Monate dauern kann. Die pathologischen Veränderungen der Kiemen können von Dunktelfärbung und Marmorierung der Körperoberfläche begleitet werden.

Erhöhung der Atemfrequenz, Muskelzuckungen und Krämpfe, drehende und schießende Schwimmbewegungen und ein gestörter Augendrehreflex sind die pathologisch-physiologischen Begleiterscheinungen der Kiemennekrose. Die Sektion zeigt eine hellgelbliche Verfärbung der Leber, die Muskulatur ist erweicht.

Untersuchungstechnik. Es werden Kiemenabstriche und Paraffinschnitte von Kiemen angefertigt. Ungefärbte frische Kiemenabstriche lassen zahlreiche fädige Bakterien erkennen, die Ende an Ende angeordnet sind und langsame Bewegung erkennen lassen.

Ätiologie, Pathogenese, Epidemiologie. Die Kiemennekrose ist die Folge einer Störung des ökologischen Gleichgewichts der Biozönose „Teich" durch Veränderung natürlicher Kreisläufe als Folge industrieller Produktionsweise und Überintensivierung der Fischproduktion. Bei der Produktion in Warmwasseranlagen ist die ökologisch-biozönotische Problematik von Anfang an gegeben. Wir haben auf derartige Zusammenhänge schon früher hingewiesen (AMLACHER, 1972, 1974, unveröffentlicht). Wie auch SCHRECKENBACH et al. (1975) betonen, ist die entscheidende Ursache für die großen *p*H-Wert-Erhöhungen in Teichen die starke Entwicklung des Phytoplanktons zu allen Jahreszeiten, als Folge starker N- und P-Düngung, hoher Besatzdichte, intensiver Fütterung und starker organischer Belastung mit Nährstoffen des Zuflußwassers. Auch die erhöhte Lichteinstrahlung nach intensiver Entfernung der Pflanzen und die eingeschränkte Grundkalkung der Teiche (MÜLLER, 1957) mit der Folge herabgesetzter Pufferungskapazität, haben die Labilität des *p*H-Haushalts weiter verstärkt. In dieser Konsequenz ist das gehäufte Auftreten der Kiemennekrose zu sehen und zu erklären. Forciert wird der Ausbruch der Kiemennekrose bei verstärkter Entenhaltung auf *p*H-labilen, fischereilich genutzten Teichen, deshalb ist in solchen Fällen davon abzuraten.

Nach SCHRECKENBACH et al. (1975) wird die Kiemennekrose in Teichen vor allem durch NH_3-Autintoxikation infolge extrem hoher *p*H-Werte hervorgerufen, in Warmwasseranlagen durch NH_3-Intoxikation bei zeitweilig nur geringfügig erhöhtem *p*H und hohem Ammoniakgehalt des stark organisch belasteten Kreislaufwassers. Die Erkrankung ist begleitet von der Anwesenheit zahlreicher Myxobakterien von 0,5 × 3,0–10,0 µm Länge im Kiemenepithel (Abb. 73). Es scheint eine Mischinfektion vorzuliegen. Serologische Prüfungen ergaben, daß verschiedene Bakterientypen vorliegen, wobei von Fall zu Fall ein bestimmter Typ vorherrschen soll.

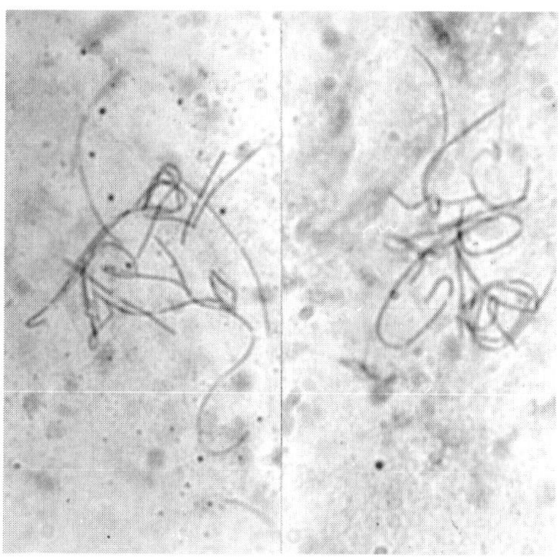

Abb. 73. Myxobakterien. Kiemenausstrich, Regenbogenforelle. (Original).

Serologisch läßt sich außerdem zeigen, daß sich die Myxobakterien der Kiemenkrankheit von jenen der *Columnaris*-Krankheit unterscheiden. Unbeschadet dieser Befunde ist erkannt worden (Wood, 1968), daß die Umweltverhältnisse großen Einfluß auf die Entstehung der Krankheit ausüben, so z. B. unzureichende Ernährung (Mangel an Pantothensäure).

Peters et al. (1984) untersuchten die Kiemennekrose in acht norddeutschen Intensivanlagen. Auch sie kamen zu dem Ergebnis, daß negative Umweltveränderungen den Schwerpunkt in der Ätiologie der Kiemennekrose bilden. Dazu gehören angehäufte Stickstoffverbindungen und Zerfallsprodukte, diurnale Schwankungen des Gehalts an gelösten Gasen im Wasser und die plötzliche Zugabe großer Mengen von Kunstprodukten. Unter diesen Bedingungen können schon kleine Mengen nicht-dissoziierten Ammoniaks bereits toxisch auf das Kiemenepithel wirken und die normale Ausscheidung von Produkten des Proteinstoffwechsels über die Kiemen behindern. Der Gesamtvorgang wird durch sekundäre bakterielle Infektion aggraviert.

Pathologische Histologie, Hämatologie. Der histologische Schnitt zeigt epitheliale Hyperplasie der Kiemenblättchen (Wood u. Yasutake, 1957). Sie beginnt am distalen Ende, wobei es zu Fusionen der respiratorischen Fältchen kommt, die sich auch über die Gesamtlänge der Kiemenblättchen erstrecken können (Abb. 74). Dieses histologische Bild liegt bei überwiegend bakterieller Ätiologie der Krankheit

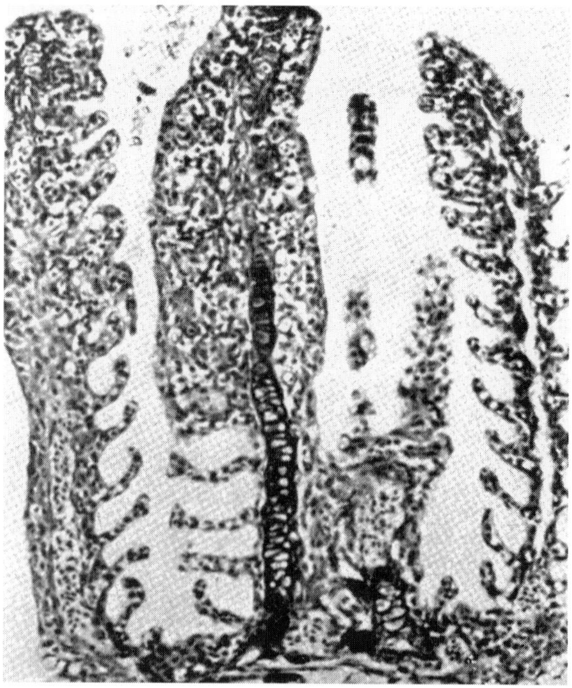

Abb. 74. Bakterielle Kiemennekrose, Forelle. Total- und Partialfusion sowie Regression der respiratorischen Fältchen. (Nach Ghittino).

vor. Wenn Ernährungsmängel überwiegen, unter denen das Fehlen von Pantothensäure ausschlaggebend sein soll, beginnt die Hyperplasie an der Basis der Kiemenblättchen und schreitet nach außen fort. Die Fusionsvorgänge schreiten entgegengesetzt voran.

Die Zellen des Kiemenepithels und die Erythrozyten zeigen Kerndeformation, die apikalen Zonen der Kiemen verfallen der Histolyse. Gleichzeitig kommt es zu einer Granulozyteninfiltration, es entsteht ein zelliger, dicker, weiß bis grauer Belag. Die Granulozyten üben keine Phagozytose aus (Spangenberg, 1973). Die leukozytäre Infiltration wird von einer Abnahme der Gesamtleukozytenzahl begleitet, die Zahl der Erythroblasten und Mikrozyten ist vermehrt, der Hb-Gehalt im strömenden Blut ist bei ausgeprägter Leukopenie erniedrigt (Margaritov, 1971). Die Kiemenblutkapillaren sind hyperämisch, es kommt zur Dilatation und Extravasation. Extravasationen sind auch in den Flossen zu sehen. Auch Hämolyse ist zu beobachten.

Therapie, Prophylaxe, Hygiene. Reinheit des Wassers und Vermeidung zu dichten Besatzes sind die beiden ersten vorbeugenden Maßnahmen um der bakteriellen Kiemenkrankheit zu begegnen. Gründliche Parasitenbekämpfung ist notwendig.

Für die Therapie haben sich quaternäre Ammoniumverbindungen als brauchbar erwiesen. Zu diesen zählen in den USA Roccal (Benzalkoniumchlorid, 10%ig), Hyamin 1622 und Hyamin 3500. Es werden Bäder in Roccal (Konzentration 1 : 500000 je 1 Stunde lang an 3 aufeinanderfolgenden Tagen) empfohlen (Ghittino, 1967).

Bakterielle Flossenfäule

(Bacteriosis pinnarum)

Die Bakterielle Flossenfäule (Fin rot) ist eine Bakteriose der Fischbrut und der Jungfische sowie adulter tropischer Zierfische, Zuchtsalmoniden und gehälterter Meeresfische. Auf diese Krankheit wurde zuerst von Schäperclaus (1950) hingewiesen, der sie bei Brut von Black Molly studierte.

Symptomatologie, pathologische Anatomie, Diagnostik. Die ersten Krankheitssymptome sind unauffällig und werden daher fast immer übersehen. Meist sind es zarte Trübungen der Flossenränder, die später weiß werden. Mit fortschreitendem Krankheitsverlauf werden die Symptome augenfällig. Es kommt zur Flossenregression zwischen den Flossenstrahlen („Ausfransung"). Am Nekroserand ist entzündliche Hyperämie zu beobachten. Die Flossen verkleinern sich durch progressiven Gewebetod. Mit fortlaufendem Zerfall auch der Flossenstrahlen bleibt schließlich z. B. in der Schwanzregion nur noch ein nekrotischer Flossenstummel übrig, der Schwanzstiel ist entzündlich gerötet. Diese Entzündung kann differentialdiagnostisch zur Abgrenzung gegenüber ähnlichen Erscheinungen bei Fischtuberkulose und *Psychrophila*-Befall (Peduncle Disease) verwendet werden. Die inneren Organe sind ohne Befund, eine Bakteriämie tritt nicht auf. Im Ausstrichpräparat aus Flossenstummeln und von der Haut des Schwanzstiels findet man massenhaft bewegliche, gramnegative Stäbchenbakterien. Wenn die inneren Organe o. B. sind, ist die Diagnose relativ gesichert.

Zur Abgrenzung von *Psychrophila* sind Befunde von Bullock (1958) und von Johansson (1970) wichtig:

Flossenfäule	**Psychrophila-Krankheit**
1. Beginn der Läsionen am Kaudalende der Schwanzflosse. Ausbreitung in kranialer Richtung. 2. Bei fortgeschrittener Erkrankung: Flexibacteriaceen in Läsionen nachweisbar, nicht aber in den inneren Organen.	Beginn der Läsionen auf dem Schwanzstiel. Ausbreitung in kaudaler Richtung. Flexibacteriaceen sind in den Läsionen jederzeit nachweisbar, desgleichen in den inneren Organen.

Da die Flexibacteriaceen immer häufiger auftreten, müssen sie differentialdiagnostisch als Erreger ausgeschlossen werden, zumal ihre Therapie eine andere ist als jene der typischen Erreger der Flossenfäule.

Untersuchungstechnik. Abstriche aus Flossenstummeln und Haut des Schwanzstieles. Bakterienfärbung nach GRAM. Histologie der wichtigsten inneren Organe und Bakteriennachweis oder -ausschluß im Schnitt. Eventuell Abimpfung auf Bakteriennährböden.

Ätiologie, Pathogenese, Epidemiologie. Es gibt keinen spezifischen Erreger der Flossenfäule. Als infektiöse Bakterien wurden Aeromonaden *(A. punctata, A. formicans), Pseudomonas fluorescens* und *Vibrio* beobachtet. *Gyrodactylus*-Befall und Transportschäden begünstigen den Ausbruch der Flossenfäule bei Salmoniden. In Aufzuchtbecken tropischer Zierfische beobachtete STERBA (1950), daß Flossenfäule besonders dann auftritt, wenn regelmäßiger Wasserwechsel unterlassen wird. Von der Flossenfäule werden verschiedene Fischarten befallen. Sie ist hochkontagiös und weltweit verbreitet. Die pathogenen Erreger entfalten ihre Wirkung nur unter ungünstigen Umweltbedingungen.

Pathologische Histologie, Hämatologie. Es liegen uns keine entsprechenden Untersuchungen vor.

Therapie, Prophylaxe, Hygiene. Sauberes, chemisch unbelastetes Wasser ist die beste Vorbeugung. Stoffwechselprodukte und Futterreste müssen ständig entfernt werden, vor allem in Warmwasseranlagen und Aquarien. Das O_2-Optimum ist zu sichern, Temperatur- und *p*H-Schwankungen müssen vermieden werden, desgleichen Streß und Transportschäden. Die günstigste und sicherste Therapie erfolgt, wie MATTHEIS (1961) zeigen konnte, durch Chloramphenicol: 60 mg/l sechs Tage lang bei 23–27 °C (Zierfische). Bei dieser Behandlung kommt es binnen 15 Tagen zur völligen Regeneration der zerstörten Schwanzflosse. Auch wasserlösliche Nitrofurane (9 mg/l Nitrofurazon: KEYES, 1977) oder im Notfall NaCl (1 mg/l) sind hilfreich.

Ulcerative Dermalnekrose (Ulcerative dermal necrosis, UDN)

(Necrosis ulcerativa pellis)

Die Ulcerative Hautnekrose wurde in Irland 1966 beobachtet. Über Einzelfälle wurde schon 1964 berichtet. Auch aus älterer Zeit sind ähnliche Beobachtungen bekannt geworden. Die Epidemie 1966 betraf den Lachs *(S. salar)* und die Bachforelle *(S. trutta)*.

Die Krankheit nahm von Südwest-Irland ihren Ausgang und verbreitete sich von hier in die Flüsse sowohl Irlands als auch Schottlands, Englands und der Bretagne (Carbery u. Strickland, 1968; Roberts et al., 1970; de Kinkelin u. le Turdu, 1971). Die Hauptsymptome sind weiße Flächen auf der Haut der Kopfregion, die sehr schnell ulcerieren und sekunär von *Saprolegnia parasitica* befallen werden. Bei den Läsionen handelt es sich um nichtentzündliche Nekrosen des Epithels, die sich nach Postinfektion mit *Saprolegnia* auch auf den Körper auszudehnen beginnen (Roberts et al., 1970; Roberts, 1971) und zum Tod führen. Eine prophylaktische Behandlung mit Malachitgrün verhindert die Verpilzung und führt zu rascher Wundheilung.

Eine anfänglich vermutete bakterielle Ätiologie erwies sich als nicht zutreffend. Carbery u. Strickland (1968) konnten die Erkrankung mit fließendem Wasser übertragen, gleiches gelang mit zellfreien Filtraten. Auf diese Weise übertrugen de Kinkelin u. le Turdu (1971) die Krankheit auch auf Bachforellen. Die Regenbogenforelle *(Oncorhynchus mykiss)* zeigte sich resistent gegenüber der Infektion.

Eine Virusisolation bzw. -darstellung aus infizierten Fischen (Zellkultur, Elektronenmikroskop, Dichtegradientenzentrifation) gelang bisher nicht. Die Krankheit befällt die Lachse beim Übergang aus dem Salz- in das Süßwasser. Dieser Übergang bedeutet sowohl einen osmotischen als auch einen hormonalen Streß, der zu tiefgreifenden Veränderungen an der Haut führt (Roberts, 1971). Auch die einsetzende Geschlechtsreife soll bei der Bachforelle ein disponierender Faktor sein, da immature Fische nicht erkranken. Das bilaterale Auftreten der Läsionen und veränderte Verhaltensweisen ließen den Gedanken an neuropathologische Alterationen aufkommen, desgleichen Degenerationserscheinungen an der Kopfmuskulatur.

Nach Otte (briefl. Mitteilung 1974) befällt die UDN in Österreich Salmoniden (Huchen, Regenbogenforelle, Bachforelle, Saibling, Seeforelle), Thymaliden und Coregoniden (Maräne, Rheinanke u. a.). Sie tritt in Wildgewässern und neuerdings auch in Zuchtbetrieben auf. Eine Beziehung zu Abwässern besteht nur darin, daß der Verlauf der Krankheit durch sie ungünstig beeinflußt wird. Die UDN beginnt zur Laichzeit und befällt beide Geschlechter. Sie verbreitet sich nach Otte systematisch von einem Flußsystem auf das nächste. In der Symptomatologie und Pathohistologie bestehen Übereinstimmungen zur VHS und IHN. Auch in Österreich gelang eine Virusisolation nicht. Roberts (Mitteilung an Otte) hält die in Österreich auftretende Krankheit für nicht identisch mit der in Irland beobachteten, die nur Lachse und Bachforellen befallen soll. Es besteht also noch ziemliche Unklarheit.

Nach dem EIFAC-Report 1972 ist die UDN in fast ganz Westeuropa verbreitet (Irland, Schottland, England, Frankreich, Luxemburg, Belgien, Deutschland, Österreich, Schweiz).

Nach Untersuchungen von Klingler u. Meier (1977) beträgt die Inkubation in Übertragungsexperimenten einen bis wenige Tage, aber auch Wochen. Je nachdem, ob die Krankheit tödlich endet oder abheilt, werden 2 bzw. 3 Stadien unterschieden.

Stadium 1: hellgraue, hellgelbe oder hellbraune, meist scharf begrenzte Hautflekken, die im Wasser blasenähnlich-erhaben wirken. Auch flächenhaft über den Rücken als schwachgrauer Film verbreitete Hautdefekte sind zu beobachten. Die Flecken treten bevorzugt an unbeschuppten Körperstellen auf, bei der Forelle an der Flossenbasis, bei der Äsche an der Regio analis. Bei der Bachforelle wurde eine milchige, filmartige Trübung der Kornea gesehen.

Stadium 2: Bei Versuchsfischen ging das Stadium 1 unvermittelt in das Stadium 2 über. Die grauen, gelben und bräunlichen Flecken werden weiß und wölben sich wattebauschartig vor. Die Haut ist an solchen Stellen bis in die Hypodermis (Subkutis) nekrotisch und durch Hyphen von *Saprolegnia* verpilzt. Die Muskulatur darunter ist blutig infiltriert und nekrotisch, aber nicht verflüssigt wie bei Furunkulose. Es kann zur rötlichen Verfärbung der Hautflecken kommen.
Stadium 1 und 2 können auch gleichzeitig auf ein und demselben Fisch auftreten. Im Stadium 2 wird die Futteraufnahme eingestellt, der Fisch verfällt körperlich und treibt passiv mit dem Wasserstrom. Das 1–2 Tage dauernde Stadium 2 kann tödlich enden. Dauert es länger, geht es in das in Heilung ausmündende Stadium 3 über.

Stadium 3: Die erkrankten Hautpartien werden abgestoßen, desgleichen die Pilzgeflechte. Die entstehenden Krater vernarben und das Allgemeinbefinden der Fische normalisiert sich. Die Hautnarben verschwinden im Verlauf eines halben Jahres.

Die inneren Organe sind bei UDN nicht betroffen. Mulcahy (1969) und Carbery (1970) fanden quantitative Veränderungen bei den Serumproteinen UDN-kranker Fische. Als seltene Sekundärinfektion kann bei der UDN Furunkulose auftreten.

Nach Klingler u. Meier (1977) sind folgende histologische Befunde bei der UDN erhoben worden: Im Stadium 1 ist in der Epidermis leichtgradiges Quellen der Basalzellen zu sehen. Starke Veränderungen treten im Stratum spinosum auf (blasig-vakuolige Degeneration des Zytoplasmas, pyknotische, bizarr geformte Kerne, Konfluenz nekrotischer Zellen, Verlust der Zellkohäsion, dadurch Loch- und Kluftenbildung im Zellverband). Die Zellen des Plattenepithels runden sich ab und fallen vereinzelt aus dem Verband heraus (Epidermis wirkt „gezahnt"). Die Zellen des Stratum basale nehmen langgestrecktes Aussehen an. Schließlich kommt es zum Schwund aller Epidermiszellen.

In der Dermis (Korium) sind Pigmentschwund und stärkere Anfärbbarkeit der Bindegewebefasern bei progredientem Verlust ihrer parallelen Anordnung zu sehen. Zelluläre Abwehrreaktionen treten im Stadium 1 nicht auf.

Im Stadium 2 kommt es zur Ausbildung der Saprolegniose mit Einbruch durch die defekte Basalmembran. In der Hypodermis (Subkutis) treten Blutungen auf. Bei massivem Pilzbefall dringen die Hyphen in die Dermis (Korium) und die Muskulatur ein (hyaline Muskeldegeneration, sog. Myolyse und Blutungen). Bei höheren Wassertemperaturen ist lymphoreticuläre Zellinfiltration vorhanden.

Im Stadium 3 kommt es vom Wundrand her zur Regeneration und Reparation der Epidermis über das Fibrinkoagulum der Läsionen hinweg. In der Dermis wird das Fibrin der exsudativen Phase der Wunde von einem einsprossenden Netz von Blutkapillaren durchzogen. Fibroblasteneinwanderung leitet den fibrozytären Prozeß der Vernarbung ein. Erst bei vorangeschrittener Ausdifferenzierung der Hautelemente siedeln sich auch Melanophoren, besonders entlang der Basalmembran, wieder an.

Johansson et al. (1982) lieferten anhand licht-, elektronen- und rasterelektronenmikroskopischer Untersuchungen weitere Beiträge zur experimentellen Pathogenese der UDN. Danach bestehen die Anfangssymptome der Krankheit aus kreisförmigen pathologischen Veränderungen der Epidermis. Die dichten Verbindungen der Epithelzellen innerhalb dieser schleimfreien Areale werden gelockert, die Schutzfunktion der Epidermis geht hier verloren. Die geweiteten Interzellularräume kommunizieren mit dem Außenmilieu. Entstehende Störungen im Mineralstoffwechsel führen zur Zellnekrose und zur simultanen Verpilzung, bei ausgeprägter Aktivierung der Melanophoren in den erkrankten Bereichen. Es wird angenommen, daß die Mykose durch Stoffwechselprodukte der nekrotisierenden Epidermiszellen ausgelöst wird. Im weiteren Verlauf lösen sich die Epidermiszellen aus ihrem Verband und fallen ab, die Mykose bestimmt nun den weiteren Verlauf der Krankheit. Es kommt zur Ausbildung großflächiger Ulzera, die von Pilzhyphen bedeckt sind. Anhaltspunkte für eine Virusinfektion konnten nicht gewonnen werden.

Fleckenseuche der Süßwasserfische

(Morbus maculosus)

Die Fleckenseuche (Schäperclaus, 1928, 1930) wurde bei zahlreichen Süßwasserfischen beobachtet, und zwar beim Hecht, bei Coregoniden, Cypriniden und Perciden (Zander, Barsch). Bei der Kleinen Maräne und beim Hecht ist sie mit größeren Verlusten der betroffenen Bestände aufgetreten.

Symptomatologie, pathologische Anatomie, Diagnostik. Die erkrankten Fische weisen in der Haut fleckenartige, runde, ovale oder längliche rote Entzündungsareale bzw. weißgraue Nekrosen auf, die sich unter Abschilferung der Schuppen auch flächenweit ausdehnen können (Abb. 75). Am Kopf treten besonders bei Hechten neben Zerstörungen der Haut Nekrosen der Muskulatur auf, vor allem in der Kiefer- und Augenregion. Auch an der Flossenbasis treten Nekrosen auf. Die Flecken haben bei Hechten einen entzündlichen roten Rand und eine Ausdehnung von 5–20 cm. Bei Maränen und Cypriniden ist das Krankheitsbild ähnlich. Die Flecken entstehen nach vorangegangener Ödembildung in der Haut, bei gleichzeitiger Schuppensträube. Nach völliger Nekrose der Haut liegt die Muskulatur frei und ist von einem weißen Rand der nekrotisierenden Dermis umgeben. Plötze und Blei

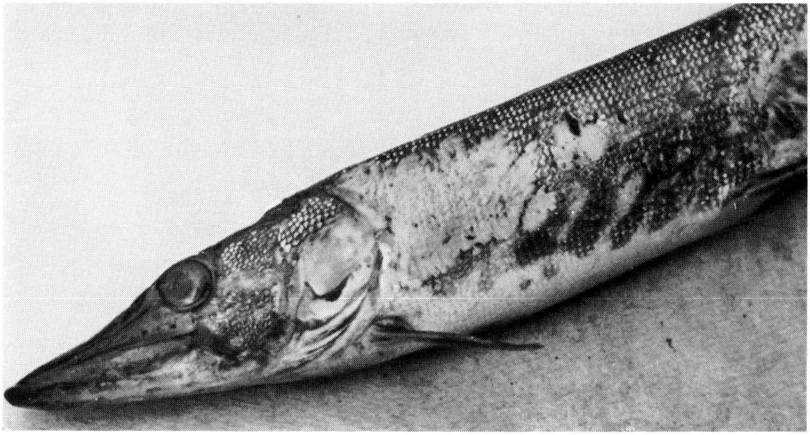

Abb. 75. Hecht mit Fleckenseuche. (Foto: Dr. Mattheis).

weisen bei der Sektion manchmal Ascites in der Leibeshöhle auf. Daneben sind vor allem beim Blei Hyperämien der Darm- und Lebergefäße zu beobachten. Die Leber ist gelb mit punktförmigen Hämorrhagien. (Ähnliche Symptome wie bei der Fleckenseuche können aber auch durch toxische Abwasserkomponenten wie Biozide und Schwermetalle und durch Änderungen des *p*H-Wertes entstehen.)

Untersuchungstechnik. Die Untersuchungstechnik ist die gleiche wie bei bakteriellen Erkrankungen.

Ätiologie, Pathogenese, Epidemiologie. Als Erreger gilt nach SCHÄPERCLAUS (1954) *A. punctata.* Andererseits ist auch *Ps. fluorescens* als Ursache der Fleckenseuche angesehen worden. Schließlich muß darauf hingewiesen werden, daß auch eine Virusinfektion in Betracht gezogen werden kann (SCHÄPERCLAUS, 1941; BRUNNER u. REICHENBACH-KLINKE, 1961; OTTE, 1968; OJALA, 1968).

Die Krankheit tritt bei Hechten und anderen Fischarten im Verlauf der Laichzeit oder unmittelbar danach auf, wahrscheinlich besteht ein Zusammenhang zwischen der physiologischen Anfälligkeit zu dieser Zeit und dem Ausbruch der Seuche. Allerdings wurden Hechtseuchenfälle auch zu anderer Jahreszeit beobachtet.

Bei Cypriniden und Perciden tritt die Fleckenseuche wie beim Hecht meist im Frühjahr und Frühsommer auf, bei Coregoniden von Dezember bis März. Die Verluste können die Erträge in Seen deutlich beeinflussen, so daß Rückgänge von 40–60 % zu verzeichnen waren. Im Anfangsstadium der Fleckenbildung fehlen nur einige Schuppen, wobei in der Nachbarschaft eine lokalisierte Schuppensträube (kollaterales Ödem nach SCHÄPERCLAUS) sowie Rötung und Entzündung zu beobachten sind. Unter Zerstörung der Dermis kommt es zur Vergrößerung der Flecken, bis die Muskulatur, umgeben von einem weißen nekrotischen Dermisrand, freiligt. Die Fleckenbildung greift auf den ganzen Körper über. Eine sekundäre Dermatomykose kommt sehr oft hinzu und breitet sich von den nekrotischen Rändern der Hautdefekte auf die übrigen Hautbezirke aus. Neben starker Zerstörung der Kopfmuskulatur wurde von SCHÄPERCLAUS (1930) bei Plötzen und Bleien auch Ascites in der Leibeshöhle festgestellt.

WIEDEMANN (1980) berichtete über Untersuchungen an Lauben und Rotaugen mit Fleckenseuche. Es konnte ein Keim isoliert werden, der eine hohe Pathogenität für Versuchsforellen und Karpfen hatte. Seinem biochemischen und serologischen Verhalten nach gehört er zum *Aeromonas-salmonicida*-Komplex. Das Isolat wurde mit *Aeromonas salmonicida ssp. salmonicida* und dem Erreger der Erythrodermatitis des Karpfens verglichen. Zu beiden bestehen enge serologische Beziehungen, bei deutlicher biochemischer Differenz. Der Keim wird im Wachstum leicht von Begleitbakterien überwuchert. Seine Isolierung bestätigt die Vermutung FIJANS (1978, zit. bei WIEDEMANN 1980), wonach Furunkulose der Salmoniden, Erythrodermatitis des Karpfens und Fleckenseuche der Weißfische durch Bakterien der *A.-salmonicida*-Gruppe primär induziert werden. Nach WIEDEMANN (1980) könnte vielleicht auch die Fleckenseuche des Hechtes ätiologisch hierher gestellt werden, denn auch bei diesem konnte *A. salmonicida* nachgewiesen werden. Die Befunde von WIEDEMANN (1980) stehen im Gegensatz zu den Ergebnissen von SCHÄPERCLAUS (1954).

Die Fleckenkrankheit tritt in Mitteleuropa, Kanada (Ontario, Quebec) und in den USA auf (hier als hämorrhagische Septikämie bezeichnet). Die Infektion erfolgt oral mit Beutefischen (Hecht) oder durch Kontaktinfektion über chronisch erkrankte Fische. Der Erreger ist hochkontagiös, die Krankheit greift schnell um sich und verläuft beim Hecht äußerst verlustreich.

Pathologische Histologie, Hämatologie. Histologisch wird Zerstörung der Epidermis und Dermis registriert. Die Entzündung kann über das muskuläre Bindegewebe nach innen fortschreiten. Die Muskelfasern erleiden dabei keine deutliche Zerstörung, in anderen Fällen ist aber auch die Muskulatur nekrotisch. In Leber und Niere können Hämorrhagien vorkommen. Der Hb-Gehalt ist normal, bei Ascitesfischen aber erniedrigt.

Therapie, Prophylaxe, Hygiene. Hier gilt sinngemäß das gleiche wie bei der Süßwasseraalseuche. Nach Havelka (1958) eignet sich Chloramphenicol zur medikamentösen Therapie.

Schwimmblasenentzündung durch Sporozoen bei Karpfenbrut

Neben der viralen und bakteriellen Ätiologie der Schwimmblasenentzündung (vgl. S. 189 und S. 206) wird auch eine sporozoenbedingte Entstehung diskutiert, die bei Karpfenbrut beobachtet wurde. Eine einheitliche Krankheit „Schwimmblasenentzündung" ist bis heute nicht sichergestellt. Entweder handelte es sich um ein Symptom im Gefolge einer definierten Krankheit, nämlich der SVC, oder aber um eine heterogene bakterielle Infektion. In allen Fällen gehören unabhängig von dem induzierenden Agens granulomatös-proliferierende oder leukozytär-exsudative Prozesse zum histologischen Erscheinungsbild der Schwimmblasenentzündung, daher ja auch der Name.

Körting (1982) sowie Körting et al. (1984) berichteten unabhängig von Kovács-Gayer (1982) über die Schwimmblasenerkrankung der Karpfenbrut. Wir folgen in unserer Darstellung diesen Untersuchungen.

Nach Körting et al. (1984) wurden ab 3. Woche nach dem Schlüpfen sogenannte Csaba-Zellen oder C-Hämoprotozoen in Blutausstrichen nachgewiesen (vgl. Kovács-Gayer, 1983; Molnár u. Kovács-Gayer, 1985). Diese werden als sehr frühe Entwicklungsstadien von Myxosporidien aufgefasst, die sich im Blut vermehren. Sie sind rund, ca 6 µm–15 µm groß und werden als „Primärzellen" bezeichnet, die im typischen Fall 1–8 spindelförmige oder rundovale „Sekundärzellen" (Innenkörper) bergen. Die Sekundärzellen können ihrerseits „Tertiärzellen" enthalten. Das „8-Sekundärzellen-Stadium" scheint das Endstadium einer Entwicklungreihe zu sein (Körting et al., 1984). Danach beobachtet man zerfallene Primärzellen und freigewordene Sekundärzellen (Csaba, 1976). C-Protozoen sind in den Blutkapillaren der Schwimmblase sehr zahlreich. Ab 6. Lebenswoche treten bei einem Drittel der Karpfenbrut Entzündungserscheinungen besonders in der Wand der kaudalen Schwimmblasenkammer auf. Die Muskel- und Bindegewebelagen der Schwimmblasenwand zeigen entzündliche Infiltrate und werden durch bindegewebige Proliferation und Ödembildung auseinandergedrängt. Das auskleidende Epithel des Schwimmblasenlumens faltet sich polypös auf, es wird zwei- bis dreischichtig, seine Zellen werden zylindrisch. Auch die Serosa der Schwimmblase ist entzündet. Einzelne Herdblutungen sind vorhanden. In dem Granulationsgewebe treten zunächst einzelne, ab September Herde von bis zu 20 Zellen auf, die, fibrös abgekapselt, von Granulozyten und Pigmentmakrophagen begleitet werden (Körting et al., 1984). Zu Beginn der Entzündung sind zwischen Lamina propria und Lamina muscularis der Innenschicht der Schwimmblase Zellaggregate anzutreffen, die Trophozoiten von Myxosporidien ähneln und von Csaba und Buczek (1983) als K-Protozoen bezeichnet wurden. Sie sind im Durchmesser bis 30 µm groß. Ihre Definition steht noch aus. Formationen wie Triplettbildung von Sekundär- und Tertiärzellen deuten auf Myxosporidien hin, wie elektronenmikroskopische Befunde von Buczek und Csaba (1981) wahrscheinlich machten. Sie sind bei starker Proliferation der Epithelien überall anzutreffen. Ihr gehäuftes Auftreten liegt jahreszeitlich zwischen Juli und August.

In der exkretorischen Niere sind in den Tubuli Sporoblasten und Sporen von *Sphaerospora renicola* zu finden, ab August entsteht im Herz ein Granulationsgewebe im subepikardialen Raum, das reich an Fibrozyten und Blutkapillaren ist (Körting et al., 1984). Die Granulome sind bis zu 10 Zellreihen dick, eine Infiltration mit Lymphozyten und Pigmentmakrophagen ist vorhanden. Die Pigmentmakrophagen ballen sich mit voranschreitender Jahreszeit zu Zentren zusammen, das Myokard wird nur selten tangiert. Der Befall der einzelnen Organe ist nicht zwangsläufig, sondern Schwankungen unterworfen. Eine Virusinfektion konnte in den Untersuchungen von Körting et al. (1984) ausgeschlossen werden. Gelegentlich waren Aeromonaden festzustellen.

Bakteriosen

Bakterien (Schizomycetes, Spaltpilze) sind einfach organisierte, einzellige Lebewesen. Ihre Gestalt ist rund, zylindrisch, stäbchenförmig oder spiralig gekrümmt. Die Zellwand besteht weder aus Cellulose noch aus Chitin; sie kann gallertig verquellen und zu einer sogenannten Kapselbildung oder zur Schleimbildung führen. An Stelle eines Zellkerns finden wir als Äquivalent das Bakterienchromosom mit besonderem Reduplikationsmechanismus (Cairns, 1963; Bleecken et al., 1966). Im Zytoplasma können Vakuolen auftreten.

Viele Bakterien sind mit Hilfe von Geißeln beweglich. Die Begeißelung kann sein:

1. monotrich (eine Geißel vorhanden; wenn diese sich an einem Pol befindet, spricht man von polarer Begeißelung, befindet sie sich an beiden Polen, liegt bipolare Begeißelung vor).
2. Lophotrich (ein Geißelschopf von 2 und mehr Geißeln vorhanden; auch hier kann polare und bipolare Begeißelung vorliegen).
3. Peritrich (holotrich): die Geißeln sind über den gesamten Zelleib verteilt.

Viele Bakterien bilden Farbstoffe. Man unterscheidet:

1. chromogene Bakterien. Sie geben den Farbstoff an das Außenmedium ab und bleiben selbst farblos.
2. Chromophore Bakterien. Sie weisen einen zellgebundene Eigenfärbung auf, ohne aber über Chromatophoren zu verfügen.

Die Bakterien vermehren sich durch Querteilung, wobei senkrecht zu der Längsachse eine Querwand gebildet wird, die sich dann spaltet (daher Spaltpilze).

Unter bestimmten Bedingungen entstehen im Zellinneren runde oder ovale, mit zwei Hüllen (Exine, Intine) versehene, lichtbrechende Endosporen, die durch Platzen der Zelle oder Quellung der Membran frei werden. Die Endosporen sind Dauerstadien. Sie widerstehen der Austrocknung, Kälte, Hitze und Zellgiften. Sie keimen aus und bilden erneut die vegetative Form, also die Bakterien aus.

Systematischer Überblick über die fischpathogenen Bakterien (Klasse Schizomycetes)

Ordnung Pseudomonadales: Kokken oder gerade bis kommaförmige Stäbchen, gramnegativ

Familie *Pseudomonadaceae:* gramnegative, polar begeißelte Bakterien

Gattung *Pseudomonas*

Art *(Pseudomonas fluorescens):* mehrgeißelig, Erreger des SDVS und von Geschwüren bei verschiedenen Fischen. 0,3–0,6 × 0,8–2,0 µm.

Art *(Pseudomonas putida):* vielgeißelig, beweglich oder unbeweglich, kapselbildend. Erreger der „Rotseuche" bei Cypriniden. 0,5–0,8 × 1,2–2,6 µm.

Familie *Enterobacteriaceae*

Art *(Edwardsiella tarda)*: gramnegative, fakultativ anaerobe, fermentativ aktive, peritriche oder auch unbewegliche Bakterien, 0,50–0,75 µm. Erreger der Edwardsiellose.

Art *(Edwardsiella anguillimortifera)*

Art (*Edwardsiella ictaluri* sp. nov.)

Familie *Vibrionaceae*: starre Körper, spiralig, im Ausstrich kommaförmig *(Vibrio)* polare Begeißelung *(Spirillum, Vibrio)* sporenlos, gramnegativ.

Gattung *Vibrio*

Art *(Vibrio anguillarum)*: im Ausstrich kommaförmig, sonst spiralige Stäbchen, eingeißelig. Erreger der Vibriose. 0,5 × 1,5 µm.

Gattung *Aeromonas*: gerade, gramnegative, polar begeißelte Stäbchen.

Art *(Aeromonas punctata)*: eingeißeliges, gerades Stäbchen. Erreger einer Variante des SDVS (Infektiöse Bauchwassersucht) des Karpfens. Erreger der Süßwasseraalseuche und der Fleckenseuche bei Hecht, Barsch und Karpfen. 0,5–0,8 × 1,0–2,2 µm.

Art *(Aeromonas salmonicida)*: unbewegliche, sehr kurze, kokkenartige Stäbchen. Erreger der Furunkulose der Salmoniden und der Fleckenseuche. 1,0 × 1,7–2,0 µm.

Ordnung Eubacteriales

Familie *Brucellaceae*

Gattung *Brucella*: Kurzstäbchen

Art *(Haemophilus piscium)*: gramnegativ, unbeweglich. Benötigt Nährböden, die mit Fischpepton oder Cocarboxylase angereichert sind. Erreger der Geschwürkrankheit (Ulcer disease) bei Forellen und Saiblingen. 0,5–0,7 × 1,0–2,0 µm in Geschwüren, 0,8–1,0 × 1,0–3,0 µm in der Kultur.

Art *(Pasteurella pfaffi)*: unbewegliches, gramnegatives Stäbchen. 0,5–1,0 × 1,0 bis 2,0 µm.

Familie *Corynebacteriaceae*

Gattung *Corynebacterium*

Art *(Renibacterium salmoninarum)*: kleine, unbewegliche, grampositive Stäbchen als Diplobazillen, sporenlos. 0,4 × 0,8 µm. Erreger der Bakteriellen Nierenkrankheit bei Lachs und Forelle.

Ordnung Actinomycetales

Familie *Mycobacteriaceae*: säure- und alkoholfeste Stäbchen, meist mit gelblichem oder orangefarbenem Pigment.

Gattung *Mycobacterium*

Art *(Mycobacterium marinum)*: säurefest, pleomorph, kurzes, dickes, unbewegliches, gerades oder kommaförmiges Stäbchen. Eventuell identisch mit *M. balnei.*

Art *(Mycobacterium poikilothermorum)*

a) Typus M. piscium: säurefest, grampositiv, unbeweglich, schlankes, sporenloses, gerades bis kommaförmiges Stäbchen. 1,1–6,0 µm lang.
Erreger der Fischtuberkulose.

b) Typus *M. ranae*

c) Typus *M. tropidonatum*

d) Typus *M. chelonei*

Familie *Actinomycetaceae*

Gattung *Nocardia*

Art *(Nocardia asteroides)*

Art *(Nocardia brasiliensis)*

Ordnung Myxobacteriales

Familie *Cytophagaceae*

Gattung ?

Art *(Cytophaga psychrophila)*: lange, dünne, flexible, gramnegative Stäbchen. Keine Mikrozystenbildung. Erreger der Bakteriellen Kaltwasserkrankheit.

Familie *Myxococcaceae*
Gattung?
Art *(Flexibacter columnaris)*: lange, dünne, flexible, gramnegative Stäbchen. Mikrozystenbildend. Anordnung in Kolonnen. Erreger der *Columnaris*-Krankheit.

Infektion durch *Edwardsiella tarda*

(Edwardsiellosis)

Diese Bakteriose tritt beim Marmorwels *(Ictalurus punctatus)* in Fischfarmen der Südstaaten der USA auf (MEYER u. BULLOCK, 1973). Sie wurde außerdem bei *Anquilla japonica* in Japan beobachtet (WAKABAYASHI u. EGUSA, 1973). Es werden folgende Arten unterschieden: *Edwardsiella tarda, Edwardsiella anguillimortifera* und *Edwardsiella ictaluri* sp. nov. (HAWKE et al., 1981).

Die Krankheit tritt allgemein bei Süßwasserfischen im Warmwasser auf und kommt in Japan auch bei Brackwasser- und Meeresfischen vor. Es handelt sich um eine septikämische Enterobakteriose, hervorgerufen durch eine Art der Gattung *Edwardsiella.*

Edwardsiella tarda (EWING et al., 1965) ist ein peritriches, bewegliches, gramnegatives Stäbchen von 0,6 μm × 0,2 μm Größe. Es bildet keine Sporen. Auf Agarplatten entstehen langsam wachsende, runde, glatte, glänzende, erhabene Kolonien von 1 mm Durchmesser, die durchscheinend, feucht und von grauweißer Farbe sind. Nährbouillon wird homogen getrübt, wobei kein Häutchen und nur sehr wenig Bodensatz gebildet wird. Die NaCl-Toleranz liegt bei 0–4 %. Das Wachstum erfolgt innerhalb eines *p*H-Bereichs von 5,5–9,0, der entsprechende Temperaturbereich liegt in Nährbouillon zwischen 15–42 °C.

Nach leichter Infektion treten bei *Ictalurus punctatus* Hautdefekte von 3–5 mm Durchmesser im Kaudalbereich des Rumpfes auf (MEYER u. BULLOCK, 1973). Mit voranschreitender Infektion entstehen in der Lateralmuskulatur nach außen aufbrechende Abszesse, die sich in akut verlaufenden Fällen zu großen gasefüllten, kavernösen Muskelnekrosen ausweiten, die die Körperoberfläche beulenartig hochwölben. Im Inneren dieser Kavernen liegen in jauchiger Zersetzung befindliche Gewebetrümmer. Mit weiterem Fortschreiten dieses Prozesses entstehen Störungen in der somatischen Motorik der caudalen Körperregion. Bei Aalen wurden ulcerative Defekte auch in Leber und Niere nachgewiesen. Das äußere Krankheitsbild und der Sektionsbefund sind ziemlich spezifisch und daher differentialdiagnostisch eindeutig. Selbstverständlich ist aber zur einwandfreien Sicherung der Diagnose der Erregernachweis anzustreben (Abimpfung aus muskulären Nekrosebereichen oder der Niere).

Zur pathologischen Histologie seien hier die Befunde von MIYAZAKI u. PLUMB (1985) sowie von KAIGE et al. (1986) wiedergegeben. Bei *Ictalurus punctatus* waren die Riechgruben exsudativ entzündet, wobei eine leukozytäre Entzündung, repräsentiert durch neutrophile Granulozyten, vorlag. Das Sinnesepithel war teilweise nekrotisch. Auch die Riechlappen (Lobi olfactorii) waren intensiv entzündet. Die Neutrophilen in den Entzündungsarealen zeigten intensive Bakteriophagozytose, wobei in den zytoplasmatischen Phagozytose-Vakuolen intensive Bakterienteilung stattfand, die zum Tod des Granulozyten führte. In der Leber führte die Bakterieninvasion zu lokaler Abszeßbildung. Gleiches war am intrahepatischen Pankreas zu sehen; in der Milz waren die Gefäßscheiden nekrotisch. Das Hämatopoetikum der Kopfniere schien nicht tangiert zu sein, obwohl die Neutrophilen in der Zahl vermindert erschienen. In schweren Fällen allerdings traten Atrophie und Dilatation der Sinusoide auf bei Austritt von Neutrophilen in das umgebende Gewebe. Herz, Kiemen und Magen waren nicht tangiert. Bei *Tilapia mosambica* fanden KAIGE et al. (1986) nach experimenteller Infektion mit *Edwardsiella tarda* 24–48 Stunden p. i. Erosionen und muskuläre Nekrose mit entzündlicher bakterieller Vermehrung im Bereich der durch i. m. Injektion gesetzten muskulären Entzündungsherde, wobei zahlreiche phagozytierende Entzündungszellen zu sehen waren. Das gleiche Bild boten Leber, Milz, Niere und Herz. 120 Stunde p. i. waren die Fische moribund, zeigten ulzerierende Läsionen im Injektionsbereich und weiße Knötchen in Leber und Milz. In beiden Organen, aber auch im Hämatopoetikum waren fokale Ansammlungen von Makrophagen festzustellen, verbunden mit der Entstehung von Granulomen. Auch das Herz zeigte fokale Nekrosen mit Bakterienvermehrung und Entzündungszellen. In den Kiemenlamellen trat Bakterienembolie auf.

Die experimentellen Befunde von KAIGE et al. (1986) bestätigten auch die histopathologischen Ergebnisse, die MIYAZAKI u. KAIGE (1985) an der Japanischen Flunder, dem Roten Seebrassen und dem Japanischen Aal erhalten hatten.

Als Infektionsquellen sollen Ausscheidungen von Mensch und Tier in Frage kommen. Bei experimenteller Übertragung erkrankten Setzlinge von *I. punctatus* (Größe 5–10 cm) bei 27 °C im Zeitraum von 10 Tagen zu 80 % tödlich nach einer i. p. Injektion von 8×10^7 Zellen von *E. tarda*. In Háltern ist die Edwardsiellose sehr ansteckend, die Inkubationszeit dürfte zwischen 3–6 Tagen liegen.

Die Krankheit tritt in Arkansas von Juli bis Oktober bei Wassertemperaturen über 30 °C auf und befällt Marmorwelse von über 450 g Körpermasse. Die Verluste betragen in Teichen 5 %, in Háltern dagegen bis 50 %. Gleiches gilt für Aale in Japan.

Prophylaxe und Therapie sind noch nicht vorangeschritten. OTC-Verfütterung (50 mg/kg Fisch/Tag) über 10 Tage lang war erfolgreich bei der Krankheitsbekämpfung. Bedingung ist, daß die erkrankten Welse und Aale das Futter noch aufnehmen.

Vibriose

(Vibriosis piscium)

Die Vibriosis ist weltweit verbreitet und bei verschiedenen Fischarten zu beobachten. Sie tritt überwiegend im Salz- und Brackwasser, seltener im Süßwasser auf. Die Erstbeschreibung ihres Erregers erfolgte durch BERGMANN (1909), der ihn aus erkrankten Aalen isolierte. In der Folgezeit wurde das als *Vibrio anguillarum* bezeichnete Bakterium auch aus Dorsch und Hecht (BERGMANN, 1912) und aus Salmoniden (*Oncorhynchus gorbuscha, O. keta, O. kisutch, Salmo salar, Oncorhynchus mykiss*) isoliert. Untersuchungen zur Vibriose erfolgten durch SCHÄPERCLAUS (1927, 1928, 1934) und in neuerer Zeit durch BERNER u. MATTHEIS (1959), MATTHEIS (1960, 1964), ANDERSON u. CONROY (1968), ROSS et al. (1968), CISAR u. FRYER (1969), FRYER et al. (1972), HAASTEIN u. HOLT (1972), AKER (1974), SCHRECKENBACH (1973, 1974), MCCARTHY et al. (1974), MORUGA (1975), HORNE et al. (1977), MIYAZAKI et al. (1977 a, b), GIORGETTI u. CESCHIA (1982) und andere.

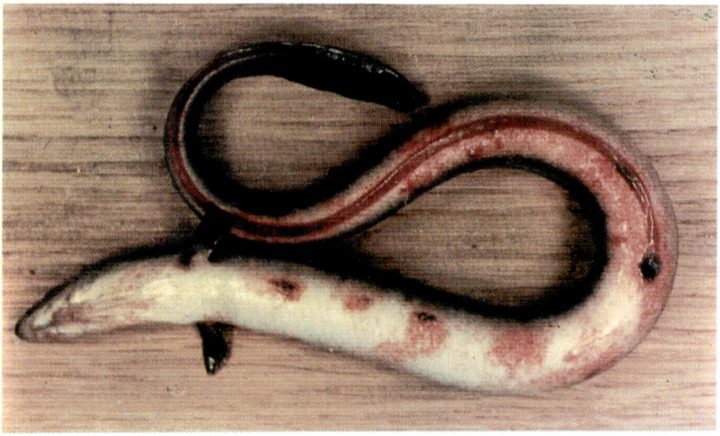

Abb. 76. Aal mit akuter Vibriosis. Hämorrhagien, Erytheme, Afterentzündung und beginnende Geschwürbildung. (Nach SCHRECKENBACH).

Durch die fischereiliche Intensivnutzung von Gewässern nahe der Meeresküste sind *Vibrio*-Erkrankungen in zunehmendem Maß gefährlich geworden und sind deshalb von aktuellem Interesse.

Symptomatologie, pathologische Anatomie, Diagnostik. Die Krankheitsmerkmale sind vielfältig, die Diagnose ist nur in Verbindung mit dem Erregernachweis zu sichern. Nach SCHÄPERCLAUS (1934) beobachtet man beim Aal, wenn äußere Merkmale fehlen, schlappes Emporschwimmen und Hängen an der Wasseroberfläche. Der Tod erfolgt plötzlich unter krampfhaften Zuckungen. Als äußere Symptome treten fleckige Rötungen an den Lateralpartien und der Ventralregion des Rumpfes, manchmal auch nur ein geröteter Flossensaum und geröteter After auf (Abb. 76). Bei 30–40 cm langen Blankaalen war die Muskulatur in der Herzregion rötlich geschwollen. Beulen oder rote Geschwüre, die manchmal von glasigen Hautwucherungen umwallt sind, wurden ebenfalls beobachtet (Abb. 77).

Bei Salmoniden finden wir rote, nekrotische oder beulenähnliche Läsionen in der Muskulatur. An der Flossenbasis und im Mundinneren treten Erytheme auf. Auf der Körperoberfläche sind Petechien vorhanden, die Kiemen sind öfter hämorrhagisch (FRYER et al. 1972). Auch in den Eingeweiden treten bei allen erkrankten Fischarten Hämorrhagien auf, der Intestinaltrakt ist entzündet (Abb. 78). Es kommt zu einer schnell sich entwickelnden Septikämie. Bei der Forelle sind Muskelnekrosen mit Blutungen im Perimysium, Gefäßverödung und leukozytärer Infiltration zu sehen.

Beim Hecht bestehen die ersten Krankheitsanzeichen in kleinen roten Petechien im Rachen, unter den Kiemendeckeln und ventral unterhalb der Herzregion vor den Brustflossen. Später treten Hautdefekte auf, deren Umgebung rot gefärbt ist. Die Muskulatur kann, wie auch bei anderen Fischarten, freiliegen. Auch Geschwülste am Kopf sind beobachtet worden. Die Sektion zeigt Hyperämien und Hämorrhagien an Darm und Leber, die aber auch fehlen können, Rötung des Enddarms und gelegentliche Nekrose der Niere (weiße Flecken).

Die Vibriose tritt in 2 Formen auf.

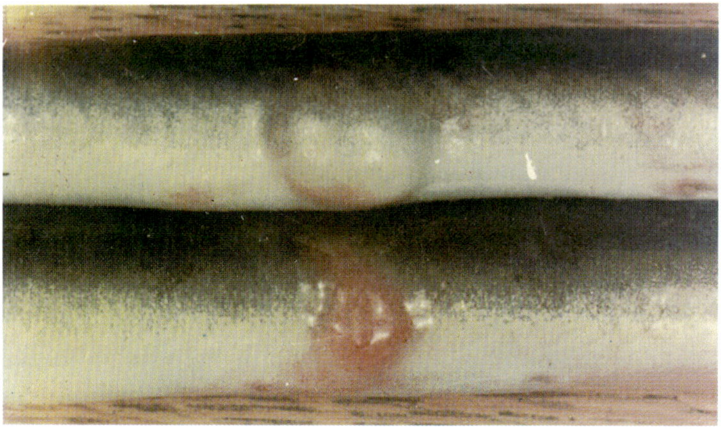

Abb. 77. Aal mit Vibriosia. Phlegmone (oben) mit geschwürigem Aufbruch (unten). (Nach SCHRECKENBACH).

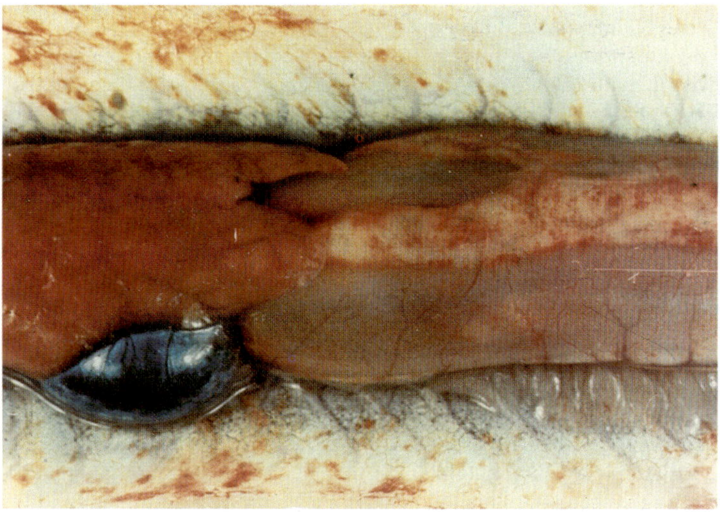

Abb. 78. Aal mit akuter Vibriosis. Sektionsbefund: Gefäßhyperämie und -dilatation, Hämorrhagien in Leber, Mesenterium, Peritoneum und Darm. (Nach SCHRECKENBACH).

1. *Akute Form.* Sie tritt bei geringer Widerstandskraft des Organismus ohne äußere Symptome auf, der Tod erfolgt unter krampfartigen Zuckungen. Meist aber entstehen Hämorrhagien und Erytheme an den Flossen und am Körper, die zur totalen Rotfärbung führen können („Rotseuche"). Die Sektion zeigt Milz und Niere geschwollen, Hyperämie der inneren Organe und Blutungen in der Leibeshöhle.

2. *Chronische Form.* Bei günstigem Immunitätsstatus treten oft nur lokale Symptome, wie intramuskuläre Phlegmone, Ulzera oder flächige Hautdefekte entlang des gesamten Körpers beim Aal besonders am Ober- und Unterkiefer auf. Gelegentlich findet man nur eine Darmentzündung. Die Erreger können bei chronischem Krankheitsverlauf meist nur direkt aus den erkrankten Körperstellen isoliert werden.

Die äußeren Symptome sind für die exakte Diagnose wenig hilfreich, daher ist der Erregernachweis das entscheidende Kriterium. Bei akuter Erkrankung erfolgt die Isolierung des Erregers aus den inneren Organen, bei chronischer Erkrankung aus erkennbaren Infektionstellen. In diesem Fall werden auch Pseudomonaden, Aeromonaden und Kokken gefunden. *A. punctata* kann die Pathogenese mit beeinflussen. Eine schnelle serologische Diagnose ist mit der Gruberschen Reaktion unter Zuhilfenahme spezifischer O-Seren möglich (SCHRECKENBACH, 1973; CONROY u. WITHNELL, 1974).

Untersuchungstechnik. Abimpfungen aus Leber, Niere oder Muskulatur, bei eben getöteten Aalen auch aus dem Blut (Aorta descendens), auf Agar dessen NaCl-Gehalt den Ansprüchen von *V. anguillarum* genügen muß (vgl. Ätiologie, Pathogenese, Epidemiologie). Auch flüssige Nährmedien mit zusagendem NaCl-Gehalt sind zur Abimpfung geeignet. Morphologische und physiologische Untersuchungen der abgeimpften Keime (Gelatinestich, Barsiekow-Glucose u. a., Ansprüche an Salzgehalt). Die Färbung der Bakterien erfolgt mittels Methylenblau nach LÖFFLER oder alkoholischer Gentianaviolett- bzw. Karbolgentianviolettlösung. Fixierung der Gewebeproben in Bouin oder Formalin.

Ätiologie, Pathogenese, Epidemiologie. Der Erreger der Vibriose ist *Vibrio anguillarum* (BERGMANN, 1909) mit den biochemischen Typen A, B und C (SCHRECKENBACH, 1973, 1974). Seltene Krankheitsfälle werden auch von *V. parahaemolyticus* verursacht. *V. anguillarum* ist neben *A. salmonicida* und *A. punctata* einer der am besten untersuchten pathogenen Keime bei Fischen. *V. anguillarum* ist ein gerades bis leicht gebogenes Stäbchen von starker Beweglichkeit. Lange Teilungsketten sehen wellenförmig aus. Junge Zellen messen 1,2–2,1 µm × 0,4–0,6 µm, die Geißel ist 2–3mal länger als die Bakterienzelle. Die Färbbarkeit mit Karbolfuchsin und Methylenblau ist gut, desgleichen die Geißelfärbung nach ZEITNOW. Eine Kapsel- und Sporenbildung erfolgt nicht.

Bei Kultivierung unter ungünstigen Milieubedingungen oder nach längerer Passagierung können Involutionsformen mit kokkoidem Habitus gebildet werden. Das Wachstum der Kulturen von *V. anguillarum* liegt innerhalb eines weiten Temperaturbereiches von 5–35 °C. Das Temperaturoptimum wird mit 26 °C angegeben, das *p*H-Optimum liegt bei 6,0–9,6. Wachstum erfolgt nur bei NaCL-Konzentrationen > 0,25 % (Ausnahme: einige *V. anguillarum* Stämme des Typs C). Die obere NaCl-Grenze für *V. anguillarum* liegt bei 7 %. Auf festen und in flüssigen normalen Nährmedien mit einem NaCl-Gehalt von 1–2 % ist *V. anguillarum* gut zu kultivieren. Auf Nähragar entstehen nach 48 Stunden (vgl. SCHÄPERCLAUS, 1979) runde, glänzende, glatte, konvexe, weiche, graue bis schwach gelbgraue Kolonien, die nach längerer Wachstumszeit graubraun werden (Abb. 79). Zusatz von Blut (Kaninchen, Mensch) führt bei 26 °C nach etwa 72 Stunden zur Entstehung eines β-hämolytischen Hofs um die Kolonien (Abb. 80). Auf Nährgelatine wachsende Kolonien werden mit Hilfe bakterieller proteolytischer Enzyme schalenförmig verflüssigt. In-

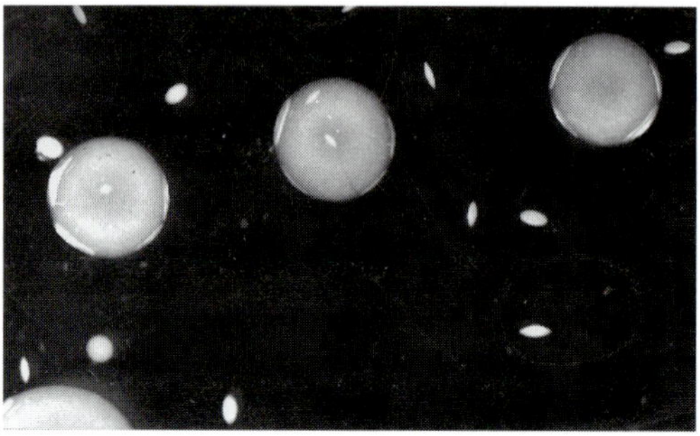

Abb. 79. Kolonien von *Vibrio anguillarum* auf Nähragar nach 48 Stunden bei 26 °C. (Nach SCHRECKENBACH).

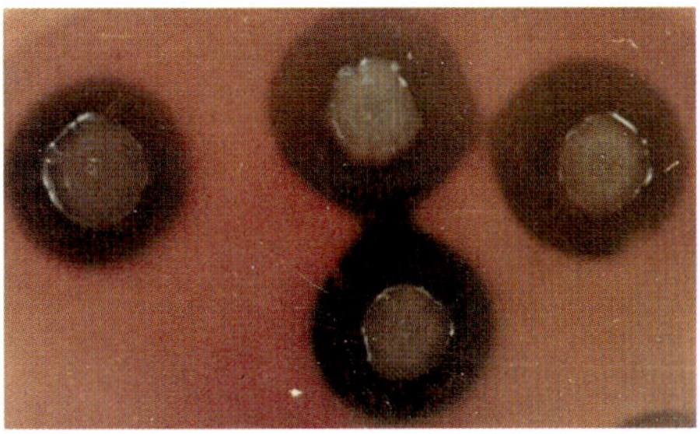

Abb. 80. Kolonien von *Vibrio anguillarum* mit β-hämolytischem Hof auf Kaninchenblutagar nach 72 Stunden bei 26 °C. (Nach SCHRECKENBACH).

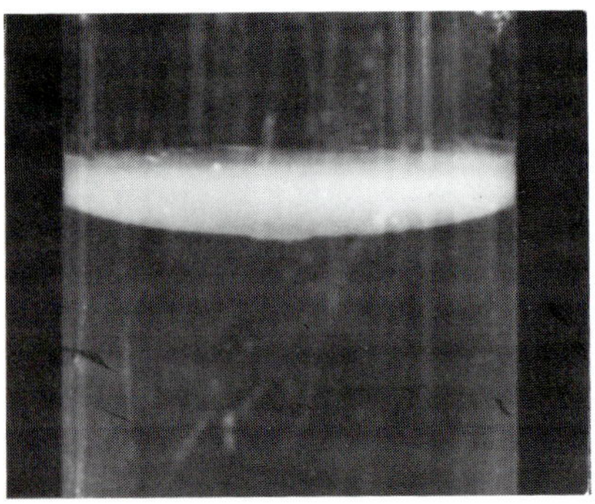

Abb. 81. Kultur von *Vibrio anguillarum*. Suspensionskultur in Nährbouillon. Bildung eines Oberflächenhäutchens. (Nach SCHRECKENBACH).

volutionsformen (s. oben) bilden in flüssigen Nährmedien kein Oberflächenhäutchen (Abb. 81) und auf Nähragar Kolonien von rauhem bzw. durchsichtigem Aussehen (R- und M-Form). In den Kulturen von *V. anguillarum* besteht ein Wechsel von S-, R- und M-Formen (R = Rauhform, S = Glattform, M = Mucosusform). *V. anguillarum* bildet Ektotoxine mit β-hämolysierenden Eigenschaften (Erythrolyse). Der Höhepunkt der Hämolysinbildung liegt bei Verwendung flüssiger Nährmedien und einer Temperatur von 26 °C zwischen dem 4. und 8. Tag nach Bebrütungsbeginn. Formaldehyd- oder Phenolzusatz reduziert die Hämolysefähigkeit der Kulturfiltrate binnen 3 Tagen und die Toxizität binnen etwa 17 Tagen, wobei die antigenen Eigenschaften erhalten bleiben (SCHRECKENBACH, 1973).

Die Biotypen von *V. anguillarum* lassen sich nach NYBELIN (1935), SMITH (1961) und SCHRECKENBACH (1973) wie folgt gegeneinander abgrenzen (vgl. SCHÄPERCLAUS, 1970):

	Typ A	Typ B	Typ C	Typ 1
Wachstum ohne NaCl	0	0	+	0
Wachstum in 10 % NaCl	0	0	0	0
Voges-Proskauer	+/0	+/0	+/0	0
Methylrot	+/0	+/0	+/0	+
Indol	+	0	+	+
Säure aus Saccharose	+	0	+	0
Säure aus Arabinose	+	0	+/0	+/0

+ = positive Reaktion, 0 = keine Reaktion.

In der Praxis wird die Differenzierung der Typen A, B, C im allgemeinen nicht mehr vorgenommen (MCCARTHY et al., 1974).

V. anguillarum läßt sich serologich deutlich von *A. punctata*, *P. fluorescens* und *V. parahaemolyticus* abgrenzen. Die serologische Diagnose von *V. anguillarum* ist mit Hilfe mono- und polyvalenter Hyperimmunseren möglich (SCHRECKENBACH, 1973; CONROY u. WITHNELL, 1974). Desgleichen ist die Herstellung eines polyvalenten Impfstoffes zur Immunprophylaxe möglich (SCHRECKENBACH, 1974).

Die Pathogenität von *V. anguillarum* für einzelne Fischarten nimmt in der Reihenfolge zu: *A. anguilla*, *A. japonica*, *Oncorhynchus mykiss*, *Cyprinus carpio*, *Carassius carassius* (SCHRECKENBACH, 1973; MUROGA, 1975). Der Pathogenitätstest erfolgt durch i. m. Injektionen von 1 mg (8×10^8) Vibrionen/100 g Fisch bei 10 °C oder 20 °C. Die Typen A, B, C sind in ihrer Virulenz gleichartig.

V. anguillarum ist weltweit im Salz- und Brackwasser und seltener im Süßwasser verbreitet. Der natürliche Infektionsweg ist nicht bekannt, wahrscheinlich sind die Haut und der Verdauungstrakt die Eintrittspforten.

Erhöhte Wassertemperaturen, Streß und Schadstoffanreicherungen wirken begünstigend auf die Infektion (z. B. eutrophierte bzw. stark organisch belastete Gewässer und Warmwasseranlagen). Auch sehr hohe *p*H- und NH_3-Werte wirken begünstigend. Der *p*H-Wert 8 des Salzwassers und Intensivfütterung führen bei Forellen zur Autintoxikation durch NH_3 und nachfolgenden Infektion. Auch die osmoregulatorische Anpassung der Aale bei ihrer Abwanderung ins Brackwasser schafft einen Streßzustand, der bei geschwächter Immunabwehr den Krankheitsausbruch begünstigt. Der Agglutinin- und Präzipitintiter ist im Süßwasser gleich Null, im Brackwasser der Ostsee dagegen bei natürlich erworbener Immunität

1 : 20 bis 1 : 320, wie SCHRECKENBACH (1973) zeigen konnte. Die Inkubationszeit dauert 7 Tage. Beim Fehlen äußerer Symptome verläuft die Vibriose offenbar als Folge einer Sepsis katastrophal mit Massensterben, weniger heftig und verlustreich dagegen beim Auftreten von Geschwüren. Experimentell infizierte Aale starben unter roter Fleckenbildung binnen 3–6 Tagen (SCHÄPERCLAUS, 1927). Bei der Pathogenese sind sowohl lebende Bakterien als auch bei ihrem Zerfall frei werdende Ektotoxine wirksam.

Pathologische Histologie, Hämatologie. MIYAZAKI et al. (1977a, 1977b) beschrieben die Histopathologie der Vibriose beim Aal und bei Salmoniden. Im Frühstadium entsteht auf der Aalhaut ein roter Fleck, gefolgt von einer hämorrhagischen Schwellung und anschließenden Nekrose. An den inneren Organen fallen bei fortgeschrittener Erkrankung die hyperämisch gestaute Leber, die schwarzrote, geschwollene Milz, der gerötete Darm mit epithelialer Desquamation, die aufgeweichte Niere und allgemeine Vasodilatation auf.

Histopathologisch erstrecken sich die Geschwüre auf Haut und Lateralmuskulatur. Im Frühstadium dringen die Bakterien durch die Dermis und das subkutane Fettgewebe in die Muskulatur ein und breiten sich in den Myosepten aus. Nekrose und Gefäßerweiterungen sind die Folgen, ferner seröse Exsudation und Hämorrhagien sowie eine nachfolgende ödematöse Ablösung der Epidermis von der Lederhaut. Milz, Leber, Niere, Herz, Kiemen und Darm zeigen fokale Nekrosen, im Darm katarrhalische Desquamation der Schleimhaut und Nekrose der Tunica propria sowie Zirkulationsstörungen. Allgemein herrscht eine deutliche Sepsis vor. Auch die Milz ist stark von Bakterien invadiert. Venenscheiden und Milzpulpa sind nekrotisch und hämorrhagisch. In der Leber dringen die Bakterien entlang den Gefäßscheiden und der erweiterten Sinusoide vor. Fokale Hämorrhagien und Zellnekrosen sind ausgeprägt. Auch die Kiemen sind durch bakterielle Invasion der lamellären Basalmembran und des Bindegewebes gekennzeichnet. Es kommt zur Gefäßerweiterung und zu ödematöser Ablösung des lamellären und filamentären Epithels. Grundsätzlich gleiche histopathologische Befunde wurden bei Regenbogenforellen erhoben. Bei diesen traten zusätzlich Exophthalmus und Zerstörungen am Auge auf. Es kam zur Netzhautablösung mit Nekrose der Pigmentschicht, Hämorrhagien in der Iris und Nekrose der Kornea. Im Herz, in der Milz und im hämatopoetischen Gewebe der Niere kam es zu kolonienförmigen Ansammlungen der Bakterien, die lokal als Thromben wirksam wurden.

Beim Hecht ist nach SCHÄPERCLAUS (1927) die lockere Dermis stellenweise total zerstört, die straffe Dermis bleibt intakt. Die Hypodermis zeigt Entzündungen, die auch auf die Muskulatur übergreifen können. Vor allem der Enddarm zeigt starke Gefäßhyperämien (Thrombose?). Zwischen Ring- und Längsmuskelschicht, außerdem zwischen Muskularis und Serosa sind Blutungen und Entzündungen festzustellen, die auch auf die longitudinale Muskelschicht übergreifen. Die Niere ist o. B. Die Leber weist außer Hyperämie lokalisierte Koagulationsnekrosen auf. Bei erkrankten Fischen sind Hämatokrit, Hb-Gehalt und Erythrozytenzahl erniedrigt. Bei Hechten wurde ein Hb-Gehalt von 9,5 g/100 ml gemessen. Der Blutausstrich bestätigt die Bakteriosepsis.

Therapie, Prophylaxe, Hygiene. In natürlichen Gewässern ist eine Bekämpfung der Vibriose nicht möglich. Als Vorbeugung kann nur die Entfernung erkrankter Aale dienen.

Eine Therapie mit Antibiotika ist nach erfolgtem Resistenztest möglich: Chloramphenicol 50 mg/kg Fisch am 1. Tag und 30 mg/kg Fisch vom 2. bis 6. Tag. In gleicher Weise kann OTC appliziert werden. Die Verabreichung erfolgt bei Aalen und Forellen mit dem Futter.

Bei Verdacht auf chronischen Verlauf der Vibriose wird Furazolidon (100 mg/kg Fisch/Tag) 6 Tage lang verabreicht. Die Karenzzeiten sind bei allen Therapievarianten zu beachten.

In Warmwasseranlagen ist auf Grund der hohen Wassertemperatur und der organischen Belastung bei hoher Besatzdichte eine wirksame Therapie erst bei wochenlanger Applikation von Antibiotika möglich. (Dieses Unternehmen ist von seiten des Umweltschutzes als fragwürdig anzusehen, da der „Nachfluter“ belastet wird).

Die Verwendung einer polyvalenten Vakzine („Vibrichthyn“) aus Antigenen inaktivierter Endo- und Ektotoxine ausgewählter Serotypen von *V. anguillarum* wurde in Ostdeutschland zur wirksamen Immunprophylaxe bei Aal und Forelle in Produktionsanlagen möglich (Schreckenbach, 1973, 1974). Im Experiment konnte gegenüber unbehandelten Kontrollen eine Verlustsenkung auf 5–30 % beobachtet werden.

Itami u. Kusuda (1980) berichten über eine Spray(Bad)-Vakzination des Ayu *(Plecoglossus altivelis)* gegen *Vibrio anguillarum.* Verwendet wurde ein Impfstoff aus formalin- bzw. ultraschall-abgetöteten Bakterien. Die Zahl überlebender Versuchsfische betrug 16 Wochen nach der Impfung 80 %, bei den unbehandelten Kontrollen dagegen nur etwa 10 %.

Agius et al. (1983) verglichen eine Perchlorsäure-Extraktionsvakzine gegen *V. anguillarum* mit anderen Vakzinen bei i. p. bzw. oraler Applikation. Bei i. p. Applikation wirkte der Perchlorsäure-Extrakt besser als formalinabgetötete Zellen, bei oraler Gabe ist es umgekehrt. Die Agglutinationstiter im Serum waren bei oraler Gabe niedrig, bei i. p. Applikation dagegen konstant 64. Dennoch ist nur die orale Vakzinierung praktikabel. Bei oraler Anwendung formalin-abgetöteter Impfstoffe unter Zugabe von Alaun als Adjuvans wurde 6 Wochen nach der Impfung eine Überlebensrate von 70 % registriert.

Süßwasseraalseuche (Red Disease)

(Morbus ruber anguillarum)

Die Krankheit wird von *A. punctata* und/oder *Paracolobactrum anguillimortiferum* Hoshina verursacht. Auch *Ps. fluorescens* und *Ps. putida* wurden als Krankheitserreger bei Aalen aus Warmwasseranlagen nachgewiesen (Kulow et al., 1970; Schreckenbach, 1972). Die Süßwasseraalseuche ist seit 1928 aus Fließgewässern und Seen Mitteleuropas bekannt und tritt bei Aalen *(Anguilla anguilla, A. japonica)* verschiedener Länge unabhängig von der Jahreszeit auf. Die Verluste sind wechselnd, höher im Herbst, niedriger im Frühjahr. In Warmwasseranlagen ist die Süßwasseraalseuche eine obligate Erkrankung des Aals.

Symptomatologie, pathologische Anatomie, Diagnostik. Der Körper der erkrankten Aale zeigt fleckenartige, manchmal tüpfelartige Hämorrhagien besonders in der Ventralpartie und der Afterregion. Auch der ventrale Flossensaum und die Basis der Brustflossen können gerötet sein. Hautdefekte äußern sich als weißliche Flecken, die sich aber auch zu Geschwüren entwickeln, die einen weißen, teils geröteten Rand und im Zentrum die freiliegende, entzündlich gerötete Muskulatur erkennen lassen. Geschwüre entstehen besonders in der Kopfregion zunächst als erbsen- bis haselnußgroße Beulen, die aufbrechen und abheilen können oder als Geschwüre weiterbestehen (Abb. 82). Die Krankheit kann auch ohne äußere Symptome verlaufen; die Aale schwimmen dann träge umher und hängen kurz vor dem Tod in gekrümmter Haltung an der Wasseroberfläche. Die Sektion zeigt Hämorrhagien in der Leber, Entzündung des Darmes und eine geringe Ascitesmenge in der Leibeshöhle.

Untersuchungstechnik. Zur bakteriologischen Untersuchung von Beulen werden diese äußerlich sterilisiert und das infektiöse Material aus der Tiefe der Beule mit einer ausgeglühten Platinöse entnommen. Gleichzeitig werden in der beschriebenen Weise (vg. Bakteriotechnik) aus Niere und Leber oder der Muskulatur Abimpfungen vorgenommen. Bei frisch getöteten Aalen kann eine Abimpfung auch aus dem Blut der Aorta descendens erfolgen. Die Übertragung des Impfmaterials geschieht auf Schrägager. Außerdem können Gelatineplattenkulturen hergestellt werden. Anschließend erfolgt die morphologische und physiologische Untersuchung der Bakterien (Gelatinestich, Barsiekow-Traubenzucker, Prüfung der Ansprüche an den Salzgehalt).

Zur Fixierung pathologischen Materials eignet sich Bouin oder Formalin + Wasser = 1 + 4.

Ätiologie, Pathogenese, Epidemiologie. Der Erreger der Süßwasseraalseuche in Warmwasseranlagen ist vorwiegend *Aeromonas punctata,* daneben *Pseudomonas fluorescens* und *Ps. putida* (KULOW et al., 1970; SCHRECKENBACH, 1972).

Die Seuche wird sehr wahrscheinlich im Zug der Aalwanderung verbreitet. In geschlossenen Gewässern trat die Krankheit vor allem nach Besatz mit Aalen aus der Unterelbe auf. Ihre Verbreitung erfolgt wahrscheinlich durch Kontaktinfektion und ist in ihrem Verlauf von klimatischen und anderen noch unbekannten Faktoren abhängig. Die Krankheit kann Einzelindividuen befallen, aber auch zu großen Massensterben führen, vor allem wenn es zur bakteriellen Sepsis kommt. Der Krankheitsverlauf erstreckt sich oft über Monate. Richtet sich die Aktivität der Bak-

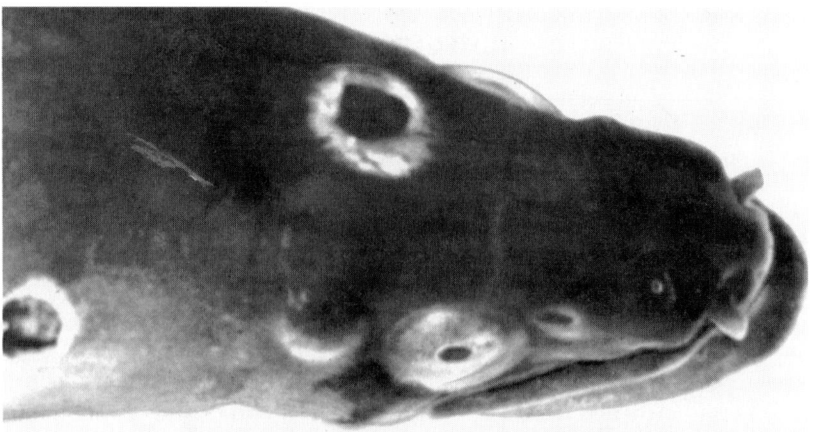

Abb. 82. An Süßwasseraalseuche erkrankter Aal. Geschwüre am Kopf, Beulenbildung hinter dem Auge. (Nach SCHÄPERCLAUS).

terien nur auf Haut und Muskulatur, besteht Heilungstendenz. Bei *A. anguilla* tritt die Süßwasseraalseuche besonders in Warmwasseranlagen auf, in Japan in Aalmastteichen. Reservoir für die Krankheitserreger sind der Schlamm und das Wasser, in dem ein lange Tenazität des Erregers besteht. Infektionsquelle sind infizierte Aale (Kontaktinfektion). Der Erreger ist bei Aalen in Warmwasseranlagen latent vorhanden (bis zu 50 % der Aale sind latent infiziert). Besonders angehende Speiseaale sind prädisponiert. In Seen und Flüssen erkranken Aale aller Altersklassen.

Pathologische Histologie, Hämatologie. Der Inhalt der Geschwüre der Süßwasseraalseuche besteht aus seröser Flüssigkeit, in der sich Leukozyten und atrophierte Erythrozyten im Verhältnis 3 : 2 befinden (SCHÄPERCLAUS). Das Schnittbild der Geschwüre zeigt in einem begrenzten Bezirk zwischen hypodermalem Bindegewebe und Dermis einen Hohlraum, der auch in die Hypodermis allein verlagert sein kann. Der Hohlraum ist mit Eiter erfüllt. Die an diese Eiterhöhle angrenzenden Gewebepartien sind nekrotisch. Die Dermis weist in Geschwürnähe starke Hämorrhagien auf, dadurch erscheinen die Geschwüre makroskopisch rot umrandet, die Beulen rotgefärbt. Zwischen den Bindegewebefasern, die auch Hämorrhagien enthalten und Bakterien aufweisen, treten Ödemlücken auf. Die größten Schädigungen weist das Herz auf. Sie bestehen in starken Hämorrhagien in der Herzwand, auch hier sind Bakterien im Schnitt gut zu erkennen.

Der Hb-Gehalt sinkt von 10 g/100 ml auf 6,4 g/100 ml, der Hämatokritwert von 38 % auf 27 %, die Erythrozytenzahl von 1,5 Millionen auf 0,8 Mill./mm^3. Die Zahl der Granulozyten steigt von 22 000/mm^3 auf 63 000/mm^3 (Angaben nach EINSZPORN-ORECKA, 1976).

Therapie, Prophylaxe, Hygiene. Eine Bekämpfung ist schwierig. Tote Aale sind zu vergraben. Als allgemeine Prophylaxe ist eine Überintensivierung der Aalwirtschaft zu vermeiden. In Warmwasseranlagen müssen optimale Umweltbedingungen angestrebt werden. Eine gezielte Prophylaxe ist in Warmwasseranlagen und Teichen durch Verfütterung von Antibiotika möglich, birgt aber eine Umweltbelastung in sich.

Furunkulose

(Furunculosis)

Die Furunkulose ist seit 1894 aus Bayern bei Salmoniden bekannt. Sie ist die erste exakt beschriebene und nachgewiesene Bakteriose bei Fischen. Ihren Namen hat sie von Beulen und Geschwüren, die allerdings Furunkeln des Menschen nur wenig ähnlich sind.

Symptomatologie, pathologische Anatomie, Diagnostik. Die typischen Krankheitssymptome sind Beulen und Geschwüre (Abb. 83, 84), die einzeln oder in Gruppen meist in der Rückenregion auftreten. Die Geschwüre sind blutig. Sie enthalten, wenn sie größer sind, schmierigen dunklen Eiter und können in die Leibeshöhle durchbrechen (KLINGLER u. MEIER, 1977). Geschwüre können auch fehlen. In diesem Fall zeigt die Sektion eine Darmentzündung, vor allem in der Regio pylorica (Abb. 85) und am Enddarm; auch Peritonitis wurde beobachtet. Die Schwimmblase ist hyperämisch, in der Leber sind kleine Hämorrhagien und Ekchymosen anzutreffen. Hämorrhagien sind manchmal auch an der Innenseite des Kiemendeckels, den Augen und den Flossen vorhanden. Im Fall einer Bakteriämie fehlen diese

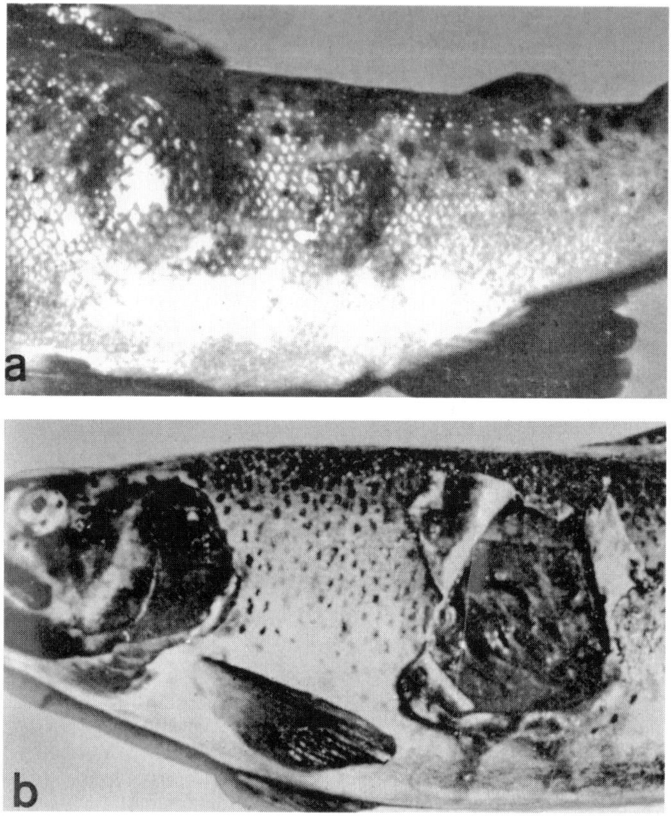

Abb. 83. Furunkulose der Forelle. a) Bachforelle mit noch geschlossenen Furunkeln. b) Regenbogenforelle mit aufgeplatztem, in Geschwürbildung übergehendem Furunkel. (Nach GHITTINO).

inneren Symptome. Fische mit Furunkeln werden 8–14 Tage nach Krankheitsausbruch in ihren Bewegungen träge, sondern sich ab und stehen am Teichrand.

Es können mehrere Krankheitsformen unterschieden werden.

1. *Geschwürform.* Beulen und offene Geschwüre dorsal und lateral. Die Beulen entstehen in der Muskulatur durch nekrotisch-hämorrhagische Vorgänge. Beim Aufbrechen der Beulen wird bakterienhaltiger Eiter entleert. Die Geschwüre sind im Durchmesser 2–20 mm groß mit weißer nekrotischer Randzone. Sekundäre Verpilzung kann auftreten. Die Geschwürform verläuft chronisch (Bachsaiblig, Bachforelle, Lachs in Fließgewässern), kann aber in die akute Form übergehen.
2. *Hämorrhagische Form.* Sie verläuft akut bis subakut mit verlustreichem Sterben. In den Eingeweiden, besonders in der Leber, treten punktförmige Blutungen (Petechien) auf. Sie sind auch in der Haut, den Kiemen, der Muskulatur und den Flossen zu sehen. Auch die Niere zeigt Blutungen und Veränderungen des häma-

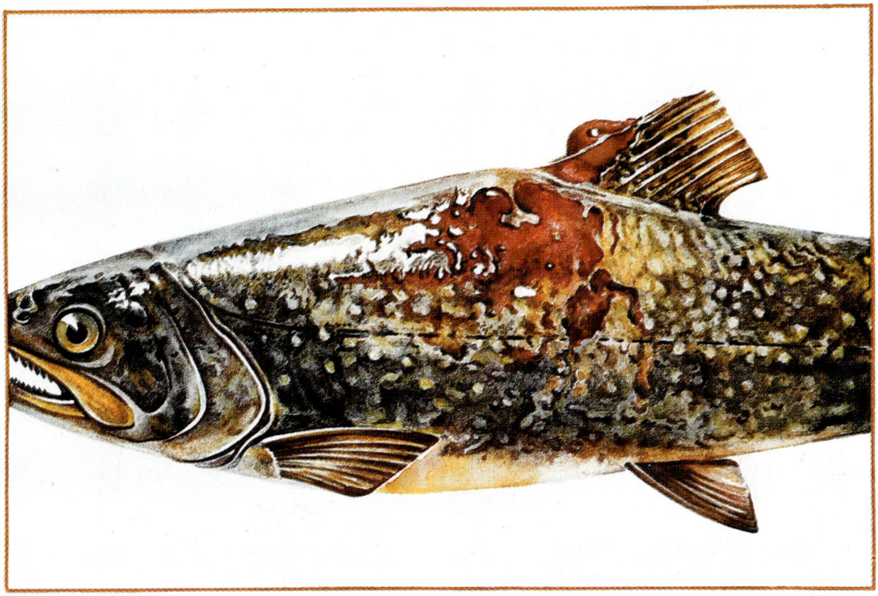

Abb. 84. Furunkulose. Bachsaibling *(Salvelinus fontinalis)* mit subakuter Furunkulose. Großflächiger, offener Furunkel im Dorsalbereich. (Original, in Anlehnung an GHITTINO).

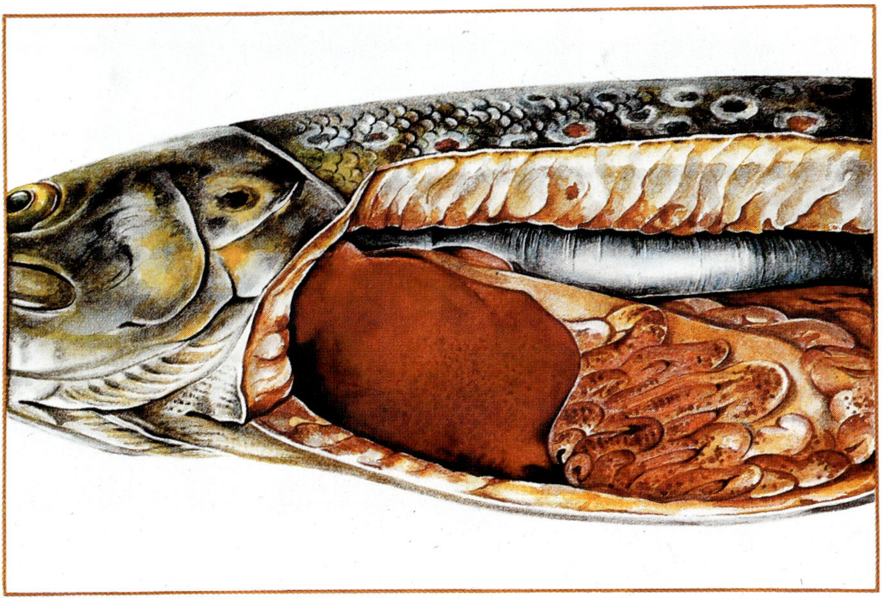

Abb. 85. Furunkulose. Bachforelle *(Salmo trutta fario)* mit akuter Furunkulose. Hämorrhagische Petechien im periviszeralen Fettgewebe. (Original, in Anlehnung an GHITTINO).

topoetischen Gewebes im Pronephrosbereich. Diese Krankheitsform tritt vorwiegend in Zuchtbetrieben, also bei größeren Salmoniden auf.

3. *Darmfurunkulose.* Starke Hyperämie des Darmes, Hämorrhagien in den Pylorusanhängen, Protrusion des Afters.
4. *Symptomlose Form.* Sie soll am gefährlichsten sein und verursacht große Verluste bei Brut und Setzlingen. Sie ist verständlicherweise schwer zu diagnostizieren und soll im Zusammenhang mit negativen Milieuveränderungen entstehen. Die Diagnose ist nur bakteriologisch zu führen.

Zur Abgrenzung der äußerlichen Symptome zwischen Viraler Hämorrhagischer Septikämie und Furunkulose soll die Gegenüberstellung in Tabelle 14 Hilfe leisten.

Tabelle 14
Symptomdifferenzen zwischen Viraler Hämorrhagischer Septikämie und Furunkulose der Salmoniden

Organ	Symptom	Virale Hämorrhagische Septikämie	Furunkulose
Haut	Dunkelfärbung, Geschwüre Petechien	ja nein ja/nein	nein ja ja/nein
Flossen	Hämorrhagien, Entzündung, Ausfaserung	ja ja nein	ja ja ja
Augen	Exophthalmus	ja	gelegentlich
Kiemen	Anämie	ja	nein
Muskulatur	Hämorrhagien, Geschwüre	ja nein	nein ja
Leber	Aufhellung Hämorrhagien, Ekchymosen, Entzündung	ja nein ja lymphozytär	nein ja ja nein
Milz	Vergrößerung	nein	ja
Schwimmblase	blutiges Exsudat im Lumen, Hämorrhagien in der Haut	ja ja	nein ja
Darm	Rötung, Entzündung, Protrusion	ja ja ja	ja ja ja
Leibeshöhle	blutiges Exsudat	ja	gelegentlich
Verhalten	Ataxien	ja	nein

Untersuchungstechnik. Geschlossene Furunkel (Beulen) werden äußerlich abgeflammt. Aus dem Furunkelinneren wird infektiöses Material mit der ausgeglühten Platinöse entnommen. Latente Infektionen werden durch Abimpfen aus der Niere und dem Blut untersucht. Sektion und histologische Untersuchung erfolgen in der bekannten Weise.

Bei der bakteriologischen Untersuchung muß man wissen, daß Pseudomonaden als Begleitbakterien auftreten können, die hemmend auf das Wachstum des Erregers der Furunkulose wirken und dessen Reinzüchtung erheblich stören.

Der Erregernachweis in der herkömmlichen Art ist sehr zeitraubend und erfuhr im Lauf der Zeit entscheidende Verbesserungen. Zu diesen gehört der Paraphenylendiamintest (PPD), der von Griffin (1952) eingeführt wurde und der auf einer Cytochromoxidase-Reaktion beruht. Er ermöglicht binnen 24 Stunden eine erste orientierende Diagnose von *Aeromonas salmonicida.* Der inzwischen entwickelte Furunkulose-Agar (Difco) gehört heute zu den Hilfsmitteln des Routinenachweises, da er die Farbstoffbildung von *A. salmonicida* fördert. Auch der von Deufel (1974a) empfohlene Glutamat-Stärke-Phenolrot-Agar (GSP-Agar) nach Kielwein oder der Pepton-Fleischextrakt-Glykogen-Agar (PFG-Agar) nach McCoy u. Pilcher ist in diesem Zusammenhang zu nennen. Beide Nährböden können in Verbindung mit dem PPD-Test nach Deufel (1974a) in folgendem Untersuchungsgang Anwendung finden: Abimpfung auf Difco-Furunculosis-Agar und Bebrütung bei 21 °C. Nach 20 Stunden Bebrütungsdauer Durchführung des PPD-Tests. Prüfung der PPD-positiven Keime auf Beweglichkeit. Überimpfen der unbeweglichen Eytochromoxidase-positiven Bakterien auf Furunkulose-Agar und GSP-Agar. Nach 1–3tägiger Bebrütung bei 20–25 °C: Prüfung der Färbung. Die farbstoffbildenden Kulturen (braun auf Furunkulose-Agar, gelb auf GSP-Agar) werden abschließend auf ihre Identität mit *Aeromonas salmonicida* geprüft. Bie diesem Verfahren ist zu erwarten, daß Stämme von *A. achromogenes* wegen ihrer verzögerten Farbstoffbildung nicht erkannt werden und Stämme von *A. masoucida* grundsätzlich unerkannt bleiben.

Am schnellsten und exaktesten ist der serologische Nachweis. Er wird als Objektträger-Agglutinationstest (Rabb et al., 1964) mit Reinkulturen durchgeführt. Mc Carthy und Rawle (1975) entwickelten den passiven Hämagglutinationstest, wobei Einzelkolonien aus Erstisolierungsagarplatten verwendet werden (Dauer des Tests 24 Stunden). Der Latex-Test nach McCarthy (1975b) verzichtet auf die Isolierung von *A. salmonicida.* Aus infizierter Muskulatur (Beulen) oder aus der Niere werden *A. salmonicida*-Antigenpräparationen hergestellt. Die spezifischen Antikörper werden an sensibilisierte Latexpartikel adsorbiert, die ihrerseits mit den aus den infizierten Geweben extrahierten Bakterienantigenen agglutinieren (positive Reaktion auf *A. salmonicida*).

Da auch farbstoffbildende Stämme von *A. punctata* existieren, ist ihr differentialdiagnostischer Ausschluß bei der Prüfung auf *A. salmonicida* notwendig, natürlich auch die Abgrenzung gegenüber anderen Krankheiten wie VHS, IPN und IHN.

Nach Heuschmann et al. (1976) lassen sich *A. punctata* und *A. salmonicida* nach folgenden Ausschlußmethoden differenzieren: Die Punctata-Hydrophila-Gruppe wächst.

1. in Nährbouillon bis 37 °C,
2. in KCN-Bouillon nach Moller bei 28 °C binnen 24–42 Stunden,

3. auf GSP-Agar bei 25–30 °C unter Zusatz von Penicillin-G-Natrium 100000 I. E./l bzw. 0,5 %igem Pimafucin binnen 24 Stunden unter Bildung gelber Kolonien.

Die 3 Subspezies von *A. salmonicida* zeigen unter diesen Kulturbedingungen auch nach mehreren Tagen kein Wachstum.

Ätiologie, Pathogenese, Epidemiologie. EMMERICH u. WEIBEL (1890, 1894) beschrieben den Bacillus der Forellenseuche. LEHMANN u. NEUMANN (1896) legten den Namen *Bacterium salmonicida* fest. Gegenwärtig werden 3 Unterarten abgegrenzt:

1. *Aeromonas salmonicida* ssp. *salmonicida* (LEHMANN u. NEUMANN (1896) GRIFFIN et al., 1953): braune Kolonien, brauner diffundierender Farbstoff, Säure- und Gasbildung aus Kohlenhydraten (z. B. Glucose).
2. *Aeromonas salmonicida* ssp. *achromogenes* (SMITH, 1963; SCHUBERT, 1961; 1969): farblose Kolonien, bräunliches Pigment in Agar, Säurebildung bei fehlender Gasbildung aus Kohlenhydraten (Glucose).
3. *Aermonas salmonicida* ssp. *masoucida* (KIMURA, 1969): farblose Kolonien, fehlende Pigmentbildung in Agar, fehlende Säure- und Gasbildung aus Kohlenhydraten (Glucose). Von *A. s. achromogenes* unterscheidet sich *A. s. masoucida* durch Decarboxylierung von Lysin, Gasbildung aus Glucose und Glycerol, H_2S-Bildung in 2,5%igem Peptonwasser, Abbau von Mannit u. a.

(Biochemische Leistungen und Differentialdiagnose vgl. SCHÄPERCLAUS (1979).

Aeromonas salmonicida ist ein Kurzstäbchen von 1,7–2,0 µm × 1,0 µm. Es tritt einzeln, in Paaren und in Ketten auf. Kokkoide Formen haben einen Durchmesser von 1,0 µm. Es ist atrich, daher unbeweglich, gramnegativ und ohne Sporen- und Kapselbildung. Braunverfärbungen der Nährböden und -medien bei älteren Kulturen und Braunfärbung von Kolonien sind kein durchgehendes Merkmal, sondern stammspezifisch. Die Wachstumstemperatur in gepufferter Nährbouillon (*p*H = 6,4) liegt bei 20–22 °C, die Maximaltemperatur bei 34,5 °C die Minimaltemperatur bei 6 °C. Ein weiteres *p*H-Optimum liegt nach GRIFFIN et al. (1953) bei 7,6–8,1. Die *p*H-Optima wechseln mit den Nährlösungen, doch dürften *p*H = 7–8 optimal sein.

Farbstoffbildend sind nur die Unterarten *A. s. salmonicida* und *A.s. achromogenes*, und zwar auf festen Nährböden (Furunkulose Agar, Trypticase-Soy-Agar, Standard-Nähragar 1) binnen 3–6 Tagen. In flüssigen Nährmedien (Trypticase-Hefeextrakt, Pepton Fleischextrakt) verlangsamt sich die Farbstoffbildung. Der Melaninfarbstoff ist schwarzbraun und wasserlöslich; er diffundiert in die Nährmedien, in denen er löslich ist. Argininmangel hemmt das Wachstum von *A. salmonicida*; es ist für diesen essentiell (Einzelheiten über das kulturelle Verhalten und über biochemische Leistungen und die Differentialdiagnose bei SCHÄPERCLAUS, 1979). Mit Hilfe des Objektträger-Agglutinationstests (RAAB et al., 1964) unter Verwendung von Hühner-Antiserum als Furunkulose-Diagnosetest kann *A. salmonicida* identifiziert werden. Der Test ist ein sog. Abschlußtest, der sich in den USA durchgesetzt hat. Nach GHITTINO (1972) ist die Agglutinationstechnik spezifisch bei Verwendung homologer Bakterienantigene. McCARTHY u. RAWLE (1975) führten ein Verfahren der passiven Hämagglutination zur serologischen Differenzierung von S- und R-Formen von *A. salmonicida* ein. Der Test ist für *A. salmonicida* spezifisch *A. punctata*, *V. anguillarum* und *Ps. fluorescens* waren ohne Reaktion. Ein weiterer hochspezifischer Test zum Nachweis von *A. salmonicida* Antigen im Gewebe furunkulosekranker Salmoniden ist der schon erwähnte Latex-Test (McCARTHY, 1975c).

Zwischen den *A.-salmonicida*-Stämmen gibt es Virulenzunterschiede. Virulente Stämme wachsen auf festen Nährböden in der Mehrzahl als S-Formen. Abgeschwächte Virulenz zeigen die R-Formen (ANDERSON, 1972). Bei künstlicher Infektion einjähriger Regenbogenforellen (KLONTZ et al., 1966) tritt der Tod durch Sepsis ein, allerdings nicht bei allen Forellen. Auf Grund des schnellen Rückgangs der leukozytären Abwehr im Bereich des Entzündungsherdes an der Injektionsstelle in der Muskulatur fanden KLONTZ et al. (1966) einen leukolytischen Faktor in Extrakten von *A. salmonicida.* Auch die auf Bakterien gerichtete phagozytäre Funktion der Granulozyten und Makrophagen wird durch diesen Faktor gehemmt und bleibt nur noch auf das Wegräumen von Zelltrümmern beschränkt. Besonders virulente Stämme von *A. salmonicida* bilden diesen Faktor, ein Glykoprotein, in erheblicher Menge (FULLER et al. 1977). Des weiteren wurden thermolabile Hämolysine von KARLSSON (1962) und eine Serin-Protease (SHIEH und MCLEAN, 1975) bei *A. salmonicida* nachgewiesen. Die Protease wäre als lytisches Agens beim Angriff auf die Muskel- und andere Proteine anzusehen.

Auch Nichtsalmoniden erkranken an Furunkulose. Die Krankheit wurde bisher an 16 Salmonidenarten, 7 Cyprinidenarten und anderen Fischarten festgestellt (MCCARTHY, 1974, 1975a, 1975b).

Die Überlebenszeit für *A. salmonicida* in Leitungswasser beträgt maximal 7 Tage. Im Abwasser dagegen bleibt der Keim je nach der Wasserzusammensetzung teilweise vermehrungsfähig. Im Schlamm kann *A. salmonicida* bis 6 Monate, in Flußwasser bis zu 12 Wochen lebensfähig und virulent bleiben. Diese Angaben gehen aber weit auseinander und sind von wenig praktischer Bedeutung. In wasserbewohnenden Wirbellosen wurde der Erreger der Furunkulose nicht nachgewiesen. Er ist kein Saprophyt und kommt nach SNIESZKO (1973) im Wasser nur dann vor, wenn sich erkrankte Fische darin befinden. *A. salmonicida* ist also nicht ubiquitär (HEUSCHMANN-BRUNNER, 1974b). Die Zahl der Keimträger nach Epidemien in natürlichen Gewässern ist gering. *A. salmonicida* (Subspecies) ist durch unkontrollierten Fischhandel weit verbreitet worden. Die Hauptinfektionsquelle der Kontaktinfektion sind an Furunkulose erkrankte Fische. Die Furunkulose ist hochkontagiös. Eine Verdünnung der Fischpopulationsdichte auf 2–3 Fische/m^3 Wasser verlangsamt die Ausbreitung der Krankheit. Im Schlamm von Forellengewässern bildet sich kein Bakterienreservoir, weil *A. salmonicida* ein obligates Bakterium ist. Neben der Kontaktinfektion wird auch die orale Aufnahme infektiösen Materials als Infektionsmodus neben erregerhaltigem Wasser und infizierten Eiern angesehen (vgl. aber CIPRIANO, 1982). Kadaver von furunkulosekranken Forellen sind bei 5 °C noch 6 Tage post mortem virulent. Eintrittspforten für die Infektion sind Hautschädigungen (z. B. durch Parasitenbefall), der Magen-Darm-Trakt und Epitheldefekte an den Kiemen. CIPRIANO (1982) führte Kontaktversuche mit juvenilen Bachsaiblingen *(Salvelinus fontinalis)* durch. Sie erhielten eine Gabe von ungefähr 10^9 virulenten *A.-salmonicida*-Zellen auf eine abrasierte Hautpartie entlang der Seitenlinie. Eine andere Versuchsgruppe wurde in Aquarienwasser bei einem Keimgehalt von 10^5 Zellen/ml gehalten. Die Sterberate betrug nach 7 Tagen 50 bis 70 %. Dagegen führten weder Verfütterung noch direkte Applikation über die Kiemen zu einer systematischen Bakterieninfektion. Die Inkubationszeit für die Erkrankung beträgt für Salmoniden bei optimaler Temperatur 7–10 Tage. Die Furunkulose kann auch schon bei Temperaturen unter 5 °C ausbrechen. In Europa existieren endemische Furunkulosezentren, von denen eine Ausbreitung in andere Gebiete erfolgt. Besonders hoch ist die Furunkuloserate bei laichreifen Lachsen während ihrer anadromen Flußwanderung. Die Infektionsrate in schottischen Gewässern erreichte bis zu 70 %, in England und Wales bis 60 %. In süddeutschen Forellenzuchtanstalten fand Deufel (1974a) in den 60er Jahren in 96 % der Krankheitsfälle Furunkulose. Sie tritt besonders stark in Intensivzuchtanstalten auf; dies gilt ganz allgemein und ist durch die überhöhte Bestandsmassierung leicht zu erklären. Die Hauptzeit des Ausbruchs der Furunkulose liegt von Ende Mai bis September und hängt, was den Zeitpunkt betrifft, vom Erregertyp ab (Klontz u. Anderson, 1968). Umweltfaktoren, die als akute Stressoren wirken (z. B. höhere Wassertemperaturen um 20 °C, aber auch spontane Schwankungen der Wassertemperatur, Absinken des O_2-Gehalts unter 6 mg/l, Abfischung, Sortierung, Transport, antiparasitäre Badbehandlung), erhöhen das Risiko des Krankheitsausbruchs und gegebenenfalls die Verlustrate.

Die Stückverluste sind vom 4. bis zum 9. Tag nach Ausbruch der Seuche am höchsten. Befallen werden Salmoniden aller Altersklassen und andere Fischarten (vgl. oben).

Pathologische Histologie, Hämatologie. Die Furunkel entwickeln sich aus kleinen subkutanen Infektionsherden. Diese wachsen verdrängend heran, wobei die Muskulatur zerstört wird. Mit ihrer zunehmenden Ausdehnung kommt es zur beulenartigen Vorwölbung der Haut, die platzt und nekrotisch wird. Der Beuleninhalt, ein mit Gewebetrümmern vermischter Eiter, fließt ins Wasser. An der Entzündungsstelle komme es zur Anhäufung von Melanophoren.

Furunkulose kann zum starken Absinken des Hämatokritwertes führen, besonders im akuten Krankheitsfall. Gleiches gilt zwangsläufig für den Hb-Gehalt, der bei jungen Lachsen (Foda, 1973) von 9,5 ± 0,9 g/100 ml auf 4,3 ± 0,4 g/100 ml und weniger absinkt. Auch das Gesamteiweiß des Blutes ist erniedrigt.

Therapie, Prophylaxe, Hygiene. Neben der Expositions- und Immunprophylaxe ist medikamentöse Prophylaxe möglich. Zur allgemeinen Prophylaxe gehören sauberes, temperaturgünstiges, sauerstoffoptimales Wasser und vollwertige, nicht übertriebene Fütterung, ganz allgemein also Hygiene und Sauberkeit.

Zur Expositionsprophylaxe gehört der Schutz vor Einschleppung von *A. salmonicida.* Gesundheitszertifikate sind bei der Einfuhr von Eiern und Satzfischen erforderlich (bakteriologischer und serologischer Befund), desgleichen Quarantäne importierter Satzfische und gegebenenfalls Eidesinfektion mit 1%igem Iodophor.

Die Chemoprophylaxe besteht im vorbeugenden Einsatz von Antibiotika (vgl. Tabelle 7).

Zur Therapie dienen Antibiotika, Sulfonamide und Nitrofurane.

Nach Herman (1973) und Deufel (1974b) sind folgende Antibiotika und Chemotherapeutika, mit dem Futter appliziert, geeignet:

Sulfamerazin	150–220 mg/kg Fisch/Tag	10–11 Tage,
Furazolidon	25–100 mg/kg Fisch/Tag	5–20 Tage,
Chloramphenicol	50– 80 mg/kg Fisch/Tag	5–10 Tage,
Oxytetracyclin	50– 75 mg/kg Fisch/Tag	10 Tage.

Sulfonamidkombinationen sind möglich, jedoch zieht jeglicher Sulfonamideinsatz eine bakterielle Resistenzsteigerung nach sich.

Klontz (1966) entwickelte eine orale Vakzine in Form des kochsalzlöslichen, leukozytolytischen Extraktes von *A. salmonicida.* Wie bei allen infektiösen Krankheiten sind auch hier die Beseitigung toter und die Vernichtung schwer erkrankter Fische geboten. Sie müssen verbrannt oder vergraben werden. Furunkuloseverdächtige Fische müssen in besonderen Teichen isoliert werden, wobei auf gesonderte Wasserführung und auf kühles, sauberes Wasser zu achten ist. Die Geräte müssen in Kaliumpermanganatlösung (1 g auf 50 l Wasser) ständig desinfiziert werden. Abgelassene Teiche werden mit Ätzkalk (Chlorkalk) desinfiziert, wobei auch die Teichdämme bespült werden müssen. Wichtig ist auch in diesem Fall die Aufrechterhaltung günstiger Lebensbedingungen, vor allem einer vitaminreichen, rationellen, nicht übertriebenen Fütterung. Beim Transport und bei der Abfischung muß auf gute Sauerstoffversorgung und schonende Behandlung geachtet werden. Die Hereinnahme fremden Besatzmaterials ist möglichst zu vermeiden.

Erythrodermatitis des Karpfens

(Erythrodermatitis cyprini carpio)

Diese Infektionskrankheit der Haut tritt bei wechselnder Letalität und Morbidität subakut bis chronisch bei allen Wassertemperaturen auf. Sehr häufig sind Hautverletzungen der Ausgangspunkt der Infektion, gefolgt von einem entzündlich-hämorrhagischen Prozeß zwischen Dermis und Epidermis. Fijan (1972) hält die Erythrodermatitis für eine selbständige Krankheit. Bekanntlich hatte schon Gončarov (1939) das Krankheitsbild der Eryhrodermatitis experimentell erzeugen können, indem er die skarifizierte Haut gesunder mit den Geschwüren erkrankter Karpfen in Kontakt brachte. Diese experimentellen Befunde wurden später von Fijan (1966) bestätigt. Fijan u. Obradović (1975) übertrugen die Hautulcera in Kontaktversuchen.

In den Niederlanden hatten Bootsma (1973), Bootsma u. Clerx (1976) anfänglich *Flexibacter* sp. bzw. *Flexibacter columnaris* als ätiologisches Agens der Erythrodermatitis beschrieben.

Bootsma et al. (1977, 1978) untersuchten die Ätiologie der Erythrodermatitis erneut in größerem Umfang. Erkrankte K_1 (Spiegelkarpfen) aus einer Teichwirtschaft wurden zur serienmäßigen Übertragung der Krankheit (16 Serien) verwendet. Alle Isolate waren für Spiegelkarpfen pathogen und riefen das Krankheitsbild der Erythrodermatitis hervor.

Symptomatologie, pathologische Anatomie, Diagnostik. Die Erythrodermatitis tritt gegen Ende des Sommers, Anfang des Herbstes verstärkt auf. Ihr Hauptsymptom sind runde bis unregelmäßig konturierte Geschwüre, die außen dunkel pigmentiert erscheinen, gefolgt von einer weißen Nekrosezone und dem roten Zentrum des Ulcus (Merkregel: schwarz-weiß-rot). Die Krankheit verläuft chronisch, Karpfenlaus und Fischegel scheinen an ihrer Übertragung beteiligt zu sein. Die ersten Symptome bestehen in einer entzündlichen Rötung, aus der die Geschwüre hervorgehen. Sie sind an den Körperseiten und am Schwanzstiel sowie unterhalb der Rückenflosse lokalisiert.

Untersuchungstechnik. Material aus den Geschwüren war in Versuchen von Fijan auch in einer Verdünnung von 1 : 512 noch infektiös. Bei serienmäßigen Übertragungsversuchen, die Fijan (1967) durchführte, erwiesen sich Chloramphenicol, Oxytetracyclin, Streptomycin, Kanamycin, Neomycin, Sulfathiazol und Furazolidon als therapeutisch und prophylaktisch wirksam gegen die Erythrodermatitis.

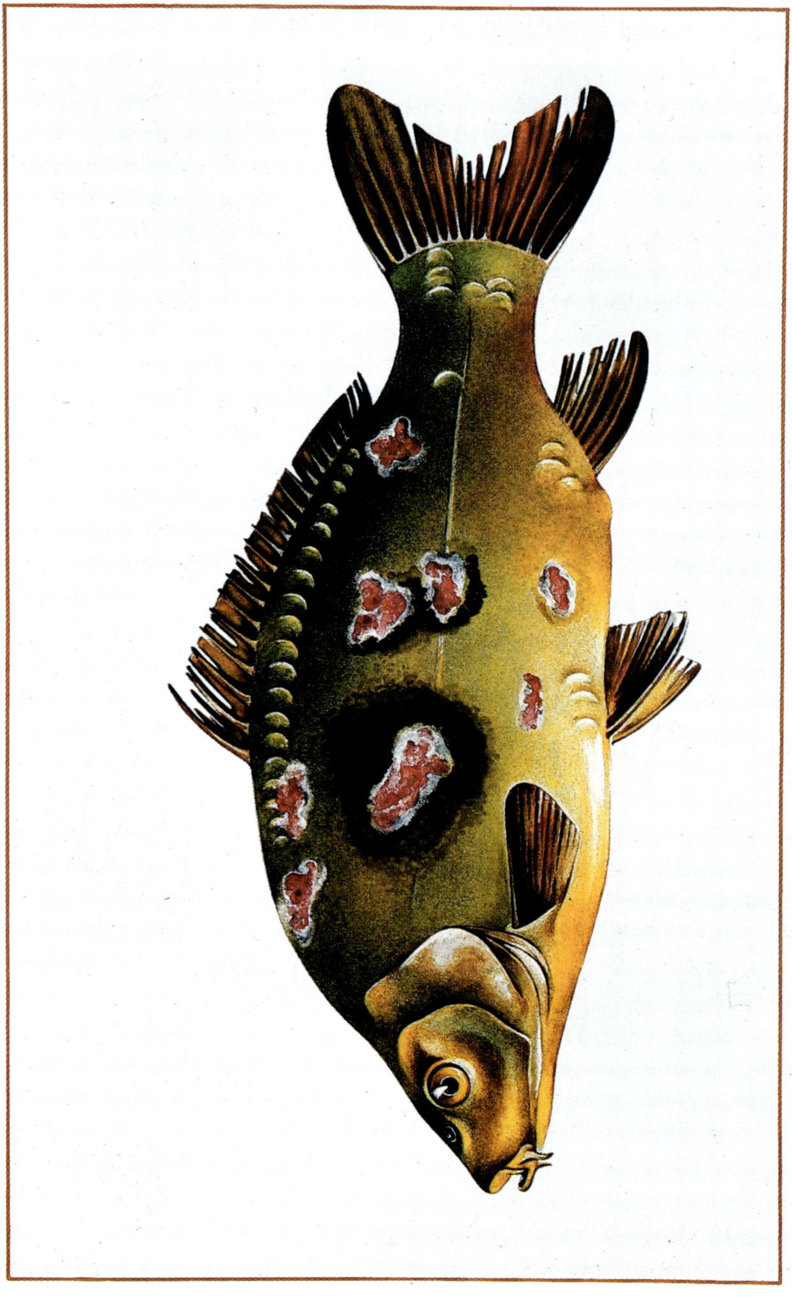

Abb. 86. Erythrodermatitis des Karpfens. (Original, in Anlehnung an Werbitzkaja et al.).

Ein befriedigendes Wachstum findet auf Nährböden statt, die Tryptose mit Blutserumzusatz enthalten („Tryptose Blood Agar Base" von Difco, mit Zusatz von 10 % Serum; BOOTSMA, 1977, 1978).

Ätiologie, Pathogenese, Epidemiologie. Die von BOOTSMA (1978) isolierten Krankheitskeime führten zu typischen Erythrodermatitis-Läsionen und zu hoher Sterblichkeit der Karpfen. Das infektiöse Bakterium ließ sich fortlaufend aus infizierten Karpfen reisolieren.

Alle Bakterienisolate und -reisolate hatten folgende vorläufige Charakteristik: kleine stäbchenförmige, gramnegative Bakterien. Die methanolfixierten, gramgefärbten Stäbchen waren 0,7–1,4 µm lang und 0,3–0,6 µm breit und unbeweglich in flüssigem und halbfestem Medium. Das Wachstum auf festen Nährböden wurde in einer Atmosphäre von 90 % (v/v) H_2 plus 10 % (v/v) O_2 nicht gehemmt.

Die optimale Wachstumstemperatur initialer Isolate lag bei 27 °C, bei 37 °C sistierte das Wachstum. In flüssigen Nährböden war granuläres Wachstum (spontane Zellaggregationen) zu beobachten. Alle Isolate waren autoagglutinabel, wenn sie in 0,5%iger NaCl-Lösung suspendiert wurden. Der Oxidasetest nach KOVÁCS war positiv. Der Stoffwechsel in Glucose-OF-Medium erfolgte unter Gärung, ohne Gasbildung. Wachstum auf modifiziertem Furunkulose-Agar vollzog sich 30 Tage lang bei 27 °C ohne Pigmentbildung. Über das Antibiogramm vgl. BOOTSMA et al. (1977). Das DNA-Basen-Verhältnis betrug im Mittel 56,5–58,6 Mol-% im Cäsiumchlorid-Dichtegradienten.

Zur taxonomischen Einordnung des für die Entstehung der Erythrodermatitis verantwortlich gemachten Bakteriums wird festgestellt: Alle Stämme waren gramnegativ, fakultativ anaerob und stäbchenförmig. Der positive Cytochromoxidase-Test schließt die Zugehörigkeit zu den *Enterobacteriaceae* aus. Die Isolate können nicht als *Vibrio*-Spezies klassifiziert werden, weil sie unbeweglich sind, zum Wachstum kein NaCl benötigen und resistent gegen das vibriostatische Agens O/129 waren. Wachstum auf festen Nährböden erfolgte ohne Pigmentbildung, das schließt die Zugehörigkeit zu *Flavobacterium* aus. Die fermentative Glucosevergärung in OF-Medium trennt dieses Bakterium auch von dem Genus *Pseudomonas*. Das DNA-Basen-Verhältnis schließlich unterscheidet den Erreger der Erythrodermatitis von anderen fakultativ-anaeroben Stäbchen wie *Haemophilus* und *Pasteurella*. Aus diesen Gründen definierten BOOTSMA et al. (1977) den von ihnen isolierten Erreger der Erythrodermatitis vorläufig als unbewegliche *Aeromonas*-Spezies, die in die Nähe von *A. salmonicida* gestellt wird.

In umfassenden Untersuchungen über das ätiologische Agens der Erythrodermatitis konnten MIRLE et al. (1986) 41 CE-Bakterienstämme isolieren und als *Aeromonas salmonicida* ssp. nova definieren. Die erkrankten Karpfen stammten aus Warmwasseranlagen, Teichwirtschaften und Hältern. Es erkrankten Karpfen verschiedener Altersstufen, die Verluste waren meist hoch. Die Krankheit konnte mit antibiotikahaltigen Medizinalfuttermitteln wirksam bekämpft werden. Es traten Sekundärinfektionen mit Aeromonaden (Hydrophila- und Pseudomonasgruppe) auf.

Der zwischen Dermis und Epidermis sich ausbreitende entzündlich-hämorrhagische Prozeß dringt in die Muskulatur vor und zerstört sie. Bei schwerer Ausprägung des Krankheitsbildes kann es nach BOOTSMA (1977) zu einem generalisierten Ödem kommen. Aller Erfahrung nach verläuft die Erythrodermatitis aber auch mit Heilungstendenz unter Narbenbildung.

Pathologische Histologie, Hämatologie. Die Histopathologie der Erythrodermatitis wurde von WUNDER und DOMBROWSKI (1953) wie folgt beschrieben: Nach anfänglicher kapillarer Hyperämie kommt es zu Gefäßzerreißungen und zu exsudativen Vorgängen bis hin zur hämorrhagischen Entzündung und zur Ödembildung besonders unter der Epidermis (seröse Blasen). Im Entzündungsfeld herrschen zu Anfang Granulozyten vor. Das Einreißen der serösen Blasen führt in der Folge zur Bildung eines Ulcus, das zerstörend in die Muskulatur vordringt.

Therapie, Prophylaxe, Hygiene. Die Krankheit ist mit Antibiotika und Sulfonamiden, mit dem Futter verabreicht, beherrschbar; dabei ist das Problem der Erregerresistenz nicht so vordringlich. Besonders Oxytetracyclin soll vorteilhaft sein. Prophylaktische i.p. Injektionen vor der Überwinterung werden empfohlen.

Geschwür-Hämophilose der Forellen und Saiblinge (Ulcer Disease)

(Haemophilosis ulcerativa)

Die Krankheit ist in Nordamerika verbreitet.

Symptomatologie, pathologische Anatomie, Diagnostik. Im Anfangsstadium sind weißliche Pusteln bis zu 1 mm Größe zu sehen. Sie lösen sich ab, und an ihre Stelle tritt eine Entzündung, aus der sich rote oder grauweiße Geschwüre und flache Wunden entwickeln. Die Krankheit ist auf den ersten Blick leicht mit der Furunkulose zu verwechseln. Teile des Kiefers und des Gaumendachs werden zerstört, die Flossen erleiden Schädigungen ähnlich denen bei bakterieller Flossenfäule oder sind ausgefranst, wobei einzelne Flossenstrahlen freistehen. In späteren Stadien kommt es zur Konfluenz der Läsionen; es entstehen großflächige Ulzerationen. Die akute Generalisation der Infektion endet tödlich.

Untersuchungstechnik. Der einzig sichere Weg einer Diagnose ist der kulturelle Nachweis des Erregers, insbesondere zur differentialdiagnostischen Unterscheidung gegenüber der Furunkulose. Allerdings sind auch Mischinfekionen beobachtet worden, wobei der Erreger der Furunkulose neben dem der Geschwürkrankheit nachzuweisen war. Der Erregernachweis für die Geschwürhämophilose erfolgt mit Hilfe des Spezialnährbodens Leetown Nr. 8 (BULLOCK, 1971). Der Erreger der Geschwürhämophilose stellt hohe Ansprüche an das Kulturmedium. Zur Beschickung des Nährbodens erfolgen Abimpfungen aus Geschwüren, Niere und Blut.

Ätiologie, Pathogenese, Epidemiologie. Der Erreger der Geschwür-Hämophilose ist *Haemophilus piscium* SNIESZKO, GRIFFIN und FRIDDLE (1950), ein kurzes, unbewegliches, gramnegatives Stäbchen. Es ist sporenlos und kommt paarweise oder in kurzen Ketten vor. Seine Größe beträgt 1,0 bis 3,0 µm × 0,8 µm. Die biochemische Charakteristik wurde von SNIESZKO et al. (1950) gegeben.

H. piscium wird aus den Geschwüren über das Wasser, mit den Faeces oder dem Futter übertragen. Fische mit überstandener Infektion können als Keimträger und Dauerausscheider auftreten. Die Übertragung erfolgt durch Kontakt und über das Wasser, auch mit dem Kot der Dauerausscheider. Die Geschwür-Hämophilose ist eine Salmonidenkrankheit, die besonders bei *Salvelinus fontinalis* auftritt. Die Inkubationszeit beträgt 1–2 Wochen.

Pathologische Histologie, Hämatologie. Die Hautnekrose reicht bis in die Dermis (Befund am Saibling). Bei akuter Erkrankung sind Hämorrhagien an den inneren Organen zu finden.

Therapie, Prophylaxe, Hygiene. Die Prophylaxe (Teichhygiene) hat vorrangige Bedeutung. Neu hereingekommene Fische sind einer strikten Quarantäne in Teichen mit gesondertem Zu- und Abfluß zu unterwerfen. In regelmäßigen Abständen sollte die Fischfarm nach einem strengen und genau eingehaltenen Schema desinfiziert werden. Gleiches gilt für Geräte und Fischeier.

Zur medikamentösen Behandlung ist im Anfangsstadium der Erkrankung (und nur dann) OTC oder Chloramphenicol geeignet. Dosierung: 75 mg/kg Fisch/Tag 14 Tage lang mit dem Futter.

Renibakteriose der Niere bei Salmoniden (Bacterial Kidney Disease)

(Renibacteriosis salmonidarum)

Die Renibakteriose kommt in Nordamerika, Europa und Japan vor. Es handelt sich vorwiegend um eine Erkrankung der Zuchtfische. Smith (1964) machte zum ersten Mal auf diese Krankheit aufmerksam („Dee Disease").

Symptomatologie, pathologische Anatomie, Diagnostik. Im Frühstadium verläuft die Krankheit oft ohne äußere Symptome (Bullock et al., 1975). Bei weiterem Fortschreiten kommt es zum ausgeprägten Exophthalmus und zur Panopthalmie bei kontinuierlicher bakterieller Zerstörung der Augenmuskulatur und des Augapfels. Das Versagen der nekrobiotischen Niere führt zur Ödembildung und zu allgemeiner Wassersucht. Als Hautaffektionen treten Schrunden in Striemenform, kleine 1–40 mm große Blasen und kraterförmige Nekrosen lateral oberhalb der Seitenlinie auf. In den eitergefüllten Blasen sind Bakterien und Erythrozyten vorhanden.

Bei fortgeschrittener Infektion finden sich bei der Sektion in der grobknotig vergrößerten speckigen Niere (Abb. 87) grauweiße, eitererfüllte, nekrotische Bezirke, daneben auch Nierenschwellung. Die nekrotischen Stellen enthalten massenhaft Bakterien und eine deutliche leukocytäre Infiltration. Die Leber erscheint gelegentlich blaß, die Milz geschwollen. In der Körperwand und in den Hoden sehen wir Hämorrhagien. Der hämorrhagische Enddarm enthält gelben bis weißen, zähen Eiter. Bei chronischer Erkrankung und niedrigen Wassertemperaturen unter 8 °C können Niere und andere innere Organe (Herz, Leber, Milz, Gonaden) von Pseudomembranen überzogen sein.

Über die typischen klinischen Läsionen hinaus wurden Granulombildung an den inneren Organen und Lymphosarkome von Ehlinger (1963) beschrieben.

Untersuchungstechnik. Untersucht werden Ausstriche und Schnitte aus Niere und Milz. Die Abimpfungen werden auf den Nährboden nach Ordal und Earp ausgesät (vgl. Nährböden). Die Bebrütung erfolgt bei 15 °C, das Wachstum des Erregers binnen 7–10 Tagen. Der Erregernachweis ist auf Grund der schweren Kultivierbarkeit sehr schwierig. Der Bakteriennachweis ist im Ausstrich und im Schnitt möglich (Abb. 27). Da Renibakterien etwa die Größe von Melaninkörnchen haben, ist ihr färberischer Nachweis vor allem in der Niere erschwert. Hier ist die Methylenblaufärbung der Gramfärbung vorzuziehen, obwohl der Nachweis der Grampositivität unabdingbar ist. Bullock u. Stuckey (1975b) entwickelten einen indirekten

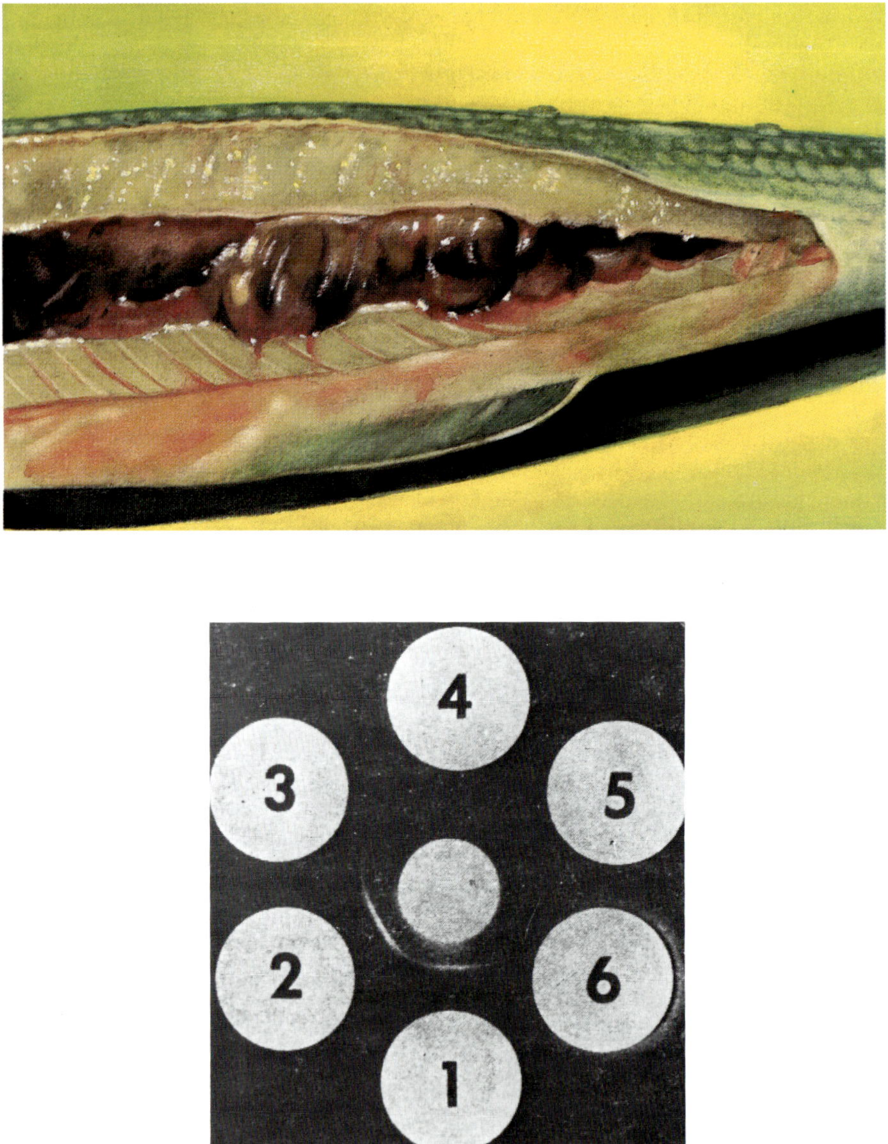

Abb. 87 Renibakteriose. Oben: Grobknotig vergrößerte, speckige Niere einer Regenbogenforelle (nach einer Abbildung aus HOFFMANN et al., 1986; neu gezeichnet). Unten: Präzipitinband(en) zwischen *Renibacterium-salmoninarum*-Antikaninchenserum (Mitte), *Renibacterium-salmoninarum*-Zellsuspension (1) und Nierenhomogenaten, die das *Renibacterium* enthielten (2, 3). Normales Nierenhomogenat (4), Nierenhomogenat, infiziert mit einem undefinierten grampositiven Stäbchenbakterium (5) und Nierenhomogenat, infiziert mit *A. salmonicida* (6) reagieren nicht im Testsystem. (Nach CHEN et al.).

Immunfluoreszenztest, der binnen 2 Stunden auch geringe Mengen von *Renibacterium* sp. nachweist. Der spezifische Antigennachweis erfolgt außerdem durch Immundiffusion an Homogenaten erkrankter Gewebe (Niere, Leber, Milz, Vollblut und Ascites) binnen 24 Stunden. Jedes Antiserum kann dabei gegen einen Erregerstamm von *Renibacterium* verwendet werden (Abb. 87).

Kimura et al. (1978) beschrieben einen Immundiffusionstest mit hitzestabilem Antigenextrakt aus der Niere infizierter Pazifiklachse *(Oncorhynchus)* und Regenbogenforellen. Die Ausbildung spezifischer Präzipitinbanden erfolgte innerhalb von 24 Stunden, wenn das Kaninchen-Antiserum mit dem BKD-Antigenextrakt reagierte. Bei Prüfung von Hitzeextrakten aus der Niere gesunder Fische und aus Zellen anderer fischpathogener Bakterien *(A. salmonicida, V. anguillarum)* entstanden keine Präzipitinbanden. Hitzebehandelte Antigenproben aus Routineuntersuchungen können daher nach Ansicht dieser Autoren direkt zur Laboruntersuchung eingesandt werden.

Kimura u. Yoshimizu (1981a, 1981b) stellten außerdem einen Koagulationstest mit *Renibacterium*-Antikörper-sensibilisierten, Protein A enthaltenden Staphylokokken zur einfachen Schnelldiagnose der Renibakteriose vor. Der Test erwies sich als hochspezifisch und dem Immundiffusionstest gegenüber als empfindlicher. Auch dort, wo mittels Gramfärbung von Schnitten das Renibakterium nicht nachgewiesen wurde, erlaubte dieser Test noch seinen Nachweis.

Nierenproben krankheitsverdächtiger Fische werden homogenisiert und in 4–9 Teilen PBS aufgenommen. Die Suspension wird im Wasserbad 30 Minuten lang erhitzt. Nach 20minütiger Zentrifugation bei 4000 Umdrehungen/min wird der Überstand entnommen. Falls keine Zentrifuge vorhanden ist, wird die erhitzte Suspension direkt verwendet. Ein Tropfen des Überstandes (gegebenenfalls der Suspension) wird mit einem Tropfen Anti-BKD-Antikörper-sensibilisierter Staphylokokken-Suspension auf einem Objektträger vermischt, bei Raumtemperatur inkubiert und nach 30, 60 und 120 Minuten untersucht. Falls Koagulation eintritt, erfolgt die weitere Untersuchung der Niere mikroskopisch.

Über den Nachweis des Erregers der Renibakteriose durch indirekte Antikörper-Fluoreszenztechnik berichtete Laidler (1980).

Ätiologie, Pathogenese, Epidemiologie. Als Erreger der Renibakteriose wird ein Bakterium der Gattung *Renibacterium* angesehen. Es ist ein kurzes, unbewegliches, grampositives Stäbchen, das als Diplobazillus auftritt. Seine Abmessungen betragen 0,5–1,0 µm × 0,3–0,5 µm, im Mittel 0,8 µm × 0,4 µm. *Renibacterium* sp. wächst langsam bei 5 °C und gut bei 15 °C, die Kolonien sind zwischen 7–10 Tagen erkennbar. Bei 37 °C erfolgt kein Wachstum. Auf den üblichen Labornährböden wächst *Renibacterium* nicht. Die Stämme von *Renibacterium* sind serologisch homogen. Darauf basiert ihr Nachweis mit dem Immundiffusionstest zur Schnelldiagnose bei symptomatischer Renibakteriose.

Über die Verbreitung der Renibakteriose in Deutschland berichteten Pfeil-Putzien et al. (1985) sowie Hoffmann und Pfeil-Putzien (1986). Den letztgenannten Autoren zufolge sind folgende Salmonidenarten betroffen: Bachforelle *(S. trutta)*, Regenbogenforelle *(Oncorhynchus mykiss)*, Cutthroat trout *(S. clarki)*, Atlantiklachs *(S. salar)*, Chinooklachs *(O. tschawytscha)*, Coholachs *(O. kisutsch)*, Sokeyelachs *(O. nerka)*, Buckellachs *(O. gorbuscha)*, Kirschlachs *(O. masou)*, Bachsaibling *(S. fontinalis)*, Seesaibling *(S. alpinus)*, Amerikanischer Seesaibling *(S. namaycush)* und der Huchen *(H. hucho)*. Über eine Infektion der Äsche *(Thymallus thymallus)* berichteten Kettler et al. (1986). Serologische Untersuchungen zur

Ermittlung der Infektionslage in einem umschriebenen Raum führten PFEIL-PUTZIEN et al. (1987) durch. Untersuchungen zum Nachweis von *Renibacterium salmoninarum* in Salmonideneiern nahmen mit positivem Ergebnis in neuerer Zeit EVELYN et al. (1984, 1986) vor, wobei sie gleichzeitig nachweisen konnten, daß eine Behandlung mit „povidone-iodine" erfolglos war.

Interessant ist, daß eine initiale IPN-Infektion eine komplizierende Renibakteriose nach sich ziehen kann. YAMAMOTO (1975) konnte elektronenmikroskopisch Viren und Bakterien nebeneinander darstellen. Die geringe Ansprechbarkeit der Renibakteriose auf Sulfonamide und manche Analogien in der Symptomatik lassen es auch nicht ausgeschlossen erscheinen, daß im Hintergrund der Renibakteriose die VHS stehen könnte und die Bakteriose einen Sekundärinfekt darstellt.

Prädisponiert für die Renibaktierose sind Pazifiklachse, der Bachsaibling und Forellen. Der Übertragungsmodus der Krankheit ist ungeklärt. Verfütterung erkrankter Eingeweide von *O. tshawytscha* an Setzlinge führte zu 100%iger Erkrankung. Bei *Salvelinus fontinalis* dagegen war eine experimentelle Infektion nur über die skarifizierte Haut möglich. Niedrige Wassertemperaturen (7 °C) begünstigen den Verlauf der Krankheit. Offensichtlich sind Hautverletzungen, die auch durch Parasiten verursacht werden können, die Eintrittspforte für *Renibacterium*. Die Infektion verläuft mit langer Inkubationszeit, die Sterblichkeit nimmt langsam, aber stetig zu.

Pathologische Histologie, Hämatologie. Die Bakterienfärbung am Schnitt nekrotischer Nieren ist positiv. Die makroskopisch zu beobachtenden Pseudomembranen entstehen als entzündliche Reaktion (fibrinöse Exsudation, Leukozyteninfiltration, histiocytäre Phagozytose). Die Hämatopoese in der Kopfniere ist entscheidend gestört, desgleichen die Funktion der Leber. Der Hämatokritwert und die Gesamtplasmaproteine sind bis zu 50 % erniedrigt, auch die Albuminfraktion ist vermindert. Genaue Angaben über die Histopathologie sind bei WOOD (1968), bei GHITTINO et al. (1984) und bei BRUNO (1986) nachzulesen.

Therapie, Prophylaxe, Hygiene. Zur Vermeidung von Hautschäden ist die Parasitenbekämpfung notwendig. Strikte Quarantäne für neu hereinkommende Fische ist erforderlich. Erkrankte Fischbestände sind zu vernichten und zu verbrennen. Rigorose Desinfektionsmaßnahmen sind zu treffen. Therapeutische Maßnahmen bringen nur Teilerfolge. Unter 34 getesteten Medikamenten fanden WOLF u. DUNBAR (1959) Erythromycin (100 mg/kg Fisch/Tag), 21 Tage lang gegeben, als am wirkungsvollsten. Auch Untersuchungen von EVELYN et al. (1986) weisen in diese Richtung, vor allem zur Verhütung der vertikalen Transmission der Krankheit. Zur prophylaktischen Behandlung werden Sulfonamide (Sulfamethazin) in der Dosis von 40 mg/kg Fisch/Tag vom Beginn der Freßfähigkeit an empfohlen. Demgegenüber betonen LALL et al. (1985) die Wichtigkeit einer prophylaktischen Fütterung mit einer Diät, in der der Anteil an Iod und der an Fluor 5 mg/kg Futter betragen soll. Dieses Medizinalfutter senkte die Erkrankungsrate an BKD auf 3 bis 5 % gegenüber bisher 38–95 %.

Fischtuberkulose

(Tuberculosis piscium)

Die wohl gefährlichste Krankheit der Aquarienfische ist die Fischtuberkulose. Die ersten Beschreibungen stammen von BATAILLON et al. (1897), die in einem Tumor in der Bauchhöhle eines Karpfens säurefeste Stäbchen fanden. Der Erreger ließ sich in Reinkultur darstellen und auf andere Wechselwarme mit positivem Ergebnis überimpfen. 1902 machte TERRE an Karpfen erneut die gleiche Beobachtung. Auch v. BETEGH (1910, 1911) berichtete über säurefeste Stäbchen bei Fischen. MAIE (1922) stellte Infektionsversuche mit *Carassius auratus* an. ARONSON (1926) beobachtete säurefeste Stäbchen in Milz und Leber von Meeresfischen im Aquarium von Philadelphia *(M. marinum).* SCHREITMÜLLER u. LEDERER (1930) fanden tuberkulöse Granulombildungen im Aquarium des Zoologischen Gartens in Frankfurt/Main beim Schleierschwanz und Indischen Kletterfisch. Erkrankt waren Augen, Darm und Leber. In größerem Umfang untersuchte JAHNEL (1940) Spontaninfektionen mit säurefesten Stäbchen bei Fischen. Weitere Beobachtungen machten BAKER u. HAGAN (1942) sowie NIGRELLI (1943), NIGRELLI u. VOGEL (1963), BESSE (1949), REICHENBACH-KLINKE (1953, 1954), AMLACHER (1959), BANDLOW (1959), CONROY u. VALDEZ (1962), SATO (1962), CONROY (1965a, b), AMLACHER(1965, 1967, 1968), NOACK u. AMLACHER (1966, unveröffentlicht), GHITTINO (1970).

BUCKE (1980) wies das Vorkommen säurefester Stäbchen in der tuberkulösen Niere der Makrele *(Scomber scombrus* L.) nach. Eine neuere Übersicht über die Verbreitung der Tuberkulose bei Zierfischen lieferten HOFFMANN et al. (1983).

Symptomatologie, pathologische Anatomie, Diagnostik. Fischtuberkuloseerkrankungen führen nicht selten zu heftigen Massensterben, besonders in Zuchtanstalten oder in den Anlagen des Großhandels. Die äußeren Anzeichen der Erkrankung sind folgende:

1. Abmagerung in Form einer inneren „Auszehrung“, so daß die Fische hohlbäuchig aussehen,
2. Abmagerung, die als „Messerrücken“ auffällt (Abb. 88),
3. Freßunlust,
4. Verblassen der Farben,
5. Schuppendefekte und -ausfall, flache, offene Geschwüre, Flossenzerstörung (Abb. 89),
6. Exophthalmus und Herausfallen der Augen (Abb. 90),
7. Verkrüppelung der Kiefer und der Wirbelsäule (Abb. 91),
8. Apathie und Schwimmstörungen,
9. Zerstörung der Kiefer (Abb. 92),
10. Knötchen an und in den inneren Organen,
11. Ascitesbildung und Bildung kollateraler Ödeme (Abb. 93, Abb. 111).

Die Fische verhalten sich apathisch und stehen oft dichtgedrängt in einer Ecke des Aquariums. Häufig beobachtet man ruckartiges schräges Schwimmen mit hängender Schwanzflosse und sogenanntes Bauchrutschen (wenn die Schwimmblase angegriffen ist).

An den inneren Organen lassen sich äußerlich schmutziggraue, mohnkorngroße weiche Knötchen feststellen. Eine von außen sichtbare Knötchenbildung konnten wir im Gegensatz zu anderen Autoren bisher nur in wenigen spontanen Fällen und

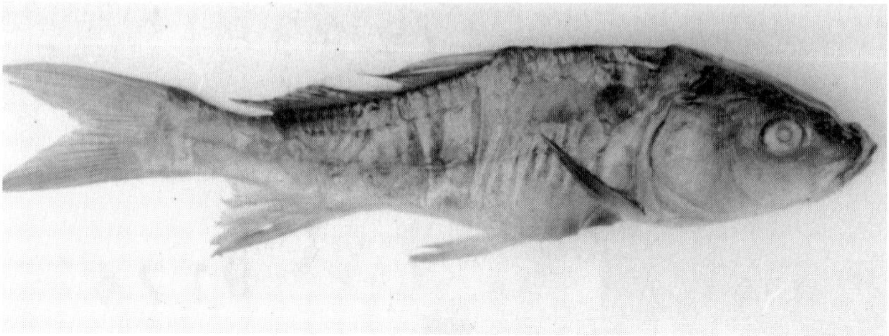

Abb. 88. Fischtuberkulose. I. p. infizierter, kachektischer einjähriger Karpfen. (Original).

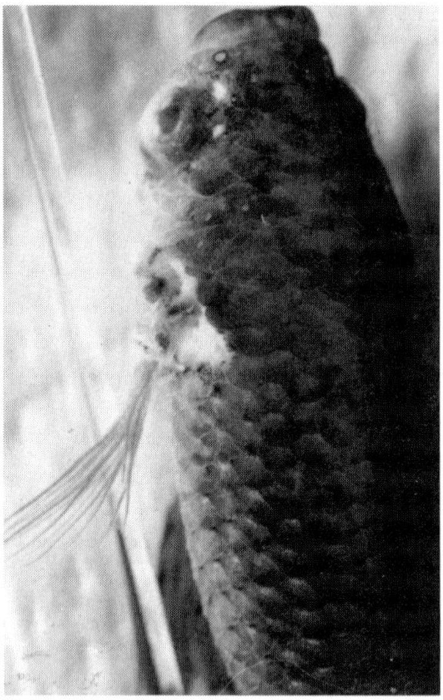

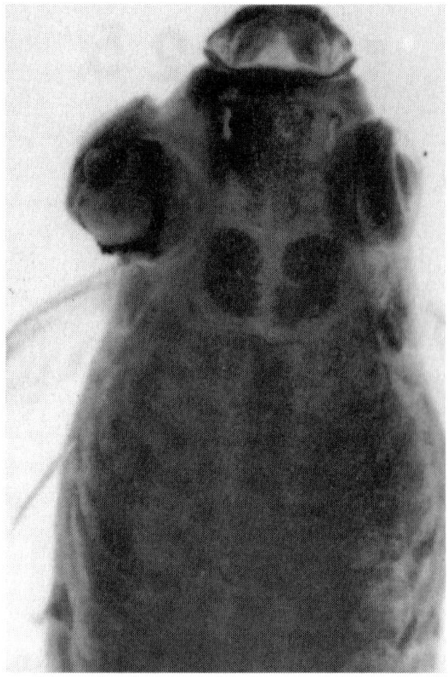

Abb. 89. (links) Spontane Fischtuberkulose. Flaches, nekrotisierendes Geschwür mit Freilegung des Flossengelenks oberhalb der linken Pektoralflosse. (Nach NOACK und AMLACHER).

Abb. 90. (rechts) Exophthalmus bei Fischtuberkulose. (Nach AMLACHER).

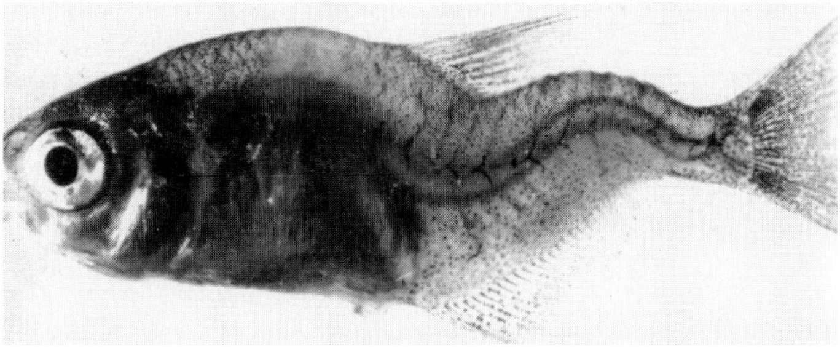

Abb. 91. Spontane Fischtuberkulose. Lordosen und Kyphosen der Wirbelsäule. (Nach NOACK und AMLACHER).

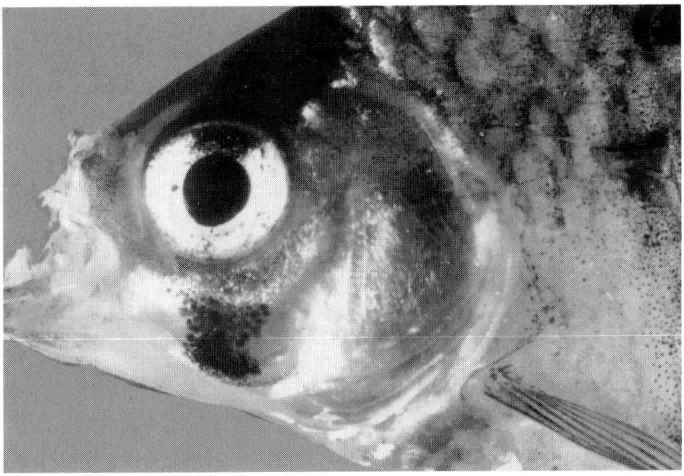

Abb. 92. Spontane Fischtuberkulose. Zerstörung des Oberkiefers bei *Puntius tetrazona* (Nach NOACK und AMLACHER).

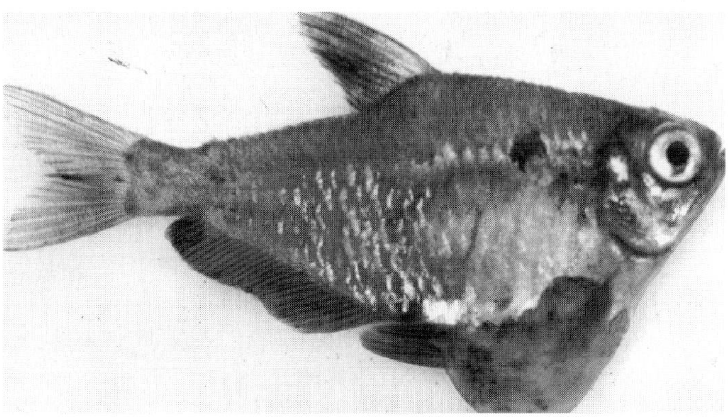

Abb. 93. Spontane Fischtuberkulose. Ascitesbildung bei *Hyphessobrycon callistus* (Nach AMLACHER).

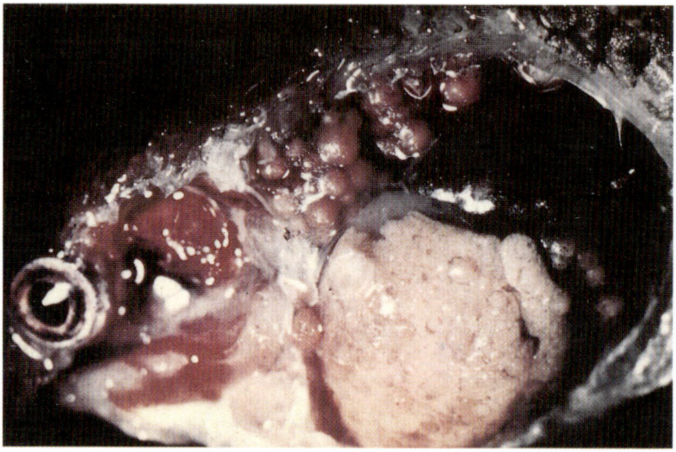

Abb. 94. *Colisa labiosa*. Tuberkulöse Verkäsung der inneren Organe unter Einbeziehung des Ovars bei Spontantuberkulose. (Original).

im Experiment beobachten. In einem Fall (Abb. 94) stellten wir tuberkulöse Verkäsung fast sämtlicher innerer Organe fest. Die erkrankte Schwimmblase ist weiß und mit einer serösen Flüssigkeit erfüllt. Nach BESSE ist farblose Ascitesflüssigkeit in der Leibeshöhle festzustellen.

Untersuchungstechnik. Zur Untersuchung eignen sich lebende und in Formalin fixierte Fische. Zupfpräparate von Darm, Milz, Leber, Niere, Herz und Augenkammer werden bei 80–600facher Vergrößerung untersucht. Es sind Organausstriche, am besten aus Milz und Niere anzufertigen. Der Ausstrich wird nach ZIEHL-NEELSEN gefärbt und mittels Ölimmersion bei 1300facher Vergrößerung untersucht. Zur histologischen Untersuchung bestimmte Organe werden in Formalin + Wasser = 1 + 4 oder in Bouin fixiert. Für die Bakterienfärbung im Schnitt wird wie angegeben (vgl. S. 36) verfahren.

Die bakteriologische Untersuchung wird nach JAHNEL am elektrisch getöteten Fisch durchgeführt. Der getötete Fisch wird für kurze Zeit in Formalin-Alkohol oder 70%igen Alkohol eingelegt und anschließend über der Flamme oberflächlich getrocknet. Mit sterilen (abgeflammten) Instrumenten wird die seitliche Körperwand abgetragen und mit dem Spatel Material aus Leber, Milz oder Niere entnommen und auf Petragnaniröhrchen ausgestrichen. Um das Auftreten von Mischkulturen von Anfang an zu unterbinden, ist anzuraten, das infektiöse Material mit 4%iger NaOH im sterilen Mörser zu homogenisieren. Das Homogenat wird in einem Röhrchen 5 Min. geschüttelt und dann 30 Minuten bei 30 °C belassen. Anschließend wird 10 Minuten zentrifugiert, der Überstand verworfen und das Sediment mit steriler 0,64%iger NaCl-Lösung gewaschen. Nach erneutem 10minütigem Zentrifugieren wird das Sediment auf den Nährboden abgeimpft. Die Röhrchen werden bei 18–20 °C (Zimmertemperatur) aufbewahrt. Nach 14 Tagen beginnen die Kolonien eben gerade sichtbar zu werden. Die in ihnen enthaltenen Stäbchen erweisen sich nach Ziehl-Neelsen-Färbung als säurefest. Die kleinen Kolonien fließen nach einer Woche zusammen und bilden später einen lichtgelben, feuchten Überzug, wo-

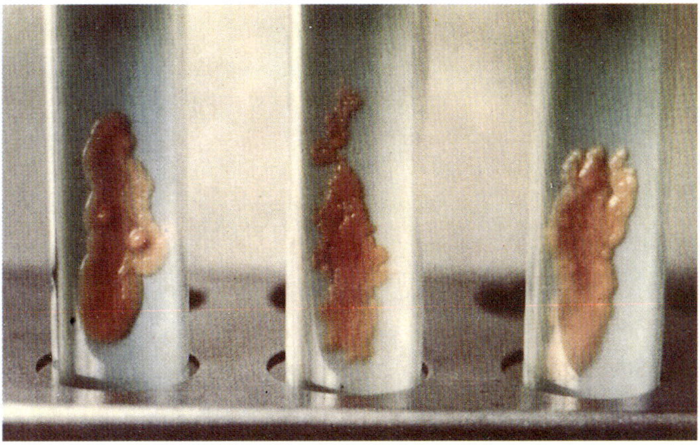

Abb. 95. Fischtuberkulosestamm A 1/G. Subkulturen des aus der Leber von *Gymnocorymbus ternetzi* isolierten Erregers. Ganz links: Subkultur des aus infizierten Karpfen reisolierten Erregers. Alle Kulturen 2 Monate alt. (Original).

bei die gelbe Farbe über Zitronengelb nach Orangegelb (bei älteren Kulturen) wechselt (Abb. 95).

Ähnlich verhalten sich die Kolonien auch auf anderen Eiernährböden. Glycerolzusatz fördert das Wachstum. Die optimalen Etwicklungstemperaturen liegen zwischen 18 und 25 °C, gutes Wachstum findet aber auch bis 30 °C statt. Bei 37 °C wachsen die Kolonien nicht mehr. Gutes Wachstum wurde auf Eiernährboden nach Amlacher erzielt (vgl. Bakteriotechnik).
Besse (1949) benutzte verschiedene Nährböden, von denen Petragnani, Loewenstein, Laporte und Jensen sich als die besten erwiesen. Nach Besse wächst der Erreger der Fischtuberkulose bei 12–33 °C, die Optimaltemperatur beträgt 25 °C. Das Wachstum geht nach Besse ebenfalls bis 37 °C. Nach 7–8 Tagen (Besse) werden die Kolonien sichtar und erreichen nach 15 Tagen einen Durchmesser von 0,5, nach 21 von 1,0 mm. Einen Monat alte Kolonien sehen körnig aus, ihre Farbe ist cremefarben bis organgegelb.

Ätiologie, Pathogenese, Epidemiologie. Der wahrscheinliche Erreger der Fischtuberkulose ist *Mycobacterium piscium* Bergey et al. (Abb. 96, Abb. 97). Interessant war die Erstbeschreibung eines *Mycobacterium salmoniphilum* durch Ross (1960). Es ist ein gerades oder kommaförmiges, säurefestes, grampositives Stäbchen mit abweichendem chromogenem und kohlenhydratvergärendem Verhalten. Sein Temperaturbereich liegt zwischen 10 bis 37 °C. Für verschiedene Salmoniden ist es pathogen. Fast alle Arten von Süßwasserfischen können von *M. piscium* befallen werden, sowohl die gemäßigter Breiten als auch tropische Fische. *Mycobacterium piscium* ist ein grampositives, unbewegliches, säurefestes Stäbchen von sehr unterschiedlicher Länge (1 μm–6 μm). Das optimale Wachstum erfolgt bei 25 °C. Die obere Letaltemperatur liegt bei 37 °C (vgl. Systematische Übersicht über die Bakterien).

In eigenen Untersuchungen (Amlacher, 1965, 1967, 1968; Amlacher, unveröffentlicht) an 45 Arten von Knochenfischen wurden bei Spontantuberkulose häufig-

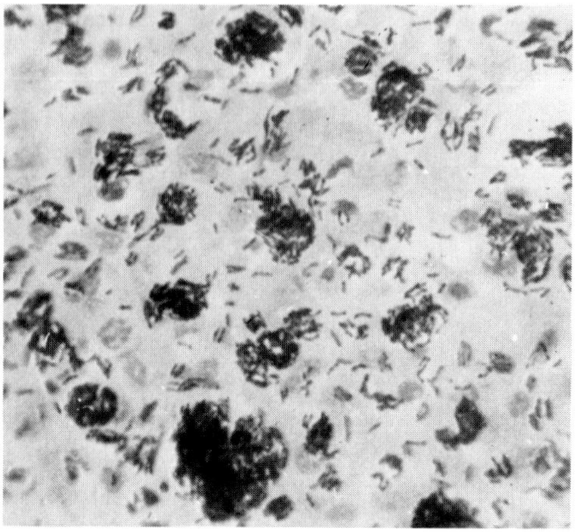

Abb. 96. Spontane Fischtuberkulose. Typische Anordnung der Mykobakterien im Ausstrichpräparat nach Ziehl-Neelsen-Färbung. (Nach BANDLOW und AMLACHER).

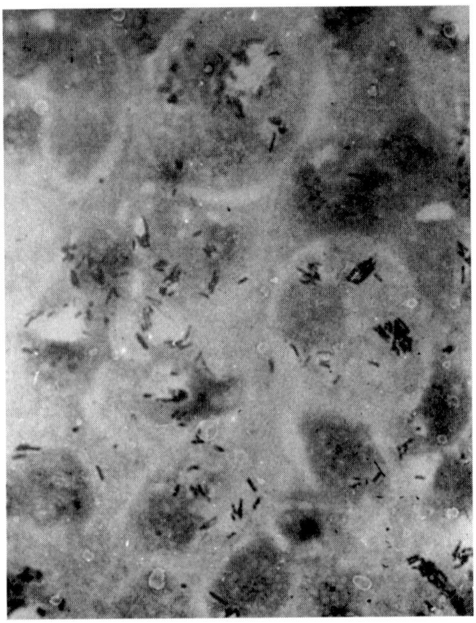

Abb. 97. Fischtuberkulose. Leberausstrich von *Danio malabaricus*. Tuberkulosebakterien innerhalb phagozytierender Zellen. (Nach JAHNEL).

ste Bakterienlängen zwischen 1,1 μm–3,3 μm in Ausstrichen und Schnitten gefunden. Seltener waren Längen von 4 μm–6 μm. Mein Mitarbeiter BANDLOW (1959) fand in Ausstrichen Längen zwischen 1,3 μm–1,5 μm und mein Mitarbeiter NOACK (1966) in Ausstrichen und Schnitten solche von 0,9 μm–4,5 μm, in einem Fall 6,6 μm. JAHNEL (1940) beobachtete Stäbchenlängen zwischen 2 μm–10 μm, am häufigsten 3 μm bis 4 μm. BESSE (1959) stellte Größen von 1 μm–1,5 μm fest.

Die Krankheit wird von Fisch zu Fisch übertragen, wahrscheinlich auch mit dem Bodengrund. Sie kann oft galoppierend verlaufen, so daß ein Bestand schlagartig ohne deutliche äußere Symptome eingeht. Meist aber ist der Krankheitsverlauf langsam, wobei die Symptome je nach den befallenen Organen wechselnd sein können.

Nach BESSE waren von 288 untersuchten exotischen Zierfischen 243 von säurefesten Stäbchen infiziert, das sind 80 %. Nach dem gleichen Autor sollen bestimmte Fischfamilien besonders zur Tuberkulose disponiert sein, wie die Anabantiden und die Characiden. In weiterer Folge kommen dann mit abnehmender Anfälligkeit

Tabelle 15
Tuberkulosedisponierte Fischarten,
weitere Angaben bei NIGRELLI und VOGEL (1963) und bei HOFFMANN et al. (1983)

Familie	*Art*	Autor der Erstbeschreibung
Anabantidae	*Macropodus opercularis*	BESSE
	Betta splendens	BESSE
	Ctenops vittatus	BESSE
	Colisa lalia	BESSE
	Colisa labiosa	AMLACHER
	Trichogaster trichopterus	BESSE
	Trichogaster leeri	REICHENBACH-KLINKE
	Trichogaster microlepis	NOACK
Centrarchidae	*Eupomotis gibbosus*	BESSE
	Mesogonistius chaetodon	NOACK
Characidae	*Moenkhausia sanct. fil.*	NOACK
	Hyphessobrycon flammeus	BESSE
	Hyphessobrycon gracilis	BESSE
	Hyphessobrycon ornatus	AMLACHER
	Hyphyessobrycon innesi	BESSE
	Hyphyessobrycon callistus	AMLACHER
	Hyphyessobrycon bifasciatus	NOACK
	Hyphessobrycon griemi	NOACK
	Hyphessobrycon heterorhabdus	NOACK
	Hyphessobrycon serpae	BANDLOW
	Nematobrycon palmeri	NOACK
	Hemigrammus unilineatus	BESSE
	Hasemania marginata	AMLACHER
	Hemigrammus ocellifer	BANDLOW
	Hemigrammus caudovittatus	AMLACHER
	Aphyocharax rubropinnis	JAHNEL
	Gymnocorymbus ternetzi	JAHNEL
	Pristella riddlei	BESSE

Familie	*Art*	Autor der Erstbeschreibung
Cichlidae	*Hemichromis bimaculatus*	Besse
	Herichthys cyanoguttatum	Noack
	Aequidens curviceps	Bandlow
	Aequidens maroni	Amlacher
	Pterophyllum scalare	Besse
	Apistogramma agassizi	Noack
	Apistogramma ramirezi	Reichenbach-Klinke
	Apistogramma reitzigi	Noack
	Cichlasoma festivum	Noack
	Cichlasoma meeki	Reichenbach-Klinke
	Cichlasoma biocellatum	Amlacher
	Haplochromis multicolor	Jahnel
	Haplochromis strigigena	Noack
	Symphysodon discus	Reichenbach-Klinke
	Nannacara anomala	Amlacher
Cyprinoidea	*Tanichthys albonubes*	Reichenbach-Klinke
	Rasbora heteromorpha	Besse
	Danio malabaricus	Jjahnel
	Brachydanio rerio	Besse
	Brachydanio albolineatus	Jahnel
	Barbus nigrofasciatus	Amlacher
	Barbus conchonius	Besse
	Barbus tetrazona	Noack
	Cyprinus carpio	Batallon et al.
	Carassius auratus	Maie
	Tinca vulgaris	Besse
Cyprinoidei	*Lebistes reticulatus*	Besse
	Xiphophorus helleri	Besse
	Platypoecilus maculatus	Besse
	Belonesox belizanus	Amlacher
	Platypoecilus variatus	Noack
	Mollienisia sphenops	Amlacher
	Cnesterodon decemmaculatus	Amlacher
	Rivulus cylindraceus	Besse
	Aplocheilus latipes	Besse
	Panchax panchax	Besse
	Aphyosemion australe	Besse
Heterosomata	*Hipoglossus vulgaris*	Sutherland
Korallenfische	*Abudefduf mauritii*	Aronson
	Centropristes striatus	Aronson
	Micropogon undulatus	Aronson
Melanotaeniidae	*Melanotaenia nigrans*	Besse
Pantodontidae	*Pantodon buchholzi*	Amlacher

Melanotaeniiden, Cyprinodontiden, exotische Cypriniden, Poeciliden, Cichliden und Centrarchiden. Besonders anfällige Arten sind nach BESSE *Hyphessobrycon flammeus* und *Pristella riddlei.*

Aus Reinkulturen konnten sowohl JAHNEL als auch BESSE die Fischtuberkulose jederzeit künstlich auf gesunde Fische übertragen und die typischen Symptome erzeugen. Eine i. p. Übertragung von säurefesten Stäbchen, die wir aus *Gymnocorymbus ternetzi* isolierten und kultivierten auf *Cyprinus carpio*, gelang ohne Schwierigkeit (AMLACHER, 1967). Untersuchungen von NOACK (1966) zeigten, daß die Infektion über die Haut leichter gelingt als per os.

Unter 149 Zierfischen aus 29 Spezies fanden HOFFMANN et al. (1983) bei 29 Fischen aus 18 Arten (entsprechend 19,4 % des Untersuchungsmaterials) in histologischen Schnitten tuberkulöse Granulome, meist in generalisierter Form. Als Erreger wird *M. marinum* angesehen.
Über tuberkulosedisponierte Fischarten informiert Tabelle 15.

Pathologische Histologie, Hämatologie. Im gefärbten Organausstrich findet man die Erreger der Fischtuberkulose sehr oft zu 2- und 3gliedrigen „Kolonnen" V-förmig oder zu häufchenartigen „Nestern" angeordnet (s. Abb. 96). Diese Nester liegen nach JAHNEL inmitten von Phagozyten (s. Abb. 97). Am Aufbau eines Tuberkels sind Epitheloidzellen beteiligt.
Neue Untersuchungen (AMLACHER unveröffentlicht) zeigen, daß die sogenannten gelben Körper (Abb 98, Abb. 99) in Milz, Niere und Leber bei Knochenfischen Ansammlungen retikulogener, pigmentierter Makrophagen sind. Ihre Hauptaufgabe in der Milz ist die Erythrophagozytose; Man findet sie aber sehr häufig in Tuber-

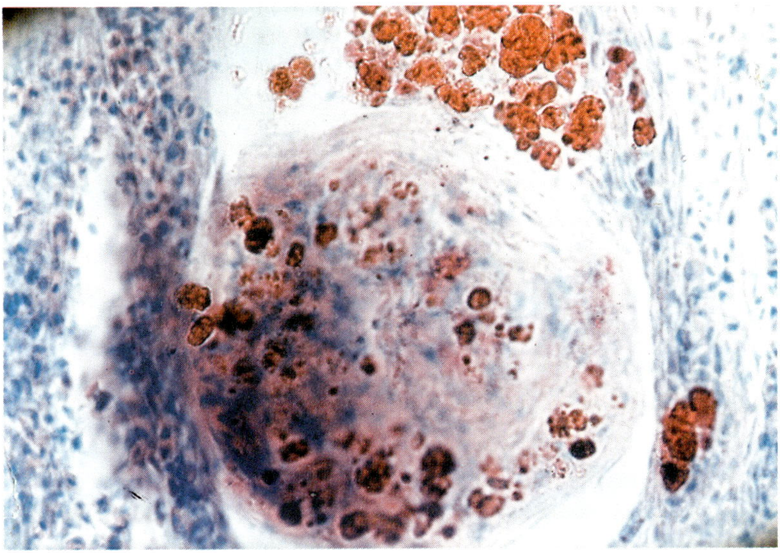

Abb. 98. Spontane Fischtuberkulose. Ansammlung eisenpositiver retikulogener Makrophagen am Rand eines tuberkulösen Granuloms. Im Inneren des Granuloms teilweise nekrotische Makrophagen. Bakteriologischer Befund am Schnitt positiv. (Original).

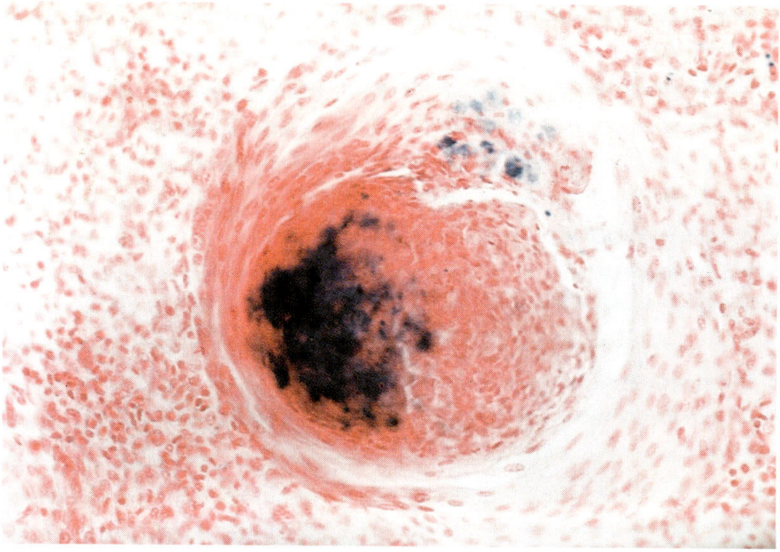

Abb. 99. Spontane Fischtuberkulose. Positive Eisenreaktion in einem tuberkulösen Granulom, von untergegangenen hämosiderinhaltigen Makrophagen herrührend. Bakteriologischer Befund am Schnitt positiv. (Original).

keln. Es ist nicht bewiesen, ob sie passiv in die tuberkulösen Granulome einbezogen werden oder eine aktive Rolle im Sinn einer Abwehrreaktion ausüben. Histochemisch (AMLACHER, 1964) geben sie eine positive Eisenreaktion. Nach Extraktion des Eisens reagiert das Restpigment PAS-positiv, was in Gegenwart von Fe nicht der Fall ist. Das Restpigment ist sudanophil, Ziehl-Neelsen-positiv und nach Acetylierung PAS-negativ. Es zeigt keine Metachromasie. Diese gelbbraunen Pigmentmakrophagenhaufen sind häufig Anlaß zu Fehldeutungen gewesen; so wurden sie z. B. als „Endoconidien" des „Aquarienfisch-*Ichthyophonus*" beschrieben. Die spontane, aber auch die experimentelle Entstehung tuberkulöser Granulome sind proliferative Vorgänge, an denen retikulogene Makrophagen beteiligt sind (Abb. 100, Abb. 107). Die entstandenen epitheloidzelligen Tuberkel nekrotisieren zentral, die Nekrose schreitet in peripherer Richtung voran (Abb. 101). Im Inneren des nekrotischen Tuberkels liegt Kerndetritus. Der Nekroseherd wird von meheren konzentrischen Lagen nekrotisierender Epitheloidzellen begrenzt; auf diese folgen nach außen typische, noch unveränderte Epitheloidzellen (Abb 101). Ältere Tuberkel werden durch dünne Bindegewebehüllen gegen das noch intakte Gewebe abgeriegelt. Riesenzellen sind in Spontangranulomen nicht beobachtet worden, im Experiment treten sie gelegentlich auf. Ältere Tuberkel sind in der Regel völlig nekrotisch. In den meist PAS-positiven Tuberkeln (Abb. 103) treten gelegentlich, bei Cichliden fast regelmäßig, eisenhaltige Makrophagen mit positiver Berliner-Blau-Reaktion auf (Abb. 99). Sehr häufig, besonders nach längerer Erkrankung, findet man im Schnitt ausgedehnte Konglomerattuberkel, die im Lauf der Zeit das normale Gewebe völlig verdrängen (Abb. 104, Abb. 105). Gerade diese histopathologischen

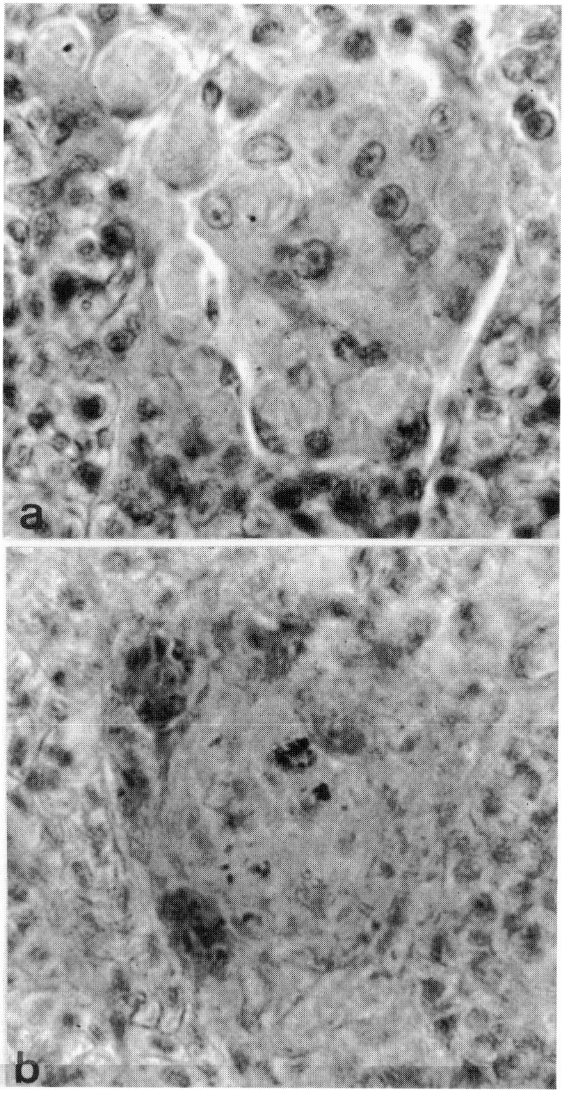

Abb. 100. Impftuberkulose. a) Frühstadium. Entstehung eines epitheloidzelligen Tuberkels durch Einwandern phagozytierender retikulogener Makrophagen. b) Gleicher Tuberkel wie in Abb. 100a nach Ziehl-Neelsen-Färbung. Die nekrotisierenden Bakterien in den Makrophagen sind dunkel gefärbt. (Original).

Bilder sind es gewesen, die in der Vergangenheit zu schweren Fehldeutungen Anlaß gegeben haben, besonders dann, wenn lediglich Zupfpräparate (Abb. 106) untersucht wurden (Aquarienfisch-Ichthyophonus) und keine spezifische Bakterienfärbung am Schnitt erfolgte.

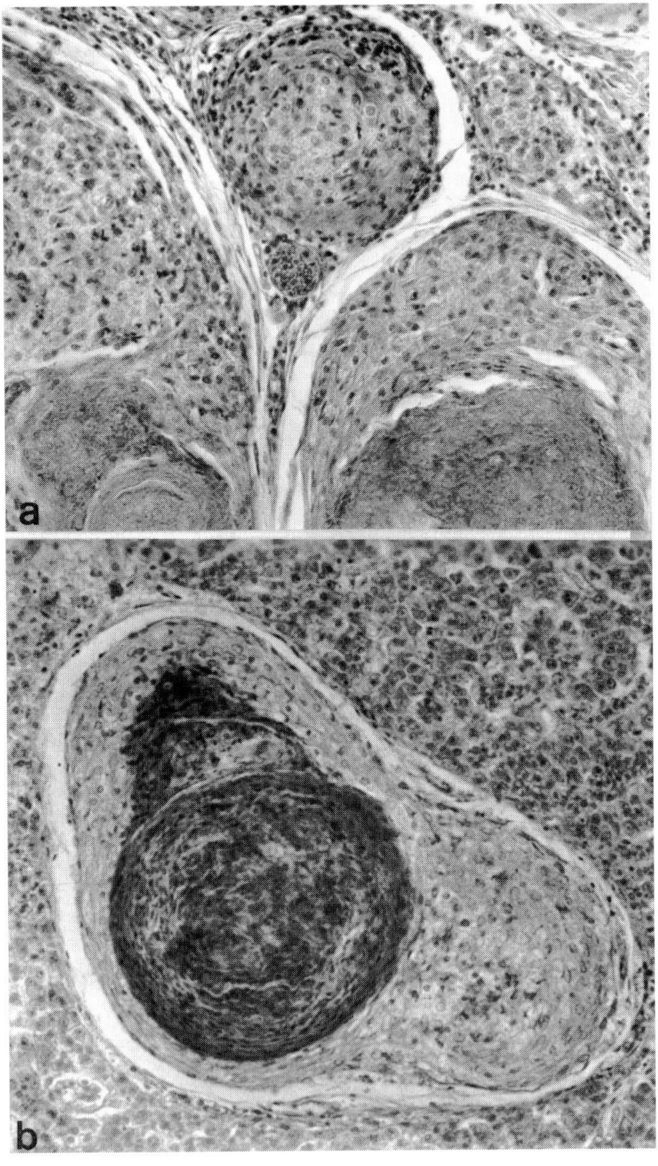

Abb. 101. Spontane Fischtuberkulose. a) Epitheloidzellige Tuberkel verschiedener Stadien, teils mit zentraler Nekrose. b) Epitheloidzelltuberkel mit zentralem Kerndetritus und nach peripher fortschreitender Nekrose. (Original).

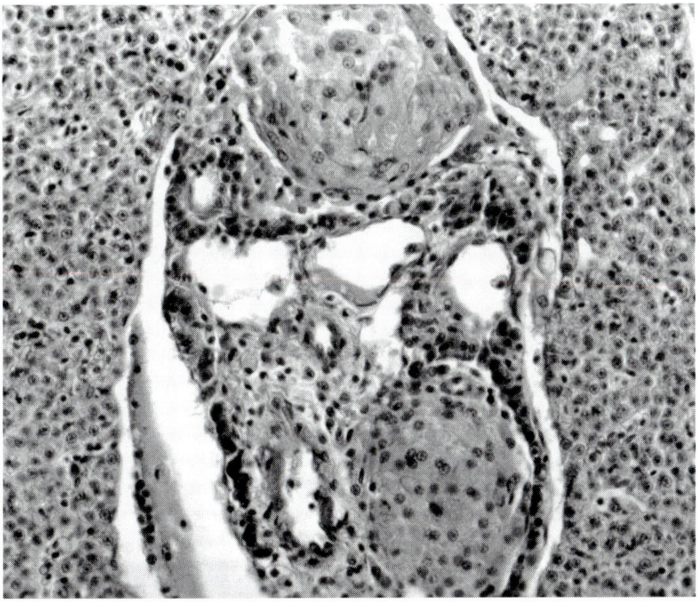

Abb. 102. Spontantuberkulose. Epitheloidzellige Tuberkel im intrahepatischen Pankreas eines Cypriniden. (Original).

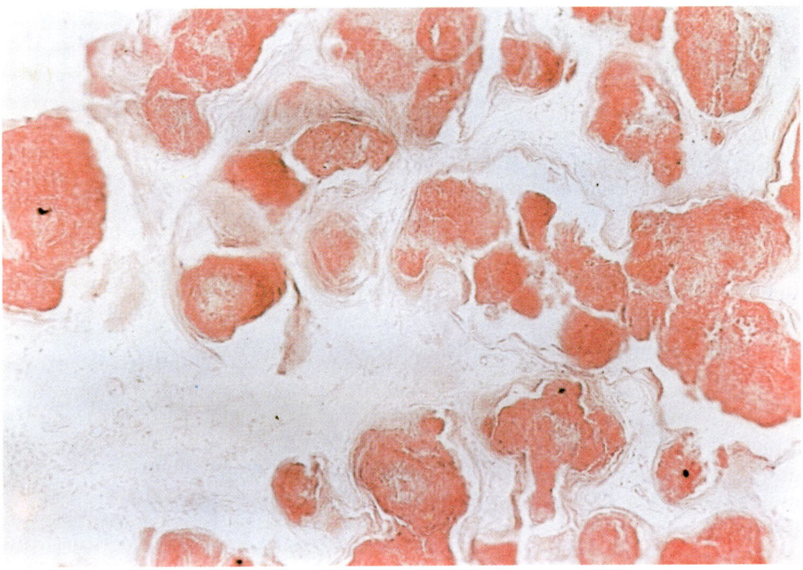

Abb. 103. Spontantuberkulose. *Hyphessobrycon ornatus*. Positive PAS-Reaktion an den bakterienhaltigen nekrotisierenden Tuberkeln. (Original).

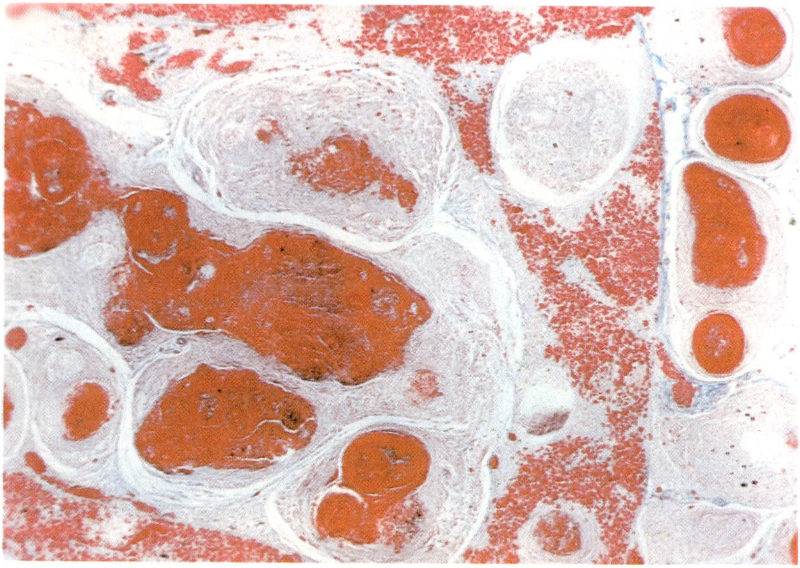

Abb. 104. Spontane Fischtuberkulose. Konglomerattuberkel mit zentraler Nekrose in und an der Milz. (Original).

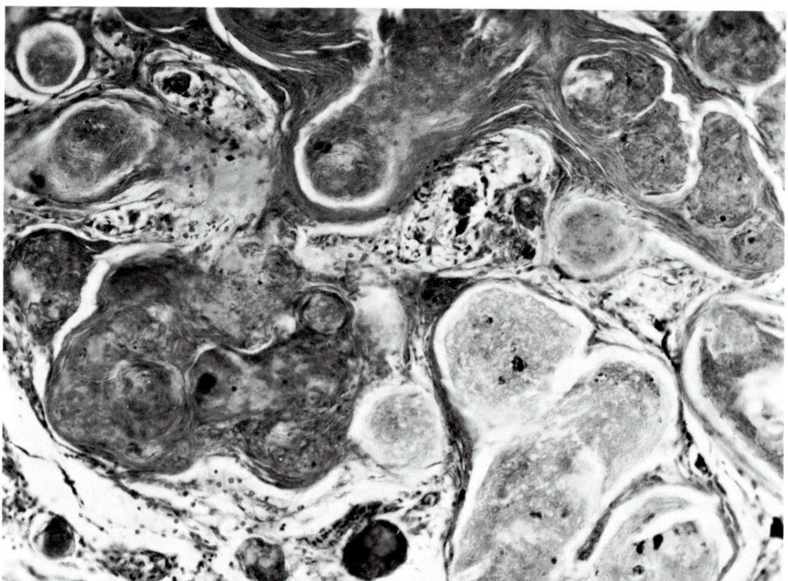

Abb. 105. Spontane Fischtuberkulose. Diffluente Konglomerattuberkel mit völliger Verdrängung des erkrankten Gewebes. (Original).

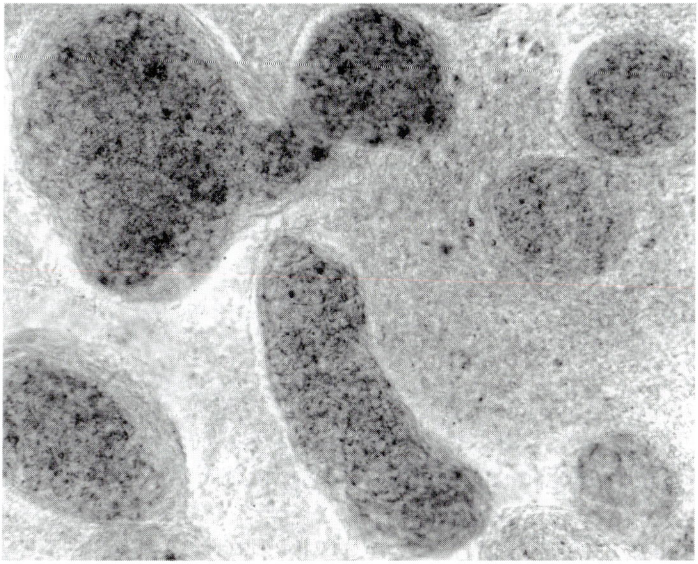

Abb. 106. Impftuberkulose, Karpfenleber, Zupfpräparat. Verschieden gestaltete Granulome mit Bindegewebehülle. (Nach AMLACHER).

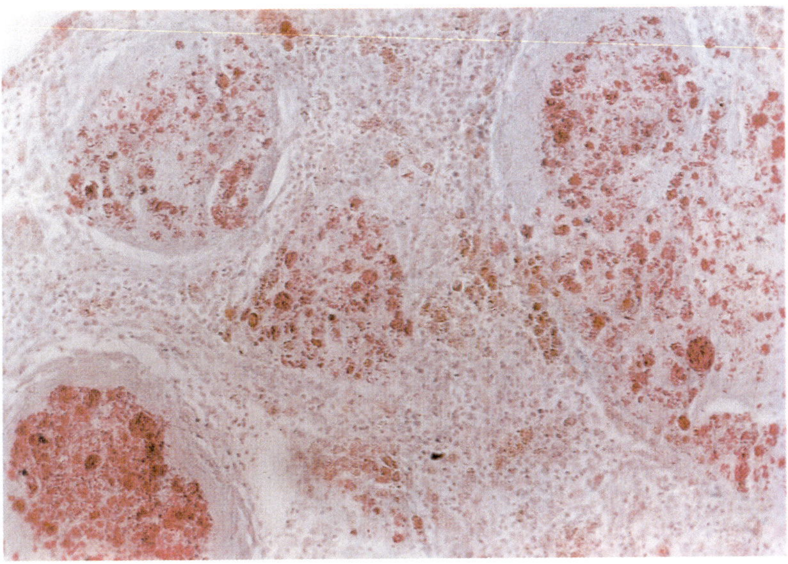

Abb. 107. Impftuberkulose, Karpfen, Milz. Ziehl-Neelsen-Färbung. Bakterienerfüllte Epitheloidzelltuberkel und zahlreiche braungefärbte, eisenhaltige Makrophagen. Links unten ein Tuberkel mit beginnender Nekrose der Bakterien und Makrophagen, rechts oben Bildung eines Konglomerattuberkels. (Original).

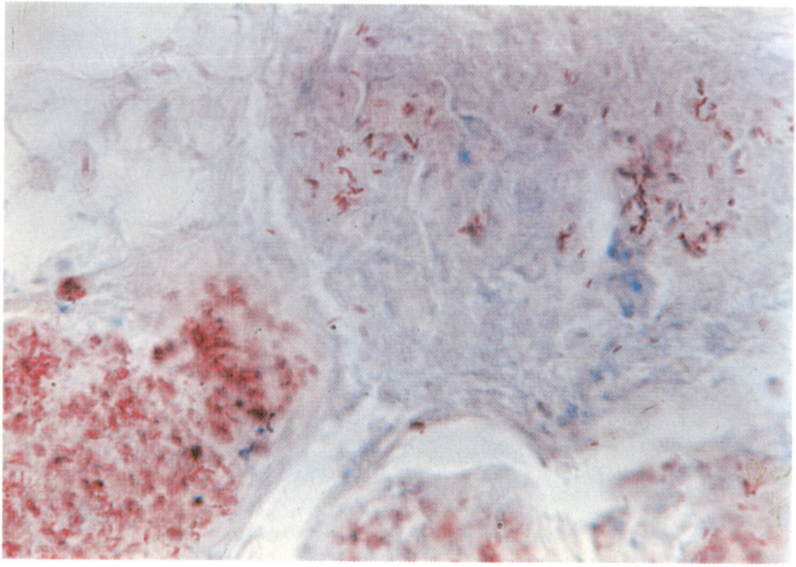

Abb. 108. Spontantuberkulose, *Hyphessobrycon ornatus.* Ziehl-Neelsen-Färbung. Bakterien im Inneren der Epitheloidzelltuberkel. (Original).

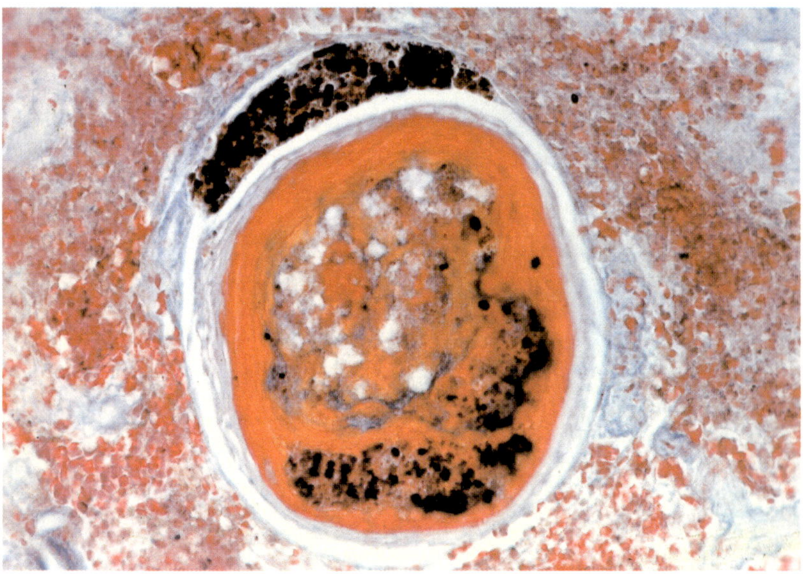

Abb. 109. Spontantuberkulose. *Pterophyllum scalare.* Milz. Nekrotischer Tuberkel, in Inneren mit nekrotisierten, melanisierten Makrophagen und Resten kollagener Bindegewebefasern. Periphere Ansammlung melanisierter Makrophagen. (Original).

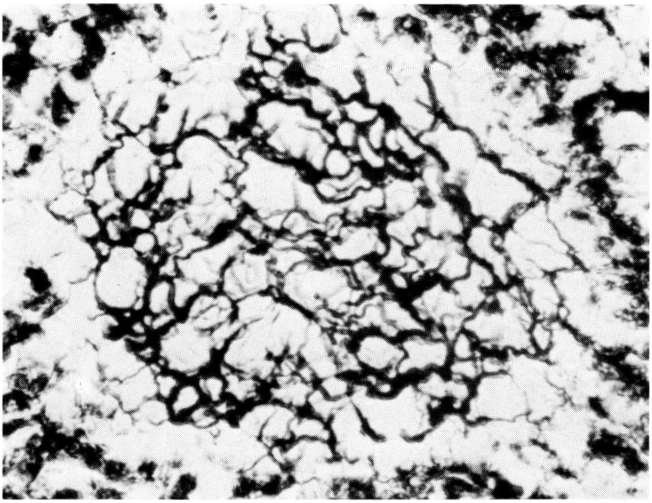

Abb. 110. Argyrophile Gitterfasern in einem Spontantuberkel. (Original).

Eigene Untersuchungen (Amlacher, 1964, 1965, 1968; Noack u. Amlacher, 1966) haben zur Beseitigung dieses auf Schäperclaus (1939, 1949, 1953) zurückgehenden Irrtums beigetragen und sind inzwischen voll bestätigt worden (Schubert, 1969; Ghittino, 1970; Hoffmann et al., 1983). Im Inneren der Tuberkel, besonders nach experimenteller Infektion, lassen sich nach Ziehl-Neelsen-Färbung säurefeste Stäbchen eindeutig nachweisen (Abb. 107, Abb. 108). In nekrotischen Tuberkeln ist das verständlicherweise nicht mehr so leicht möglich. Eine Melanisierung älterer Tuberkel ist bei Anabantiden und Cichliden fast die Regel (Abb. 109). Bei Versilberung zeigen die Tuberkel argyrophile Gitterfasern (Abb. 110). Die Größe der Knötchen liegt ungefährt zwischen 60 μm und 2 mm. Gelegentlich ist die Tuberkelbildung von entzündlichen Vorgängen begleitet, mit Beteiligung eosinophiler Granulozyten. In einem akuten Fall einer schnell verlaufenden Tuberkulose konnte in den entzündlichen Arealen bei kollateraler Ödembildung eine Masseninvasion säurefester Stäbchen färberisch sichergestellt werden (Abb. 111). Es erkranken alle Organe: Niere, Milz, Leber, Darmtrakt, Pankreas, Kiemen, Muskulatur, Haut, Augen, Gonaden und Skelett (Abb. 102, Abb. 112–117, Abb. 119). Selten kommt es zur Bildung von kollateralen Ödemen. Durch Tuberkel, die in das Lumen von Blutgefäßen vorwachsen, werden Blutstauungen hervorgerufen (Abb. 118). Mit Hilfe der Variationsstatistik wurde von Amlacher u. Noack (unveröffentlicht) die Häufigkeit tuberkulöser Granulome in Niere, Milz und Leber untersucht. Als Signifikanzniveau wurde (Vorzeichentest) a = 0,01 festgelegt. Auf eine Fläche von 600 mm^2 bezogen, ergaben sich folgende Mittelwerte: Niere 12,5, Milz 8,5, Leber 1,9 Tuberkel. Die Wahrscheinlichkeit dafür, daß die Unterschiede zufällig sind, beträgt für Milz – Leber 0,0017, für Milz – Niere 0,0031 und für Niere – Leber 0,0001. Die Unterschiede sind also hochsignifikant und systematisch.

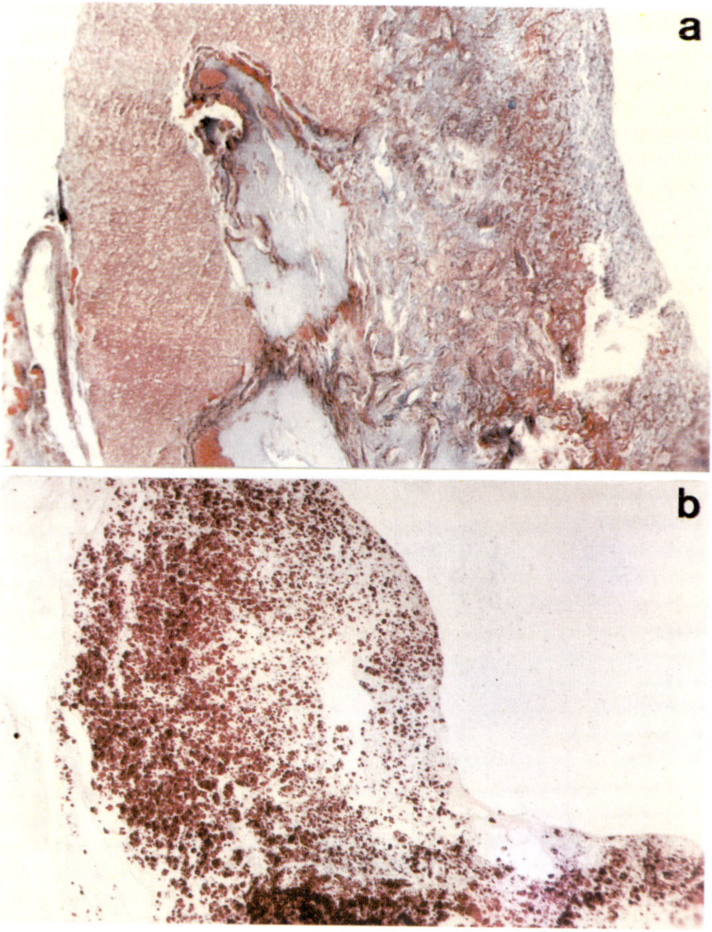

Abb. 111. a) Akut verlaufende nekrotisierende Tuberkulose in der Leber bei *Belonesox belizanus*. Von rechts nach links: entzündlich exsudativer Prozeß mit Ödembildung und restlichem Lebergewebe. b) Bakterielle Masseninvasion aus dem Entzündungsareal der Abb. 111a) rechts. Ziehl-Neelsen-Färbung. (Original).

Therapie, Prophylaxe, Hygiene. Eine medikamentöse Bekämpfung der Fischtuberkulose steht zur Zeit noch aus, zumal die Erforschung der Krankheit noch nicht abgeschlossen ist. Sie ist aber, wie nach den bisherigen Beobachtungen angenommen werden kann, eine Folgeerscheinung mangelnder „Wohnhygiene", wie auch beim Menschen in feuchten Wohnungen oder bei Rindern in schlechten Ställen Tuberkulose die häufigste Krankheit ist.

„Aquarienhygiene" soll vor allem heißen, daß wir die Aquarien auf keinen Fall zu dicht besetzen dürfen. Auch hier, aber hier ganz besonders, gilt die immer wieder erhobene Forderung: Die Mindestwassermenge pro Fisch in einem hygienisch ein-

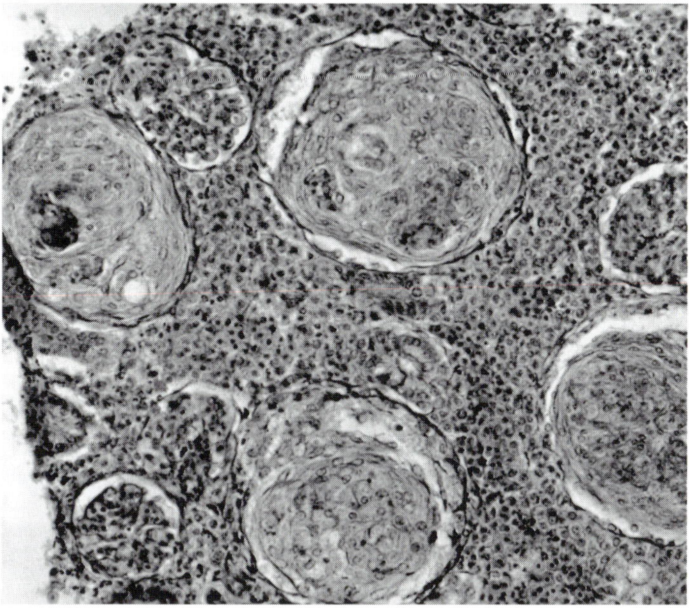

Abb. 112. Spontane Fischtuberkulose, Epitheloidzelltuberkel in der Niere in enger Nachbarschaft zu den Glomerula. (Original).

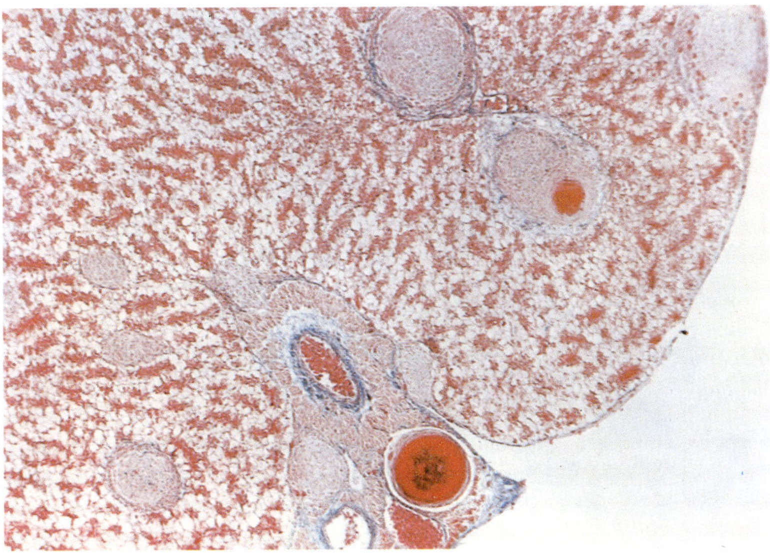

Abb. 113. Spontantuberkulose der Leber. (Original).

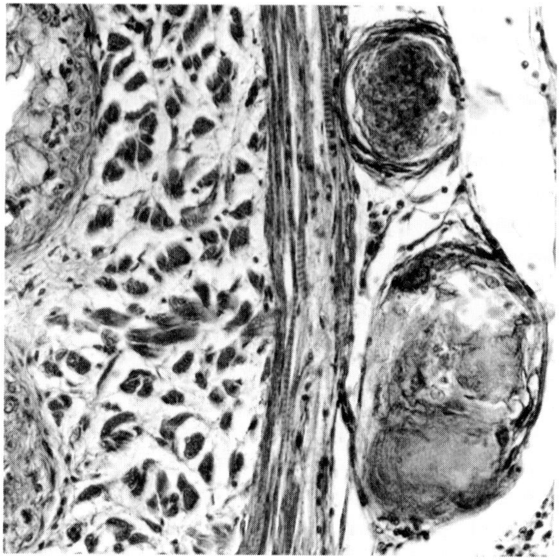

Abb. 114. Spontane Fischtuberkulose. Tuberkel im Bereich der Serosa des Ösophagus. (Original).

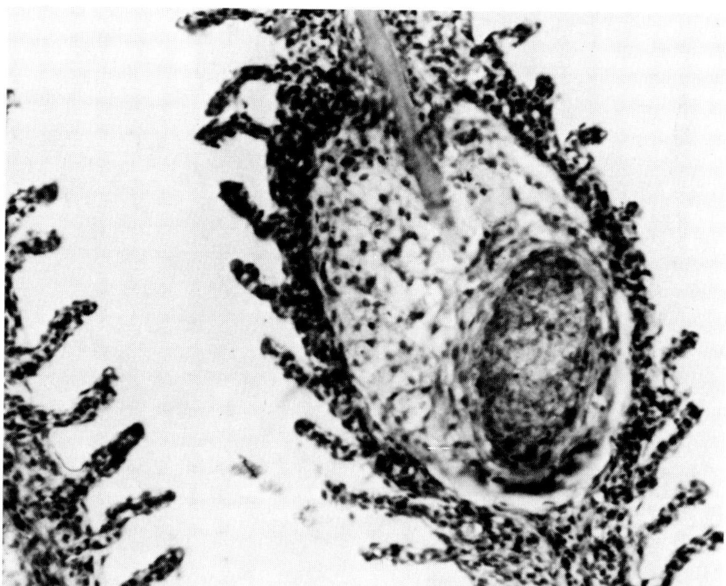

Abb. 115. Spontantuberkel in einem Kiemenblatt. (Nach NOACK und AMLACHER).

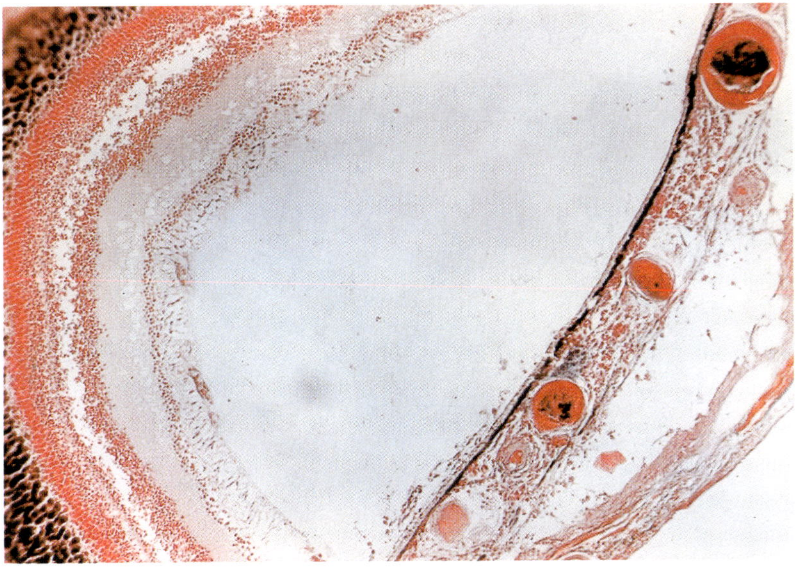

Abb. 116. Spontantuberkulose im Bereich der Iris. (Original).

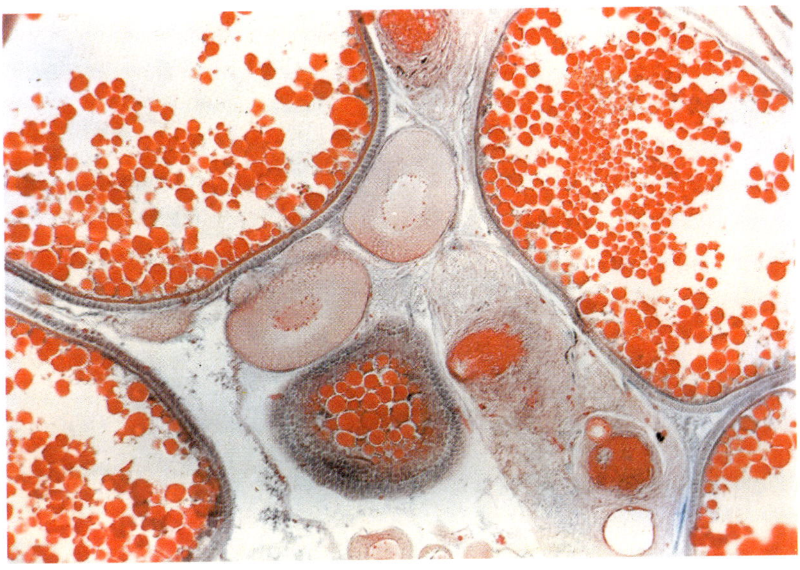

Abb. 117. Spontantuberkulose des Ovars. (Original).

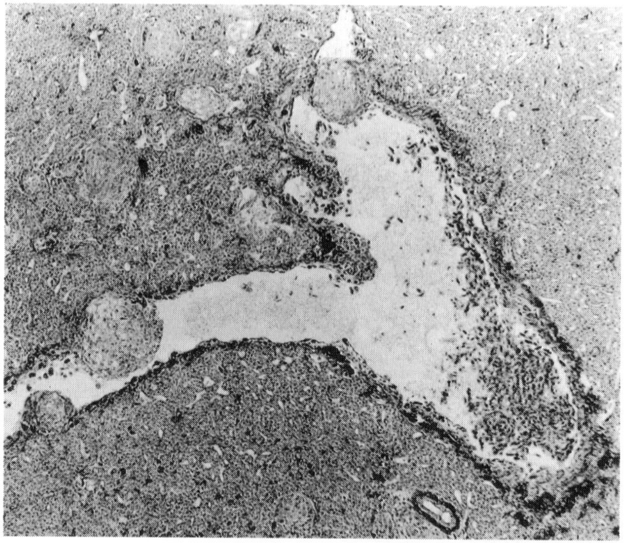

Abb. 118. Impftuberkulose. Leber des Karpfens. Fast vollzogener Verschluß einer Lebervene durch aus der Intima vorwuchernde Epitheloidzelltuberkel. (Nach AMLACHER).

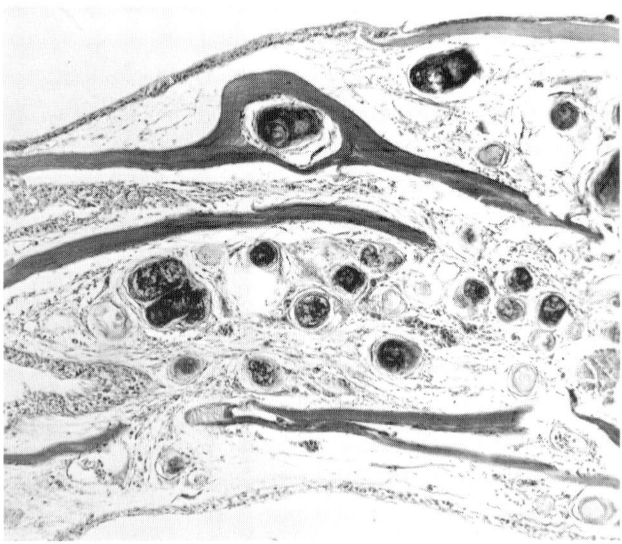

Abb. 119. Spontane Fischtuberkulose. Zahlreiche Granulome zwischen den Schuppen, auch in einer Schuppe selbst (oben). (Original).

wandfreien Aquarium darf nicht unter 5 Liter betragen. Weiterhin muß auf Sauberkeit geachtet werden. In Zuchtanstalten sollten für jedes Aquarium eigene Kescher vorhanden sein, um Kontakte mit anderen Aquarien zu vermeiden. Gesellschaftsbecken sind ebenfalls eine Keimstätte für die Fischtuberkulose.

Tabelle 16

Resistenz von fischpathogenen Mykobatkerien aus tropischen Zierfischen gegenüber IHN, 1314 Th, Chloramphenicol (CA) und Streptomycin (SM). Konzentrationen in μg/ml. Es bedeuten: P = photochromogen, S = scotochromogen, N = nicht photochromogen, Pl* = *M. phatypoecilus*, Mar* = *M. marinum*, Pis* = *M. piscium*.

Stämme			Medikamente			
			INH	1314Th	CA	SM
unempfindlich	P	Lt	< 10	< 20	< 20	< 50
		Pl	< 10	< 20	< 50	< 20
		Sf2	< 10	5	< 50	< 20
		Sp	< 10	< 10	< 20	< 10
		SW	< 10	< 10	< 20	< 10
		Pl*	< 10	< 10	< 50	< 20
		Pis*	< 10	< 10	< 50	< 50
		Mar*	< 20	< 10	< 50	< 50
	S	Bm2	< 10	< 50	< 100	< 20
		Gp	< 10	< 20	< 100	< 20
		Pg3	< 5	< 10	< 50	< 20
		Sf3	< 5	< 10	< 50	< 100
		Tp2	< 50	< 20	< 50	< 100
	N	Bg	< 50	< 50	< 100	< 100
		Bt	< 50	< 100		
		Pg1	< 50	< 100	< 100	< 100
		Pg5	< 1	< 100	< 20	
		Shio	< 50	< 100	< 50	< 100
		M32	< 20	< 50	< 20	< 100
		Sal.Sc	< 10	< 100	< 20	< 100
empfindlich	P	Pg2	< 10	< 5	< 5	< 1
		Sf1	< 5	< 5	< 10	< 1

Obwohl inzwischen viele Mykobakterienstämme isoliert worden sind, die alle in gleicher Weise die bekannten klinischen Symptome der Fischtuberkulose erzeugen, halten wir diese „Stämme" für Typen des *M. poikilothermorum*. Dabei gibt es chromogene, scotochromogene und nichtchromogene Varianten. Sato (1962) testete die Wirkung von INH, 1314 Th, Chloramphenicol und Streptomycin an 22 „Stämmen" von fischvirulenten Mykobakterien, die sich bis auf 2 als resistent gegen die Medikamente erwiesen (Tabelle 16).

Psychrophila-Krankheit (Kaltwasserkrankheit)

(Psychrophilosis)

Myxobakterielle Salmonidenkrankheit, die auch bei der Brut auftritt. Die Krankheit wurde von DAVIS (1946) als Peduncle Disease (Schwanzstielkrankheit) beschrieben. Sie tritt bei Wassertemperaturen um und unter 10 °C auf.

Symptomatologie, pathologische Anatomie, Diagnostik. Die typische Läsion beginnt als kleiner weißlicher bis bläulicher Fleck hinter der Rückenflosse. Von hier breitet sich eine entzündliche Erosion nekrotisierend von der Flossenbasis zum Schwanzstiel aus. Die Zerstörung kann unter Kraterbildung in die Muskulatur fortschreiten, wobei es in schweren Fällen zur Freilegung der Wirbelsäule in der Kaudalregion und zum Verlust der Schwanzflosse kommt. Bei Dottersackbrut kommt es nach Zerstörung der Dottersackwand zum Ausfließen des Dotters und zum Tod der Brut.

Untersuchungstechnik. Die bakteriologische Untersuchung entspricht jener bei *Columnaris*-Erkrankung. Die histologische Untersuchung kann in der üblichen Weise erfolgen (Haut, Kiemen, Milz, Niere).

Ätiologie, Pathogenese, Epidemiologie. Der Erreger der Psychrophilose ist das Myxobakterium *Cytophaga psychrophila.* Es ist gramnegativ, flexibel, streng aerob und mißt 1,5–7,5 µm × 0,75 µm (PACHA u. ORDAL, 1970). Eine Mikrozystenbildung erfolgt nicht. Bei Kultivierung auf *Cytophaga*-Agar und in flüssigem Nährmedium erfolgen Proteolyse und Hydrolyse von Gelatine, Casein und Albumin. Kohlenhydrate werden nicht abgebaut. Keine Oxidasebildung, positive Katalase-Reaktion. Methylrot-Test und Voges-Proskauer-Reaktion bleiben negativ. Keine Reduktion von Nitrat, keine H_2S-Bildung. Optimales Wachstum bei 20 °C auf Caseinhydrolysat. NaCl ab 1 % hemmt das Wachstum. Eine serologische Reaktion mit *Flexibacter columnaris* und mit anderen *Cytophaga*-Arten erfolgt nicht (PACHA u. PORTER, zit. nach, SCHÄPERCLAUS, 1979). Der optimale Temperaturbereich für das Auftreten der *Psychrophila*-Infektion wird zwischen 4 und 10 °C angegeben, was im Gegensatz zu der optimalen Wachstumstemperatur der Kulturen steht. Bei Dottersackbrut können Verluste bis zu 50 % auftreten, die mit fortschreitender Größe der Brut geringer werden.

Pathologische Histologie, Hämatologie. WOOD u. YASUTAKE (1956) stellten histologisch eine generalisierte Infektion fest, wobei Myxobakterien besonders in der Niere, aber auch in der Milz, dem Peritoneum und im respiratorischen Epithel der Kiemen zu finden waren.

Therapie, Prophylaxe, Hygiene. Als Prophylaxe ist verringerte Besatzdichte anzuraten. Prophylaktisch kann Sulfamethazin (44 mg/kg Fisch/Tag) gegeben werden, bis die Wassertemperturen über 10 °C liegen.

Auch zur Therapie dient Sulfamethazin in Fleischmehl vermischt in einer Dosis von 220 mg/kg Fisch/Tag 10 Tage lang. Danach wird die prophylaktische Dosis weitergegeben. Vor Wiederaufnahme der Pelletfütterung (Forellen) wird erneut 7 Tage lang die therapeutische Dosis Sulfamethazin gegeben.

Ein besseres Medikament ist nach AMEND et al. (1965) Sulfisoxazol (88 mg/kg Fisch/Tag 26 Tage lang prophylaktisch und 220 mg/kg Fisch/Tag 10 Tage lang therapeutisch). Auch OTC (75 mg/kg Fisch/Tag im Zeitraum von 10 Tagen) ist therapeutisch wirkungsvoll. Erkrankte, nicht freßfähige Brut wird mit Furpyrinol-(P-7138)-Bädern (1 mg/l) eine Stunde lang behandelt.

Columnaris-Myxobakteriose

(Myxobacteriosis columnaris)

Die Krankheit ist im Süß-, Brack- und Meerwasser vor allem in Großbritannien als lokale Haut-, Flossen- und Kiemeninfektion und als Infektion der inneren Organe verbreitet. Sie befällt vor allem Salmoniden und Fischarten im Warmwasser. Ihre Erstbeschreibung erfolgte durch DAVIS (1922), die Erstisolierung ihres Erregers durch ORDAL u. RUCKER (1944).

Symptomatologie, pathologische Anatomie, Diagnostik. Als charakteristische äußere Symptome, vor allem bei Aquarienfischen, sind ein baumwollartiger Flaum, besonders in der Mundgegend, weißgraue Pusteln an Kopf und Flossen, die gelegentlich auch an den Körperseiten und den Kiemen auftreten, und Ulzerationen, die an den Flossen zur Bloßstellung der Flossenstrahlen führen, zu nennen. Die Infektion greift auch auf die Muskulatur über. Bei schuppenlosen Fischen (*Ictalurus* sp.) sind die Infektionsherde durch rötliche entzündliche Randfärbung und ein blaugraues nekrotisches Zentrum gekennzeichnet. Die Krankheit tritt besonders nach mechanischen Verletzungen auf.

Das Aussehen der Läsionen ist von Fischart zu Fischart verschieden. Bei fortgeschrittener Erkrankung bedecken die Läsionen den gesamten Körper. Bei schuppentragenden Fischen, z. B. *Lepomis macrochirus*, beginnen die Nekrosen am äußeren Flossenrand und breiten sich von hier auf den Körper aus. Bei Pazifiklachsen und Fischen in Warmwasseranlagen kommt es oft zu einer ausgedehnten Kiemennekrose. In diesem Fall beginnt die Nekrose an den Rändern der Kiemenblätter und schreitet nach den Kiemenbögen voran, wobei Teile der Kiemenblätter verlorengehen.

Die *Columnaris*-Krankheit hat 2 Verlaufsformen:

1. chronisch, wenn schwachvirulente Erreger vorliegen. Der Tod tritt in diesem Fall nur ein, wenn es zu ausgedehnten Hautläsionen kommt.
2. Akut, wenn hochvirulente Erreger vorhanden sind und eine generalisierte Infektion eintritt.

Untersuchungstechnik. Ausschabungen aus infizierten Stellen können im Hängenden Tropfen untersucht werden. Die Bakterien erscheinen darin als lange, dünne Stäbchen mit schlängelnder, gelegentlich langsam gleitender Bewegungsweise. Gut geeignet sind auch Ausstrichpräparate, die nach GRAM gefärbt worden sind. Für die Diagnose von Bedeutung ist die Anordnung in Kolonnen (daher der Name).

Die Züchtung erfolgt auf ANACKER u. ORDALS *Columnaris*-Medium (BULLOCK, 1961).

Ätiologie, Pathogenese, Epidemiologie. Die *Columnaris*-Krankheit wird von Fisch zu Fisch, durch das Wasser und mit Fischereigeräten übertragen. Die Anfälligkeit der Fische erhöht sich mit steigender Wassertemperatur. Der Erreger ist ein Myxobakterium der Gattung *Felxibacter* und wird als *Flexibacter columnaris* bezeichnet. Seine Größe beträgt 5,0–10,0 µm × 0,5 µm. Das Bakterium ist geißellos und gramnegativ. *Flexibacter columnaris* bildet auf Spezialnährböden Mikrozysten und Fruchtkörper. Die Isolierung erfolgt auf Agar nach ANACKER u. ORDAL (1955). Hier werden typische Kolonien gebildet, die eine gelbgrüne Farbe haben. Die Färbung hängt vom Nährboden ab. Nach BULLOCK (1972) können auch grauweiße

Kolonien gebildet werden. *Flexibacter columnaris* wächst in einem Temperaturbereich von 4–30 °C, Warmwasserstämme wachsen aber bei 35–37 °C. Neomycin als Zusatz zum Nährboden unterdrückt das Wachstum der Begleitflora (FIJAN, 1969). Mit Hilfe des Objektträger-Agglutinationstests mit *Flexibacter columnaris*-Kaninchenantiserum wird auf Antigenität geprüft. Dazu sind glatte, in Fleischbrühe gezogene Kulturen notwendig. Sie werden nach Zentrifugation und Resuspension in NaCl-Lösung 5 Minuten lang auf 55 °C erhitzt. *F. columnaris* ist serologisch von anderen Myxobakterien abgrenzbar. ANACKER u. ORDAL (1951) stellten innerhalb von 325 Stämmen 4 Serogruppen fest. An Hand der Bacteriocinproduktion wurden 9 Typen bestimmt. *F. columnaris* ist sehr virulent.

Hohe Härte, organische Belastung und Temperatur des Wassers über 15 °C begünstigen die Entwicklung von *F. columnaris.*

Die *Columnaris*-Krankheit ist eine der häufigsten Fischkrankheiten. Sie tritt besonders stark bei der Intensivhaltung von Fischen auf. In freier Wildbahn sind Lachse während ihrer Laichwanderungen besonders betroffen. Die *Columnaris*-Krankheit wurde bisher bei 41 Fischarten festgestellt. Auch Zierfische erkranken. Die experimentelle Infektion gelingt in reinem Wasser nicht. Erst ungünstige Milieubedingungen (O_2-Mangel, NH_3-Anreicherung, Skarifizierung der Haut) ermöglichen die Infektion. So konnte die Krankheit von infizierten Aalen auf Karpfen übertragen werden. In Warmwasseranlagen sind Jungfische (Aal, Karpfen) besonders anfällig. *F. columnaris* kommt im Schlamm und im Wasser vor und ist auch auf der Körperoberfläche von Fischen, vor allem auf den Kiemen anzutreffen. Salmoniden aus Zuchtanstalten bilden Antikörper gegen *F. columnaris.* Das bedeutet, daß gesunde Fische Keimträger sein können, ohne selbst zu erkranken.

Pathologische Histologie, Hämatologie. Für die Dermis wird Hyperämie der Blutkapillaren, verbunden mit Ruptur und Extravasation, angegeben. Die Bakterien vermehren sich in der Dermis und dringen in die Muskulatur ein. In frischen Läsionen treten Phagozyten auf, sie werden in fortgeschrittenen Läsionen zerstört.

Therapie, Prophylaxe, Hygiene. Neben Chloramphenicol als 6tägiges Dauerbad (60 mg/l) wird Oxytetracyclin (Terramycin) als Beimischung zum Futter empfohlen, und zwar 75 mg/kg Fisch/Tag 10 Tage lang, sowohl beim Ausbruch als auch bei vorangeschrittener Krankheit. Auch Trypaflavin 3–6 g/m^3 Wasser 6–12 Stunden lang an 3 aufeinanderfolgenden Tagen wird empfohlen (SPANGENBERG. 1975). Ferner sind Sulfonamide (200 mg/kg Fisch/Tag), 10 Tage lang verabreicht, hilfreich.

Zur Prophylaxe gehören sauberes, den Ansprüchen der Fische genügendes Wasser bei nicht zu dichtem Besatz. Dichter Besatz führt automatisch zu Verletzungen und Streß, wie das in Intensivfarmen z. B. bei Forellen zu sehen ist, bei denen regelmäßig die Brustflossen abgescheuert sind und als nekrotische, wunde Stummel Eintrittspforten für Krankheitserreger darstellen (Tierquälerei).

Mykosen (Pilzkrankheiten)

Innerhalb der echten Pilze (Fungi) ist es vor allem die Klasse der Algenpilze (Phycomycetes), deren Vertreter Fischkrankheiten von größerer Bedeutung verursachen. Der Thallus der Phycomyceten ist bei deren niederen Vertretern einkernig und mikroskopisch klein, bei höheren vielkernig, verzweigt und gut ausgebildete. In der Regel ist der Thallus höherer Phycomyceten schlauchförmig und unseptiert.

Von der topographisch-anatomischen Lokalisation her unterscheidet man:

1. **Ektomykosen** (auch als integumentäre Mykosen definiert),
2. **Endomykosen** (auch als „systemische" Mykosen definiert, obwohl ja das Integument auch ein System darstellt).

Eine Ekto- oder integumentäre Mykose stellt der Befall mit *Saprolegnia* und *Achlya* dar, eine Endomykose die *Ichthyosporidium*-Krankheit.

Befall mit *Saprolegnia* und *Achlya*

Gelegentlich wird das Auftreten dieser Pilze beobachtet, die auch als Fischschimmel bezeichnet werden. Meist sind es offene Wunden, in denen sich die Pilze ansiedeln, oder sie leben auf faulenden Futterresten. Fische mit lang ausgezogenen Flossen verpilzen nach Sterba (Aquarienkunde) häufiger. Bei Zierfischen tritt ein *Saprolegnia*-Befall meist als Folge zu kalten Wassers auf. Schreitet die Erkrankung fort, so können die Flossen zerfressen werden, es kommen bakterielle Entzündungen als Folgeerscheinungen hinzu. Bei Nutzfischen tritt *Saprolegnia* vor allem in Hältern auf. Es können Haut, Kiemen, Mund, Flossen und Augen befallen werden. Bekannt ist auch, daß vor allem abgestorbene Eier, z. B. in Forellenbruthäusern, verpilzen können. Bei schwerer Erkrankung dringt *Saprolegnia* in die Muskulatur ein (vgl. Ulcerative Dermalnekrose).

Die Verbreitung des Pilzes erfolgt durch Sporen, die in den Hyphenenden angehäuft liegen (Abb. 120). Sie verlassen den Träger und schwimmen mittels zweier Geißeln als Schwärmsporen frei im Wasser umher. Nach vorübergehendem Gestaltwechsel setzen sie sich auf ihrer Grundlage fest und bilden einen neuen Pilzschlauch aus. Die Bekämpfung erfolgt in Aquarien durch Temperaturerhöhung und Umsetzen der Fische in sauberes, abgestandenes Wasser. Nutzfische dürfen beim Fang und Transport nicht verletzt werden. Zur Bekämpfung ist ein Kaliumpermanganat-Bad (1 g $KMnO_4$ in 100 l Wasser) von 90 Minuten Dauer sehr wirkungsvoll. Nach Roberts (1971) wirkt Malachitgrün hemmend auf die Entwicklung von *Saprolegnia*, wenn es prophylaktisch verwendet wird.

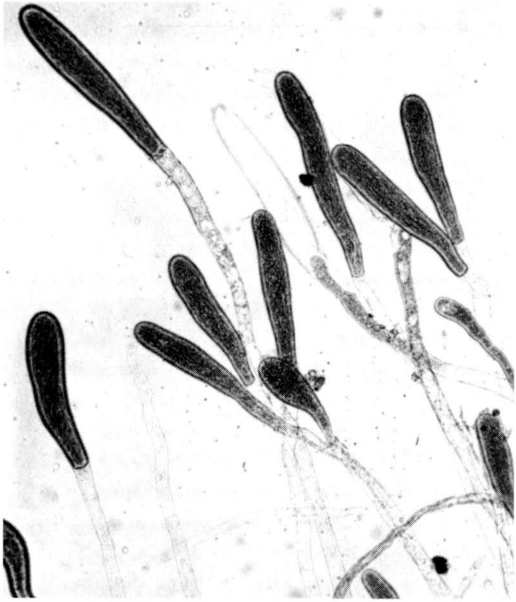

Abb. 120. *Saprolegnia*. Keulenförmige, sporengefüllte Hyphenenden. (Nach AMLACHER).

Ichthyosporidium (Ichthyophonus)-**Krankheit**

(Ichthyosporidiosis)

Dieser Pilz wurde 1893 von HOFER als Erreger der „Taumelkrankheit" der Forellen beschrieben und für einen Zooparasiten gehalten. 1905 fanden CHAULLERY u. MESNIL zwei Parasiten in Meeresfischen *(Ichthyosporidium gasterophilum* und *Ichthyosporidium phymogenes)* und waren der Meinung, es handle sich um ein Haplosporid. ROBERTSON (1908, 1909) fand den Pilz in *Pleuronectes flesus, Trutta trutta* (Meerforelle) und *Gadus aeglefinus.* 1910 erkannten LAVERAN u. PETTIT, 1911 PETTIT sowie PLEHN u. MULSOW diesen Parasiten als einen Pilz. PLEHN u. MULSOW nannten ihn zu Ehren HOFERS *Ichthyophonus hoferi* PLEHN et MULSOW. NERESHEIMER u. CLODI (1914) klärten die Biologie des Pilzes eingehend auf. Weitere Untersuchungen führten DANIEL (1933) und FISH (1934) durch. Von neueren Arbeiten seien hier die Untersuchungen von SINDERMANN (1954, 1956), DORIER u. DEGRANGE (1961), AMLACHER (1965) und vor allem jene von MIYAZAKI u. KUBOTA (1977a, 1977b, 1977c) sowie von CHIEN et al. (1979a, 1979b, 1979c, 1979d) genannt. SINDERMANN (1954) wie auch CHIEN et al. (1979b) züchteten den Pilz künstlich und trugen wesentlich zur Klärung seiner Biologie bei. Auf Grund der Identität des von CHAULLERY u. MESNIL einerseits, PLEHN u. MULSOW andererseits beschriebenen Algenpilzes berichtigte PETTIT, den Nomenklaturregeln folgend, dessen Namen in *Ichthyosporidium hoferi* PLEHN et MULSOW. Dieser Ansicht trat auch REICHENBACH-KLINKE (1954) bei, ebenso finden wir die Anwendung dieses Namens bei SINDERMANN (1954, 1958). Auf das Vorkommen eines besonderen „Aquarienfisch-*Ichthyophonus*" wies SCHÄPERCLAUS

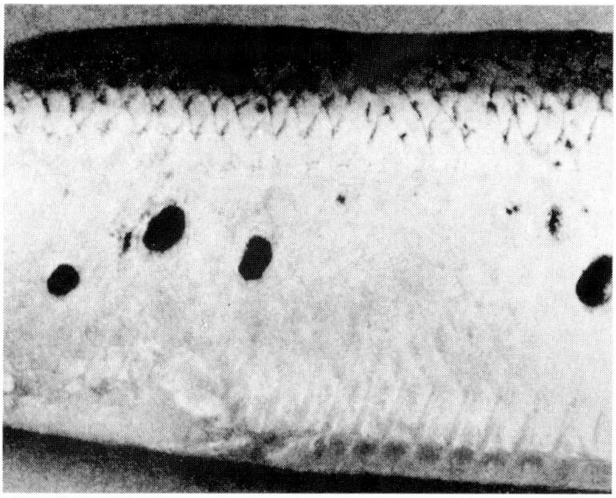

Abb. 121. Äußeres Krankheitsbild eines ichthyosporidiumbefallenen Herings. Kleine, harte Knötchen und Geschwürbildung nach Proliferation des Pilzes. (Nach SINDERMANN).

(1953) hin, wobei er die Vermutung aussprach, daß es sich u. U. um eine besondere Art, die nicht identisch mit *Ichthyosporidium hoferi* bei Forellen und Meeresfischen ist, handeln könnte. In eigenen Untersuchungen (AMLACHER, 1965, 1967; AMLACHER u. NOACK, unveröffentlicht) konnte gezeigt werden, daß der von SCHÄPERCLAUS dem „Aquarienfisch-*Ichthyophonus*“ zugesprochene Symptomkomplex der Fischtuberkulose zuzuordnen ist, daß Zierfische grundsätzlich nicht an Ichthyosporidiose erkranken und es sich bei den als „Ichthyophonuszysten“ beschriebenen histopathologischen Gebilden um tuberkulöse Granulome handelt.

Symptomatologie, pathologische Anatomie, Diagnostik. Beim Hering ist nach SINDERMANN (1954) das häufigste äußere Krankheitssymptom die Schuppenrauhigkeit erkrankter Fische, die als „sandpaper effect“ charakterisiert wird (Abb. 121). Diese Rauhigkeit ist vor allem in der caudalen Dorsolateralpartie zu beobachten und wird durch kleinste Knötchen hervorgerufen, die das Resultat entzündlich-nekrotischer Vorgänge in der Dermis sind. Sie zeigen eine Schwarzfärbung. Die Zerstörung der Epidermis an diesen Stellen durch das Wachstum des Pilzes führt zu Hautabschilferungen und zur Bildung kleinster, weißer, nekrotischer Flächen. Zu diesen Symptomen gesellen sich vereinzelte größere oder gruppenweise angeordnete kleinere Beulen und blutige Geschwüre.

An den inneren Organen des Herings ist die Entstehung zahlreicher Knötchen an Herz, Milz und Leber auffallend. Derartige Knötchen sind auch bei Forellen von NERESHEIMER u. CLODI (1914), DORIER u. DEGRANGE (1961), AMLACHER (1965) sowie von MIYAZAKI u. KUBOTA (1977b) und von CHIEN et al. (1979a) an Leber, Milz und Niere des Aals beobachtet worden. Die Knötchen an den inneren Organen sind weiß, am Herz dagegen rot. Bindegewebige Schrumpfungen vor allem am Herz und an der Niere führen auch hier zu dem „sandpaper effect“. Äußerlich können bei erkrankten Fischen Wirbelsäulenverkrümmungen als Resultat von Muskeltensionen auftreten. Diese Erscheinung ist erstmalig von NERESHEIMER u. CLODI bei Salmoniden beschrieben worden. Erkrankte Heringe zeigen ungeordnete Schwimmbewegungen und eine hohe Sterblichkeit, sobald sie mechanischen Einwirkungen ausgesetzt sind. Bei Forellen fallen taumelnde Schwimmbewegungen (die auch fehlen können) und eine Vergrößerung des Leibesumfangs auf.

Untersuchungstechnik. Zur Untersuchung eignen sich am besten Fische, die kurz vor dem Tod stehen. Auch konservierte Fische lassen sich untersuchen, doch ist die Untersuchung in diesem Fall schwerer. Es werden Zupfpräparate von Milz, Niere, Herz und Leber, falls nötig auch vom Gehirn angefertigt. Auch eine Ausschabung frischer Geschwüre gestattet oft den Nachweis des Pilzes. Die Untersuchung erfolgt mikroskopisch bei 45–120facher Vergrößerung. Die Fixierung der Gewebe erfolgt in Bouin oder Formalin + Wasser = 1 + 4, die Züchtung des Pilzes auf Bouillon-Gelatine-Agar, Sabouraud-Dextrose-Agar bzw. flüssigem TGC-Medium mit 10 % Zusatz von Rinderserum (Chien et al., 1979b). Das Hyphenwachstum erfolgt binnen 8 Tagen p. i. in Sabouraud-Dextrose-Agar bei 18 °C (Isolat aus dem Aal) und in TGC-Flüssigmedium bei 23 °C (Isolat aus Forellenbrut). Für die Differentialdiagnose von Schnittpräparaten ist nach Neresheimer u. Clodi (1914) die Giemsa-Färbung wichtig, weil sich mit dieser Färbung die Amöboidkeime blau anfärben. Große Granulome sind nicht gut färbbar. Zu ihrer Färbung eignet sich Hämalaun-Eosin. Die färberische Darstellung des Pilzes erfolgt mit der Ziehl-Neelsen- bzw. der Azanfärbung. Auch die PAS-Reaktion bei Gegenfärbung mit Lichtgrün ist hervorragend. Bei Forellen fallen im Zupfpräparat die kugeligen Parasiten durch aussprossende Schläuche mit terminaler kugeliger Anschwellung auf. Auch bei Meerbarben aus dem Hafen von Marseille konnte ich mikroskopisch in der Leber dieses Habitusbild beobachten. Gleiche Beobachtungen machten auch Miyazaki u. Kubota (1977a, 1977b, 1977c).

Ätiologie, Pathogenese, Epidemiologie. Der Pilz hat in der Regel eine kugelige bis eiförmige Gestalt und weist im Protoplasma zahlreiche Kerne auf. Seine Größe schwankt nach Neresheimer u. Clodi (1914) bei jüngeren Plasmodien zwischen 6 µm–20 µm, bei älteren zwischen 110 µm–210 µm. Um den eingedrungenen Pilz entsteht ein Granulationsgewebe. Sindermann (1954) sowie Chien et al. (1979b) züchteten den Pilz künstlich, nachdem die Kultur schon Plehn u. Mulsow (1911) sowie Forster (1941) gelungen war. Sindermann gelang es, den Pilz bis zu 14 Monaten lebend in Kultur zu halten. Besonders gutes Wachstum erfolgte in Dextrose-Agar-Nährböden, denen 1 % Rinderserum zugesetzt war (Sabouraud-Agar). Dieser Nährboden wurde mit steril entnommenem Material aus der Muskulatur und dem Herz des Herings beimpft. Das Wachstum fand zwischen 3–20 °C mit einem Optimum bei 10 °C statt. Das Auskeimen erfolgte 24 Stunden nach dem Beimpfen des Nährbodens, in seltenen Fällen erst nach 7 Tagen. Der Pilz wuchs stets im Nährboden oder hart an dessen Oberfläche, niemals aber an der Luft. Aus den Sporen keimten unseptierte Hyphen aus, in deren keulenförmig erweitertes Ende das Plasma des Pilzes evakuiert wurde. Die keulenförmigen Terminalanschwellungen der Hyphen wiesen unter laufendem Wachstum ihrer Plasmamasse stets neue runde bis ovale Aussackungen auf (Abb. 122), die sich 39 Tage nach dem Auskeimen von den Hyphen abschnürten. Diese Gebilde werden als Hyphenkörper bezeichnet und entstehen zu Hunderten. Besonders in älteren Kulturen kommt es aber zu einer terminalen Entstehung von großen Ruhesporen (large quiescent spores) an den Hyphen.

Solche Sporen keimen in Kulturen selten aus. Eine endogene Teilung der Ruhesporen wurde in den Kulturen nicht beobachtet, soll aber im lebenden Gewebe gelegentlich stattfinden. Die Größe der Kulturen beträgt 5 mm–15 mm, das Wachstum

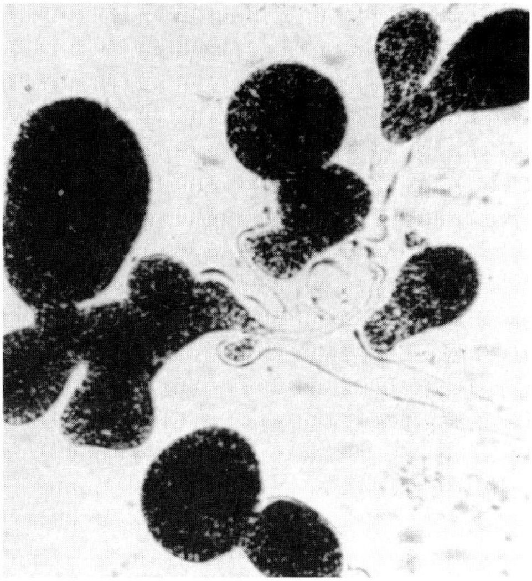

Abb. 122. Bildung von Hyphenkörpern bei *Ichthyosporidium* in künstlichem Nährboden 10 Tage nach dem Beimpfen. (Nach SINDERMANN).

hört nach 30–60 Tagen auf. Die in Kulturen wachsenden Hyphen sind bedeutend größer als im lebenden Gewebe. Die Sporen, die im Blut angetroffen werden, haben eine Größe von 10 µm–90 µm. Sie sind rund und beschalt. Sie bleiben nach SINDERMANN im Meerwasser bis zu 6 Monaten infektionsfähig. Aus der Spore kann nach SINDERMANN über eine Hyphenbildung wieder eine Spore entstehen (heavy- walled spores), oder es kommt zur Bildung von Hyphenkörpern. Nach NERESHEIMER u. CLODI hat das Zytoplasma des Pilzes eine feine Granulation und wabige Struktur. Die Plasmaeinschlüsse nehmen Kernfarbstoffe an. Die 6 µm–20 µm großen Amöboidkeime enthalten 5–12 Kerne, die verklumpen können. Nach MIYAZAKI u. KUBOTA (1977a, 1977b, 1977c) sowie CHIEN et al. (1979d) besteht der natürliche Infektionsablauf bei Ichthyosporidiumbefall aus folgenden vier Stadien (Abb. 123):

1. *Wachstumsstadium.* An seinem Anfang stehen zweikernige Keime (Amöboidkeime anderer Autoren). Sie wachsen zu vielkernigen Kugelkörpern (spherical bodies) heran, deren Kernzahl mit fortlaufendem Wachstum ansteigt, desgleichen die Dichte des Zytoplasmas und die Dicke der plasmodialen Hülle (bei MIYAZAKI u. KUBOTA cell wall genannt; vgl. Abb. 124).
2. *Vorkeimungsstadium* (pre-germination stage). Die ausgewachsenen, vielkernigen Kugelkörper sind durch weitere Zunahme der Kernzahl, Zytoplasmaverdichtung und durch Auflösung der plasmodialen Hülle (Kapsel) an einer Stelle gekennzeichnet. An dieser Stelle dringt eine pseudopodienartige Protuberanz des Zytoplasma vor und nach außen. Gleichzeitig wird eine neue Hülle um das auskeimende Zytoplasmas gebildet.
3. *Hyphenstadium.* Die Hyphen keimen durch die primäre Plasmodialhülle unter Mitnahme des plasmodialen Inhalts (Evakuierung des Zytoplasmas).
4. *Proliferationsstadium.* In den Hyphen entstehen durch endogene Teilung

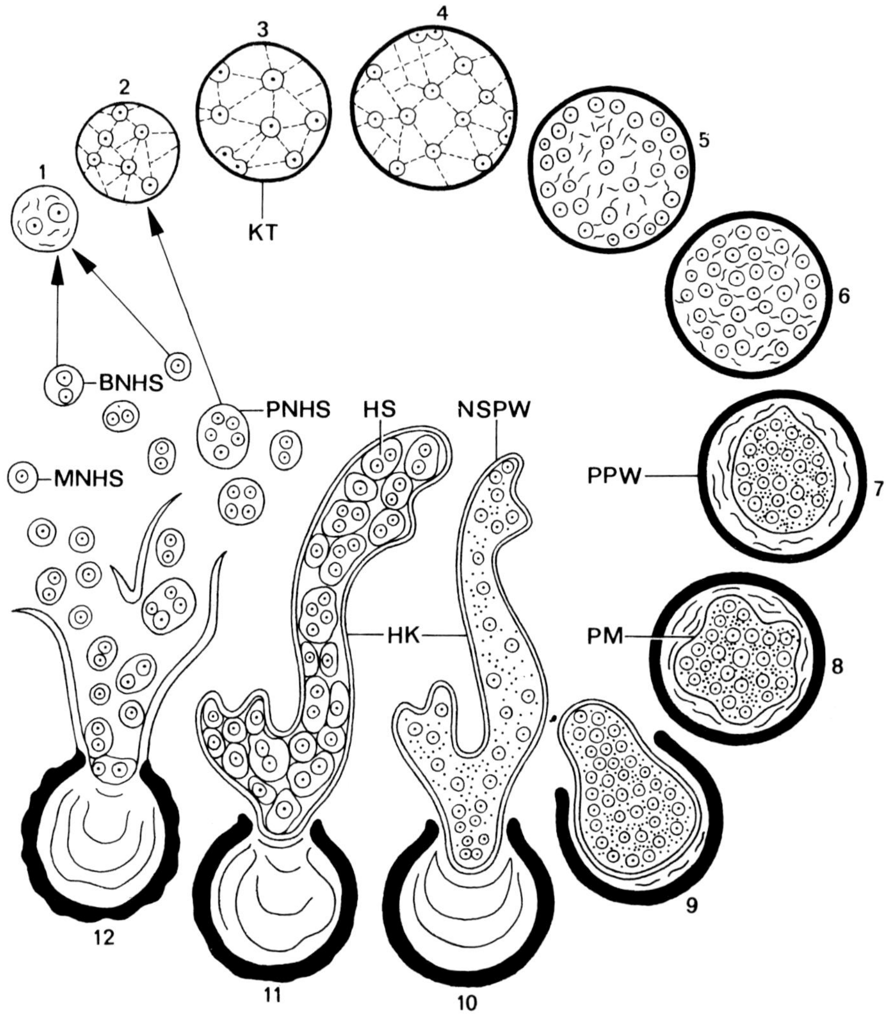

Abb. 123. Entwicklungskreislauf von *Ichthyosporidium (Ichthyophonus) hoferi.* 1–4 Wachstumsstadien: 1 doppelkerniger Amöboidkeim, 2–4 wachsende vielkernige Kugelkörper. 5–8 Vorkeimungsstadien: 5 und 6 vielkernige Kugelkörper mit fortlaufender Kernteilung, 7 und 8 vielkernige Kugelkörper mit Hülle, im Inneren Plasmolyse, beginnende Membranbildung und Bildung einer pseudopodialen Protuberanz des Plasmodiums. 9 und 10 Hyphenbildung: 9 Keimung (Aussprossung), 10 Hyphenkörper. 11 und 12 Proliferationsstadien: 11 Hyphenkörper mit Produktion von Hyphensporen durch endogene plasmodiale Teilung. 12 Hyphensporen, die durch Platzen der Hyphenenden frei werden.
KT = Kernteilung, PPW = primärer Plasmodialwall, NSPW = neu sezernierter Plasmodialwall, HK = Hyphenkörper, PM = Plasmodialmembran, HS = Hyphenspore MNHS = mononukleäre Hyphenspore, BNHS = binukleäre Hyphenspore, PNHS = polynukleäre Hyphenspore. (Nach Chien et al., neu gezeichnet).

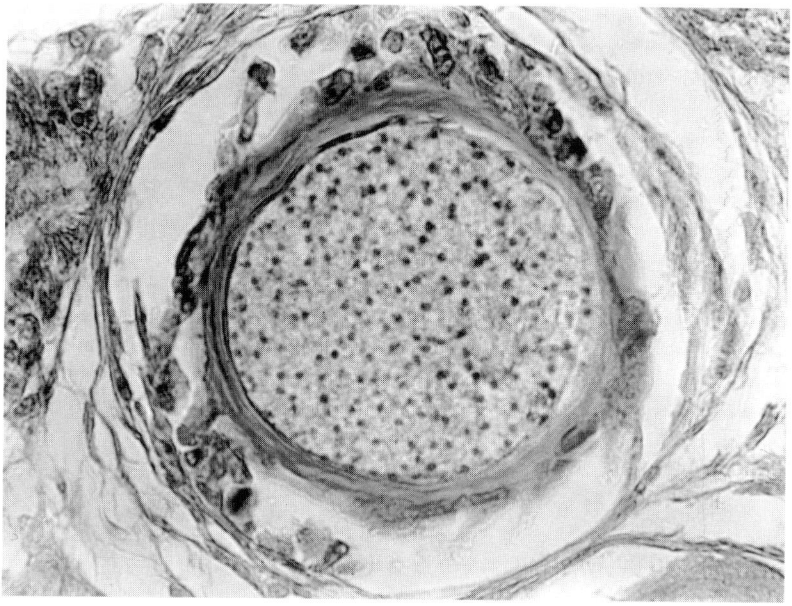

Abb. 124. Vielkerniges Plasmodium von *Ichthyosporidium hoferi* mit Kapsel inmitten von Resten des parasitierten Lebergewebes und umhüllender Bindegewebefasern. (Original).

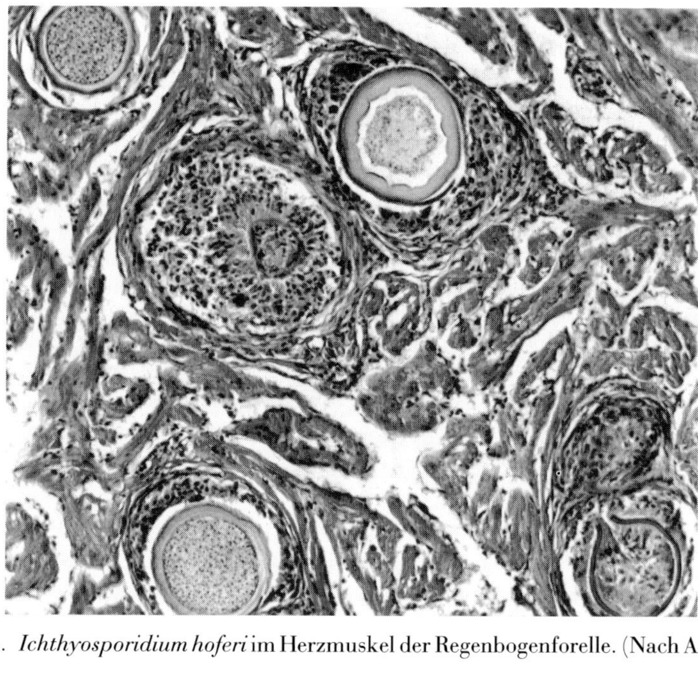

Abb. 125. *Ichthyosporidium hoferi* im Herzmuskel der Regenbogenforelle. (Nach AMLACHER).

typische, 1- bis 10kernige Endosporen, die nach Platzen der Hyphe (Sporenschlauch) als Sporen (Amöboidkeime) frei werden.

Das Wachstumsstadium wird von MIYAZAKI u. KUBOTA als vegetative Phase im Lebenslauf von *Ichthyosporidium* angesehen, die Hypenkörper als Fortpflanzungsstadien. In der Kultur entstehen Abweichungen von diesem Entwicklungsschema (CHIEN et al., 1979 d).

Der Befall der Fische in früher Jugend hat auch Verbiegungen des Skeletts, vor allem der Wirbelsäule durch Muskelzug zur Folge. Solche verkrüppelten Fische zeigen dann meist zusätzlich einen starken Befall der inneren Organe mit *Ichthyosporidium.* SINDERMANN berichtet über erfolgreiche Infektionsversuche durch Verfüttern von *Ichthyosporidium* an den Hering.

Die zahllosen Granulome verdrängen das gesunde Gewebe, verursachen Ascitesbildung oder starke Gewebeschrumpfung (sandpaper effect) und somit den Tod des Fisches.

Pathologische Histologie, Hämatologie. Nach NERESHEIMER u. CLODI (1914) führt die Invasion des Gewebes durch den Parasiten zur chronischen Entzündung und bei längerer Krankheit zur Bildung von Granulomen. Typisch sind diese Erscheinungen am Herz (Abb. 125). Die Muskulatur (auch die Skelettmuskulatur) ist teilweise kleinzellig infiltriert, zeigt Zerfallstendenz und bindegewebig-fibrotische Aspekte. Äußerlich führen diese Vorgänge primär zu entzündlicher Schwellung des befallenen Gewebes und schließlich zu dessen bindegewebig narbiger Schrumpfung. Es wirkt also der Pilz entzündungserregend, er induziert kleinzellige Infiltration, Nekrose und Bindegewebeneubildung. Der Parasit wird einzeln oder gruppenweise wallartig von Bindegewebe eingeschlossen, wobei im Inneren der Bindegewebekapsel nekrotische Reste des parasitierten Gewebes zu finden sind (z. B. Leber, Niere). In den Wintermonaten sind im Gegensatz zum Sommer bei Forellen keine Aussprossungen des Parasiten zu beobachten.

Nach DORIER u. DEGRANGE (1961) werden die in das Gewebe eindringenden Amöboidkeime nach 48 Stunden phagozytiert. Die phagozytären Abwehrreaktionen dauern bis zu 9 Tagen an, sie spielen sich im wesentlichen in der Adventitia der Blutgefäße und in den Kiemen ab. Um den heranwachsenden Parasiten bildet sich im Herzmuskel ein Leukozytenwall, der später durch Fibrozyten verstärkt wird. Dieser Abwehrring kann in 1–2 Monaten 40 bis 70 µm dick werden. Der eingeschlossene zystoide Pilz kann nekrotisieren. Die *Ichthyosporidium*-Granulome zeigen argyrophile Gitterfaserbildung (Abb. 127), sie können einen Durchmesser von 900 µm und darüber erreichen. Wir fanden (AMLACHER, 1965) in Leber (Abb. 126), Milz und Niere im Schnittbild *Ichthosporidium*-Größen von 40–140 µm; die kleinsten waren 8–16 µm groß. Die Dicke der kapselartigen Parasitenwand betrug in unseren Untersuchungen 2,2–11,0 µm. Die plasmodialen Kerne waren 1,6–3,5 µm groß. Die Parasitenkapsel wie auch das glykogenreiche Plasma sind PAS-positiv. Das plasmodiale Plasma zeigt eine positive Glykogenreaktion nach Bauer-Färbung (vgl. Abb. 128 und Tabelle 17).

Abb. 126. (S. 281) Ichthyosporidiumgranulome in der Leber einer Regenbogenforelle. a) Vereinzelt, b) zum Sammelgranulom konfluierend. Bindegewebige Abriegelung. Der Pilz inmitten des Granuloms ist meist erkennbar. (Original).

a

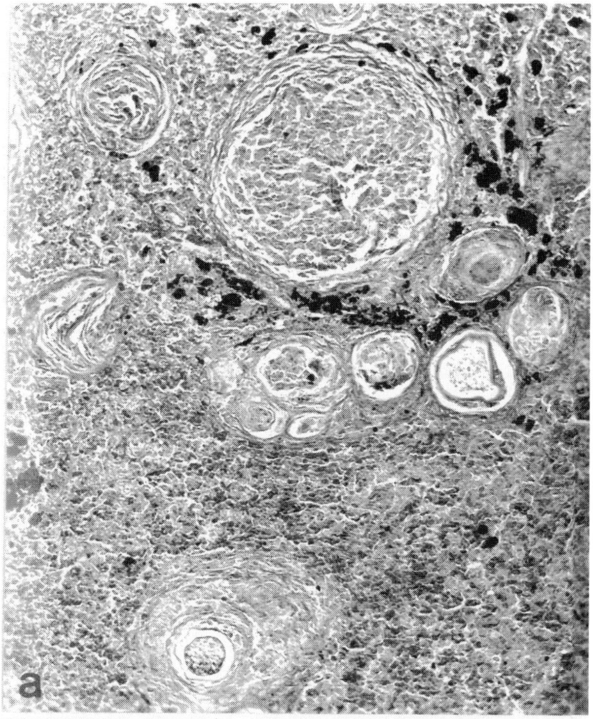

b

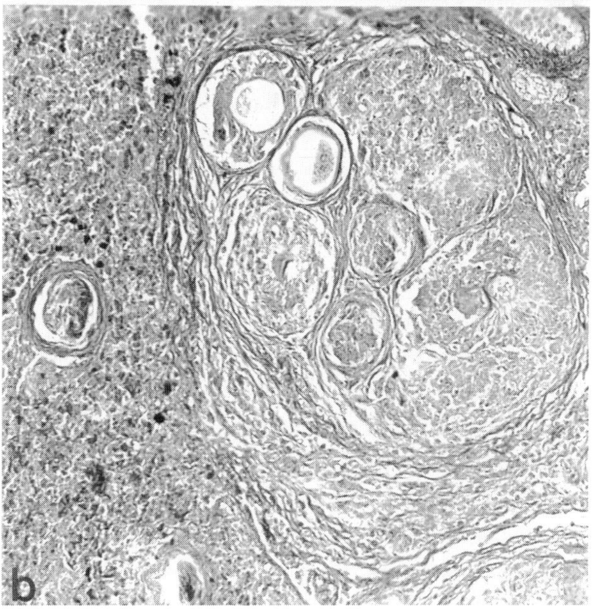

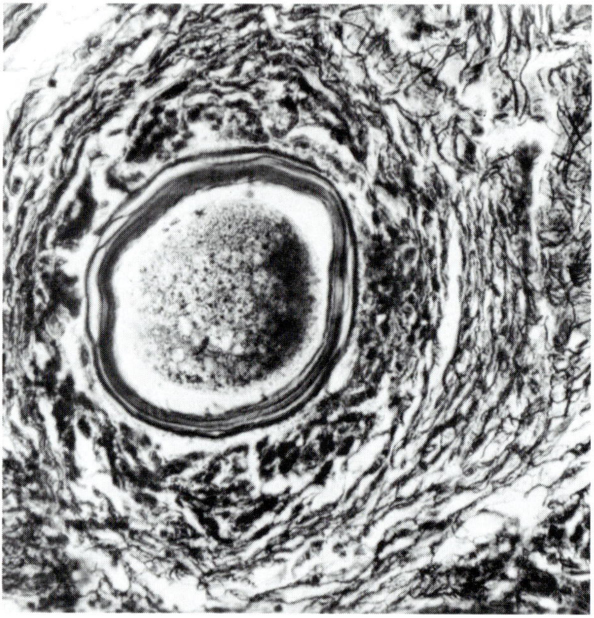

Abb. 127. Argyrophile Gitterfasern in einem Ichthyosporidiumgranulom. (Original).

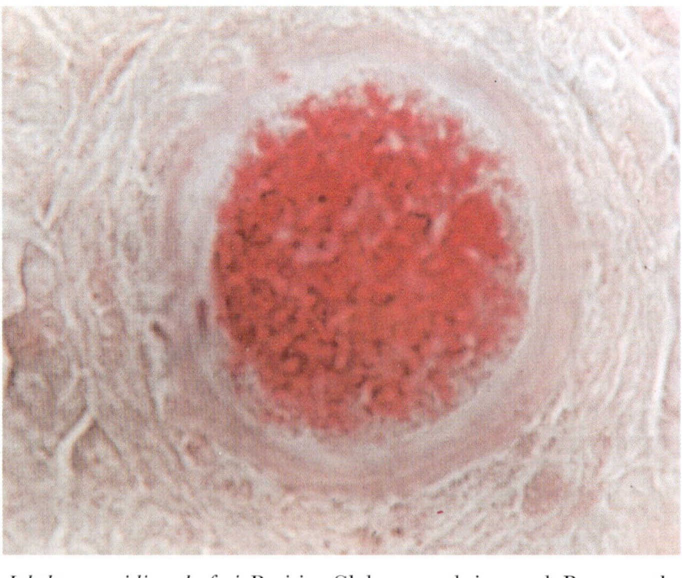

Abb. 128. *Ichthyosporidium hoferi*. Positive Glykogenreaktion nach BAUER an dem Plasmodium. (Original).

Tabelle 17
Histochemische Befunde und Messungen an *Ichthyosporidium hoferi.*
Es bedeuten: 0 = negative Reaktion, (+) = schwach positive Reaktion, + = eindeutig positive Reaktion.

Organ	Untersuchte Teile	Ziehl-Neelsen-Methylenblau-Schnittfärbung	Berliner-Blau-Reaktion nach PERLS	PAS McManus	PAS, McManus, Lichtgrün	Glykogen, Bauer	Dimensionen (µm), Strukturen
Leber	Kapsel	0	0	+ rot	+ rotviolett	0	4,0–11,0
	Plasma	bläulich	0	+ rot	+ rotviolett	+ rot	wabig
	Kerne	+ rotviolett	0	0	0 grün	0	1,6–2,0
Milz	Kapsel	0	0	+ rot	+ rotviolett	(+) blaßrot	2,2–5,5
	Plasma	bläulich	0	+ rot	+ rotviolett	+ rot	wabig
	Kerne	+ rotviolett	0	0	0 grün	0	2,0
Niere	Kapsel	0	0	+ rot	+ rotviolett	0 bis (+) blaßrot	4,5–5,5
	Plasma	bläulich	0	+ rot	+ rotviolett	+ rot	wabig
	Kerne	+ rotviolett	0	0	0 grün	0	2,0
Herz	Kapsel	0	0	+ rot	+ rotviolett	(+) blaßrot	4,0–7,5
	Plasma	bläulich	0	+ rot	+ rotviolett	+ rot	wabig
	Kerne	+ rotviolett	0	0	0 grün	0	2,0–3,5

Durch die zahlreichen Granulome werden die befallenen Organe auf das schwerste geschädigt. Sie reagieren mit rundzelliger Infiltration und mit bindegewebiger Abkapselung des Parasiten. Bei Anwesenheit zahlreicher Granulome kommt es zur nekrotischen Atrophie und zur Fibrose der parasitierten Organe. In großen Granulomen treten nach MIYAZAKI u. KUBOTA (1977b) zwei oder mehrere Generationen von *Ichthyosporidium* auf, vor allem in Leber, Niere und Milz und mit steigendem Alter der Fische. In extremen Fällen besteht das ehemalige Organ fast nur noch aus Granulationsgewebe, das Organgewebe ist fast völlig verdrängt und geschrumpft. Von Fall zu Fall entsteht Ascites in der Leibeshöhle.
Das wahrscheinlich zu den Algenpilzen der Gruppe Coccidioidea gehörende *Ichthyosporidium hoferi* PLEHN et MULSOW ist ein vielkerniges, glykogenhaltiges Plasmodium mit PAS-positiver Hülle. Das Chromatin ist dem Karyosom peripher aufgelagert. Der Parasit ruft leukozytäre Abwehrrektionen im Verein mit histiozytären und fibrösen Aktionen hervor, als deren Resultat ein unspezifisches, bindegewebig abgeriegeltes Granulom entsteht, das Epitheloid- und Riesenzellen aufweisen kann. Da der relativ sehr große Erreger meist inmitten einer nekrotischen Zellenanhäufung angetroffen wird, ist die Diagnose nach seinem Auffinden gesichert.

Therapie, Prophylaxe, Hygiene. Nach bisherigen Erfahrungen ist die *Ichthyosporidium*-Krankheit unheilbar. In der Meeresfischerei dürfen erkrankte Fische nicht ins Meer zurückgesetzt werden. In Massen an Land getriebene tote Heringe (SINDERMANN, 1954) müssen vergraben werden. In Forellenzuchtanstalten ist darauf zu achten, daß bei Verfütterung von Seefischen diese in gekochtem Zustand verabreicht werden. Es besteht nämlich der berechtigte Verdacht (SCHÄPERCLAUS, 1954), daß die Krankheit durch infizierte Meeresfische in die Forellenzuchtanstalten eingeschleppt wird. Bei der Intensivhaltung von Regenbogenforellen, denen Pelletfutter verabreicht wird, tritt die Ichthyosporidiose nicht auf. Erkankte Bestände müssen vernichtet werden.

Kiemenfäule

(Branchiomycosis)

Die Kiemenfäule wurde von PLEHN (1912), WUNDSCH (1929) und SCHÄPERCLAUS (1929) eingehend studiert und beschrieben. Auch SCHEURING u. WALTER (1925) sowie SCHEURING u. GASCHOTT (1928) berichteten über einzelne Fälle von Kiemenfäule. In den Jahren von 1925–1927 wurden von SCHÄPERCLAUS (1929) insgesamt 15 Fälle beobachtet. 1961 beobachteten wir ein heftiges Sterben von K_{1-2} in einem Teich nach vorausgegangener Entenhaltung. CHIEN et al. (1979e) beschrieben die Branchiomykose beim Japanischen Aal. Sie wird durch *Branchiomyces sanguinis* PLEHN hervorgerufen. Häufigkeit und Heftigkeit der Krankheit wechseln, in den meisten Teichwirtschaften dürfte sie völlig unbekannt sein.

Symptomatologie, pathologische Anatomie, Diagnostik. Die Kiemenfäule wird von zwei verschiedenen Pilzen verursacht und tritt dementsprechend in zwei Formen auf:

1. *Karpfenkiemenfäule* (auch bei Schleien, Giebeln, Stichlingen, Forellen, Welsen, Coregonen und Aal beobachtet),
2. *Hecht- und Schleienkiemenfäule* (auch beim Wels und bei Coregonen).

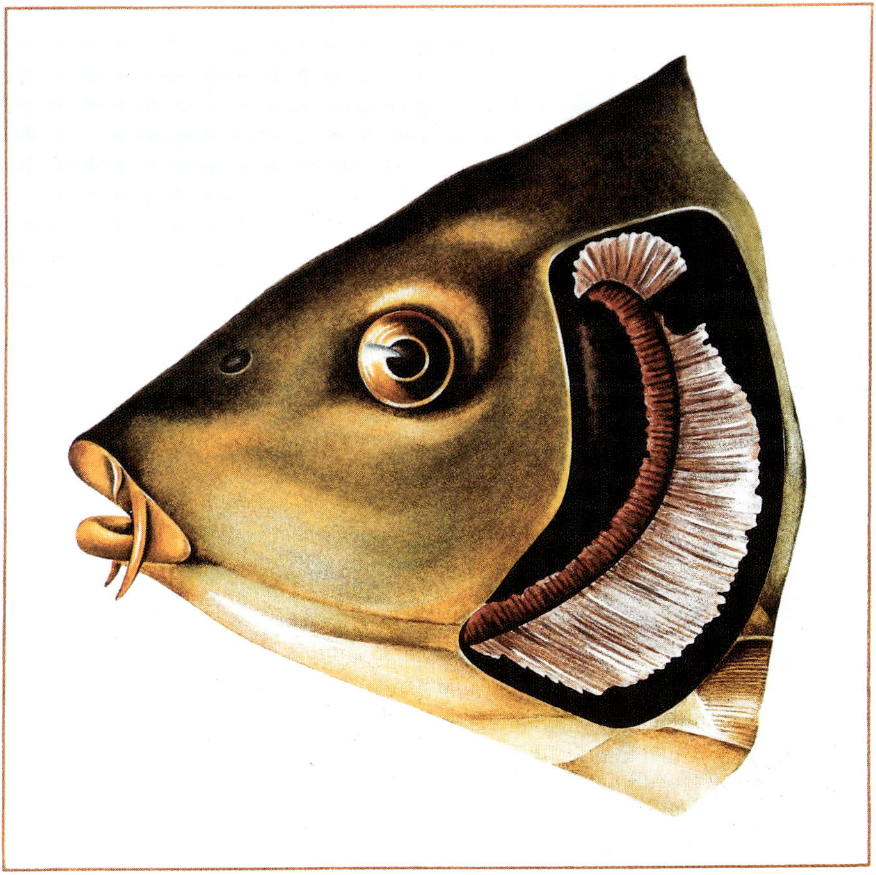

Abb. 129. Branchiomykose, Karpfen. (Original, in Anlehnung an Werbitzkaja et al.).

Bei Karpfenkiemenfäule zeigen die erkrankten Fische blutunterlaufene oder durch Nekrose auffallende fleckige Kiemen, ferner Beläge, die durch Wucherungen und Verwachsungen des Kiemenepithels entstehen, aber schon Abheilungsprozesse darstellen. Sie werden später abgestoßen, so daß die Kiemenblattreihen Lücken aufweisen (Abb. 129). Die erkrankten Karpfen gehen teils zur Notatmung über und schnappen an der Wasseroberfläche nach Luft. Einsömmerige Karpfen erkranken heftiger als zweisömmerige. Erkrankte Fische verweigern oft die Futteraufnahme und können bei Krankheitsausbruch am Zufluß des Teiches angetroffen werden.

Bei der Hechtkiemenfäule lassen sich schon bei schwacher Vergrößerung auf der Kiemenblattfläche haufenweise angeordnete, dendritenförmig verzweigte, schlauchartige Gebilde erkennen, die aus den respiratorischen Fältchen herauswachsen (Wundsch, 1929). Die Kiemen sind blaß, grauweißlich verfärbt und zeigen vereinzelte fleckenartige gerötete Partien, ein Bild, das also dem der Karpfenkiemenfäule recht ähnlich ist.

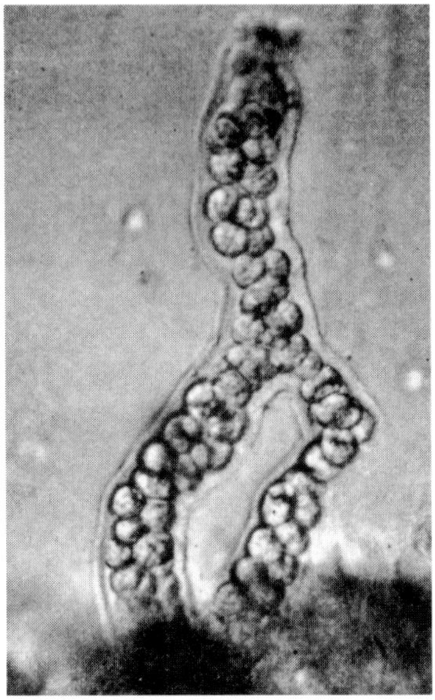

Abb. 130. *Branchiomyces sanguinis*. Hyphen mit Sporen. (Nach GRIMALDI).

Untersuchungstechnik. Es werden lebendfrisch abgeschnittene Kiemenblättchen bei 45- bis 120facher Vergrößerung mikroskopisch untersucht. Die Fixierung zur Herstellung von Schnitten erfolgt in Bouin oder Formalin/Wasser, die Färbung der Schnitte mit Hämatoxylin-Eosin, Eisenhämatoxylin oder mit Azan.

Ätiologie, Pathogenese, Epidemiologie. Der Erreger der Karpfenkiemenfäule ist der Algenpilz *Branchiomyces sanguinis* PLEHN (Abb. 130). Seine unseptierten Hyphen sind 8 µm–30 µm, nach eigenen Messungen 13,8 µm–20,7 µm breit. Er sitzt in den Blutgefäßen des Kiemenbogens, der Kiemenblätter und der respiratorischen Fältchen. In dem Plasmodium entstehen die 5 µm–9 µm, nach eigenen Messungen 6,9 µm großen Sporen (Abb 131).

Die Hechtkiemenfäule wird ebenfalls von einem Algenpilz hervorgerufen, der in seinem Verhalten von *Branchiomyces sanguinis* etwas abweicht. Es handelt sich um *Branchiomyces demigrans* WUNDSCH. Seine Hyphen zeigen dickere Wände (0,5 µm–0,7 µm) als bei *Branchiomyces sanguinis*, der Hauptunterschied zu diesem besteht aber darin, daß *Branchiomyces demigrans*, wie sein Name besagt, aus den Kiemen nach außen wächst. Die Breite seiner Hyphen beträgt 13 µm–14 µm, im Enstadium der Entwicklung aber 22 µm–28 µm. Die aus dem Plasmodium hervorgehenden Sporen sind 12 µm–17 µm groß. BESPALYI (zit. n. BAUER et al., 1973) nimmt eine Identität der beiden *Branchiomyces*-Typen an. Nach TESARČIK (zit. bei SCHÄPERCLAUS, 1979) erkrankt nur der Hecht an *B. demigrans*.

Die Infektion erfolgt durch Sporen (Abb. 130), die mit abgestorbenem Kiemengewebe in das Wasser gelangen. Über den Weg der Primärinfektion ist nichts bekannt.

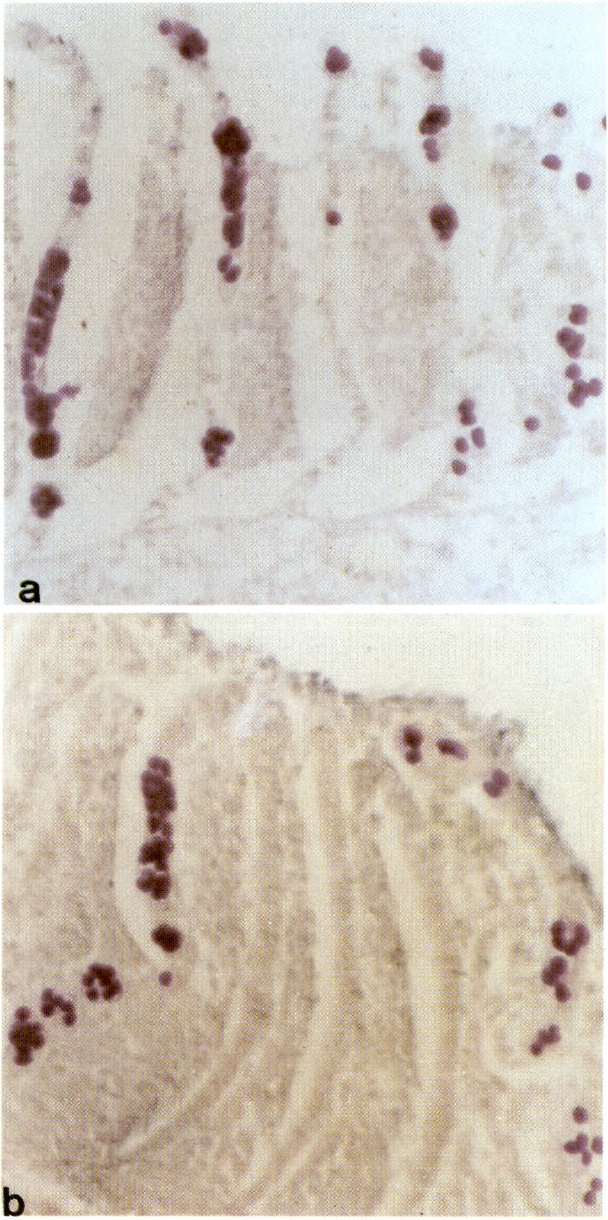

Abb. 131. a/b *Branchiomyces sanguinis* in den respiratorischen Fältchen der Kieme (Karpfen). Elektive Sporenfärbung nach SWARTZ. (Original).

Die Krankheit tritt im Sommer unabhängig von der Temperatur, meist aber nach Wärmeperioden auf. Gelegentlich wird sie auch im Mai bei niedrigeren Wassertemperaturen (14 °C) beobachtet. Sie verläuft sehr rasch (2–4 Tage), so daß der Sachverständige kurz nach Ausbruch der Krankheit oft keine Pilze mehr nachweisen kann. Die Verluste bei K_2 und K_3 können 30–50 % betragen.

Großer Nährstoffreichtum des Wassers begünstigt nach SCHÄPERCLAUS (1954) das Auftreten der Kiemenfäule, daher sind organisch gedüngte Teiche besonders gefährdet (Entenhaltung in Fischteichen). Auch eine starke Entwicklung planktischer Algen wirkt sich begünstigend aus, desgleichen zu dichter Besatz und Wassertemperaturen über 20 °C.

Pathologische Histologie, Hämatologie. Die erkrankten Kiemen lassen erkennen, daß *Branchiomyces sanguinis* vorwiegend die efferenten sauerstoffreichen Kiemenarterien befällt, demnach also allem Anschein nach sauerstoffliebend ist. Der Befall erfolgt von außen über die Kapillaren der respiratorischen Fältchen, der Pilz wächst in die Arteria branchialis efferens ein und von dieser wieder in die respiratorischen Fältchen zurück. Die parasitierten Kiemen zeigen Epithelwucherungen im Bereich der respiratorischen Fältchen sowie Verwachsungen benachbarter Kiemenblättchen. Die Anwesenheit von *Branchiomyces* führt zu Verstopfungen der Kiemengefäße, zu Blutstauungen und Fibrinablagerung, ferner zur Schwellung, aber auch zur Gefäßverödung mit nachfolgender Nekrose der betroffenen Kiemenpartien. CHIEN et al. (1979e) fanden Absiedelungen sporenhaltiger Hyphen und einzelne Sporen im Epicard, dagegen waren in der Milz nur Sporen anzutreffen.

Branchiomyces demigrans ist fast ausschließlich im Kapillarnetz der respiratorischen Fältchen anzutreffen. Dort, wo *Branchiomyces demigrans* in das Innere der Arteria branchialis efferens dringt, kommt es zur Gefäßerweiterung und schließlich unter Zerreißung der Gefäßwand und der Wand des Kiemenblättchens zum Austritt des Pilzes aus den Kiemen unter dem Bild der für *Branchiomyces demigrans* typischen Pilzfadenknäuel.

Therapie, Prophylaxe, Hygiene. Eine Prophylaxe der Kiemenfäule kann nur durch die Beachtung teichhygienischer Grundsätze erfolgen. Dazu gehört die Verhinderung zu starker organischer Anreicherungen im Teich, wie das beispielsweise bei Fütterung an heißen Tagen oder durch Entenhaltung der Fall ist. Tote und stark erkrankte Fische müssen abgelesen, gezählt und vergraben werden. Der Wasserzufluß soll bei Verdacht auf Kiemenfäule erhöht werden. Zur Desinfektion muß der Teich trockengelegt, der Boden mit Branntkalk, Chlorkalk oder Kalkstickstoff bestreut und anschließend der Teich wieder angestaut werden.

Branchiomyces-verseuchte Teiche können nach DEMOLL mit Kupfersulfat zur Hemmung starker Blaualgenentwicklung behandelt werden (3 g Kupfersulfat pro 10 m^3 Wasser einmal im Monat). Die Behandlung wird 4 Monate lang (Mai bis August) durchgeführt.

Durch Dinoflagellaten verursachte Krankheiten

Von den Thallophyten sind außer den Bakterien auch Vertreter der Klasse Flagellatae als fischpathogen bekannt geworden. Der Erreger der Korallenfisch- bzw. der *Pillularis*-Krankheit ist ein Dinoflagellat. *Amyloodinium ocellatum* wurde von Brown (1934) als Krankheitserreger in Seewasseraquarien beschrieben. *Oodinium pillularis* wurde von Schäperclaus (1951) an Süßwasserfischen entdeckt.

Korallenfischkrankheit (*Ocellatum*-Krankheit)

Symptomatologie, pathologische Anatomie, Diagnostik. Gelegentlich läßt sich eine leichte Hauttrübung feststellen. Mikroskopisch sind kleine dunkle Kügelchen auf der Haut und auf den Kiemen zu erkennen (Abb. 132). In den Kiemen sind Blutungen, Entzündungen und Gewebezerfall zu beobachten. Nach Cheung et al. (1981) wurden bei *Anisotremus virginicus* Trophonten von *Oodinium* in der Submukosa, Muscularis mucosae und dem Bindegewebe des Ösophagus, ferner im blutbildenden Gewebe der Kopfniere, den Stanniusschen Körperchen und in dem Mesenterialgewebe der Leber angetroffen. Sie fehlten in Leber, Milz, Rumpfniere, Harnblase, Darm, Herz und Gehirn.

Untersuchungstechnik. Es werden Haut- und Kiemenabstriche oder ausgeschnittene Kiemenblätter untersucht. Kiemenblättchen von konservierten Fischen (Formalin, Alkohol) sind ebenfalls einer Untersuchung gut zugänglich. Die Betrachtung erfolgt bei 80facher und bei 600facher Vergrößerung.

Ätiologie, Pathogenese, Epidemiologie. Der Erreger der Korallenfischkrankheit ist *Amyloodinium ocellatum* Brown. Seine Gestalt ist rundlich bis leicht oval (Abb. 133). *Oodinium* ist ein Phytoflagellat und gehört zu den Peridineen. Seine Größe beträgt nach Schäperclaus 20 µm–70 µm, nach eigenen Messungen 50 µm bis 100 µm. Der Zelleib wird von einer gut sichtbaren Zellmembran abgegrenzt. Im Zellinneren liegt ein großer rundlich bis ovaler Kern, der aber meist nicht erkennbar ist, weil *Amyloodinium ocellatum* im Abstrichpräparat dunkel und undurchsichtig erscheint. In gefärbten Ausstrichpräparaten sieht man, daß der Kern von zahlreichen Stärkekörnchen umlagert ist, die ihn größtenteils einer direkten Beobachtung entziehen. Das Protoplasma erscheint tropfig, im Dauerpräparat wabenförmig-körnig. Der Parasit ist im Präparat unbeweglich. Der Lebenslauf von *Amyloodinium ocellatum* entspricht demjenigen von *Oodinium pillularis* und ist in Abb. 134 dargestellt. Die Korallenfischkrankheit tritt in warmen Seewasserbecken bei Temperaturen zwischen 20–25 °C auf. Seit 1934 sind in Schauaquarien *Oodinium*-Epidemien bekannt. Die Krankheit wird offensichtlich durch Neuimporte (aus den Bermudas und Ostindien) immer wieder ausgelöst. In Berlin und Hamburg sind öfter Sterben nach Besatz der Schaubecken mit Neuimporten beobachten worden. Im

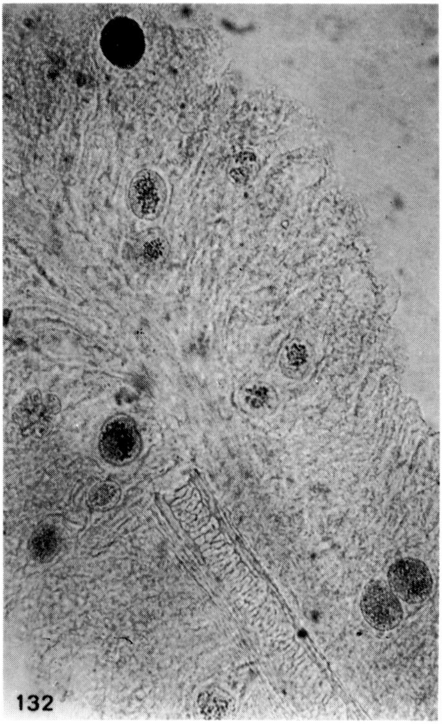

Abb. 132. *Amyloodinium ocellatum* Brown auf den Kiemen von *Pterois russeli*. (Original).

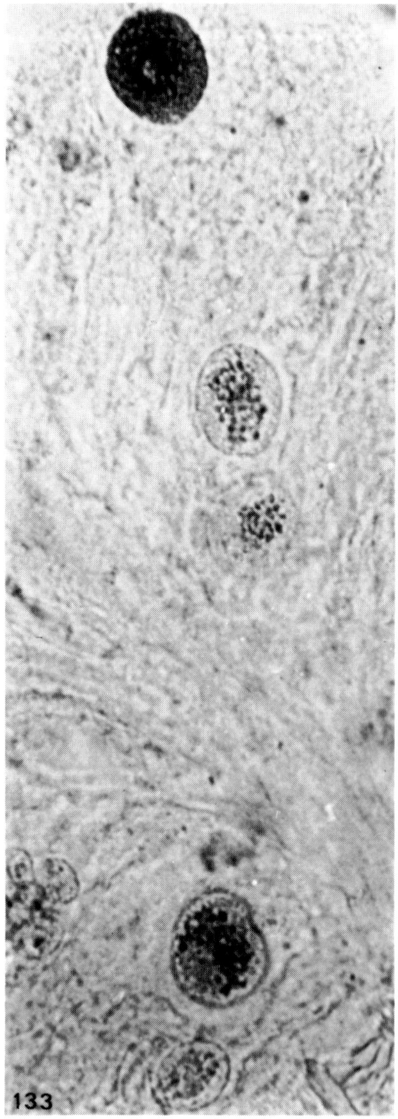

Abb. 133. *Amyloodinium ocellatum* Brown. Verschieden große Parasiten auf den Kiemen von *Pterois russeli*. (Original).

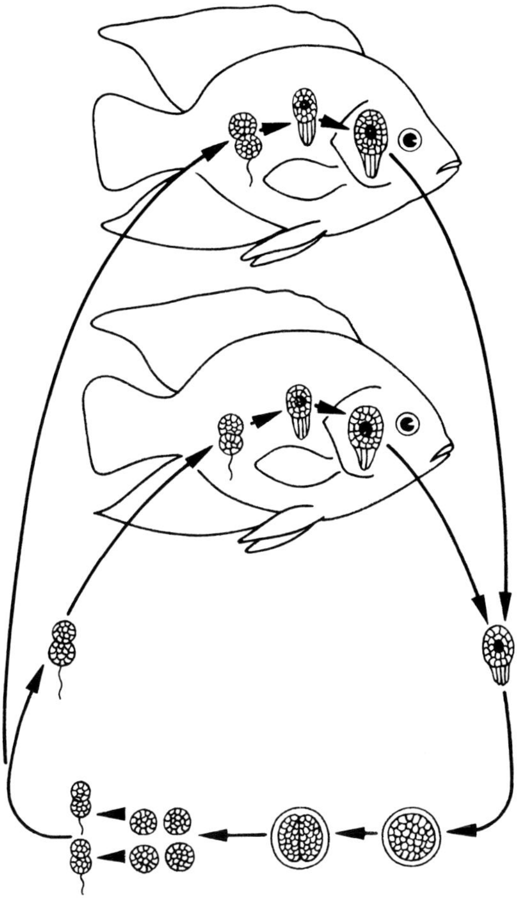

Abb. 134. Entwicklungsstadien und Lebensablauf von *Oodinium*. Die aus der am Boden liegenden Zyste schlüpfenden Dinosporen befallen die Fische und wachsen auf diesen zu reifen *Oodinium*-Parasiten heran. Die reifen Parasiten fallen zu Boden und bilden erneut eine Zyste. (Nach AMLACHER).

Berliner Aquarium beobachtete SCHÄPERCLAUS Sterben besonders bei Orangeringelfischen *(Prochilus percula)*, *Dascyllus aruanus, Psettus argenteus, Chaetodon capistratus* und *Balistes vetula*. Wir hatten Gelegenheit, im Berliner Aquarium den Befall von *Pterois radiata, Pterois russeli, Scatophagus argus, Balistapus rectangularis, Heniochus acuminatus und Chaetodontoplus mesoleucus* festzustellen. Ferner wurde bei unseren Untersuchungen auch ein Befall bei *Platax vespertilio* und *Platax orbicularis* festgestellt.

Die Untersuchungen über die Biologie von *Oodinium ocellatum* lassen drei Stadien unterscheiden:

1. ein parasitäres, unbewegliches Stadium auf Kiemen und Haut (Trophont),

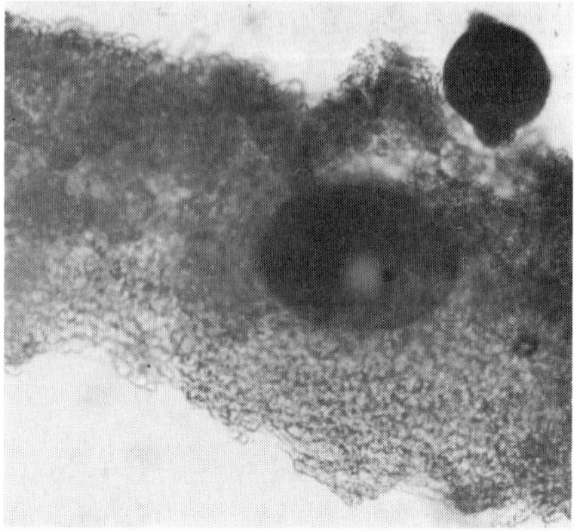

Abb. 135. Zwei verschiedene Stadien von *Amyloodinium ocellatum*, von denen sich eins auf, das andere in dem Kiemenepithel befindet. (Original).

2. ein Zystenstadium, das nach Loslösung des Parasiten außerhalb des Fisches gebildet wird, wobei innerhalb der Zyste zahlreiche Teilungen stattfinden,
3. ein „Schwärmer"-Stadium, dargestellt durch die sogenannten Dinosporen.

Aus der Zyste schlüpfen zahlreiche freischwimmende Dinosporen (bei 25 °C entstehen in drei Tagen 259 9 µm–15 µm lange Dinosporen), die zwei Geißeln aufweisen. Sie suchen erneut einen Fisch auf, um sich auf diesem festzusetzen.

Pathologische Histologie, Hämatologie. Die Wirkung des Parasiten äußert sich im wesentlichen in der Zerstörung des Kiemenepithels, während nach CHEUNG et al. (1981) an anderen befallenen Organen keine Schädigungen auftreten. Genau wie es REICHENBACH-KLINKE (1956) für *Oodinium pillularis* beschreibt, konnten wir bei *Oodinium ocellatum* ebenfalls das Eindringen des Parasiten in das subepitheliale Bindegewebe der Kiemen beobachten (Abb. 135), eine Feststellung, die bereits SCHÄPERCLAUS (1954) machte. Das führt zu weißlichen kugelartigen Emporwölbungen des Kiemenepithels, die äußerlich als Knötchen erscheinen. Allerdings sind diese Beobachtungen nicht sichergestellt.

Therapie, Prophylaxe, Hygiene. Es werden Trypaflavinbäder (1 g auf 100 l Wasser) für 2–12 Stunden empfohlen. Auch Antibiotika sind zur Bekämpfung herangezogen worden, so Aureomycin (13 g auf 1 l Wasser) als Dauerbad. Im Berliner Aquarium wurde Kupfersulfat erfoglreich zur Prophylaxe verwendet.

DEMPSTER hat 1956 gegen *Oodinium limneticum* mit Erfolg folgende Kupfersulfatlösung verwendet: Eine Stammlösung, bestehend aus 1 g pro Liter Wasser. Von dieser Stammlösung werden zum Gebrauch 2 ml auf 1 l Wasser gegeben. Wir empfehlen, die zum Gebrauch benötigte Kupfersulfatmenge der Stammlösung auf 1,5 ml pro 1 l Wasser herabzusetzen. Mit dieser Menge (genauer: 1,6 ml wurde im Berliner Aquarium gearbeitet. Neuimportierte tropische Fische müssen unter Quarantäne gehalten und beobachtet werden.

Samtkrankheit (*Pillularis*-Krankheit)

Symptomatologie, pathologische Anatomie, Diagnostik. Die erkrankten Fische zeigen eine Hauttrübung, die bei stärkerem Befall das Aussehen eines bräunlich-grauen bis gelblichen Belages annehmen kann (in England wird die Krankheit daher auch Samtkrankheit, „Velvet disease“, genannt). Die Haut kann sich manchmal in Streifen ablösen. Die Fische scheuern sich an festen Gegenständen und magern ab. Die Fischbrut weist Wachstumsstillstand auf. Die Fische sterben vereinzelt im Verlauf von Wochen.

Untersuchungstechnik. Die Untersuchung lebendfrischer Fische erfolgt mikroskopisch bei 120facher und 600facher Vergrößerung. Es werden Hautabstriche, abgeschnittene Kiemenblätter und abgeschnittene Flossen untersucht. Tote Fische eignen sich nicht zur Untersuchung, dagegen sind kurz vor dem Absterben getötete und sofort in Formalin konservierte Fische der Untersuchung zugänglich.

Ätiologie, Pathogenese, Epidemiologie. *Oodinium pillularis* SCHÄPERCLAUS wurde 1951 von SCHÄPERCLAUS auf *Colisa lalia* entdeckt und wissenschaftlich beschrieben. Außer *Colisa* werden *Macropodus, Hyphessobrycon, Tanichthys, Nannostomus, Ptatypoecilus, Aphyosemion, Rasbora, Xiphophorus, Panchax* und Barben, aber auch Karauschen und Karpfenbrut, wie SCHÄPERCLAUS zeigt, befallen. Die Gestalt von *Oodinium pillulateis* ist rund-oval bis birnenförmig. Die unbeweglich auf Haut und Kiemen festsitzenden Parasiten haben eine Hülle aus Chitin, die an einem Körperende spitz (flaschenhalsartig) ausläuft (Abb. 136). Mit diesem Ende sitzen die Parasiten auf dem Fisch, wobei sie durch das Rohr des „Flaschenhalses“ wurzelartige Protoplasmaausläufer zwischen die Zellen des Wirtes schicken (selten erkennbar). Im Inneren weist *Oodinium pillularis* einen großen rund-ovalen Kern auf, doch fehlen in dessen Nachbarschaft die für *Amyloodinium ocellatum* charakteristischen Stärkekörnchen. Das Protoplasma erscheint tropfig-körnig. Die Größe

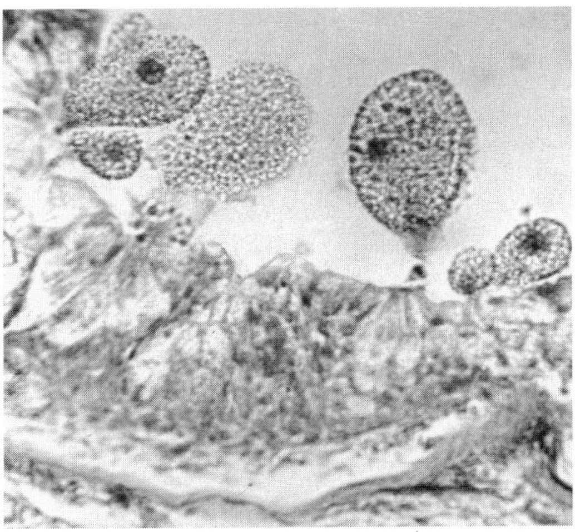

Abb. 136. *Oodinium pillularis* SCHÄPERCLAUS, in einer Hautvertiefung von *Colisa lalia* sitzend. (Nach SCHÄPERCLAUS).

von *Oodinium pillularis* beträgt nach SCHÄPERCLAUS 50 µm–70 µm, doch sind auch Größenschwankungen zwischen 30 µm–140 µm beobachtet worden. Eigene Messungen lagen bei 30 µm–100 µm. Der Lebensablauf des Parasiten und der Befall der Fische ist der gleiche wie bei *Amyloodinium ocellatum*. Herangewachsene Parasiten lösen sich vom Fisch und kugeln sich innerhalb weniger Minuten am Boden ab. Hier entsteht nach HIRSCHMANN u. PARTSCH (1953), die diese Vorgänge genau studiert und beschrieben haben, das sogenannte Palmella-Stadium. Hierbei kommt es zu einer vielfachen Teilung, bei der 32–64 Teilungsprodukte entstehen. Diese kugeln sich ab und entwickeln sich nach Verlassen der Zyste binnen 2 Minuten zu begeißelten Dinosporen, die eine Ringfurche und einen Augenfleck aufweisen. Sie befallen erneut einen Fisch, sterben aber ab, wenn dies innerhalb von 12–24 Stunden nicht gelungen ist. Die erwachsenen Parasiten verursachen, indem sie zahlreich nebeneinander auf der Haut sitzen, kraterartige Vertiefungen. In diesen Vertiefungen siedeln sich mit Vorliebe auch die neu hinzutretenden Dinosporen an, die nach Erreichen des Wirtes ihre Geißeln abwerfen. Die Krankheit verläuft sehr langsam.

Pathologische Histologie, Hämatologie. REICHENBACH- KLINKE (1954) wies nach, daß *Oodinium pillularis* bei tropischen Süßwasserfisches (*Olebias ansorgi* BOUELENGER) Verdickungen des Kiemendeckels und der anschließenden Hautpartie verursachen kann. *Oodinium pillularis* dringt, wie sich zeigte, in das Unterhautbindegewebe ein und verursacht entzündliche Reaktionen desselben, Der Parasit sieht im Bindegewebe abgerundet aus, doch sind auch die Fortsätze am Mundrohr öfters zu erkennen. Der Durchmesser betrug 50 µm–70 µm. Das Kiemengewebe wird gleichfalls befallen.

Therapie, Prophylaxe, Hygiene. Für die Behandlung pillulariskranker Fische wird ein langdauerndes Trypaflavinbad empfohlen, wobei die Temperatur gleichzeitig auf 30 °C erhöht werden soll. Die Becken müssen frei von Pflanzen und Bodengrund sein und sollen abgedunkelt werden.

Die Behandlung mit einer Kupfersulfatlösung, wie sie bei *Oodinium ocellatum* empfohlen wurde, kann ebenfalls versucht werden. In Aquarien ist die Einschleppung durch Futtertiere aus Tümpeln, die von Fischen besiedelt sind, möglich. Neuimporte sollen unter Quarantäne gestellt werden, bevor sie im Großhandel zum Verkauf gelangen.

Für Süßwasserfische ist auch *Oodinium limneticum* JAKOBS 1947 bedeutungsvoll. Das parasitäre Stadium ist 20 µm–80 µm groß, die Zahl der Dinosporen beträgt 256, ihr Durchmesser 10 µm–19 µm. Sie haben im Gegensatz zu den Dinosporen anderer *Oodinium*-Arten keinen roten Augenfleck.

Protozoonosen (Urtierkrankheiten)

Auch unter den Protozoen finden wir Formen, die schwere Erkrankungen bei Fischen hervorrufen (z. B. *Ichthyophthirius*, *Cryptobia*, *Myxosoma*), aber auch solche, die als Schwächeparasiten im Gefolge bereits vorhandener Krankheiten oder allgemeiner körperlicher Schwäche auftreten (*Costia*, *Chilodonella*, *Hexamita*). Die folgende systematische Übersicht zeigt die Zugehörigkeit der wichtigsten hier besprochenen pathogenen Vertreter der Protozoen zu den verschiedenen Stämmen, Klassen und Ordnungen.

Stamm: Flagellata
Ordn.: Trypanosomidea
Fam.: Trypanosomidae
Fischpathogene Arten: *Trypanosoma tincae*, *Trypanosoma carassii*, *Trypanosoma barbi* und andere.
Ordn.: Bodonidea
Fam.: Bodonidae
Gattung: *Cryptobia*
Fischpathogene Arten: *Cryptobia tincae*, *Cryptobia cyprini*, *Cryptobia borelli*, *Cryptobia salmositica*, *Cryptobia barbi* und andere.
Gattung: *Costia*
Fischpathogene Arten: *Costia necatrix* (*Ichthyobodo necator*).
Ordn.: Protomonadina
Fischpathogene Arten: keine.
Ordn.: Diplozoa
Gattung: *Hexamita* (*Octomitus*)
Fischpathogene Arten: *Hexamita truttae*.

Stamm: Sarcodina (Rhizopoda)
Fischpathogene Gattungen: *Schizamoeba*, *Acanthamoeba*, *Entamoeba*.

Stamm: Sporoza
Unterstamm: Telospora
Klasse: Telosporidea
Ordn.: Gregarinida
Fischpathogene Arten: keine.
Ordn.: Coccidia
Fam.: Eimeridae
Fischpathogene Gattungen und Arten: *Eimeria truttae*, *Eimeria carpelli*, *Eimeria subepithelialis*, *Eimeria anguillae* und über 28 andere.
Fam.: Adeleidae
Fischpathogene Arten: über 23 Arten im Blut (Erythrozyten) von Meeresfischen.
Unterstamm: Myxospora
Klasse: Myxospora

Ordn.: Myxosporidia
U-Ordn.: Multivalvulae
U-Ordn.: Bivalvulae
Superfam.: Bipolaria
Fam.: Myxidiidae
Fischpathogene Arten: über 30 Arten vorwiegend in der Gallenblase von Meeresfischen.
Fam.: Neomyxobolidae
Fischpathogene Gattungen: *Neomyxobolus*
Superfam.: Euryspora
Fam.: Sphaerosporidae
Fischpathogene Gattungen und Arten: *Sphaerospora tincaë*, *Chloromyxum*, *Myxobilatus*, *Ceratomyxa*, *Leptotheca* und andere.
Fam.: Myxobilatidae
Fam.: Ceratomyxidae
Fischpathogene Gattungen: *Ceratomyxa*, *Leptotheca.*
Superfam.: Platyspora
Fam.: Myxobolidae
Fischpathogene Gattungen und Arten: *Thelohanellus*, *Myxobolus (M. cerebralis, M. cotti)*, *Henneguya*, *Hoferellus* und über 32 Arten (bei Süßwasserfischen: Infiltrationen und Zysten in verschiedenen Organen).
Fam.: Myxosomatidae
Fischpathogene Arten: über 56 Arten bei Meeres- und Süßwasserfischen in der Gallenblase und in verschiedenen Geweben.
Unterstamm: Microspora
Klasse: Microsporea
Ordn.: Microsporidia
Fam.: Nosematidae
Fischpathogene Gattungen und Arten: *Nosema* und *Glugea* in Meeresfischen, *Pleistophora* mit 15 wichtigen Arten, darunter *P. hyphessobryconis* (vorwiegend in der Skelettmuskulatur).
Fam.: Cocconemidae
Fischpathogene Gattung: *Cocconema.*
Fam.: Mrazekiidae
Fischpathogene Arten: 2 Arten.
Klasse: Haplosporea
Ordn.: Haplosporidia
Fam.: Haplosporidae
Fischpathogene Gattungen: *Dermocystidium* (Zysten in Unterhaut und Kiemen), *Sporozoon.*
Ordn.: Sacrosporidia
Fischpathogene Arten: keine.

Stamm: Ciliophora
Klasse: Ciliata
Ordn.: Holotricha
Fischpatogene Arten: *Ichthyophthirius multifiliis*, *Chilodonella cyprini.*
Ordn.: Spirotricha
Fischpathogene Arten: keine.
Ordn.: Peritricha
U-Ordn.: Mobilia
Fischpathogene Arten: *Trichodina domerguei*, *T. epizootica*, *T. pediculus* und andere.

U-Ordn.: Sessilia

Fischpathogene Gattungen: *Apiosema, Epistylis.*

Klasse: Suctoria

Fischpathogene Arten: keine.

Flagellaten (Geißeltiere)

Die Flagellaten sind die primitivsten Protisten. Zoo- und Phytoflagellaten stehen in gleitendem systematischem Übergang zueinander und zu den Algen. Der Zelleib der Flagellaten ist von einer Pellicula bedeckt und hat eine oder mehrere Geißeln. Die Fortbewegung erfolgt in Richtung einer Bewegungsgeißel, die an einem Pol der Zelle nach außen tritt, während sie im Zellinneren an einem Basalkörperchen verankert ist und sich weiter bis an den Kinetoplasten (Kinetonukleus, Bewegungszentrum) fortsetzt. Der Zellkern befindet sich nahe dem Kinetoplasten, Nahrungsvakuolen sind zu beobachten. Vielfach ist eine Schleppgeißel vorhanden. Ebenfalls dienen undulierende Membranen der Fortbewegung. Die Geißeln können auch in Mehrzahl auftreten (z. B. bei *Hexamita*). Die Flagellaten pflanzen sich ungeschlechtlich durch Längsteilung fort.

Costia-Krankheit (Ansteckende Haut- und Kiementrübung)

(Costiosis)

Die Krankheit ist weit verbreitet und tritt vor allem in Hältern und Winterteichen bei Forellenbrut in Anfütterungströgen, also bei dicht zusammenstehenden Fischen auf. Nahrungsmangel, der in der Winterung oder gegen Ende der Vorstreckzeit bei Karpfen auftreten kann, führt zur Schwächung der Fische und macht sie anfällig gegenüber *Costia*-Befall. Deshalb, und weil *Costia* meist sekundär im Gefolge vorangegangener Schädigungen der Fische auftritt, wird er als Schwächeparasit angesehen. Normalerweise finden wir einzelne Costien fast auf jedem gesunden Fisch. Auch in Aquarien ist *Costia* beobachtet worden.

Symptomatologie, pathologische Anatomie, Diagnostik. Auf der Körperoberfläche ist ein zarter, schleierartiger Belag zu beobachten. Stärker angegriffene Stellen der Haut sind blutunterlaufen und daher gerötet. Die Fische zeigen oft schaukelnde Schwimmbewegungen, aber auch Scheuerbewegungen sowie geklemmte Flossen. Bei K_1 können Mattigkeit und Trägheit beobachtet werden.

Untersuchungstechnik. Die Untersuchung erfolgt am frischen Kiemen- und Hautabstrich. Konsviertes Material ist unbrauchbar. Tote Fische sind nur bedingt zur Untersuchung geeignet. Im frischen Abstrichpräparat erkennt man bei 120facher Vergrößerung *Costia* an der taumelnden Fortbewegungsweise. In Methanol fixierte Ausstriche können mit Hämatoxylin gefärbt werden.

Ätiologie, Pathogenese, Epidemiologie. Die Krankheit wird von dem Hautflagellaten *Costia necatirx* HENNEGUY verursacht, der zu der Gattung *Costia* gehört. *Costia* ist bohnenförmig, die Körpergestalt wenig veränderlich. An der konvexen Seite des Körpers entspringen zwei Geißeln, die zur Fortbewegung dienen (Abb. 137). Die Körperlänge von *Costia* beträgt 8 µm – 15 µm, seine Breite 6 µm – 8 µm. In der Mitte des Zelleibes liegt der Kern Abb, 138). *Costia* heftet sich mit protoplasmatischen Fortsätzen des Vorderendes an Oberhautzellen, die Fortsätze bilden eine

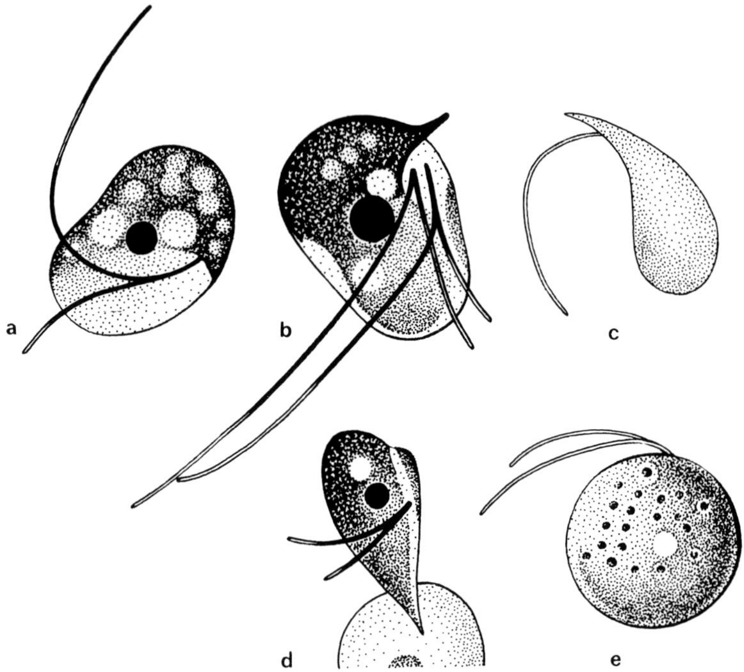

Abb. 137. *Costia necatrix.* a) Normales, zweigeißeliges Tier. b) Viergeißeliges Teilungsstadium c) Seitenansicht. d) Auf der Haut festsitzendes Tier. e) Abgekugeltes Tier. (Nach Benisch, etwas abgeändert).

Haftscheibe, die eine Saugwirkung ausübt und die Zerstörung der Hautzellen hervorruft (Abb. 137 und 139). Festsitzende Tiere sehen daher birnenförmig aus. Im angehefteten Zustand erfolgt die Fortpflanzung ungeschlechtlich durch einfache Längsteilung. Individuen, die sich zur Teilung anschicken, weisen oft vier Geißeln auf (Abb. 137b). Außerhalb des Fisches geht *Costia* nach 30–60 Minuten meist unter Abkugelung zugrunde (Abb. 137e). Der Parasit ist daher vor allem dort lebensfähig, wo Fische dicht beisammenstehen. Bei Aquarienfischen werden besonders die weichen Flossen befallen. *Costia* ist in Zierfischbecken nicht allzu häufig anzutreffen, dagegen regelmäßig in Warmwasseranlagen. Bei 30 °C stirbt *Costia* . Stärkste Vermehrung erfolgt bei 25 °C und *p*H = 4,5–5,5. Außerhalb des Fisches stirbt *Costia* binnen einer Stunde.

Pathologische Histologie, Hämatologie. Stärkerer Befall mit *Costia* führt zur Nekrose der Epidermiszellen. Die Dermis kann hyperämisch sein.

Therapie, Prophylaxe, Hygiene. Erkrankte Forellen- oder Karpfenbrut wird in 1–2%iger Kochsalzlösung 20 Minuten lang gebadet und dann in nahrungsreiche Teiche eingesetzt. Auch das Formalinbad (vgl. Tabelle 7) kann angewendet werden. Die Parasiten werden durch diese Kurzbäder abgetötet. In Aquarien tötet ein Dauerbad mit Trypaflavin *Costia* nach 2 Tagen sicher ab (1 g Trypaflavin auf 100 l Wasser). Die Fische müssen in einem gesonderten Becken gebadet werden. Auch

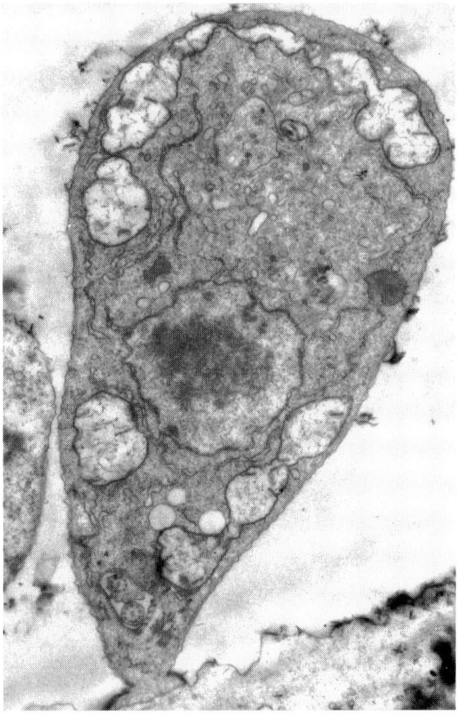

Abb. 138. *Costia necatrix* auf der Haut sitzend. Kern und Vakuolen erkennbar. Elektronenmikroskopische Aufnahme. (Nach SCHUBERT).

eine einfache Temperaturerhöhung auf 30 °C führt zum Tod von *Costia*. Es ist zweckmäßig, Laichfische vor dem Aussetzen in die Laichteiche durch ein Kurzbad von Hautparasiten zu befreien und so der Ansteckung der Brut durch die Elternfische entgegenzuwirken. Ein zu enges Zusammenstehen der Fische ist zu vermeiden. *p*H-Schwankungen in Teichen müssen ausgeglichen werden, da sie die Haut angreifen, schädigen und für den *Costia*-Befall zugänglich machen.

Hexamita-Krankheit
(Hexamitosis)

Ein Flagellat, der in den inneren Organen seiner Wirtfische lebt, ist *Hexamita*. Er gehört nach den bisherigen Beobachtungen zu den Schwächeparasiten und tritt bei Forellen oft im Gefolge der Viralen Hämorrhagischen Septikämie oder bei falscher Fütterung, bei Zierfischen im Gefolge der Fischtuberkulose auf.

Symptomatologie, pathologische Anatomie, Diagnostik. Erkrankte Forellensetzlinge liegen am Teichboden in Ufernähe; sie zeigen genau wie auch erkrankte Zierfische schießende Schwimmbewegungen, in manchen Fällen ist Abmagerung festzustellen. Bei der Sektion findet man *Hexamita* in großer Zahl im Enddarm und in der Gallenblase.

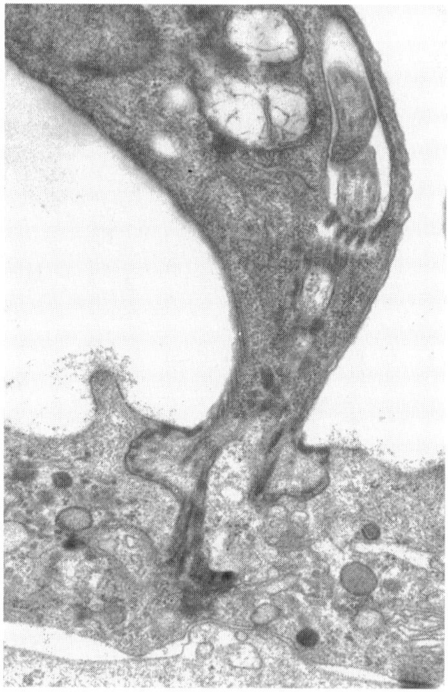

Abb. 139. *Costia necatrix* bei der Nahrungsaufnahme. Das der Haut zugewandte Ende ist rinnenförmig eingebuchtet und dient der Saugwirkung. Elektronenmikroskopische Aufnahme. (Nach SCHUBERT).

Untersuchungstechnik. Es werden Zupfpräparate von Gallenblase und Enddarm angefertigt. Die mikroskopische Untersuchung erfolgt bei Vergrößerungen über 120. Zur Untersuchung eignen sich nur lebende Fische, die unmittelbar vorher durch Genickschnitt getötet werden. Konserviertes Material und tote Fische sind zur Untersuchung ungeeignet.

Ätiologie, Pathogenese, Epidemiologie. Der bei Forellen auftretende Flagellat *Hexamita salmonis* (MOORE) hat einen oval gestalteten Zelleib, der in fixiertem Zustand einen, nach REICHENOW zwei Kerne aufweist. Am Vorderende befinden sich zwei Geißelbüschel, bestehend aus jeweils drei Geißeln. Das Hinterende trägt zwei lange Steuergeißeln (Abb. 140). Die Geißeln sind auch am lebenden Objekt erkennbar, und zwar dann, wenn sich der Parasit kurz vor dem Absterben befindet und der Geißelschlag sich verlangsamt. Die Länge des Zelleibes beträgt im Mittel 10 µm, seine Breite 4,5 µm. *Hexamita* hat, ähnlich *Costia*, eine taumelnd-ruckartige Fortbewegungsweise. Das Vorkommen von *Hexamita* wurde auch bei *Pterophyllum scalare, Cichlasoma severum* und *Heterandria formosa* von SCHÄPERCLAUS beobachtet und beschrieben. Wir konnten *Hexamita* in Aquarien bei *Pterophyllum scalare* beobachten. Er wurde außerdem bei lebendgebärenden Zahnkarpfen und bei Barben gefunden. Der Parasit lebt vorwiegend in der Gallenblase und im Darm der Fische.

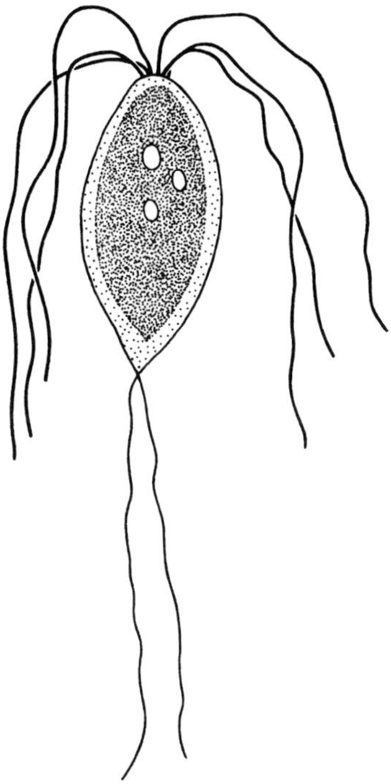

Abb. 140. *Hexamita salmonis.* (Original).

Nach amerikanischen Untersuchungen (DAVIS) soll sich *Hexamita* enzystieren können. Außerdem beschreibt DAVIS rundliche intrazelluläre Stadien. Rundliche Gebilde, die zusammen mit *Hexamita* vorkommen, konnte ich bei *Symphysodon discus* beobachten. Es waren sozusagen „kleine Hexamiten“ (vgl. unten). Über die Vermehrung von *Hexamita* gibt es noch keine gesicherten Vorstellungen.

Hexamita symphysodonis nova spec. (?). Im Jahr 1959 konnte ich bei *Symphysodon discus* folgende Beobachtung machen: Die Fische verweigerten die Futteraufnahme und wurden, nachdem sie drei Wochen lang nicht gefressen hatten, zur Untersuchung eingeliefert. Das erste Tier starb bald darauf. Die Sektion zeigte flächenhaft verbreitete Melanosiderinablagerung mit schwarzer Pigmentierung in der Milz und Leber; die Niere wies eine schwere Zerstörung mit Atrophie der Tubuli auf. Der Fisch war frei von *Hexamita.* Der am gleichen Tag sezierte zweite Diskusfisch wies einen ungeheuren Befall mit *Hexamita* auf. Die Länge dieses Flagellaten betrug 10,0 µm–11,4 µm, seine Breite 4,6 µm–5,5 µm, die Länge der Schleppgeißeln etwa 12 µm. Er bewegte sich in Spiralen rotierend und blieb in 40%igem Alkohol auch nach 30 Minuten noch beweglich bzw. kugelte sich ab. In teilweise geronnenen Blutausstrichen lebte der Parasit noch nach einer Stunde.

Im Gegensatz zu *Hexamita salmonis* (MOORE), der bekanntlich in Gallenblase und Darm schmarotzt, fand ich den vorliegenden Flagellaten in der Leber, und zwar derart zahlreich, daß der Eindruck entstand, als bewege sich das Lebergewebe im Zupfpräparat. Ich fand diesen *Hexamita* weiterhin im noch schlagenden Herz des Diskusfisches, ebenso wie er massenhaft in der Gallenblase und im Enddarm anzutreffen war. In der Niere, die eine tubuläre

Nekrose bei Anwesenheit von nestartigen Ansammlungen von Stäbchenbakterien (teils innerhalb pigmentierter braungelber Bezirke) aufwies, fehlte *Hexamita*. Bei einem anderen Diskusfisch fand ich den Flagellaten massenhaft im Enddarm und vereinzelt in der Milz.

MINCHIN (zit. nach DOFLEIN-REICHENOW) hat als erster die Vermutung ausgesprochen, daß darmbewohnende Flagellaten zu Blutparasiten ihres Wirtes werden können. Daß dies möglich ist, beweisen Beobachtungen an echten Darmflagellaten *(Trichomonas, Eutrichomastix, Hexamita, Lamblia)*, deren Wirte Reptilien und Amphibien sind. LAVIER u. GAILLARD beobachteten *Hexamita* im Blut einer Kröte, ohne ihn im Darm nachweisen zu können. Wir sehen also, daß die vorliegend gemachte Beobachtung durchaus nicht so ungewöhnlich ist. Infektionsversuche mit *Nannacara anomala*, denen im Aquarium erkranktes Organmaterial zugesetzt wurde, waren auch nach einmonatiger Versuchsdauer erfolglos. Ich schlage vor, die vorliegende Spezies auf Grund ihres abweichenden Verhaltens, d. h. ihres Auftretens im Blut, im Herz, in der Leber und in der Milz des *Symphysodon discus*, als *Hexamita symphysodonis* zu bezeichnen.

Pathologische Histologie, Hämatologie. In der Gallenblase verursacht *Hexamita salmonis* Entzündungen und Veränderungen des Gallenblasenepithels, das sich verdickt.

Therapie, Prophylaxe, Hygiene. Neben der Vorbeugung durch sachgemäße Fütterung zur Vermeidung von Darmschäden gibt es folgende Möglichkeiten der medikamentösen Behandlung:

1. Enheptin (Acinitrasol, 2-Amino-5-nitrothiazol): 90 mg/kg Fisch/Tag 3–5 Tage lang, oral.
2. Trypaflavin (Acriflavin): 10 mg/kg Fisch/Tag 10 Tage lang, oral.
3. Acetarsol (Stovarsol): 10 mg/kg Fisch/Tag 3–4 Tage lang, oral.
4. Phenothiazin: 200 mg/kg Fisch/Tag an 3–4 aufeinanderfolgenden Tagen, oral.

Cryptobia (Trypanoplasma)-Krankheit
(Cryptobiosis)

Die Krankheit tritt vorzugsweise bei Schleien vor allem während der Winterung bei Anwesenheit von Fischegeln auf. Sie wurde außerdem bei Karpfen, Karauschen, Goldfischen, Rotfedern und Elritzen beobachtet.

Über Befunde an experimentell infizierten Regenbogenforellen berichteten WOO (1979) und LOWE-JINDE (1980).

Symptomatologie, pathologische Anatomie, Diagnostik. Die Schleien zeigen blasse Kiemen (Blutarmut), tief eingefallene Augen und teilweise Abmagerung. Oft verharren die Tiere in schräger Haltung, im „Kopfstand" auf dem Teichboden. Die Schwimmbewegungen erkrankter Schleien können bisweilen drehend sein.

Untersuchungstechnik. Die Untersuchung erfolgt am besten an frischen Zupfpräparaten aus der Niere. Im Blut finden wir *Cryptobia* auch nach dem Tod des Fisches. Die mikroskopische Vergrößerung, bei der man die Parasiten schon erkennt, beträgt 120. Blutausstriche werden in der üblichen Weise hergstellt, fixiert und gefärbt (vgl. Blut- und Serumuntersuchung).

Ätiologie, Pathogenese, Epidemiologie. Der Erreger der Cryptobiosis ist ein zweigeißeliger Flagellat der Gattung *Cryptobia.* Folgende Arten sind zu nennen:

1. *Cryptobia tincae* SCHÄPERCLAUS. In Schleien. Länge 15 µm, Breite 3 µm – 4 µm, Länge der Geißeln 15 µm.
2. *Cryptobia cyprini* PLEHN. In Karpfen, Karauschen, Goldfischen, Länge 20 µm bis 25 µm.
3. *Cryptobia borelli* LAV. u. MES. In Rotfedern und Elritzen. Länge 20 µm, Breite 3 µm–4 µm, Länge der Geißeln 15 µm.
4. *Cryptobia salmositica* KATZ. In Salmoniden, Cypriniden und *Cottus* sp. Länge 6 µm–25 µm, Breite 1,2 µm–4,0 µm.

Cryptobia lebt im Darm von Fischegeln und wird durch deren Biß auf die Fische übertragen. Im Blut des Fisches ist *Cryptobia* sieben Tage nach der Infektion nachzuweisen (Abb. 141). Die Krankheit kann unter anämischen Symptomen zum Tod führen. BAUER et al. (1973) beschreiben *Cryptobia branchialis* auf den Kiemen des Graskarpfens. Die Dimensionen des Parasiten betragen 14–23 µm × 4–6 µm. Außer *Cryptobia* wird auch *Trypanosoma* im Fischblut angetroffen.

Pathologische Histologie, Hämatologie. WOO (1979) kultivierte *Trypanoplasma (Cryptobia) salmositica* in Hanks-Medium mit Zusatz von 10 % erhitztem Kälberserum. Die Kulturformen glichen den Blutformen und waren nach Injektion infektiös für Regenbogenforellen. Als klinische Symptome traten Exophthalmus, Abdominalschwellung, Splenomegalie, Ascites und Anämie sowohl nach Infektion mit einem Feldstamm als auch mit einer Kultur und Subkultur von *Cryptobia salmositica* auf. Es kam zu mikrocytärer und hypochromer Anämie, deren Schwere mit steigender Parasitenzahl einherging. Der Hämoglobingehalt sank binnen 10 Tagen p. i. von normal 6 g/100 ml auf 1 g/100 ml. Exophthalmus und Abdominalschwellung entstanden 10 Wochen p. i. bei Vorhandensein von 5 ml Ascites in der Leibeshöhle. Er enthielt viele Trypanoplasmen und Makrophagen. Die Makrophagen phagozytierten die Cryptobien zum Teil. Die Milz war auf das 5fache der Norm geschwollen. Zu prinzipiell gleichen Ergebnissen gelangte LOWE-JINDE (1980). Es wurde festgestellt, daß der Glykogengehalt im akuten Stadium der

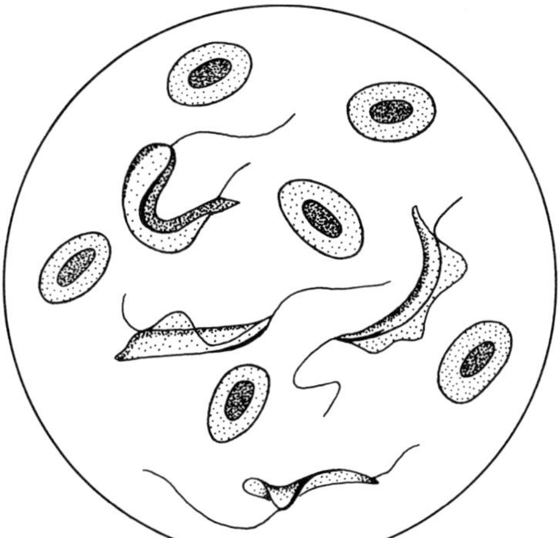

Abb. 141. *Cryptobia tincae* im Blutausstrich. (Original).

Parasitämie in Leber, Herz und epaxialer Muskulatur absank (in der Leber um 20 % gegenüber der Norm). 56 Tage p. i. pegelten sich die Werte im Zusammenhang mit dem Eintritt der Krankheit in das chronische Stadium aber wieder auf die Norm ein.

Therapie, Prophylaxe, Hygiene. Da meist nur ein Teil der Fische erkrankt, genügt es, die verdächtigen herauszufangen. Wichtig ist es, die Fischegel als Verbreiter dieser Krankheit zu bekämpfen, also für Sauberkeit und Hygiene in den Teichen zu sorgen.

Zur medikamentösen Behandlung ist die Fütterungstherapie mit Methylenblau geeignet: 60 mg/kg Fisch/Tag 4 Wochen lang.

Die ektoparasitisch auf den Kiemen lebende *Cryptobia branchialis* wird durch Kurzbäder bekämpft; 10 g Chlorkalk und 8 g Kupfersulfat vermischt pro m^3 Wasser 15–30 Minuten oder 300 ml Formalin/m^3 Wasser 30 Minuten lang. Empfohlene Dauerbadbehandlungen sind temperaturabhängig und relativ umständlich.

Sporozoen (Sporentiere)

Die Sporozoen leben ausschließlich parasitär. Ihre Ernährungsweise ist osmotisch, Nahrungsvakuolen sind daher im Zellinneren nicht vorhanden. Der Zellleib ist von einer starken Pellicula begrenzt; diese dient zum Schutz gegenüber Abwehrstoffen des Wirtes. Die Körperbewegung ist fas völlig eingeschränkt, meist sind die Sporozoen unbeweglich. Ihr Lebensablauf ist kompliziert, wobei sexuelle mit asexueller Fortpflanzung abwechselt (Generationswechsel als Metagenesis). Von den parasitierten Tieren wird dasjenige, in dem die sexuelle Fortpflanzung erfolgt, als Wirt (Endwirt) bezeichnet, die asexuelle Fortpflanzung erfolgt im Zwischenwirt. Zur elektiven Sporenfärbung sind die Ziehl-Neelsen- und die Giemsa-Methode ausgezeichnet geeignet.

Knötchenkokzidiose des Darmes beim Karpfen

(Coccidiosis nodulosa cyprini)

Diese Krankheit wird durch *Eimeria subepithelialis* Moroff u. Fiebiger hervorgerufen. Sie tritt in Teichwirtschaften auf. Der Mittel- und Enddarm erkrankter Karpfen zeigt Knötchen von etwa 2 mm Durchmesser unter der Mukosa in der Propria, die durch die Muskularis durchschimmern. Die erkrankten Fische haben eingefallene Augen und können abgemagert sein. *Eimeria subepithelialis* vermehrt sich intrazellulär durch Schizogonie und Sporogonie. Die runden Oozysten sind 14–17 µm, die spindelförmigen Sporen 10–12 µm × 5–8 µm groß (Abb. 142).

Enteritiskokzidiose des Karpfens

(Coccidiosis enteritica cyprini)

Die Krankheit tritt vorzugsweise bei Karpfenbrut und bei einsömmerigen Karpfen auf. Der Erreger ist *Eimeria carpelli* Léger et Stankovich. Die Infektion erfolgt durch Aufnahme der Parasiten mit dem Teichschlamm im Sommer und Herbst. Die Inkubation dauert 7–14 Tage. Schizogonie, Gametogonie und Sporogonie spielen sich

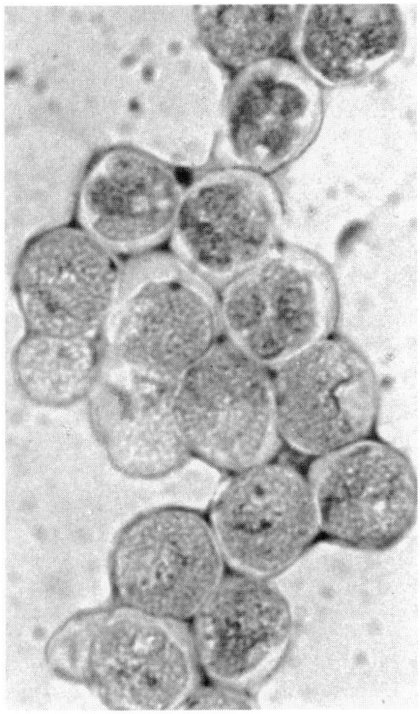

Abb. 142. *Eimeria subepithelialis.* Oozysten, in deren Innerem die Oosporen. (Original).

intrazellulär in der Mukosa des Darmes und dem unmittelbar angrenzenden Teil der Submukosa ab.

Im März und April, aber auch vor- und nachher bricht die Krankheit als Darmentzündung aus. Die erkrankten Karpfen haben eingefallene Augen, können abgemagert sein und fallen manchmal durch Kopfstehen auf. Bei Druck auf den Bauch kann aus dem After gelblicher Inhalt austreten. Im aufgeschnittenen Darm fällt bei stärkerer Erkrankung eine gelbliche Färbung auf.

Die Untersuchung krankheitsverdächtiger Fische erfolgt, indem aus dem aufgeschnittenen Darm mit einem Spatel etwas von dem Inhalt und von der Mukosa herausgeschabt und in einem Tropfen Wasser unter dem Deckglas bei 120–600facher Vergrößerung mikroskopiert wird. Im Schnitt hat *Eimeria carpelli* eine ovale, dagegen *Eimeria subepithelialis* eine runde Gestalt (Abb. 142). Die Gebilde heben sich hell von dem übrigen Gewebe ab.

In den 8 µm–14 µm großen Oozysten lassen sich manchmal vier ovale Sporen von 5 µm–8 µm Länge erkennen, in deren Innerem jeweils zwei Sporozoiten liegen. *Eimeria* wird nach erfolgter Sporen(Sporozoiten)-Infektion vor allem durch Schizogonie (Merozoitenbildung) über die gesamte Darmschleimhaut verbreitet. Durch Kopulation von Mikro- und Makrogameten entsteht eine Oozyste, in der über Sporoblasten neue Sporen mit darin befindlichen Sporozoiten gebildet werden. Vegetative Stadien können nur nach Carminfärbung sichtbar gemacht werden. Im Gefolge einer Enteritiskokzidiose kann es zu sekundären bakteriellen Infektionen kommen.

Ähnlich wie bei der Drehkrankheit empfiehlt es sich, verseuchte Teiche mit Chlorkalk (500 kg/ha) oder Kalkstickstoff zu desinfizieren. Außerdem sollte die Aufzucht von K_0 zu K_1 möglichst in Teichen durchgeführt werden, in denen keine größeren Karpfen abwachsen. Eine zu hohe Besatzdichte fördert den Ausbruch der Enteritiskokzidiose deutlich, wie sich oft beobachten läßt.

Die medikamentöse Behandlung der Fische kann durch Furazolidon erfolgen: 30 mg/kg Fisch/Tag 3 Tage lang, in schweren Fällen bei 2–3maliger Wiederholung. Das Medizinalfutter furacarp wird in der Dosierung 3 g/kg Fisch/Tag, an K_1 5 Tage lang verabreicht.

Sowohl die Knötchen- als auch die Enteritiskokzidiose können in dieser Weise behandelt werden.

Drehkrankheit

(Myxosomatosis)

Ähnlich wie die *Pleistophora*-Krankheit auf dem Gebiet der Zierfisch-, vor allem der Neonzucht, eine verheerende und schwer einzudämmende Seuche darstellt, ist die Drehkrankheit in der Fischzucht eine gefährliche Krankheit der Forellenbrut. Sie kommt auch in natürlichen Gewässern vor (Fernostlachse, Saibling).

Symptomatologie, pathologische Anatomie, Diagnostik. Die erkrankten Forellen zeigen als Krankheitssymptome Drehbewegungen und Schwarzfärbung in der Kaudalpartie. Erschütterungen des Wassers (Aufstampfen am Teichufer) lösen Gleichgewichtsstörungen (Purzelbäume) beim Schwimmen aus. Die Drehungen betragen 180°, aber auch 360°. Zerstörungen an der Wirbelsäule führen durch Reizung der pigmentomotorischen Fasern des Sympathikus zur Schwarzfärbung der Schwanzregion, beginnend in Höhe des Afters (Abb. 143). Forellen mit überstandener Drehkrankheit zeigen Defekte der Kiemendeckel (Abb. 144), Mißbildungen

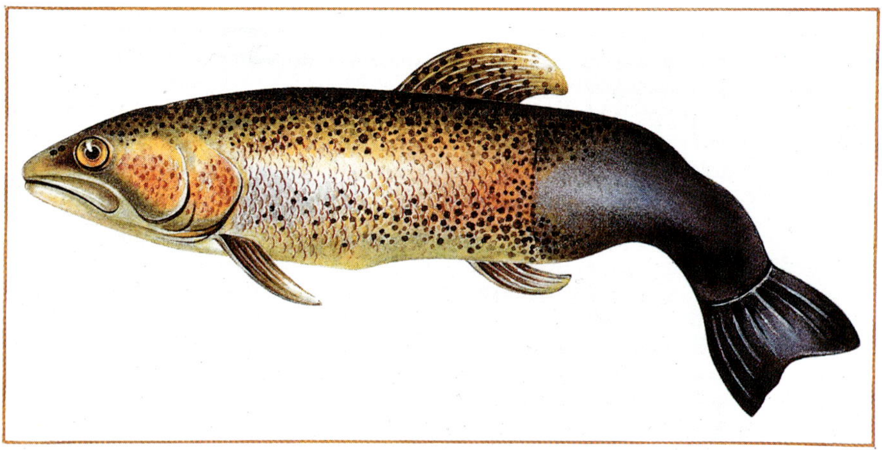

Abb. 143. Drehkrankheit, Regenbogenforelle. Wirbelsäulenverkrümmung und Schwarzfärbung des kaudalen Körperdrittels. (Original).

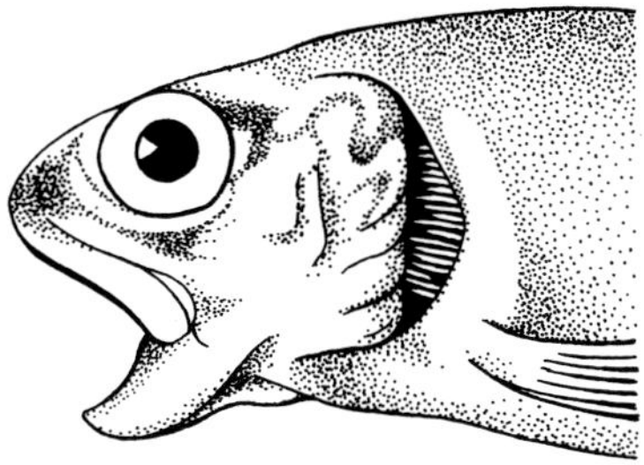

Abb. 144. Regenbogenforelle mit überstandener Drehkrankheit. Kiemendeckelverkürzung und Kieferverkrüppelung. (Nach SCHÄPERCLAUS, neu gezeichnet).

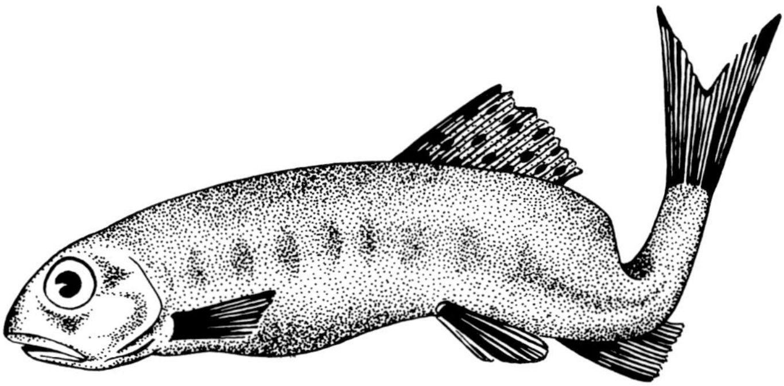

Abb. 145. Wirbelsäulenverkrümmungen bei einer Regenbogenforelle nach überstandener Drehkrankheit. (Nach SCHÄPERCLAUS, neu gezeichnet und etwas abgeändert).

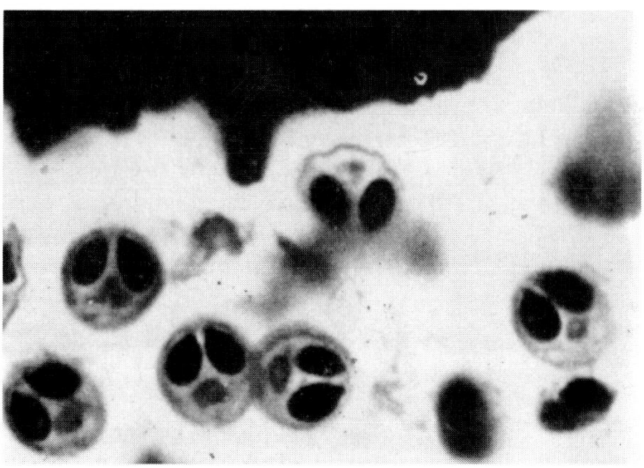

Abb. 146. *Myxobolus cerebralis.* Sporen im Knorpel des Kopfes von *Oncorhynchus mykiss.* (Nach GHITTINO).

der Kiefer (Abb. 144), Wirbelsäulenverkrümmungen (Abb. 143, Abb. 145) und Dellen in der Schädelkapsel, besonders hinter den Augen.

Untersuchungstechnik. Aus den Knorpeln, vor allem in der Regio otica, werden kleinere Stückchen mit einem scharfen Skalpell sorgfältig zerkleinert. Verbleibende größere Knorpelsplitter werden mit der Pinzette entfernt und eine kleine Probe des Untersuchungsmaterials im Wassertropfen unter dem Deckglas mikroskopiert (Vergrößerung: 120fach). Außerdem ist es anzuraten, gefärbte Ausstriche anzufertigen. Die Färbung erfolgt nach Lufttrocknen der Ausstriche wie bei Blutausstrichen. Hermanns u. Körting (1985) publizierten eine neue Nachweismethode für *Myxosoma cerebralis.*

Ätiologie, Pathogenese, Epidemiologie. Der Erreger der Drehkrankheit ist *Myxobolus cerebralis* Hofer u. Plehn *(Myxoboliidae).* Die Sporengröße beträgt 4 µm × 7–10 µm (Abb. 146). Die Infektion erfolgt durch Sporen, die vom Teichboden aufgewirbelt werden. Bei einer Wassertemperatur von 15 °C treten die ersten Krankheitssymptome nach etwa 50 Tagen auf. Der Infektions- und Krankheitsablauf ist folgender (Markiw, 1986; Wolf et al., 1986):

Die aus verwesenden Forellen freiwerdenden Sporen gelangen in den Teichschlamm, aus dem sie von Schlammröhrenwürmern *(Tubifex tubifex)* aufgenommen werden. Im Darm der Tubificiden entsteht aus den Sporen binnen 16–18 Wochen das von Wolf et al. (1986) als *Triactinomyxon gyrosalmo* bezeichnete, für die Fische infektiöse Parasitenstadium (Abb. 147). Es liegt angehäuft in Zysten im 17. Körpersegment erkrankter Würmer. Der Prozentsatz infizierter Tubificiden betrug nach Wolf et al. (1986) im Experiment 9 %, im Teich dagegen nur 0,6 %. Ein Tubificide beherbergt nach Markiw (1986) 730–3420 *Triactinomyxon*-Sporen. Im Experiment ließen sich, dieser Autorin zufolge, 20 % der Tubificiden infizieren. Aus dem *Triactinomyxon*-Stadium entwickelt sich im Fisch nach Durchwandern der Darmwand 40 Tage nach der Infektion das 5 µm–30 µm große Sporoplasma-(Trophozoiten, Plasmodien)-Stadium, nach 4 Monaten erscheinen dann die Sporen im Knorpel und Knochen des Kopfes und der Wirbelsäule (Abb. 148). Durch Kernvermehrung wachsen sie heran und zerstören u. a. vorzugsweise die Bogengänge des statischen (utrikularen) Apparates. Die Folge davon sind Erschütterungsempfindlichkeit und die typischen Drehbewegungen der Forellen. Mit zunehmender Verknöcherung des knorpeligen Skeletts wird der Parasit in Knochenhöhlen abgekapselt, wo er Sporen bildet. Die Drehbwegungen gehen langsam zurück. Solche Forellen haben die Krankheit zwar überstanden, sind aber gefährliche latente Sporenträger. Gehen solche Fische ein, verseuchen sie im Zug ihrer Verwesung den Teichboden erneut mit Sporen. Putz u. Hoffmann (1966) haben gezeigt, daß dottersackfreie Brut von Regenbogenforellen frühestens drei Tage nach dem Schlüpfen infiziert werden kann. Hoffmann et al. (1962) schildern die Krankheit für die USA.

El Matbouli et al. (1987, 1989, 1990) beschrieben *Myxobolus cotti* als infektiöses Agens im Zentralnervensystem von *Cottus gobio* und die Übereinstimmung seines Lebenszyklus mit jenem von *Myxobolus cerebralis*. Die reifen Sporen von *M. cotti* sind oval mit birnenförmigen annähernd gleichgroßen Polkapseln. Junge Sporen sind 8, 9–15,1 µm lang (im Mittel 12,4 µm) und 8,0–12,4 µm breit (im Mittel 9,6 µm). Die Polkapseln sind 4,3–9,0 µm lang (im Mittel 6,4 µm) und 2,0–3,8 µm breit (im Mittel 2,9 µm).

Pathologische Histologie, Hämatologie. Die Wirkung der Amöboidkeime von *Myxobolus cerebralis* ist nicht nur eine mchanische, sondern sehr wahrscheinlich

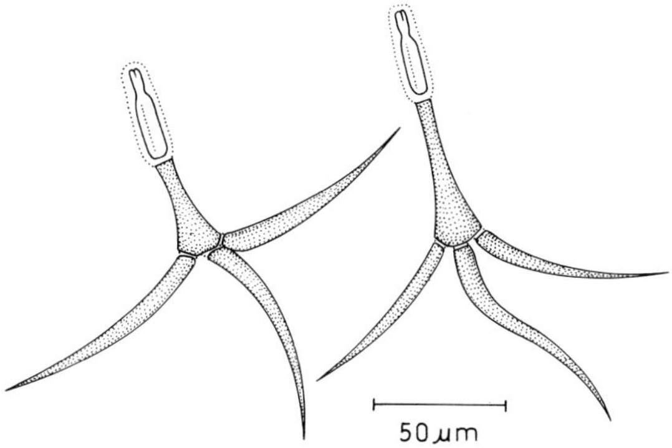

Abb. 147. *Myxosoma cerebralis*. *Triactinomyxon*-Stadium. (Nach MARKIW, 1986).

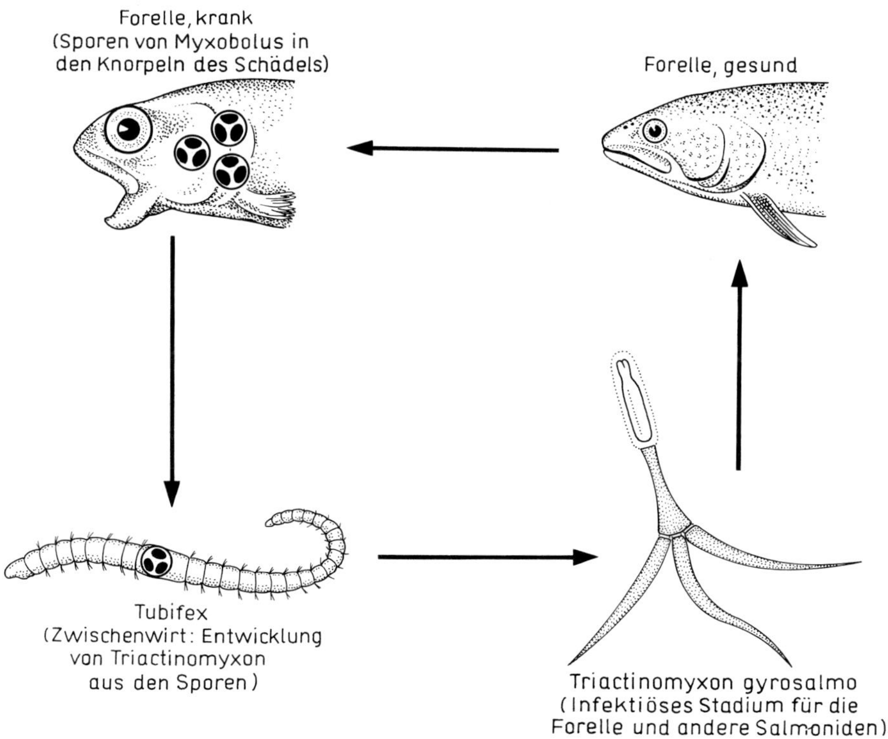

Abb. 148. Entwicklungs- und Infektionskreislauf von *Myxosoma cerebralis*. (Original nach den Ergebnissen von MARKIW, 1986, und WOLF et al., 1986).

auch eine toxische. Das führt einerseits zu Knochenzerstörungen, andererseits zur Bildung von Granulomen in den Bogengängen. Diese Granulome, aber ebenso Ektotoxine von *Myxobolus cerebralis*, sollen die auslösenden Faktoren für die Drehbewegungen und die Überempfindlichkeit gegen Erschütterungen sein.

Therapie, Prophylaxe, Hygiene. Eine medikamentöse Therapie gegen Drehkrankheit gibt es nicht. Forellen mit überstandener Drehkrankheit dürfen nicht als Besatzmaterial verkauft werden, da sie Sporenträger sind. Außerdem wachsen sie schlecht und sind also auch wirtschaftlich nicht tragbar. In den Bruthäusern soll am besten nur Quellwasser verwendet werden, da dieses sporenfrei ist. Wasserentnahme aus Teichen für das Bruthaus ist unzulässig. Die Forellenbrut soll vor dem Aussetzen fünf Wochen lang angefüttert werden, wenn eine Trennung von Brut und Setzlingsaufzucht nicht möglich ist. Diese Trennung sollte aber grundsätzlich immer durchgeführt werden. Brutteiche müssen spätestens im September abgefischt werden und dann trocken liegen. Meistens können Sporen bis zu diesem Zeitpunkt (bei einer Größe der Brut von etwa 8 cm) nicht gebildet werden. Auf keinen Fall dürfen Brutteiche mit Setzlingen besetzt werden, da Setzlinge Sporenträger sein können.

Verseuchte Teiche müssen gründlich mit Chlorkalk oder entöltem Kalkstickstoff desinfiziert werden (1 kg Kalkstickstoff pro Quadratmeter). Der Boden muß sorgfältig und gleichmäßig bestreut werden. Der Teich wird bis zum Rand angestaut und die Teichdämme mit Jaucheschöpfern oder mittels einer Motorpumpe mit der ätzenden Flüssigkeit überspült. Es müssen alle Teiche der Teichwirtschaft desinfiziert werden. Wird dies unterlassen, so breitet sich die Krankheit aus den nicht desinfizierten Teichen wieder aus, wie TACK (1951) zeigen konnte.

Bei Arbeiten mit Kalkstickstoff (Gasmaskenschutz) darf bis zu 6 Tagen nach Beendigung des Ausstreuens kein Alkohol getrunken werden (Giftwirkung).

Die Einfuhr betriebsfremden Besatzmaterials in Betriebe, die von *Myxobolus cerebralis* frei sind, ist riskant.

Knötchenkrankheiten

(Sporozoosis tuberosa)

Knötchenkrankheiten werden ebenfalls durch Sporozoen hervorgerufen. Diese befallen Haut, Kiemen und innere Organe. Die Knötchen können mehrere Millimeter groß sein, ihre Gestalt ist oft je nach Art des Erregers verschieden, z. B. kugelig oder reiskornförmig. Die Knötchen, die durch eine bindegewebige Reaktion entstehen, werden auch als Zysten bezeichnet, in ihrem Inneren befinden sich zahllose Sporen von kreisförmigem oder elliptischem Umriß. Sie bestehen aus zwei derben, schalenförmigen Hälften, die fest aufeinandersitzen und oft einen Randwulst bilden. Im Inneren befindet sich der Sporozoit (Keimling) und eine, meist aber zwei Polkapseln, die einen spiralig eingerollten Faden enthalten. Dieser wird ausgeschleudert und dient zur Verankerung im Wirtgewebe (Abb. 149). Man kann das Herausschleudern der Polfäden durch den Zusatz verdünnter Säure oder von Alkohol bewirken. Die Behandlung der Sporen mit Iodlösung führt zur Braungelbfärbung der im Inneren des Sporozoiten befindlichen iodophilen Vakuole die bei manchen Arten fehlt. Aus den Sporen schlüpfen die amöboiden Sporozoiten und dringen in die Wirtszellen ein. Von den Knötchen-

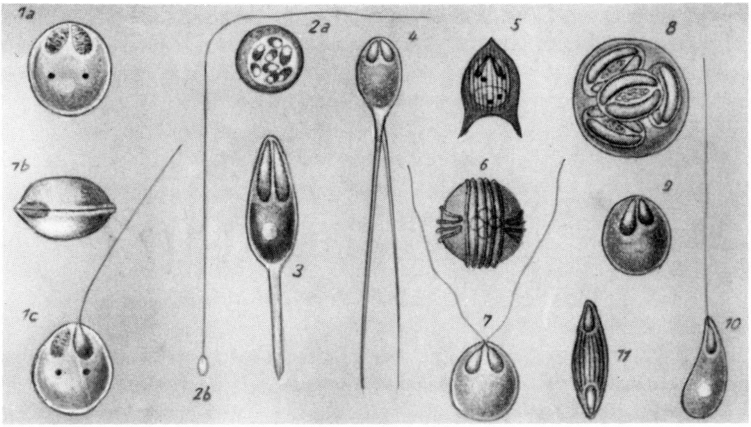

Abb. 149. Sporen 1a: *Myxobolus* (Flächenansicht), 1b: *Myxobolus* (Kantenansicht), 1c: *Myxobolus*, Spore mit ausgeschleudertem Polfaden. 2a: *Glugea anomala*, Sporoblast mit Sporen. 2b: *Glugea anomala*, Spore mit ausgeschleudertem Polfaden. 3: *Henneguya lobosa*. 4: *Henneguya psorospermica*. 5: *Hoferellus cyprini*. 6: *Chloromyxum*, 7: *Myxobolus cerebralis*, Spore mit ausgeschleuderten Polfäden. 8: *Eimeria cyprini* (4 Sporen mit je 2 Sporozoiten in der Oozyste). 9: *Myxobolus dispar*. 10: Myxobolus piriformis. 11.: *Myxidium*. (Nach PLEHN).

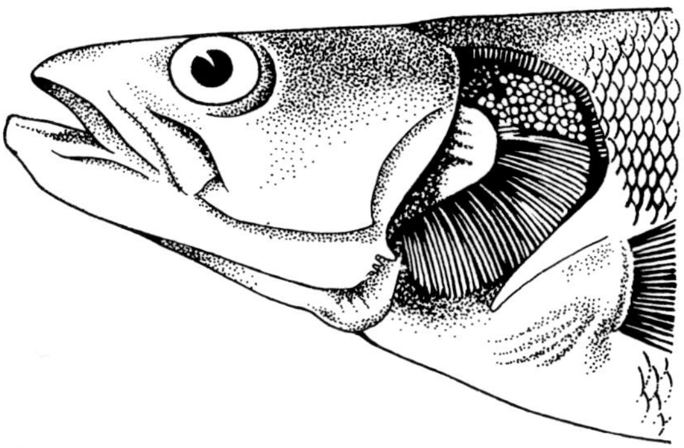

Abb. 150. Zystenlager von *Myxobolus luciopercae* im dorsalen Kiemenbereich des Zanders. (Nach HASS, neu gezeichnet).

krankheiten verursachenden Sporozoen interessieren uns hier nur die Gattungen *Myxobolus* und *Henneguya*.

Symptomatologie, pathologische Anatomie, Diagnostik. Die erkrankten Fische (Cypriniden, Hecht, Kaulbarsch, Zander) zeigen kugelige oder reiskornartige Zysten auf den Kiemen bei Befall mit *Myxobolus*. *Henneguya psorospermica* verursacht halbkugelige weiße Zysten auf den Hechtkiemen. Auf der Haut von Karpfen verursacht *Myxobolus exiguus* THÈLOHAN stecknadelkopfgroße Zysten. In dem dorsalen Teil der Kiemenhöhle vom Zander treten bis erbsengroße Zysten auf (Abb. 150). Ihr Erreger ist *Myxobolus luciopercae*.

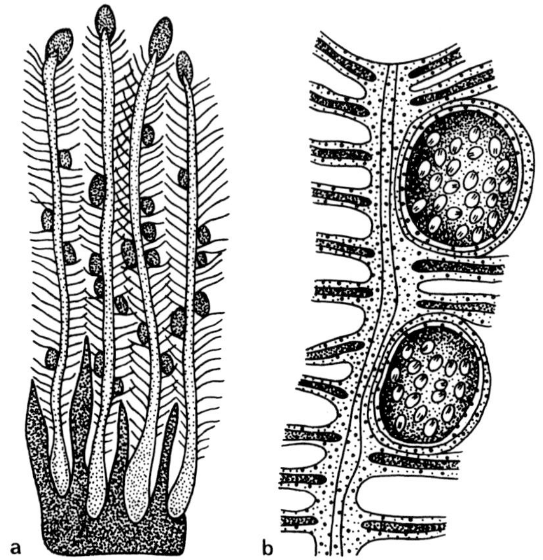

Abb. 151. Sporozoenzysten in den Kiemenblättern (a). In b) stark vergrößerte Zysten, darin die Sporen (Nach HOFER, neu gezeichnet).

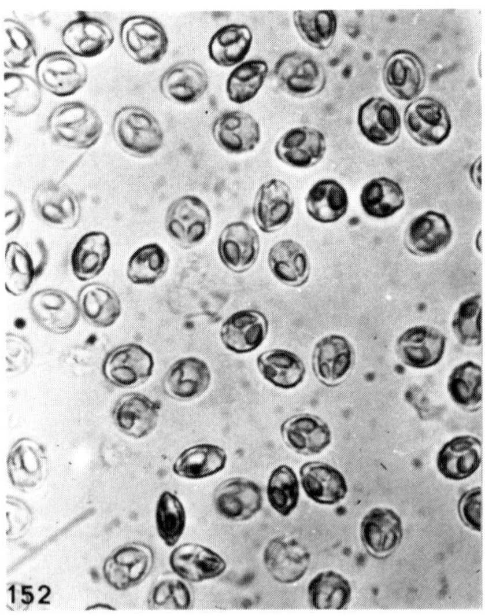

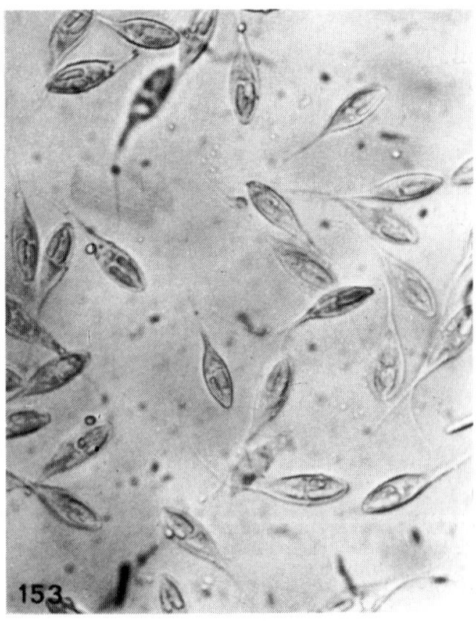

Abb. 152. Sporen von *Myxobolus*. (Original).

Abb. 153. Sporen von *Henneguya psorospermica*. (Original).

Untersuchungstechnik. Ausgedrückte Zysten werden in einem Tropfen Wasser bei 120facher Vergrößerung mikroskopiert. Ausstriche aus den Zysten werden fixiert und gefärbt.

Ätiologie, Pathogenese, Epidemiologie. Die Krankheitserreger sind, wie bereits erwähnt, *Myxobolus-* und *Henneguya*-Arten. Die Sporen heften sich an der Wirtszelle fest und entlassen den Sporozoiten in das Zellinnere, wo er sich zweiteilt, heranwächst und durch Zerfallsteilung nach bindegewebiger Abkapselung durch den Wirt eine Zyste bildet (Abb. 151). Es entwickeln sich Makro- und Mikrogameten, nach deren Kopulation Pansporoblasten entstehen. In den Pansporoblasten entstehen zwei Sporen, die einen Amöboidkeim im Inneren aufweisen. Die Sporengröße beträgt bei *Myxobolus* (Abb. 152 10–16 µm × 8–12 µm *(Myxobolus cyprini)*, 8–11 µm × 7,4–9 µm *(Myxobolus luciopercae)*, 10 µm × 12 µm *(Myxobolus pfeifferi)*, 10–12 µm × 9–11 µm *(Myxobolus mülleri)*, bei *Henneguya* 30 bis 40 µm × 7–8 µm (*Henneguya psorospermica;* Abb. 153), bei *Thelohanellus* 7 bis 8 µm × 16–18 µm *(Thelohanellus piriformis)*.

Die erkrankten Fische zeigen ein normales Verhalten selbst bei stärkerem Befall, der z. B. die Hälfte des Atmungsepithels einnehmen kann. Verluste lassen sich im allgemeinen nicht unmittelbar feststellen.

Eine Ausnahme bildet *Myxobolus cyprini*, der nach Bauer et al. (1973) der Erreger der malignen Myxosporidienanämie ist. Er lebt im Bindegewebe von Niere, Leber, Mesenterium und Kieme. Karpfenbrut ist besonders gefährdet. Die Infektion erfolgt im Sommer, die Sporen reifen im Winter heran und gelangen nach Platzen der Sporenzysten gegen Ende des Winters ins Wasser (hohe Sterblichkeitsrate). Eine genaue Differentialdiagnose unter Ausschluß von *Cryptobia, Sanguinicola, Branchiomyces* und anderer interfierender ätiologischer Faktoren ist erforderlich.

Pathologische Histologie, Hämatologie. Die befallenen Organteile reagieren bei Massenbefall mit bindegewebiger Abkapselung in Gestalt einer Zyste (Abb. 151). Daneben kann Granulombildung, aber auch völlige Reaktionslosigkeit bestehen. Autoptisch und histologisch wird schwere Nierenschädigung gefunden, ferner Exophthalmus, Schuppensträube und Hydrops. Anämie der Muskulatur, Niere und der Kiemen tritt hinzu. Erythrozytenzahl und Hämoglobingehalt sind erniedrigt. In schweren Fällen sind Ruptur der Blutgefäße und Zerstörung des Kiemenepithels zu sehen.

Therapie, Prophylaxe, Hygiene. Eine medikamentöse Therapie ist nicht möglich. Befallene Fische müssen daher gefangen und bei sehr starkem Befall verbrannt oder vergraben werden. Knötchenkrankheiten kommen in gut bewirtschafteten und gepflegten Teichen kaum vor.

Beulenkrankheiten

(Myxobolosis tubero-ulcerosa)

Diese mit großen Verlusten einhergehende Krankheit ist bei Barben aller Altersklassen bekannt. Der Erreger ist *Myxobolus pfeifferi* Thélohan. Seine Größe beträgt 10 µm × 12 µm. Zu Beginn der Krankheit treten Veränderngen der Muskulatur auf, die sich gelblich verfärbt und gallertartig-weich wird. Die auftretenden Beulen befinden sich meist in der Rumpfmuskulatur. Sie behindern die Bewegungen der Fische, die Haut wird glanzlos, es kommt zum Schuppenausfall und zu Hämorrhagien an den schuppenlosen Stellen. Die Beulen sind anfangs hart, später werden sie weich und brechen unter Entleerung ihres Inhaltes nach außen auf. Es kommt zu bakteriellen Sekundärinfektionen, die Fische werden matt, taumeln und sterben schließlich. Die Hauptverluste liegen in der heißen Jahreszeit, im Winter beobachtet man keine kranken Fische. *Myxobolus pfeifferi* befällt auch die inneren Organe und bildet an Peritoneum, Darm, Herz, Leber und Niere Beulen.

Auch *Henneguya*-Arten treten als Erreger von Beulenkrankheiten auf.

Pleistophora-**Krankheit**

(Pleistophorosis myolytica)

Symptomatologie, pathologische Anatomie, Diagnostik. Das Krankheitsbild bei *Pleistophora*-Befall ist sehr verschieden, die Symptome sind nicht einheitlich. So konnten wir beobachten, daß vielfach Fische, deren Farbband aufgehellt war, keine Krankheitserreger aufwiesen, während völlig normal aussehende massenhaft befallen waren. Trotzdem müssen ein Ausbleichen der Körperfarbe und die Unterbrechung des leuchtenden Farbbandes bei Neonfischen durchaus als Symptom gewertet werden. Das Ausbleichen beginnt meist fleckenartig, um dann weiter um sich zu greifen, bis es schließlich zur völligen Entfärbung kommt. Auch seitliche Verbiegungen (Skoliose) sind beobachtet worden. Ferner treten Gleichgewichtsstörungen auf, die sich darin äußern, daß die Fische nicht waagerecht, sondern in schräger Haltung, den Kopf nach oben gerichtet, schwimmen. Durch ruckartiges Schwimmen versuchen sie, wieder in die Normallage zu kommen. Thieme (1956) beobachtete außerdem, daß pleistophorakranke Neonfische auch nachts ununterbrochen umherschwimmen, ohne die für sie charakteristische Schlafstellung (ruhiges Verharren wenige Zentimeter über dem Boden) einzunehmen. Auch eine Absonderung der Neons aus dem Schwarm deutet Thieme als ein Krankheitssymptom. Abmagerung und eingefallene Bäuche sollen ebenfalls symptomatisch für die *Pleistophora*-Krankheit sein.

Untersuchungstechnik. Die Untersuchung kann sowohl an lebendfrischem als auch an formalinkonserviertem Material erfolgen. Die in der Muskulatur sitzenden Parasiten sind besonders an den Stellen anzutreffen, die sich beim Druck mit der Präpariernadel weich anfühlen. Allerdings ist dieser Anhaltspunkt, wie wir oft beobachten konnten, nicht immer ganz sicher. Aus der Rumpfmuskulatur werden Zupf- und Quetschpräparate angefertigt, die bei 120facher Vergrößerung den Parasiten bereits gut erkennen lassen.

Ätiologie, Pathogenese, Epidemiologie. Der Entwicklungskreislauf von *Pleistophora hyphessobryconis* Schäperclaus ist nicht erforscht. Dieser Parasit wurde von Schäperclaus (1941) erstmals beschrieben. Da er bei einer Neon-Art entdeckt wurde, kam es zu der nicht zutreffenden Bezeichnung Neonkrankheit. Heute wissen wir, daß auch andere Fischarten von *Pleistophora* befallen werden. Folgende sind u. a. bekannt.:

Characidae	*Hyphessobrycon innesi*
	Hyphessobrycon gracilis
	Hyphessobrycon flammeus
	Hemigrammus ocellifer
Cyprinidae	*Brachydanio rerio*

Wir sprechen daher heute besser von der *Pleistophora*-Krankheit. Obwohl, wie

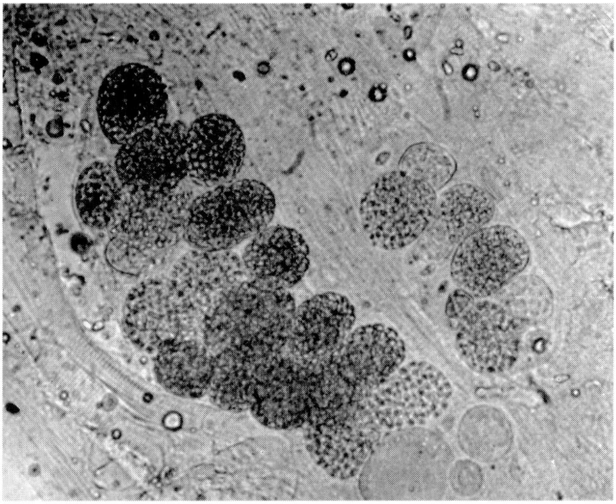

Abb. 154. *Pleistophora hyphessobryconis* in der Muskulatur. Pansporoblasten, in deren Innerem die Sporen. (Foto: Dr. STEFFENS).

schon erwähnt, für *Pleistophora hyphessobryconis* keine Beobachtungen vorliegen, können wir in Anlehnung an *Pleistophora mülleri*, die in der Bauchmuskulatur des Bachflohkrebses lebt, folgenden Entwicklungsgang annehmen:

Befallen wird vor allem die Rumpfmuskulatur. In ihr entdecken wir die Pansporoblasten, runde Gebilde, die zu mehreren (3–30) oft nestartig beieinanderliegen (Abb. 154). Die Größe der Pansporoblasten beträgt 28 µm–30 µm. Sie liegen zwischen den Muskelfasern, die sie auseinanderdrücken und auflösen. Oft sind die Pansporoblasten durch eine Abwehrreaktion der Muskulatur bindegewebig abgekapselt. Im Inneren der Pansporoblasten liegen die eiförmigen Sporen, die 4 µm bis 6 µm lang und etwa 3 µm breit sind. Nach Platzen des Pansporoblasten werden die Sporen frei, aus denen ein Amöboidkeim schlüpft, der unter Kernvermehrung und Zerfallsteilung einen neuen Sporoblasten entstehen läßt. Durch diesen Vorgang kommt es zu einer ständigen Selbstinfektion (Autoinfektion) der Fische, und die Krankheit erfaßt immer größere Bezirke der Muskulatur. THIEME (1956) zählte bis zu 2000 Pansporoblasten auf einem Körperquerschnitt. Außer dieser Autoinfektion gibt es auch einen Weg, der zur Infektion anderer Fische führt. Aus der zerstörten Muskulatur und der Haut fallen Sporen ins Wasser. Da nach THIEME auch die Niere erkrankt, könnten Sporen auch mit dem Harn nach außen entleert werden. Die Sporen kommen mit der Nahrung in den Magen-Darm-Trakt gesunder Fische. Sie heften sich mit den Polfäden in der Darmwand fest, und die frei werdenden Amöboidkeime dringen ein. Mit dem Blutstrom werden sie vor allem in die Muskulatur verschleppt, wo sie unter Kernvermehrung und Zerfallsteilung Sporoblasten bilden. Die Frage, ob eine Infektion der Eierstöcke mit *Pleistophora* stattfindet, so daß bereits die schlüpfende Fischbrut erkrankt, wird einerseits bejaht (STERBA), andererseits verneint (THIEME). Niedrige Wassertemperaturen scheinen den Verlauf der Krankheit zu begünstigen. WALES u. WOLF (1955) berichteten über das Vorkommen einer *Pleistophora*-Art in wildlebenden und in Teichen gehaltenen Regenbogenforellen, im Rotlachs und in *Cottus* sp. Sie geben eine gute Beschreibung der Pathologie und Symptomatologie dieser Krankheit, mit Einzelheiten über deren Verlauf und über den Parasiten.

Pathologische Histologie, Hämatologie. Die Pansporoblasten von *Pleistophora hyphessobryconis* liegen hintereinander in Längsrichtung der Muskelfasern oder nebeneinander zu Klumpen angeordnet (Abb. 154). Die befallene Muskulatur bildet eine feine Bindegewebehülle um die Pansporoblasten. Zysten am Rand der Muskelbündel haben eine stärkere Bindegewebehülle. Die Muskelfasern werden auseinandergedrängt und teilweise lysiert. So kommt es, daß bei schwerer Erkrankung über längere Strecken hin an Stelle des Muskelgewebes nur Parasiten anzutreffen sind. Dadurch entstehen die äußerlich sichtbaren Aufhellungen der Muskulatur. Auch das Bindegewebe kann parasitiert werden. Die Zysten im Bindegewebe haben eine dickere Hülle, die am Rand oft pigmentiert ist.

Therapie, Prophylaxe, Hygiene. Ein Heilmittel gegen *Pleistophora*-Befall gibt es nicht. Um so wichtiger sind daher vorbeugende Maßnahmen. Dazu gehören laufende Gesundheitskontrollen, denen sich vor allem die Zierfischzüchtereien unterziehen sollten. Bei festgestellter *Pleistophora*-Krankheit müssen die Aquarien gründlich desinfiziert werden. Dazu eignet sich am besten konzentrierte Salzsäure oder Chloramin. Wichtig ist ferner, daß alle Geräte (Kescher, Schlammheber usw.) keimfrei sein müssen, um die Krankheit (Sporen) nicht weiter zu übertragen. Man bewahrt diese Geräte am besten in konzentrierter Kaliumpermanganatlösung auf und spült sie vor Gebrauch mit Leitungswasser ab. Strengste Hygiene ist in der Zierfischzucht überhaupt erstes Gebot. Als Chemotherapeuticum eignet sich Stovarsol (Acetarsol), 10 mg/kg Fisch, wobei die Zeitdauer der Behandlung nicht genau angegeben wird.

Glugea anomala Moniez

Dieses Mikrosporid befällt am häufigsten den Stichling *(Gasterosteus aculeatus L.)*. Es entstehen erbsengroße Beulen von weißer Farbe an den Körperseiten (Durchmesser bis zu 4 mm). Oft kommt es zu tödlichen Epidemien.

Ciliaten (Wimpertiere)

Die Ciliaten sind formbeständige Einzeller. Sie haben eine gerippte, kräftige Pellicula, in deren Furchen Cilienreihen stehen. Die Cilien dienen der Fortbewegung. Die Ciliaten besitzen ein Cytostom (Zellmund), das über den Cytopharynx (Zellschlund) in das Endoplasma führt. In einzelnen Fällen ist auch eine Cytopyge (Zellafter) vorhanden. Im Zelleib sind Nahrungsvakuolen und eine pulsierende Vakuole zu beobachten. Die Cilien sind durch Basalkörper im Plasma verankert. Cilienschlag und Körperbewegungen werden durch Neuroneme, die den Myonemen Impulse erteilen, bewirkt. Die Ciliaten haben einen Makronukleus (Somakern) und einen Mikronukleus (Sexualkern). Die Fortpflanzung erfolgt ungeschlechtlich durch Teilung oder sexuell durch Konjugation.

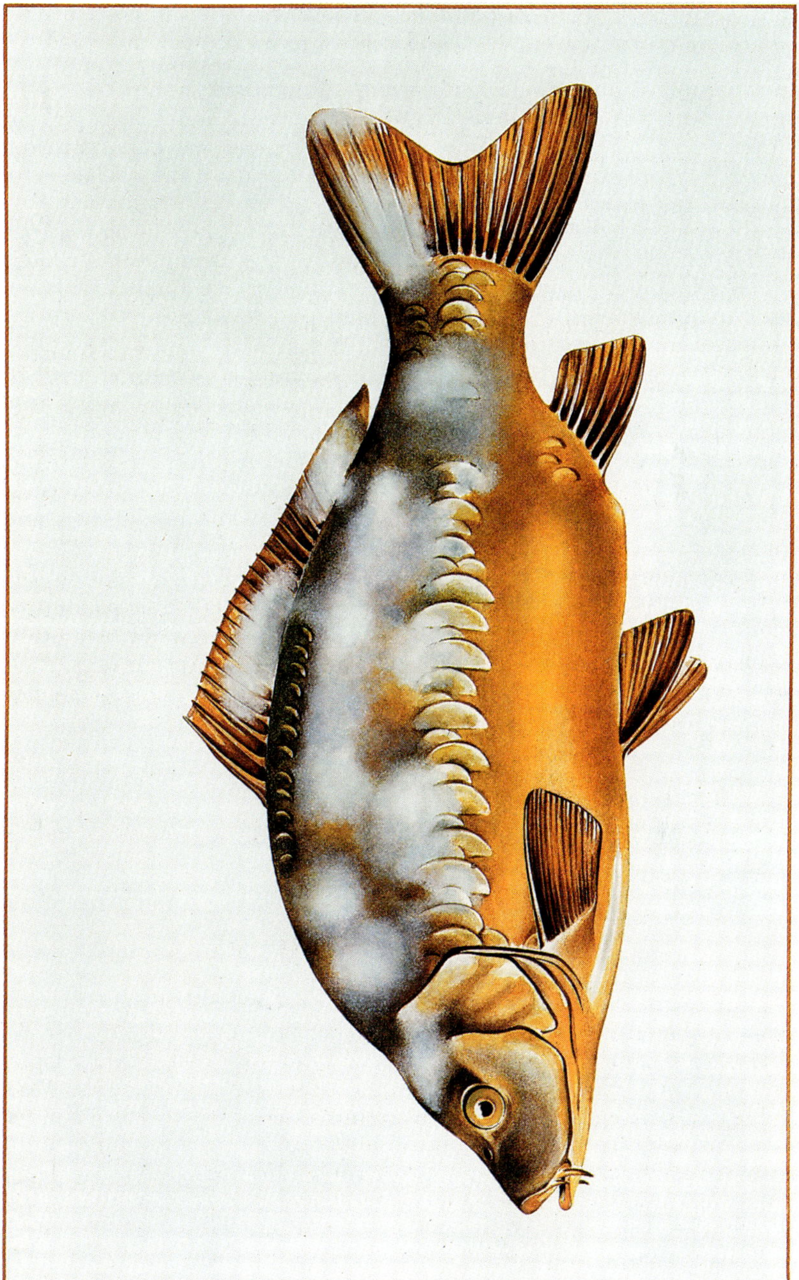

Abb. 155. Karpfen mit Chilodonellosis. (Original, in Anlehnung an Werbitzkaja et al.).

Chilodonella-Krankheit
(Chilodonellosis)

Symptomatologie, pathologische Anatomie, Diagnostik. Die erkrankten Fische zeigen eine weißbläuliche Trübung der Haut. Vor allem in der Nackenregion bis zum Ansatz der Rückenflosse kann es zu einem pflasterartigen Befall der Haut mit *Chilodonella* kommen, der so stark sein kann, daß man den Eindruck hat, es handle sich um Pocken (Abb. 155). Die Haut kann sich ferner bei sehr starkem Befall in Fetzen ablösen. Auch die Kiemen werden befallen. Die Fische scheuern sich am Boden des Hälters oder des Aquariums. Erkrankte Fische schwimmen matt und träge, manchmal schnappen sie nach Luft. Besonders anfällig sind Forellensetzlinge.

Untersuchungstechnik. Zur Untersuchung eignen sich nur lebende Fische. Tote Fische werden schnell von *Chilodonella* verlassen. Es werden Haut- und Kiemenabstriche angefertigt (Abb. 156). Dem Wassertropfen, in dem der Abstrich sich befindet, kann Tusche zugegeben werden (vgl. Untersuchungstechnik S. 17). Die Untersuchung erfolgt mikroskopisch bei 45–120facher Vergrößerung bzw. bei eingehender Beobachtung mit 600facher Vergrößerung. Konserviertes Material eignet sich im allgemeinen nicht zur Untersuchung, doch kann bei starkem Befall Material, das in 70%igem Alkohol konserviert wurde, noch leidlich untersucht werden.

Ätiologie, Pathogenese, Epidemiologie. *Chilodonella cyprini* MOROFF (Abb. 157) ist etwa 60 µm lang und 45 µm breit (45–70 µm × 38–57 µm). Seine Gestalt ist oval, und besonders am fixierten Ausstrichpräparat erkennt man am hin-

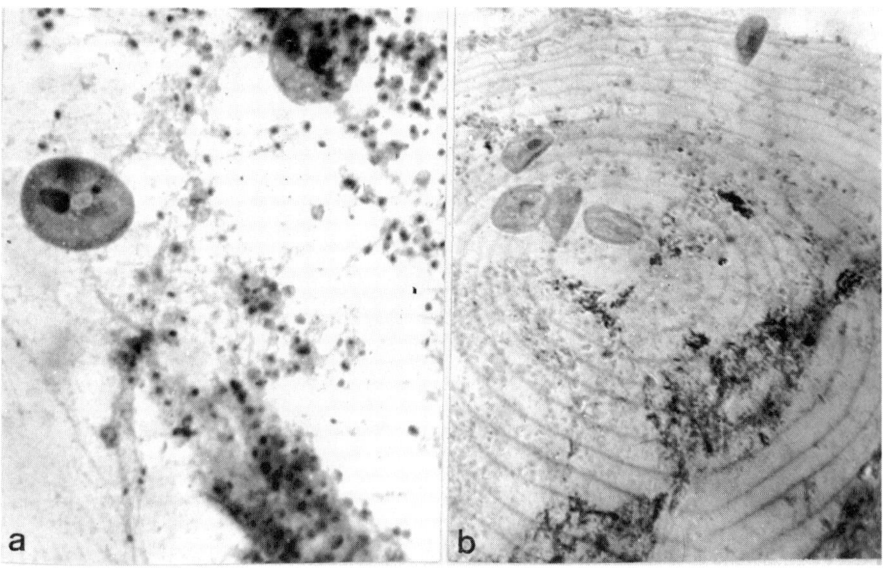

Abb. 156. *Chilodonella*. Hautabstriche von *Pterophyllum scalare*. Vergr. etwa 230×. a) Hautschleim mit zwei Parasiten. b) *Chilodonella* auf einer Schuppe von *Pterophyllum scalare*, zum Vergleich der Größenordnungen. Vergr. etwa 115×. (Original).

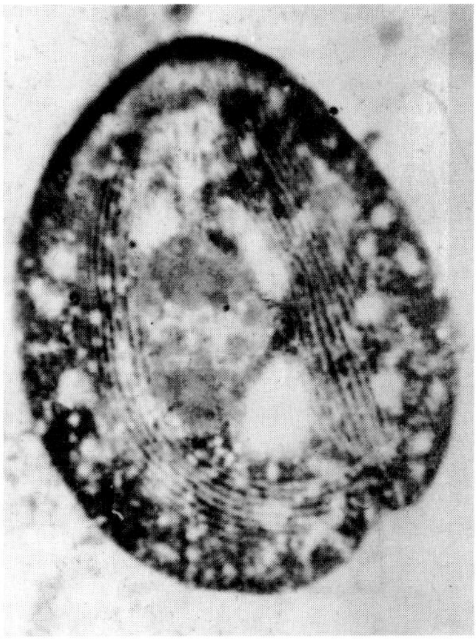

Abb. 157. *Chilodonella cyprini.* Vergr. etwa 850 ×. (Präparat und Foto: Prof. Dr. Z. Jara).

teren Körperende eine Einkerbung. Das hat dazu geführt, diesen Parasiten auch als „herzförmigen Hauttrüber“ zu bezeichnen, weil er entfernte Ähnlichkeit mit einem Herz hat. Auffallend ist das durch zahlreiche kleine Vakuolen grobkörnig erscheinende Protoplasma, das neben der Körpergröße ein guter Anhaltspunkt bei der Bestimmung ist. Der Makronukleus ist eiförmig und ein Drittel so lang wie der Zelleib, der Mikronukleus ist rund, seine Lage unbeständig. Im Tuschepräparat lassen sich seitlich an der Bauchfläche 8–15 Wimperreihen zählen. Außerdem liegen längere Cilien vor der Öffnung des Zellmundes. Daran schließen sich 14–26 sogenannte Schlundstäbe an, die einen Reusenapparat darstellen. Die Fortpflanzung erfolgt ungeschlechtlich durch Querteilung.

Chilodonella schmarotzt auf Haut und Kiemen, ist also ein exklusiver Ektoparasit.

Die Ernährungsweise ist nicht bekannt, es wird angenommen, daß *Chilodonella* sich von zerstörten Oberhautzellen sowie Zellen des Kiemenepithels ernährt. *Chilodonella* ist eine Berufsparasit, der sich aber auch auf geschwächten Fischen z. B. in der Winterung besonders vermehrt und deshalb auch als Schwächeparasit angesehen werden muß. Er vermehrt sich auf schwachen Fischen massenhaft und befällt dann auch gesunde. Die Übertragung erfolgt direkt von einem Fisch auf den anderen, wie Abb. 158 zeigt. Durch fortlaufende Zweiteilung wächst die Zahl der Parasiten und damit ihre schädigende Wirkung auf Hauf und Kiemen. Temperaturschwankungen gegenüber ist *Chilodonella* unempfindlich. Man findet den Parasiten sowohl in natürlichen Gewässern als auch in Aquarien. Unter ungünstigen Daseinsbedingungen bildet *Chilodonella* Ruhezysten (Bauer et al, 1973).

Die Krankheit verläuft bei starkem Befall tödlich. Dabei wird die Oberfläche der Kiemen durch Zerstörung des Atmungsgewebes verkleinert, desgleichen wird die Haut, die ebenfalls lebenswichtige Funktionen ausübt, zerstört.

Pathologische Histologie, Hämatologie. Neben Wucherungen und Ablösun-

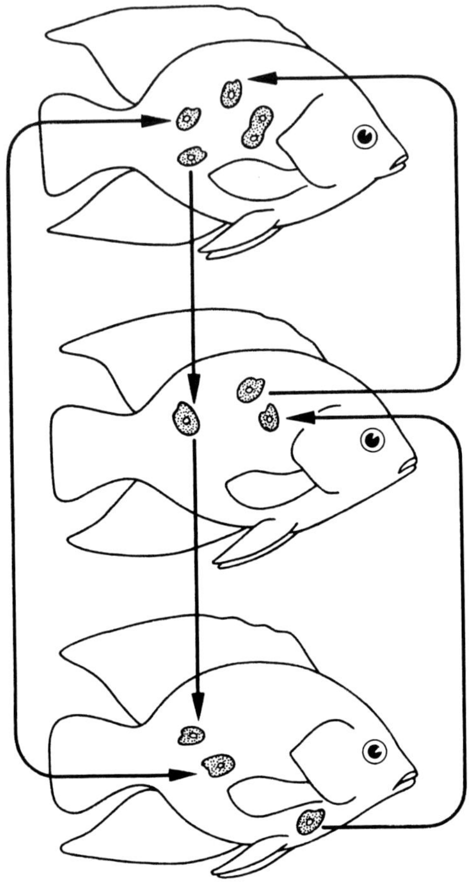

Abb. 158. Schema der Vermehrung von *Chilodonella cyprini* und Befall der Fische. (Nach AMLACHER).

gen der Epidermis kommt es gelegentlich zu einer totalen Zerstörung des Kiemenepithels, wie wir bei *Pterophyllum scalare* beobachten konnten. Es bleiben dann vielfach nur die Knorpelstäbe der Kiemenblätter übrig.

Therapie, Prophylaxe, Hygiene. Bei Nutzfischen ist das Formalin-Kurzbad (300 ml Formollösung auf 1 m^3 Wasser 30 Minuten lang) anzuwenden. Auch eine Malachitgrün-Behandlung (0,15 mg/l) tötet *Chilodonella* sicher ab. Bei Zierfischen bewährt sich am besten ein Tryaflavindauerbad bei gleichzeitiger Temperaturerhöhung bis 28 °C. *Chilodonella* wird darin binnen 10 Stunden abgetötet. In Zierfischhandlungen, in denen die Fische oft dichter als zuträglich zusammenstehen, wird Malachitgrün mit Erfolg als Vorbeugungsmittel verwendet. Neuere Untersuchungen (AMLACHER u. STAHT, unveröffentlicht) zeigten, daß Zierfische mit Malachitgrünoxalat (0,05 mg/l) erfolgreich behandelt werden können. Im Heimaquarium gilt die alte Faustregel: Fische nicht zu dicht stehen lassen (etwa 5 l Wasser pro Fisch).

Optimale Lebensbedingungen sind zu garantieren: ausreichende Sauerstoffmenge, artgemäße *p*H-Werte und Härtegrade des Wassers, optimale Temperatur, mäßige Fütterung, Wassererneuerung von Zeit zu Zeit und Quarantäne neu eingebrachter Fische. In Hältern gilt sinngemäß das gleiche.

Ichthyophthirius-Krankheit

(Ichthyophthiriosis)

Symptomatologie, pathologische Anatomie, Diagnostik. Die *Ichthyophthirius*-Krankheit ist in der Teichwirtschaft unter dem Namen „Grießkörnchenkrankheit" bekannt. Die erkrankten Fische (Abb. 159) erscheinen mit weißen Pünktchen übersät, die sich bei fortgeschrittener Krankheit zu schmutzigweißen Flecken vereinigen können, die später als Hautfetzen abgestoßen werden. Die Fische zeigen Flossenklemmen und heftige, scheuernde Bewegungen, wobei versucht wird, schnell schwimmend in der Seitenlage zu kommen und so die Parasiten in der Haut abzustreifen. Die Krankheit schreitet verhältnismäßig schnell fort, vor allem bei erhöhter Wassertemperatur. Auch die Kiemen werden befallen. *Ichthyophthirius* tritt bei dichtem Zusammenstehen der Fische auf, besonders also in Hältern, Winterteichen, Vorstreck- und Streckteichen, Anfütterungskästen und Aquarien.

Untersuchungstechnik. Lebende Fische eignen sich am besten zur Untersuchung, doch findet man lebenden *Ichthyophthirius* auch auf toten Fischen, wenn diese sich im Wasser befinden und vor nicht allzulanger Zeit verendeten. Haut- und Kiemenabstriche werden in einem Wassertropfen untersucht. Die Untersuchung erfolgt mikroskopisch bei 45–120facher Vergrößerung bzw. bei eingehender Beobachtung mit 600facher Vergrößerung. Konserviertes Material eignet sich nur bedingt zur Untersuchung.

Ätiologie, Pathogenese, Epidemiologie. *Ichthyophthirius multifiliis* FOUQUET ist mit *Chilodonella* verwandt, also ebenfalls ein holotricher Ciliat. Er ist je nach dem Stadium von birnenförmiger bzw. kugeliger Gestalt. Das Protoplasma erscheint durch Einlagerung vieler kleiner Vakuolen grobkörnig. Der gebogene Makronukleus ist auch am lebenden Tier meist gut zu sehen, ausgenommen dann, wenn der Parasit durch Nahrungsbestandteile vollgestopft ist und schwärzlich undurchsichtig aussieht (Abb. 160). Neben dem Makronukleus (s. Abb. 163) liegt, schwer erkennbar, der kleine, runde Mikronukleus. Der kurze, röhrenförmige Zellmund ist ebenfalls schwer erkennbar. Die Größe des *Ichthyophthirius* liegt nach HOFER (1906) zwischen 200 µm und 500 µm. Der Parasit befindet sich ständig in Bewegung, die durch Wimpernschlag hervorgerufen wird. *Ichthyophthirius* ist ein ausgesprochener Berufsparasit. Im Lebenslauf des Parasiten können wir ein Hautstadium, ein Bodenstadium und ein Schwärmerstadium unterscheiden.

Das Bodenstadium ist eine Zyste, aus der zahlreiche birnenförmig gestaltete, bewimperte Schwärmer schlüpfen. Ihre Größe beträgt allgemein 30 µm. Diese Schwärmer befallen die Fische (Abb. 161, Abb. 162 a) und bohren sich schnell durch die Oberhaut (Abb. 162 a, b), um sich zwischen Ober- und Lederhaut festzusetzen, wo sie sich abkugeln (Hautstadium). Hier wachsen die abgekugelten Schwärmer weiter, wobei die Haut als Reaktion eine Epithelisation zeigt: eine Wucherung, die sich über dem Parasiten emporwölbt und äußerlich das Aussehen eines weißen Pünktchens von allgemein bis zu 1 mm Größe hat. Zwischen diesen

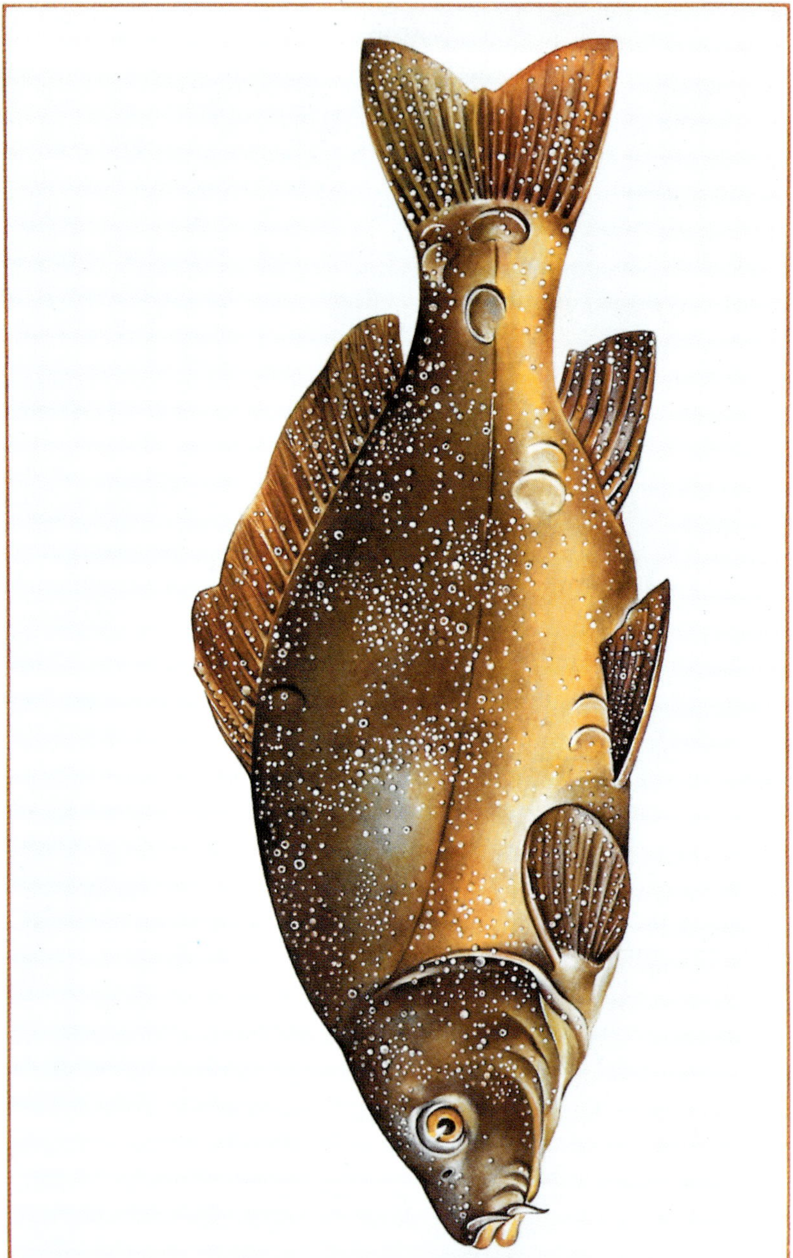

Abb. 159. Karpfen. Befall mit *Ichthyophthirius multifiliis*. (Nach HOFER, neu gezeichnet).

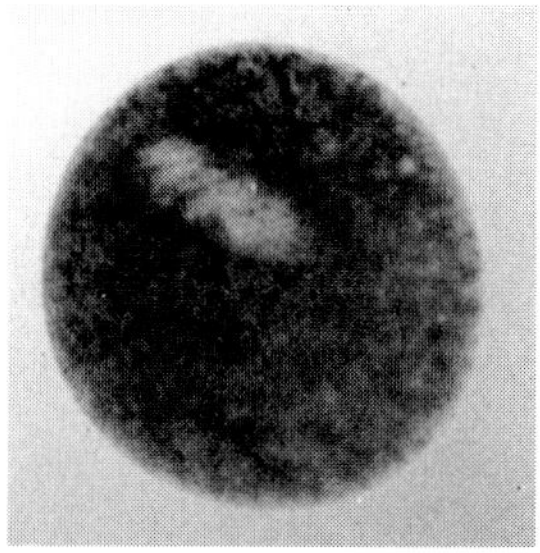

Abb. 160. *Ichthyophthirius*. Der Parasit ist durch aufgenommene Nahrung dunkel gefärbt. Der Kern schimmert als helles, längliches Gebilde durch. (Foto: WAGNER).

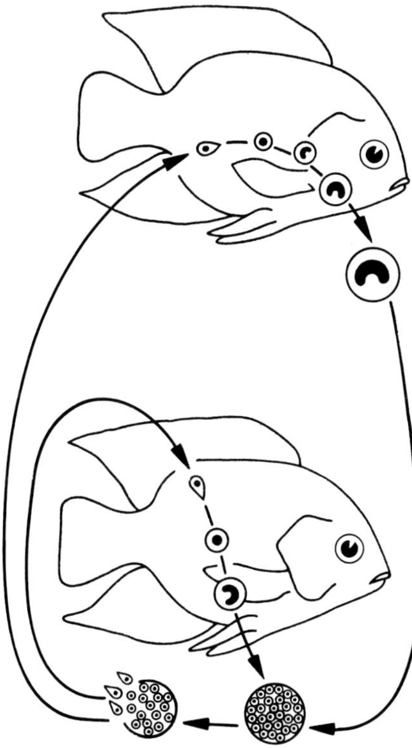

Abb. 161. Entwicklungs- und Lebenslauf von *Ichthyophthirius multifiliis* und dessen Übertragung auf die Fische. Oben: Schwärmer, die sich in der Fischhaut zum Hautstadium entwickeln. Unten: Bodenstadium mit Schwärmerentwicklung in der Zyste und ausschwärmende Schwärmer. (Nach AMLACHER).

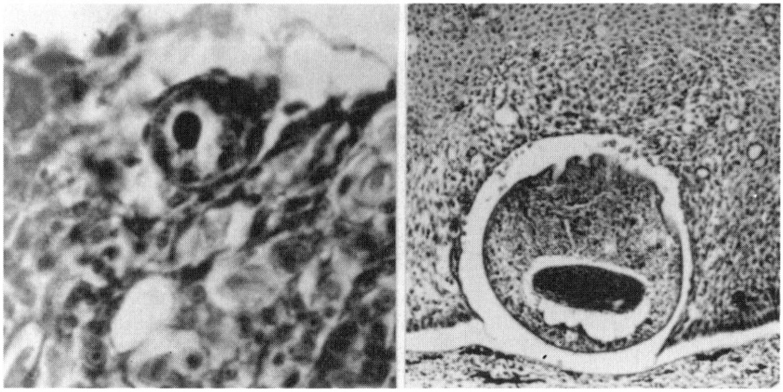

a b

Abb. 162. *Ichthiophthirius multifiliis*. a) In die Haut eindringender Schwärmer. b) Unter der Oberhaut herangewachsener Schwärmer mit länglichem Kern. Darüber fortschreitende Epithelisation. (Nach WAGNER).

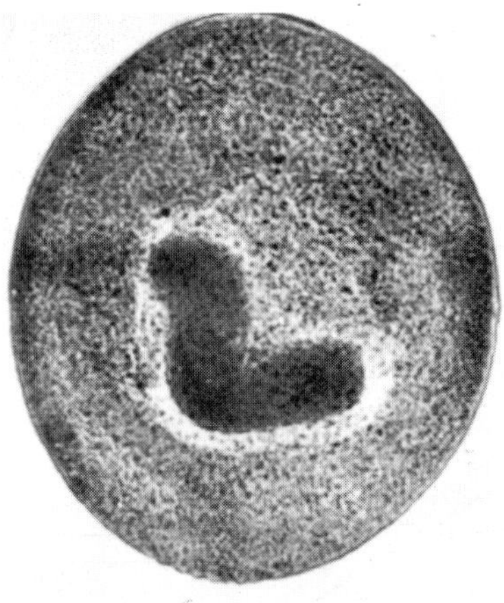

Abb. 163. Erwachsener *Ichthyophthirius multifiliis*. Im Inneren der gebogene Makronukleus. (Nach WAGNER).

Epithelknötchen, unter denen *Ichthyophthirius* sitzt, befinden sich nach HOFER (1906) kreisrunde, scharfrandige Löcher in der Haut, die durch das Aufplatzen der Epithelknötchen beim Herausdringen des *Ichthyophthirius* entstehen. Sie kommen zu Hunderten vor und durchlöchern die Haut siebartig, so daß diese sich in diesen Bereichen bald in größeren oder kleineren Fetzen ablöst.

In die Lederhaut dringt *Ichthyophthirius* nicht ein. Er kann aber vom Ort seines Eindringens weiterwandern, und es ist beobachtet worden, daß auf diese Weise 3–5 und mehr Ichthyophthirien gemeinsam in einer Höhle zusammenkommen. Der abgekugelte *Ichthyophthirius* wächst heran, wobei er sich von Gewebesäften und abgelösten Hautzelltrümmern ernährt. Je nach der Wassertemperatur (wärmeres Wasser beschleunigt die Entwicklung) wächst der Parasit in 1–3 Wochen zur endgültigen Größe heran (Abb. 163) und bohrt sich durch die Haut nach außen. Er fällt zu Boden und umgibt sich mit einer feinen Gallerthülle, wobei er sich gern an Pflanzen heftet. Dieses Bodenstodium (Abb. 164) ist nur von kurzer Dauer. Neue Untersuchungen sollen ergeben haben, daß *Ichthyophthirius* sich auch auf der Haut, also ohne ein Bodenstadium vermehren kann (mündl. Mitteilung von Prof. Dr. KÖRTING, Hannover).

In der Zyste erfolgt die ungeschlechtliche Vermehrung durch fortlaufende Zellteilungen (Palintomie), die bereits nach einer Stunde beginnen können. Dabei schnürt sich auch die gesamte Plasmamasse der Zyste durch (Abb. 164a, b), und es entstehen 2, später 4 Teile (Quadranten), so daß das ganze Gebilde aussieht, als wären 4 Zysten aneinandergeklebt (WAGNER, 1960). Jeder dieser Quadranten bildet oft auch eine eigene Ausschlupföffnung. Bereits nach 15–20 Stunden ist die Palin-

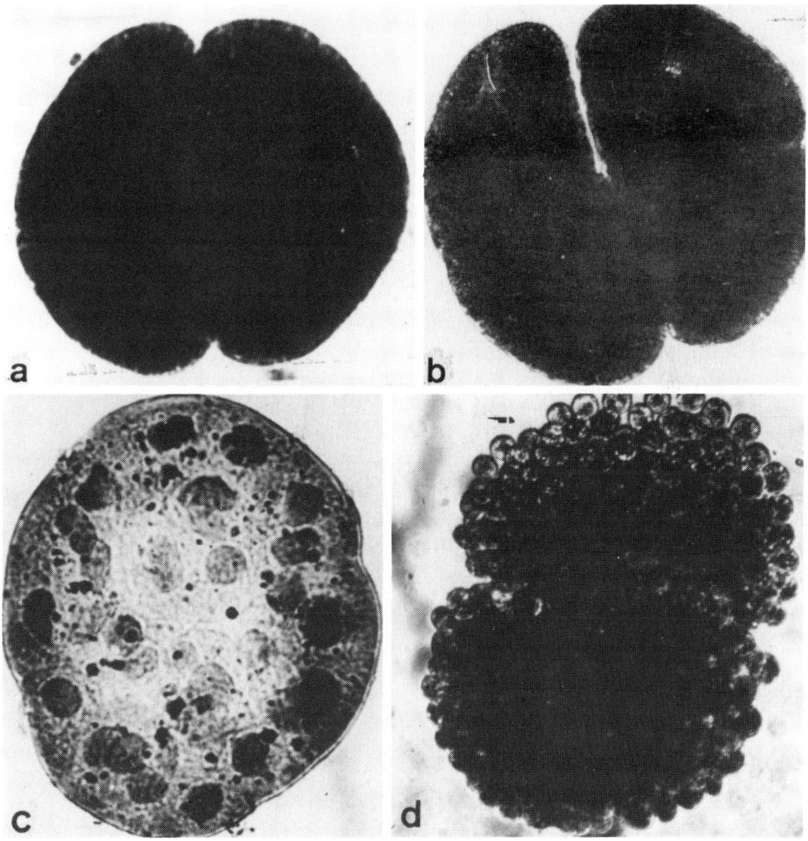

Abb. 164. Zysten- und Schwärmerbildung bei *Ichthyophthirius multifiliis. a) Zweiteilung. b) Vierteilung (Quadrantenbildung). c) Vielkernige Zyste. d) Ausschlüpfbereite Schwärmer innerhalb der Zyste. (Nach WAGNER).*

tomie beendet, wobei 20–1000 Schwärmer entstehen (Abb. 164), die im Inneren der Zyste noch rund und schon sehr beweglich sind und nach deren Verlassen sofort birnenförmige Gestalt annehmen (Abb. 161). Diese Schwärmer (Schwärmerstadium) befallen erneut den gleichen oder andere Fische, womit der Kreislauf geschlossen ist. Die Lebensfähigkeit der Schwärmer ist begrenzt und beträgt nach BUSCHKIEL (1911) etwa 33, nach SCHÄPERCLAUS (1954) 48 Stunden. In dieser Zeit muß ein neuer Fisch gefunden werden, sonst stirbt der Schwärmer. *Ichthyophthirius* ist sehr empfindlich gegen Sauerstoffmangel.

Abschließend noch ein Wort zu der Frage des latenten Befalls. Hier konnte WAGNER (1960) zeigen, daß Gründlinge aus Infektionsversuchen nicht die allgemeinen Krankheitsbilder zeigten, sondern sich normal verhielten. Von ihrem Körper und ihren Kiemen ließen sich aber stets einige Ichthyophthirien isolieren. Setzte man solche Gründlinge zu anderen Fischen, brach sofort bei diesen die Krankheit aus, während die Gründlinge selbst nicht vernichtet wurden. Nach BAUER et al. (1973) erwerben Fische nach überstandener Erkrankung eine Immunität gegen *Ichthyophthirius.*

Solche Beobachtungen zeigen, welche Gefahren besonders dem Zierfischhandel drohen, denn so können unerwartete Krankheitsausbrüche, vor allem bei Neuimporten, erklärt werden. Besonders die auf den Kiemenblättchen sitzenden Ichthyophthirien werden auch bei gründlichen Gesundheitskontrollen oft übersehen. Auch bei Änderung der Wasserverhältnisse oder bei besonderer Anfälligkeit der Fische (Versand) kann die Krankheit plötzlich zum Ausbruch kommen.

Zur aktiven Immunisierung von Regenbogenforellenbrut gegen *Ichthyophtirius* verwendeten WOLF u. MARKIW (1982) ein vierstündiges Bad in einer Suspension von *Tetrahymena thermophila* ($1-2 \times 10^5$ Zellen/ml) bzw. von Zilien, die aus der gleichen Zellzahl nach Abtrennung mittels Dibucain gewonnen wurden. Die immunisierten Forellen überstanden einen Befall mit *Ichthyophthirius* zu 67 % im Vergleich zu den unbehandelten Kontrollen.

Pathologische Histologie, Hämatologie. Die jungen Parasiten werden von Epithel überwuchert, indem zunächst einzelne Epidermiszellen auswandern und den Parasiten umgeben. Die Epithelisation ist mikroskopisch nach 6, makroskopisch nach 10–14 Tagen festzustellen . Die Parasiten dringen nur bis zur Basalmembran, nicht aber in die Dermis ein. In der Dermis kommt es nach BUSCHKIEL (1936) und SIKAMA (1938) zu Blutstauungen. In der Epithelisationszone liegen die Kerne ungeordnet durcheinander, es fehlen die Kolben- und Becherzellen (BECKER, 1941). Nach BUSCHKIEL soll *Ichthyophthirius* auch in die Dermis vordringen und Blutgefäße verletzen. PFLUGFELDER (1950) stellte eine Invasion der Augenbindehaut und der Kopfmuskulatur fest, REICHENBACH-KLINKE (1966) beobachtete eine Invasion des Vorderdarms.

Therapie, Prophylaxe, Hygiene. Bei der Bekämpfung des *Ichthyophthirius* muß man wissen, daß ein Therapieerfolg von der Stärke des Befalls abhängt. Ein starker Befall mit Schwärmern und jungen Ichthyophthirien ist viel bedrohlicher als das Vorhandensein weniger erwachsener Parasiten, weil der Zerstörungsgrad heranwachsender junger Einzeller in der Haut viel größer ist. Eine Heilung stark befallener Fische war lange Zeit aussichtslos, weil *Ichthyophthirius* unter der Haut nicht abzutöten war. Seit Einführung des Malachitgrünoxalats (vgl. Tabelle 7) kann *Ichthyophthirius* auch in der Haut, nicht aber in den Kiemen direkt abgetötet werden.

Erwähnenswert für die Aquarien ist auch die sogenannte Umsetzmethode. Die Fische werden alle 12 Stunden in ein neues Becken eingesetzt. Die benutzten Becken sind nach 3 × 24 Stunden parasitenfrei, da während dieser Zeit die Schwärmer absterben. Man benötigt also 7 Aquarien bei dieser Bekämpfungsmethode. In sinngemäß ähnlicher Weise kann man in der Teichwirtschaft vorgehen, wenn eine größere Hälteranlage vorhanden ist. Im übrigen hilft bei schwachem bis mittelstarkem Befall stets ein Aussetzen der Fische in weiträumige Teiche.

In Forellenteichen und Karpfenhältern kann nach DEUFEL (1960) eine Menge von 1 g Malachitgrün auf 10 m^2 Teichfläche eine Heilung der Fische herbeiführen. Eigene Untersuchungen (AMLACHER, 1961) haben gezeigt, daß *Ichthyophthirius* bei Karpfen von Malachitgrünoxalat (0,15 mg/l) bei 4–10 °C binnen etwa 10 Tagen vernichtet wird. Die berechnete Malachitgrünmenge wird in einmaliger Gabe als Stammlösung mit der Motorpumpe in den Teich gesprüht, bis die gewünschte Konzentration erreicht ist. Der Wasserzufluß zum Teich muß für die Dauer der Behandlung gesperrt werden. Diese Methode ist nur in Karpfenteichen anwendbar. Allerdings sollten nur Setzlinge und Satzfische, nicht Speisefische behandelt werden. Bei Zierfischen wird Malachitgrünoxalat in einer Konzentration von 0,05 mg/l erfolgreich angewendet. Das Dauerbad erstreckt sich über 10 Tage. Ob Malachitgrün eine Direktwirkung auf *Ichthyophthirius* ausübt, ist nicht klargestellt. Über die erfolgreiche Bekämpfung von *Ichthyophthirius* bei Karpfen mit Malachitgrün berichtete auch EL-BOLOCK (1962). BAUER et al. (1973) bestätigten die erfolgreiche Anwendung von Malachitgrünoxalat in der Sowjetunion und berichteten über die Anwendung von basischem Brillantgrün und Violett K, die gleichfalls in der Haut wirken (Konzentration 0,1–0,2 g/m^3 Wasser 1–2 Tage lang).

In Zierfischgroßhandlungen ist eine vierwöchige Quarantäne der Neuzugänge anzusetzen.

Zu einer in Aquarianerkreisen propagierten Bekämpfungsmethode soll kurz Stellung genommen werden. Es wird behauptet, das *Ichthyophthirius* in saurem Wasser nicht existieren kann und Fische, die einen sauren *p*H-Bereich bevorzugen, ichthyophthiriusfrei bleiben. Ohne auf methodische Einzelheiten eingehen zu können, muß berichtet werden, daß eigene Versuche, die sich mit der Ansteckungsfähigkeit und Bekämpfung des *Ichthyophthirius* befaßten, gezeigt haben, daß dieser Parasit auf dem Fisch in saurem, weichem Wasser (*p*H = 5,0) am Leben bleibt. Allerdings sterben die Zysten, wie WAGNER (1960) zeigte, bei *p*H 5,5 ab, so daß die Schwärmerbildung unterbleibt. So wird erklärlich, daß säureliebende Fische sehr wahrscheinlich ichthyophthiriusfrei bleiben. Therapeutisch ist diese Beobachtung von keinem großen Wert, da man Fische, die neutrales bzw. alkalisches Wasser benötigen, nicht gut mit saurem Wasser behandeln kann. Die Malachitgrüntherapie ist in der Aquaristik bzw. Teichwirtschaft die bewährteste Bekämpfungsmethode.

Züchtereien und der Zierfischhandel sollen darauf achten, ihre Kescher, Schlammheber usw. laufend zu desinfizieren (längeres Verweilen in konzentrierter Kaliumpermanganat-, Rivanol- oder Trypaflavinlösung).

Befall mit *Trichodina*
(Trichodinosis)

Systematische Untersuchungen haben gezeigt, daß die zu den *Urceolaridae* gehörenden Gattungen peritricher Ciliaten *Trichodina*, *Trichodinella* und *Tripartiella* Fischparasiten sind.

Auf Karpfen, Gras- und Silberkarpfen und auf der Forelle findet man *Trichodina domerguei, T. reticulata, T. pediculus, T. nigra, Trichodinella epizootica* und *Trichodinella bulbosa* (BAUER et al., 1973).

Der glockenförmige Zelleib der Urceolariden ist kreisrund, mit einem Durchmesser von 26 µm–75 µm. Im Zytoplasma sind ein Makro- und Mikronukleus und Nahrungsvakuolen zu erkennen. Die *Urceolaridae* besitzen einen mit Haken versehenen Haftring an der Unterseite, der wie eine Kreissäge aussieht (Abb. 165). Die Bewegung erfolgt sehr schnell, auch im Freiwasser, mittels Cilienschlag.

Befallen werden Haut und Kiemen. Die Vermehrung erfolgt durch Querteilung, bei Optimaltemperatur sehr schnell. *Trichodina*-Arten können freischwimmend einen Tag überleben und so von einem Fisch auf den anderen überwechseln. In Winterteichen, ganz allgemein bei dichtem Besatz, ist der Befall stärker *(Trichodina pediculus)*. Dabei bekommt die Haut einen feinen, schleierartigen Belag, der sich bei zunehmendem Befall verstärkt. Die Fische sind unruhig, die Sterberate steigt schnell an. Bei starkem Befall der Kiemen schnappen die Fische an der Wasseroberfläche nach Luft. Komplizierend kann Befall mit *Chilodonella* und *Ichthyophthirius* hinzutreten. Nach FRANK (1962) sollen proteolytische Enzyme das Eindringen der Urceolariden in die Epithelien ermöglichen. Die pathologische Wirkung von *Trichodina domerguei* auf das Kiemenepithel ist in Abb. 166 dargestellt.

Die Bekämpfung der Trichodinosis erfolgt wie bei dem Befall mit *Chilodonella* und *Costia*.

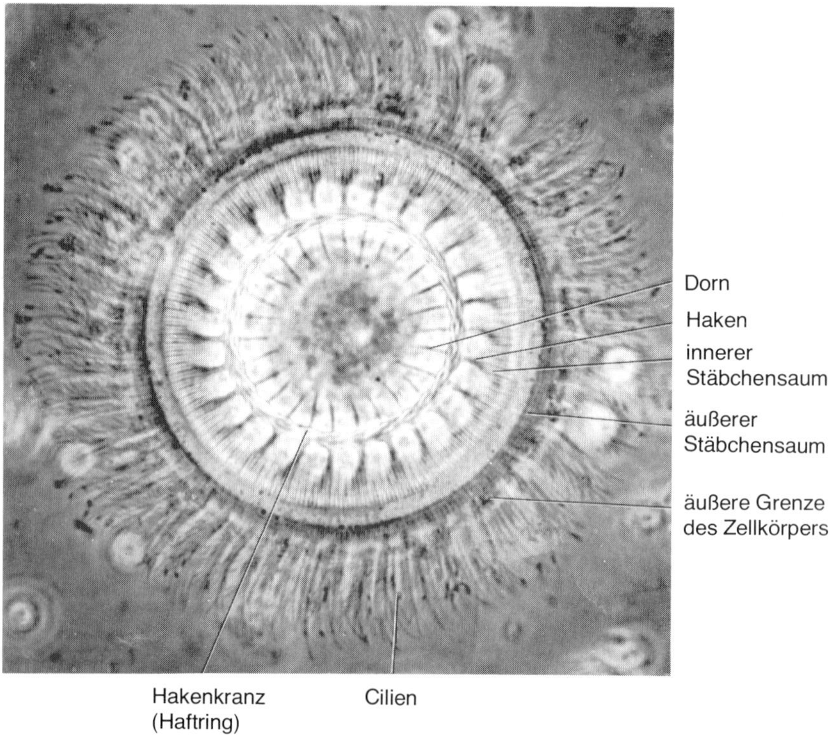

Abb. 165. *Trichodina domerguei*. (Nach FRANK).

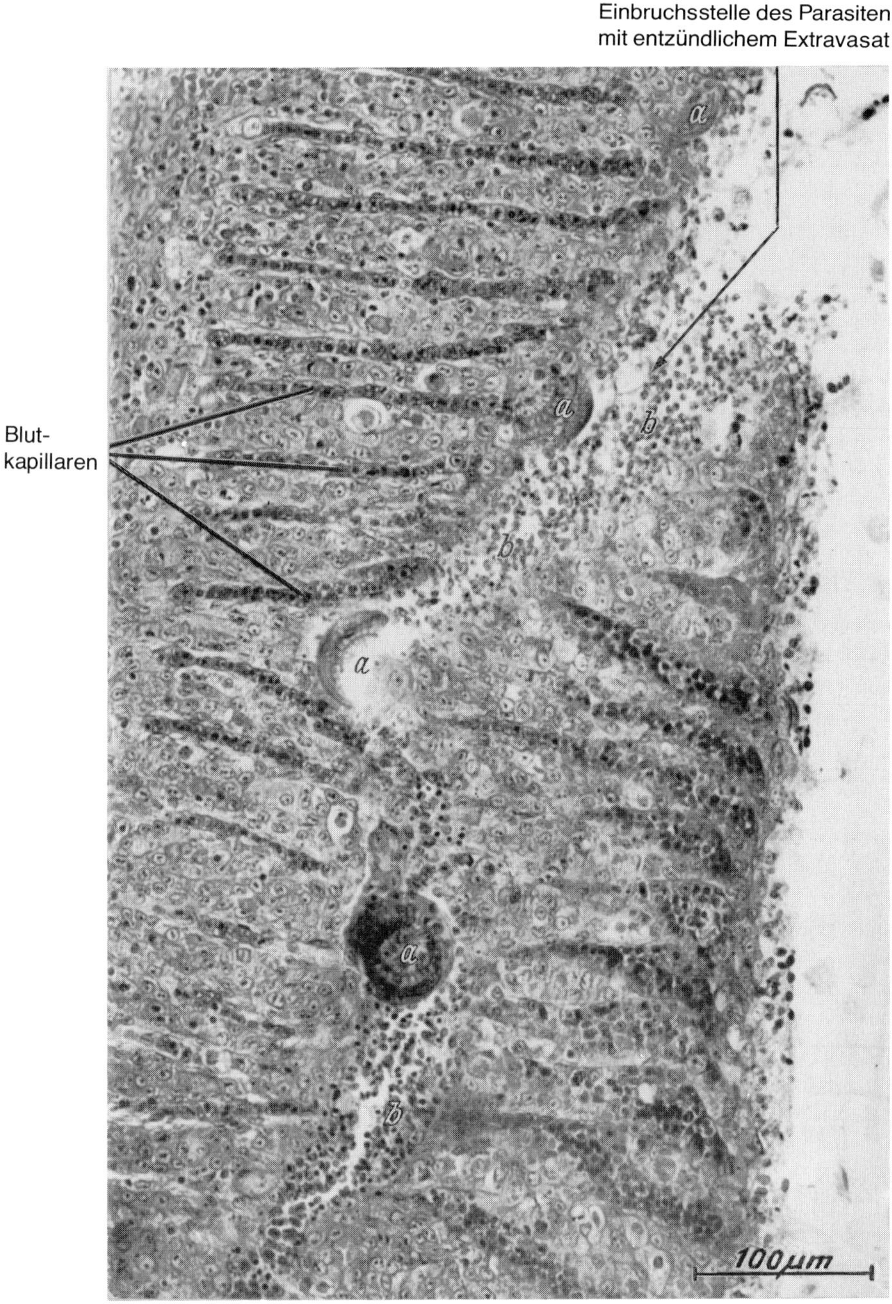

Abb. 166. *Trichodina domerguei*, in das Kiemenepithel einwandernd (Pfeil). a Parasiten; b Blutextravasate. (Nach FRANK).

Helminthosen (Wurmkrankheiten)

Während in der Fischerei Wurmkrankheiten häufig beobachtet werden, sind sie in der Zierfischzucht und Aquaristik relativ selten. Das liegt darin begründet, daß die Würmer außerordentlich eng spezialisiert, wirtspezifisch sind. Da sie außerdem in ihrem Entwicklungskreislauf oft eines Zwischenwirtes bedürfen und, falls der Fisch Zwischenwirt ist, der Hauptwirt im Aquarium fehlt, können Würmer hier keine Existenzbedingungen finden. Aquarienfische aus klimatisch und ökologisch fernen Gebieten haben daher bei uns im Aquarium ihre Wurmparasiten verloren.

Die Würmer und ihre verschiedenen Entwicklunsstadien sind einerseits Haut- und Kiemenparasiten, andererseits leben sie auch in der Leibeshöhle, den inneren Organen und der Muskulatur. In der folgenden systematischen Übersicht sind die Formen, die parasitär auf und in Süßwasserfischen leben, besonders hervorgehoben.

Stamm: Plathelminthes
Klasse: Turbellaria
Fischpathogene Gattung: *Ichthyophaga*
Klasse: Trematodes (Saugwürmer)
U-Klasse: Pectobothrii = Monogenea (Hakensaugwürmer)
Ordn.: Dactylogyridea
Fischpathogene Gattungen und Arten: *Ancyrocephalus, Dactylogyrus vastator, D. extensus, D. lamellatus, D. ctenopharyngodonis.*
Weniger bedeutend: *D. anchoratus, D. crassus, D. minutus.*
Ordn.: Gyrodactylidea
Fischpathogene Arten: *Gyrodactylus elégans, G. medius, G. cyprini, G. sporstonae, G. ctenopharyngodonis.*
Ordn.: Tetraonchidea
Fischpathogene Arten: *Tetraonchus monenteron* und andere.
Ordn.: Monocotylidea
Fischpathogene Arten: *Discocotyle sagittata, Diplozoon paradoxum, D. bliccae, D. rutili, D. barbi, D. tetragonopterini.*
U-Klasse: Malacobothrii = Digenea (Saugnapfwürmer)
Ordn.: Schistosomatida
Fischpathogene Arten: *Sanguinicola inermis, S. armata, S. intermedia, S. volgensis.*
Ordn.: Holostomida
Fischpathogene Arten: *Diplostomum spathaceum, Apophallus donicus, Posthodiplostonum cuticola*, Larven von *Tetracotyle variegata, T. intermedia, Apharyngostrigea cornu* und andere.
Klasse: Cestodes (Bandwürmer)
U-Klasse: Cestodaria
Ordn.: Amphilinida
Fischpathogene Arten: *Amphilina foliacea, Amphilina japonica* und andere.
U-Klasse: Caryophyllida (monozoische Cestoden)

Ordn.: Caryophyllidea
Fischpathogene Arten: *Caryophyllaeus fimbriceps, C. laticeps, Khawia sinensis* und andere.
U-Klasse: Cestoda = Eucestoda (polyzoische Cestoden)
Ordn.: Pseudophyllidea
Fischpathogene Arten: *Triaenophorus nodulosus, Bothriocephalus gowkongensis, Eubothrium crassum, Diphyllobothrium latum, Ligula intestinalis, Ligula colymbi, Digramma interrupta, Schistocephalus solidus* und andere.
Ordn.: Spathebotriidea
Fischpathogene Arten: *Cyathocephalus truncatus* und andere.
Ordn.: Cyclophyllidea
Fischpathogene Arten: Finnen von Cyclophylliden *(Paradilepis solecina, Neogryporhynchus cheilancristrotus)* und andere.

Stamm und Klasse: Acanthocephala (Kratzer)
Fischpathogene Arten: *Neoechinorhynchus rutili, Paracanthocephalus gracilicanthus, Echinorhynchus truttae, Acanthocephalus anguillae, A. lucii, Pomphorhynchus laevis* und andere.

Stamm: Nemathelminthes (Schlauchwürmer)
Klasse: Nematoda (Rund- und Fadenwürmer)
U-Klasse-Secernentea = Phasmidea
Ordn.: Ascaridida
Fischpathogene Gattungen und Arten: *Raphidascaris, Paranisakis, Cucculanus truttae* und andere.
Ordn.: Spirurida
Fischpathogene Gattungen und Arten: *Cystidicola, Spinitectus, Camallanus truncatus, C. lacustris, Philometroides lusii, Ph. sanguineus, Philometra ovata, Philometra obturans* und andere.
Ordn.: Trichocephalida
Fischpathogene Arten: *Capillaria leucisci, C. tomentosa, C. coregoni, C. salvelini* und andere.

Stamm: Annelida (Ringel- oder Gliederwürmer)
Unterstamm: Aclitellata
Klasse: Polychaeta
Unterstamm: Clitellata
Klasse: Hirudinea
Ordn.: Acanthobdellea
Fischpathogene Arten: *Acanthobdella peledina.*
Ordn.: Archaetobdellea
Fischpathogene Arten: *Piscicola geometra, Cystobranchus mammilaris, Cystobranchus respirans, Platybdella anarrhichae, Hemiclepsis marginata.*
Klasse: Oligochaeta

Saugwürmer (Trematodes)

Das bewimperte Epithel der Trematodenlarven wird nach dem Übergang auf den Wirt abgeworfen und durch eine Kutikula ersetzt, die von flaschenförmigen Subkutikularzellen abgesondert wird. Zur Befestigung an dem Wirt dienen Haken und/oder Gruben-Saugnäpfe (Pectobothrii) bzw. nur Gruben-Saugnäpfe (Malacobothrii). Nervensystem und Sinnesorgane sind rudimentär. Der Darm ist blind geschlossen. Die paarigen Exkretionsorgene münden bei den Monogenea paarig am Vorderende, bei den Digenea unpaarig am Hinterende. Die Gonaden nehmen den größten Teil der Leibeshöhle ein und sind meist zwitterig.

Hakensaugwürmer (Monogenea)

Innerhalb der Monogenea sind mehrere Familien fischparasitär. Die Monogenea sind blattförmig-flach gestaltet. Die Nahrungsaufnahme erfolgt durch Saugnäpfe. Auf der Haut und den Kiemen schmarotzende Monogenea haben an ihrem Kaudalende charakteristisch gestaltete Haken, mit deren Hilfe sie sich festhalten. Alle Monogenea sind wirtsspezifisch, allenfalls ist diese Spezifität auf eng verwandte Arten bzw. deren Hybriden ausgedehnt.

Dactylogyridea und **Gyrodactylidea** sind Ektoparasiten auf Haut und Kiemen. Am Kaudalende besitzen sie einen oder mehrere Haftsaugnäpfe und Klammerhaken. Die Entwicklung erfolgt direkt auf dem Wirt oder über freischwimmende Larven, die den Wirt wieder aufsuchen.

Befall mit *Dactylogyrus* und *Tetraonchus*
(Dactylogyrosis)

Symptomatologie, pathologische Anatomie, Diagnostik. Das äußere Krankheitsbild ist unauffällig. Lediglich bei sehr starkem Befall kommt es vor, daß die Kiemenränder verdickt sind, wodurch die Kiemendeckel etwas abgespreizt stehen. Die Kiemenränder sind grau verfärbt. Die Würmer sitzen vorwiegend an den Enden der Kiemenblättchen, doch verteilen sie sich bei starkem Befall auch auf die übrigen Kiemenpartien (Abb. 167–169). Bei Nutzfischen handelt es sich um eine ausgesprochene Brutkrankheit, der die Brut von 2–6 cm Länge im Sommer zum Opfer fällt.

Untersuchungstechnik. Die Untersuchung erfolgt mikroskopisch bei 45- bis 120facher Vergrößerung. Zu diesem Zweck werden einige Kiemenblättchen abge-

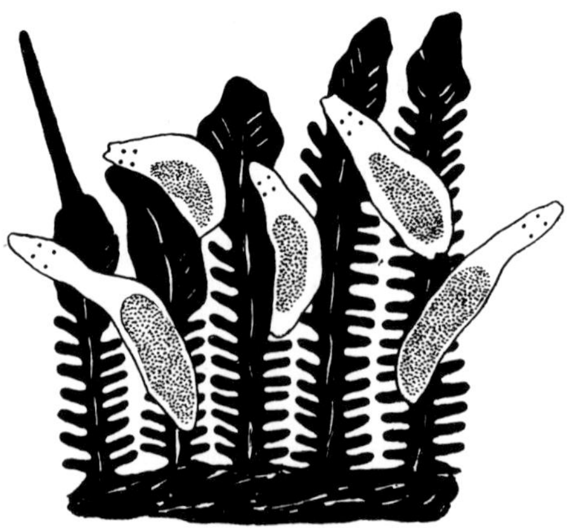

Abb. 167. *Dactylogyrus* auf den Kiemenblättern. Links der lange Fortsatz eines Kiemenblattes als Gewebereaktion auf den Wurmbefall. (Nach AMLACHER).

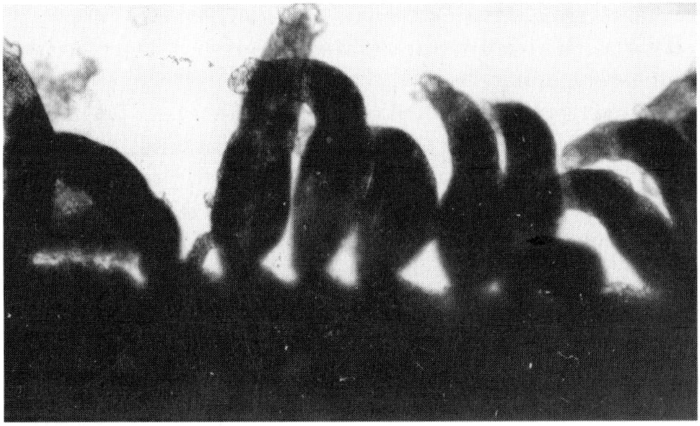

Abb. 168. *Dactylogyrus* auf einem Kiemenblatt des Wimpelfisches. (Original).

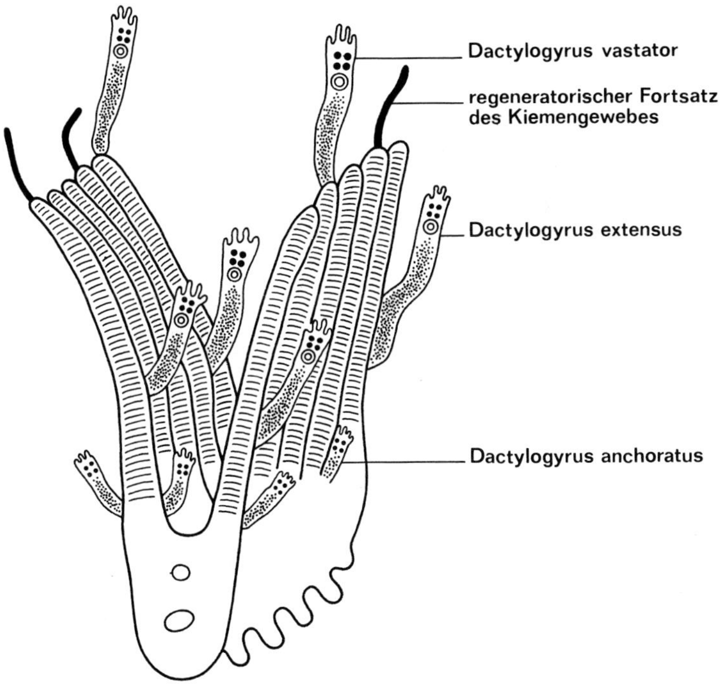

Abb. 169. Schematische Darstellung der Anheftungsorte verschiedener Dactylogyriden auf den Kiemenblättchen. (Original).

schnitten und in der gewohnten Weise unter einem Deckglas im Wassertropfen untersucht. Auch formalinkonserviertes Material ist einer Untersuchung zugänglich. Präparate werden nach dem Schnellverfahren ohne Färbung hergestellt (vgl. dort).

Ätiologie, Pathogenese, Epidemiologie. Von den fischpathogenen *Dactylogyrus*-Arten, die vor allem beim Karpfen angetroffen werden, sind die Arten *Dactylogyrus vastator* NYBELIN (bis 1 mm lang; Abb. 170), *Dactylogyrus anchoratus* DUJARDIN (bis 0,6 mm lang), *Dactylogyrus minutus* KULWIEC (bis 0,5 mm lang), *Dactylogyrus extensus* MÜLLER et V. CLEAVE (0,8 mm–2,3 mm lang), *Dactylogyrus crassus* KULWIEC (1,2 mm–1,5 mm lang) und auf Graskarpfen *Dactylogyrus lamellatus* (0,48 mm lang) und *Dactylogyrus ctenopharyngodonis* (0,5 mm lang) zu nennen. Bei Zierfischen ist *Dactylogyrus* verhältnismäßig selten zu finden. Aus Aquarien bekannt und systematisch bestimmt ist *Dactylogyrus formosus*. Viel häufiger aber scheint in Aquarien *Tetraonchus monenteron* WAGNER zu sein (Abb. 171). SCHÄPERCLAUS fand ihn in größerer Zahl bei *Pterophyllum scalare* und beim Glasbarsch *Ambassis*. Wir haben *Tetraonchus* massenhaft auf Wimpelfischen und Kugelfischen aus Meerwasseraquarien gefunden. Neben den Würmern ließen sich deren Eier zahlreich nachweisen (Abb. 172, 173). Die Gestalt der Eier war dreieckig mit abgerundeten Ecken. An einer Ecke befand sich das bei Trematodeneiern zu beobachtende Filament, ein fadenartiger Fortsatz (Abb. 173). Gleichzeitig war vereinzelter *Oodinium*-Befall zu registrieren.

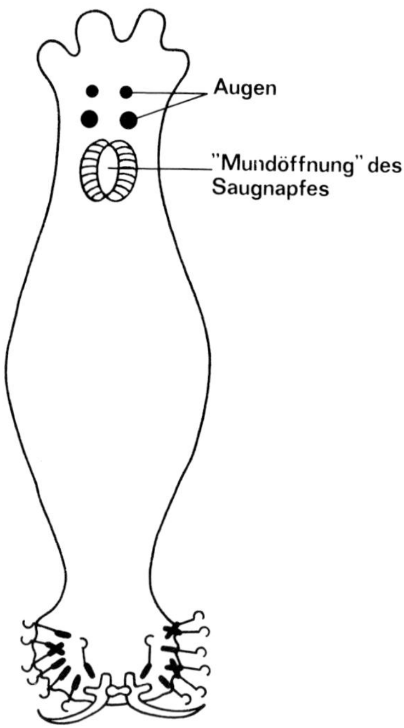

Abb. 170. *Dactylogyrus vastator*. (Original).

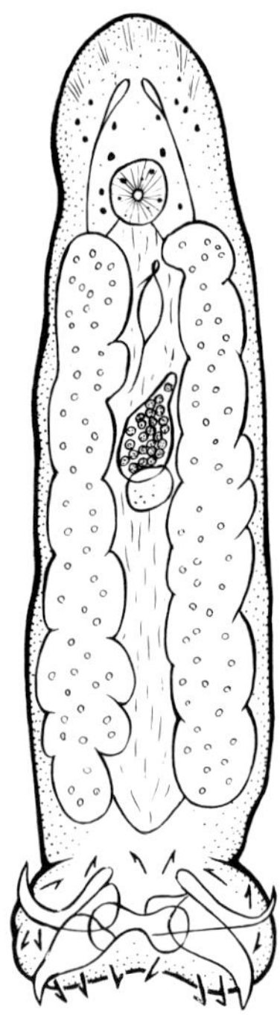

Abb. 171. *Tetraonchus monenteron*. (Nach REICHENBACH-KLINKE).

Dactylogyrus besitzt ein vierzipfeliges vorderes Körperende, an dem deutlich 4 schwarze Augen und ein Bauchsaugnapf zu erkennen sind. Die Festheftung erfolgt mit Hilfe eines Haftapparates, der aus einer charakteristischen Haftscheibe und 2 typischen Zentralhaken besteht. Vor allem diese dienen u. a. zur Artbestimmung. Am Rand der Haftscheibe befinden sich 14 kleine Randhaken (Abb. 170). Alle *Dactylogyrus*- und *Tetraonchus*-Arten legen Eier, aus denen bewimperte Larven schlüpfen, die erneut Fische befallen und zu Würmern heranwachsen.

Tetraonchus unterscheidet sich von *Dactylogyrus* vor allem dadurch, daß der Haftapparat vier Zentralhaken aufweist.

Die Fortpflanzung beider Wurmarten erfolgt über Dauereier, nach deren Ablage die Würmer absterben. Die Eier fallen von den Kiemen ab und sinken zu Boden. Aus den Eiern geschlüpfte Larven werden im Winter und im Frühjahr beobachtet. Sie bewegen sich mit Hilfe von Cilienbüscheln fort und setzen sich auf den Kiemen fest, auf denen sie zu adulten Würmern heranwachsen.

Pathologische Histologie, Hämatologie. Bei starkem Befall der Kiemen kommt es neben der schon erwähnten Verdickung durch zusätzliche Zerstörung des Kiemenepithels und durch Zerreißen von Blutgefäßen zum Ausfall der Atmungstätigkeit und somit zum Erstickungstod der Fische.

Bei Karpfen wurde beobachtet, daß die Kiemen als Reaktion auf den Befall

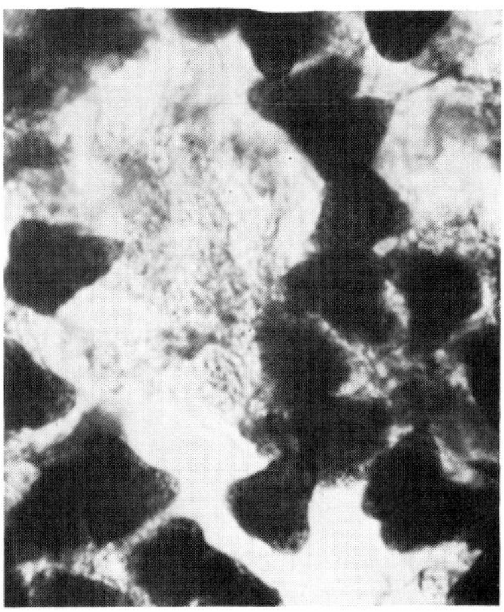

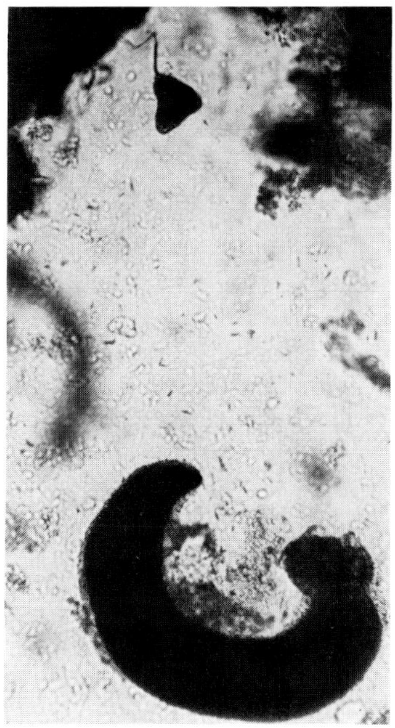

Abb. 172. (links) Eier von *Tetraonchus* auf den Kiemen von *Tetraodon fluviatilis*. (Original).

Abb. 173. (rechts) *Tetraonchus monenteron* auf den Kiemen von *Tetraodon fluviatilis*. Im Bild oben ein dreieckiges Ei mit typischem Filament. (Original).

dünne, 1,8 mm lange Fortsätze bilden (Wunder, 1929). Bei Kugel- und Wimpelfischen konnten wir das gleiche beobachten. Die Eier der Würmer sind oft in großer Zahl auf den Kiemen zu finden (Abb. 172).

Therapie, Prophylaxe, Hygiene. Die beste Bekämpfung und gleichzeitige Vorbeugung besteht in der Teichwirtschaft darin, die Karpfenbrut durch ein günstiges Nahrungsangebot während der Vorstreckzeit schnell widerstandsfähig zu machen. Es können neben der Vorbeugung, die darin besteht, gekaufte Fische unter Quarantäne zu halten bzw. einer Gesundheitskontrolle zu unterwerfen, folgende Maßnahmen ergriffen werden:

1. Trichlorphon-Bad: 0,2 mg/l über 24 Stunden oder 0,5 mg/l über 30 Minuten
2. Formalin-Kurzbad: 300 ml/m^3 Wasser, 30 Minuten lang.
3. Teichdesinfektion mit Chlorkalk (500 kg/ha) zur Vernichtung der Eier.

Befall mit Gyrodactyliden

(Gyrodactylosis)

Symptomatologie, pathologische Anatomie, Diagnostik. Im Gegensatz zu *Dactylogyurs* lebt *Gyrodactylus* vorwiegend auf der Haut der Fische. Stark erkrankte Fische zeigen Hauttrübung, oft auch rötliche entzündete Stellen. Bei starkem Befall beobachtete Schäperclaus bei Karpfen eine Trübung der Hornhaut mit nachfolgender Erblindung.

Untersuchungstechnik. Die Untersuchung erfolgt mikroskopisch am Hautabstrich in einem Tropfen Wasser unter dem Deckglas. Die Vergrößerung ist 45 bis 120fach. Tote Fische sind zur Untersuchung deshalb nicht geeignet, weil *Gyrodactylus* diese meist schnell verläßt. Allerdings liegen Beobachtungen vor (Reichenbach-Klinke), denen zufolge *Gyrodactylus* auf *Lebistes reticulatus* auch 12 Stunden nach dessen Tod zahlreich lebend angetroffen wurde. Konserviertes Material eignet sich nicht zur Untersuchung. An lebenden Fischen erkennt man die Würmer bei stärkerem Befall mit bloßem Auge an ihrer Bewegung auf der Haut.

Ätiologie, Pathogenese, Epidemiologie. Von den in Mitteleuropa häufigsten *Gyrodactylus*-Arten seien *Gyrodactylus elegans* v. Nordmann (Abb. 174), *Gyrodactylus medius* Kathariner und *Gyrodactylus cyprini* genannt. *Gyrodactylus elegans* ist 0,5 mm–0,8 mm lang. *Gyrodactylus medius* mißt 0,25 mm bis 0,50 mm. Das Vorderende des Körpers hat zwei Zipfel. *Gyrodactylus* ist augenlos. Die Haftscheibe weist ebenfalls 2 Zentralhaken auf, die aber kleiner als bei *Dactylogyrus* sind, und 16 Randhaken (Abb. 174). *Gyrodactylus* pflanzt sich nicht durch Eiablage wie *Dactylogyrus* fort, er ist lebendgebärend. Dabei ist zu beobachten, daß in einem Wurm ein Tochtertier lebt, in dessen Innerem bereits ein Enkeltier und in diesem wieder ein Urenkeltier zu sehen ist (Ineinanderschachtelung). Der Befall mit *Gyrodactylus* ist meist eine Folge schlechter Haltung und somit schlechter Lebensbedingungen, z. B. in Aquarien bei Anhäufung von Stoffwechselprodukten. Mattheis u. Gläser (1970) berichteten über eine für Mitteleuropa neue Art von *Gyrodactylus: Gyrodactylus sprostonae* Ling Mo-en. Sie parasitiert auch auf den Kiemen und vermehrt sich stark von Juni bis Oktober. Bei Speisekarpfen (K_3) wurden maximal 435000 Parasiten pro Fisch gezählt. Die Verluste sind beträchtlich. *Gyrodactylus* ernährt sich von Oberhautzellen.

Über *Gyrodactylus* Infektionen bei Aalen in japanischen Intensivanlagen berichteten OGAWA u. EGUSA (1980). Über in Japan vorkommende bzw. neuentdeckte Arten von *Gyrodactylus* wurde in letzter Zeit laufend berichtet. Es handelt sich um folgende: *Gyrodactylus japonicus* KIKUCHI, 1929, *G. tominagai* n. sp., *G. plectoglossi* n. sp., *G. anguillae* ERGENS, 1960, *G. nipponensis* n. sp., *G. kherulensis* ERGENS, 1974, *G. sprostonae* LING, 1962 (vgl. OGAWA u. EGUSA, 1978), *G. masu* n. sp. (OGAWA, 1986), *G. egusai* n. sp. (OGAWA u. HIOKI, 1986), *G. joi* n. sp. (OGAWA u. HIOKI, 1986).

Experimentelle Untersuchungen über die Infektion von Brütlingen des Bachsaiblings *(S. fontinalis)* mit *Gyrodactylus salmonis* YIN u. SPROSTON 1948 führten CUSACK u. CONE (1986) durch. Die maximale Todesrate betrug 44 %. Moribunde Fische waren kachektisch, lethargisch und oft von dunklerer Färbung. Die Nieren zeigten tubuläre Degeneration und Nekrose. Die osmotische Permeabilitätsfunktion der dünn gewordenen Epidermis schien beeinträchtigt zu sein.

Pathologische Histologie, Hämatologie. Es werden meist nur die oberen Schichten der Epidermis geschädigt.

Therapie, Prophylaxe, Hygiene. Zur Bekämpfung eignen sich Formalinkurzbäder besonders gut. Ihre Konzentration beträgt 30 ml 33 %iges Formalin auf 100 l Wasser. Die Badedauer ist maximal 30 Minuten lang. *Gyrodactylus* stirbt in diesem Kurzbad nach 16 Minuten. Effektiv sind auch Trichlorphonbäder wie bei Dactylogyrose.

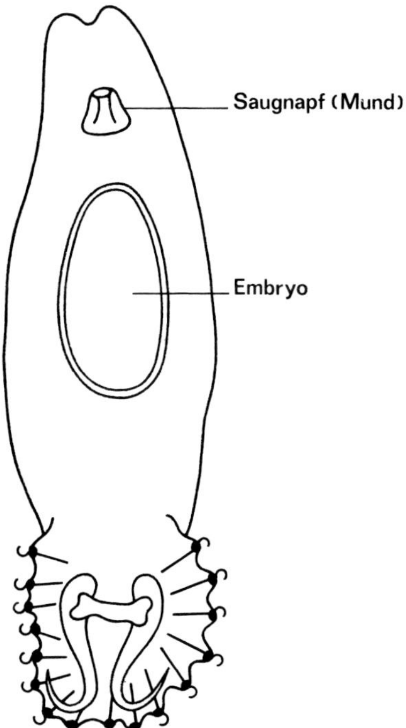

Abb. 174. *Gyrodactylus elegans*. (Original).

Befall mit *Diplozoon*

Diplozoon ist in unseren Gewässern ziemlich regelmäßig anzutreffen und wurde auch bei Aquarienfischen beobachtet. Es lebt auf den Kiemen und behindert bei stärkerem Befall die Atmung (Verwachsungen und Schwellungen der Kiemen). Augen sind nicht vorhanden. Aus den Eiern dieses Saugwurmes entwickeln sich Larven, die freischwimmend neue Fische erreichen, auf denen sie sich festsetzen. Die heranwachsenden Würmer bekommen einen sogenannten Rückenzapfen, ein Vorsprung des Körpers, der für die Weiterentwicklung wichtig ist. Zwei Tiere nähern sich einander, wobei jedes mit seinem Bauchsaugnapf den Rückenzapfen des anderen ergreift. Auf diese Weise wachsen die Würmer zusammen, und es entsteht das sogenannte Doppeltier.

Der Vorderabschnit des Körpers ist blattförmig-flach, man erkennt im Körperinneren den verzweigten Dottersack. Am Vorderende stehen zwei Saugnäpfe.

Auf unseren mitteleuropäischen Fischen ist *Diplozoon paradoxum* NORDMANN, ein 4 mm–5 mm langes Doppeltier, bekannt. Die beiden Würmer verwachsen über Kreuz miteinander. Von REICHENBACH-KLINKE wurde *Diplozoon barbi* REICHENBACH-KLINKE an Barben *(Barbus* und *Puntius)* beobachtet. Die Körperlänge dieses Doppeltieres beträgt 1,0 mm–1,3 mm. Im Gegensatz zu *Diplozoon paradoxum* verwachsen die Teilindividuen von *D. barbi* nicht kreuzweise, sondern mit den Flachseiten in der Körpermitte. Der Hinterabschnitt des Körpers von *D. barbi* trägt 8 hintereinander liegende Saugklappen. *D. barbi* ruft an den Kiemen graue Pusteln hervor. Die Heimat dieses Wurmes ist wahrscheinlich Ostasien. Gleichfalls bei Aquarienfischen wurde von STERBA *Diplozoon tetragonopterini* STERBA festgestellt. Dieser Wurm scheint nur Salmler zu befallen.

Die Entfernung von *Diplozoon* ist schwierig; zur Bekämpfung kann ein Trypaflavin- oder Rivanoldauerbad durchgeführt werden. Auch ein Kochsalzkurzbad (15 g pro l Wasser, 20–30 min lang) kann Anwendung finden.

Saugnapfwürmer (Digenea)

Es sind Entoparasiten mit einem oder zwei Saugnäpfen. Die Entwicklung ist ein Generationswechsel als Heterogonie, verbunden mit einem Wirtswechsel. Der Fisch kann Haupt- und Zwischenwirt sein.

Saugnapfwürmer treffen wir vor allem als Jugendstadien in Haut, Muskulatur, Augen und Kiemen, im Blut und in den inneren Organen an.

Erkrankungen durch Befall mit Saugwurmlarven (Cercarien und Metacercarien)

(Diplostomosis)

Genau wie in unseren natürlichen Gewässeren die einheimischen Süßwasserfische, erkranken auch die tropischen Zierfische in ihrer Heimat durch Cercarienbefall. Dieser kann in Aquarien eintreten, wenn erkrankte Wasserschnecken aus freien Gewässern eingesetzt werden (Abb. 175). Die Untersuchung erfolgt bei einheimischen Fischen am Zupfpräparat aus dem Auge (Linsenkammer), bei tropischen Zierfischen vorwiegend an Zupfpräparaten aus der Muskulatur. Bei einheimischen Fischen läßt sich die Krankheit meist an der Linsentrübung erkennen.

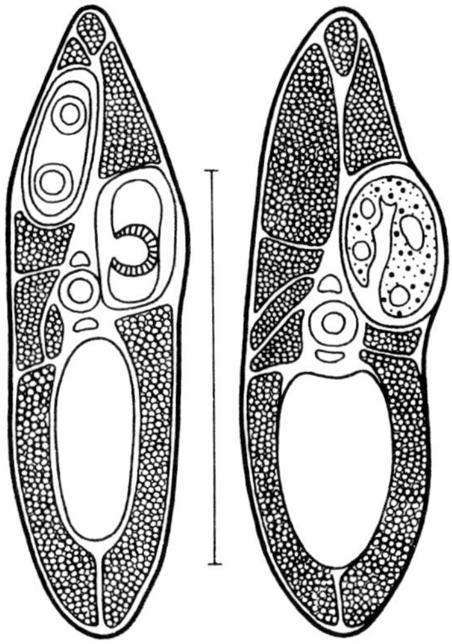

Abb. 175. Querschnitt durch den Rumpf von zwei Exemplaren von *Colisa lalia*. Innerhalb der dunkel gezeichneten Muskulatur Metacercarienknötchen von *Clinostomum*. Der Maßstab zwischen beiden Querschnitten entspricht 5 mm. (Nach REICHENBACH-KLINKE, neu gezeichnet und etwas abgeändert).

Der Wirts- und Entwicklungskreislauf ist folgender: Aus den befruchteten Eiern des Saugwurmes (bei uns z. B. *Diplostomum spathaceum*, in den Tropen und auch bei uns die Gattung *Clinostomum*) schlüpft im Wasser eine freischwimmende Wimperlarve (Miracidium). Diese bohrt sich nach kurzer Zeit durch die Körperwand einer Wasserschnecke bis in deren Leber ein (1. Zwischenwirt). Solche Schnecken sind bei uns *Limnaea stagnalis*, in Südamerika *Helisoma nigricans*, in Nord- und Mittelamerika *Helisoma trivolvis* und *Helisoma tumidum*, in Asien *Planorbis*. Im 1. Zwischenwirt wächst die Wimperlarve zu einer Sporocyste heran, in welcher binnen 3 Wochen durch Jungfernzeugung (Parthenogenesis) sogenannte Redien und Tochterredien entstehen. Aus den Redien entwickeln sich die Cercarien, welche die Schnecke verlassen und freischwimmend einen Fisch aufsuchen. Sie setzen sich auf diesem fest, werfen ihren charakteristischen Gabelschwanz ab und bohren sich ein. Der Fisch (2. Zwischenwirt) bildet bei Befall der Muskulatur eine Hülle (Abb. 175) um den Parasiten, der nun als Metacercarie bezeichnet wird. Die Metacercarie wächst zu einem äußerlich sichtbaren Knötchen heran. Das geschieht innerhalb von 3 Wochen, so daß nach einer 3 bis 4wöchigen Quarantäne im Aquarium festgestellt werden kann, ob Importfische von Metacercarien befallen sind.

In der freien Natur wird der Wirts- und Entwicklungskreislauf dadurch beschlossen, daß der Fisch von einem Wasservogel (Endwirt) gefressen wird, z. B. Möwe, Seeschwalbe, Purpurreiher oder Nachtreiher. Durch die Verdauungsenzyme des Endwirtes werden die Hüllen um die Metacercarien zerstört, diese selbst werden nicht angegriffen. Sie wachsen in 4 Tagen zum endgültigen Wurm heran, der in den Rachen und Schlund des befallenen Wasservogels wandert, sich dort festheftet und geschlechtsreif wird. Die befruchteten Eier gelangen mit dem Kot des Endwirtes ins Wasser, und der Kreislauf beginnt von vorn.

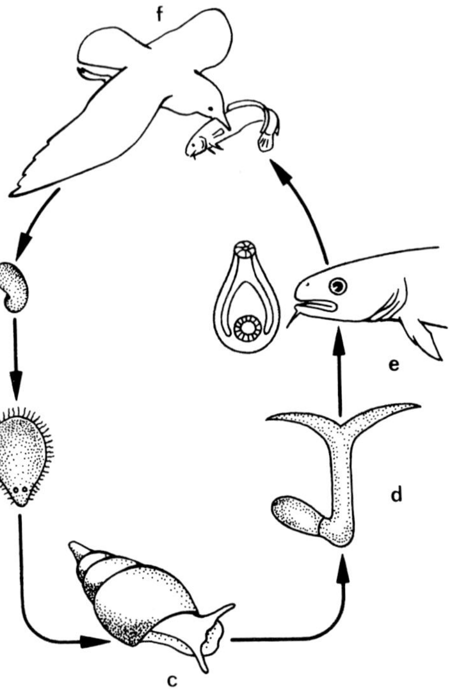

Abb. 176. Entwicklungskreislauf von *Diplostomum spathaceum*. a) Ei, b) Flimmerlarve (Miracidium), c) Schnecke (erster Zwischenwirt), d) Gabelschwanzcercarie C, e) Metacercarie im Fisch (zweiter Zwischenwirt), F) Aufnahme des Fisches durch einen Wasservogel, in dessen Darm sich die Metacercarie zu *Diplostomum spathaceum* entwickelt. (Original).

Durch die Metacercarie von *Diplostomum spathaceum* bzw. *D. baeri*, *D. indistinctum*, *D. complanatum* u. a. wird der sogenannte Wurmstar bei einheimischen Süßwasserfischen hervorgerufen (Abb. 177). Die Eier (Größe 0,1 mm × 0,08 mm) gelangen mit dem Kot der Wirtsvögel in das Wasser, aus ihnen schlüpft das bewimperte freischwimmende Miracidium, das in die Leber der Schnecken *Limnaea stagnalis*, *Radix ovata*, *Radix auricularia* und *Galba palustris* eindringt. Hier entwickelt sich die Sporocyste, aus der nach 6 Wochen die Gabelschwanzcercarie C (Größe des Körpers 0,26 mm × 0,08 mm, Größe des Schwanzes 0,24 mm × 0,04 mm) in das Wasser ausschwärmt, wo sie bei Temperaturen über 9 °C in typischer „abgeknickter" Bereitschaftshaltung passiv verharrt, um vorbeischwimmende Fische anzufallen. Ihre Lebensdauer beträgt 2 Tage. Nach dem Eindringen der Gabelschwanzcercarie C durch Haut oder Kiemen in den Fisch, wobei der Schwanz abgeworfen wird, entwickelt sich Cercaria C (Größe der juvenilen Larven 0,4 mm) innerhalb von 45 Tagen zur Metacercarie. Diese wandert nach Stunden, spätestens binnen 7 Tagen in das Auge (Abb. 176, Abb. 178), wo sie über 8 Monate lang lebend nachzuweisen ist. Nach Aufnahme eines kranken Fisches durch einen Wasservogel entwickelt sich in dessen Darmtrakt der Saugwurm *Diplostomum spathaceum*. Der Befall des Auges mit der Metacercarie von *Diplostomum spatha-*

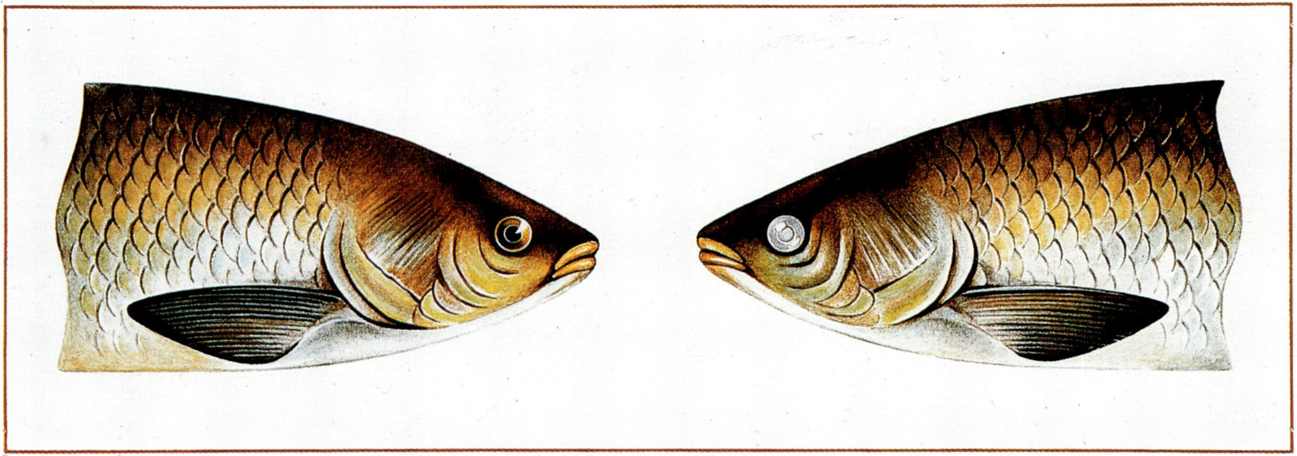

Abb. 177. Maräne. Linkes Bild: Normaltier. Rechtes Bild: durch die Metacercarie von *Diplostomum spathaceum* hervorgerufener Wurmstar. (Nach WERBITZKAJA et al., neu gezeichnet).

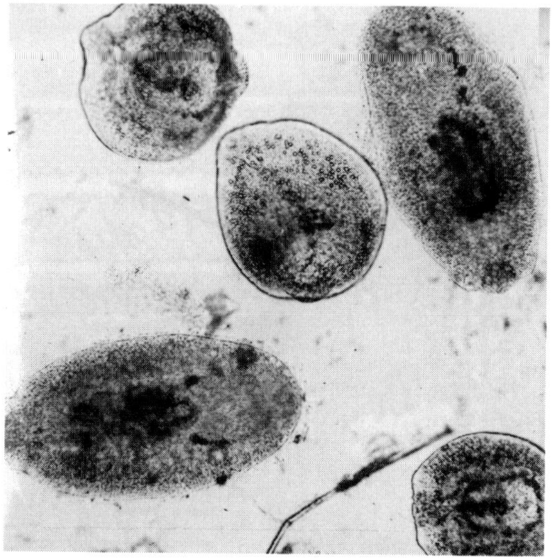

Abb. 178. Metacercarie von *Diplostomum spathaceum* aus dem Auge eines Fisches. (Foto: Prof. Dr. Schäperclaus).

ceum führt zur Schädigung der Linse und des Glaskörpers. Vorwölbung der Cornea durch Flüssigkeitsansammlung in der vorderen Augenkammer und weißlicher Trübung der Linse. Shariff (1980) veröffentlichte eine histopathologische Studie über die Diplostomosis bei Regenbogenforellen. Neben den bekannten klinischen Symptomen bei chronischer Erkrankung (Blindheit, Exophthalmus, Abmagerung) entstanden bei starker Infektion subkapsulärer Katarakt der Linse, Ruptur oder Verdoppelung der Linsenkapsel, Bildung Eschnigscher Perlen und Wedlscher Zellen sowie Ablösung der Retina. Auch Herniation der Linse in den Glaskörper fand statt, außerdem traten subretinale Blutungen auf.

Durch Befall mit Cercaria C ist es zu Massensterben bei Kaulbarschen im Kurischen Haff gekommen. Die Fische kamen zur Laichablage an das krautreiche Ufer, in dem infizierte *Limnaea-stagnalis*-Schnecken waren, aus denen die Cercarien auf die Fische überwechselten. In der Teichwirtschaft spielt *Diplostomum spathaceum* gelegentlich eine Rolle.

Stark befallen werden in Teichwirtschaften Silberkarpfen und Maränen (*Coregonus albula ladogensis* und andere). Auch Graskarpfen sind anfällig, Karpfen dagegen zeigen, wenn überhaupt, nur schwachen Befall.

In Fließen, besonders in der Lausitz, aber auch in anderen Gegenden, sind die Quappen fast 100%ig befallen. Auch in Forellenzuchtanstalten tritt *Diplostomum spathaceum* auf. Die Bekämpfung erfolgt durch Abschuß der Wasservögel, in Teichwirtschaften vor allem durch radikale Vernichtung der Wasserschnecken (Trockenlegen der Teiche, Kalkung mit Chlorkalk).

In der Teichwirtschaft ist auch die Bekämpfung durch Molluskizide möglich. Geeignet ist Bayluscid (Bayer) in der Konzentration von 0,3 mg reinem Wirkstoff pro Liter Wasser. Getötet werden Schnecken und deren Laich sowie Miracidien und

Cercarien. Die Fischtoxizität von Bayluscid bedingt, daß nur fischfreie Teiche saniert werden können. Der Abbau dauert 8 Tage.

Erkrankte tropische Zierfische können, wie REICHENBACH-KLINKE (1956) beobachtete, vor allem bei starkem Befall dadurch geschädigt werden, daß die Metacercarienknötchen nach innen wachsen und die Muskulatur durch Druck zum Schwund bringen (vgl. Abb. 175). Ein derartiger Muskelschwund, z. B. am Schwanzstiel oder innerhalb größerer Bezirke der Rumpfmuskulatur, zieht Bewegungsausfall und Stoffwechselschäden nach sich.

SCHÄPERCLAUS (1954) berichtete über einen Befall mit der Metacercarie von *Diplostomum spathaceum* bei *Pterophyllum scalare*, REICHENBACH-KLINKE (1956) beobachtete metacercarienbefallene *Colisa lalia*.

Aus dem Dargelegten ist zu folgern, daß Schnecken im Aquarium grundsätzlich unerwünscht sind, da sie als Redienträger die späteren Cercarien liefern. Im allgemeinen sind aber metacercarienbefallene Fische in Aquarien selten und zumeist nur bei Neuimporten zu beobachten.

Blutwurmkrankheit
(Sanguinicolosis)

Symptomatologie, pathologische Anatomie, Diagnostik. Vor allem bei Karpfenbrut können Sterben über einen längeren Zeitraum auftreten. Die Fische zeigen blasse, teils verfärbte und aufgehellte Kiemen und schlappes, träges Schwimmen.

Untersuchungstechnik. Die Untersuchung erfolgt an Zupfpräparaten von Kiemen und Niere bei einer mikroskopischen Vergrößerung von 120–600. Es können Dauerpräparate im Schnellverfahren (vgl. Histotechnik) oder Schnitte in der üblichen Verfahrensweise hergestellt werden.

Ätiologie, Pathogenese, Epidemiologie. Der Erreger der Blutwurmkrankheit ist *Sanguinicola.* Zu nennen sind folgende Arten:

1. *S. inermis* PLEHN; bis 1 mm lang. In Karpfen.
2. *S. armata* PLEHN; bis 1,5 mm lang. Körperrand mit Stacheln versehen. In Schleien.
3. *S. intermedia* EJSMONT; unter 1 mm lang. Körperrand mit Stacheln versehen, ausgenommen die Rostral- und Kaudalpartie. In Karauschen.
4. *S. fontinalis* n. sp.; bis 1,1 mm lang. Im Bachsaibling.

Der geschlechtsreife Wurm lebt im Blutgefäßsystem, vor allem im Bulbus aortae und den Kiemengefäßen der Fische. Seine Bewegungen sind cryptobiaähnlich, aber deutlich langsamer. Der weibliche Genitalapparat enthält immer nur ein Ei. Die Eier werden von Mai bis November gebildet, wobei sie nach der Ablage während ihrer passiven Wanderung mit dem Blutstrom auf über das Doppelte ihrer Anfangsgröße weiterwachsen. Sie gelangen in Kiemen, Herzmuskulatur, Leber und Niere, können aber auch in anderen Organen angetroffen werden. Ihre Länge beträgt 40 µm–70 µm, ihre Breite 30 µm–40 µm. Charakteristisch ist ihr mützenförmiges Aussehen. Die Eier gleichen einem Dreieck mit zwei abgerundeten und einem spitzen Eck. In ihrem Inneren ist bei fortgeschrittener Reife ein Larvenembryo zu sehen, der einen charakteristischen, runden, schwarzen Pigmentfleck aufweist. Aus den in den Kiemen sitzenden Eiern bohrt sich die Flimmerlarve (Miracidium) nach außen und befällt eine Wasserschnecke (meist *Limnaea stagnalis*, *Radix ovata* und

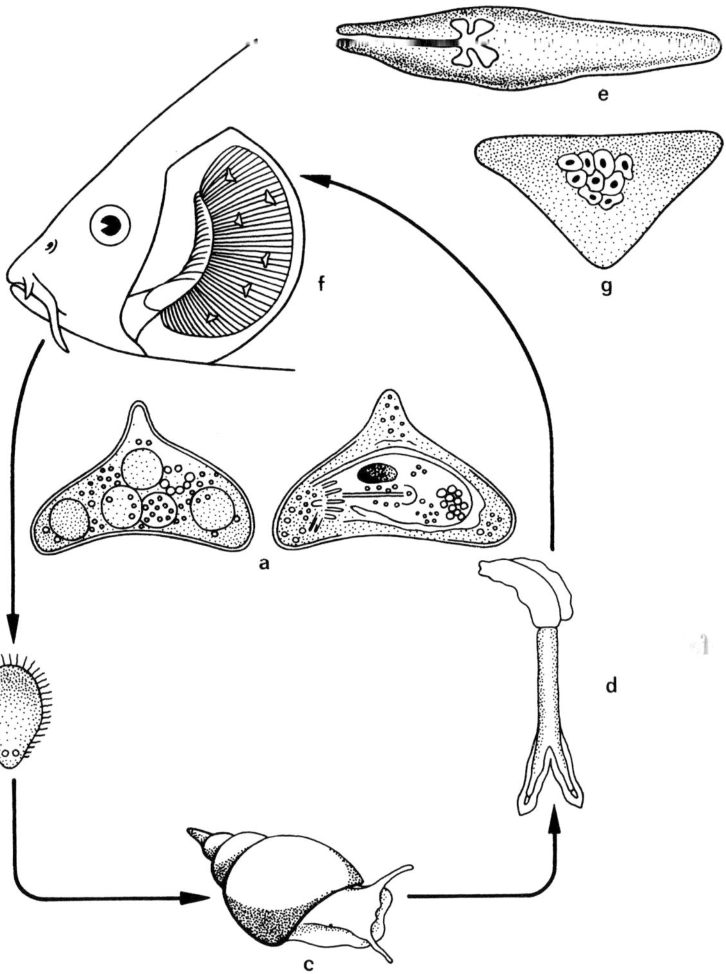

Abb. 179. Entwicklungskreislauf von *Sanguinicola inermis*. a) Eier, b) Flimmerlarve (Miracidium), c) Schnecke (Zwischenwirt), d) *Cercaria cristata*, e) geschlechtsreifer *Sanguinicola*, f) *Sanguinicola*-Eier in den Kiemen, g) degenerierte und verklumpte Eier von *Sanguinicola* in der Niere. (Original).

andere), in deren Innerem (Leber) sich eine redien- und cercarienhaltige Sporozyste entwickelt. Die freischwimmenden Cercarien haben einen Schwingsaum *(Cercaria cristata)* und bohren sich durch Kiemen und Haut wieder in einen Fisch ein, wobei ihr Gabelschwanz abgeworfen wird (Abb. 179). Sie entwickeln sich hier zum geschlechtsreifen Wurm.

Pathologische Histologie, Hämatologie. Durch die große Zahl der Eier kommt es zu Verstopfungen der Kiemengefäße und -kapillaren und zur Entstehung von Thrombosen mit tödlichem Ausgang. Auch in den Nieren können *Sanguinicola*-

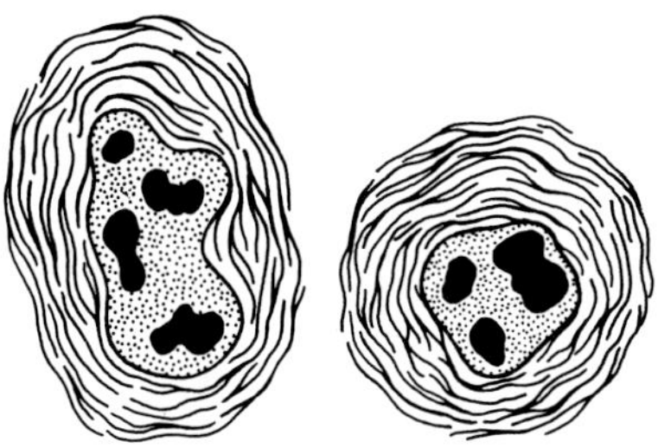

Abb. 180. Fremdkörpergranulome, induziert durch verklumpte und degenerierende Eier (in der Abb. schwarz) von *Sanguinicola*. (Original).

Eier in Massen angetroffen werden. Die Kiemen werden nekrotisch. In den Nieren angeschwemmte Eier und Eier, die in den Kiemen nicht ausreiften, werden von Bindegewebe umhüllt und degenerieren. Man trifft sie in den befallenen Geweben oft klumpenweise, begleitet von Granulombildung, in einer gemeinsamen vielwandigen Hülle an (Abb. 180).

Therapie, Prophylaxe, Hygiene. Die Vernichtung der Schnecken ist in der Teichwirtschaft durchführbar (Branntkalk, Chlorkalk) und daher eine wichtige prophylaktische und hygienische Maßnahme.

Befall mit *Apophallus donicus* und mit *Posthodiplostomum cuticola*

Die Metacercarien dieser Trematoden verursachen schwarz pigmentierte Knötchen in Haut und Muskulatur des Rumpfes und der Flossen. Massenhaft befallen werden vor allem junge Cypriniden, aber in Mitteleuropa auch Barsch, Kaulbarsch und Coregonen (Abb. 181).

Die Redien von *A. donicus* Skrjabin et Lindtrop sind 477–1013 µm × 103 bis 191 µm groß, die Cercarien 221–317 µm × 90–131 µm. Die Metacercarien von *P. curicola* sind 1,5 mm lang und maximal etwa 1 mm breit. Der Entwicklungsgang geht über zwei Zwischenwirte (Schnecke, Fisch). Endwirte sind Wasservögel. Odening (1973) beschrieb erstmals den Prosobranchier *Lithoglyphus naticoides* als 1. Zwischenwirt von *A. donicus*, desgleichen die bisher unbekannte zugehörige Cercarie. Für *P. cuticola* Ciurea ist *Planorbis* als erster Zwischenwirt bekannt (Vladimirov, 1960). Besonders anfällig ist nach Bauer et al. (1973) der Silberkarpfen, weniger der Graskarpfen.

Die schwarzen Flecken in der Lederhaut entstehen durch Ansammlungen von Melanophoren als Ausdruck einer Abwehrreaktion (Abb. 182) besonders bei Perciden.

Für die Differentialdiagnose dieser beiden Trematoden ist von Bedeutung, daß die von *A. donicus* induzierten Knötchen rundlich sind (Abb. 181), dagegen sind die durch *P. cuticola* hervorgerufenen größer und meist trapezförmig. In den bei *A. donicus* etwa 0,8 mm großen ovalen Knötchen liegt im Inneren einer durchsichtigen Hülle die Metacercarie, deren Länge nach unseren Messungen 0,7 mm bis 1,4 mm beträgt. Der Wurm wird im Fischreiher geschlechtsreif. Eine Schädigung der Fische, vor allem Jungfischen, erfolgt durch Verkrümmung der Wirbelsäule, Zerstörung von Haut und Muskulatur sowie Gewichtsabnahme. Karpfenbrut zeigt

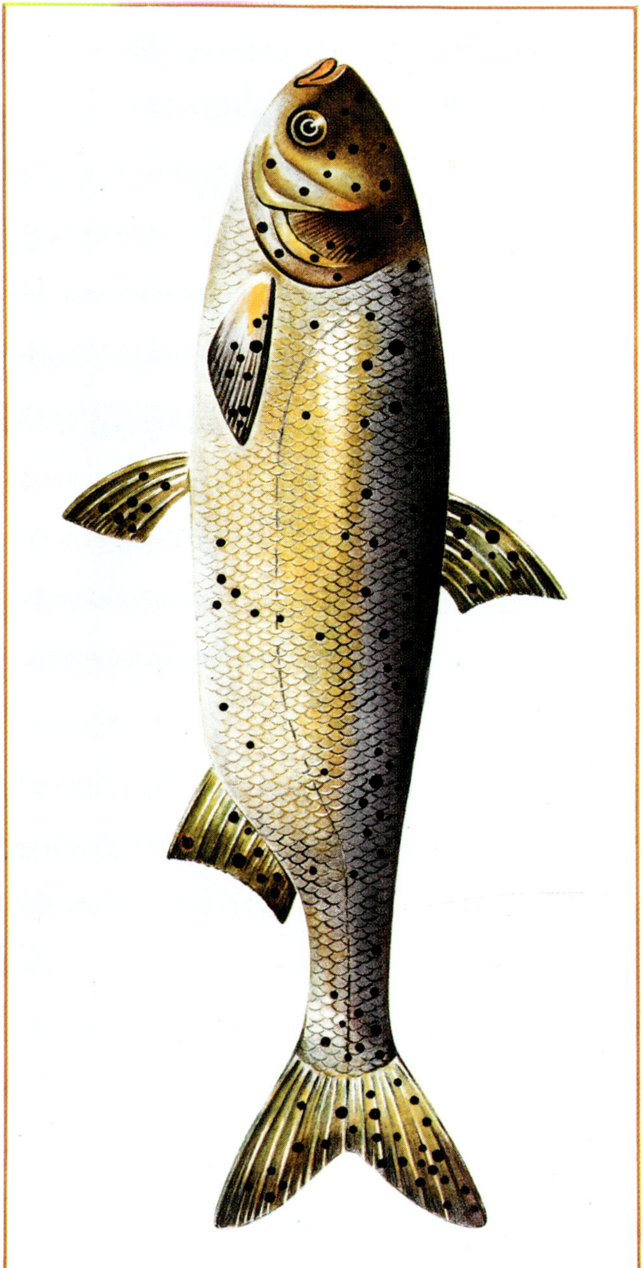

Abb. 181. Befall mit *Apophallus donicus*. (Nach Werbitzkaja et al., neu gezeichnet).

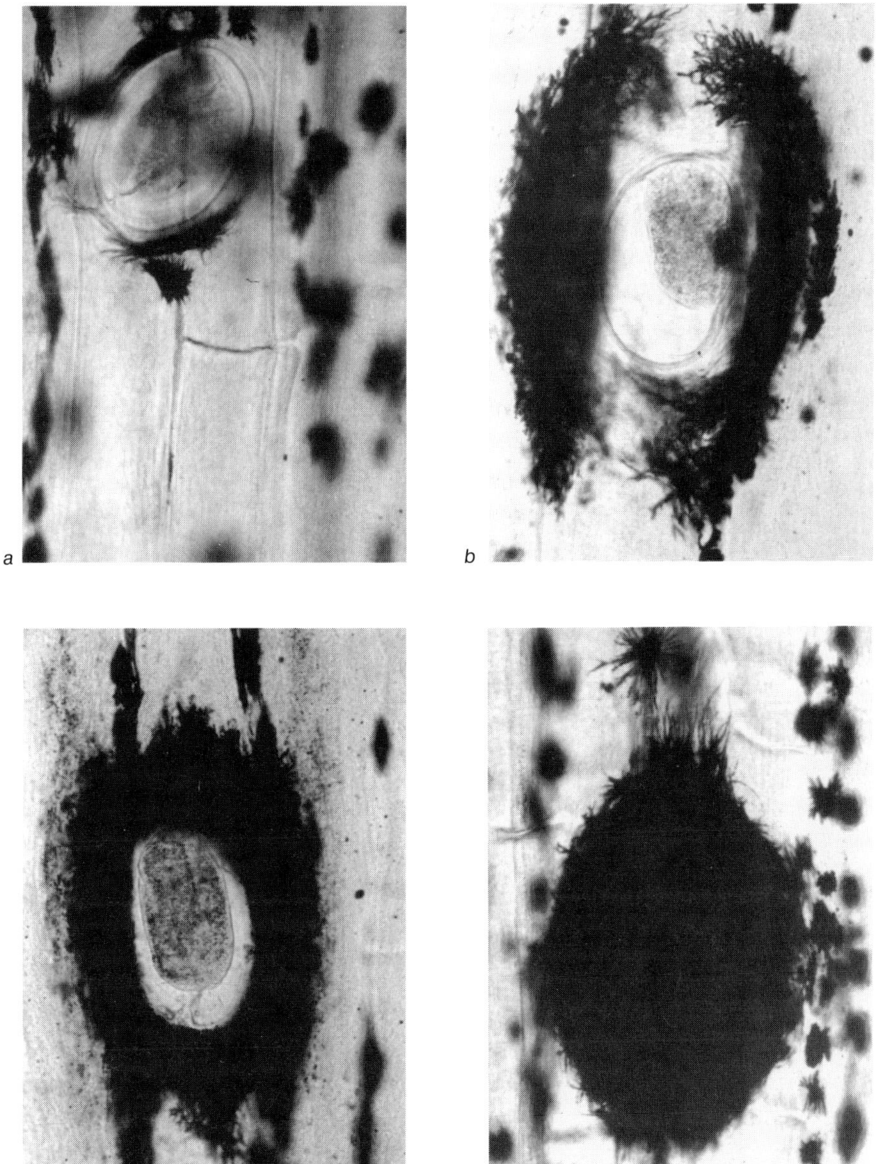

Abb. 182. Verschiedene Stadien der Melanophorenreaktion bei der Umhüllung der Metacercarie von *Apophallus donicus*. a) Beginnende vereinzelte Melanophorenanlagerung. b) Von zwei Seiten her abgeschlossene Hüllenbildung um die im Inneren deutlich sichtbare Metacercarie. c) Vollzogene, fast vollendete Umhüllung der Metacercarie. d) Abgeschlossene Einhüllung der Metacercarie, die sich äußerlich als schwarzes Knötchen bemerkbar macht. (Original).

hämatologisch eine Abnahme der Lymphozyten um 50 %, die Zahl der Granulozyten ist um das Zwanzigfache erhöht (LJAIMAN, 1938; zit. n. BAUER et al., 1973). Als teichhygienische Maßnahme ist die gründliche Bekämpfung der Schnecken notwendig.

Knötchen an den inneren Organen durch Metacercarien von *Tetracotyle*

Gelegentlich findet man an Perikard, Peritoneum, Glaskörper, Augenkammer und in verschiedenen inneren Organen Knötchen, die durch Metacercarien von *Tetracotyle* hervorgerufen werden. Endwirte des Adultus sind Wasservögel. Die Zysten an den inneren Organen sind etwa 1 mm–3 mm groß und dünnwandig.

Bekannt sind *T. variegata, T. intermedia, T. percae-fluviatilis* und *Apharyngostrigea cornu.* Die Entwicklung zum Adultus geht auch hier über 2 Zwischenwirte, deren erster eine Schnecke, deren zweiter ein Fisch ist.

Besonders gefährdet sind Jungfische.

Chinesischer Leberegel *(Opisthorchis sinensis)*

Die Eier des Wurmes werden von der Schnecke *Bithynia striatula japonica* aufgenommen, die aus der Schnecke auswandernden Cercarien befallen Muskulatur und Haut von Cypriniden *(Carassius aur.)*. Der Genuß rohen Fischfleisches führt zur Entwicklung des geschlechtsreifen Wurmes in den Gallen- und Pankreasgängen von Mensch, Katze und Hund. Die Fische werden durch die Metacercarien nicht geschädigt.

Katzenleberegel *(Opisthorchis felineus* s. *tenuicollis)*

Die Larve des Katzenleberegels kommt in *Leuciscus*- und *Idus*-Arten vor und wird durch den Genuß von rohem Fischfleisch auf Katze, Hund und Mensch übertragen. Der geschlechtsreife Wurm lebt in den Gallen- und Pankreasgängen der Katze, des Hundes und des Menschen. 1929 waren im Kurischen Haff 100 % der Katzen befallen, 1931 hatten in einigen Dörfern nach SCHÄPERCLAUS (1954) noch 6 % der Einwohner Katzenleberegel. Erster Zwischenwirt ist die Deckelschnecke *Bithynia leachi*, von der die Wurmeier aufgenommen werden. Die Cercarien verlassen die Schnecke und invadieren Fische (Muskulatur).

Bandwürmer (Cestodes)

Die Cestoden lassen sich in zwei Unterklassen einteilen. Zu den primitiver organisierten gehören unsegmentierte Formen der Unterklasse und Ordnung Caryophyllidea, während die segmentierten zu der Unterklasse Cestoda gezählt werden. Die Unterklasse Cestoda umfaßt typische Bandwürmer.

Der Cestodenkörper ist abgeplattet und bandförmig, das Vorderende trägt den Scolex (Kopfteil), auf den bei höheren Formen ein Halsteil und die Strobila (Bandwurmkette) folgen. Die Länge der Strobila kann 10 m erreichen. Sie besteht aus einzelnen Proglottiden (Gliedern), die im wesentlichen nur (weibliche und männliche) Geschlechtsorgane enthalten. Ein Darm fehlt, das Nervensystem ist stark rudimentär, desgleichen sind es die Protonephridien. Die Eier gelangen mit den platzenden Proglottiden in das Wasser, nur bei Taeniiden hat der Uterus einen Ausführgang. Die Larvenstadien der Bandwürmer sind die Oncosphaera (Sechshakenlarve im Ei) und das freischwimmende Coracidium (Wimperlarve). Der Scolex hat Saugnäpfe, Sauggruben oder Chitinhaken. Der Körper ist von einer Cuticula bedeckt. Die Entwicklung der Bandwürmer erfolgt über einen oder zwei Zwischenwirte. Der erste Zwischenwirt ist meist ein niederer Planktonkrebs oder ein Oligochät, der zweite Zwischenwirt ein Fisch. Endwirte sind Fische oder Vögel. Für die Teichwirtschaft sind folgende Bandwürmer von Bedeutung: *Caryophyllaeus fimbriceps*, *Khawia sinensis* und *Bothriocephalus gowkongensis*, die im Darm von Cypriniden schmarotzen; *Cyathocephalus truncatus* schmarotzt im Forellendarm; die Plerocercoide von *Ligula intestinalis* und *Digramma interrupta* leben in der Leibeshöhle von Cypriniden, das Plerocercoid von *Triaenophorus nodulosus* z. B. in der Forellenleber. *B. gowkongensis* und *K. sinensis* wurden aus China und anderen fernöstlichen Ländern eingeschleppt. Die Cestoden sind wärmeliebend, deshalb sind Bandwurmerkrankungen vor allem im Sommer zu beobachten.

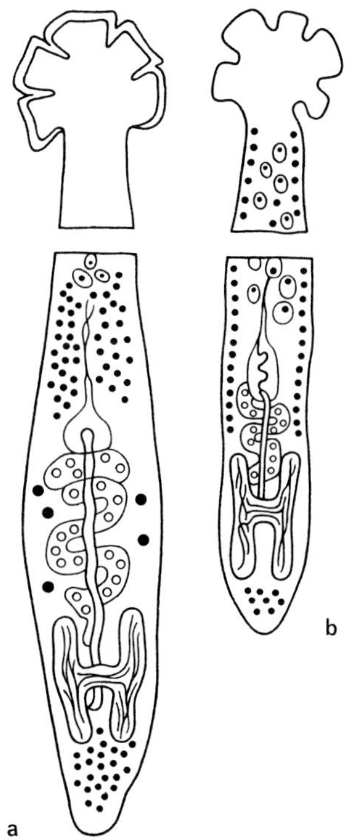

Abb. 183. a) *Khawia sinensis*, b) *Caryophyllaeus fimbriceps*. (Original).

Befall mit Caryophylliden (Nelkenwürmer)

Caryophylliden sind primitive Bandwürmer mit unsegmentiertem Körper. Sie leben in geschlechtsreifem Zustand im Fischdarm. Die von Oligochäten aufgenommenen Wurmeier entlassen eine Oncosphaera, die den Darm durchbohrt und in den Vorderteil der Leibeshöhle wandert. Bis zu 10 Larven von maximal 2 mm Länge können hier angetroffen werden. Nach Aufnahme des Wurmes durch den Fisch erfolgt im Darmlumen die Weiterentwicklung zum Adultus. Der Wurm legt im Frühsommer Eier ab, die mit dem Kot des Fisches auf den Boden des Gewässers sinken. Er verläßt den Fisch nach der Eiablage. Folgende Nelkenwürmer, von denen die beiden erstgenannten am wichtigsten sind, seien aufgezählt:

1. *Khawia sinensis* Hsü ist aus Fernostasien eingeschleppt worden (Abb. 183a.).
2. *Caryophyllaeus fimbriceps* Annenkova-Chlopina parasitiert bevorzugt Karpfen und Graskarpfen (Abb. 183b).
3. *Caryophyllaeus laticeps* Pallas befällt meistens Blei und Güster.

Befall mit *Khawia sinensis*

(Khawiosis)

Khawia sinensis ist 80 mm–170 mm lang und 3,5 mm–5,0 mm breit. Der Kopf wirkt fächerförmig und zeigt mehrere Einkerbungen. Über systematische Einzelheiten informiert entsprechende Literatur. Erwähnt soll werden, daß das Ovar die Form eines H hat, die rostrad weisenden Lappen des Ovars sind dicker als die kaudad orientierten.

Die mit den Faeces im April und Mai ausgeschiedenen befruchteten Wurmeier beginnen sich am Boden des Gewässers zu entwickeln (Dauer 30–40 Tage). Die Oncosphaera verläßt das Ei erst nach dessen Aufnahme durch einen Oligochäten *(Tubifex tubifex, Limnodrilus udekemianus, L. hoffmeisteri, Iliodrilus hammoniensis)* und setzt sich in dessen vorderer Leibeshöhle fest (Höhe des 10.–20. Segments). Hier wächst die Sechshakenlarve in 2–3 Monaten zum Procercoid heran, dessen Länge 1,5 mm–2,0 mm beträgt.

Das Wachstum des Procercoids führt zur Gonadenatrophie des Schlammröhrenwurms, auch zu dessen Tod. Mit der Aufnahme eines infizierten Oligochäten durch den Fisch als Endwirt entwickelt sich das Procercoid binnen 5–6 Monaten zum Adultus (Abb. 184).

Es werden ein- und zweisömmerige Karpfen und Graskarpfen befallen. Der Höhepunkt des Krankheitsverlaufs liegt im Mai und Juni. Als pathologische Effekte beobachteten Jara und Szerow (1981) bei Karpfen (K_2 und K_3) die 1–101 Würmer pro Individuum enthielten, Enteritis mit Kongestion, Extravasation und Ödemen in der Darmwand. Eine starke Myxiose entsteht durch lytische Verschleimung von Epithelzellen mit nachfolgenden Schleimhautdefekten. Jara et al. (1981) beobachteten ferner bei invadierten Karpfen mit steigender Intensität des Befalls ein geringes, aber signifikantes Absinken des Gesamtproteins im Serum.

Als ökologisches Phänomen registrierte Kulakovskaja (1964, zit. nach Bauer et al., 1973) den Rückgang von *Caryophyllaeus fimbriceps* beim Auftreten von *Khawia sinensis.* Beide Würmer kommen auch niemals gleichzeitig im Fischdarm vor (Inkompatibilitätsphänomen).

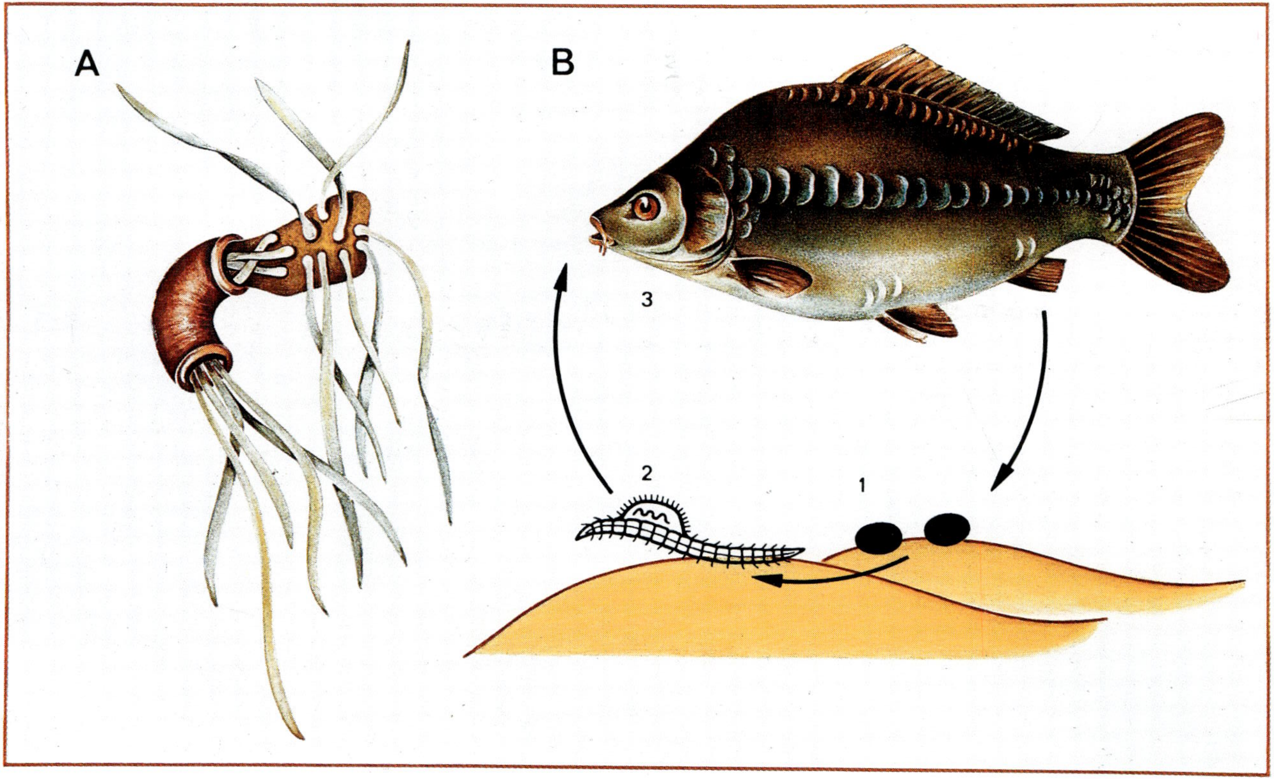

Abb. 184. Lebenszyklus von Caryophylliden. A: geschlechtsreifer, adulter Wurm im Fischdarm. B: 1 Eier, 2 Zwischenwirt (Oligochät), in dessen Leibeshöhle das Procercoid sich entwickelt, 3 Fisch als Endwirt, in dessen Darm der Wurm zum Adulutus heranwächst (A). (Nach WERBITZKAJA et al., neu gezeichnet).

Zur Bekämpfung von *K. sinensis* ist strenge Teichhygiene erforderlich, bei intensiver Desinfektion des Teichbodens mit Chlorkalk (1 t/ha) und Verhütung einer Einschleppung durch rigorose Gesundheitskontrolle.

Als Anthelminthikum wird (KULOW, 1973) Phenasal (Wirkkomponente Niclosamid) zur direkten medikamentösen Behandlung empfohlen (Handelsbezeichnung „Radeverm vet."). Dosierung: einmalig 1 g/kg Fischmasse oder 0,1 g/kg Fischmasse bei dreimaliger Widerholung nach jeweils 24 Stunden. Das handelsübliche Medizinalfutter Cestocarp (vgl. Tabelle 7) enthält 1 % des Wirkstoffes. Die Effektivität ist 100%ig, eine Resorption über den Darm erfolgt fast nicht, hohe Dosierung ist deshalb möglich (DL_{50} = 5,0 g/kg Fischmasse). Ausgeschiedenes Niclosamid ist wasserlöslich und in Konzentrationen von 0,2–0,3 mg/l toxisch (Durchstrom erforderlich). Die beste Wirkung wird im September und im Frühjahr vor der Abfischung erzielt.

Befall mit *Caryophyllaeus*

(Caryophyllosis)

Als wichtigster fischparasitärer Vertreter der Cestoden ist *Caryophyllaeus fimbriceps* zu nennen (BAUER et al., 1973). Sein unsegmentierter Körper ist 15 mm bis 25 mm lang und 1,0 mm–1,5 mm breit. Das Ovar ist H-förmig gestaltet mit halbovalen Laterallappen (Abb. 183).

Als Zwischenwirte dienen *Tubifex tubifex* und *Psammorictes albicola.* Die Procercoide erreichen das infektiöse Stadium in den Oligochäten in 3,5 – 4,0 Monaten, bei einer Länge von 1,5 mm–1,8 mm. Das Procercoid bleibt 2 Jahre infektionsfähig, wobei es mit 18 mm–20 mm die Größe des Adultus erreichen kann. Diese Entwicklung geht vom Sommer des einen über den Herbst/Winter in das andere Jahr (Überwinterung im Körper des Zwischenwirtes). Nach dem Schlüpfen des Procercoids im Fischdarm dauert die Entwicklung zum Adultus 1,5–2 Monate, die Lebensdauer des adulten Wurmes beträgt ein Jahr (Abb. 184).

Wenn *K. sinensis* in einem Teich auftritt, verschwindet *C. fimbriceps* im Lauf von 2–3 Jahren.

Infiziert werden Karpfen und Wildkarpfen bis zum Alter von 2 Jahren. Höhepunkte des Krankheitsablaufes liegen im Mai/Juni. Bei starkem Befall sind Abmagerung und Wachstumshemmung zu beobachten. Pathologische Effekte bestehen in der Schädigung der Darmschleimhaut mit Desquamation und katarrhalischer Enteritis wie bei Khawiosis. JARA u. SZEROW (1981) fanden bei mit *Caryophyllaeus* sp. befallenen Karpfen ein signifikantes Absinken des Gesamteiweißgehaltes im Serum von 2,36 g/100 ml auf 1,85 g/100 ml. Besonders betroffen war dabei die Albuminfraktion, die sich von 1,24 g/100 ml auf 0,95 g/100 ml verminderte.

Die Bekämpfung ist die gleiche wie bei *Khawia*-Befall.

Befall mit *Triaenophorus*

(Triaenophorosis)

Zu den Bandwürmern, bei denen der Fisch sowohl Zwischen- als auch Endwirt ist, gehört *Triaenophorus nodulosus* (PALL.) RUD. Der Wurm kommt am häufigsten im Hecht vor, weshalb SCHÄPERCLAUS die Bezeichnung Hechtbandwurm vorgeschlagen hat. Er tritt als Plerocercoid aber auch in Forellenzuchtanstalten auf und verursacht

Verluste. Des weiteren ist er bei Seelaube *(Alburnus mento)*, Barsch *(Perca fluviatilis)*, Seesaibling *(Salvelinus alpinus)*, Äsche *(Thymallus thymallus)*, Quappe *(Lota lota)* und bei der Elritze *(Phoxinus phoxinus)* festgestellt worden. MIRLE et al. (1985) berichteten über Vorkommen, Histopathologie und Bekämpfung der Larven-Triaenophorose bei in Netzkäfigen gehaltenen Regenbogenforellen. Die Befallsintensität wird mit 41–60 % des Bestandes bei 1–21 Plerocercoiden pro Forelle angegeben.

Der Kopf von *Triaenophorus* weist vier dreispitzige Chitinhaken auf, die zur Befestigung im Darm des Wirtes dienen. Als Gliederung ist eine innere Metamerie vorhanden. Seine Länge beträgt 15 cm–30 cm, die Breite 2 mm–4 mm. Im Darm befallener Hechte können bis 20 Bandwürmer gezählt werden.

Die wesentlichen Schädigungen werden aber nicht durch den Bandwurm selbst, sondern durch seine Larven herbeigeführt. Die Entwicklung ist folgende: Die Eier werden von Dezember bis Mai abgelegt, aus ihnen schlüpft das Coracidium, das 3 Tage im Wasser leben kann und nach dieser Zeit abstirbt, falls es nicht von einem Copepoden (meist Cyclopiden und *Diaptomus*) aufgenommen wird (1. Zwischenwirt). Das Coracidium wandert in dessen Leibeshöhle und erreicht hier als Procercoid eine Größe von bis zu 0,5 mm. Der Befall der Copepoden kann zu deren Tod führen. Die Hüpferlinge werden von Hecht, Quappe, Forelle, Äsche und Barsch gefressen, in deren Darm das Procercoid nach 2 Tagen zum Plerocercoid heranwächst (Länge 2 mm–25 mm). Dieses durchbohrt die Darmwand und befällt vorzugsweise die Leber, in der es bis zu 10 cm lang werden kann (Abb. 185).

Werden solche Fische von Raubfischen gefressen, entwickelt sich in deren Darm der adulte Wurm. Der Befall der Leber durch das Plerocercoid ruft die eigentlichen Folgen der Triaenophoruskrankheit hervor. Die eingedrungene Finne wird bindegewebig abgekapselt, wobei es zu einer Verkalkung kommen kann. Die erbsengroßen Zysten können aber bei einem Massenbefall so zahlreich werden, daß das Lebergewebe total geschädigt und unter völligem Glykogenschwund zirrhotisch wird, so daß der Tod des Fisches die Folge davon ist. Nach SCHEUERING (1929) führt das Einbohren der Larven in die Leber zur Hyperämie und weiter zur Ascitesbildung. Die um den Parasiten gebildeten Zysten bestehen von außen nach innen aus einer fibrillären Bindegewebeschicht mit spindelförmigen Zellen und aus einer mehrzelligen Schicht polyedrischer Zellen, die durch plasmolytische Enzyme der Wurmlarve ständig angegriffen und lysiert wird, wodurch das Plerocercoid sich osmotisch ernährt. Die zweite Schicht befindet sich daher in ständiger Neubildung. Außer der Leberschädigung beim zweiten Zwischenwirt tritt beim Endwirt eine Darmentzündung auf, die vor allem durch das Festheften der Würmer hervorgerufen wird. Diese heften sich in der Mukosa in unmittelbarer Nähe des Magens, im Pylorus, fest. Die Submukosa kann mit zapfen- und traubenförmigen Bindegewebewucherungen reagieren. Das Wachstum und die Widerstandskraft der erkrankten Fische sind gemindert, ihre Anfälligkeit gegenüber Sauerstoffmangel und Hunger ist besonders groß.

Neue Untersuchungen zur Plerocercoid-Triaenophorose wurden von SCHÖTTLER (1984) sowie HOFFMANN et al. (1986) mitgeteilt. Danach sinken Hämatokrit und Hämoglobingehalt mit zunehmendem Parasitenbefall ab. Die Bohrgänge und die verschiedenen Zystenformen zeigen meist einen dreischichtigen Wandaufbau: außen retikuläres Bindegewebe, durchsetzt von kollagenen Fasern und von Blutkapillaren, nach innen meist ohne scharfen Übergang gefolgt von einer Epitheloidzell-

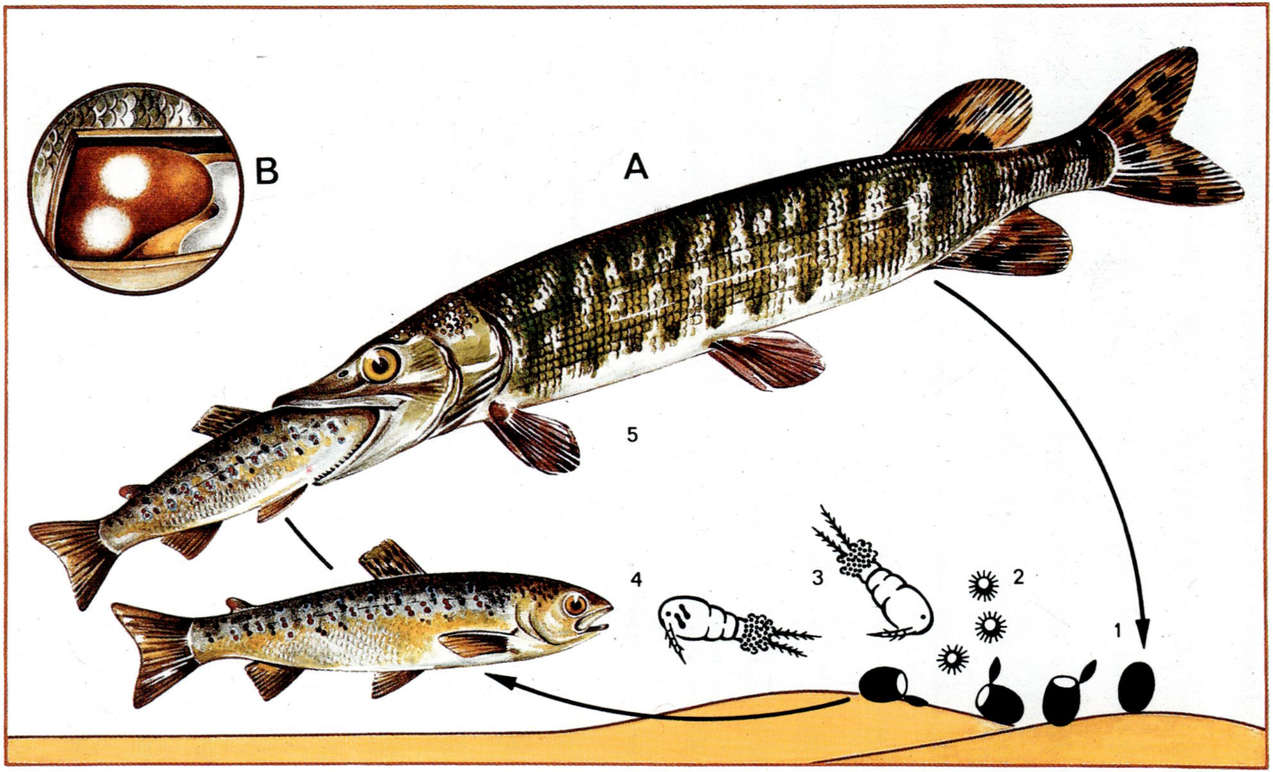

Abb. 185. Lebenszyklus von *Triaenophorus nodulosus*. A: 1 gedeckelte Eier. 2 Flimmerlarven (Coracidien). 3 *Cyclops* als erster Zwischenwirt mit Procercoiden in der Leibeshöhle. 4 Fisch (Forelle) als zweiter Zwischenwirt, in dem sich das Plerocercoid entwickelt (Leber, s. B.). 5 Hecht als Endwirt, in dessen Darm der Adultus sich entwickelt. B: bindegewebige Zysten des Plerocercoids von *Triaenophorus* in der Leber des zweiten Zwischenwirtes. (In Anlehnung an Werbitzkaja et al., neu gezeichnet).

schicht und einer Innenschicht aus eosinophilen, konzentrisch geschichteten Lagen degenerierender Zellen mit langgestreckten Zellkernen. Als Folge der Bohrwirkung der Plerocercoide traten bei 31 % der erkrankten Barsche Epitheloidzellgranulome von 60 µm–1 000 µm Durchmesser auf, die von kollagenem Bindegewebe umgeben waren (nähere Angaben bei SCHÖTTLER, 1984). Alte Zysten in der Leber von 66 % der erkrankten Barsche zeigten Verkäsungstendenz. Der Glykogengehalt der Leber war vermindert. Auch im Gekröse der Regio pylorica traten epitheloidzellige Granulome auf. SHOSTAK u. DICK (1986) fanden im Darm befallener Hechte (Endwirte) eine durch den Scolex des Bandwurms hervorgerufene Ulzeration der Mukosa und ihrer Lamina propria. Der Scolex war von zellulärer Infiltration mit Kollagenablagerung umrundet und wurde unter Knotenbildung in das Darmlumen abgedrängt. Die Läsion war vaskularisiert und hämorrhagisch bei limitierter Nekrose. Die Ringmuskelschicht das Darmes war geschwollen und verengte des Darmlumen. Als Nebenbefund wurde ein Befall mit *Rhaphidascaris acus* in der degenerierenden Lamina propria registriert.

Bei Massenerkrankungen hilft nur eine scharfe Befischung des Gewässers, Herausfangen der Hechte von Juli bis zum Dezember und Vernichtung der Finnenträger. In Forellenzuchtanstalten dürfen keine Hechte im Zuleiter stehen.

In Aquarien können procercoidhaltige Hüpferlinge bei Verfütterung zu Plerocercoidüberträgern werden. Daher sind zur Futterbeschaffung für Zierfische fischfreie Wasserfloh- und Hüpferlingsteiche am günstigsten. Das sollten vor allem Zierfischzuchtanstalten immer berücksichtigen.

Befall mit *Cyathocephalus*

(Cyathocephalosis)

Cyathocephalus truncatus PALLAS tritt vor allem in der Sowjetunion als Parasit besonders bei Salmoniden auf. Er schmarotzt in den Appendices pyloricae. *C. truncatus* ist 4 cm–5 cm lang und 1 mm–4 mm breit, mit unsegmentiertem Körper. Die Festheftung erfolgt mit Hilfe eines trichterförmigen Saugnapfes. Die befruchteten Wurmeier gelangen mit dem Kot des Wirtes auf den Boden des Gewässers. Hier entwickelt sich im Lauf eines Monats die Oncosphaera, die nach Aufnahme des Eies durch einen Amphipoden (*Rivulogammarus pulex*, *R. spinicaudum* und andere) in dessen Darm schlüpft, diesen durchbohrt und sich in der Leibeshöhle ansiedelt, in der sie zum Procercoid heranwächst. Wird ein derart infizierter Amphipode von einem Fisch gefressen, entwickelt sich das Plerocercoid in dessen Darm zum adulten Wurm.

Als prophylaktische Maßnahme ist in Forellenteichwirtschaften die Vernichtung der Amphipoden notwendig.

Riemenwurmkrankheit

(Ligulosis)

Symptomatologie, pathologische Anatomie, Diagnostik. Die erkrankten Fische zeigen Wachstumsverlangsamung. Bei starkem Befall springt der Leib hinter der Mundboden-Schlundregion kropfartig vor. Die Fische können abgemagert sein. Die Sektion zeigt Peritonitis, Atrophien der inneren Organe, Blutungen, nekrotische weiße Stellen und Ascites.

Untersuchungstechnik. Die Sektion genügt vollkommen, um sich ein ausreichendes Bild über den Krankheitszustand und den prozentualen Anteil erkrankter Fische zu verschaffen.

Ätiologie, Pathogenese, Epidemiologie. Die Ligulosis wird durch die Larve des Riemenwurmes hervorgerufen. Der Riemenwurm (*Ligula intestinalis* L.) lebt im Darm von Wasservögeln, besonders Möwen, seine Larve (*Ligula simplicissima* CREPLIN) in der Leibeshöhle von Fischen. *Ligula* weist keine Proglottiden, aber interne Metamerie auf. Der Körper zeigt ventral eine Mittelrinne mit den Genitalporen und eine sekundäre feine Gliederung. Das Vorderende hat zwei Sauggruben.

Aus dem mit dem Vogelkot ins Wasser gelangenden Ei, in dem sich die Oncosphaera befindet, schlüpft das Coracidium. Dieses wird von Copepoden, und zwar von *Diaptomus* und *Cyclops*, gefressen (1. Zwischenwirt) und entwickelt sich in deren Leibeshöhle zum Procercoid (Vorfinne), nachdem es die Darmwand durchbohrt hat. Wird der Kleinkrebs von einem Fisch gefressen, so wächst das Procercoid nach Durchwanderung der Darmwand weiter in der Leibeshöhle zum Plerocercoid (Vollfinne) *Ligula simplicissima* heran. Seine Länge beträgt 20 cm–40 cm, die Breite 0,5 cm–1,5 cm. Seine Farbe ist weiß bis elfenbeinfarben. Nach Aufnahme der Vollfinne durch einen Wasservogel entwickelt sich unter dem Einfluß der höheren Körpertemperatur im Vogeldarm der endgültige geschlechtsreife Wurm binnen 2 Tagen (Abb. 186). Die Würmer sterben nach drei Jahren im Vogeldarm ab.

Vor allem werden der Blei (*Abramis brama* L.) und pflanzenfressende Fische von *Ligula* heimgesucht. Besonders kleinere Bleie, die vorwiegend Kleinkrebse fressen, sind erkrankt. Der Befall liegt zwischen 4–80 %. Bei größeren Bleien ist die Zahl erkrankter Fische geringer. Zusätzlich kann ein Befall mit *Ergasilus* und Sporozoen eintreten. Auch Plötze, Schleie, Barsch und Zander werden befallen.

Von gleicher Bedeutung bei gleichem Entwicklungsgang ist ein naher Verwandter von *L. intestinalis: Digramma interrupta* RUD. *D. interrupta* besitzt zwei Rinnen für die Ausmündung der Genitalporen.

Pathologische Histologie und Hämatologie. Histologisch sind Angiorhexis, Druckatrophie besonders der Leber, lokale Nekrose und am Leberrand Hämosiderinablagerung festzustellen. Diese gibt eine positive Berliner-Blau-Reaktion. Der Hb-Gehalt ist von 45 % auf 28 % erniedrigt.

Therapie, Prophylaxe, Hygiene. Scharfe Befischung in Seen und Herausfangen erkrankter Fische vor allem der untermäßigen Bleie, ist zur Bekämpfung notwendig. Die Taucher und andere fischfressende Vögel müssen kurzgehalten werden.

Fischbandwurm *(Diphyllobothrium latum*

Einer der Endwirte des Fischbandwurmes *Diphyllobothrium latum* L. ist der Mensch. Der Fischbandwurm ist der größte Bandwurm des Menschen. Seine Maximallänge kann 10 m–12 m betragen (Rinderbandwurm 4 m–10 m, Schweinebandwurm 2 m–8 m). Er schmarotzt im Dünndarm auch bei Hund und Katze. Die Proglottiden werden im Darm geschlechtsreif und legen dort ihre Eier ab. Diese gelangen gemeinsam mit degenerierenden abgestoßenen Proglottiden mit dem Kot nach außen. Geraten die Eier, deren Größe 45 µm x 70 µm beträgt, in das Wasser, so schlüpft aus ihnen die Oncosphaera (Sechshakenlarve) und dringt als frei-

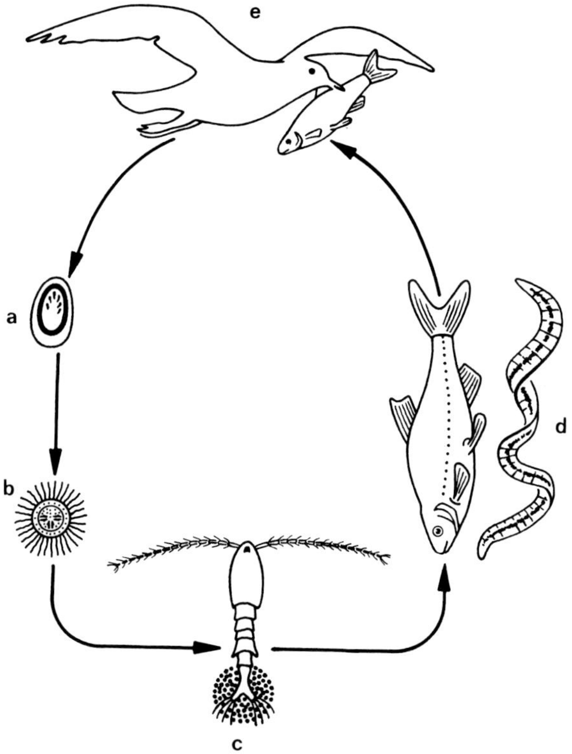

Abb. 186. Entwicklungskreislauf von *Ligula intestinalis*. a) Ei mit vorgebildeter Oncosphaera. b) Flimmerlarve (Coracidium). c) *Diaptomus gracilis* (erster Zwischenwirt). d) Fisch (zweiter Zwischenwirt), in dessen Leibeshöhle sich die Vollfinne (Plerocercoid) *Ligula simplicissima* entwickelt. e) Wasservogel, in dessen Darm sich der geschlechtsreife Riemenwurm *(Ligula intestinalis)* entwickelt. (Original).

schwimmendes, mit einem Flimmerepithel versehenes *Coracidium* in einen Copepoden *(Cyclops, Diaptomus)* ein (1. Zwischenwirt), in dessen Leibeshöhle sie sich zu dem Procercoid (Vorfinne), dessen Länge 500 µm beträgt, entwickelt. Die Krebse werden von Hecht, Quappe, Barsch, Lachs, Bachforelle, Äsche und Aal gefressen (2. Zwischenwirt oder Transportwirt). Die mit Hilfe der Verdauungsenzyme frei werdende Larve dringt durch die Darmwand in die Muskulatur oder die Leber ein und entwickelt sich hier zum Plerocercoid (Vollfinne), dessen Länge 1 cm–2 cm beträgt. Werden diese Transportwirte von Raubfischen (Hecht) gefressen, bohren sich die Plerocercoide durch die Darmwand und siedeln sich in der Muskulatur dieses dritten Zwischenwirtes an, den wir als Stapelwirt bezeichnen, da mit seinem zunehmenden Alter die Zahl der von ihm beherbergten 2 cm–3 cm langen Plerocercoide zunimmt. Sie können mehrere Jahre alt werden. Das Plerocercoid ruht im Gegensatz zu anderen Finnen nicht in einer flüssigkeitserfüllten Blase. Es zeigt eine deutliche Querrunzelung, eine Einstülpung am rostralen Ende und ein starkes Kontraktionsvermögen (Abb. 187).

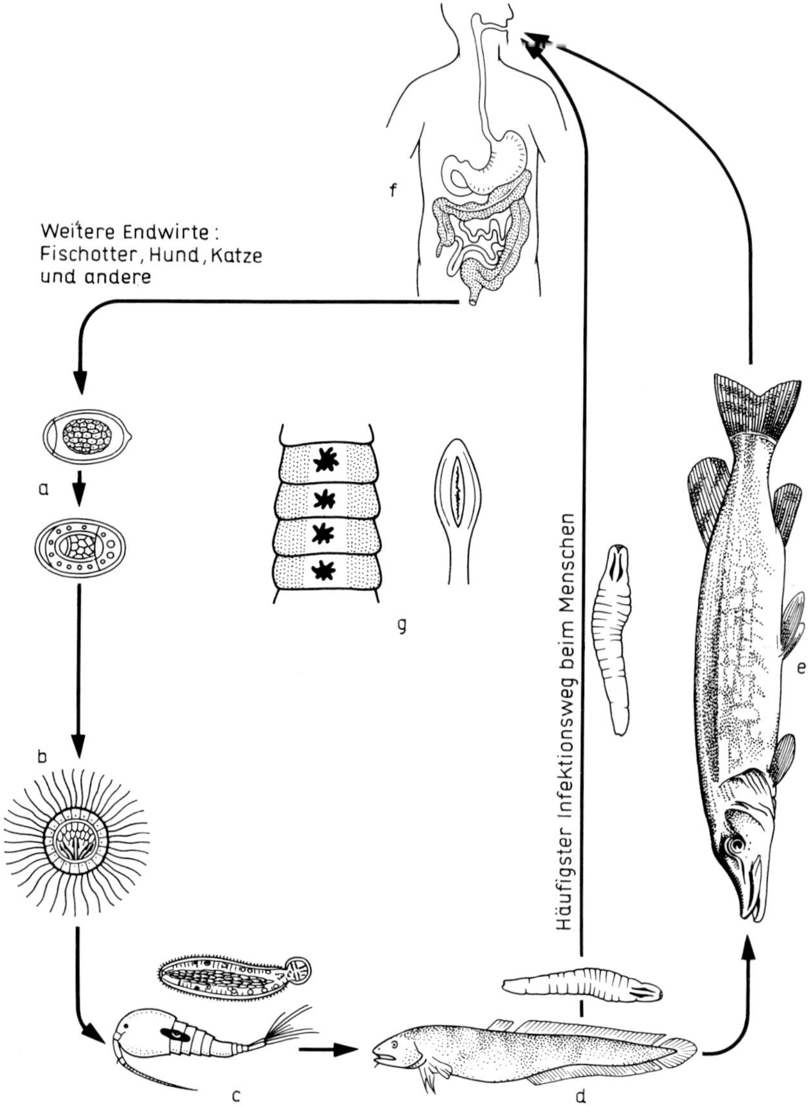

Abb. 187. Entwicklungskreislauf von *Diphyllobothrium latum*. a) Eier in verschiedenen Entwicklungsstadien, davon eines mit vorgebildeter Oncosphaera. b) Flimmerlarve (Coracidium). c) Copepode als erster Zwischenwirt, in dessen Leber oder Muskulatur sich das Procercoid entwickelt. d) Fisch als zweiter Zwischenwirt (Transportwirt), in dessen Leber sich das Plerocercoid entwickelt. e) Raubfisch als dritter Zwischenwirt (Stapelwirt), in dessen Muskulatur die Plerocercoide sich häufen. f) Mensch, Katze, Hund als drei von vielen potentiellen Endwirten. g) Proglottiden und Kopf des geschlechtsreifen Fischbandwurms im Darm. (Original).

Der Genuß rohen Fischfleisches (in den Masuren und in Finnland rohe, mit Salz und Zwiebeln zubereitete Quappenleber und roher Fischrogen) führt nach Festheftung des Plerocercoids im Dünndarm zur endgültigen Entwicklung des geschlechtsreifen Bandwurmes im Menschen bzw. in Hund und Katze. In Pillkoppen auf der Kurischen Nehrung hatten 44,3 % aller Einwohner den Fischbandwurm. Heute finden wir einen stärkeren Befall in Karelien und in der nördlichen Sowjetunion. Der Befall mit dem Fischbandwurm führt zu gefährlichen Anämien und den Erscheinungen der Helminthose.

Befall mit *Bothriocephalus gowkongensis*

(Bothriocephalosis)

Bothriocephalus gowkongensis Yeh gilt in der Sowjetunion als der gefährlichste fischparasitäre Cestode. Daneben ist in der Steiermark nach Import von *Ctenopharyngodon idella* ein Befall der Karpfen, mit *Bothriocephalus acheilognathi* Yamaguti registriert worden (Otte, 1972). Parasitiert werden Karpfen, Graskarpfen, Marmorkarpfen u. a.

Symptomatologie, pathologische Anatomie, Diagnostik. Besonders gefährdet sind einsömmrige Karpfen und einsömmrige Graskarpfen. Die erkrankten Jungfische sistieren im Wachstum. Otte (1972) beobachtete einen zusätzlichen starken Befall mit *Chilodonella* und Abmagerung der erkrankten Karpfen. Bei Anwesenheit vieler Parasiten im Darm ist das Abdomen stark aufgetrieben. Nach Eröffnung der Leibeshöhle schimmern die Parasiten bei starkem Befall durch die dünne Darmwand hindurch. Gelegentlich kommt es zur Perforation des Darmes. Die Fische schwimmen lethargisch an der Wasseroberfläche und verweigern die Futteraufnahme.

Untersuchungstechnik. Nach Sektion des Fisches und nachfolgender Artbestimmung des Parasiten ist die Diagnose gesichert.

Ätiologie, Pathogenese, Epidemiologie. *B. gowkongensis* bewohnt den Darm von Süßwasserfischen (s. oben). Der Wurm ist von weißlicher Farbe, die Strobila besteht aus zahlreichen Proglottiden. Der herzförmige Scolex trägt zwei Sauggruben. Die Gesamtlänge von *B. gowkongensis* ist 15 cm–20 cm, seine Breite 2,5 mm bis 3,0 mm. Das Ovar ist zweilappig und in der Mitte des kaudalen Proglottidenrandes situiert. Die nach Platzen der Proglottiden ausgeschiedenen Eier enthalten einen voll entwickelten Embryo. Die Entwicklung geht über Cyclopiden als Zwischenwirte. Die Eier sinken zu Boden, und das Coracidium beendet binnen 3–5 Tagen seine Entwicklung. Aus den Eiern schlüpft eine bewimperte Sechshakenlarve, die nach Aufnahme durch einen *Cyclops* dessen Darmwand durchbohrt und sich in der Leibeshöhle zum Procercoid weiterentwickelt. Das Procercoid ist rechteckig und im Kaudalteil mit einem rundlichen Cercomer ausgestattet, das 3 deutliche embryonale Hakenpaare trägt. Nach Aufnahme des Kleinkrebses durch einen Fisch entwickelt sich das Procercoid binnen 20–25 Tagen zum geschlechtsreifen Adultus (Abb. 188). Die Bothriozephalose tritt in China und in der Sowjetunion häufig auf. Nach anderen Ländern, z. B. Rumänien oder Österreich, wurde sie mit importierten Graskarpfen eingeschleppt. Die Befallsstärke pro Fisch liegt bei 50 Parasiten, Maximalwerte von 360 sind für zweijährige Graskarpfen bekannt geworden.

Die Infektionsstärke steigt bei einsömmrigen Karpfen im Sommer an (planktische Ernährung) und sinkt mit dem Übergang zur Bodennahrung. Eine Befallsstärke von 80–100 Würmer pro Fisch ist tödlich.

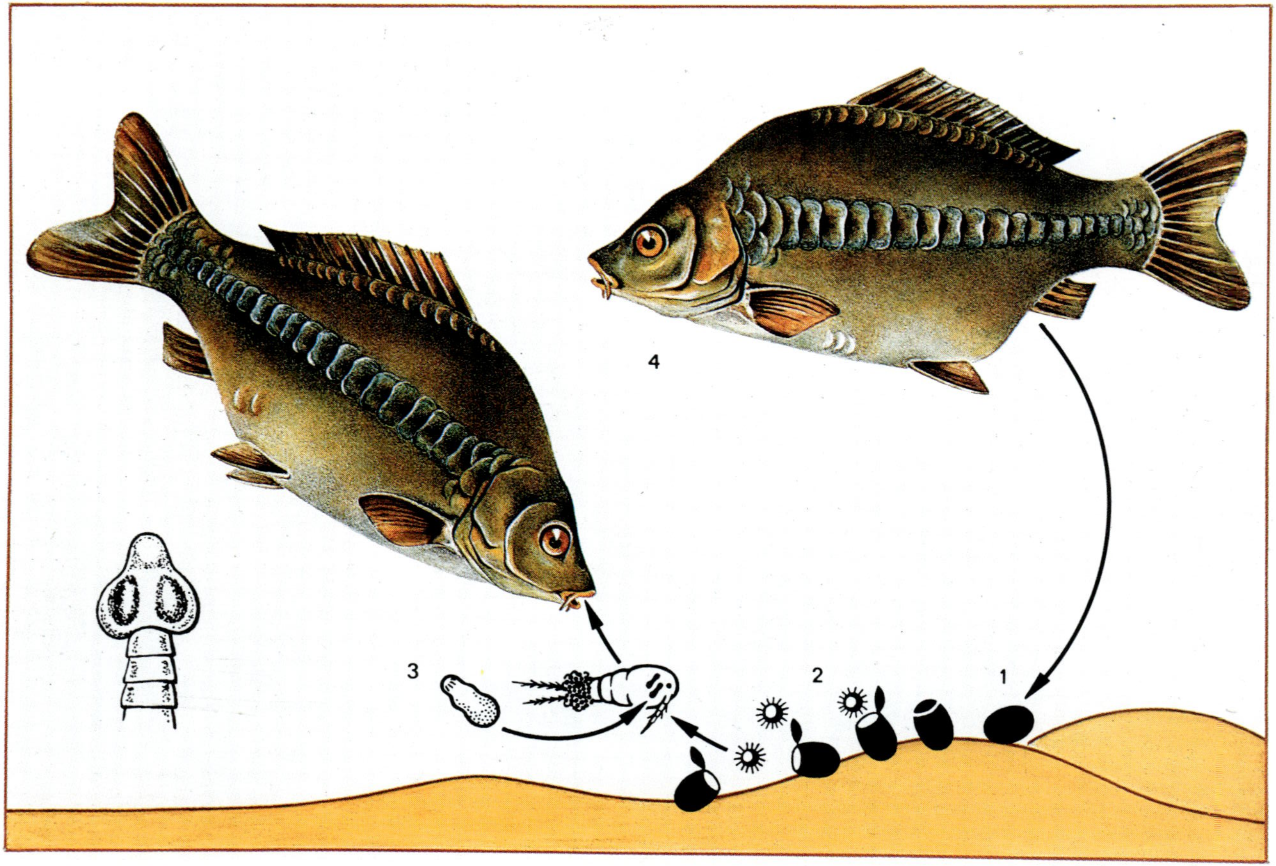

Abb. 188. Lebenszyklus von *Bothriocephalus gowkongensis*, 1 gedeckeltes Ei. 2 Flimmerlarve (Coracidium). 3 *Cyclops* als Zwischenwirt und Träger des Procercoids. 4 Fisch (Karpfen) als Endwirt des geschlechtsreifen Adultus. Links unten: Kopf von *B. gowkongensis*. (Nach Werbitzkaja et al., neu gezeichnet und etwas abgeändert).

Pathologische Histologie, Hämatologie. Der Parasit heftet sich in der Darmschleimhaut fest und bewirkt mechanische Schädigungen, verbunden mit Entzündungsvorgängen. Bei mäßigem Befall ist desquamative katarrhalische Enteritis zu beobachten, die im fortgeschrittenen Stadium einer katarrhalisch-hämorrhagischen Enteritis weicht. Die Mukosa ist exsudativ entzündet, das anfänglich flüssige Exsudat wird fortschreitend visköser und enthält Schleimhautzellen in verschiedenen Stadien der Degeneration. Die entzündete Mukosa weist punkt- bis streifenförmige Hyperämien auf. Im histologischen Schnitt ist die Mukosa ödematös und von Blutzellen infiltriert, das Epithel zeigt schleimige Degeneration und Nekrosen, in Parasitennähe proliferiert das Bindegewebe. Auch die Muskularis kann zerstört werden (Ödeme, Nekrosen). Die Würmer scheiden Toxine ab, die vom Fischorganismus resorbiert werden. In der Folge treten Schädigung der parenchymatösen Organe, vor allem der Leber auf.

Therapie, Prophylaxe, Hygiene. Die medikamentöse Behandlung der Bothriozephalose hat in der gleichen Weise zu erfolgen, wie sie bei der Khawiosis geschildert worden ist, also mit Niclosamid (Phenasal „Radeverm vet.") und über Medizinalfutter (Cestocarp). Die Teichdesinfektion erfolgt mit Chlorkalk 500 kg/ha. Die entstehende Chlorkalklösung tötet die Eier sicher ab. Eine 1%ige Lösung von Chlorkalk wirkt nach Kulow (1973) binnen 2 Stunden. Auch ein Trockenlegen der Teiche führt zum Absterben der Eier von *B. gowkongensis.*

Rundwürmer (Nematodes)

Der Körper der Nematoden ist von einer symplasmatischen Epidermis mit fester Kutikula bedeckt. Unter der Körperdecke liegt eine epitheliale Längsmuskulatur. Sie bildet zusammen mit der Haut einen Hautmuskelschlauch. Die Nematoden haben eine primäre Leibeshöhle, in der ein zylindrischer Darm liegt, der mit einem ventral mündenden After endet. Das Nervensystem wird von einem Schlundring mit abgehenden Längsnerven gebildet. Als Exkretionsorgane dienen Protonephridien in den Seitenlinien der Haut. Ein Blutgefäßsystem fehlt. Die Gonaden münden mittels Gonodukten ventral nach außen. Die Nematoden sind getrenntgeschlechtlich. Es gibt ovipare und vivipare Formen.

Die Fische können Endwirt, Zwischenwirt oder beides zugleich sein. Sind die Fische Zwischenwirte, finden wir die Nematodenlarven in der Haut, Muskulatur und den inneren Organen, wo sie bindegewebig abgekapselt werden und kleine, etwa 0,5 mm – 1,0 mm große Knötchen bilden. Die Biologie aller dieser Nematoden ist noch wenig erforscht. Schäperclaus (1954) beobachtete bei Satzaalen eine heftige Entzündung des Blindsackes nach Befall durch freilebende und in der Schleimhaut enzystierte Nematoden der Art *Spinitectus inermis* Zeder und sekundärer Infektion mit *Aeromonas punctata.* Bei Plattfischen wurden am Darm, an der Leber und am Mesenterium enzystierte Larven von *Raphidascaris* und *Cucullanellus* beobachtet. Ein Beispiel für den Befall der Dorschleber wurde von Röhr et al. (1959) beschrieben, die bei 27 Dorschleberkonserven starken Nematodenbefall durch Larven von *Anisakis,* aber auch einzelne *Anisakis*-Würmer feststellten (Abb. 189). Reimer (1970) berichtete über mehrerer Fälle, in denen *Anisakis*-Larven lebend in den Darm des Menschen gelangten, von dort in die Leibeshöhle eindrangen und schwere Entzündungen mit gelegentlicher Todesfolge hervorriefen.

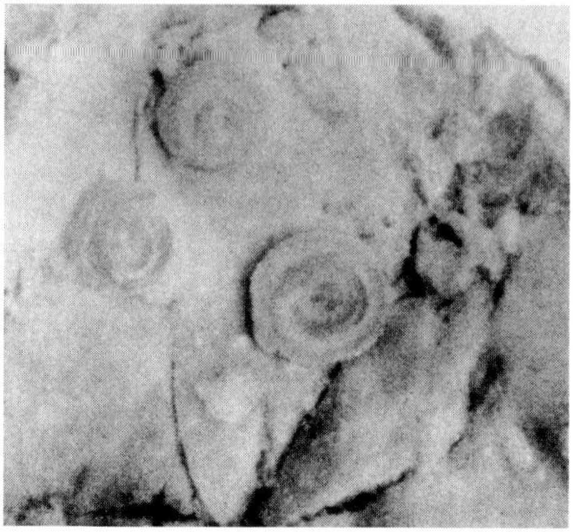

Abb. 189. Larven von *Anisakis* in einer Dorschleberkonserve. (Nach RÖHR, BORKENHAGEN und KNAAK).

Für Nematodenlarven in Seefischen stellen diese den Zwischenwirt dar, die Endwirte sind Robben, Haie, Rochen u. a. Nach KAHL (1939, 1940) sind die Larven von *Anacanthocheilus rotundatus* am weitesten verbreitet (Kabeljau, Köhler, Seehecht, Blauleng, Leng, Lumb, Rotbarsch, Makrele, Seehase, Rotzunge) und im Magen, in der Leibeshöhle, den inneren Organen und der Muskullatur lokalisiert. Ebenfalls häufig finden wir andere Heterocheilidenlarven *(Anisakis, Porrocaecum)* vor allem im Rotbarsch. Anisakiden und vor allem *Rhaphidascaris* treffen wir als adulte Würmer im Darm der Fische an. Bei *Rhaphidascaris* ist meist der Hecht Endwirt, als Zwischenwirte dienen Blei und andere Cypriniden.

In der Schwimmblase von Salmoniden, Osmeriden und Thymalliden lebt *Cystidicola farionis* FISCHER der bei starkem Auftreten Anämie verursacht (Zwischenwirt *Pontoporeia affinis*). *Camallanus lacustris* ZOEGA lebt im Darm und in den Appendices pyloricae von Meeres- und Süßwasserfischen. *Philometra abdominalis* NYB. tritt im Gefolge von *Ligula* beim Blei auf. Die Weibchen von *Philometra sanguinea* RUDOLPHI leben in der Rücken- und Schwanzflosse der Karausche. Der Zwischenwirt von *Filaria* ist *Cyclops.*

Fadenwürmer werden von Zeit zu Zeit auch im Darm von Aquarienfischen gefunden. Es ist vor allem die Gattung *Capillaria* ZEDER, die beobachtet wird.

HEINZE beschrieb *Capillaria pterophylli* HEINZE bei Segelflossern. SCHÄPERCLAUS fand Nematoden und Nematodenlarven in Buntbarschen. Im Darm brasilianischer Characiden lebt *Capillaria piscicola* TRAVASSOS, ARTIGAS und PEREIRA, während brasilianische Salmler von *Capillaria minima* TRAVASSOS, ARTIGAS und PEREIRA befallen sind.

AMLACHER (1961) konnte *Capillaria*-Befall bei einem *Lebistes reticulatus* feststellen. Der Darm enthielt 32 Nematoden verschiedener Größe. Die Darmwand zeigte stellenweise Schädigungen, an denen die Würmer vorwiegend versammelt zu sein schienen. Auch im Eierstock wurden sie angetroffen. Der geschwächte Fisch war außerdem von *Trichodina* befallen.

Die Größe von *Capillaria*-Arten, die in Aquarienfischen gefunden wurden, beträgt je nach Geschlecht. 10 mm–20 mm, *C. piscicola* ist 4 mm–6 mm, *C. minima* 1 mm bis 2 mm lang. Bei Neuimporten *(Hyphessobrycon innesi)* aus Peru konnten wir in der Muskulatur und der Leber abgekapselte Nematodenlarven beobachten.

Nach RANKIN wird zur Heilung erkrankter Zierfische Trockenfutter gegeben, das vorher in Parachlorometaxylenol eingeweicht wurde.

Befall mit *Philometroides lusii*
(Philometrosis)

Der Nematode *Philometroides lusii* VISMANIS führt bei einsömmerigen Karpfen und einsömmerigen Graskarpfen zu Verlusten, wenn der Befall bis 5 Parasiten pro Fisch beträgt. Bei zweisömmerigen Fischen beginnen die Verluste bei Befallsraten von 30 Parasiten pro Fisch. Speisekarpfen verlieren bei Befall mit *P. lusii* durch abstoßendes Aussehen ihren Verkaufswert.

P. lusii ist vivipar. Die Weibchen sind blaß- oder blutrot, ihre Länge beträgt 9 cm–16 cm, die Breite 1 mm. Die Männchen sind 3,0 mm–3,6 mm lang und etwa 0,04 mm breit.

Zwischenwirte von *P. lusii* sind Cyclopiden, meist *Eucyclops*-Arten. Die Weibchen dringen mit dem kaudalen Körperabschnitt unter der Haut (Schuppen) vor, ihr Körper platzt, bedingt durch die veränderten osmotischen Verhältnisse, und die Larven gelangen in das Wasser, wo sie sich an submerse Pflanzen und Gegenstände heften. Nach der Aufnahme durch *Cyclops* gelangen sie mit diesem in den Fisch. Hier dringen sie durch die Darmwand in die Leibeshöhle und wandern aktiv in Schwimmblase, Gonaden und Niere. Im Verlauf eines Monats erfolgt die Differenzierung in Weibchen und Männchen. Die befruchteten Weibchen dringen aus der Leibeshöhle in die Schuppentaschen vor und wachsen sehr schnell vom Juni des einen zum Mai des nächsten Jahres heran, um nach Abgabe der Larven den Wirt nach einer Lebensdauer von einem Jahr zu verlassen. Die Männchen wandern nach Begattung der Weibchen aus der Leibeshöhle in die Wand der Schwimmblase, in der sie mehrere Jahre lebend angetroffen werden.

Auf ihren Wanderungen im Fischkörper (Darm – Schwimmblase – Epidermis) verursachen die Wurmlarven und die Würmer Gewebeschädigungen, so beim Eindringen der Männchen in die Wand der caudalen Schwimmblasenkammer (Gleichgewichtsstörungen bei den befallenen Fischen bzw. Tod bei Befall der Schwimmblase mit 5–9 Nematoden). Infizierte Fische sind abgemagert, im Wachstum behindert und apathisch. Bei größeren Fischen kann es zur Geschwürbildung in der Haut kommen. Bakterielle Komplikationen können hinzutreten. Die roten Nematoden schimmeren deutlich durch die Haut hindurch, besonders an der Ventralseite. Befallene Teichwirtschaften müssen unter strenge Quarantäne gestellt werden. Der Entwicklungskreislauf der Larven ist durch Einbringen von Metrifonat (Handelsbezeichnung „Trichlorphon Wolfen") in der Konzentration von 0,25 g je m^3 Wasser in Quarantäneteichen zu unterbrechen (Beeinflussung auch der Copepoden). Die Wassertemperatur darf dabei nicht unter 12 °C liegen.

Kratzer

Kratzer *(Acanthocephala)* sind millimeter- bis zentimeterlange Darmparasiten, die einen mit Haken besetzten Rüssel tragen, mit dem sie in der Darmwand verankert sind. Sie haben weder Mund noch After, desgleichen keinen Darm. Die Nahrungsaufnahme erfolgt osmotisch über die gesamte Körperoberfläche. Die Exkretionsorgane sind oft rudimentär, die Gonaden besonders ausgebildet.

In den flachovalen Eiern der Kratzer entwickelt sich eine Hakenlarve (Acanthor), die am Vorderende 3 Hakenpaare trägt. Sie ist bei der Eiablage bereits ausgebildet. Die in das Wasser abgelegten Eier werden von einem wirbellosen Zwichenwirt (Arthropoden, meist Krebse) aufgenommen, in dessen Darm die Hakenlarve schlüpft und durch die Darmwand in die Leibeshöhle eindringt. Sie wandelt sich hier innerhalb von 5–12 Wochen zur Invasionslarve, die eigentlich schon eine Jugendform der Kratzer darstellt (Postlarve oder Cystacanthus). Die Cystacanthen werden in ihrem Zwischenwirt bindegewebig abgekapselt. Nach Aufnahme durch einen Fisch entwickelt sich in dessen Darm der adulte Wurm. Dieser Zwei-Wirte-Zyklus besteht bei *Echinorhynchus* und *Acanthocephalus* (Flohkrebse, Asseln → Fisch). Bei anderen Kratzerarten werden Stapelwirte in den Entwicklungskreislauf eingeschaltet. In diesem Fall, wie bei *Neoechinorhynchus* und *Pomphorhynchus laevis*, ist der erste Zwischenwirt ein Flohkrebs, der zweite Zwischenwirt (Stapelwirt, paratenischer Wirt) kann ein Wirbelloser (z. B. Wasserschnecke) als euparatenischer Wirt oder ein Wirbeltier (Fisch) als para-paratenischer Wirt sein. Auch der Übergang adulter Kratzer von einem Wirtfisch auf einen anderen (wie bei *Echinorhynchus salmonis*) ist möglich (sogenannter Postzyklusparasitismus).

Folgende Kratzer sind fischereilich wichtig:

1. *Echinorhynchus truttae* Schrank. Länge: ♂ 8 mm–11 mm, ♀ 15 mm–20 mm. Körper schlank, zylindrisch. Bei totalem Befall des Darmtrakts von Bachforellen treten Exophthalmus und Abmagerung auf. Die Larve lebt in *Gammarus pulex*.
2. *Neoechinorhynchus rutili* O. F. Müller. Länge: ♂ 2 mm–8 mm, ♀ 5 mm–16 mm. Vorwiegend bei Regenbogenforellen in Teichen zu beobachten, außerdem in weiteren 60 Arten von Süßwasserfischen. Die Larven leben in Ostracoden.
3. *Pomphorhynchus laevis* O. F. Müller. Länge: ♂ 6 mm, ♀ 16 mm–28 mm. Tritt bei Barben und zahlreichen anderen Süßwasserfischen auf. Im Meer lebt er in Gadiden, Plattfischen, Aalen u. a. Die befallenen Fische sind abgemagert. Die Darmwand wird von den Rüsseln der Kratzer durchbohrt und reagiert mit bindegewebiger Abkapselung der abgefallenen Rüssel in Gestalt gelblicher Knötchen auf der äußeren Darmwand. Zwischenwirt ist *Gammarus pulex*.
4. *Acanthocephalus anguillae* O. F. Müller. Länge: ♂ 5 mm–9,5 mm, ♀ 12 mm bis 20 mm. Lebt im Aal, Barsch, Lachs und in weiteren 37 Süßwasserfischarten. Zwischenwirt ist *Asellus aquaticus*.
5. *Acanthocephalus lucii* O. F. Müller. Länge: ♂ 7 mm, ♀ 8 mm–21 mm. Lebt in Hecht, Barsch, Kaulbarsch und in der Schleie, insgesamt in 36 Arten von Süßwasserfischen.
6. *Echinorhynchus gadi* O. F. Müller. Länge: ♂ unter 20 mm, ♀ bis 80 mm. Lebt in Meeresfischen, vorwiegend im Dorsch. Verursacht Gechwüre in der Darmschleimhaut. Zwischenwirte sind *Gammarus locusta* und andere Flohkrebse.
7. *Echinorhynchus salmonis* O. F. Müller. Länge: ♂ bis 6,3 mm, ♀ bis 8 mm. Körper vorn verdickt, birnenförmig. Lebt in 40 Süßwasserfischarten und Wanderfischen (Lachs, Aal), außerdem im Steinbutt, in Schollen und Schellfischarten. Kann die Darmwand durchbohren. Zwischenwirt ist *Pontoporeia affinis*.

Die Bekämpfung der Kratzer bei Massenbefall in Seen und Fließgewässern kann nur durch das Herausfangen magerer, also krankheitsverdächtiger Fische erfolgen, die vernichtet werden müssen. In Teichen werden die Larven der Kratzer mitsamt ihren Zwischenwirten durch Chlorkalkung und Trockenlegen vernichtet.

Fischegel

Die Egel sind als abgewandelte, dorsoventral abgeplattete Anneliden mit ektoparasitischer Lebensweise aufzufassen. Ihre äußere Segmentierung ist sekundär entstanden und entspricht nicht der inneren Segmentierung. Die Leibeshöhle ist ein Coelom, oder sie ist zu lakunären Räumen reduziert. Zur Festheftung und zur (spannerartigen) Fortbewegung dienen ein vorderer und ein hinterer Saugnapf. Der vordere Saugnapf enthält die Mundöffnung oder die Mündung der Rüsselscheide. Vor dem Pharynx können sich gezähnte Kiefer oder ein vorstülpbarer Rüssel befinden. Beide dienen der Wundsetzung. Das herausfließende Blut wird durch ein Enzym der Vorderdarmdrüsen, das Hirudin, ungerinnbar gemacht. Der Magen besitzt zahlreiche laterale Blindsäcke. Die Gonaden sind zwitterig.

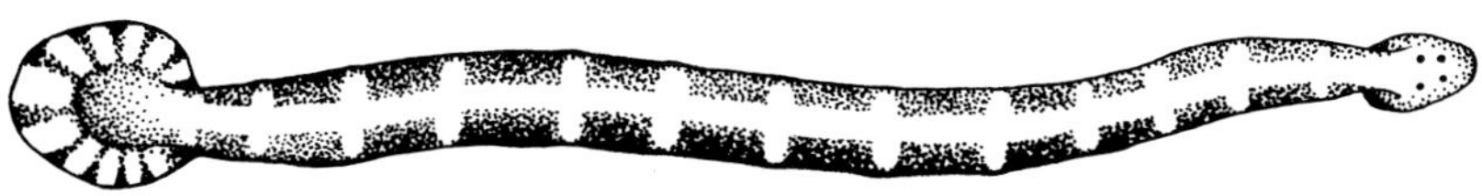

Abb. 190. *Piscicola geometra. (Original).*

Von den Fischegeln, die zu den Rüsselegeln gehören, soll hier nur der bekannteste, *Piscicola geometra* L. (Abb. 190), erwähnt werden. Er ist äußerlich durch charakteristische Querbinden und starke abgesetzte Saugscheiben kenntlich. Seine Länge schwankt zwischen 2 cm–4 cm. *Piscicola* kann sich innerhalb 48 Stunden mit Blut vollsaugen, wie Dombrowski (1953) zeigte. Dabei nimmt er nach Einstich seines Rüssels 150 mm^3 Blut auf. Bei Massenbefall kommt es bei den Fischen zum Absinken des Hämoglobingehaltes und der Eryhtrozytenzahl. Die Fische werden beunruhigt, es können *Cryptobia* und *Aeromonas punctata* übertragen werden. Sind die Egel vollgesogen, verlassen sie den Fisch. Im Wasser verharren sie in Lauerstellung, meist in Bodennähe, mit ausgestrecktem Körper und mit dem caudalen Saugnapf festgeheftet. Die Festheftung an vorüberschwimmenden Fischen erfolgt blitzschnell mit dem Mundsaugnapf. Die Eiablage der Egel geschieht mehrmals vom Frühjahr bis zum Herbst auf Pflanzen und festen Gegenständen. Die Eier von *Piscicola* werden einzeln in Kokons von 4 mm Größe abgelegt.

Befallene Fische können in 2,5%iger NaCl-Lösung (vgl. Tabelle 7) gebadet werden. Teiche, in denen ein Massenauftreten von Egeln beobachtet wird, müssen abgelassen, mit Branntkalk (Chlorkalk) ausgestreut und der Boden wieder etwas überstaut werden, um die Egel und deren Kokons abzutöten.

Fischparasitäre Krebse

Die Krebse sind fast ausnahmslos kiemenatmende Wasserbewohner. Ihre Extremitäten sind mit Ausnahme des ersten Paares Spaltfüße. Das erste, oft auch das zweite Beinpaar übernehmen die Funktion von Antennen. Als Exkretionsorgane funktioniern besondere Drüsen. Die Augen sind dreiteilige Stirnaugen (bei Nauplius) oder paarige Facettenaugen. Die Gonaden sind getrenntgeschlechtlich, selten zwittrig. Sexueller Dimorphismus ist bei den parasitischen Krebsen häufig (Zwergmännchen, Weibchen als Brutschläuche). Die Krebse machen meist eine Metamorphose durch, die oft ein Naupliusstadium umfaßt. Die folgende systematische Übersicht zeigt die Verteilung der fischparasitären Krebse auf einzelne Familien.

Unterstamm: Branchiata (Diantennata)
Klasse: Crustacea
U-Klasse: Copepoda
Ordn.: Podoplea
U-Ordn.: Cyclopoidea
Fam.: Ergasilidea
Fischpathogene Arten: *Ergasilus sieboldi, E. briani, Synergasilus major, S. lieni, Acanthochondria*-Arten, *Sphyrion lumpi.*
Ordn.: Caligoidea
Fam.: Caligidae
Fischpathogene Arten: *Caligus rapax, C. lacustris, Lepeophtheirus*-Arten. Auf Meeres- und Süßwasserfischen.
Ordn.: Lernaeidea
Fam.: Lernaeidae
Fischpathogene Arten: *Lernaea cyprinacea, L. esocina, L. ctenopharyngodonis.*
Fam.: Lernaepodidae
Fischpathogene Arten: *Achtheres percarum, A. coregonorum, Salmincola salmonea. S. coregoni, Tracheliastes maculatus* und andere.
U-Klasse: Branchiura
Fam.: Argulidae
Fischpathogene Arten: *Argulus foliaceus, A. japonicus, A. coregoni.*
U-Klasse: Cirripedia
Fischpathogene Arten: *Sarcotaces arcticus.*
U-Klasse: Malacostraca
Fischpathogene Arten: *Cymothoa punctata.*

Befall mit *Ergasilus* und *Synergasilus*

(Ergasilosis, Synergasilosis)

Symptomatologie, pathologische Anatomie, Diagnostik. Den erkrankten Fischen ist äußerlich nichts anzusehen, jedoch findet bei starkem Befall (100 bis

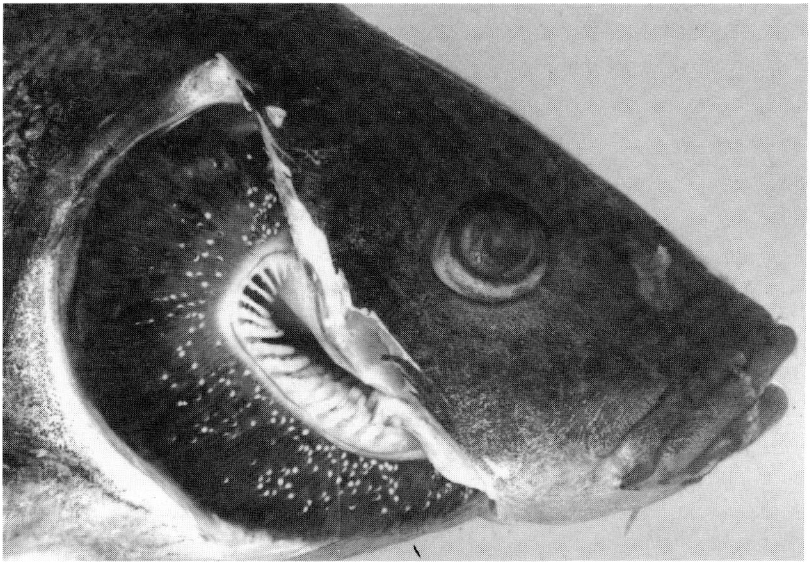

Abb. 191. Schleie mit *Ergasilus*-Befall. (Nach SCHÄPERCLAUS).

1000 *Ergasilus* auf Kiemen 250 g schwerer Fische) eine starke Abmagerung statt (Messerrücken). Werden die Kiemendeckel hochgehoben, erkennt man die Krebse als ovale Pünktchen auf den Kiemenblättchen (Abb. 191).

Untersuchungstechnik. Die Prüfung auf *Ergasilus sieboldi* geschieht am besten, indem ein Helfer den Fisch festhält und die Kiemendeckel erst einer, dann der anderen Seite hochhebt. Der Untersuchende geht mit den geschlossenen Schenkeln einer Arterienklemme oder dem stumpfen Stielende eines Spatels zwischen den Kiemenblättern entlang und hebt diese nacheinander hoch. Zur systematischen Bestimmung werden die herausgeschnittenen Kiemenblätter vorher getöteter Fische untersucht. Die Untersuchung von *Ergasilus briani* kann nur mikroskopisch erfolgen. Sie wird unter Wasser vorgenommen, weil man die Kiemenblätter dann leichter auseinanderlegen kann. Totalpräparate auch isolierter Krebse können nach dem Schnellverfahren hergestellt werden (Abb. 192).

Ätiologie, Pathogenese, Epidemiologie. Von den am häufigsten auf den Kiemen parasitierenden Ergasiliden interessieren folgende:

1. *Ergasilus sieboldi* v. NORDMANN. Länge: 1,3 mm–1,7 mm. Breite: 0,4 mm bis 0,7 mm. Eizahl pro Eiertraube: über 100. Länge der Eiertrauben: 1,04 mm. Lebt auf den Kiemen vieler Süßwasserfische und des Herings (Abb. 193a). Durch blaues Pigment charakteristisch.
2. *Ergasilus briani* MARKEWITSCH. Länge: 0,65 mm, Breite: 0,18 mm. Eizahl pro Eiertraube: rund 18. Länge der Eiertraube: 0,32 mm–0,34 mm. Sitzt am Ansatz der Innenseite der Kiemenblätter bei Schleien. Blaues Pigment fehlt (Abb. 193b).

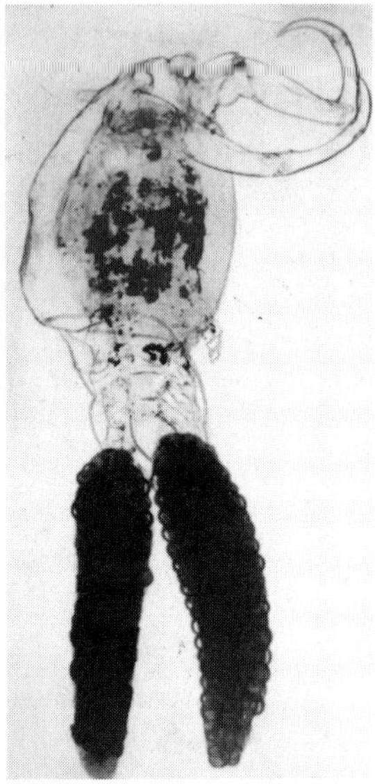

Abb. 192. *Ergasilus sieboldi.* Weibchen mit Klammerhaken-Antennen. Zentral im Körperinneren blaues Pigment (dunkel). (Original).

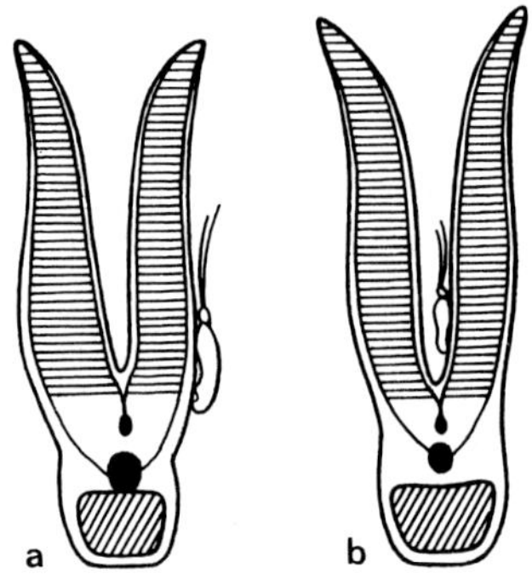

Abb. 193. a) Sitz von *Ergasilus sieboldi* auf den Kiemenblättern. b) Sitz von *Ergasilus briani* zwischen den Kiemenblättern. (Nach HALISCH).

3. *Ergasilus gibbus* v. NORDMANN. Länge: 1,55 mm–2,0 mm. Länge der Eiertraube: 4,5 mm–6,0 mm. Lebt auf den Kiemen von Aal und Plötze.
4. *Ergasilus boettgeri* REICHENBACH-KLINKE. Länge: 0,63 mm–0,75 mm. Breite: 0,3 mm. Eizahl pro Eiertraube: rund 100. Länge der Eiertraube: 0,45 mm bis 0,5 mm. Lebt auf den Kiemen tropischer Zierfische *(Mollienisia petenensis)*.
5. *Synergasilus major* MARKEWITSCH. Länge: 2,2 mm–3,0 mm. Eizahl pro Eiertraube: 350–400. Sitz der Parasiten: fast ausschließlich auf dem 2. und 3. Branchialbogen.
6. *Synergasilus lieni* YIN. Länge: 1,9 mm–2,7 mm. Eizahl pro Eiertraube: 350 bis 400. Sitz der Parasiten: fast ausschließlich auf dem 2. und 3. Branchialbogen.

Die Ergasiliden ähneln morphologisch den Cyclopiden mit dem Unterschied, daß die Antennen der Weibchen zu großen Klammerhaken umgewandelt sind und zum Festheften auf den Kiemen dienen. Im Inneren des Cephalothorax von *Ergasilus sieboldi* ist eine Anhäufung von blauem Pigment zu sehen (s. Abb. 192). Die Entwicklung erfolgt nach der Eiablage im Wasser über ein Nаupliusstadium. Die Männchen leben nur 14 Tage und sterben nach Abgabe der Spermatophoren ab. Es sind also immer nur Weibchen, die wir auf den Kiemen finden. Im Lauf eines Sommers entstehen zwei Generationen, die erste im Juni, die zweite, fünfmal zahlreichere, im September. Der freischwimmende *Ergasilus* hält sich in tieferen Wasserschichten auf, er ist positiv rheotaktisch (GNADEBERG, zit. nach SCHÄPERCLAUS, 1954) und dringt daher gegen den aus den Kiemen austretenden Wasserstrom in diese ein. Am stärksten ist, auf Grund ihrer trägen Schwimmweise, die Schleie befallen. Es folgen Kleine Maräne, Peledmaräne, Hecht und Blei. Der Karpfen wird nicht befallen. Auch ein Befall der Brustflossen läßt sich feststellen, wie wir bei der Kleinen Maräne beobachten konnten. Der Befall der Fische ist im Freiwasser, und zwar in den bodennahen Schichten, stärker als im Kraut. Bleie sind Überträger von *Ergasilus*, *Ergasilus briani* lebt nur auf Schleien unter 20 cm.

Die Synergasiliden *S. major* und *S. lieni* sind morphologisch etwas abweichend gestaltet. Die Körpersegmente sind verschmolzen, bei noch gut erkennbaren Grenzen. Typische Reihen tubulärer Sinneshaare auf den Antennen dienen zur systematischen Differenzierung. *S. major* ist artspezifisch für *Ctenopharyngodon idella* (Graskarpfen). *S. lieni* für *Hypophthalmichthys molitrix* (Silberkarpfen). Beide Krebse sitzen fast ausschließlich auf den Kiemenblättchen des 2. und 3. Branchialbogens. *S. lieni* ist etwas kürzer, dafür aber breiter mit stärker ausgebildeten Eiertrauben. Der Entwicklungszyklus der Synergasiliden ist nicht vollständig aufgeklärt.

Pathologische Histologie, Hämatologie. *Ergasilus* ernährt sich vom Kiemenepithel und von Blut wobei eine extraintestinale Vorverdauung stattfindet. Dadurch und durch das Umherwandern und Festhaken entstehen schwere Zerstörungen und Verwachsungen der Kiemen. Außerdem kommt es durch Umklammerung zum Abklemmen der Kiemenblattgefäße, zu Blutstauungen und damit zur Beeinträchtigung der Atmung und der Sauerstoffversorgung der Fische. Sekundär kann eine Verpilzung mit *Saprolegnia* hinzutreten.

Die pathologische Wirkung der Synergasiliden besteht in Gefäßrupturen, Kompression und Zerstörung des Kiemengewebes, mit Wucherungen und Nekrosen. Die Kiemen verblassen, parasitierte Kiemenstücke fallen mitsamt den Parasiten ab. Ein Befall mit über 600 Parasiten ist für dreijährige Graskarpfen tödlich.

Therapie, Prophylaxe, Hygiene. Der Ausbreitung von *Ergasilus* wird auf gesetzlichem Weg und durch obligatorsche Gesundheitskontrollen vor allem der Satzschleien entgegengewirkt. Es gibt Beispiele für einen starken Ertragsrückgang in Seen mit starkem *Ergasilus*-Befall der Schleien. Die Erträge sanken dabei von 32 kg/ha auf 14 kg/ha, also um über 50 %. Deshalb soll in derartigen Seen durch scharfe intensive Befischung der kranke Schleienbestand sowie kleine Bleie herausgefangen werden.

Gegen die Ausbreitung von *Ergasilus briani* ist die Verwendung von Laichschleien über 20 cm Länge anzuraten, da dieser Kleinkrebs nur auf Schleien mit einer Länge unter 20 cm lebt.

Eine medikamentöse Bekämpfung kann durch Masoten (Bayer) erfolgen (Kurzbad in einer 2,5%igen Lösung 5–10 Minuten). HSI MEN KENG u. JEN YUNG FEN (1955, zit. nach BAUER et al., 1973) verwendeten zur Bekämpfung der Synergasilose eine Mischung von Kupfersulfat und Eisensulfat im Verhältnis 5 : 2. Dieses Gemisch wird seinerseits zu 7 Teilen auf 10 000 Teile Wasser gegeben. Die Behandlung dauert 6–7 Tage (vgl. Tabelle 7 unter Metrifonat).

Befall mit *Lernaea*

Eine Abwandlung der typischen Copepodengestalt sehen wir bei *Lernaea cyprinacea*, *Lernaea ctenopharyngodonis* (beim Graskarpfen), *Lernaeocera branchialis*, *Lernaeocera lumpi* und *Lernaeocera minuta*. *L. cyprinacea* schmarotzt auf Teichfischen und ist auch in Aquarien bei *Nandus nandus*, Schleierschwänzen und *Cichlasoma* beobachtet worden. Die anderen hier angeführten Arten leben auf Meeresfischen (Gadiden, Pleuronectiden, *Gobius minutus* u. a.).

Lernaea cyprinacea L. (Abb. 194) ist 9 mm–22 mm lang (Weibchen ohne Eiertraube 12 mm–15 mm) und lebt in der Fischmuskulatur, wobei der größte Teil des Körpers aus der Haut herausragt. Auch ein Eindringen in innere Organe (Leber) ist beobchtet worden. Die Kopfregion ist durch vier sogenannte Kopfhörner charakterisiert, von denen die beiden vorderen fingerförmig, die beiden dahinter befindlichen T-förmig gestaltet sind. Die Kopfhörner sind rund um den Mund angeordnet.

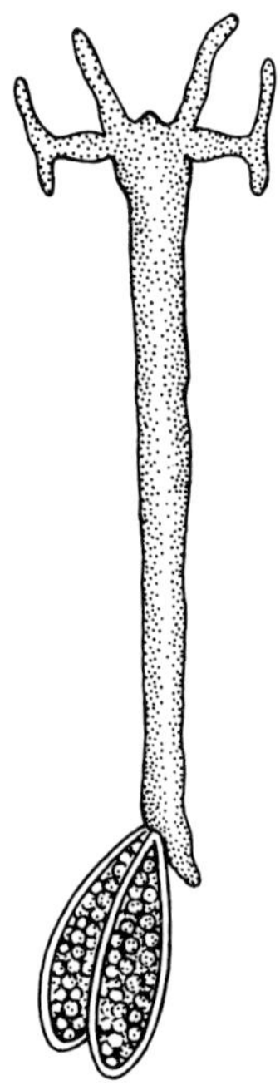

Abb. 194. *Lernaea cyprinacea*. (Original).

Mit ihnen verankert sich *Lernaea* in der Muskulatur. Die Entwicklung erfolgt über ein Naupliusstadium ohne einen Wirtwechsel. Ältere Krebse sterben nach der Eiablage.

Weitere *Lernaea*-Arten im Süßwasser sind *L. esocina* BURMEISTER mit vier lappenförmigen Kopfhörnern und *L. phoxinacaea* KRÖGER, deren vordere Kopfhörner gegabelt sind.

Wichtig ist mit der Einführung pflanzenfressender Cypriniden aus China auch *Lernaea ctenopharyngodonis* geworden (Körperlänge ohne Eiertrauben 6 mm bis 12 mm).

Lernaeocera ist bis zu 4 cm lang und von dunkelroter Farbe. Der Kopf trägt chitinöse Kopfhörner, mit denen der Krebs sich an der Basis der Kiemenblätter festheftet. Er dringt auch bis in den Bullbus aortae ein. Bei jungen Gadiden wurde ein 80%iger Befall beobachtet. Seine Entwicklung entspricht der von *Lernaea.*

Bekämpfung mit Masoten (Bayer).

Befall mit *Achtheres*

Genau wie *Ergasilus sieboldi* lebt auch *Achtheres percarum* v. NORDMANN auf den Kiemen und in der Kiemenhöhle, aber auch der Mundhöhle vor allem des Zanders (Abb. 195). Auch Barsch und Kaulbarsch werden befallen. Die Fortpflanzung erfolgt im Sommer. Die Größe von *Achtheres*-Weibchen beträgt bis zu 5,0 mm, die Männchen werden 2,0 mm lang. Da die Krebse stark vom Schleim der Kiemen umgeben sind, spült man bei der Untersuchung die Kiemen mit Wasser ab, um vor allem junge Parasiten sichtbar zu machen.

Achtheres-ähnlich lebt *Tracheliastes maculatus* KOLLAR (7 mm–20 mm lang), der in Haffen und Binnengewässern auftritt. Er befällt vor allem den Blei.

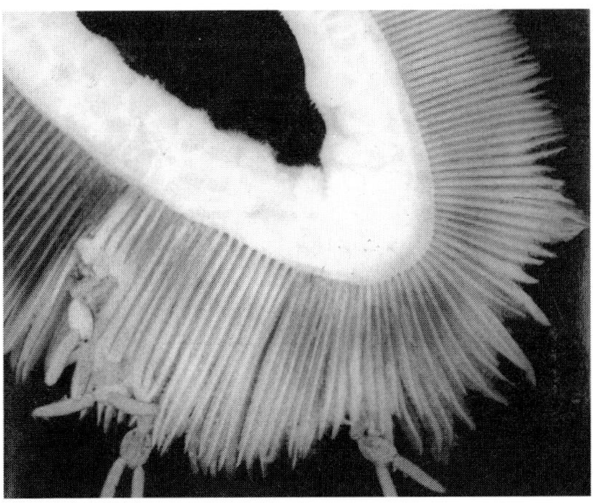

Abb. 195. Zanderkieme mit *Achtheres*-Befall. (Präparat und Foto: Prof. Dr. SCHÄPERCLAUS).

Befall mit *Sphyrion lumpi*

Ein weiterer niederer Krebs, der an Meeresfischen schmarotzt, ist der ebenfalls zu den Copepoden gehörende *Sphyrion lumpi* KRÖYER (Abb. 196). Seine Länge beträgt 45 mm–60 mm. Das Vorderende des Körpers ist zu einem „Hals" ausgezogen, der 35 mm–45 mm lang sein kein, der Rumpf ist herzförmig oder rund und 12 mm bis 16 mm lang. Mit dem Vorderende heftet sich *Sphyrion* in der Haut fest, das Hinterende bleibt außerhalb des Fisches. Der Hinterleib hat zwei Anhänge, die 8 mm bis 16 mm lang sind. Die Schmarozter haften an den Körperseiten der befallenen Fische (häufig Rotbarsch, Roter Thun). Auch in die Mund- und Kiemenhöhle dringen sie ein. Ihre pathogene Wirkung ist umstritten.

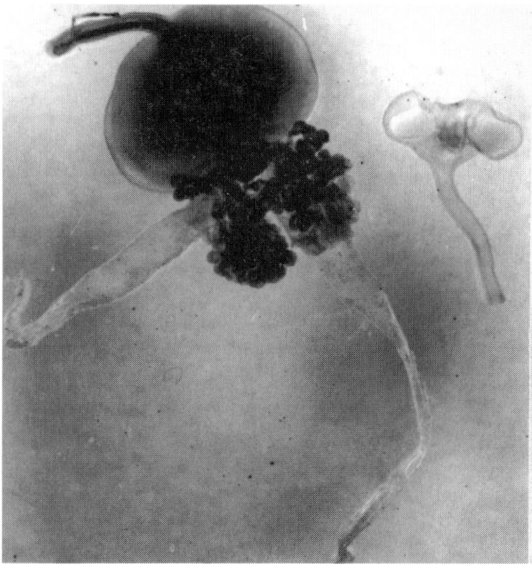
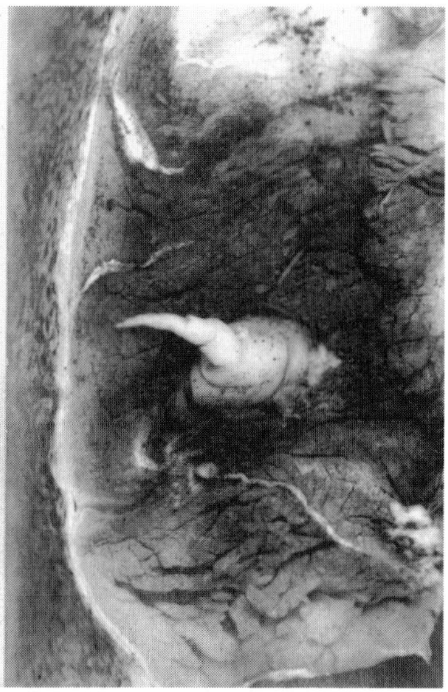

Abb. 196. *Sphyrion lumpi*. Links Körper mit Eiersäckchen, rechts Kopf. (Nach AMLACHER).

Abb. 197. *Sarcotaces arcticus* in der Rumpfmuskulatur von *Molva byrkelange*. (Nach AMLACHER).

Befall mit *Sarcotaces arcticus*

Hin und wieder werden *Sarcotaces*-befallene Fische von den Käufern beanstandet. Bei dem Blauen Leng (*Molva byrkelange* WALB.) ist es *Sarcotaces arcticus*, der in 3 % der angelandeten Lengfische gefunden wird. Neuerdings wird er den Copepoden zugeordnet. Er wurde erstmalig von R. COLLET (1874) und H. HJORT (1896) beschrieben. Nach diesen Forschern ist die Bauchmuskulatur befallen. In eigenen Untersuchungen (AMLACHER, 1958) konnte ein Befall der lateralen Rumpfmuskulatur beobachtet werden, wobei die von den Parasiten hervorgerufenen Zysten in gleichem Abstand von den Wirbelkörpern und der Oberhaut entfernt und auch ein gutes Stück oberhalb der Rippen lagen. Die Zysten konnten von außen im Gegensatz zu anderen Angaben (LÜBBERT u. EHRENBAUM, 1936) nicht getastet werden.

Der Parasit lebt von Blut, die von ihm gebildete Zyste mißt nach Literaturangaben 3 cm–5 cm. In ihrem Inneren befindet sich eine tuscheartige Flüssigkeit, die aus abgebautem Blut besteht. Die von uns beobachteten drei Zysten hatten Dimensionen von 4 cm × 6 cm, 3 cm × 7,5 cm und 2 cm × 4 cm. Aus einem der Fische konnte der Parasit herauspräpariert werden. Seine Lage innerhalb des Wirtes zeigt Abb. 197. Der Körper bestand aus einem sackartigen Teil, der im Inneren die erwähnte schwarze Flüssigkeit enthielt. Dieser sackartige Abschnitt endete mit einem gegliederten, zipfelförmigen Teil (vgl. Abb. 197). Die Gesamtlänge betrug 4,5 cm, der mittlere Durchmesser 2,0 cm. Die Zystenhöhle, in der der Parasit lag, hatte eine Länge von 5,0 cm und einen mittleren Durchmesser von 2,4 cm. Diese Maße wechseln sicher je nach dem Füllungstand des Parasiten. Der zipfelförmige Teil schien aus sechs zur Spitze hin sich verjüngenden Segmenten zu bestehen, der sackförmige Teil war durch drei äußere Ringfurchen in vier Abschnitte geteilt. Eine scheinbare Bilateralität oder Dorsoventralität war durch zwei einander gegenüberliegende tiefere Längsfurchen die an dem zipfelförmigen Abschnitt endeten, gegeben. Der sackförmige Gesamtkörper war von zahlreichen regellos angeordneten Wärzchen (∅ 1,0 mm–1,5 mm) bedeckt. Die Zahl dieser Warzen nimmt nach dem dem zipfelförmigen Teil entgegengesetzten Ende ab; die Warzen sind hier aber größer (∅ 2,0 mm–2,5 mm). Der sackförmige Körper war durch eine derbe Bindegewebekapsel gegen die Muskulatur abgegrenzt. Das Innere des Körpers war faltig.

Befall mit *Argulus* (Karpfenlaus)

Symptomatologie, pathologische Anatomie, Diagnostik. Befallene Fische können gerötete Stellen auf der Haut aufweisen. Laichforellen zeigen an der Basis der Rückenflosse Hauttrübung und sogar Epitheliombildung. Sekundäre Verpilzung kann hinzutreten.

Untersuchungstechnik. Die Karpfenläuse sind mit bloßem Auge auf der Haut erkennbar.

Ätiologie, Pathogenese, Epidemiologie. *Argulus foliaceus* ist die bei uns am weitesten verbreitete Karpfenlaus. Daneben kommen noch *A. pellucidus* WAGLER und *A. coregoni* THORELL vor.

1. *Argulus foliaceus* L. Länge: 6–7 mm. Gerundetes, bedorntes Abdomen. Auf Karpfen, Forellen und anderen Fischen (Abb. 198).
2. Argulus japonicus WAGLER. Länge: bis 8,5 mm. Abdomen tiefer eingeschnitten als bei *A. foliaceus.* Beinpaare von der Schale bedeckt. Auf Karpfen (vgl. Abb. 198).
3. *Argulus coregoni* THORELL. Länge: bis 13 mm. Glattrandiges, sehr tief eingeschnittenes, doppelt zugespitztes Abdomen. Auf Salmoniden und Perciden.

Außer den hier genannten Arten sind noch weitere (fast 50) bekannt. Die Karpfenläuse sind schildförmig abgeplattet. Sie heften sich mit zwei Saugscheiben und den klammerhakenförmig gehaltenen Extremitäten fest. Mit Hilfe eines zwischen den beiden Augen befindlichen aus den Mandibeln gebildeten Stachels wird die Haut durchstoßen. Der Stachel ist mit einer Giftdrüse versehen und von einem Mundrohr umgeben. Dieses wird in die Stichwunde eingeschoben und dient zum Aufsaugen

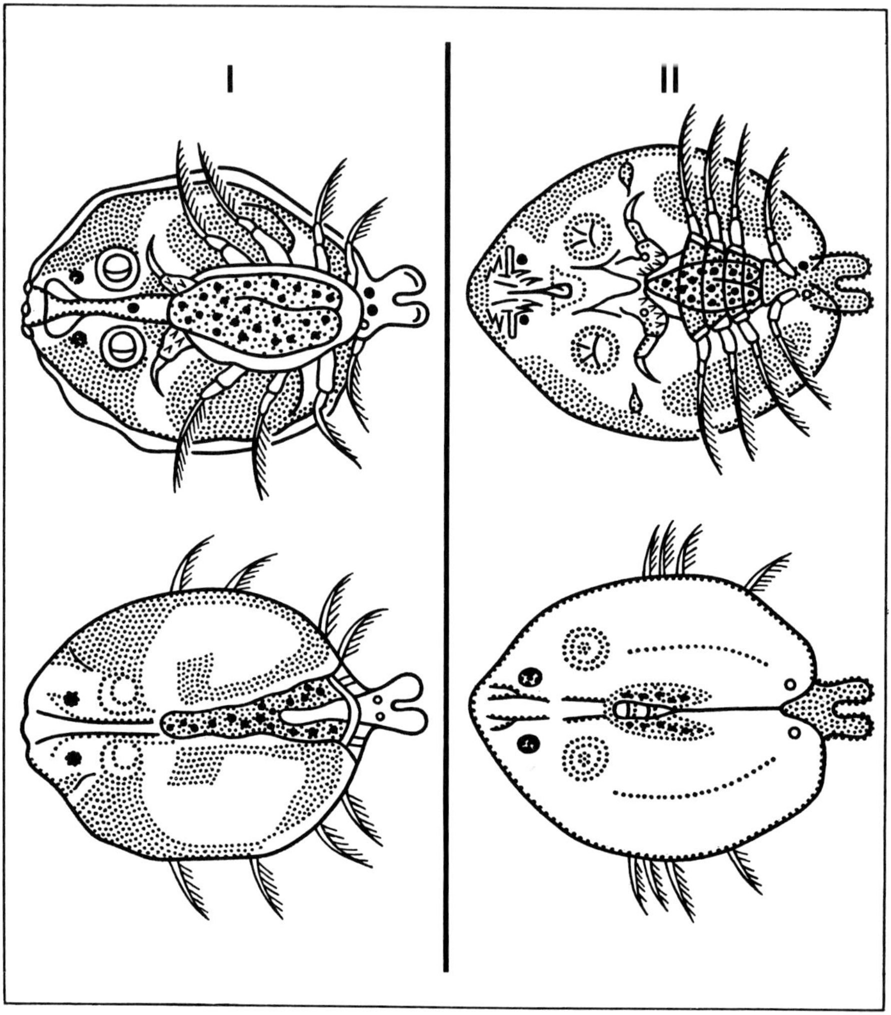

Abb. 198. I: *Argulus japonicus*, II: *Argulus foliaceus*. (Nach BAUER et al., neu gezeichnet).

von Blut und Gewebesäften. Das Gift der Karpfenlaus kann Aquarienfische töten. Der Stich von *Argulus* kann außerdem die Erreger des Septikämischen dermovisceralen Syndroms übertragen bzw. deren Eindringen begünstigen.

Die Eier werden nach Verlassen des Fisches zu 20–250 an Pflanzen und festen Gegenständen abgelegt. Aus den Eiern entwickeln sich über ein Nauplius- und Copepoditstadium sechs Larvenstadien und nach der 7. Häutung das adulte Tier.

Durch den wiederholten Stich und dadurch, daß die Karpfenlaus, indem sie sich mit den Saugnäpfen festhält, ihre Beine ununterbrochen schnell bewegt, kommt es zu den bereits geschilderten äußeren Krankheitserscheinungen.

Pathologische Histologie, Hämatologie. Der durch die ständig bewegten Extremitäten hervorgerufene Reiz führt nach BECKER (1942) zunächst zu einer Hauttrübung und an den Stichstellen zur Wallbildung. Die Epithelzellen verändern sich durch Koagulationsvorgänge im Protoplasma. Die Schleimsekretion steigt um ein Vielfaches an, was sich histologisch in einer Vermehrung der Kolben- und Becherzellen von 47 auf 125 pro Flächeneinheit äußert. Das Parasitengift führt zur Degeneration von Lymphozyten, die aus der Haut ausgestoßen werden. Die interfibrillären Räume in der lockeren Dermis verschwinden durch Zusammenfall der Fasern, was zu einer flachen Eindellung der Hautoberfläche unter der Laus führt. Der Wall um die Einstichstelle wird durch Epithelwucherung verstärkt: es treten vermehrt Kolben- und Becherzellen auf, andererseits werden die unter der Laus befindlichen Stellen des Epithels durch Kernschrumpfungen und Schwund der Schleimzellen sowie Lymphozyteninfiltration verändert.

Therapie, Prophylaxe, Hygiene. Karpfenlausbefallene Fische (vor allem Laichfische) werden in Kaliumpermanganat oder besser in Masoten (Bayer) gebadet (vgl. Tabelle 7 unter Metrifonat). In Teichen werden Karpfenläuse durch Trokkenlegen vernichtet.

Umweltbedingte (durch chemische, physikalische und biotische Faktoren verursachte) Krankheiten und Schädigungen

Die weltweit zu beobachtende fortschreitende Zerstörung ökologischer Gleichgewichte auf der Erde wirkt sich auch auf Binnengewässer und Meere und damit, wie auf anderen Gebiete, letztlich auf den Menschen selbst aus. GRUHL (1975) hat in einer tiefgründigen Analyse zusammenfassend auf diese Zustände hingewiesen. Es soll an dieser Stelle keine ökologisch-philosophische Diskussion über diese Fragen geführt weren, doch sollen einige Beispiele dazu dienen, auf Probleme fischereilicher Art hinzuweisen. BROWN et al. (1979) untersuchten über den Zeitraum von 5 Jahren drei Wassereinzugsgebiete (Wasserscheiden), von denen das eine (Fox River) stark, das zweite (Lake Chetek) begrenzt und das dritte (Lake of the Woods, Kanada) nicht abwasservergiftet war, mit dem Ziel, die Häufigkeit des Auftretens von Fischkrankheiten festzustellen.

Die Zahl bakterieller und onkogener Krankheiten stieg in Verbindung mit dem Grad der Wasservergiftung an. Die Autoren wiesen auf die Gefahren hin, die erholungsuchenden Menschen an derartigen Gewässern gesundheitlich, besonders durch den Verzehr von Fischen, drohen.

Zu den 13 nachgewiesenen Abwassergiften gehören auch die Karzinogene Benzol und chlorierte Kohlenwasserstoffe, deren Persistenz im Wasser 1–2 bzw. 2 bis 5 Jahre beträgt.

PETERS (1981a, 1981b) diskutierte Fragen der Fischkrankheiten im Zusammenhang mit der Gewässerbelastung in Küstenbereichen. Bei den erkrankten Fischarten treten Veränderungen an den äußeren und inneren Körperoberflächen und den Kiemen als Papillome, Kiemenschwellung und als Degeneration der Darmschleimhaut auf. In Leber und Niere sind pathologische Veränderungen zu sehen. Außerdem treten bakterielle Erkrankungen (Geschwürkrankheit, Flossenfäule) auf. Virosen werden ebenfalls als Folge der Wasservergiftung ausgelöst, z. B. die Lymphozystose. Während die epithelialen Schäden an Leber und Niere als direkte Folgen der Abwassereinwirkung angesehen werden, sind Bakteriosen die Folge organischer Wasserbelastung; die Virosen hängen außerdem von dem Schwächezustand der Fische in abwasservergifteten Gewässern ab. Durch Abwässer wird das Auftreten der meisten Erkrankungen deutlich gefördert.

In den 70er Jahren wurde die virale Erythrozytennekrose (VEN) bei 20 Gattungen von Meeresfischen beschrieben. Sie besteht in einer virusinduzierten Fragmentation und Zerstörung der Erythrozytenkerne. Die Befallsrate erreicht 90 %, wobei 99 % der reifen Erythrozyten Viren enthalten (Tafel VI). Ob bei dieser Krankheit ursächliche Beziehungen zu Schadstoffen bestehen, ist nicht bekannt. Gewässergifte, Schadstoffe und Sauerstoffmangel sowie Temperatur- und Salinitätsschwankungen können eine komplexe Wirkung ausüben und z. B. die Immunabwehr schwächen. Es fällt nach PETERS (1981) auf, wie sehr Aalpapillomatose und Geschwürkrankheit jahreszeitlich schwanken, d. h. im Sommer stärker auftreten. Für begrenzte Wasserareale kann mit hoher Wahrscheinlichkeit auf eine Korrelation zwischen der Häufigkeit von Erkrankungen und der Abwasserbelastung geschlossen werden, wie im Fall der Papillomatose bei Klieschen in der Deutschen Bucht.

SCHRECKENBACH (1982) zeigte, daß die Verlustaneile durch verschiedene Krankheitskomplexe in Ostdeutschland bei K_2 mit rund 52 % auf Umwelteinflüsse zurückzuführen sind, bei Regenbogenforellen (Rf_1) sind es rund 57 %. Dabei erhöht sich der prozentuale Anteil der Erythroblasten im peripheren Blut giftstoffbelasteter Fische von normal 1–5 % auf über 10 % (SCHRECKENBACH, 1982). Der Hb-Gehalt sinkt unter Gifteinwirkung ab, im Gegensatz zu dem Gesamteiweißgehalt (SCHREKKENBACH, 1982). Daten über die Anreicherung von Schwermetallen in Fischen veröffentlichte REICHENBACH-KLINKE (1978).

Sauerstoffmangel

Die Ansprüche einzelner Fischarten an die im Wasser gelöste Sauerstoffmenge sind unterschiedlich. So liegt der normale Sauerstoffbedarf des Karpfens bei etwa 5 mg/l, 3 mg/l liegen bereits im Minimalbereich und wirken sich negativ auf den Stoffwechsel aus. Allerdings vermag der Karpfen bei 3 mg/l weiter zu leben. Erst eine Sauerstoffmenge von 0,5 mg/l wirkt letal.

Bei Forellen liegt der normale Sauerstoffbedarf bei etwa 8 mg/l. 5 mg/l liegen im Sommer an der Minimalgrenze, 4 mg/l erzeugen Atemnot, 3 mg/l wirken langsam, 2 mg/l schnell tödlich.

Auch die Fischbrut ist in ihrer Entwicklung sehr von dem Sauerstoffangebot abhängig und wächst bei Sauerstoffmangel schlechter. Untersuchungen von LIEDER (1955) an künstlich befruchteten Barscheiern, die sich unter Sauerstoffmangel (Angabe der Sauerstoffmenge fehlt) bei Optimaltemperatur (14 °C) entwickelten, zeigten, daß bei sehr geringen Sauerstoffmengen die Entwicklung nach 4–7 Stunden im 2–4-Zell-Stadium endete. Eier, die etwas weiter entwickelt (32–64-Zell-Stadium) in sauerstoffarmes Wasser kamen, zeigten gleichfalls Entwicklungsstillstand. Bei niedriger kontinuierlich absinkender Sauerstoffmenge kam es bis zum Eintritt des Augenpunktstadiums zu deutlicher Mißbildung der Embryonen (Zellverfettung als Folge der Stoffwechselstörung und dadurch bedingte fehlerhafte Zellteilung, parallel dazu Herzbeutel- und Dotterblasenwassersucht, ferner Azephalie, Mikrozephalie und Anenzephalie sowie Mikrophthalmie, Monophthalmie und Anophthalmie). Schlüpften diese Fische nach Erhöhung der Sauerstoffmenge auf normale Werte, so zeigten sie dennoch eine große Hinfälligkeit und Sterblichkeit.

In natürlichen und künstlichen Gewässern tritt Sauerstoffschwund (Zehrung) nach Einleitung fäulnisfähiger organischer Substanzen (häusliche Abwässer, Jauche, Dünger, Abwässer aus Zucker- und Stärkefabriken sowie Brennereien) auf. Die Sauerstoffzehrung ist im Winter vor allem bei schneebedeckter Eisschicht besonders groß.

Eine nicht seltene Ursache von Massensterben ist Sauerstoffmangel auch in Aquarien. Er tritt meist dann auf, wenn die Aquarien überbesetzt sind, eine Durchlüftung fehlt oder durch übermäßige Futterzugabe faulende Futterreste am Boden des Aquariums als „Sauerstoffzehrer“ wirksam werden. Hohe Temperaturen über 25 °C begünstigen die Sauerstoffzehrung durch Beschleunigung der Oxydationsprozesse im Aquarium. Auch in überalterten Torffiltern kann es zur Fäulnis kommen, als deren Folge Sauerstoffzehrung und -schwund eintreten. Das Verhalten der Fische bei starkem Sauerstoffmangel ist typisch. Sie hängen an der Wasseroberfläche und schnappen, bedingt durch ihre Atemnot, nach Luft. Im Gegensatz zum völligen Schwinden kann eine unzureichende Sauerstoffmenge, die zur Atmung aber gerade noch ausreicht, äußerlich nicht festgestellt werden. Die Fische scheinen sich wohlzufühlen. Aber gerade solche hart an der Grenze des Minimums liegende Sauerstoffmengen schwächen die natürliche Abwehrkraft der Fische gegenüber verschiedenen Krankheiten.

Die chemischen Reagenzien für eine Sauerstoffprüfung sind im Handel erhältlich. Eine Sauerstoffmenge zwischen 5–8 mg/l ist für die meisten Fische ausreichend.

Bei Sauerstoffmangel ist schnellste Abhilfe geboten (in Teichen Durchstrom erhöhen, in Aquarien Duchlüftung verstärken, Wasser erneuern, Temperatur prüfen).

Gasblasenkrankheit

Die Gasblasenkrankheit entsteht durch plötzliche Verringerung des Gasdruckes im Wasser. Das Blut der Fische, die bei einem hohen Gasdruck des Wassers geatmet haben, ist entsprechend diesem Gasdruck, ebenfalls mit Gas fast gesättigt.

Nimmt der Gasdruck durch Sauerstoffverbrauch, Temperaturerniedrigung oder Zustrom neuen Wassers mit geringerem Gasdruck ab, so werden die Blutgase infolge ihres noch vorhandenen hohen Druckes als Gasblasen abgeschieden. Auch bei Sauerstoffübersättigung und gleichbleibendem Stickstoffdruck kommt es zur Gasblasenkrankheit, wenn der Sauerstoff zu plötzlich wider abnimmt. Dieser Zustand kann in Aquarien mit starkem Pflanzenbestand oder Algenbewuchs auftreten. Bei starker Sonnenbestrahlung produzieren die Pflanzen bei ihrer Assimilationstätigkeit so viel Sauerstoff, daß es zu einer Übersättigung des Wassers damit kommt. Hört die Sonneneinstrahlung und damit die Sauerstoffabgabe der Pflanzen auf, sinkt der Gasdruck im Wasser rasch ab, nicht aber im Blut. Die Gasblasen bestehen überwiegend aus Stickstoff. Die Ansammlung von Gasblasen erfolgt unter der Haut meist in der Augengegend. Es entsteht so das Bild der Gasblasenkrankheit. Gasblasen im Blut können zum Tod führen (Gasembolie).

Gasblasenkranke Fische setzt man am besten in normales Wasser um. Die Sauerstoffübersättigung kann in Aquarien durch kräftige Durchlüftung behoben werden. Die Durchlüftung der Aquarien ist also für eine normale Gasdruckbilanz von ausschlaggebender Bedeutung.

Fischtransporte können durch zu starke Sauerstoffzufuhr gefährdet werden, wenn die Fische, die unter hohem Gasdruck gestanden haben, plötzlich in Wasser mit niedriger Gastension gesetzt werden.

Stark pflanzenbesetzte Aquarien müssen vor intensiver Sonneneinstrahlung geschützt werden.

Säure- und Laugenkrankheit

Genau wie die Schwankungen des Sauerstoffgehaltes sind auch die Schwankungen der Wasserstoffionenkonzentration von entscheidender Bedeutung für das Leben der Fische. Auch hier gilt es, durch regelmäßige Kontrolle den Überblick zu behalten.

Der lebensnotwendige *p*H-Bereich ist nicht für alle Fischarten gleich. Es gibt Arten, die einen mehr sauren *p*H-Bereich lieben (*Rasbora*-Arten bis 5,5), andere wieder benötigen eine mehr alkalische Wasserreaktion (Barben bis 8,5).

Die meisten Arten leben in *p*H-Bereichen zwischen 6–8, andere zwischen 6–7, 7–8 oder gar nur 7–7,5. Als neutral bezeichnen wir Wasser des *p*H = 7. Ist der *p*H-Wert kleiner als 7 (6,9–1), so hat das Wasser eine saure Reaktion (*p*H = 6, schwach sauer), ist er größer als 7 (7,1–14), so hat das Wasser eine alkalische (laugenartige) Reaktion (*p*H = 8, schwach alkalisch). Stark saures Wasser (*p*H-Wert unter 5,5) wirkt genau wie stark alkalisches Wasser (*p*-Werte über 9,0) schädlich auf die Fische, wobei die tödliche Grenze artverschieden ist. In saurem Wasser steigt die Atemfrequenz (Zahl der Atmungsbewegungen pro Zeiteinheit) stark an, ein Zeichen dafür, daß der zur Verfügung stehende Sauerstoff nur zu einem geringen Teil ausgenutzt werden kann. Luftschnappen an der Wasseroberfläche deutet also in bestimmten Fällen auch auf zu saures Wasser hin.

Säurekrankheit. Wie schon der Name besagt, tritt die Säurekrankheit bei zu saurem Wasser auf, also bei solchen Fischen, die normalerweise einen neutralen oder gar basischen *p*H-Wert brauchen. Bringt man diese Fische in saures Wasser (*p*H unter 5,5) oder wird das Wasser durch irgendwelche Umstände sauer (in Teichen durch zu geringen Kalkgehalt bei Moorböden und durch Zufluß von Huminsäuren aus nahegelegenen Nadelholzwäldern, Zufluß kalkarmen Schmelz- oder Regenwassers, industriebedingter saurer Regen oder freie Schwefelsäure aus Braunkohlengrubenabwässern, in Aquarien nach Enthärtung durch Wofatit-Filter oder zusätzlich Ansäuerung), so zeigen sie schießende Schwimmbewegungen, manchmal Luftschnappen und das Bestreben, aus dem Wasser zu springen. Der Tod kann sehr schnell, aber auch langsam eintreten. Im letztgenannten Fall sterben die Fische in natürlicher Haltung meist unbemerkt zwischen den Wasserpflanzen.

Die zunehmende Vergiftung der Erdatmosphäre durch Industrie- und andere Anlagen führte auch zum Versäuern vieler Seen, besonders in Schweden. Der *p*H-Wert des Wassers wurde im Durchschnitt um 0,5–1,0 *p*H-Einheiten erniedrigt. Als Folge starben empfindliche Salmoniden (Äsche, Seeforelle) aus, vereinzelt trifft man noch Barsche an.

Nach Einwirkung von Mineralsäuren auf Fische treten nach Liebmann (1960) folgende Symptome auf: „Speireflex“ und „Säurestellung“ (schräge Haltung, den Kopf nach der Wasseroberfläche gerichtet), Zuckungen, Taumeln, Seitenlage. Auf Haut und Kiemen liegt koagulierter Schleim. Mund und Kiemendeckel sind meist fest geschlossen. Der Tod tritt durch Asphyxie als Folge einer CO_2-Vergiftung ein. Das Kiemenepithel ist zerstört.

Kuhn u. Koecke (1956) konnten in histologischen Untersuchungen zeigen, daß bei Einwirkung von Mineralsäuren die Basis der Kiemenblätter weniger, dagegen das distale Ende stark angegriffen wird. Das respiratorische Epithel ist zerstört, teils völlig aufgelöst, teils zwischen den respiratorischen Fältchen in Form verklumpter Reste zu erkennen, in denen Zellstrukturen kaum noch vorliegen. Teils sind alle

Zellen zu einem lockeren, weitmaschigen Netz mit geronnenen Zellausläufern degeneriert. Eine Unterscheidung bestimmter Zelltypen ist nicht mehr möglich. An den Kiemenblattspitzen sind nur die bindegewebigen Umhüllungen der Kapillarräume übriggeblieben, in denen noch degenerierte Pilasterzellen zu finden sind. In den Kapillaren sind Erythrozyten vorhanden. Blutungen finden nicht statt (vgl. FISCHER-SCHERL u. HOFFMANN, 1988).

Die Reihe der Säureempfindlichkeit für Nutzfische lautet: Karpfen, Schleie, Hecht, Bachforelle, Barsch.

Bei Karpfen (SCHÄPERCLAUS, 1929, 1954) lassen sich auf den Kiemen grießiger und bräunlicher Belag, Braunwerden der äußeren Kiemenränder, Epithelwucherung und Schleimsekretion beobachten. Die Haut zeigt milchige Trübung und auch Rötung in der Ventralregion. Die Fische schwimmen träge und sterben in natürlicher Haltung am Ufer.

Die Gesellschaftsbecken sind sehr häufig der Schauplatz von Säuresterben, weil gerade hier sehr oft Fischarten mit völlig entgegengesetzten Ansprüchen an Härte und *p*H-Wert des Wassers gehalten werden. Nach STERBA soll das Wasser in Gesellschaftsbecken, in denen voneinander verschiedene Arten leben, nicht zu weich sein (Deutsche Härte 6–10°), und der *p*H-Wert soll 6,5–7,5 betragen.

Bei Säuresterben muß der *p*H-Wert wieder auf die Norm gebracht werden. Es ist also auch hier besser, vorzubeugen und den *p*H-Wert regelmäßig zu kontrollieren, als die Dinge dem Zufall zu überlassen.

Säuregefährdete Teiche müssen mit Hilfe von Kalkstreuern mit Calciumcarbonat (kein Branntkalk) gekalkt werden, um den *p*H-Wert auf der Norm zu halten. Eisenhaltiges Wasser führt bei *p*H = 5 zum Ausflocken kolloidalen Eisens, das sich auf den Kiemen niederschlägt und deren Atemfunktion unterbindet.

Laugenkrankheit. Sie beginnt je nach Fischart schon bei *p*H 8–9. Besonders bei Vorhandensein weichen Wassers, starken Pflanzenwuchses und reichlicher Sonneneinstrahlung wird durch die Assimilationstätigkeit der Pflanzen dem Wasser Kohlensäure entzogen, so daß aus dem Calciumhydrogencarbonat sehr bald unlösliches Calciumcarbonat entsteht (biogene Entkalkung). Aus den Resten des noch gelösten Calciumcarbonats entsteht durch weiteren Entzug von CO_2 Ätzkalk. Durch diesen kommt es dann zur Verätzung des Kiemenepithels und der Flossen und zu der typischen Ausfaserung der Flossen. Auch eine schwache Hauttrübung wird beobachtet.

BANDT (1937) stellte folgende Letalitätswerte im alkalischen *p*H-Bereich fest:

Forelle	9,2	Hecht	10,7
Barsch	9,2	Karpfen	10,8
Plötze	10,4	Schleie	10,8

Im Gegensatz zur Säureeinwirkung zeigt sich nach Einwirkung von Laugen folgendes Bild (KUHN u. KOECKE, 1956): makroskopisch starke Verschleimung von Kiemen und Haut. Die Struktur der Kiemen ist mit Einschluß des Bindegewebes völlig zerstört. Die Auflösung der Kapillarwände im respiratorischen Epithel führt zu massiven Blutungen, wobei Kapillarreste mit Erythrozyten vollgestopft sind. Auch zwischen den Kiemenblättern liegen schleimverklebte Blutgerinnsel. Es kann zur Verklebung von Kiemenblättern kommen. Zur Vorbeugung gegen Laugenkrankheit ist das Wasser durch Kalkung ausreichend zu puffern. Zu starker Pflanzenwuchs muß verhindert werden. Stark bepflanzte Aquarien müssen vor langdauernder, intensiver, direkter Sonneneinstrahlung geschützt werden, besonders wenn das

Wasser weich ist. Die Anwesenheit von Ammoniumverbindungen kann bei alkalischen *p*H-Werten zur Bildung tödlicher Mengen von Ammoniak (vgl. dort) führen.

Dotterblasenwassersucht

(Hydrocele embryonalis)

Die Dotterblasenwassersucht (engl. Blue sac disease) ist eine weitverbreitete Erkrankung der Salmonidenbrut, besonders von Forelle und Lachs bei künstlicher Erbrütung. Das Hauptsymptom der Krankheit ist eine starke hydropische Vergrößerung des Dottersacks als Folge des Einströmens bläulicher Flüssigkeitsmengen zwischen Dottermasse und Eingeweidekomplex bzw. Dottermasse und Haut des Dottersacks (Abb. 199). Die Flüssigkeitsansammlung beginnt in der Herzgegend und an der Spitze des Dottersacks und ist etwa 4 Tage nach dem Schlüpfen erkenn-

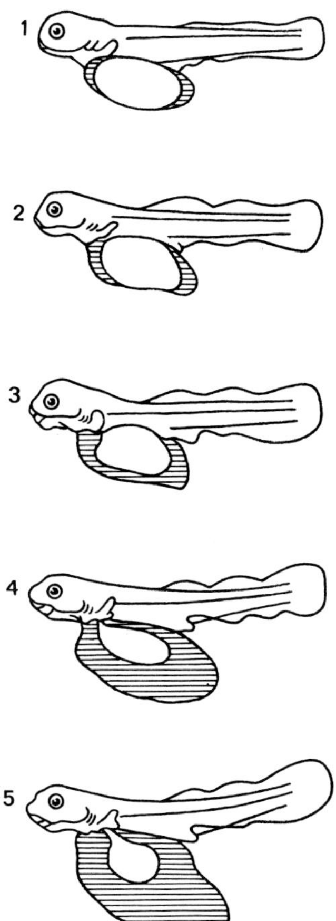

Abb. 199. Entwickungsstadien der Hydrocele emryonalis. Fünf aufeinanderfolgende Stadien. Stadium 3 und 4 meist schon tödlich. (Nach DIETRICH).

bar. Gelegentlich sind diffuse Hämorrhagien am Kopf und Rumpf zu finden. Auch Mundsperre und Exophthalmus sind als äußere Symptome zu beobachten. Die erkrankte Brut ist apathisch. Bei einer Wassertemperatur von 8 °C tritt der Tod im Zeitraum von 4 Wochen, meist aber schon eher ein.

Die Verluste liegen um 50 % und darüber. Als Ursache der Dotterblasenwassersucht sind neben prädisponierender Konstitution umweltbedingte Faktoren erkannt worden (Dietrich, 1938). Nach Wolf (1957) ist als wichtigstes ätiologisches Moment die Anhäufung toxischer Stoffwechselprodukte im Wasser anzusehen (Ammoniak, Harnstoff). Ungenügende Zufuhr von Frischwasser in die Erbrütungsanlage begünstigt das Entstehen der Dotterblasenwassersucht. Auch der Versand von Eiern auf Rähmchen trägt zur Erkrankung bei, weil das Schmelzwasser des beigegebenen Eises nicht ausreicht, den Film toxischer Stoffwechselprodukte von den Eiern zu spülen. Es kommt zur Autintoxikation. Die Dotterblasenwassersucht ist das Resultat eines exsudativen renalen Ödems. Die von Schäperclaus (1954) beschriebene, durch Diplobazillen hervorgerufene „infektiöse Dotterblasenwassersucht" ist als Sekundärinfektion aufzufassen, zumal sie spontan auftritt.

Die direkte Bekämpfung der Dotterblasenwassersucht ist nicht möglich. Daher ist die prophylaktische Hygiene von entscheidender Bedeutung. Sie besteht neben der gesicherten Zufuhr von frischem Wasser in der gründlichen Sauberhaltung der Brutanlage und dem Entfernen von Detritus aus den Rinnen. Ein zu dichtes Beschicken der Brutapparate mit Eiern ist zu vermeiden; das gleiche betrifft die Rähmchen, auf denen die Eier zum Versand kommen. Der *p*H-Wert des Wassers soll 7 betragen.

Vergiftungen

Vergifungen lassen sich mit chemischen Methoden nicht immer nachweisen. Hier verfährt man meist so, daß der zu prüfende Giftstoff, z. B. gelber oder schwarzer Gummischlauch aus Aquarien, in sauberes Wasser gelegt, Fische in das Gefäß gebracht und deren Verhalten beobachtet wird. Auch der sogenannte „D.-m.-Test" ist gebräuchlich, bei dem an Stelle von Fischen der Wasserfloh *Daphnia magna* als Testobjekt dient. Die Aufnahme der Giftstoffe erfolgt zumeist über die Kiemen und teilweise über die Haut.

Die Giftwirkung einer chemischen Verbindung hängt von deren Konzentration und Einwirkungsdauer, der Aufnahmemöglichkeit durch den Organismus sowie der Wirkungs- und Ausscheidungsweise ab. Es gibt reversible und irreversible Vergiftungen. Die Giftwirkung kann örtlich begrenzt bleiben oder nach Resorption der toxischen Substanz in das Blut gelangen. Die Aufnahme durch den Fisch hängt von der Wasser- und Lipidlöslichkeit der Substanz und von zellmembran-gesteuerten Adsorptions- und Diffusionsvorgängen ab. Aufnahmepforten des Fischorganismus sind Kiemen, Haut, Verdauungstrakt und Wunden. Die Aufnahme durch die Kiemen ist vorherrschend. Die Ausscheidung von Giften erfolgt über Kiemen, Haut, Niere und Darm. Speicherung kann bei Lipidlöslichkeit des Toxikons in den körpereigenen Fettdepots (subkutanes Fettgewebe, Leber) erfolgen. Eine Neutralisation von Giften durch körpereigene Mechanismen ist möglich. Vergiftungen können akut, subakut und chronisch verlaufen. Die individuelle Giftempfindlichkeit ist variabel bis zum Faktor 3. Fische sind überwiegend giftempfindlicher als Säugetiere.

Innerhalb der Fische sind Bach- und Regenbogenforelle hochempfindlich, der Barsch sehr empfindlich, Plötze und Karpfen mäßig, Schleie und Karausche wenig empfindlich (LIEBMANN, 1960).

Die Vergiftungssymptome und -folgen sind vielseitig. Zu nennen sind Lageveränderungen (Schlagseite, Seitenlage, Rückenlage), Bewegungsanomalien (Stilliegen, Taumeln, Springen, erhöhte Atemfrequenz), neurale Reaktionen (Betäubung, Spasmen, Zuckungen, Flimmerkrämpfe, Mundkrämpfe, Berührungsüber- oder -unterempfindlichkeit), äußere Veränderungen (Verfärbung von Haut und/oder Flossen, Verfärbung der Kiemen, Schleimsekretion), Parasitenbefall (Verpilzung, Hautparasiten), Hämolyse.

Nach anfänglicher Unruhe, Gleichgewichtsstörungen und Ataxien führt die akute irreversible Vergiftung über Agonie zum Tod.

Als Giftquellen und Gifte im Aquarium und in Gewässern seien genannt:

1. **Gummischlauch** in Aquarien.
2. **Aquarienkitte,** z. B. frischer Mennigekitt.
3. **Ungeeignete Farben.**
4. **Zement.** Zementwände des Aquariums sind 14–20 Tage unter häufigem Wasserwechsel zu wässern.
5. **Isoliermittel,** z. B. ungeeignete Vergußmasse, sind meist giftig durch Absonderung von Phenol. Echtes Inertol und ihm gleichwertige Isoliermittel für Trinkwasserbehälter sind ungiftig.
6. **Stickstoffverbindungen.** Sie entstehen in Aquarien als Abbauprodukte des Eiweißes (Zersetzen von Futterresten, faulenden Pflanzen, Exkrementen), in der fischereilichen Praxis durch Abbau von Düngemitteln, Drainageabwässern usw. Ihre Anreicherung auf bestimmte Mengen hat Giftwirkung zur Folge. Die wichtigsten Stickstoffverbindungen sind Ammoniak, Nitrite, Nitrate und Harnstoff. Die unteren Grenzbereiche der Giftwirkung liegen für Nitrat bei 100–300 mg/l, für Nitrit bei 10–20 mg/l und für Ammoniak bei 0,2–0,5 mg/l. Nach MANN sind 150 mg/l Nitrit für *Lebistes reticulatus* PETERS schädlich. 0,6 mg/l Ammoniak stellen den Schwellenwert der Giftwirkung für Elritzen dar, 1,2 mg/l für Döbel und 0,4 mg/l für Forellenbrut.

Der Abbau der Stickstoffverbindungen erfordert Sauerstoff, dessen Mangel demnach die Nitrit- und Nitratbildung verlangsamt und so eine Anhäufung des ersten Eiweißabbauproduktes, des Ammoniaks, fördert, dessen Giftwirkung von allen genannten Stickstoffverbindungen am größten ist. Auch hier werden der Wert und die Bedeutung der Sauerstoffkontrolle im Aquarium sowie der Durchlüftung und Bepflanzung ersichtlich.

Der natürliche Nitratgehalt der Oberflächengewässer wird durch den Zufluß nitrathaltiger Mineraldüngemittel-Abwässer und Abwässer von Sprengstoffabriken, von häuslichen Abwässern, Abwässern von Gaswerken und Kokereien und Abwässern der Ammoniaksynthese erhöht. Eine Beeinträchtigung der Fische erfolgt im allgemeinen nicht. Nitrate sind kaum giftig, im Gegensatz zu den Nitriten, die aus der Denitrifikation von Nitraten oder durch Nitrifikation aus Ammoniumverbindungen entstehen. Ihre Konzentration im Wasser ist aber erheblich niedriger als die der Nitrate.

7. **Ammoniak.** Ammoniak entsteht im Wasser als erstes Abbauprodukt der Proteine oder aus dem Abbau von Düngemitteln und organischen Abwässern. Der

Ammoniakgehalt des Wassers wird direkt durch *p*H und Temperatur beeinflußt (Tabelle 18). Es entstehen unterschiedliche Anteile von $NH_3 \cdot N$ (Ammoniakstickstoff) und $NH_4^+ \cdot N$ (Ammoniumstickstoff). Für Fische sind nur die undissoziierten Ammoniakmoleküle toxisch (WHURMANN u. WOKER, 1949).

$$NH_4^+ + OH^- \rightleftarrows NH_3 + H_2O.$$

Tabelle 18
Prozentualer Anteil an Ammoniak (NH_3) in Abhängigkeit von *p*H-Wert und Temperatur des Wassers (nach EMERSON et al., 1975)

Temperatur (°C)	*p*H								
	6,0	6,5	7,0	7,5	8,0	8,5	9,0	9,5	10,0
0	0,00827	0,0261	0,0826	0,261	0,820	2,55	7,64	20,7	45,3
1	0,00899	0,0284	0,0898	0,284	0,891	2,77	8,25	22,1	47,3
2	0,00977	0,0309	0,0977	0,208	0,968	3,00	8,90	23,6	49,4
3	0,0106	0,0336	1,106	0,335	1,05	3,25	9,60	25,1	51,5
4	0,0115	0,0364	0,115	0,363	1,14	3,52	10,3	26,7	53,5
5	0,0125	0,0395	0,125	0,394	1,23	3,80	11,1	28,3	55,6
6	0,0136	0,0429	0,135	0,427	1,34	4,11	11,9	30,0	57,6
7	0,0147	0,0464	0,147	0,462	1,45	4,44	12,8	31,7	59,5
8	0,0159	0,0503	0,159	0,501	1,57	4,79	13,7	33,5	61,4
9	0,0172	0,0544	0,172	0,542	1,69	5,16	14,7	35,3	63,3
10	0,0186	0,0589	0,186	0,586	1,83	5,56	15,7	37,1	65,1
11	0,0201	0,0637	0,201	0,633	1,97	5,99	16,8	38,9	66,8
12	0,0218	0,0688	0,217	0,684	2,13	6,44	17,9	40,8	68,5
13	0,0235	0,0743	0,235	0,738	2,30	6,92	19,0	42,6	70,2
14	0,0254	0,0802	0,253	0,796	2,48	7,43	20,2	44,5	71,7
15	0,0274	0,0865	0,273	0,859	2,67	7,97	21,5	46,4	73,3
16	0,0295	0,0933	0,294	0,925	2,87	8,54	22,8	48,3	74,7
17	0,0318	0,101	0,317	0,996	3,08	9,14	24,1	50,2	76,1
18	0,0343	0,108	0,342	1,07	3,31	9,78	25,5	52,0	77,4
19	0,0369	0,117	0,368	1,15	3,56	10,5	27,0	53,9	78,7
20	0,0397	0,125	0,396	1,24	3,82	11,2	28,4	55,7	79,9
21	0,0427	0,135	0,425	1,33	4,10	11,9	29,9	57,5	81,0
22	0,0459	0,145	0,457	1,43	4,39	12,7	31,5	59,2	82,1
23	0,0493	0,156	0,491	1,54	4,70	13,5	33,0	60,9	83,2
24	0,0530	0,167	0,527	1,65	5,03	14,4	34,6	62,6	84,1
25	0,0569	0,180	0,566	1,77	5,38	15,3	36,3	64,3	85,1
26	0,0610	0,193	0,607	1,89	5,75	16,2	37,9	65,9	85,9
27	0,0654	0,207	0,651	2,03	6,15	17,2	39,6	67,4	86,8
28	0,0701	0,221	0,697	2,17	6,56	18,2	41,2	68,6	87,5
29	0,0752	0,237	0,747	2,32	7,00	19,2	42,9	70,4	88,3
30	0,0805	0,254	0,799	2,48	7,46	20,3	44,6	71,8	89,0

Die Menge und Giftwirkung dieser undissoziierten Ammoniak-Moleküle in Ammoniumsalzlösungen ist im wesentlichen von der Höhe des *p*H-Wertes abhängig (Abb. 200). SCHÄPERCLAUS (1952) konnte den praktischen Beweis für diese Zusammenhänge in der Fischerei führen. Er beobachtete, daß in Rieselfeldteichen Massensterben von Karpfen dann auftraten, wenn bei starker Entwicklung des Phytoplanktons durch dessen Assimilationstätigkeit der *p*H-Wert auf 9 und mehr erhöht wurde. Im Zusammenhang damit stieg auch der Anteil des undissoziierten NH_3 auf über 2 mg/l (vgl. Schwellenwerte weiter oben). Ammoniak ist ein Nervengift.

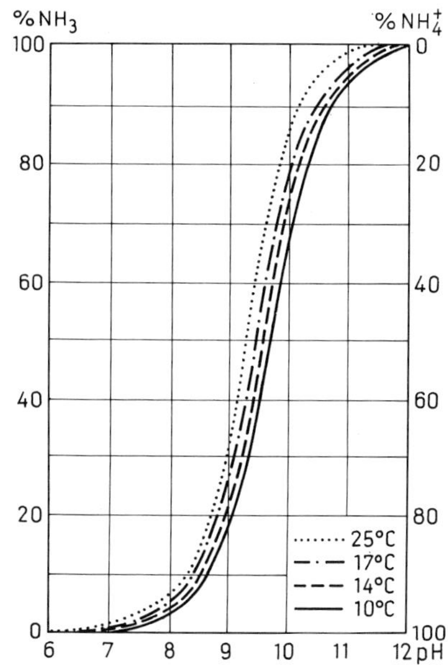

Abb. 200. Prozentuale Dissoziation von Ammoniumbase in Abhängigkeit von *p*H-Wert und Temperatur. Die Kurvenschar für die verschiedenen Temperaturen gibt an, wie groß der Anteil an dissoziiertem NH_4 und undissoziiertem NH_3 bei verschieden hohem *p*H-Wert der Lösung ist. (Nach WOKER aus BANDT).

Stabile *p*H-Werte von 6,5–7,5 (Neutralbereich) schützen vor Dissoziationsungleichgewichten und damit vor NH_3-Vergiftungen. Geschädigt werden Atmungsorgane, Blut und Nervengewebe. Ammoniak gelangt über Kiemen und Haut in Blut und Gewebe, auch durch Autintoxikation bei überhöhten *p*H-Werten (vgl. Kiemennekrose). NH_3-Vergiftungen können durch NH_4^+-Bestimmung im Serum nachgewiesen werden (SVOBODOVÁ, 1970; SCHRECKENBACH et al., 1975). Überschreitung von 400–500 µg/100 ml Serum (Karpfen, Aal, Forelle) im Nüchternzustand oder 6 Stunden nach Fütterung, deutet auf chronische oder akute NH_3-Vergiftung oder Autintoxikation hin.

SCHRECKENBACH et al. (1975) konnten experimentell zeigen, daß die NH_3–N-Exkretion beim Karpfen von der Wasserstoffionenkonzentration abhängt und mit steigendem *p*H-Wert des Umgebungswassers blockiert wird. Das führt schon binnen 4 Stunden zu einer Erhöhung der NH_3–N-Konzentration im Serum und zu einem Ammoniakrückstau im Blut. Die herabgesetzte Exkretion von NH_3–N und dessen starker Rückstau im Blut bewirken eine partielle Autintoxikation. Verstärkt wird diese Selbstvergiftung dann, wenn das Wasser zusätzlich mit Ammoniumverbindungen angereichert ist und mit steigendem *p*H der Anteil undissoziierter NH_3-Moleküle wächst. So tritt bei reprimierter Exkretion von NH_3-N zusätzlich Ammoniak in den Organismus ein und erhöht die toxische Konzentration. Die NH_3-N Exkretion ist außerdem stoffwechselabhängig (Temperatur, Fütterung, Sauerstoffangebot) und die Gefahr einer Autintoxikation nimmt z. B. bei erhöhtem Stickstoffmetabolismus, wie er bei starker Proteinfütterung gegeben ist, zu. Jungfische, die einen gesteigerten Stoffwechsel haben, sind besonders gefährdet. Ammoniak als Zellgift führt zur Schädigung der Erythrozyten und damit zu einer verminderten O_2-Aufnahmefähigkeit des Blutes.

Zur Symptomatik der Ammoniakvergiftung gehören: verstärkte Schleimsekretion, Quellung der Epidermis, Hyperämie in allen Blutgefäßen oder auch nur in den Kiemen. Bei akuten Vergiftungsfällen treten auf: helle, zerstörte Flossenenden und Epithelablösungen, Hyperplasie der Kiemen, gefolgt von Hämorrhagien und Nekrose (vgl. Kiemennekrose). Leber und Milz sind hämorrhagisch und weisen geschwollene Zellen, Entzündung und Nekrosen (makroskopisch helle Stellen) auf. Die Erythrozytenzahl ist vermindert, der Hb-Gehalt sinkt ab; die Leukozytenzahl bleibt unverändert.

Das Ansteigen toxischen Ammoniaks führt, neben Schädigungen des Kiemengewebes, des Blutes, der Leber, Niere und Milz, auch zur Läsion des Nervensystems (Schocksymptome). Die Blockierung der NH_3-N-Exkretion über die Kiemen bei überhohem *p*H des Wassers führt naturgemäß zur schweren Schädigung gerade dieses Organs.

Das Verhalten bei akuter Vergiftung äußert sich in Schocksymptomen, Muskelzuckungen, Störung des Augendrehreflexes und ungerichtetem, drehendem Schwimmen. Die Anfälligkeit gegen Ektoparasiten und Myxobakterien-Infektionen ist hoch.

Die Empfindlichkeit verschiedener Fischarten gegenüber Ammoniak nimmt wie folgt zu: Karausche, Karpfen, Marmorwels, Europäischer Aal, Regenbogenforelle (Wilson et al., 1969). Eier sind gegen Ammoniak unempfindlich, dagegen ist freßfähige Fischbrut hochempfindlich.

8. **Cyan.** Im Gegensatz zum Ammoniak nimmt die relative Giftigkeit undissoziierter Blausäure mit steigendem *p*H-Wert ab. Cyan gelangt mit den Abwässern der Hochofengicht-Gaswäsche, galvanischen Bädern und Abwässern aus Stahlhärtereien in die Fließgewässer. Die tödliche Dosis für die oft betroffenen Forellen beträgt 0,03 mg/l HCN. Cyan ist ein Blutgift und wirkt zusammen mit Ammoniak noch heftiger (Synergismus).

9. **Freies Chlor.** Eine Erhöhung des gewöhnlichen Chlorgehaltes von 0,2 mg/l auf 0,4 und mehr mg/l (erkennbar am Chlorgeruch des Leitungswassers) tötet Zierfische bei längerer Einwirkung. Dabei werden vor allem die Kiemen angegriffen (Aufhellung). Das respiratorische Epithel (Atmungsgewebe) wird zerstört und die Giftwirkung ergreift den ganzen Körper. Chlor ist ein langsam wirkendes Gift und hält sich in kaltem Wasser lange. Bei 4–5 °C können 0,2 mg/l freies Chlor Karpfen innerhalb von 20 Tagen töten. 4 mg/l wirken schon nach 8 Stunden tödlich. Scheuring und Stetter (1950, 1951) zeigten, daß Jungfische schon von 0,1–0,2 mg/l gefährdet sind. Forellensetzlinge von 6 cm–18 cm Länge ertragen eine Konzentration von 0,15 mg/l 2–14 Tage lang, Lauben und Rotfedern sterben bei 0,3 mg/l nach 1–2 Tagen, Barsche, Schleien und Goldfedern lebten bei 0,6 mg/l 7 Tage lang.

Zu stark gechlortes Wasser kann mit Natriumthiosulfat neutralisiert werden.

10. **Metallsalze.** Toxisch sind vor allem Lösungen von Schwermetallsalzen (Abwässer metallverarbeitender Industrie, der chemischen Industrie, Galvanikbetriebe, Bergwerkabwässer, Abwässer aus der Papierindustrie, Fungizide). Die Symptomatik besteht in Unruhe, erhöhter Atemfrequenz, Schleimabsonderung, verminderter Reaktionsfähigkeit, Ermattung (Seitenlage), Absinken der Atemfrequenz und Asphyxie durch Überschwemmung des Blutes mit CO_2.

Geringer O_2-Gehalt des Wassers erhöht die Toxizität von Schwermetallsalzen für Fische, mit steigender Wasserhärte wird sie abgeschwächt (Carbonat- oder Hydroxidbildung). Schwermetallsalze führen durch Hydrolyse zu sauren *p*H-Werten, die im toxischen Bereich liegen und Verätzung der Kiemen sowie Zerstörung des respiratorischen Epithels bei gleichzeitiger Giftresorption und Schädigung der inneren Organe (Blockade funktioneller Enzymgruppen) nach sich ziehen (HAIDER, 1965). Hg-, Cu- und Ag-Ionen sind hochgiftig. Noch giftiger sind organische Quecksilberverbindungen, z. B. Methylquecksilberchlorid und Phenylquecksilberchlorid (Verwendung als Fungizid in der Saatgutbeize und in der Papierindustrie). In Japan wurden durch den Verzehr Hg-vergifteter Fische teratogene Schäden des Menschen (sog. Minimata-Krankheit) registriert. Cadmium-Ionen sind mäßig bis stark giftig. Das Zusammenwirken von Metallionen kann die Giftwirkung verstärken (z. B. Cd + Cu oder Zn + Cu). Zink-Ionen sind hochgiftig und werden gespeichert (daher für Fische keine verzinkten Transportefäße verwenden). Blei-Ionen wirken als Acetate. HAIDER (1965) fand Bleiablagerungen bei der Regenbogenforelle in Knochen, Leber, Milz und Niere. Ferner trat Anämie auf, die Erythrozyten zeigen eine basophile Tüpfelung im Zytoplasma.

Die Toxizität von Nickel- und Cobalt-Ionen ist nicht sehr groß. Magnesium-Ionen sind für mäßig empfindliche Fische kaum toxisch. Eisen-Ionen wirken in hoher Konzentration *p*H-erniedrigend, besonders in kalkarmem Wasser. In diesem Fall kommt es auf den Kiemen und auf abgelegten Eiern zur Bildung eines dicken Überzugs von Eisen(3)hydroxid und als dessen Folge zur Behinderung der O_2-Aufnahme, Anätzung des respiratorischen Epithels und Ansiedlung fädiger Eisenbakterien. Nach SCHRECKENBACH (1982) können größere Mengen an gelöstem zweiwertigem Eisen in sauerstoffarmem Quell- und Grundwasser, besonders wenn dieses kalkarm ist, enthalten sein. Grenzwerte für Fe^{++} sind für Forellen 4 μg/l, für Karpfen 200 μg/l und für Karpfenbrut 50 μg/l. Eisen(2)verbindungen, die oft in leicht saurem Quellwasser oder kalkarmem Wasser vorkommen, können auch im geheizten Aquarium als Eisen(3)hydroxid (feiner brauner Niederschlag) ausfallen. Dieser Niederschlag setzt sich auf den Kiemen ab und beeinträchtigt die Atmung in starkem Maß, wobei auch das Kiemenepithel zerstört wird. Die Fische sterben in normaler Haltung. Sehr empfindlich gegen Eisenhydroxid ist der Diskusfisch. Ähnlich wirken Mangan(2)verbindungen.

In der Literatur finden wir folgende Letaldosen angegeben (die getestete Fischart in Klammern nach der Dosis): Bleinitrat 0,33 mg Pb/l (Forelle), Cobaltchlorid 10 mg/l (Goldkarausche), Kupfernitrat 0,02 mg/l (Stichling), Kupfersulfat 0,143 mg/l (Forelle), Kupfersulfat 0,33 mg/l (Karpfen), Mangansulfat bzw. -chlorid 0,5–1,0 g/l (keine Fischart angegeben), Natriumarsenit 20 mg/l (Forelle), Quecksilberchlorid 0,008 mg/l (Stichling), Silbernitrat 0,004 mg Ag/l (Stichling), Zinksalze 2,3–5,0 mg/l (keine Fischart angegeben), Eisen 0,9 mg/l (Fischbrut), Arsen 20–30 mg As_2O_3/l (keine Fischart angegeben).

Als Element ist Arsen ungiftig, das Anhydrid As_2O_3 dagegen hochgiftig. Arsenate

(z. B. Na_3AsO_4) sind weniger giftig, wirken aber langsam. Sie sind enthalten in Abwässern pharmazeutischer Betriebe, Industrieabwässern der Hersteller von Pflanzenschutz- und Schädlingsbekämpfungsmitteln und in Braunkohlenasche.

Die Letalkonzentrationen für As_2O_3 betragen:

Karpfen	5,5 mg/l nach 4–6 Tagen Einwirkung,
Aal	5,5 mg/l nach 3 Tagen Einwirkung,
Plötze	3,9 mg/l nach 3 Tagen Einwirkung,
Forelle	17–36 mg/l nach 2–11 Tagen Einwirkung.

Zur Symptomatik der Arsenatvergiftung gehören Apathie und Gleichgewichtsverlust vor Eintreten des Todes. Die Aufnahme erfolgt durch die Kiemen, die Speicherung im ganzen Körper.

SCHWEIGER (1957) gibt für einige Schwermetallchloride folgende Letaldosen in mg/l in carbonatfreiem Wasser an:

Metallion	Forelle	Karpfen	Schleie
Quecksilber	0,25	0,80	1,10
Cadmium	4,00	15,00	20,00
Nickel	30,00	50,00	60,00
Cobalt	35,00	125,00	150,00
Mangan	100,00	650,00	1500,00

Nach SCHWEIGER (1957) sind die Schäden durch Metallionen am Kiemeneptihel gut zu erkennen (Quellung mit intensiver Schleimsekretion, Schrumpfung, Desquamation, Kolliquation). Bleivergiftung führt nach HAIDER (1964) zu Anämie mit charakteristischer Tüpfelung der Erythrozyten im Ausstrich und Funktionsstörungen der inneren Organe. Eisen(III)nitrat in einer Konzentration von 50 mg/l führt zur Quellung der Erythrozyten und zu einer Zunahme ihrer Zahl (E. und I. HALSBAND, 1964).

11. **Phenol und Analoge**. Eines der häufigsten Nervengifte aus den Abwässern der kohleveredelnden Industrie (Gasanstalten, Kokereien, Teerwerke, Hydrierwerke, Schwelereien) ist das Phenol. Unter diesem Sammelbegriff fassen wir flüchtige Phenole, einwertige Phenole (z. B. Kresol) und mehrwertige Phenole zusammen. Die fischereiliche Hauptschadwirkung liegt in der Geschmacksbeeinträchtigung der Fische („Apothekengeschmack"). Die Anreicherung der Phenolverbindungen erfolgt auf Grund ihrer Fettlöslichkeit, vorwiegend im Fett der Fische. Fettreiche Fische (Aal, Lachs, Karpfen, Blei) sind also besonders davon betroffen. Die Aufnahme der Phenole geschieht sehr schnell, ihr Verlust aus den Geweben bei Hälterung in reinem Wasser dauert jedoch Wochen.

Die Schädigungen betreffen die Epithelien der Kiemen, des Darmes und der Haut. Über den Blutkreislauf werden auch andere Organe angegriffen (Leber, Muskulatur, Ovarien). Eine einschlägige Zusammenstellung der Wirkungen von Phenol im Wasser auf den Fischorganismus finden wir bei REICHENBACH-KLINKE (1965). Die Wirkung von Phenolabwässern ist nach BANDT (1955) folgende: Sauerstoffzehrung, Vertreibung der Fische bei Konzentrationen ab 0,2 mg/l, akute Giftwirkung bei höheren Konzentrationen, Geschmacksbeeinträchtigung und Vertreibung der Fischnährtiere. Die Konzentration der HSN-Phenole (so benannt nach den Entwicklern der Bestimmungsmethode HINDEN-SPLITTGERBER-NOLTE) bezüglich ihrer Giftwirkung auf Fische ist bei einzelnen Abwässern folgende: Steinkohlenkoksabwässer 3–5 mg/l, Steinkohlenteerabwässer 3 mg/l und Braunkohlenschwelereiabwässer 3 mg/l.

BUCKSTEEG et al. (zit. nach REICHENBACH-KLINKE, 1966) ermittelten beim Barsch für verschiedene Phenole die Werte GT (untere Toxizitätsgrenze), M_{10} (Manifestationszeit nach 10 Minuten Einwirkung) und M_{20} (Manifestationszeit nach 20 Minuten Einwirkung) bei folgenden Dosen (in mg/l):

	GT	M_{10}	M_{20}
Phenol	6	23	17
o-Kresol	10	17	13
m-Kresol	10	19	15
p-Kresol	10	20	15
o-Xylenol	4	16	12
m-Xylenol	11	26	18
p-Xylenol	2	12	8
Brenzkatechin	12	50	27
Pyridin	bis 200 mg/l unschädlich		

Nach ZAHNER (1962) ist die Letaldosis für Normalbenzin binnen 48 Stunden 10–260 mg/l, bei Superbenzin 40–100 mg/l. Zusatzstoffe erhöhen die Giftwirkung bis auf das 40fache. Dieselöle, Auto- und Heizöle wirken bei Regenbogenforellen in einer Konzentration von 50–100 mg/l tödlich.

12. **Pestizide (Insektenbekämpfungsmittel)**. Fast alle Pestizide haben sich als giftig für Fische erwiesen. Die Zahl dieser Präparate ist unübersehbar; deshalb können im folgenden nur einige wenige mit ihren Letaldosen genannt werden: DDT 0,057 mg/l (Karpfen), Lindan 0,28 mg/l (Karpfen), 0,3 mg/l (Forelle) 0,2 mg/l (Hecht), Malathion 29,4 mg/l (Karpfen) 0,1 mg/l (Forelle) 1,0 mg/l (Hecht), Dipterex (Trichlorfon) 100 mg/l (Karpfen) 0,8 mg/l (Forelle) 1,0 mg/l (Hecht). Obstbaumkarbolineum tötete Seeforellen binnen 3 Tagen in einer Konzentration von 1 mg/l, in emulgierter Form (Emuldrin) wurde es in der Konzentration von 25 mg/l von Jungkarpfen 18 Stunden lang ertragen. Eine Übersicht über die Wirkung von Pestiziden finden wir bei REICHENBACH-KLINKE (1966). Aus den hier gegebenen Daten ist zu erkennen, daß der Karpfen, wie das auch für Malachitgrün zu sehen war, ein Vielfaches der für Forelle und Hecht letalen Dosis vertragen kann (AMLACHER, 1961).

Als lipidlösliches Nervenkontaktgift zur Insektenbekämpfung ist das DDT (Dichlordiphenyltrichlormethylmethan) auch als Bestandteil (5 %) des Gesarols bekannt. Das Präparat wurde in Land- und Forstwirtschaft verwendet und mit Flugzeugen verstäubt oder als Insektizid bei der Schafschur benutzt und während dieser und danach in das Wasser gebracht. Dadurch wurden gelegentlich Fischgewässer in Mitleidenschaft gezogen und Fischnährtiere sowie Fische getötet. SCHÄPERCLAUS (1950) zeigte, daß *Daphnia magna* und *Daphnia pulex* bei einer Konzentration von 0,001 mg/l reinem DDT nach einem Tag getötet werden. *Carinogammarus roeselii* starb bei 0,01 mg/l nach knapp 2 Tagen, *Rhodeus amarus* bei 0,2 mg/l nach

7 Tagen, Karpfen ab 0,005 mg/l (ROEGNER-AUST, 1949). Die Erholungsfähigkeit nach DDT-Vergiftung ist gut.

13. **Herbizide, Algizide, Fungizide (Pflanzenbekämpfungsmittel)**. Auch diese Gruppe chemischer Bekämpfungsmittel ist an Zahl unübersehbar. Sie erweisen sich als hochaktive Fischgifte, da sie oft zur Bekämpfung der harten Uferflora an Seen und Teichen eingesetzt wurden. Gleiches gilt für kupferhaltige Algenbekämpfungsmittel. Für **Herbizide** seien folgende Angaben zur Letaldosis gemacht: Raphatox 6–13 mg/l (Karpfen), Aresin 80–120 mg/l (Karpfen), Gesaprim 35 bis 60 mg/l (Forelle), Weedazol 1000 mg/l (Forelle). Für **Algizide** gelten nachstehende Richtzahlen: Arsentrioxid 2 mg/l, Natriumarsenit 20 mg/l, Kupfersulfat 0,143–0,33 mg/l, nach BANDT (1959) gelten folgende Schwellenwerte für Barsche und Plötzen: Nata-Gersthofen, FW Höchst 10 g/l, Agrosan-Bitterfeld 11 g/l, Omnidol-Leuna 2 g/l, Unkrautvertilger Geigy 90 mg/l, Tributan Bayer 5 mg/l, Ugex, FW Hoechst 105 mg/l. Am Sonnenbarsch getestete Algicide in den USA zeigten binnen 48 Stunden folgende LC_{50}(TLm)-Werte: Endothal 240–660 mg/l, Diquat 11 bis 210 mg/l, Silvex 2,4–91 mg/l, Hyamin 1,8–5,6 mg/l, Dalapon 350–440 mg/l. SEYER (1948) gibt folgende Letaldosen für **Fungizide** bei Seeforellen an: Spritz-Fungal (Schering) 1 mg/l binnen 20 Stunden, Pomarol Bayer 1 mg/l binnen 40 Stunden.

14. **Detergenzien**. Diese Präparate setzen die Oberflächenspannung des Wassers herab und haben außerdem eine beachtliche Giftwirkung. Sie zerstören die protektiven Schleimschichten und hemmen die Funktion des Kiemenepithels. Außerdem wirken sie hämolytisch. Geschädigte Fische zeigen Schwellungen und Hämorrhagien der Kiemen und deren Abblassen. Folgende Toxizitätswerte sind für Karpfen ermittelt worden (MANN, 1955; WURTZ-ARLET, 1959; MANN u. SCHMID, 1961; LÜDEMANN u. KAYSER, 1963): primäres Na-Dodecylsulfat 15–18 mg/l, sekundäres Dodecylbenzolsulfonat 5 mg/l, Kerenyl 7 mg/l, Bw 2043 (Marlon) 5 mg/l, Hostapon T 25 mg/l, Fewa, Suwa, Pril, Rei 5–10 mg/l. NEHRING (1962) gibt für anionaktive Detergenzien folgende Schwellenwerte in mg/l an: C_{12}-Alkylphenylsulfonat bei der Plötze 10, beim Barsch 6–8, C_{10}–C_{16}-Alkylsulfonat bei der Plötze 50–60, beim Barsch 12–15, Mersolsulfonat bei der Plötze 10, beim Barsch 6, C_{16}–C_{18}-Fettalkoholsulfonat bei der Plötze 2, beim Barsch 1. Für kationaktive Detergenzien finden wir bei NEHRING (1962) folgende Schwellenwerte: Decylaminhydrochlorid bei der Plötze 3 mg/l, beim Barsch 2–3 mg/l, C_{14}–C_{16}-Alkylaminhydrochlorid bei der Plötze 5 mg/l, beim Barsch 4–5 mg/l, C_9-Alkylpyridiniumbromid bei der Plötze 200 mg/l, beim Barsch 160 mg/l, C_{12}–C_{16}-Alkylpyridiniumbromid bei der Plötze 4 mg/l, beim Barsch 5 mg/l. MANN u. SCHMID (1961) konnten zeigen, daß Fischeier und -spermien ebenfalls durch Detergenzien geschädigt bzw. abgetötet werden.

Temperatureinflüsse

Plötzlicher Temperaturwechsel führt besonders in Aquarien, aber auch bei Nutzfischen in Fischereigewässern zum Tod. Vor allem kleinere Fische sind gefährdet, wenn sie unvermittelt in zu kaltes Wasser gelangen. Bei einem Temperatursturz von 24 °C auf 4 °C kommt es zu einer *Kältehämolyse* des Blutes, wobei die Erythrozyten vakuolig degenerieren, sich abrunden und ihr Hämoglobin abgeben, so daß das

Blutserum hämolytisch wird. Der Tod tritt nach etwa 3 Stunden ein. Allgemein läßt sich sagen, daß Temperaturschwankungen bis zu 12 °C nach oben oder nach unten ohne schädliche Folgen sind. Erst das Einbringen der Fische in zu kaltes (4 °C) oder zu warmes (25 °C) Wasser führt zu den Erscheinungen des *Temperaturschocks*. In Aquarien sind langdauerende Temperaturerhöhungen ebenfalls schädlich, sie beschleunigen außerdem die Sauerstoffzehrung. Schädlich ist auch eine anhaltende Temperaturerniedrigung.

Stoffwechselstörungen

Eines der Hauptprobleme bei der Haltung, Zucht und Aufzucht von Fischen ist die zweckmäßige, physiologisch einwandfreie Ernährung. Allgemein verstehen wir unter dem Begriff „Stoffwechsel“ die Aufnahme von Nahrungsstoffen und ihren Ab- und Umbau im Körper, einschließlich der Ausscheidung bestimmter Endprodukte. Bei diesen Vorgängen wird Energie frei, die sich – grob gesehen – in den Körperbewegungen äußert. Dabei sind folgende drei Seiten des Stoffwechsels zu berücksichtigen:

1. **Betriebsstoffwechsel**. Er betrifft vorwiegend die Menge (Quantität) der Nahrung und die nach ihrer Aufnahme frei werdende Energie, zu deren Erzeugung er ja dient. Dabei müssen die drei Hauptgruppen der Nahrungsstoffe (Eiweiße, Kohlenhydrate, Fette) in wechselnder Menge und in verschiedener Anteiligkeit zur Erhaltung einer positiven Energiebilanz beitragen.

2. **Baustoffwechsel**. Er betrifft die Art (Qualität) der Nahrung. Seine Aufgabe ist es, verlorengegangene Körpersubstanz (z. B. Zellen, Sekrete) und wichtige Stoffe des Körpers (Enzyme, Hormone, Plasmaproteine, Blutfarbstoff) zu ergänzen oder herzustellen. Auch der Baustoffwechsel stützt sich auf die obengenannten drei Hauptgruppen von Nahrungsstoffen, doch bedarf er noch wichtiger Ergänzungsstoffe, wie der Vitamine und anorganischer Salze. Eine überragende Rolle spielt der Baustoffwechsel bei der Entwicklung und dem Wachstum.

Da die Fische wechselwarme Tiere sind, deren Körpertemperatur sich nach der Temperatur des Wassers richtet, müssen wir noch folgendes wissen: Alle chemischen Vorgänge, also auch die Vorgänge des Stoffwechsels, nehmen mit steigender Temperatur bis zu einer bestimmten Höchstgrenze zu und verlaufen bei einer bestimmten Temperatur, die für die Fische je nach ihrer Art verschieden ist, am günstigsten.

Die Fische können nach der Art ihrer Ernährungsweise in Allesfresser, Pflanzenfresser und Fleischfresser eingeteilt werden.

Allesfresser sind wohl die meisten Fische, womit allerdings nur gemeint ist, daß sie sowohl tierische als auch pflanzliche Nahrung zu sich nehmen und sich je nach dem Nahrungsangebot in ihrer Ernährungsweise umstellen können.

Pflanzenfresser sind Fische mit rein pflanzlicher Ernährungsweise, wie z. B. manche *Tilapia*-Arten, *Xiphophorus (Platypoecilus) variatus*, der Buntkärpfling und Graskarpfen.

Fleischfresser sind schließlich die uns bekannten Raubfische, z. B. Hecht, Zander und Barsch, der Streifenhechtling *(Aplocheilus lineatus)* oder *Pantodon*, der Schmetterlingsfisch.

Die Nahrung der Fische besteht im wesentlichen aus den gleichen Gruppen von

Stoffen, die wir auch in der Nahrung des Menschen antreffen, und zwar den Kohlenhydraten, Fetten, Eiweißen, Vitaminen und Mineralstoffen.

Alle diese Stoffe (mit Aufnahme der Vitamine) werden im Körper zu Grundbausteinen abgebaut und dann nach Bedarf wieder in sein Gefüge eingebaut. Durch die Umbauvorgänge kann der Körper z. B. aus Zucker Fett herstellen oder aus Eiweiß Zucker.

Betrachten wir kurz den Ab- und Umbau der Nahrungsstoffe. Wir können dabei ähnlich einer Bilanz in der Buchführung vorgehen: Der Organismus des Fisches braucht Stoffe zu seinem Lebensunterhalt, die er sich einverleibt. Es sind seine „Einnahmen". Andererseits scheidet er Abbauprodukte aus, dies wären seine „Ausgaben". Fassen wir diese Vorgänge zusammen, so ergibt sich allgemein nach einer Übersicht von FISCHBACH:

Einnahmen

1. Kohlenhydrate, }
2. Fette, } Hauptnahrungsstoffe
3. Eiweißstoffe, }
4. anorganische Salze und Wasser,
5. Vitamine,
6. Sauerstoff.

Ausgaben

1. Kohlensäure,
2. Wasser,
3. Stoffwechselprodukte des Kotes und des Harnes.

Man spricht daher von einer Bilanz des Stoffwechsels.

3. **Der Zwischenstoffwechsel**. Die aufgenommenen Nahrungsstoffe, im wesentlichen die Hauptnahrungsstoffe (Kohlenhydrate, Fette, Eiweiß), werden im Magen-Darm-Trakt unter dem Einfluß spaltender Stoffe (Enzyme) abgebaut und gelangen als sogenannte Nahrungsbausteine durch die Zellen der Darmschleimhaut in das Blut, von wo aus sie nach den Orten des Verbrauches oder des Aufbaues gebracht werden. Ab- und Umbau der Hauptnahrungsstoffe stehen in vielfältiger Wechselwirkung miteinander, bedingen sich oft gegenseitig oder sind miteinander verknüpft. Sie werden unter dem Sammelbegriff Zwischenstoffwechsel zusammengefaßt.

Zwischenstoffwechsel der Kohlenhydrate. Zu den Kohlenhydraten gehören ganz allgemein Zucker und Stärke. Die Fische nehmen vorwiegend pflanzliche Kohlenhydrate zu sich, mit Ausnahme der Raubfische. Die Kohlenhydrate werden in ihre einfachsten Bausteine, die Monosaccharide zerlegt und gelangen als solche in die Blutbahn. Über die Pfortader kommen sie in die Leber, wo sie zu Glykogen assimiliert werden (sie bauen das Glykogen, d. i. die tierische Stärke, auf). Das Glykogen selbst ist ein Reservestoff, aus dem die Leber jederzeit wieder Glucose (Traubenzucker) freimachen kann, die ein wichtiger Energielieferant ist und z. B. einen Teil der Energie der Muskelbewegungen liefert. (Auch die Muskulatur enthält Glykogen, das bei Arbeit zu Glucose abgebaut wird, die ihrerseits in Milchsäure bzw. Brenztraubensäure gespalten wird. Der Neuaufbau des Muskelglykogens erfolgt durch Nachstrom von Glucose aus dem Abbau des Leberglykogens.) Alle diese Vorgänge werden von Hormonen gesteuert und von Enzymen katalysiert (s. nachstehende Übersicht).

Bei krankhaften Vorgängen, wie Leberverfettung, oder bei Infektionskrankheiten (VHS, SVC) schwindet das Leberglykogen (AMLACHER, 1956).

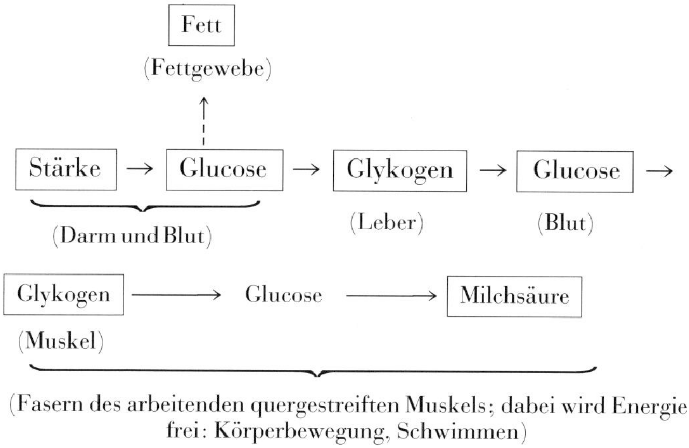

Zwischenstoffwechsel der Fette. Die Fette sind Verbindungen des dreiwertigen Alkohols Glycerol mit Fettsäuren. Man unterscheidet gesättigte und ungesättigte Fettsäuren. Das Fett warmblütiger Tiere enthält nur gesättigte Fettsäuren, im Gegensatz zum Fett der Fische, das vorwiegend ungesättigte Fettsäuren enthält. Im Magen-Darm-Trakt wird das Fett mit Hilfe von Enzymen in seine Bausteine Glycerol und Fettsäuren zerlegt, und diese passieren die Darmwand. In den Darmzellen werden sie erneut zu Fett aufgebaut und auf dem Blut- und Lymphweg der Leber und dem Fettgewebe zugeführt. Bei Energiebedarf wird das Fett im Zwischenstoffwechsel abgebaut („verbrannt"). Dabei entstehen wieder Glycerol und Fettsäuren. Das Glycerol kann zum Aufbau der Leberglykogens verwendet werden, die Fettsäuren können vermittels besonderer Zelleinrichtungen (Zitronensäurezyklus) weiter abgebaut werden:

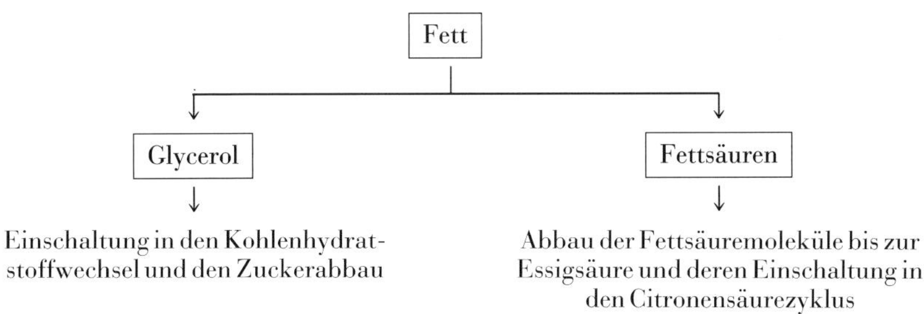

Zwischenstoffwechsel der Eiweiße. Die Eiweiße („Fleisch") werden durch Enzymwirkung im Magen-Darm-Trakt zu ihren Bausteinen, den Aminosäuren, abgebaut. Diese gelangen über die Darmwand in die Blutbahn und von hier vor allem in die Leber. Sie werden entweder weiter abgebaut oder in den Körperzellen zu arteigenem Eiweiß aufgebaut. Im Verlauf des Eiweißabbaues in der Leber entsteht das bekannte Endprodukt des Stoffwechsels, der Harnstoff:

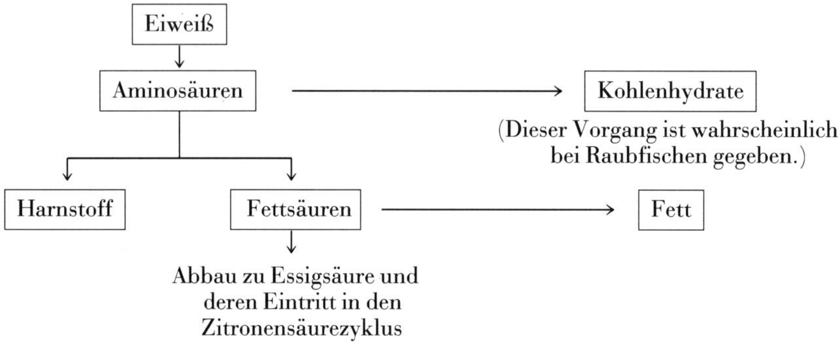

Durch Abbau der Aminosäuren entstehen ferner auch Fettsäuren bzw. Kohlenhydrate (Gluconeogenese). Ein wichtiger Vorgang im Eiweißstoffwechsel ist auch der Umbau von Eiweißstoffen. So beobachten wir während der Laichzeit des Lachses einen Umbau seiner Rumpfmuskulatur zu laichreifen Geschlechtsorganen.

Die Umwandlung von Eiweiß in Kohlenhydrat ist sehr wahrscheinlich für die Raubfische bedeutungsvoll, da diese, wie eingangs schon erwähnt, keine pflanzlichen Kohlenhydrate zu sich nehmen. Ein beträchtlicher Teil ihres Zuckers stammt daher aus Eiweiß.

Bemerkenswert ist ferner noch die Tatsache, daß zum Aufbau des Körpereiweißes immer bestimmte Aminosäuren vorhanden sein müssen. Man faßt sie unter dem Sammelbegriff „essentielle Aminosäuren“ zusammen. Auch der Fischkörper bedarf ihrer zu seinem Aufbau.

Die Vitamine dienen dazu, die Stoffwechselvorgänge in ihrem Ablauf günstig zu beeinflussen und zu steuern. Sie sind zum Teil eine Hilfsgruppe für die Enzyme, die eine wichtige Rolle im Stoffwechsel spielen. Ein Enzym ist z. B. das Pepsin des Magens, das mit Hilfe der Magen-Salzsäure das Eiweiß des Fleisches spaltet. Von der Rolle der Vitamine soll etwas später ausführlicher die Rede sein.

Wichtig sind schließlich noch die Mineralstoffe. Genannt sei hier das Iod, dessen Fehlen bei Fischen die Entstehung des Kropfes fördert und bei dessen Zufuhr Kröpfe geheilt werden können.

Betrachten wir nun die krankhaften Störungen des Stoffwechsels. Wir können folgende Gruppen von Stoffwechselstörungen, sofern sie Fragen der Fischpathologie betreffen, unterscheiden:

- Stoffwechselstörungen durch falsche Ernährung,
- Vitaminmangel,
- Störungen der Enzymtätigkeit,
- hormonale Stoffwechselstörungen,
- erblich bedingte, in der Entwicklung zutage tretende Störungn im Stoffwechsel (hier können entweder hormonale oder ernährungsbedingte Erscheinungen überwiegen),
- durch Krankheitserreger verursachte Stoffwechselstörungen.

Es ist nur zum Teil die Aufgabe des Fischarztes, diese Probleme zu bearbeiten. Sie gehören in das Gebiet der pathologischen Physiologie, die wiederum auf die Ergebnisse der Grundlagenforschung der normalen Fischphysiologie angewiesen ist. Gerade hier ist vieles noch unerforscht. Im einzelnen wollen wir auf die folgenden Störungen im Stoffwechselgeschehen eingehen.

Ernährungsbedingte Stoffwechselstörungen

Eingeweideverfettung. Die Haltung der Fische in Aquarien und Teichen ist auch unter besten Bedingungen niemals dem Aufenthalt in freier Wildbahn gleichwertig. Dementsprechend können sich Stoffwechselstörungen irgendwelcher Art einstellen. Am häufigsten sind Verfettungen der inneren Organe, besonders des Darmes, der Eierstöcke, der Leber und des Darm-Leber-Zwischengewebes, das zahlreiche wichtige Blutgefäße beherbergt. Das Fettgewebe erscheint im Quetschpräparat als Anhäufung zahlreicher übereinander- und aneinandergefügter Kügelchen, und am sezierten Fisch glitzert es bei schräg auffallendem Licht. Vor allem ältere, schon länger im Aquarium oder in Parkteichen gehaltene Fische zeigen fast immer eine Verfettung obengenannter Art. In den Tropen laichen viele Fische, z. B. Salmler, zu der Zeit des besten Futterangebotes, nämlich in der Regenzeit, in der eine starke Infusorienentwicklung stattfindet. Der Überschuß an aufgenommener Nahrung wird zum Aufbau der Keimdrüsen verwendet. Die meist zu reichliche Fütterung und die geringe Bewegungsmöglichkeit der Aquarienfische führen mehr oder weniger sicher zu einer krankhaften Verfettung (Abb. 201). Ähnliches gilt auch für die Forellenfütterung und die Fütterung von Speisekarpfen, obwohl ja hier die Fütterung gerade mit dem Ziel auch eines gewissen Fettansatzes gemacht wird. Organe, die eine

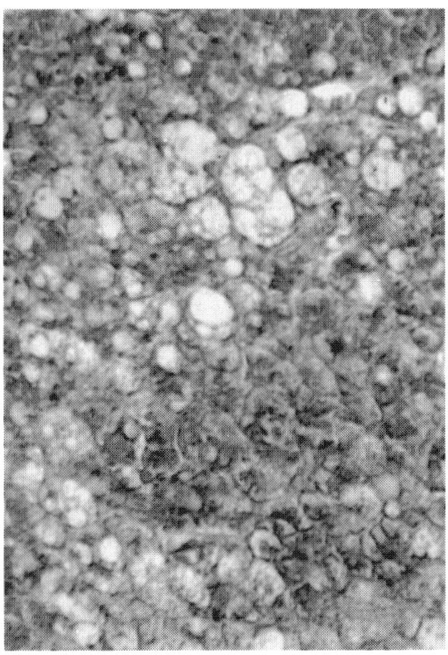

Abb. 201. Leberverfettung bei einem tropischen Zierfisch. Das Fett erscheint im mikroskopischen Bild in Gestalt heller Kugeln. (Nach Amlacher).

Schlüsselstellung im Stoffwechselgeschehen einnehmen, wie z. B. die Leber, können durch Verfettung degenerieren (fettige Leberdystrophie) und somit den Tod des Fisches bedingen. Diese Beobachtung läßt sich vor allem bei Forellen machen, die mit verdorbenem und zu fettem Fleisch gefüttert wurden. Auch die Bauchspeicheldrüse neigt, besonders bei Cypriniden, zur Verfettung (Abb. 202). Krankhaft verfettete Lebern sind gelbbraun verfärbt, wobei diese Verfärbung schon ein sicherer Anhaltspunkt für eine Zerstörung der Leberzelle ist. Verfettete Fische sind anfälliger gegenüber verschiedenen Krankheiten (Infektionskrankheiten) als gesunde. Außerdem lehrt die Erfahrung, daß fette Tiere sich zur Zucht nicht eignen, da die Keimdrüsen in ihrer Funktionsfähigkeit durch fettige Degenertion eingeschränkt sind. Während die Gefahr der Verfettung bei jungen heranwachsenden Fischen geringer ist, muß bei ausgewachsenen Fischen auf knappere Fütterung geachtet werden, da hier die Nahrung nicht mehr zum Körperaufbau (Wachstum bei jungen Fischen) verwendet, sondern als Fett gespeichert wird.

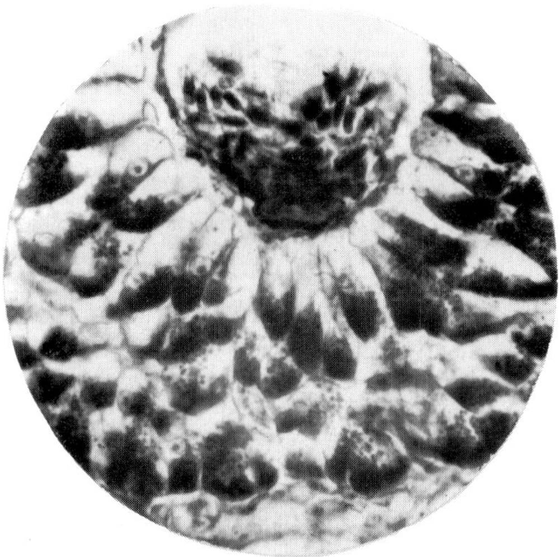

Abb. 202. Verfettete Pankreaszellen des Karpfens bei extremer Kohlenhydratfütterung. (Nach Amlacher).

Bei Speisekarpfen im Dresdener Zwingerteich (Abb. 203), die außer ihrer normalen Fütterung noch durch die Besucher eine extreme Kohlenhydratzufuhr durch Fütterung von Gebäck erhielten, konnte Amlacher (1959, 1961) feststellen, daß die mit Brot und Gebäck gefütterten Karpfen eine Erhöhung des Fettgehaltes in der Leibeshöhle auf das Elffache gegenüber K_3 aus einem Betrieb mit Weizenfütterung zeigten. Die Fettmenge in der Leibeshöhle der Zwingerkarpfen wog 90 g gegenüber 2–8 g bei den Kontrollkarpfen (Abb. 204) Auch die Muskulatur der Zwingerkarpfen hatte einen vierfach höheren Fettgehalt (25,4 % des Frischgewichtes gegenüber 6,25 % bei den Kontrollkarpfen). Die Muskulatur der Zwingerkarpfen zeigte fettige Degeneration (Abb. 205). Die inneren Organe hatten mit Ausnahme des Herzens (Abb. 206) allerdings keine wesentlichen Unterschiede im Fettgehalt.

Anders sah es bei Goldorfen in Parkteichen aus. Hier führte die ständige Fütterung mit

Weißbrot zu einer totalen Verfettung vor allem der Leber, wie wir das in einem Teich des Botanischen Gartens der Universität Jena beobachten konnten.

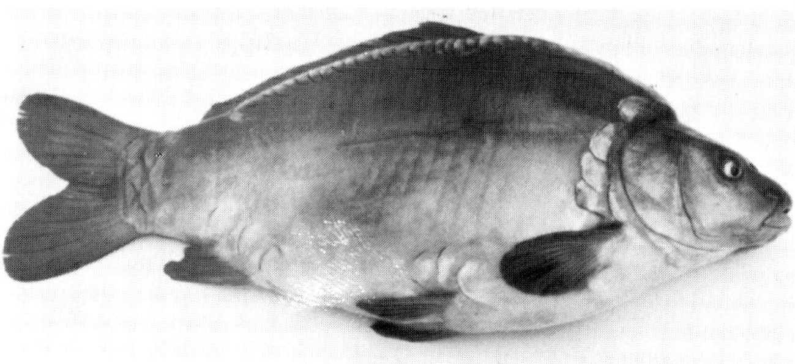

Abb. 203. Stark mit Kohlenhydraten gefütterter Speisekarpfen. (Nach AMLACHER).

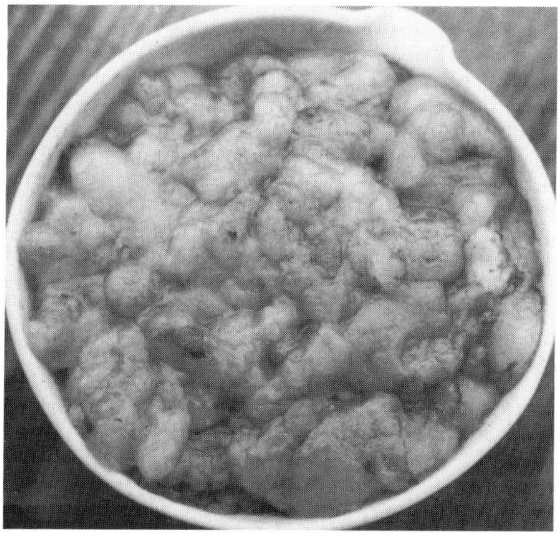

Abb. 204. Aus der Leibeshöhle eines stark mit Kohlenhydraten gefütterten Speisekarpfens herauspräpariertes Fett. (Nach AMLACHER).

Auch DEUFEL et al. (1980) bestätigten die Entstehung eines Fettlebersyndroms bei Regenbogenforellen in Abhängigkeit vom Kohlenhydrat- und Proteingehalt des Futters und generell bei Überfütterung. Die Parameter Hämatokrit, Hämoglobingehalt, Plasmacholesterol und die Histologie der Leber waren deutlich beeinflußt.

KREUTZMANN (1979) untersuchte den Einfluß der lipoiden Leberdegeneration auf das Blutbild der Regenbogenforelle. Sie stellte fest, daß bereits 10 Tage nach einseitiger Verfütterung von Hering (13 % des Körpergewichtes des Forellenbestandes) Vitamin-B_1-Mangel und starke Leberverfettung auftraten (Gelbfärbung der Leber). Der Leberfettgehalt betrug 15 % der Trockenmasse (normal 3,6 %). Der Hb-Gehalt sank von normal 8,3 g/100 ml auf 3,5 g/100 ml, der Hämatokritwert

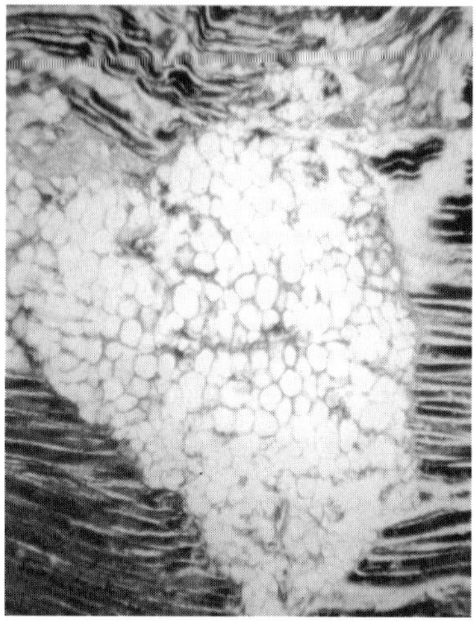

Abb. 205. Fettige Degeneration der Rumpfmuskulatur des Karpfens bei extremer Kohlenhydratfütterung. (Nach AMLACHER).

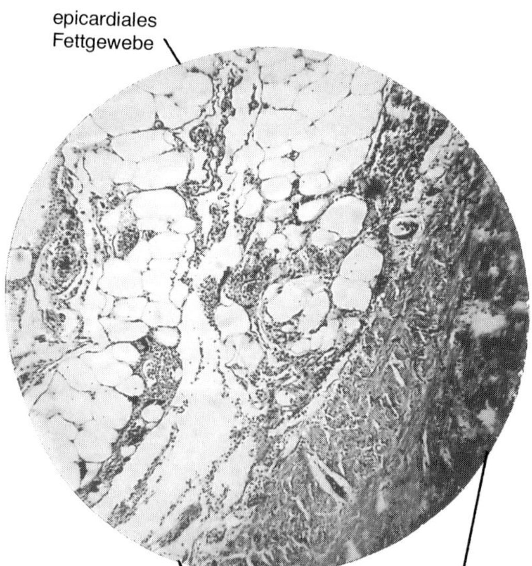

Abb. 206. Herz eines stark kohlenhydratgefütterten Karpfens. Das Epikard zeigt eine deutliche Vergrößerung der epikardialen Fettdepots. (Nach AMLACHER).

von normal 44,0 % auf 23,5 % und die Erythrozytenzahl von 1,77 Mill./mm^3 auf 1,41 Mill./mm^3. Auch morphologische Veränderungen im roten bzw. weißen Blutbild traten auf (gehäuftes Vorkommen von Erythrozytenvorstufen, starke Anisozytose, Hypochromie, Degeneration und Amitose der Erythrozyten, Granulozytopenie, Vakuolisierung des Zytoplasmas bei heterophilen Granulozyten und Übersegmentierung ihres Zellkerns, Thrombozytopenie). Die Zufütterung von Vitamin B_1 führte nach zwei Tagen zur Kompensation des Vitaminmangels, nach 7 Tagen waren Hämatokrit und Erythrozytenzahl wieder normal, dagegen erreichte der Hb-Gehalt auch nach 11 Tagen nicht die Norm, auch die Zahl der Erythroblasten blieb weiter erhöht. Die prozentuale Verteilung der weißen Blutzellen war am 11. Tag wieder normal.

Nephrokalzinose der Salmoniden. Wie die Hitra-Krankheit und die Kiemennekrose muß auch die Nephrokalzinose als Folge einer unökologischen, tierquälerisch-unbiologischen Intensivhaltung und als Auswuchs schrankenlosen ökonomischen Denkens und Handelns angesehen werden. Es widerstrebt einem, all diesen Perversionen wissenschaftlich noch zu folgen. Wir fassen uns kurz.

Offensichtlich als Unausgewogenheit im Ca-K- und Mg-Gehalt des Futters, verbunden mit extremer Wasserhärte und/oder erhöhtem CO_2-Gehalt, entsteht das Krankheitsbild der Nephrokalzinose. Es handelt sich um Kalkablagerungen innerhalb chronischer Granulome in Niere und Magen-Darm-Trakt, im Magen als granulomatöse Gastritis auftretend. Inwieweit auch toxische Komponenten im Futter begünstigend wirken, kann nur vermutet werden (Roberts und Schlotfeldt, 1985, dort auch Literaturhinweise).

Histopathologisch sind Nephorkalzinose und Urolithiasis zu beobachten, desgleichen viszerale Granulome. In der Niere stehen interstitielle Nephritis mit Granulombildung, intratubuläre Kalkausfällung und periglomeruläre Fibrose im Vordergrund. Durch Bildung von Kalkgrieß kommt es zur völligen Verkalkung der exkretorischen Rumpfniere und zu deren Vergrößerung bis auf das Dreifache. Besonders bei Silointensivhaltung tritt Nephrokalzinose im Zusammenhang mit künstlicher Sauerstoffanreicherung, Wasser mit hohem CO_2-Gehalt und einem Überbesatz von 25–100 kg Fischlebendgewicht pro m^3 Wasser bevorzugt auf, vor allem dann, wenn der Wasserdurchlauf unter 3 Liter pro kg Lebendgewicht sinkt. Das bedeutet eine signifikante Wasserverschlechterung, z. B. durch Überbelastung mit stickstoffhaltigen Abbauprodukten und anderen Ausscheidungskomponenten. Der Anteil an Nephrokalzinose erkrankter Forellen kann bis zu 20 % des Bestandes erreichen. Deshalb sollte die Mindestmenge des Wasserdurchsatzes in Intensivanlagen möglichst über 5 Liter pro Stunde liegen. Die unterschiedliche chemische Zusammensetzung der Kalkablagerungen in der Niere zeigt, daß ihnen unterschiedliche Stoffwechselstörungen zugrunde liegen.

Mangelkrankheiten

Fütterungsbedingt sind auch *Avitaminosen* beim Fehlen eines oder mehrerer der Vitamine A, B_1, B_2, B_6, C, E, K, Pantothensäure, Nicotinamid, Inosit und Cholin.

Vitamine sind niedrigmolekulare organische Verbindungen, die chemisch sehr verschieden strukturiert sind und besondere Funktionen im zellulären Stoffwechsel haben. Einige Vitamine werden aus Vorstufen (Provitaminen) synthetisiert, so z. B.

Vitamin A aus Carotin. Carotin ist in Pflanzen und auch im Zooplankton vorhanden, besonders in Wasserflöhen und Hüpferlingen.

Viel häufiger als echte Avitaminosen sind unterschwellige Defiziterscheinungen, die als *Hypovitaminosen* bezeichnet werden. Die Intensivhaltung von Fischen, besonders Forellen, macht es notwendig, dem verabreichten Kunstfutter Vitamine zuzusetzen, es zu „vitaminieren". Bei Forellen äußert sich z. B. der Mangel an Vitamin B_2 in einer Trübung der Augenlinse, das Fehlen von B_6 hat nervöse Störungen zur Folge, ein ungenügendes Angebot an Pantothensäure führt zu Kiemenverklebungen. Vitamin-C-Mangel zieht Verkrümmungen der Wirbelsäule nach sich.

Die folgende Übersicht über die Vitamine bei Fischen hat nur orientierenden Charakter.

Vitamin A (Retinol). Das Vitamin A_1 finden wir in seinen Vorstufen, den Carotinen, besonders in allen grünen Pflanzen. Die Umwandlung der Carotine in Vitamin A_1 erfolgt sehr wahrscheinlich in Darmschleimhaut und Leber, weshalb diese besonders reich daran ist. Inwieweit die Fische das Vitamin A aus ihrer Nahrung (Kleinkrebse, Algen) beziehen und wieweit sie es selbst aus Vorstufen bilden können, ist noch nicht ganz geklärt. Neben dem allgemein bekannten Vitamin A_1, finden wir im Leberöl von Süßwasserfischen das Vitamin A_2, das ebenfalls biologisch aktiv ist.

In Versuchen an Barschen und Weißfischen fanden MORTON u. CREED (1939), daß eine Zufuhr von Carotin eine Zunahme von Vitamin A_1 und A_2 in der Leber bewirkte.

Außerdem findet sich Vitamin A in den Augen der Fische, wobei Meeresfische wahrscheinlich nur A_1, Süßwasserfische nur A_2 und Wanderfische, die sowohl im Meer als auch im Süßwasser leben (Aal, Lachs), beide Vitamine besitzen.

Das Carotin wird nach neuesten Ergebnissen in der Darmschleimhaut der Fische in Vitamin A umgewandelt. Es wird entweder direkt mit der pflanzlichen Nahrung aufgenommen oder mit den gefressenen Copepoden und Wasserflöhen, die sich meist von Algen ernähren. Trotzdem scheint es, als ob das pflanzliche Carotin bei gewissen Fischen Vorrang gegenüber dem tierischen Carotin (Copepoden) besitzt. Fehlt Carotin, so kommt es zur Leberverfettung und zu Störungen im Eiweißstoffwechsel (Zerstörung der Leberzellen).

Das Provitamin A, das auch in gewissen Algen und Diatomeen gebildet wird, kommt mit diesen in den Darmtrakt der Pflanzenfresser, wo es zu Vitamin A_1 bzw. A_2 umgebaut wird. Dies ist bei vielen Raubfischen nicht möglich.

Schließlich ist die Komponente des Sehpurpurs im Auge der Süßwasserfische, das $Retinin_2$, ebenfalls ein Abkömmling des Vitamin A und unterscheidet sich nach WALD chemisch vom Retinin der Netzhaut des Menschen.

Ein Defizit im Vitamin-A-Haushalt bewirkt bei Forellen folgende Mangelerscheinungen: schlechtes Wachstum bei geringer Futteraufnahme, Abblassen des Körpers, Blutungen in Haut und Augen, irreversible Aufwölbung der Kiemendeckel, Anämie und verringerte relative Lebermasse (KITAMURA et al., 1967 a, b).

Vitamin D. Die D-Vitamine sind in der Natur nur spärlich vorhanden, im Gegensatz zu ihren Provitaminen, die weit verbreitet sind. Nach WINDAUS findet sich Provitamin D im Regenwurm, und wir müssen annehmen, daß auch die Oligochaeten des Süßwassers (*Tubifex*, *Nais*, *Limnodrilus*) Provitamin D enthalten. Auch in bestimmten Schnecken (Rote Wegschnecke, Wellhornschnecke) wurden D-Provitamine gefunden. Vitamin D findet sich in Zooplankton und Algen in geringen

Mengen. Wie die Fische zu ihrem Vitamin D in der Leber gelangen, wissen wir nicht. Viele Meeresfische leben in lichtarmen Tiefen, so daß die Annahme der Bildung von Vitamin D aus seinem Provitamin durch Sonnenbestrahlung (wie z. B. beim Menschen) hinfällig ist. Vielleicht bilden diese Fische das Vitamin D selbst oder nehmen es direkt mit der Nahrung auf. Für die meisten Süßwasserfische und Zierfische, die ja Sonnenlicht haben, wird auch die allgemein bekannte Bildung des Vitamins D anzunehmen sein.

D-Avitaminosen bei Fischen sind nicht bekannt.

Vitamin E (Tocopherol). Der Bedarf an Vitamin E ist dann besonders groß, wenn die Nahrung reich an ungesättigten Fettsäuren ist. Es wird in der Leber nicht gespeichert und daher laufend ausgeschieden. Es hat Funktionen im DNA-Stoffwechsel und bei den Phosphorylierungsvorgängen in der Atmungskette. Da es über das Zwischenhirn bei der Ausschüttung gonadotroper Hormone wirkt, bezeichnet man es auch als Antisterilitätsvitamin. Sein Fehlen bewirkt lipoide Leberdegeneration und Anämie, bei *Oncorhynchus tschawytscha* auch vermindertes Wachstum.

Vitamin B_1 und B_2. Sie sind in grünen Pflanzen (Algen) enthalten und finden sich bei den Wirbeltieren im arbeitenden Muskel, also auch im Herz, in größerer Menge. Ihr Mangel hat Magen-, Darm- und Wachstumsstörungen sowie Herabsetzung der allgemeinen Widerstandsfähigkeit zur Folge. Vitamin B_1 (Thiamin) ist für den Kohlenhydratstoffwechsel unentbehrlich. Der Bedarf an B_1 steigt mit wachsender Kohlenhydratbelastung. Vitamin B_1 ist als solches nicht wirksam, sondern hat als Pyrophosphorsäureester die Funktion einer Cocarboxylase bei der Decarboxylierung der Brenztraubensäure und bei den oxydativen Decarboxylierungen im Zitronensäurezyklus des Zellstoffwechsels. Für das Wachstum der Fische (für Forellen bewiesen) hat Vitamin B_2 (Lactoflavin) die größte Bedeutung. Unter seinem Einfluß wird allgemein die Ausnutzung der Nahrung unter Bildung von Körpergewebe (Wachstum) gefördert. Dabei werden besonders Fett und Eiweiß aufgebaut. Auch die Pantothensäure sowie der Antiperniciosafaktor wurden, erstere in Lachs, Schellfisch, Dorsch und Hering, der Antiperniciosafaktor in der Leber der Fische allgemein nachgewiesen. Pantothensäure ist ein wichtiger Bestandteil eines Zellenzyms (Coenzym A), das eine Schlüsselstellung im Zwischenstoffwechsel (Zitronensäurezyklus) einnimmt. Kreutzmann (1979) konnte zeigen, daß bei fütterungsbedingter lipoider Leberdegeneration der Regenbogenforelle, die mit Vitamin-B_1-Mangel einhergeht, die therapeutische Verfütterung von Leber (die Vitamin B_1 enthält) zum Rückgang der Leberverfettung führt. Der Vitamin-B_1-Mangel war nach 2 Tagen bereits kompensiert. Nach 7 Tagen war der Hämatokritwert normalisiert, dagegen blieb der Hb-Gehalt weiter unter der Norm, bedingt durch eine immer noch hohe Erythroblastenzahl (Färbeindex der Erythroblasten niedriger als der der Erythrozyten).

Bei Mangel an Vitamin B_1 zeigen Salmoniden, besonders Regenbogenforellen, vermindertes Wachstum, schlechte Futteraufnahme und -verwertung, verkrampfte Schwimmbewegungen mit Gleichgewichtsstörungen, Dunkelfärbung und abgespreizte Kiemendeckel. Vitamin-B_2-Mangel führt zu ähnlichen Erscheinungen, wobei Trübung der Augenlinse, Hämorrhagien in den Augen, Nekrosen der Kiemen und der Kiemendeckel hinzutreten. Die Sterblichkeit ist groß.

Vitamin B_6. Dieses Vitamin kommt in Hefe vor und funktioniert als Coenzym im Proteinstoffwechsel (Decarboxylierungen und Transaminierungen von Aminosäuren). Mangelerscheinungen bei Salmoniden, besonders Regenbogenforellen, sind:

schlechtes Wachstum trotz normaler Futteraufnahme, Nervenstörungen, schießende Schwimmbewegungen und helle Flecken in der Leber.

Nicotinsäureamid (Niacin). Wird im Stoffwechsel aus Nicotinsäure synthetisiert. Als Ausgangssubstanz dient Tryptophan. Beim Karpfen erfolgt die Niacinsynthese mit Hilfe von Darmbakterien (Kashiwada u. Teshima, 1966). Nicotinsäureamid ist für Forellen essentiell. Sein Fehlen bewirkt Wachstumsverzögerung und Kiemenschwellung.

Pantothensäure. Wirksam ist die D-Pantothensäure. Sie kommt in Hefe und grünen Pflanzen und gebunden in der Leber vor. Im Zellstoffwechsel ist sie Bestandteil des Coenzyms A. Ihr Fehlen ruft bei Salmoniden (Regenbogenforellen) vermindertes Wachstum, Kiemenverklebungen, Kiemenschwellung und Leberverfettung hervor.

Inosit. Diese Substanz ist ein Alkohol (Cyclohexanhexol). Im Stoffwechsel aktiv ist Mesoinosit. Als Phosphorsäureester kommt er in Pflanzen vor (Phytinsäure). Mesoinosit hat lipotrope Wirkung. Sein Fehlen ruft bei Salmoniden Leberverfettung, Anämie, schlechte Futterverwertung und Brüchigkeit der Flossen hervor.

Folsäure. Sie wirkt als Komplex verwandter Substanzen und ist besonders in der Hefe angereichert. Aus Folsäurekonjugat wird der Folsäurekomplex im Magen-Darm-Trakt nach enzymatischer Aufspaltung unter Mitwirkung von Vitamin C biologisch aktiviert. Am DNA-Stoffwechsel hat Folsäure aktiven Anteil, besonders bei der Erythropoese. Folsäuremangel ruft schwere makrozytäre Anämie hervor, bei Forellen kommt es zur Vergrößerung der relativen Lebermasse.

Vitamin C (Ascorbinsäure). Ascorbinsäure ist für Salmoniden und andere Fische essentiell. Ihr Fehlen hat skorbutähnliche Folgen: Wirbeldeformation, Deformation der Kiemenknorpel und der Kiemendeckel, Hämorrhagien in Leber, Niere, Darm, Muskulatur und Haut, verzögertes Wachstum.

Bei der Fütterung von Zierfischen müssen Algennahrung, Planktonfütterung und Fütterung mit Tubificiden- und Chironomidenfleisch geschickt kombiniert werden. Eine einseitge Fütterung dagegen, z. B. ausschließlich mit Enchyträen, führt unweigerlich zu schweren Stoffwechselstörungen mit starker Organverfettung. Zierfischen füttere man nicht mehr, als gleich aufgefressen wird, und lasse sie nach dem Futter jagen. Eine häufigere Fütterung in kleinen Portionen entspricht der natürlichen Nahrungsaufnahme am meisten. Die Mengen, die wir füttern müssen, ergeben sich durch Erfahrung und Beobachtung.

Knochendegeneration

Eine Stoffwechselstörung, die auf einer Verschiebung der Enzymwirkung beruht, ist die Knochendegeneration. Durch Herauslösen des Knochenkalks wird dieser brüchig oder weich (Mann, 1940). Brüchigkeit des Knochens ist bei Kiefer- und Kiemendeckelzerstörungen, Knochenerweichung an der Wirbelsäule (Verkrümmungen derselben) zu beobachten. Neben Enzymstörungen können aber auch hormonale und erbliche Mängel sowie bakterielle Einwirkungen für die Knochendegeneration verantwortlich gemacht werden. Letzteres kann bei Fischtuberkulose und bei Septikämischem dermovisceralem Syndrom beobachtet werden. Auch für Knochengeschwülste muß man als Entstehungsursache eine Stoffwechselstörung annehmen.

Magen- und Darmentzündung

Bei Zierfischen entstehen sehr häufig Magen- und Darmentzündungen durch einseitige Fütterung mit nährstoffreichem, leichtverdaulichem Futter (Enchyträen) oder mit Trockenfutter. Vitaminmangel und einseitiges Angebot eines der drei bekannten Hauptnahrungsstoffe (Kohlenhydrate, Fette, Eiweißstoffe) führen ebenfalls zur Entzündung des Magen-Darm-Traktes. Bekannt ist die oft zu beobachtende Darmentzündung bei Forellen, die mit zu fettreichem oder verdorbenem Futter gefüttert wurden oder Futter (Fischmehl) mit einem Kochsalzgehalt von über 3 % erhielten. Eine besonders gefährliche Erkrankung als Folge einer Vergiftung entsteht bei Verfütterung von roten Chironomiden (Zuckmücken)-Larven oder *Tubifex* aus dem Schlamm abwasserbelasteter Gewässer an Zierfische. Sie enthalten Giftstoffe dieser Abwässer, die die Fische auf das schwerste schädigen, meist sogar töten. Die erkrankten Fische zeigen eine heftige Schwellung und entzündliche Rötung nicht nur des Magen-Darm-Traktes, sondern vor allem auch der Leber. Die Schwellung der Leber und der inneren Organe verursachte in einem solchen Fall sogar Schuppensträube, obwohl sich keine Flüssigkeit in der Leibeshöhle angesammelt hatte (Abb. 207). Rote Zuckmückenlarven sollen daher vor Verfütterung an Zierfische einige Male in sauberem Wasser gewässert werden. Magen- und Darmerkrankungen können auch dann auftreten, wenn die Fütterung der Fische nicht

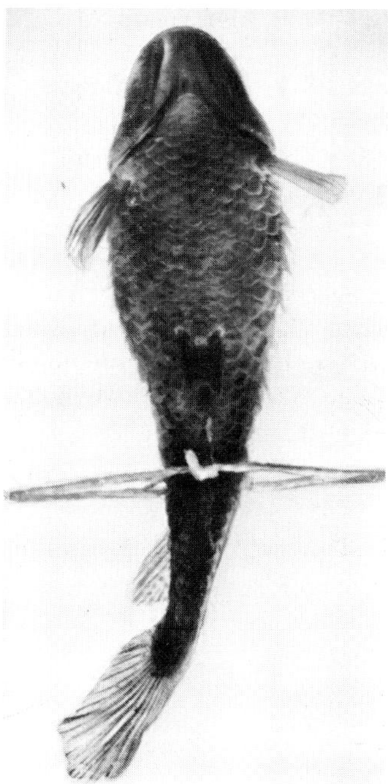

Abb. 207. *Mollienisia velifera*. Darm- und Leberentzündung nach Fütterung mit roten *Chironomus*-Larven, die aus Abwasserschlamm stammten. Auftreibung des Leibes und Schuppensträube (Hydrops). (Nach AMLACHER).

den (artlich bedingten) Futteransprüchen gerecht wird. Auch in diesem Fall zeigen erkrankte Fische einen aufgetriebenen Leib und Durchfall (Abgang schlierigen, fadenartigen Kotes). Bei Magen-Darm-Störungen der Zierfische wird mit der Fütterung etwa 10 Tage ausgesetzt und dann vorsichtig in kleinen Portionen möglichst sauberes Lebendfutter verabreicht. In der Forellenzucht wird die Fütterung in solchen Fällen ebenfalls stark eingeschränkt. Allerdings ist die vorbeugende artgemäße Fütterung der sichere Weg zur Vermeidung von Magen-Darm-Erkrankungen.

Schilddrüsenerkrankungen

Eine nicht selten auftretende Krankheit ist der Kropf bzw. der Schilddrüsenkrebs bei Zierfischen. Während sich der Kropf als gutartige Gewebevergrößerung zeigt und wahrscheinlich auf eine hormonale Störung der Schilddrüsentätigkeit zurückzuführen ist, sind Schilddrüsenkarzinome bösartig und unheilbar.

Schilddrüsengeschwülste äußern sich meist als stecknadelkopfgroße, rote Anschwellungen in der Mundbodenregion vgl. (Abb. 230). Schilddrüsenschwellungen bei *Copeina arnoldi* ließen sich nach Zugabe von Iodiodkalium im Dauerbad binnen zwei Wochen zum Abklingen bringen (AMLACHER, 1957). Verwendet wurde folgendes Medikament: 0,1 g Iod, 10,0 g Kaliumiodid, beides in 100 ml destilliertem Wasser gelöst. Von dieser Stammlösung wurden als Dauerbad 0,5 ml auf 1 l Wasser gegeben. Wie schon erwähnt, treten neben den gutartigen, hormonal bedingten Schilddrüsenschwellungen auch bösartige, unheilbare auf, über die im Abschnitt Geschwulstkrankheiten eingehender gesprochen wird.

Erbbedingte Krankheiten

Über die theoretische Seite der Entstehung erbbedingter Krankheiten soll im folgenden nicht gesprochen werden. Erbbedingte Krankheiten treten gelegentlich auf und sind eine Folge der „Haustierwerdung“ der Fische, bei Zierfischen oft eine Folge planmäßiger Kreuzung zur Erzielung bestimmter Abnormitäten, seien es gewisse Farbanomalien (Black Molly) oder gestaltliche Absonderheiten (Schleierschwanz). Auch bestimmte Geschwülste entstehen als Folge von Kreuzungen.

Erbbedingte Geschwülste

Bösartige, erblich bedingte Geschwülste sind bei Cyprinodonten von Breider (1938) und Anders (1967, 1968) wissenschaftlich beschrieben worden. Die als Melanophoren bezeichneten, Melaninkörnchen enthaltenden Farbstoffzellen beginnen dabei zu wuchern. Es entstehen Melanosarkome, bindegewebige Geschwülste, die vergrößerte Melanophoren (Makromelanophoren) aufweisen. Diese Farbzellengeschwülste treten meist in der Schwanzregion, und zwar in Haut, Muskulatur, Knochen und Nerven auf. Neben diesen bösartigen gibt es auch gutartige Farbzellengeschwülste. Ein von Schröder (1973) herausgegebener Sammelband informiert über Arbeiten auf genetischen Gebiet bei Fischen.

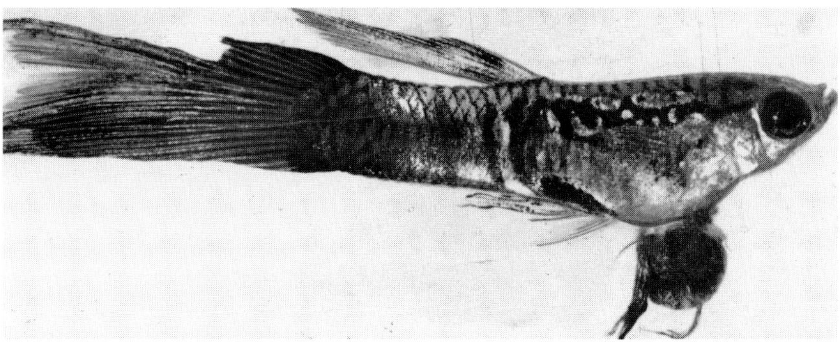

Abb. 208. Teratombildung durch Störung der Furchung bei *Lebistes reticulatus*. (Original).

Mißbildungen

Als solche treten auf und werden vererbt: Flossenmangel und Schwimmblasenschwäche, ferner Skelettmißbildungen, deren Ursache in einer erblich erworbenen Störung im Vitamin-D-Haushalt zu sehen ist (Rachitis). Eine Störung der Furchung führt zu der auffälligen Entstehung von Doppelbildungen (Teratome und „siamesische Zwillinge"): meist ist der eine Partner völlig rückgebildet und stellt nur einen Anhang seines „Zwillingsbruders" dar (Abb. 208). Die Ursachen solcher Mißbildungen, die bei Forellen, *Mollienisia latipinna* Lesueur und *Lebistes reticulatus* Peters vorkommen, sind unbekannt. Umfassende Untersuchungen zu diesem Problem sind von Hisaoka durchgeführt worden.

Geschwulstkrankheiten

Geschwülste (Tumoren, Neoplasmen) sind bei Fischen sehr häufig beschrieben worden. Eine allgemeine Einteilung der Geschwülste ist jene in gutartige Geschwülste und bösartige Geschwülste (Sarkome, Karzinome). Gutartige Geschwülste haben ein langsames Wachstum ohne Zerstörung benachbarten Gewebes und ohne Absprengung von Neubildungen (Metastasen) nach anderen Körperbezirken. Sie bestehen aus „reifem" homologem Gewebe und zeigen einen regelmäßigen geweblichen Aufbau wie das Ursprungsgewebe. Eine Einteilung der gutartigen Geschwülste nach streng wissenschaftlichen Gesichtspunkten erübrigt sich an dieser Stelle, dennoch wollen wir folgende allgemeine Übersicht anführen:

1. Hautgeschwülste (Epitheliome),
2. Farbzellengeschwülste (Chromatophorome),
3. Bindegewebegeschwülste (Fibrome),
4. Muskelgeschwülste (Myome),
5. Drüsengeschwülste (Adenome),
6. Knochengeschwülste (Osteome),
7. Knorpelgeschwülste (Chondrome),
8. Nervengeschwülste (Neurome).

Zwischen den hier genannten Grundformen gibt es Übergänge, z. B. Fibroepitheliome (Hautbindegewebegeschwülste) oder Myofibrome (Muskelbindegewebegeschwülste). Im Gegensatz zu den gutartigen wachsen bösartige Geschwülste infiltrierend, d. h. unter Zerstörung benachbarten Gewebes. Außerdem ist Metastasenbildung als Folge der Verschleppung von Geschwulstkeimen im Körper zu beobachten. Bösartige Geschwülste zeigen einen unregelmäßigen geweblichen Aufbau (heterologes Gewebe). Als Karzinome im engeren Sinn bezeichnet man bösartige Epithelwucherungen mit Bindegewebegerüst; Sarkome sind bösartige mesenchymale Wucherungen (Rundzellen-, Spindelzellen-, Endothelzellen-, Sternzellen-, Riesenzellensarkome).

Folgende ätiologische Momente sind für die Entstehung des Krebses bisher bekannt:

1. physikalische Noxen (UV-Strahlung, radioaktive Strahlung),
2. chemische Noxen (Produkte der chemischen Industrie, wie Teer- und Anilinderivate, bestimmte chemische Substanzen in der Nahrung, z. B. Aflatoxin),
3. biologische Noxen (Viren) als Erreger von Leukämien, Sarkomen und gutartigen Geschwülsten,
4. körpereigene (endogene) Noxen (Hormonstoffwechsel).

Für Fische sind neben chemischen und endogenen Noxen auch Viren als Tumorinduktoren bekannt geworden.

In den Monographien 31 und 32 des National Cancer Institute der USA (Neoplasms ans Related Disorders of Invertebrate and Lower Vertebrate Animals, 1969; Comparative Morphology of Hematopoietic Neoplasms, 1969) ist eine Fülle von gutartigen und bösartigen Neoplasien der Knochenfische zusammengestellt worden. Weitere Daten liefert das Tumorregister für niedere Vertebraten von HARSHBARGER (1965 – 1973, Suppl. 1974 und Suppl. 1975).

Für das Blutgefäßsystem und das hämatopoetische System (Niere) sind Lymphosarkome mit unterschiedlicher Lokalisation beschrieben worden (N.C.I. Monograph 32, 1969). Bevorzugt erkrankt bzw. metastasiert waren Niere und lymphatisches System, Thymus, Augenhöhle, Muskulatur, Hypodermis und Gonaden bei Cypriniden, Salmoniden, Esociden, Clupeiden, Pleuronectiden, Characiden u. a.

WELLINGS (N.C.I. Monograph 31, 1969) schildert für Knochenfische die folgenden Neoplasien.

1. **Epitheliale Neoplasien**
   Haut und Mundhöhle: epidermales Papillom, epidermoides Karzinom, Adenokarzinom.
   Zähne: Odontom, Ameloblastom.
   Pharynx, Parabranchialkörper, Kiemen: Adenom, Adenokarzinom, Karzinom.
   Magen-Darm-Trakt: Adenom, Adenokarzinom.
   Leber: Zystadenom, Cholangiom, Cholangiokarzinom, hepatozelluläres Adenom, hepatozelluläres Karzinom.
   Pankreas: Adenokarzinom.
   Niere: Adenokarzinom.
   Harnblase: Adenokarzinom.
   Ovar: Adenokarzinom, Teratom.
   Schilddrüse: Hyperplasie, Adenom, Adenokarzinom.
   Hypophyse: Adenom.
   Schwimmblase: Adenom.
2. **Mesenchymale Neoplasien**
   Bindegewebe: Fibrom, Fibrosarkom.
   Fettgewebe: Lipom.
   Knorpel: Chondrom.
   Knochen: Osteom, Osteosarkom.
   Glatte Muskulatur: Leiomyom.
   Quergestreifte Muskulatur: Rhabdomyom, Rhabdomyosarkom.
   Blutgefäße: Hämangiom, Hämangioendotheliom.
   Lymphatisches Gewebe: Lymphosarkom.
   Sarkome undefinierter Herkunft: anaplastisch, gemischt, undefinierbar.
3. **Pigment-Neoplasien**
   Melanom, Erythrophorom, Guanophorom, Xanthophorom.
4. **Neurale Neoplasien**
   Ganglioneurom, Neuroblastom, Neurilemmom, Neurofibrom.
5. **Teratome**

Am häufigsten sind Haut- und Mundhöhlengeschwülste. Es folgen Fibrome und Fibrosarkome, Schilddrüsengeschwülste, Farbzellengeschwülste, Osteome, Lymphosarkome, Lipome, Muskelgeschwülste und Hepatome.

Die wirtschaftliche Bedeutung der Geschwulsterkrankungen bei Fischen ist relativ gering. Ihr wissenschaftliches Interesse aber ist vom Standpunkt der ätiologisch-vergleichenden Onkologie gleichwertig den Neoplasien bei höheren Vertebraten.

Im folgenden werden einige Beispiele von Neoplasien dargestellt.

Gutartige Geschwülste

Epitheliome und Fibroepitheliome

Epitheliome sind gutartige Wucherungen der Oberhaut, z. B. bei der Pockenkrankheit des Karpfens. Entstehen solche Wucherungen auf bestimmte Reizwirkungen hin und klingen sie mit dem Aufhören des Reizes wieder ab, so handelt es sich um

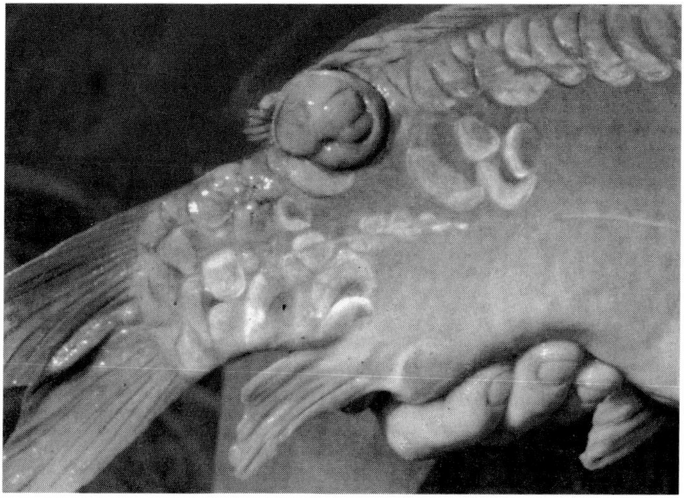

Abb. 209. Fibroepitheliom bei einem mit Perlondraht markierten Laichkarpfen. (Nach SCHÄPERCLAUS).

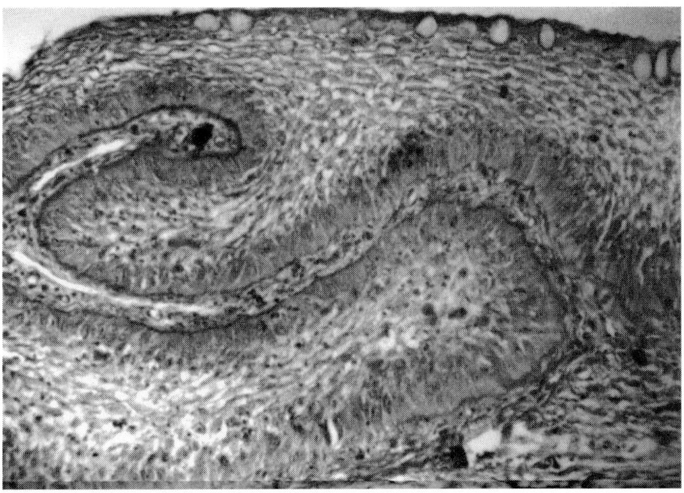

Abb. 210. Aufbau des Fibroepithelioms aus Abb. 209. Am Aufbau sind Epidermis und Dermis beteiligt. (Nach AMLACHER).

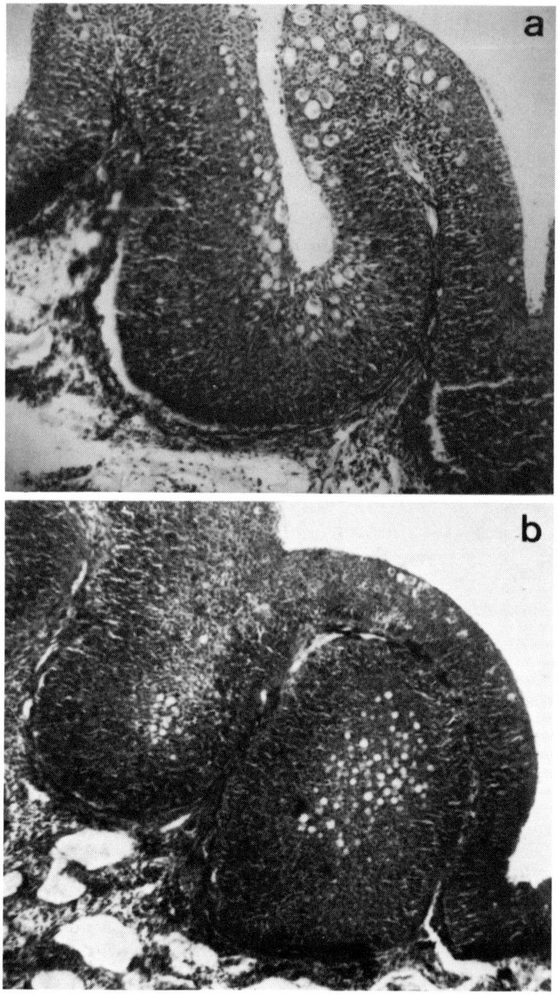

Abb. 211. Abschnürung einer sogenannten Epithelinsel an der Peripherie des nach Perlondrahtwirkung entstandenen Fibroepithelioms. a) Einfaltung der Epidermis, b) Abschnürung des abgefalteten Epidermisteiles nach innen. (Nach AMLACHER).

Scheingeschwülste (Pseudotumoren), die man in diesem Fall als hyperplastische Wucherungen bezeichnet. Als Beispiel sollen Fibroepitheliome dienen, die als kirsch- bis taubeneigroße Wucherungen bei Karpfen nach Markierung mit Perlondraht entstanden (Abb. 209). Am Aufbau dieser Wucherungen waren sowohl die Oberhaut als auch die Leder- und Unterhaut beteiligt (Abb. 210). Dabei kam es zu Abschnürungen von gewucherten Oberhautklumpen nach innen, die im Schnitt als „Epithelinseln“ auffielen (Abb. 211). Die Lederhaut war durch starke Gefäßbildungen im gewucherten Bindegewebe gekennzeichnet. Diese Gefäße waren mit Blut gefüllt, so daß die Geschwülste rot aussahen.

Geschwülste viraler Ätiologie

Lymphocystis-Krankheit
(Lymphocystosis)

Die *Lymphocystis*-Krankheit tritt vorwiegend im Meer, aber auch in Meer- und Süßwasseraquarien auf. In Meerwasseraquarien wurden Geißelbrassen und Korallenfische befallen. In Süßwasseraquarien erkrankten Makropoden. In Pleuronectidenfängen waren 6 % der Fische Tumorträger.

Die Namensgebung ist auf Woodcock zurückzuführen, der die Erkrankung 1904 als Sporozoonose beschrieb, nachdem sie schon früher von anderen Untersuchern beobachtet worden war. Neben Joseph (1917, 1918) war es vor allem Weissenberg (1914, 1920, 1921, 1945, 1949, 1951, 1965), der die Krankheit eingehend mikroskopisch charakterisierte und zellfrei übertragen konnte. Der erste elektronenoptische Nachweis erfolgte durch Grützner (1956). Neue elektronenoptische Untersuchungen stammen von Walker (1962); weitere Untersuchungen lieferten in letzter Zeit Wolf (1962), Walker u. Weissenberg (1965), Wolf u. Carlson (1965) sowie Wolf (1966).

Symptomatologie, pathologische Anatomie, Diagnostik. Die erkrankten Fische weisen an verschiedenen Körperstellen himbeerartige Wucherungen auf (z. B. Plattfische; Abb. 212) oder einzelne kleine, perlartige Knötchen. In seltenen Fällen werden Wucherungen in der Mundhöhle, im Intestinaltrakt, an Herz, Milz und Gonaden gesehen.

Untersuchungstechnik. Die Fixierung kann in üblicher Weise in Formalin (4 %ig, phosphatgepuffert), Stieves Gemisch oder Bouinscher Flüssigkeit erfolgen. Viruseinschlußkörper können an Paraffinschnitten mit Hilfe der Feulgenschen Nuklealfärbung oder mit Acridinorange und Osmiumsäure nachgewiesen werden. Für den speziellen Virusnachweis ist die in der Elektronenmikroskopie und Zellzucht übliche Technik anzuwenden.

Ätiologie, Pathogenese, Epidemiologie. Das *Lymphocystis*-Virus ist glycerolempfindlich, seine Etherempfindlichkeit ist gering. Durch Lyophilisation (Gefriertrocknung) oder durch Tieffrieren auf −20 °C läßt es sich aufbewahren und bleibt über Jahre infektionsfähig. Das Virus scheint zur Thermolabilität zu neigen, *p*H-Schwankungen zwischen 7,0 – 7,8 werden ohne Einbuße der Infektionsfähigkeit ertragen. Fibroblastenkulturen von *Micropterus salmoides* (LBF 1) und Zellkulturen aus der Caudale des nordamerikanischen Bluegill *Lepomis macrochirus* (BF 2) eignen sich zur Vermehrung des Virus und zur Induktion typischer *Lymphocystis*-Riesenzellen.

Auf LBF 1- oder BF 2-Zellkulturen erfolgt CPE bei 25 °C binnen 10 ± 3 Tagen (Zellhypertrophie, basophile intrazytoplasmatische DNA-Einschlußkörper). Die Virusausbeute auf BF 2-Zellkulturen beträgt $10^{4,5}$ $TCID_{50}$/ml.

Der Erreger der Lymphozystose ist ein DNA-Virus, das sich im Zytoplasma vermehrt. Seine Größe liegt bei 180 nm – 220 nm, schwankt aber je nach befallener Fischart. Es passiert Membranfilter der Porengröße 0,3 µm. Die von Walker (1962) bei *Stizostedion* beschriebenen hexagonalen bis pentagonalen Konturen des Virus lassen die Vermutung einer ikosaedrischen Struktur und somit die Zuordnung zu der Gruppe kubischer Viren gerechtfertigt erscheinen. Das Kapsid mißt nach Walker 12 nm und schließt ein im Durchmesser 150 nm großes Nukleoid ein (Abb.

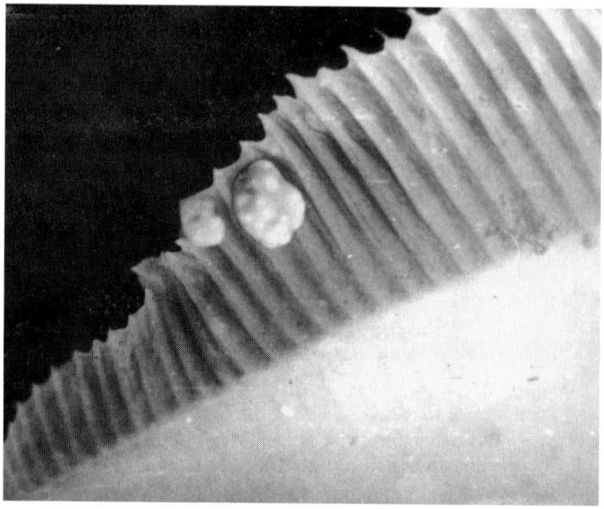

Abb. 212. *Lymphocystis*-Wucherung an der Rückenflosse eines Pleuronectiden. (Nach ANWAND).

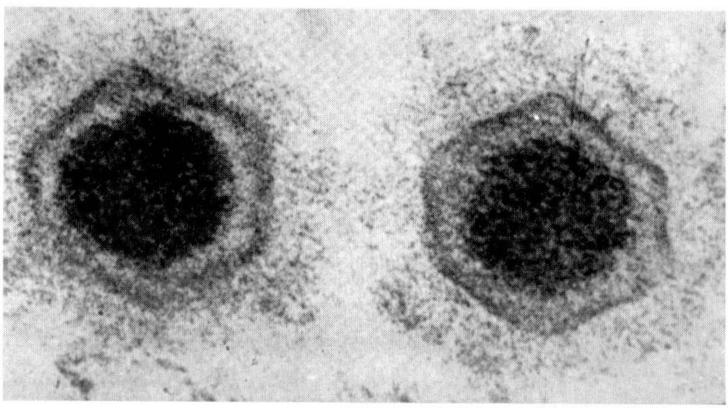

Abb. 213. *Lymphocystis*-Virus. (Nach SCHUBERT).

213). Das Targetgewebe für das *Lymphocystis*-Virus ist das interstitielle Bindegewebe. Targetzellen scheinen Fibroblasten zu sein. Die Targetzelle erfährt im Verlauf ihrer zytopathologischen Veränderung ein Riesenwachstum auf ein Vielfaches ihrer Normalgröße und verliert in dieser hypertrophierten Form ihre Teilungsfähigkeit. Die Zellvergrößerung wird von der Wassertemperatur und der Fischart beeinflußt. Bei *Lepomis macrochirus* beobachteten WOLF u. CARLSON (1965) folgendes: Das Virus infiziert bei 25 °C die Zellen binnen 2 – 3 Tagen und beendet seine Eklipse am 4. Tag. Im Verlauf der einsetzenden Zellhypertrophie sind zytoplasmatische Einschlüsse am 6. Tag nachweisbar. Am 15. Tag ist das Maximum der Infektion erreicht. Degenerierende, aufplatzende Zellen geben das infektionsfähige Virus frei. Im Verlauf von 2 Monaten kann die Infektionsfähigkeit unvermindert andauern. Wie WALKER zeigen konnte, ist der Krankheitsverlauf bei *Stizostedion* viel langsamer und das induzierende Virus läßt sich nicht auf *Lepomis* übertragen. Umgekehrt ist dies möglich. Die Beobachtung von WALKER u. WEISSENBERG (1965), daß die bei *Pleuronectes flesus* angetroffenen Viruspartikel signifikant in ihrer Größe von jenen anderer befallener Fischarten abweichen, d. h. kleiner sind, läßt an die Möglichkeit des Vorhandenseins verschiedener *Lymphocystis*-Formen denken.

Die Vitalität lymphocystisbefallener Fische ist so gut wie gar nicht beeinträchtigt.

Im Experiment erscheinen die ersten Krankheitssymptome, abhängig von der Wassertemperatur, binnen 3 Wochen. Nach 2 Monaten sind die Wucherungen deutlicher sichtbar und nach 8 Monaten maximal ausgebildet. Die Übertragung gelingt von Fisch zu Fisch, durch Aufschwemmungen von Geschwulstmaterial und durch zellfreie Filtrate. Eine ausgesprochene Wirtsspezifität des Virus liegt nicht vor. Die Inkubationszeit steigt mit sinkender Wassertemperatur. Die Krankheit heilt aus, wie Versuche mit markierten Fischen zeigten.

Die Lymphozystose tritt in den Küstengewässern Englands, in der Nord- und Ostsee, in der Barentsee und in den Gewässern Amerikas sowie in der Moreacambe-Bay der Irischen See auf. Sie wurde bisher bei den Fischarten *Acerina cernua, Amphiprion percula, Angelichthys isabelica, Ceratocanthus schoepfii, Cichlasoma egaspilum, Fundulus heteroclitus, Lachnolaimus maximus, Lepomis gibbosus, Lepomis macrochirus, Mullus barbatus, Mullus surmuletus, Macropodus, Osmerus eperlanus,* Pleuronectiden, *Pomoxis annularis, Premnas biaculeatus, Sargus annularis, Stizostedion vitreum* festgestellt.

Die Erkrankungsanfälligkeit steigt vom Frühjahr zum Sommer hin an.

Pathologische Histologie, Hämatologie. Histologisch bestehen die Lymphocystis-Wucherungen aus hypertrophierten Bindegewebezellen (Riesenzellen). Bei *Mullus surmuletus* L. erreichen die Riesenzellen nach ALEXANDROWICZ (1951) eine Größe bis zu 340 µm. Diese Zellen weisen einen normalen Kern mit Nukleolus auf, sind aber durch einen besonderen Einschlußkörper, den „Netzkörper", und eine

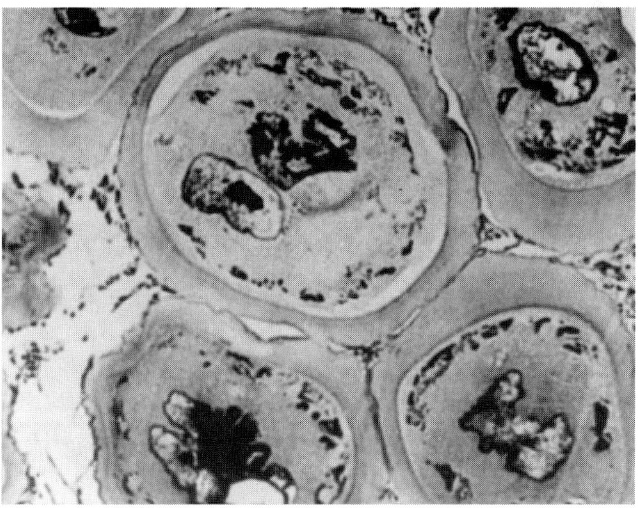

Abb. 214. Riesenzellen in der *Lymphocystis*-Wucherung. (Nach SCHLUMBERGER).

charakteristische Grenzmenbran von normalen Bindegewebezellen unterschieden (Abb. 214). Nach BENISCH (1937) soll der Netzkörper das Virus einhüllen. Er entwickelt sich aus kleinen Granula. Die Riesenzellen benötigen, nach den Untersuchungen von WEISSENBERG (1921), bis zu 9 Monaten, um ihre endgültige Größe zu erreichen. Dabei wächst gleichzeitig auch der Netzkörper und nimmt schließlich den größten Teil des Zellinneren ein. Die Riesenzellen degenerieren mit der Zeit, wobei sich auch der Einschlußkörper verändert und dann nicht mehr gut sichtbar ist. Hierbei soll das Virus die Fähigkeit zum Befall neuer Zellen erwerben.

Nach WALKER (1963, 1965) sind die Riesenzellen der *Lymphocystis*-Wucherungen, wie schon erwähnt, durch feulgen-positive zytoplasmatische Einschlüsse charakterisiert, die Myriaden von Viruspartikeln entsprechen. Die Riesenzelle hat eine 10 µm dicke Membran und einen Durchmesser von bis zu 500 µm bei *Stizostedion* und *Lepomis*. Diese kapselartige Membran zeigt Metachromasie und ist durch Alcianblau färbbar. Das Riesenzellwachstum ist begrenzt, die Zellen werden im Zuge der Virusvermehrung nur langsam zerstört. Eine Stimulation zu neoplastischer Veränderung findet nicht statt.

Therapie, Prophylaxe, Hygiene. Eine Therapie erkrankter Fische ist nicht möglich. Da die Krankheit ansteckend ist, sollten von den Fischern gefangene, lymphocystiskranke Fische nicht wieder in das Meer zurückgeworfen werden. Sie sollen an Land gebracht und vergraben oder verbrannt werden. In Aquarien müssen bei Krankheitsausbruch gesundaussehende Fische herausgefangen und in andere Aquarien eingesetzt werden. Erst nach zweimonatiger Quarantäne können diese Fische wieder als gesund angesprochen werden. Verseuchte Aquarien sind auszuräumen und mit Salzsäure zu desinfizieren. Vorbeugungsmaßnahmen können nur in Aquarien in Form der bereits erwähnten zweimonatigen Quarantäne durchgeführt werden.

Stomatopapillom des Aales

(Stomatopapillosis)

Das Stomatopapillom des Aales ist erstmalig von CHRISTIANSEN u. JENSEN (1950) sowie von SCHÄPERCLAUS (1953), desgleichen von LÜHMANN u. MANN (1956), ferner von PETERS u. PETERS (1970) wissenschaftlich untersucht und beschrieben worden. AMLACHER (1953) beobachtete ein histologisch ähnliches Papillom beim Ukelei (Abb. 215), dessen Aufbau eine deutliche Verwandtschaft mit den Aalgeschwülsten zeigte. Daten hinsichtlich einer viralen Ätiologie des Aal-Stomatopapilloms lieferten PFITZNER u. SCHUBERT (1969) sowie KOOPS et al. (1969).

Symptomatologie, pathologische Anatomie, Diagnostik. Die Erkrankung betrifft vorwiegend kleinere Individuen. Die Aale zeigen Hautwucherungen an der Körperoberfläche, vor allem aber am Ober- und Unterkiefer (Abb. 216a). Das Aussehen dieser Wucherung erinnert an Blumenkohl, deshalb wurde die Krankheit von SCHÄPERCLAUS als „Blumenkohlkrankheit" bezeichnet. Öfter findet man die Wucherungen auch an den Brustflossen, aber sie erstrecken sich, wie bereits erwähnt, auch über Rücken, Bauch, Körperseiten und Schwanzregion (Abb. 216b). Die Geschwülste sind anfangs weiß, später hellbraun und nach stärkerer Pigmentierung (vor allem auf dem Rücken) auch dunkler gefärbt. Ausschließlich weiße Wucherungen können aber auch im fortgeschrittenen Stadium beobachtet werden.

Die stärker erkrankten Aale machen einen matten Eindruck. Der Mund ist in der Regel nicht zugewachsen, und im Aquarium gehaltene Aale hatten das Bestreben zu

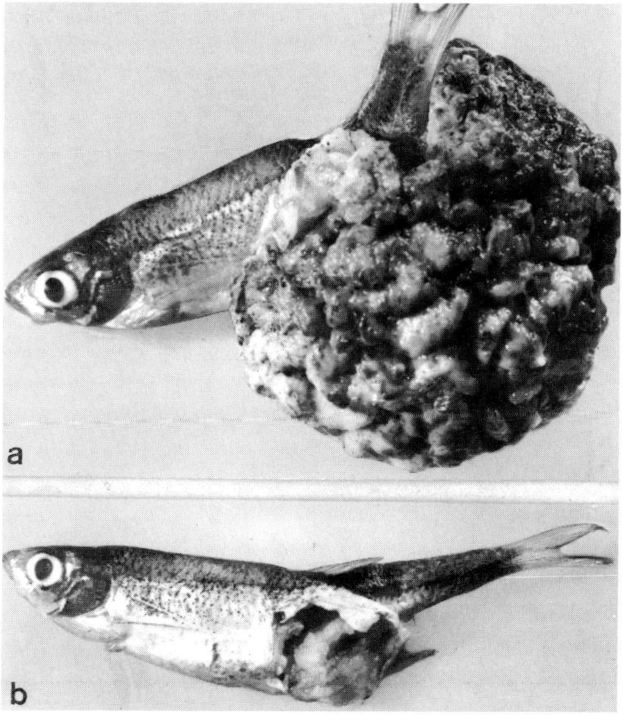

Abb. 215. Ukelei mit einem überdimensionalen Papillom. a) Lage der Geschwulst am Körper des Fisches. b) Der Ukelei nach Abtragung der Geschwulst. (Nach AMLACHER).

fressen. Das Atmungswasser hat ebenfalls freien Durchstrom durch die Mundhöhle. Trotzdem sind blumenkohlkranke Aale nicht mehr in der Lage, sich richtig zu ernähren. Sie sind mehr oder weniger stark abgemagert.

Untersuchungstechnik. Die Fixierung der Papillome kann in Formalin + Wasser = 1 + 4 oder in Bouin erfolgen. Die Paraffinschnitte kann man mit Hämatoxylin-Eosin, Eisenhämatoxylin nach HEIDENHAIN und mit Säurefuchsin-Anilinblau-Orange-G (Azan) oder Kernechtrot-Anilinblau-Orange-G nach DOMAGK färben.

Ätiologie, Pathogenese, Epidemiologie. Für das Stomatopapillom des Aales wird eine Virusinfektion mit einem halophilen Virus verantwortlich gemacht (SCHÄPERCLAUS), obwohl Infektionsversuche zunächst erfolglos blieben. SCHÄPERCLAUS experimentierte in Seewasseraquarien und verpflanzte Aalen und Giebeln Stückchen des Papillomgewebes unter die Haut. Außerdem wurde zerriebenes Geschwulstgewebe in sterilem Wasser aufgeschwemmt und nach Filtration durch Watte bzw. bakteriendichte Filter den Versuchsaalen subkutan, intraperitoneal und intrakardial injiziert. Auch nach 15 Monaten der Versuchsdauer kam es zu keiner Entstehung von Papillomen. Auch CRHISTIANSEN und JENSEN hatten keinen Erfolg bei ähnlichen Experimenten. Das gleiche müssen wir über eigene Versuche berichten. PFITZNER u. SCHUBERT (1969) konnten in Zellkulturen, die mit dem Blut erkrankter Aale infiziert wurden, ein Virus von 55 nm Größe nachweisen. Es wird perlschnur-

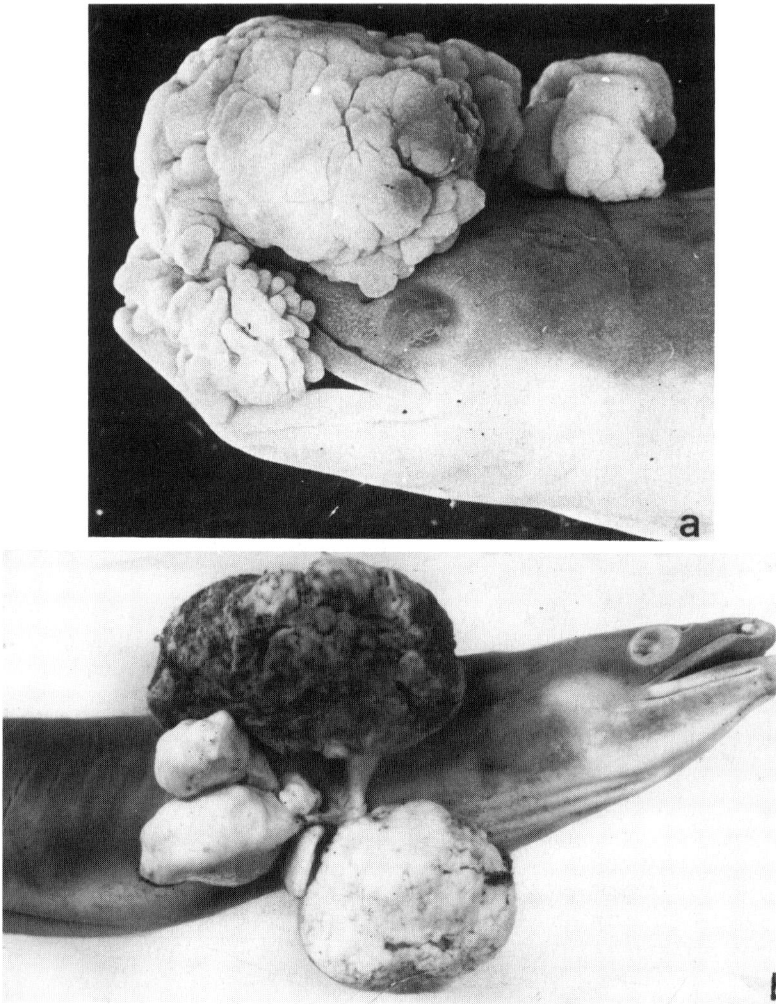

Abb. 216. Aal, Stomatopapillom. a) Wucherungen am Ober- und Unterkiefer. b) Wucherungen in der Brustflossenregion, dorsal pigmentiert und hyperämisch. (Nach AMLACHER).

artig im Kern gebildet und tritt ins Zytoplasma über. Es hat polyedrische Gestalt (Abb. 217 a, b). Auf RTG- und FHM-Zellen, die mit Aalblut infiziert wurden, war ein CPE bei 17 °C innerhalb 24 – 48 Stunden als Netzwerk-CPE zu sehen. Das Virus ist thermolabil. Von WOLF u. QUIMBY (1970, 1973) wurde aus amerikanischen Aalen ein polyedrisches Zytoplasma-Virus (EV-1) isoliert, das synzytialen CPE hervorruft. Nach NAGABAYASHI (1976) ist es ether-, hitze- und säurelabil und ohne hämagglutinierende Eigenschaften. Die Größe der Viruspartikel beträgt 80 nm, die biochemische Charakteristik ist noch nicht vollständig bekannt.

a 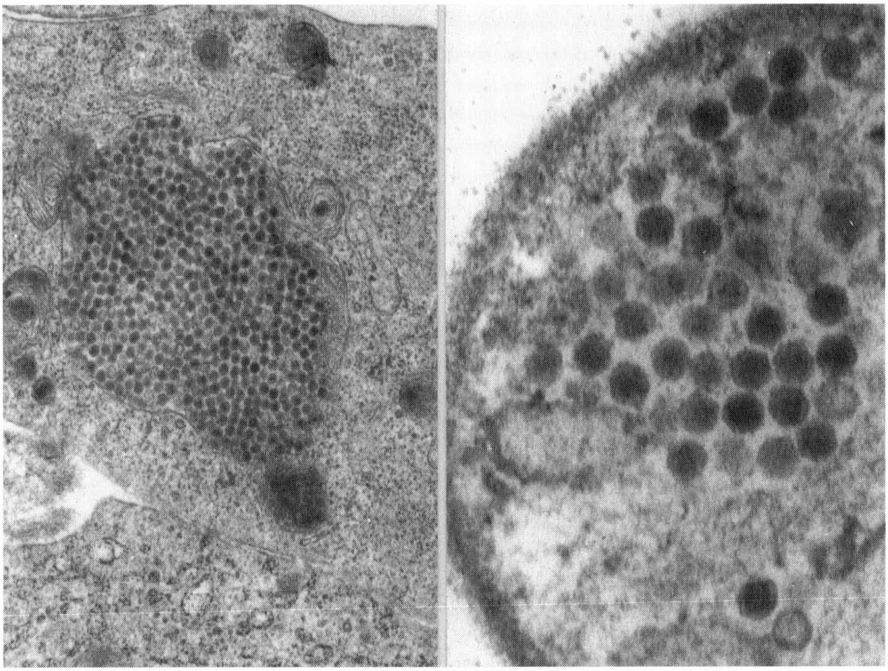 b

Abb. 217. Viren aus dem Blut stomatopapillomatöser Aale in der Zellkultur. a) Vesikelbildung innerhalb der Zelle. b) Viren bei stärkerer Vergrößerung. Größe der Partikel 55 mm. Elektronenmikroskopische Aufnahme. (Nach PFITZNER und SCHUBERT).

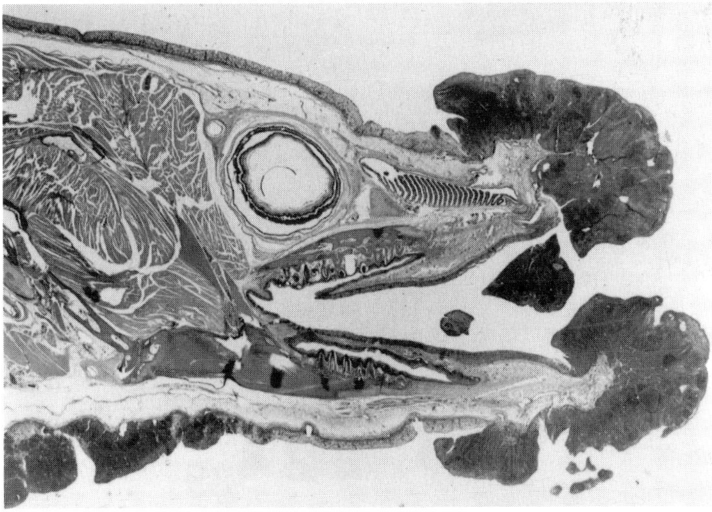

Abb. 218. Schnitt durch den Kopf eines Aales mit Stomatopapillom am Ober- und Unterkiefer und in der Mundboden- und Schlundregion. (Original).

Ahne u. Thomsen (1985) isolierten von einem tumortragenden Aal drei verschiedene Viren, von denen zwei als Subtyp des IPNV bzw. als *Rhabdovirus anguillae* Subtyp EVX klassifiziert wurden, das dritte Agens ließ sich systematisch nicht einordnen. Mit Hilfe des Neutralisationstests gelang Ahne et al. (1987) die serologische Identifizierung von 9 Virusisolaten des Europäischen Aals. Die aus dem Blut und den Gonaden tumortragender Aale stammenden Viren konnten als IPN-Virus Subtyp Ab, die aus den Tumoren gewonnenen Isolate als *Rhabdovirus anguillae* Subtyp EVX identifiziert werden.
Die äußeren Krankheitserscheinungen beginnen zuerst am Unterkiefer und an den Nasenöffnungen. Sie haben eine Anfangsgröße von 1 mm. In eigenen histologischen Untersuchungen (unveröffentlicht) haben wir den Eindruck gewonnen, daß die ersten morphologischen Krankheitserscheinungen als mikroskopisch kleine Einfaltungen und Abschnürungen der Haut auftreten, die sich vervielfältigen und wachsen. Lühmann u. Mann berichteten, daß diese ersten Wucherungsherde zusammenfließen können und auf diese Weise ebenfalls größere Papillome entstehen (Abb. 218). Dieselben Autoren stellten fest, daß bei schwacher Erkrankung der Fettgehalt der Aale nocht nicht sehr stark zurückgeht. Er ist aber geringer als bei gesunden Aalen. Während frische gesunde Aale von 19,0–28,5 cm Länge und 9,0 bis 29,5 g Gewicht einen Fettgehalt von 1,6–5,0 % aufwiesen, sank er bei schwer erkrankten Aalen gleicher Größe auf 1 % und weniger ab. Bei mittelstark bis schwer erkrankten Aalen ermittelten Lühmann u. Mann (1956) die in Tabelle 19 festgestellten Durchschnittswerte.

Tabelle 19
Längen, Gewichte und Fettgehalt von Aalen mit Stomatopapillom
(nach Lühmann u. Mann, 1956)

1. Gruppe	Zunehmende Zahl der Wucherungen		
Zahl der Aale	Durchschnittliche Länge (cm)	Durchschnittsgewicht (g)	Durchschnittlicher Fettgehalt in % der Frischsubstanz
6	20,7	7,1	1,1
7	24,7	11,6	1,5
12	28,5	20,2	2,4
2. Guppe	Große Geschwülste, körperlicher Verfall		
Zahl der Aale	Durchschnittliche Länge (cm)	Durchschnittsgewicht (g)	Durchschnittlicher Fettgehalt in % der Frischsubstanz
1	21,0	7,7	0,5
4	24,4	10,2	0,7
6	27,7	15,9	0,9

Es wird angenommen, daß die Nahrungsaufnahme frühestens nach einem viertel oder halben Jahr nach Ausbruch der Krankheit behindert wird. Da die Folgen des Hungers bei Aalen erst nach längerer Zeit sichtbar werden, nehmen Lühmann u. Mann an, daß deutlich geschädigte Aale bereits ein Jahr oder länger erkrankt sind.

Die erkrankten Aale sind auch wesentlich leichter als gesunde. Gesunde Aale von durchschnittlich 23,6 cm Länge wogen im Durchschnitt 17,0 g gegenüber 11,6 g und 10,2 g bei erkrankten Aalen annähernd gleicher Länge (vgl. Tabelle 19). Auch die inneren Organe, vor allem Leber und Darm der erkrankten Aale, erleiden merkliche gewichtsmäßige Veränderungen. Es ist klar, daß das Stomatopapillom letzten Endes zum Tod durch allgemeinen körperlichen Verfall führt.

G. PETERS und N. PETERS (1979) wiesen nach, daß das Stomatopapillom des Aales vorzugsweise bei einer niedrigen bis mittleren Wassersalinität von 3–20 ‰ stark wächst. Sie konnten experimentell zeigen, daß das Tumorwachstum bei einer Salinität von 30 ‰ verzögert wird und die Hemmwirkung nach Herausnahme der Aale aus dieser Salzkonzentration 2 Monate lang anhält. Der histologische Aufbau des Tumors erfuhr 4–8 Wochen nach dieser Behandlung eine intensive Rückwandlung zum normalen histologischen Aufbau der Haut.

Die Krankheit ist den Fischern schon längere Zeit bekannt. Sie soll schon 1910 im Jasmunder Bodden aufgetreten sein. Auch an der Ostküste Schwedens und in den polnischen Gewässern, ferner im Gebiet südlich von Bornholm, an der Ostküste der dänischen Inseln Seeland und Laaland sowie in Jütland war das Stomatopapillom 1947 zu verzeichnen. Anfangs betrug der Prozentsatz erkrankter Aale in den Fängen 0,1–2,0 %, aber schon 1950 trat die Krankheit vermehrt im Oderhaff auf. 5 % der gefangenen Aale waren erkrankt. Seit 1953 wird die Krankheit auch an der Nordseeküste, und zwar in der Unterelbe vor Cuxhaven registriert. 1954 bis 1956 nahm die Häufigkeit der erkrankten Aale in den bei Hamburg angelandeten Fängen zu, wobei große und kleine Aale erkrankt waren.

Nach LÜHMANN u. MANN (1956) können bereits Aale von 9 cm Länge erkrankt sein. Außerdem soll auch kranke Aalbrut beobachtet worden sein. In Hamburg zeigten 10 % der Satzaale Krankheitserscheinungen. Die Krankheit tritt sowohl im Brackwasser als auch im Salz- und Süßwasser auf.

G. PETERS u. N. PETERS (1977) stellten fest, daß die Aalpopulation in der Elbemündung eine hohe Erkrankungsrate an Stomatopapillomatose aufweist. Häufigkeit und Tumorgröße zeigen deutliche jahreszeitliche Schwankungen. Im Frühjahr und Herbst sind die Frequenzen vermindert, im Sommer sind Größe und Häufigkeit der Papillome am höchsten. Experimentell konnte der Einfluß der sommerlichen Wassertemperaturen (15–22 °C) auf das schnelle Wachstum der Tumoren gesichert werden. Ihr Umfang vervierfacht sich auch im natürlichen Milieu innerhalb von 3 Monaten. Dabei kommt es u. a. zur Dislokation der Tumorzellen unter Bildung weiter Interzellularräume. Die winterlichen Wassertemperaturen (5–10 °C) hemmen das Tumorwachstum und führen sogar innerhalb von 3 Monaten zu einer Regression auf die Hälfte. Dabei kommt es auch zu einer Nekrobiose der Epidermis mit zellulärer Membranauflösung und nuklearem Polymorphismus.

Es handelt sich von der Verbreitung her sehr wahrscheinlich um eine Erkrankung des Europäischen Aals *(Anguilla anguilla)* aller Altersklassen. Das Stomatopapillom tritt auch in der Werra, Havel, Mosel, im Main und Bodensee und in anderen Binnengewässern auf. In die Binnengewässer gelangt die Krankheit mit erkranktem Besatzmaterial. Bei Umstellung des Besatzes auf Aalbrut geht die Krankheit in Binnengewässern deutlich zurück. In industriemäßig produzierenden Anlagen im Süßwasser tritt das Blumenkohlpapillom nicht auf (SCHÄPERCLAUS, 1979).

Pathologische Histologie, Hämatologie. Für Aal und Ukelei läßt sich der folgende histopathologische Befund an den Papillomen erheben (AMLACHER, 1957).

Im Schnittbild machen die Epidermiszellen den Großteil der Geschwulstmasse

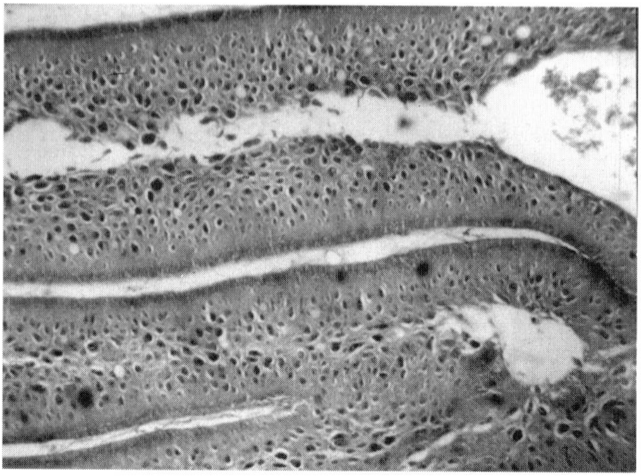

Abb. 219. Schnitt durch das Papillom des Ukelei aus Abb. 215, die einzelnen Elemente der Oberhaut in ihrer gegenseitigen Lage als Folge der Faltenbildung zeigend. (Nach AMLACHER).

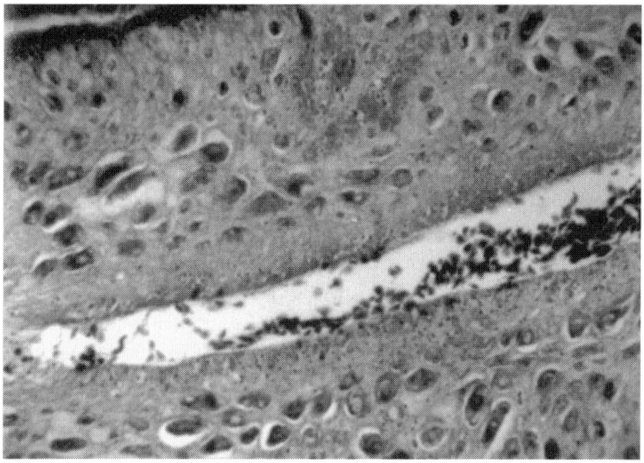

Abb. 220. Ukelei. Papillom. Gefäßneubildung in den Dermisresten zwischen zwei einander genäherten Schichten des Statum cylindricum der Epidermis bei gleichzeigtiger Verschmelzung der obersten Epidermisschichten. (Nach AMLACHER).

aus. Durch Faltungsvorgänge gelangt Epidermisschicht an Epidermisschicht und Stratum cylindricum an Stratum cylindricum (Abb. 219, Abb. 220). In der Regel verschmelzen die oberen Epidermiszellen zweier benachbarter Falten miteinander, während zwischen den Zylinderzellen in den verbleibenden Resten der Dermis (Korium) Bindegewebe- und Gefäßneubildung entstehen, die beim Aal netzartig aussehen (Abb. 221). Diese Faltungsvorgänge sind sehr kompliziert. Oft erscheinen die Faltenreihen ineinander verzahnt. Eigenartigerweise verschmelzen aber die Epidermiszellen nicht immer durchgehend, sondern bilden oft Hohlräume, deren In-

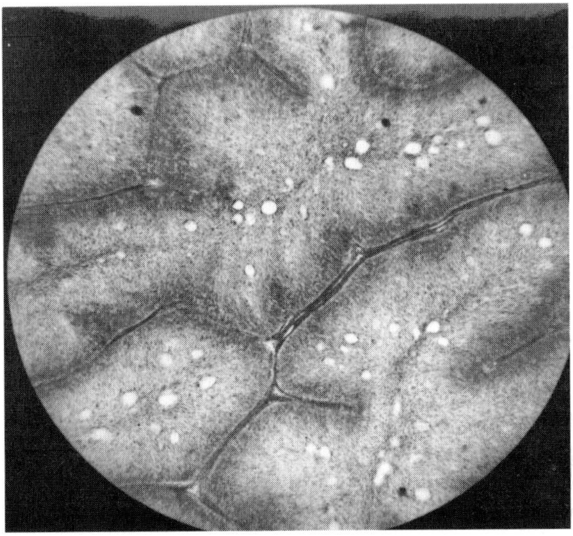

Abb. 221. Schnitt durch ein Stomatopapillom beim Aal. Die Geschwulstmasse besteht aus Epidermiszellen, zwischen denen die Reste der Dermis ein bindegewebiges, kapillarenführendes Gerüst bilden (Original).

halt wahrscheinlich Reste von Epidermis- bzw. Schleimzellen enthält, soweit dieser Schluß überhaupt gezogen werden kann. Sie sind bei papillomkranken Aalen besonders gut und zahlreich ausgebildet. Mit CHRISTIANSEN u. JENSEN sind auch wir der Ansicht, daß Pigmente in dem bindegewebigen Stroma der Kapillaren möglicherweise als Reste der Dermis zu beobachten sind. Die Kerne des Geschwulstgewebes zeigten eine normale Feulgensche Nuklearreaktion. Neben inselartigen Abschnürungen von Epithelgewebe läßt sich beim Aal auch beobachten, daß eine primär auftretende Hauteinfaltung als „Epithelring" nach innen abgeschnürt wird. Vielleicht sind darin die histologischen Anfänge der Geschwulstbildung zu sehen.

Im Gesamtüberblick kann gesagt werden, daß an der Masse der Stomatopapillome vorwiegend die oberen Epidermiszellen, weniger die Zylinderzellen der Epidermis beteiligt sind. Daneben liefert die Dermis (Korium) den bindegewebigen Anteil, der das Material für die Blutkapillarenbildung darstellt. Die Hypodermis spielt daher keine Rolle beim Aufbau des Papilloms. Die Geschwulst wird nach außen von Epidermiszellen abgeschlossen.

Das Aal-Stomatopillom besteht aus reifem homologem Gewebe und ist als fibroepithelialer Tumor anzusehen. Sein Wachstum ist langsam und weder zerstörend noch infiltrierend.

G. PETERS u. N. PETERS (1970) beobachteten in der Flossenepidermis tumortragender Aale, daß mit zunehmender Nähe an junge Tumoren die Kolbenzellen der Epidermis zu degenerieren beginnen (Abb. 222 a, b), wobei je nach der Entfernung anfänglich ein zerklüfteter Sekretmantel und ein erweiterter Plasmahof um den Kern zu erkennen sind. Es kommt zu fortschreitender Verminderung des azidophilen Inhalts der Kolbenzellen, der sich auf die apikale Zellzone beschränkt, bei Aus-

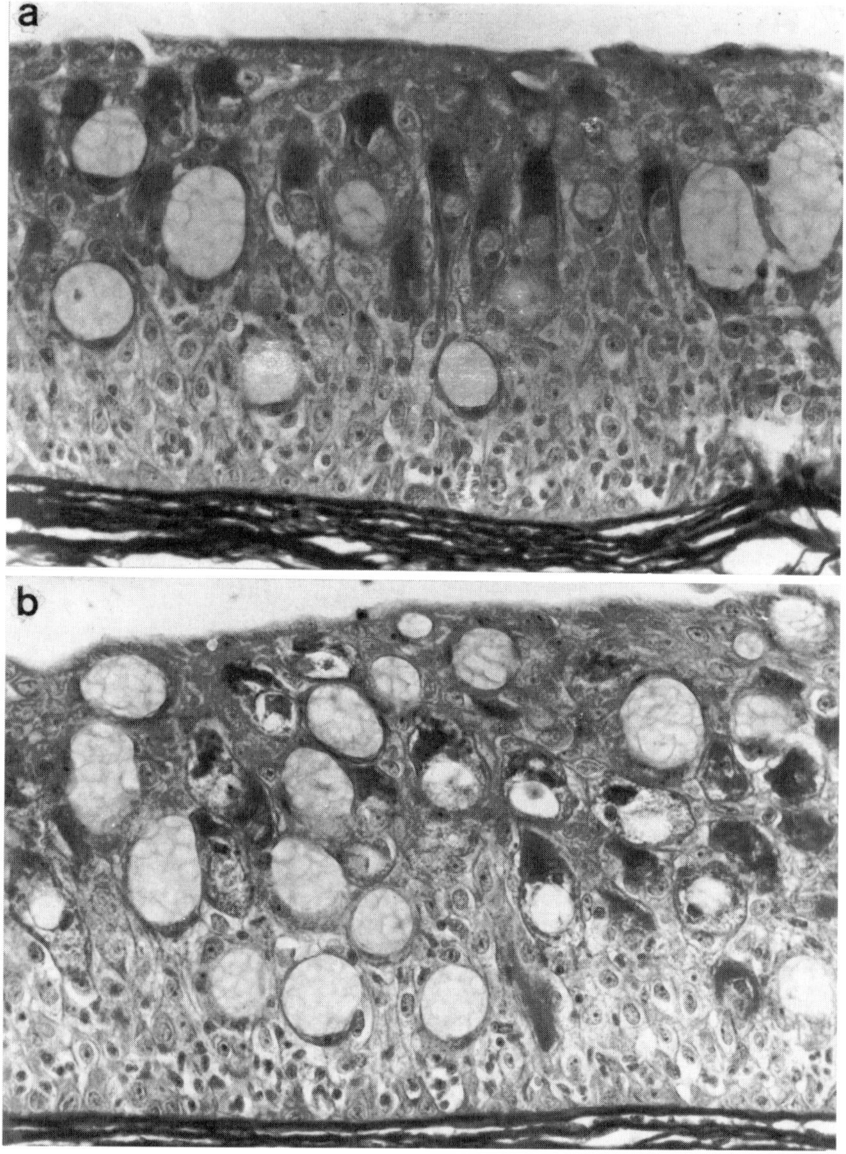

Abb. 222. Aal. Stomatopapillom. a) Tumornahe Epidermis, in der rechten Bildhälfte mit normalen Schleim- und Kolbenzellen, in der linken Bildhälfte mit beginnender Verkleinerung der Schleimzellen und initialer Alteration der Kolbenzellen. b) Mit fortschreitender Annäherung an den Tumor nimmt die Verkleinerung der Schleimzellen zu, die Kolbenzellen zeigen einen verschiedenen Grad der Degeneration. c) Peripherer Tumorbereich mit vereinzelten Schleimzellen und Resten von Kolbenzellen. (Nach PETERS und PETERS).

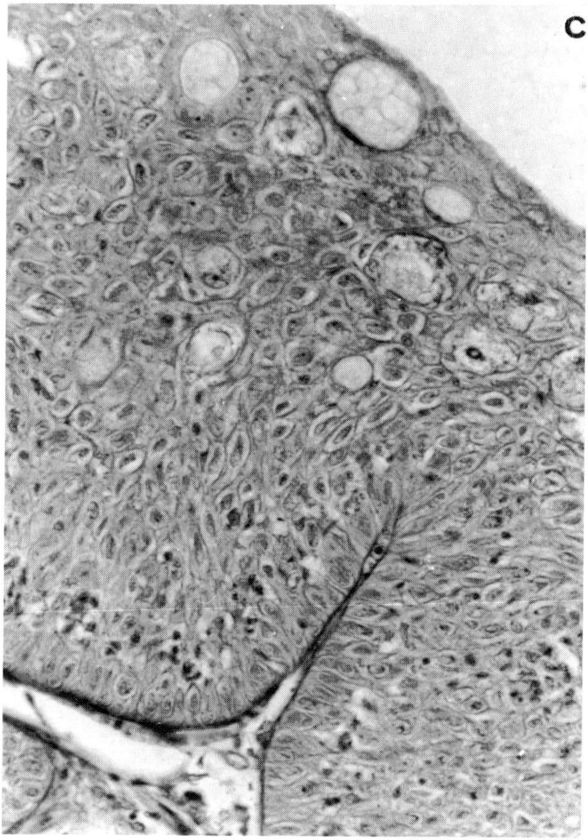

Abb. 222 c.

breitung stark granulierten, mit Azan sich gelb anfärbenden Zytoplasmas. Die Zellen sistieren im Wachstum und runden sich ab.

Im peripheren Teil des millimetergroßen Tumors bestehen die degenerierten Kolbenzellen aus einer zentralen Vakuole mit koagulierten Plasmaresten, die von granulärem Zytoplasma umstanden wird, im Inneren der Vakuole liegt der pyknotische Zellkern (Abb. 222 c). Der Verfall der Kolbenzelle reduziert sich schließlich auf den restierenden pyknotischen Kern bzw. auf Reste von granuliertem Zytoplasma.

Im Inneren des jungen Tumors fehlen Kolbenzellen. Der Tumor setzt sich im wesentlichen aus indifferenten Epidermiszellen zusammen, wogegen das Stratum basale hochprismatisch gestaltete Zellen aufweist. Die spindelförmigen bis polygonalen Intermediärzellen erhalten in den oberflächennahen Teilen der Geschwulst Sternform und geben dem Gesamtgewebe das Aussehen eine Schwammparenchyms. Nach dem Inneren des Tumors hin haben die Zellen mehr syncytiale Anordnung.

Multiple Tumorentstehung ist sehr häufig.

Nach BREMER u. ERNST (1972) erkennt man in den Lakunen der Dermis (Korium) und in den Interzellularräumen besonders der basalen Epidermis lymphoide Wanderzellen. Im Vergleich zur normalen Aalepidermis fällt die signifikante Vergrößerung der Zellen und Zellkerne im epidermalen Teil des Tumors auf, das betrifft vor allem die Zellen des Stratum basale. Die Vergrößerung vollzieht sich vor allem in Richtung der zellulären Längsachse.

Im Vergleich zur normalen Epidermis ist die Zahl der Kolbenzellen auf ein Minimum vereinzelter Zellen im Randgebiet des Tumors reduziert. Die Schleimzellen sind stark vergrößert und liegen in den tieferen Schichten der Geschwulst. Die tumoralen Epidermiszellen, besonders jene des Stratum basale, sind reich an RNA, im Gegensatz zu den Zellen der normalen Aalepidermis (Nachweis: Gallocyanin-Chromalaun). Eine Abschwächung der Basophilie der Kerne mit deren Volumenzunahme findet nicht statt, es liegt also keine funktionelle Kernschwellung im Sinne BENNINGHOFFS vor (BREMER u. ERNST, 1972). Der hohe RNA-Gehalt geht einher mit einer erhöhten Teilungsfrequenz, also einem schnellen Wachstum der Geschwulst, was den Prozeß der epidermalen Auffaltung erklären hilft. Die von BREMER u. ERNST (1972) beschriebenen perinukleären Mucopolysaccharidvakuolen in den distalen Gewebelagen des Tumors werden als Kompensationsleistung der Zellen auf das Fehlen einer äußeren Schleimauflage gedeutet, da der Verlust der Kolbenzellen eine äußerliche Bedeckung der Geschwulst mit Schleim nicht ermöglicht. Ein infiltrie-

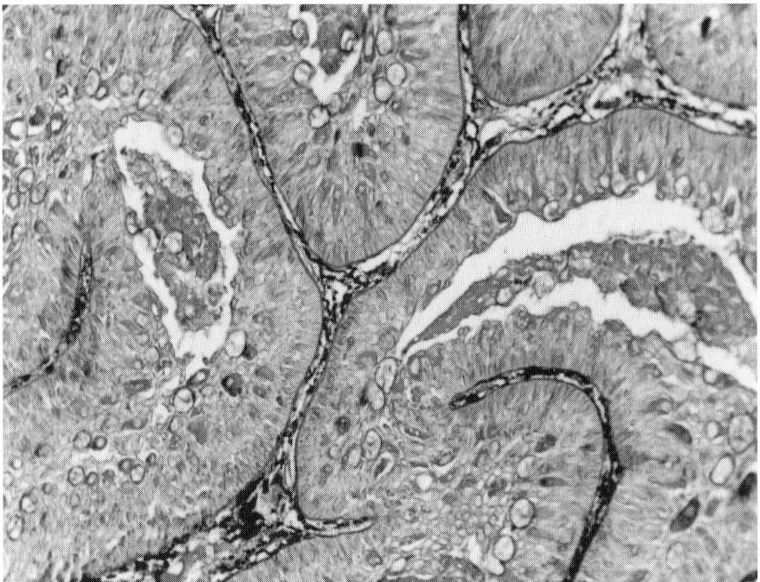

Abb. 223. Stomatopapillom des Aales nach mehrmonatiger Behandlung mit Chininsulfat. Auseinanderweichen miteinander verwachsender Epidermisoberflächen. Entstehung von Hohlräumen, in deren Innerem Sekretanhäufungen und Zelltrümmer zu sehen sind. (Nach PETERS et al.).

rendes Wachstum der Geschwulst wurde auch von BREMER u. ERNST nicht beobachtet.

PARK u. GRIMM (1982) berichteten über einen erhöhten Sister-Chromatid-Austausch in Lymphozytenkulturen aus Aalen mit Stomatopapillom. Außerdem wurden Chromosomenaberrationen gesehen, die aber nicht signifikant höher lagen als bei den Kontrollen.

Therapie, Prophylaxe, Hygiene. Eine Therapie des Stomatopapilloms ist nicht möglich und könnte auch, wenn sie vorhanden wäre, wohl nur in sehr beschränktem Maß durchgeführt werden. Obwohl die experimentellen Untersuchungen nur Teilbeweise für eine infektiöse Natur des Stomatopapilloms gebracht haben, muß auf Grund des deutlichen Umsichgreifens dieser Krankheit doch auch daran gedacht werden. Eine Ansteckung des Menschen ist nach allen Erfahrungen in der Fischpathologie wohl auch in diesem Falle auszuschließen; dennoch sollten erkrankte Aale lieber vernichtet werden (verbrennen, vergraben), schon um der Ansteckung anderer Fische vorzubeugen. Die Beobachtungen von LÜHMANN u. MANN, daß bereits Satzaale blumenkohlkrank sind, machen es notwendig, Binnengewässer nur mit gesunder, sehr kleiner, unpigmentierter Aalbrut zu besetzen. Gefangene kranke Aale sollten auf keinen Fall wieder in das Wasser zurückgesetzt werden.

Von großem, auch onkologischem Interesse sind die Arbeiten von PETERS et al. (1972) und von PETERS u. FRÖHLICH (1972). Durch Behandlung tumortragender Aale mit Chininsulfat (Konzentration: 15–16 mg/l) ließ sich der Tumor redifferenzieren. Nach 4 Wochen begann die Rückbildung und endete nach 8 Wochen mit dem Wiederauftreten von Schleim- und Kolbenzellen, besonders im Bereich der Verschmelzungszonen und der peripheren Anteile des Tumors. Kolben- und Schleimzellen entstanden dabei durch Umwandlung einfacher Zellen. Bestehende Interzellularräume verschwanden, die aufgetriebenen Kerne normalisierten ihr Volumen (Verringerung der Kern-Plasma-Relation). Auch eine Reorganisation der geschwollenen Mitochondrien fand statt (Wiederherstellung der regelmäßigen Anordnung der Cristae), die sich wieder auf den perinukleären Raum zu konzentrieren begannen. Allerdings blieb die in der Tumorzelle erhöhte Zahl der Mitochondrien weiter bestehen (PETERS u. FRÖHLICH, 1972), desgleichen ihre gestreckte Gestalt. Eine allgemeine gewebliche und zelluläre Restauration fand statt, wobei die verwachsenen epidermalen Oberflächenschichten sich voneinander zu lösen begannen (Abb. 223). Die Neuentstehung von Schleim- und Kolbenzellen war in diesen Gebieten deutlich ausgeprägt.

Pockenepitheliom

(Epithelioma viralis)

Eine häufig zu beobachtende Geschwulst sind die als Pocken bezeichneten Oberhautwucherungen bei Karpfen, Schleien und anderen Fischen. Sie sehen gallertigmilchig aus und bedecken manchmal den ganzen Körper (Abb. 224, Abb. 225).

Der Befall beginnt gewöhnlich an den Flossen. Im allgemeinen ist das Verhalten der Fische nicht beeinträchtigt. Trotzdem wachsen pockenkranke Karpfen schlechter. Bei schwerer Erkrankung kommt es zu Abmagerung und zu Osteomalazie (Knochenweiche). Die Fische können in jeder Richtung beliebig gebogen werden. Klingt die Krankheit ab, so kommt es wieder zur Festigung des Skeletts, doch sind Wirbelsäulenverkrümmungen allgemein zu beobachten.

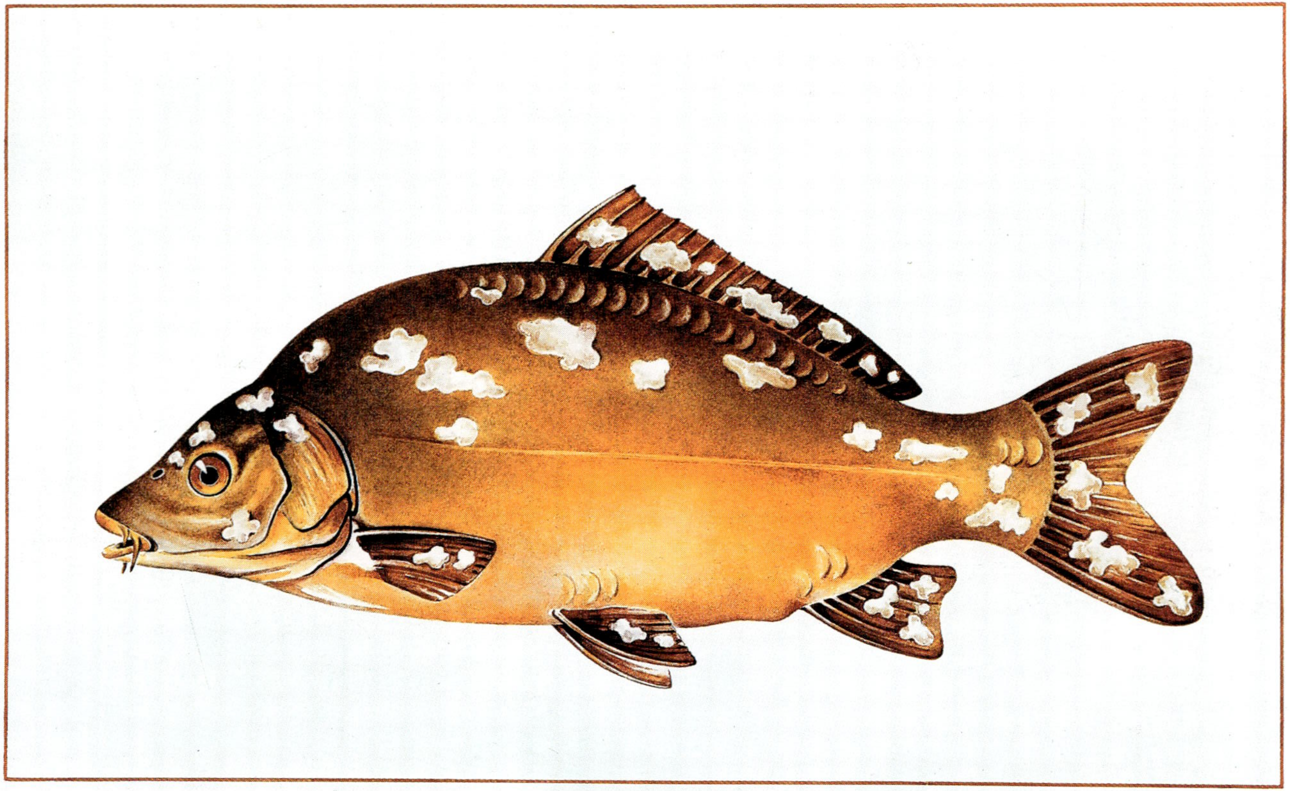

Abb. 224. Pockenepitheliom des Karpfens. (In Anlehnung an WERBITZKAJA et al., neu gezeichnet).

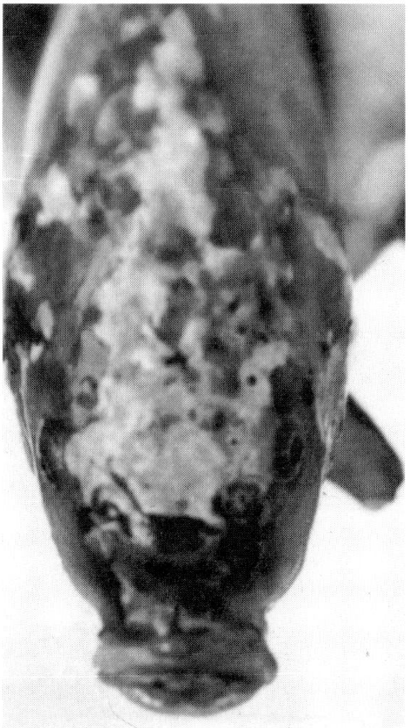

Abb. 225. Pockenkranker Karpfen. (Original).

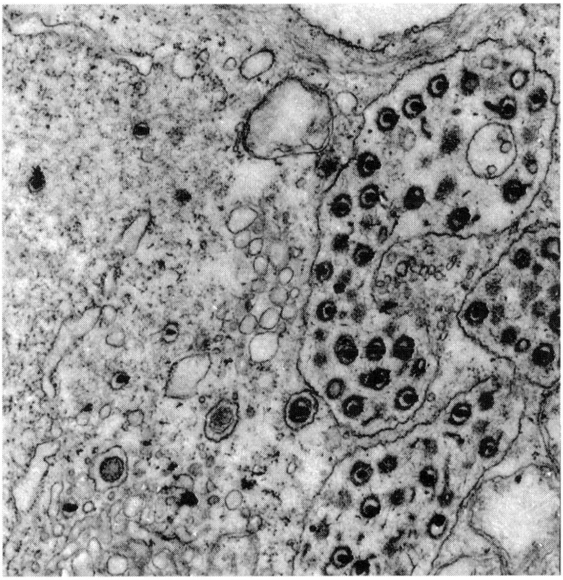

Abb. 226. Pockenepitheliom des Karpfens. Aus dem Kern (links) in das Zytoplasma (rechts) übertretende Viruspartikel. (Nach SCHUBERT).

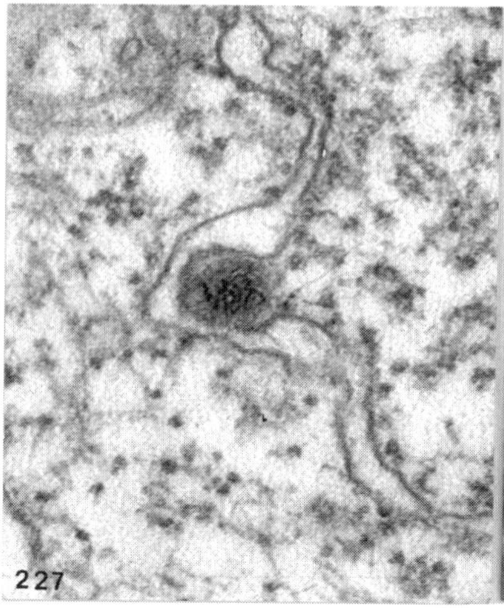
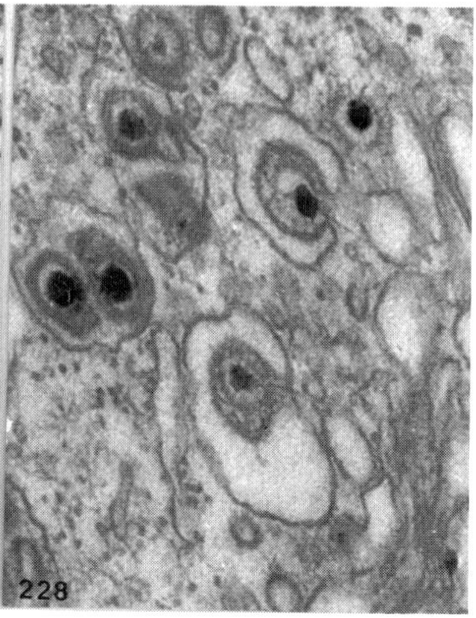

Abb. 227. Pockenepitheliom des Karpfens. Ausschleusung einer Viruspartikel aus dem Kern. (Nach SCHUBERT).

Abb. 228. Pockenepitheliom des Karpfens. Abschnürung von Viruspartikeln mit einfacher Hüllmembran aus dem Zytoplasma in den Raum des endoplasmatischen Retikulums. (Nach SCHUBERT).

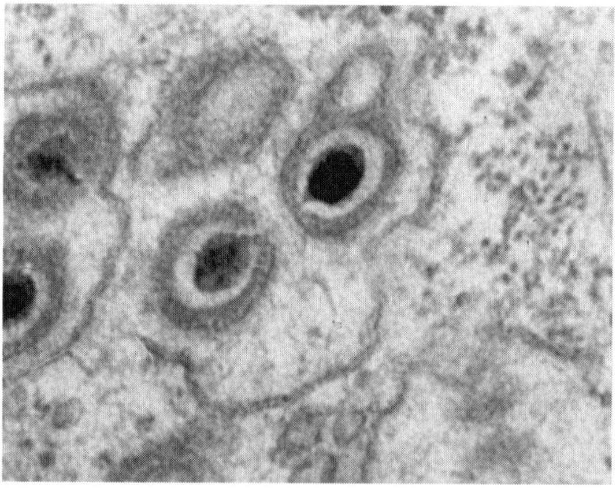

Abb. 229. Pockenepitheliom des Karpfens. Viruspartikel im Zytoplasma. (Nach SCHUBERT).

In einer ausgezeichneten Arbeit konnte SCHUBERT (1964) elektronenmikroskopisch zeigen, daß das infektiöse Agens des Pockenepithelioms ein DNA-Virus ist. In den Kernen befallener Zellen sind runde bis ovale Patikel mit einfacher Hülle und einer Größe von 110 nm zu sehen. Im Zytoplasma weisen die Partikel eine doppelte Hülle und einen Durchmesser von 140 nm auf. Das Virus wird in der Nähe der Herpesviren gestellt (Abb. 226 – 229). Nach GRÜTZNER (1956) lassen sich in Zellkulturen von *Lepomis* 14 – 18 Stunden nach Infektion Kernpolymorphie und mehrkernige Riesenzellen beobachten. Histologisch ist eine Verdickung der Epidermis auf das Doppelte und mehr festzustellen. Diese Hyperplasie besteht aus homologem Gewebe. Die Kolbenzellen fehlen innerhalb der Wucherungen beim Karpfen, die Becherzellen sind stark an Zahl vermindert. Die lockere Dermis ist auf ein Viertel ihrer Dicke reduziert.

Zytologisch ist eine Zerstörung des Kerns mit Auflösung des Nukleolus und Randchromatinbildung, im Zytoplasma Blähung der Mitochondrien und Lyse des endoplasmatischen Retikulums festzustellen.

Racz et al. (1980) fanden in den Kernen der Epithelzellen der Malpighi-Schicht der Haut pockenkranker Karpfen azidophile Einschlußkörper. Elektronenmikroskopisch konnten Herpesviruspartikel in den veränderten Epithelzellen nachgewiesen werden. Die infizierten Zellen zeigten einen unterschiedlichen Grad der Degeneration, autophage Vakuolenbildung und wiesen interzelluläre Ansammlungen von Inflammationsserum auf. Auch unversehrte Zellen enthielten Viruspartikel. Sie bildeten keine zytoplasmatischen Einschlußkörper, wie das schon Schubert (1966) beschrieben hatte. Setzt man Karpfen mit Hautveränderungen in fließendes Wasser, werden sie nach einigen Wochen symptomfrei, aber die Krankheit kann später wieder auftreten, da das Virus ständig latent vorhanden ist. Äußere Einflüsse fördern den Ausbruch der Krankheit (Herpes traumaticus).

Kranke Fische können medikamentös behandelt werden, doch hat dies keine praktische Bedeutung. Umsetzen in andere Teiche oder in fließendes Wasser kann zum Abheilen der Pocken führen. Laichkarpfen, deren Nachkommen starke Pockenanfälligkeit zeigen, sollen durch andere Laicher ersetzt werden, d. h., es soll durch selektive Züchtung angestrebt werden, die Pockenanfälligkeit zu verdrängen.

Das Pockenepitheliom ist besonders bei Karpfen, Karauschen, Schleien und Bleien, selten bei Zierfischen zu beobachten. In Karpfenteichen können Erkrankungsquoten von bis zu 30 % auftreten.

Adenome

Als Beispiel eines Adenoms bei Zierfischen sollen Schilddrüsenerkrankungen angeführt werden, die nach unseren Untersuchungen als Kropf aufzufassen sind und gutartig verlaufen (Amlacher, 1957). Bei *Copeina arnoldi* beobachteten wir stecknadelkopfgroße, rote Anschwellungen in der mittleren Mundbodenregion (Abb. 230). Es handelte sich um ein abnormes Wachstum der Schilddrüse, die im normalen Zustand verstreut im benachbarten Gewebe liegt und mikroskopisch klein ist (Abb. 231). Die bei *Copeina* beobachteten Geschwülste waren auf der Fläche des histologischen Schnittes etwa 800mal größer als eine normale zum Vergleich herangezogene Schilddrüse von *Hyphessobrycon innesi*. Sie bestanden aus gewuchertem Drüsenepithel, das Bläschen und Schläuche bildete. Im Inneren der Schilddrüsenfollikel befand sich reichlich Kolloid, das auf Grund von inneren Blutungen zahlreiche Erythrozyten und Leukozyten enthielt (Abb. 232). Iodiokalium-Dauerbäder in einer Konzentration von 1:20000 führten in unseren Versuchen binnen 10 Tagen zum äußerlichen Rückgang der Geschwülste.

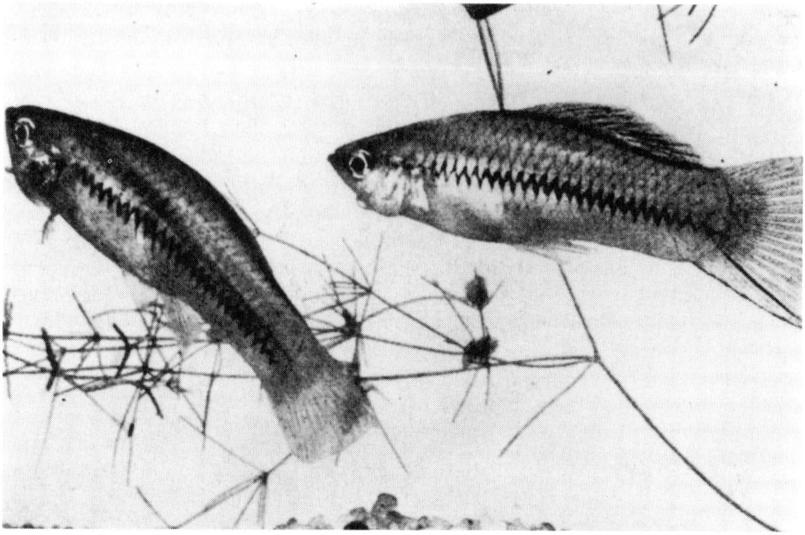

Abb. 230. *Xiphophorus montezumae*. Schilddrüsengeschwulst in der Mundbodenregion. (Nach GORBMAN und GORDON).

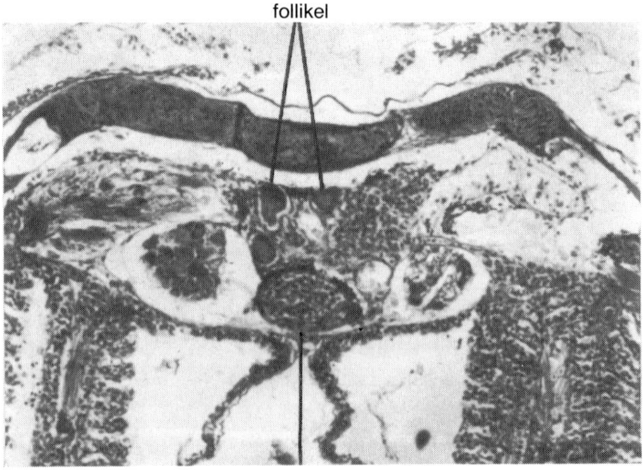

Abb. 231. Schnitt durch die Kiemenregion eines *Hyphessobrycon innesi*, drei Schilddrüsenfollikel zeigend. (Nach AMLACHER).

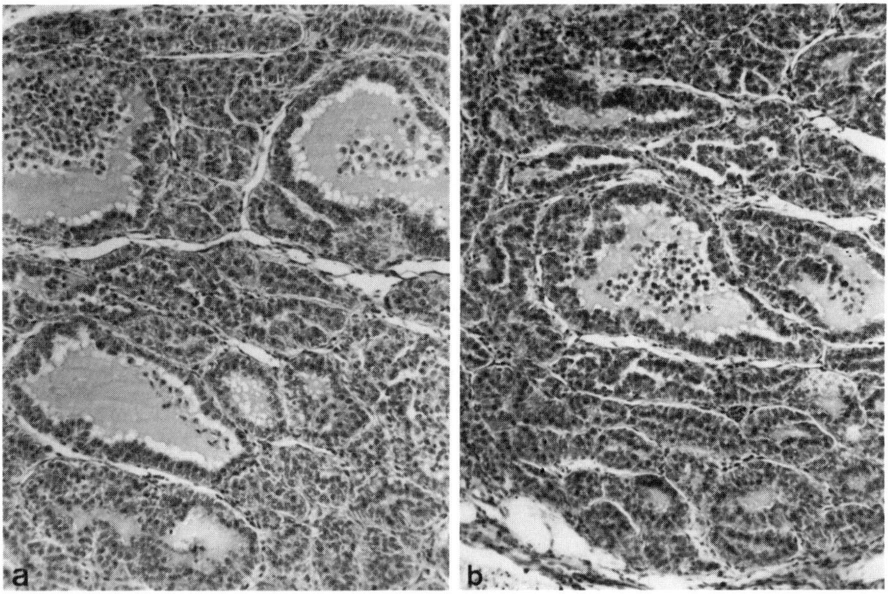

Abb. 232. Schnitte durch verschiedene Stellen einer gutartigen Schilddrüsenwucherung von *Copeina arnoldi*. Innerhalb des gewucherten Drüsenepithels liegen Follikel, in deren Kolloid sich Blutextravaste befinden. In der Nachbarschaft der Follikel sind zahlreiche Bläschen und Schläuche jungen Schilddrüsengewebes sowie Interfollikulargefäße zu sehen. (Original).

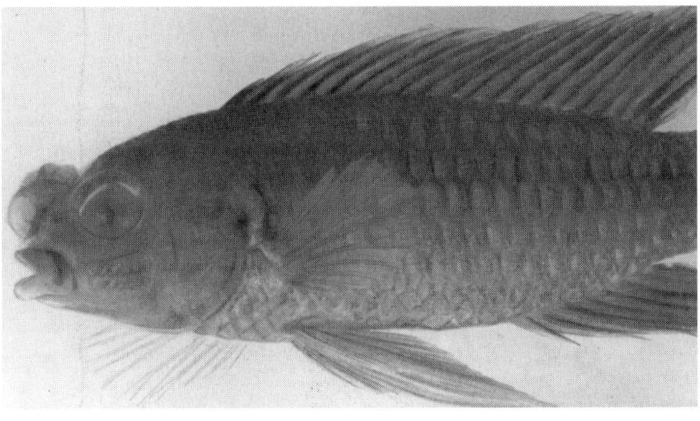

Abb. 233. Chondrom in der Regio nasalis. (Original).

Sonstige gutartige Geschwulstformen

Gutartige Bindegewebegeschwülste (Fibrome) sind selten, desgleichen Osteome und Chondrome (Abb. 233, Abb. 234). Chondrome lassen sich gelegentlich bei Zierfischen festestellen (Abb. 233). Ähnliches gilt für Melanome und Erythrome. Dagegen sind Neurome öfter beobachtet worden.

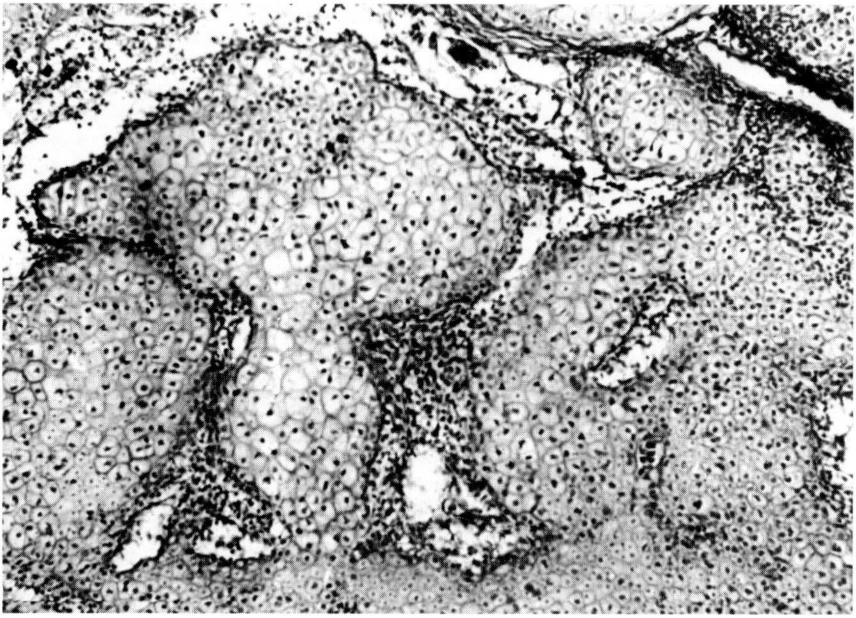

Abb. 234. Chrondrom. Histologisches Bild der Geschwulst aus Abb. 233. (Original).

Bösartige Geschwülste

Wie schon erwähnt, werden bösartige epitheliale Geschwülste mit Bindegewebegerüst als Karzinome (Krebs) bezeichnet. Bösartige Geschwülste des Binde- und Stützgewebes bezeichnet man als Sarkome. Auch bei den Sarkomen kann man je nach den am Aufbau beteiligten Geweben Chondro-, Osteo-, Myo-, Fibro-, Neuro- und Angiosarkome unterscheiden. Zytologisch findet man Rundzellen-, Spindelzellen-, Endothelzellen-, Sternzellen- und Riesenzellensarkome.

Karzinome

Als Beispiel und in Anknüpfung an die Beschreibung der Kröpfe sollen die Schilddrüsenkarzinome angeführt werden.

Gelegentlich kommt es zur Ablösung kleinerer Schilddrüsenknötchen, die in das Nachbargewebe abwandern. Sie können in die Blutgefäße eindringen und werden mit dem Blutstrom nach anderen Bezirken des Körpers geführt. Hier beginnen sie zu wuchern. Vor allem in den Kiemen und im Mundboden kommt es so zur Entstehung knotiger Karzinome, die die Kiemengefäße abquetschen oder zusammenpressen, Blutstauungen erzeugen und die Atmung behindern (Abb. 235 – 237). Solche Tumoren wachsen infiltrierend unter Zerstörung des befallenen Gewebes (Gorbman

u. GORDON, 1951). Iodiodkalium-Behandlung bewirkt keine Regression. In der fischereilichen Praxis beobachtete SCHERESCHEWSKY (1933) ein endemisches Auftreten von Schilddrüsenkrebs bei 6 – 8 Wochen alter Forellenbrut. Ähnliche Beobachtungen machten früher schon GAYLORD u. MARSH (1914), die allerdings durch Iodzugabe zum Futter eine Heilung erzielen konnten. Schilddrüsengeschwülste sind bei Cyprinodonten, aber auch bei Meeresperciden beobachtet worden. Im Karzinomgewebe der Forellenbrut stellte SCHERESCHEWSKY starke Chromatinarmut der Kerne und Glykogendegeneration der Geschwulst- und Schilddrüsenzellen fest (Anhäufung von Glykogenkörnchen im Zellinneren).

Leberkrebs durch Aflatoxin bei der Forelle. Früher beschriebene Fälle von Leberkrebs bei Forellen zeigten, daß der Prozentsatz erkrankter Fische mit 0,7 sehr gering war. 1955 gaben CUDKOWITZ u. SCOLARI für Italien und RUCKER et al. (1961) für die USA 50 % an. In manchen Betrieben waren sogar 100 % der Forellen erkrankt (HUEPER u. PAYNE, 1961).

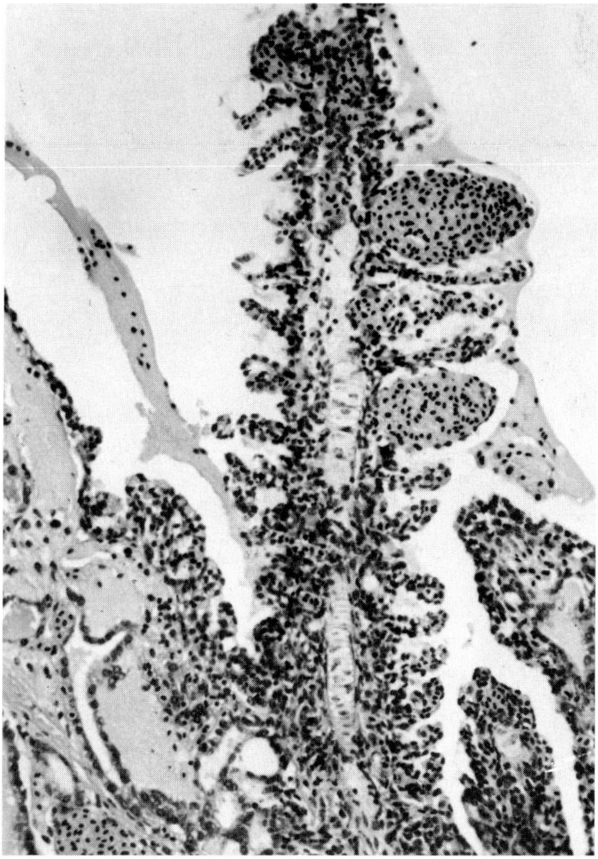

Abb. 235. Schilddrüsenkarzinom, *Aphyosemion australe*. Links im Bild in das Kiemengewebe infiltrierend und destruierend einwachsendes Schilddrüsengewebe. (Original).

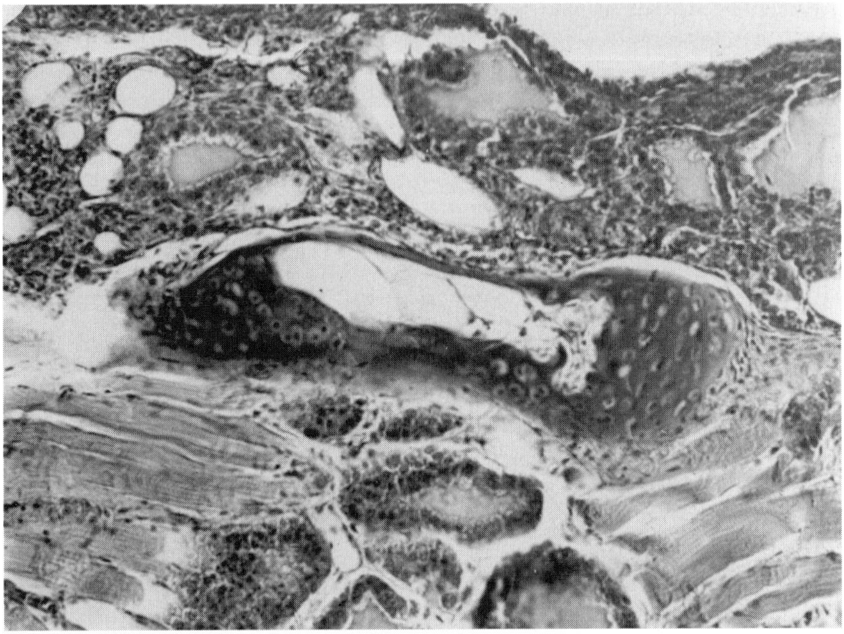

Abb. 236. Schilddrüsenkarzinom, *Aphyosemion australe*. Aus der Schilddrüsengeschwulst (im Bild oben) in die Mundbodenmuskulatur abgesiedelte Metastasen. (Original).

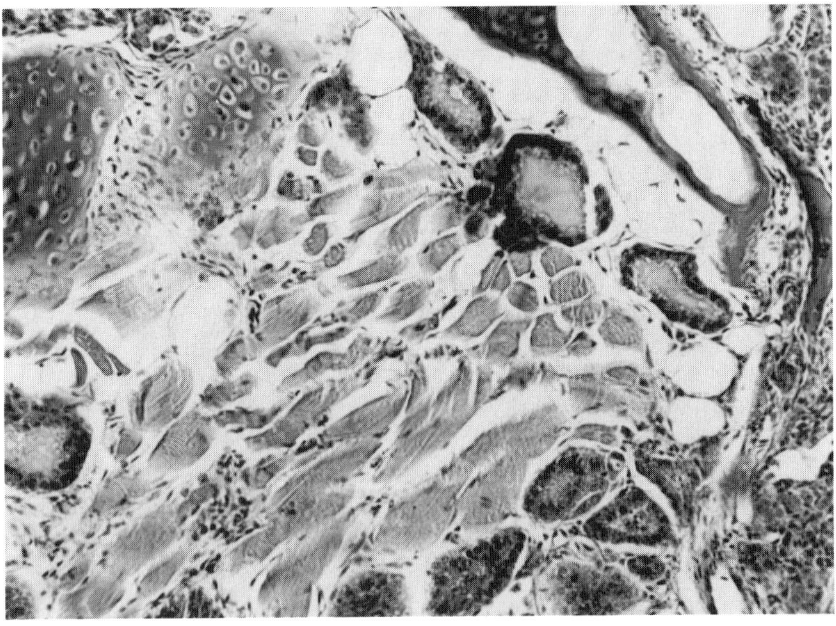

Abb. 237. Schilddrüsenkarzinom, *Aphyosemion australe*. Infiltration und Destruktion der Muskulatur. (Original).

Es zeigte sich, daß in dem verabreichten Kunstfutter, besonders wenn dieses Baumwollsamen, Erdnüsse und Sonnenblumenkerne in verdorbenem Zustand enthielt, das Gift eines Schimmelpilzes *(Aspergillus flavus)* zur Wirksamkeit gelangte. Diese als Aflatoxin bezeichnete kanzerogene Substanz ist leberwirksam, wie an Hand von autoradiographischen Verteilungsstudien gezeigt werden konnte. Der Aflatoxinkrebs der Forelle ist eines der drastischsten Beispiele für den Mechanismus der chemischen Kanzerogenese und für die Ätiologie chemisch induzierter Krebse, wahrscheinlich auch beim Menschen (verschimmeltes Brot). Zur Illustration des Gesagten sollen die Abb. 238 – 241 dienen.

Melanosarkome

Bei den Melanosarkomen sind die Melanophoren („Schwarzzellen") der Haut durch Riesenwachstum gekennzeichnet (Makromelanophoren). Die Makromelanophoren treten in Vielzahl im gewucherten Bindegewebe auf. Große Verdienste um die Erforschung und Beschreibung der Melanosarkome haben sich Breider (1938), Breider u. Schmidt (1951), Gordon (1950) und Anders (1967, 1968) erworben. Die Melanosarkome treten vorwiegend an der Schwanzwurzel und am Körper verteilt auf. Melanosarkome sind erbbedingt und kommen meist bei Bastarden vor. Ihr autonomes Wachstum ist zerstörend und führt zu Flossenverlust, Platzen der Leibeshöhlenwand, Augenverlust und Schädigung des Gehirns (Beispiele: Kreuzungen der „Berliner Kreuzung" oder der „Hamburger Kreuzung" mit *Xiphophorus helleri*).

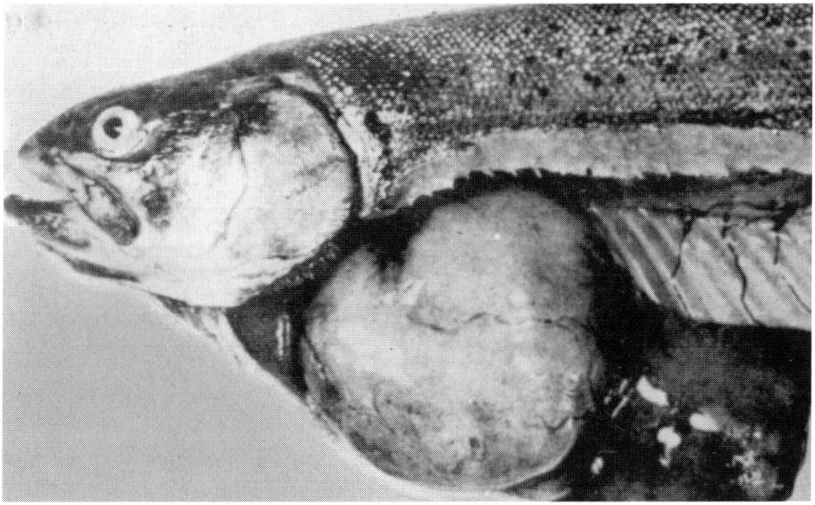

Abb. 238. Aflatoxinbedingtes Hepatom der Regenbogenforelle. Der Tumor hebt sich links deutlich von dem rechts zu sehenden dunklen Lebergewebe ab. (Nach Wunder und Otto).

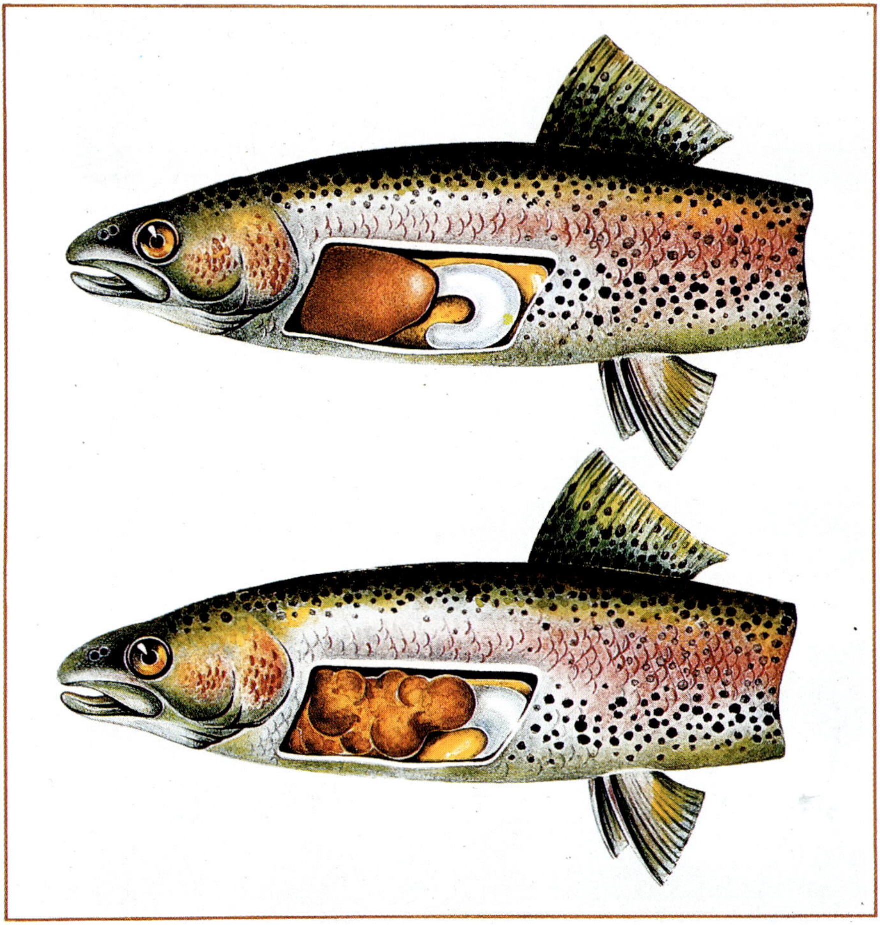

Abb. 239. Aflatoxinkrebs der Leber, Regenbogenforelle. Oben: Normaltier. Unten: hepatozelluläres Karzinom. (Original, nach einer Vorlage von Werbitzkaja et al.).

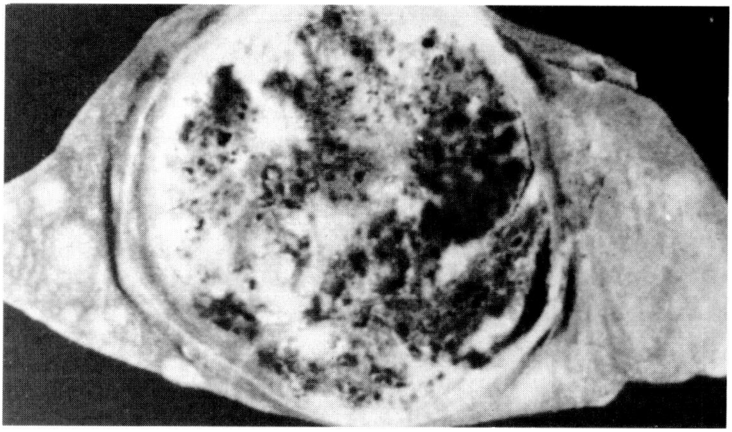

Abb. 240. Schnitt durch ein Hepatom der Regenbogenforelle, in der Mitte einen großen Knoten demonstrierend. (Nach WUNDER und OTTO).

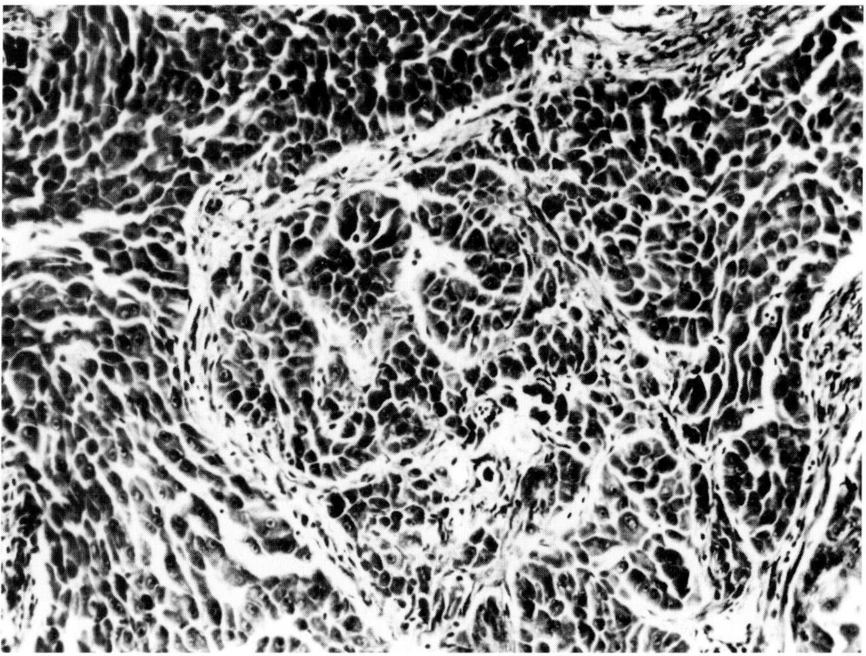

Abb. 241. Hepatozelluläres Karzinom mit zirrhotischen Aspekten. Regenbogenforelle nach Fütterung mit verschimmeltem Pelletfutter. (Original).

Literatur

ACHMEROV, A. H.: O prirode branchionekroza ryb. Thesensymposium über Fischkrankheiten. Moskau und Leningrad, März, 7–8, 1957.

ADAIR, B. M., and FERGUSON, H. W.: Isolation of infectious pancreatic necrosis (IPN) virus from non-salmonid fish. J. Fish Dis. 4, 69–76, 1981.

AGIUS, C.: The effects of splenectomy and subsequent starvation on the storage of haemosiderin by the melano-macrophages of rainbow trout *Salmo gairdneri* RICHARDSON. J. Fish Biol. **18**, 41–44, 1981.

AGIUS, C.: On the failure to detect haemosiderin in the melanomacrophages of dogfish *Scyliorhinus canicula* (L.) after prolonged starvation. Experientia **39**, 64–66, 1983.

AGIUS, C., HORNE, M. T., and WARD, P. D.: Immunization of rainbow trout, *Salmo gairdneri* RICHARDSON, against vibriosis: comparison of an extract antigen with whole cell bacterins by oral and intraperitoneal routes. J. Fish. Dis. **6**, 129–134, 1983.

AGIUS, C., MANGUNWIRYO, H., JOHNSON, R. H., and SMAIL, D. A.: A more sensitive technique for isolating infectious pancreatic necrosis virus from asymptomatic carrier rainbow trout, *Salmo gairdneri* RICHARDSON, J. Fish Dis. **5**, 285–292, 1982.

AGIUS, C., and ROBERTS, R. J.: Effects of starvation on the melanomacrophage centres of fish. J. Fish Biol. **19**, 161–169, 1981.

AGIUS, C., and COUCHMAN, W.: Induction of enhanced alkaline phosphatase acitivity in the melano-macrophage centres of *Oreochromis aureus* (STEINDACHNER) through starvation and vaccination. J. Fish Biol. **28**, 87–92, 1986.

AHNE, W.: A Rhabdovirus isolated from Grass Carp (*Ctenopharyngodon idella* VAL.). Arch. Virol. **48**, 181–185, 1975.

AHNE, W.: Biological properties of a Virus isolated from Grass Carp (*Ctenopharyngodon idella* VAL.). Wildl. Dis. 135–140, 1976.

AHNE, W.: Viruserkrankungen beim Fisch: Erkennung und Diagnostik. Tierärztl. Praxis **4**, 243–254, 1976.

AHNE, W.: Persistent infection in CHSE-214 cells with IPN-virus isolated from pike *(Esox lucius). Bull. Off. Int. Epizoot.* **87**, 415–416, 1977.

AHNE, W.: Some properties of an IPN-virus isolated from pike *(Esox lucius)*. Bull. Off. int. Epizoot. **87**, 417–418, 1977.

AHNE, W.: Evidence for the systemic character of *Rhabdovirus carpio* infection. Bull. Off. int. Epizoot. **87**, 435–436, 1977.

AHNE, W.: Übersicht über die bei poikilothermen Vertebraten vorkommenden Viren. Tierärztl. Prax. **5**, 529–540, 1977.

AHNE, W.: Eigenschaften fischpathogener Rhabdoviren. In: Neuere Erkenntnisse über Fischinfektionen. Fisch u. Umwelt **5**, 4–17, 1978.

AHNE, W.: Laboratoriumsdiagnostik fischpathogener Viren. Tierärztl. Umschau **33**, 584–594, 1978.

AHNE, W.: Untersuchungsergebnisse über die akute Form der Bauchwassersucht (Frühjahrsvirämie) der Karpfen. Fischwirt **28**, 46–47, 1978.

AHNE, W.: Uptake and multiplication of spring viraemia of carp (*Cyprinus carpio* L.). J. Fish Dis. **1**, 265–268, 1978.

AHNE, W.: Isolation and characterization of infectious pancreatic necrosis virus from pike *(Esox lucius)*. Arch. Virol. **58**, 65–69, 1978.

AHNE, W.: Klassifikation und Eigenschaften fischpathogener Viren. Fisch u. Umwelt **8**, 19 bis 30, 1979.
AHNE, W.: Experimentelle Egtvedvirusinfektion beim Hecht (*Esox lucius* L.). Tierärztl. Umschau **35**, 225–229, 1980.
AHNE, W.: Rhabdovirus carpio-Infektion beim Karpfen *(Cyprinus carpio)*: Untersuchung über Reaktionen des Wirtsorganismus. Fortschritte der Vet.-Med. **30**, 180–183, 1980.
AHNE, W.: Important viral diseases in European fish cultures. Rep. from the proceedings of an intern. seminar, Szarvas Hungary. 19–35, 1981.
AHNE, W.: Serological techniques currently used in fish virology. Intern. Symposium on Fish Biologics: Serodiagnostics and Vaccines, Leetown, W. Va., U.S.A. 1981, Develop. biol. Standard. **49**, 3–27, S. Karger, Basel 1981.
AHNE, W.: Vergleichende Untersuchungen über die Stabilität von vier fischpathogenen Viren (VHSV, PFR, SVCV, IPNV). Zbl. Vet.-Med. B, **29**, 457–476, 1982.
AHNE, W.: Presence of infectious pancreatic necrosis virus in the seminal fluid of rainbow trout, *Salmo gairdneri* RICHARDSON. J. Fish Dis. **6**. 377. 1983.
AHNE, W., und BACHMANN, P. A.: Versuche zur Standardisierung der Methode bei der Herstellung primärer Zellkulturen aus Süßwasserteleosteergeweben. Zbl. Bakt. Hyg. I. Orig. A, 447–464, 1974.
AHNE, W., und HELD, C.: Untersuchungen über die viruzide Wirkung von Actomar® K_{30} auf fischpathogene Viren. Tierärztl. Umschau **35**, 308–318, 1980.
AHNE, W., MAHNEL, H., and STEINHAGEN, P.: Isolation of pike fry rhabdovirus from tench, *Tinca tinca* L., and white bream, *Blicca bjoerkna* (L.). J. Fish Dis. **5**, 535–537, 1982.
AHNE, W., NEGELE, R. D., und OLLENSCHLÄGER, B.: Vergleichende Infektionsversuche mit Egtved-Viren (Stamm F) bei Regenbogenforellen *(Salmo gairdneri)* und Goldforellen *(Salmo aurabonita)*. Berl. Münch. Tierärztl. Wschr. **89**, 161–164, 1976.
AHNE, W., und WEILER, A.: Untersuchungen zur Virusempfänglichkeit von Fischzellkulturen. Dtsch. Tierärztl. Wschr. **87**, 56–59, 1978.
AHNE, W., and WOLF, K.: Spring viraemia of carp. U.S. Dept. Int. Fish Wildl. Serv. Fish. Dis. Leaflet **51**, 2–11, 1977.
AHNE, W.: Zur Verbereitung von Fischviren durch belebte und unbelebte Vektoren. Fortschr. Vet. Med. **37**, 128–131, 1983.
AHNE, W.: Vergleichende Untersuchungen zur Stabilität fischpathogener Viren (VHSV, PFR, SVCV, IPNV). Vortrag, 1984.
AHNE, W.: *Argulus foliaceus* L. and *Piscicola geometra* L. as mechanical vectors of spring viraemia of carp virus (SVCV). J. Fish Dis. **8**, 241–242, 1985.
AHNE, W.: Viral infections cycles in pike (*Esox lucius* L.). Zschr. angew. Ichthyol. **1**, 90–91, 1985.
AHNE, W.: Virusinfektionen bei Fischen: Ätiologie, Diagnose und Bekämpfung. Zbl. Vet. Med. **32**, 237–264, 1985.
AHNE, W.: Unterschiedliche biologische Eigenschaften 4 cyprinidenpathogener Rhabdovirusisolate. J. Vet. Med. B. **33**, 253–259, 1986.
AHNE, W., and THOMSEN, I.: The existence of three different viral agents in an tumour bearing European eel *(Anguilla anguilla)*. Zbl. Vet. Med. B. **32**, 228–235 , 1985.
AHNE, W., and THOMSEN, I.: Isolation of pike fry rhabdovirus from *Pseudorasbora parva* (TEMMINCK & SCHLEGEL). J. Fish Dis. **9**, 555–556, 1986.
AHNE, W., and THOMSEN, I.: Infectious Pancreatic Necrosis: Detection of Virus and Antibodies in Rainbow Trout IPNV-Carrier *(Salmo gairdneri)*. J. Vet. Med. B. **33**, 552–554, 1986.
AHNE, W., and KÖLBL, O.: Occurrence of reoviruses in European cyprinid fishes (*Tinca tinca* Lin.; *Leuciscus cephalus* Lin.). J. Appl. Ichthyol. **3**, 139–141, 1987.
AHNE, W., KOHLMEYER, G., und THOMSEN, I.: Infektiöse Pankreasnekrose der Forellen (IPN): Vorkommen von Antikörpern gegenüber IPNV-Ab, -He und Sp in Salmonidenseren in der Bundesrepublik Deutschland. Tierärztl. Umschau. **41**, 541–547, 1986.
AHNE, W., DELVENTHAL, H., KOHLMEYER, G., und THOMSEN, I.: Nachweis von IPNV-Antikörpern

in Forellenseren mit der indirekten Immunofluoreszenztechnik. J. Vet. Med. B. **33**, 145 bis 148. 1986.

AHNE, W., JORGENSEN, P. E. V., OLESEN, N. J., SCHÄFER, W., and STEINHAGEN, P.: Egtved virus: Occurrence of strains not clearly identifiable by means of virus neutralization tests. J. Appl. Ichthyol. **2**, 187–189, 1986.

AHNE, W., SCHWANZ-PFITZNER, I., and THOMSEN, I.: Serological identification of 9 viral isolates from European eels *(Anguilla anguilla)* with stomatopapilloma by means of neutralization tests. J. Appl. Ichthyol. **3**, 30–32, 1987.

AINSWORTH, A. J., CAPLEY, G., WATERSTREET, P., and MUNSON, D.: Use of monoclonal antibodies in the indirect fluorescent antibody technique (IFA) for the diagnosis of *Edwardsiella ictaluri*. J. Fish Dis. **9**, 439–444, 1985.

AJMAD, M., and HOBBS, B. C.: Species of *Corynebacterium* and *Pasteurella* isolated from diseased salmon, trout and rudd. Nature **215**, 142–143, 1967.

ALBRECHT, M.-L.: Bedeutung des Sauerstoffs und Schädigungen durch Sauerstoffmangel und Kohlensäureübersättigung bei Fischen. Z. Binnenfisch. **24**, 207–213, 1977.

ALBRECHT, M.-L.: Die Bedeutung von Stressfolgen für den Fischorganismus. Z. Binnenf. **24**, 247–250, 1977.

ALDERMAN, D. J.: Malachite green: a review. J. Fish Dis. **8**, 289–298, 1985.

ALEXANDROWICZ, J. S.: Lymphocystis tumors in the red mullet (*Mullus surmuletus* L.). Marine Biol. Assoc. U.K. **30**, 315–332, 1951.

AMBROSIUS, H., und LEHMANN, R.: Poikilotherme Wirbeltiere als Versuchstiere beim Studium des Wirkungsmechanismus immunologischer Adjuvantien. Acta biol. med. germ. **12**, 615 bis 618, 1977.

AMBROSIUS, H., und SCHÄKER, W.: Beiträge zur Immunbiologie poikilothermer Wirbeltiere. I. Immunbiologische Untersuchungen an Karpfen (*Cyprinus carpio* L.). Zool. Jb. Physiol. **71**, 73–88. 1964.

AMEND, D. F.: Control of Infectious Hematopoietic Necrosis Virus Disease by Elevating the Water Temperature. J. Fish. Res. Board Can. **27**, 265–270, 1970.

AMEND, D. F.: Myxobacterial infections of salmoinds: Prevention and treatment Sympos. Dis. of Fishes & Shellfishes, Amer. Fisheries Soc., spec. Publ. **5** 258–265, 1970.

AMEND, D. F.: Pathophysiology of IHN virus disease in rainbow trout. Ph. D. Diss., Univ. Washington p. 102, 1973.

AMEND, D. F.: Infectious Hematopoietic Necrosis (IHN) virus disease. U.S. Dept. Int. Fish Wildl. Serv. FDL-39, 1–6, 1974.

AMEND, D. F.: Prevention and control of viral diseases of salmonids. J. Fish. Res. Board Can. **33**, 1059–1066, 1976.

AMEND, D. F., and FENDER, D. C.: First fish vaccine now on market. Science **192**, 793–794, 1976.

AMEND, D. F., and FENDER, D. C.: Uptake of bovine serum albumin by rainbow trout from hyperosmotic solutions: a model for vaccinating fish. Science **192**, 793–794, 1976.

AMEND, D. F., and FRYER, J. L.: The administration of sulfonamide drugs to adult salmon. Prog. Fish-Cult. **30**, 168–172, 1968.

AMEND, D. F., and ROSS, A. J.: Experimental control of columnaris disease with a new nitrofuran drug, P-7138, Progr. Fish-Cult. **32**, 19–25, 1970.

AMEND, D. F., YASUTAKE, W. T., and MEAD, R. W.: A Hematopoetic Virus of Rainbow and Sokkeye Salmon. Trans. Amer. Fish. Soc. **98**, 796–804, 1969.

AMLACHER, E.: Beitrag zur Anatomie der Karpfenleber (*Cyprinus carpio* L.). Z. Fischerei **3**, N. F., 311–336, 1954.

AMLACHER, E.: Das Serum- und Gallenbilirubin normaler und künstlich mit *Pseudomonas punctata* f. *ascitae* (ZIMMERMANN) SCHÄPERCLAUS infizierter Karpfen (K_2). Arch. Fischereiwiss. **7**, 150–161, 1956.

AMLACHER, E.: Der Blutzucker normaler und an Infektiöser Bauchwassersucht erkrankter Karpfen (K_2). Arch. Fischereiwiss. **8**, 12–31, 1957.

AMLACHER, E.: Mikroskopisch-anatomische und histochemische Studien an einer Blumenkohlgeschwulst beim Ukelei (*Alburnus lucidus* HECK). Abh. Ber. Naturk. Vorgesch. **10**, 61–70, 1957.
AMLACHER, E.: Stoffwechsel und Fütterung bei Zierfischen. Aqua. Terr. **4**, 206–211, 1957.
AMLACHER, E.: Die Jodtherapie von Schilddrüsengeschwülsten bei tropischen Zierfischen. Z. Fischerei **6** N. F., 361–370, 1957.
AMLACHER, E.: Pathologische Histologie und Histochemie normaler und an Infektiöser Bauchwassersucht erkrankter Karpfen (K_2). Arch. Fischereiwiss. **9**, 97–134, 1958.
AMLACHER, E.: Die Blumenkohlkrankheit und was wir darüber wissen. Dtsch. Angel-Sport **10**, 100–101, 1958.
AMLACHER, E.: Ein seltener und ein häufigerer parasitierender Krebs an Meeresfischen. Dtsch. Fisch.ztg. **5**, 75–77, 1958.
AMLACHER, E.: Zusammenhang und Wechselwirkung der Bauchwassersuchtformen und ihre Symptomkomplexe beim Karpfen. Dtsch. Fisch.ztg. **6**, 219–224, 1959.
AMLACHER, E.: Das Verhalten der inneren Organe und der Muskulatur dreisömmeriger Karpfen aus dem Teich des Dresdner Zwingers bei extremer Kohlenhydratfütterung. 1. Histologische Untersuchung an Herz, Leber, Bauchspeicheldrüse, Milz, Niere und Darm. Z. Fischerei **8**, N. F., 437–446, 1959.
AMLACHER, E.: Das Verhalten der inneren Organe und der Muskulatur dreisömmeriger Karpfen aus dem Teich des Dresdner Zwingers bei extremer Kohlenhydratfütterung. 2. Quantitative Fettbestimmung an der Muskulatur, Leber und Niere; Histologie der Haut und Muskulatur; Fettdepots in der Leibeshöhle. Z. Fischerei **9**, N. F., 749–761, 1960.
AMLACHER, E.: Erkennen und Bekämpfen der wichtigsten Forellenkrankheiten. Dtsch. Fisch.ztg. **7**, 370–371, 1960.
AMLACHER, E.: Rigor mortis in fish. In: Fish as Food, Vol. 1, 385–409, Academic Press, New York 1961.
AMLACHER, E.: Die Wirkung des Malachitgrüns auf Fische, Fischparasiten *(Ichthyophthirius, Trichodina)*, Kleinkrebse und Wasserpflanzen. Dtsch. Fisch.ztg. **8**, 12–15, 1961.
AMLACHER, E.: Histochemische Befunde an pigmentierten Retikulumzellen der Milz bei Teleostiern. Acta biol. med. germ. **12**, 525–528, 1964.
AMLACHER, E.: Enfermedades de los peces. Acribia Verlag, Zaragoza 1964.
AMLACHER, E.: Experimental studies on fish tuberculosis. 2. World symp. Comm. O.I.E. fish dis. Rep. No. 46, München 1965.
AMLACHER, E.: Pathologische und histochemische Befunde bei Ichthyosporidiumbefall der Regenbogenforelle *(Salmo gairdneri)* und am „Aquarienfisch *Ichthyophonus*". Z. Fischerei **13**, N. F., 85–112, 1965.
AMLACHER, E.: Fischtuberkulose. Aqu. Terr. 14/4, 122–126, 1967.
AMLACHER, E.: Experimetelle Befunde zur Pathologie und Bakteriologie der Fischtuberkulose (ein Beitrag zur weiteren Klärung des „Ichthyophonusproblems" bei Zierfischen). Z. Fischerei **16** N. F., 1–30, 1968.
AMLACHER, E.: Textbook of fish diseases. T. F. H. Publications, Jersey City 1970.
AMLACHER, E.: Autoradiographie in Histologie und Cytologie. Gustav Fischer Verlag, Stuttgart 1974.
AMLACHER, E.: Autoradiographie in Histologie und Zytologie. VEB Georg Thieme Verlag, Leipzig 1974.
AMLACHER, E.: Die Fischtuberkulose und die Frage nach dem „Aquarienfisch – Ichthyophonus". Tagung d. D.V.G. Fachgr. Fischkr. S. 47–60, München, 1988.
AMLACHER, E., and BIERWOLF, D.: The autoradiographic pattern of DNA synthesis in Papova virus – and N-methyl-N-nitroso urea (MNU) – induced skin tumors of the Syrian hamster *(Mesocricetus auratus)*. Exp. Path. **13**, 88–100, 1977.
AMLACHER, E., und MIX, E.: Versuche mit Prowona-Nährhefe als Zusatz im Futter von Regenbogenforellen. Dtsch. Fisch.ztg. **7**, 39–44, 1960
AMLACHER, E., und MÜLLER, W.: Untersuchungen über den Einfluß unterschiedlicher Ernäh-

rung auf Körperproportionen, Hämoglobin, Serumeiweiß und Fettgehalt von K_2. Dtsch. Fisch.ztg. **8**, 306–311, 1961.

AMLACHER, E., RUDOLPH, CH., UDE, J., und EISENGARTEN, H.-J.: Virale hämorrhagische Septikämie (VHS) der Regenbogenforelle (*Salmo gairdneri* RICHARDSON) – Pathologie, elektronenmikroskopischer Virusnachweis und peripheres Blutbild. Arch. exper. Vet.-Med. **36**, 193–201, 1982.

AMLACHER, E., UDE, J., RUDOLPH, Ch., and ERNST, G.: Direct electron microscopical visualization of the presumptive virus of Viral Hemorrhagic Septicemia (VHS) in the Rainbow Trout *(Salmo gairdneri)* and addititional histopathological and hematological observations. J. Fish Dis. **3**, 55–62, 1980.

An Atlas of Fish Histology. Normal and Pathological Features. Ed. by TAKASHI HIBIYA. Tokyo: Kodansha Ltd. 1982. Stuttgart/New York: Fischer o. J., 147 S.

ANACKER, R. L., and ORDAL, E. J.: Studies on the myxobacterium *Chondrococcus columnaris*. I. Serological typing. J. Bacteriol. **78**, 25–32, 1959.

ANDERS, F.: Tumor formation in Platyfish-Swordtail Hybrids as a problem of gene regulation. Experientia **23**, 1–10, 1967.

ANDERS, F.: Genetische Faktoren bei der Entstehung von Neoplasmen. Zbl. Vet. Med. **15**, 29 bis 46, 1968.

ANDERSON, D. P.: Virulence and persistence of rough and smooth forms of *Aeromonas* salmonicida inoculated into *Coho salmon (Oncorhynchus kisutch)*. J. Fish. Res. Board Can. **29**, 204–206, 1972.

ANDERSON, D. P., and ROSS, A. J.: Comparative study of Hagerman redmouth disease oral bacterins. Progr. Fish-Cult. **34**, 226–228, 1972.

ANDERSON, J. I. W., and CONROY, D. A.: The pathogenic myxobacteria with special references to fish disease. J. Appl. Bact. **32**, 30–39, 1969.

ANEER, G., and LJUNGBERG, O.: Lymphocystis disease in Baltic herring (*Clupea harengus* var. *membras* L.). J. Fish Biol. **8**, 345–350, 1976.

ANTIPA, R., and AMEND, D. F.: Immunization of Pacific salmon: Comparison of intraperitoneal injection and hyperosmotic infiltration of *Vibrio anguillarum* and *Aeromonas salmonicida* bacterins. J. Fish. Res. Board Can. **34**, 203–208, 1977.

ANWAND, K: Beobachtungen der Lymphocystiskrankheit bei Flundern und Schollen Dtsch. Fisch.ztg. **9**, 24–28. 1962.

AOKI, T., KITAC, T., FUKUDOME, M., TAKAHASHI, S., and EGUSA, S.: Modification of the hyperosmotic infiltration method of vaccination against vibriosis in cultured ayu, *Plecoglossus altivelis* Temminck and Schlegel. J. Fish Dis. **7**, 149–156, 1984.

ARONSON, J. D.: Spontaneous Tuberculosis in Salt Water Fish. J. Infect. Dis. **39**, 315, 1926.

ASHBURNER, L. D.: Mycobacteriosis in hatchery-confined chinook salmon (*Oncorhynchus tshawytscha* WALBAUM) in Australia. J. Fish Biol. **10**, 523–528, 1977.

ASHLEY, L. M.: Histopathology of rainbow trout aflatoxicosis. Trout Hepatoma Res. Conf. Papers. Res. Rep. 70 (Ed. Halver and Mitchell), 1967.

ASHLEY, L. M.: Nutritional pathology. In: Fish nutrition (Ed. I. E. Halver), 439–537, Acad. Press, New York and London 1972.

ASHLEY, L. M., and HALVER, I. E.: Multiple metastasis of rainbow trout hepatoma. Trans. Amer. Fish. Soc. **92**, 365–371, 1963.

ASHLEY, L. M., HALVER, I. E., and WOGAN, G. N.: Hepatoma and aflatoxicosis in trout. Fed. Proc. **23**, 105–109, 1964.

AUSTIN, B., BISHOP, I., GRAY, C., WATT, B., and DAWES, J.: Monoclonal antibody-based enzyme-linked immunsorbent assays for the rapid diagnosis of clinical cases of enteritic redmouth and furunculosis in fish farms. J. Fish Dis. **9**, 469–474, 1986.

BACHMANN, P. A., and AHNE, W.: Isolation and Characterization of Agent causing Swimm Bladder Inflammation in Carp. Nature **224**, 235–237, 1973.

BACHMANN, P. A., and AHNE W.: Biological Properties and Identification of the Agent Causing Swimm Bladder Inflammation in Carp. Arch. ges. Virusforsch. **44**, 261–269, 1974.

BAILEY, T. A.: Effects of twenty-five compounds on four species of aquatic fungi (Saprolegniales) pathogenic to fish. Aquacult. **38**, 97–104, 1984.
BAKER, J. A., and HAGAN W. A.: Tuberculosis of the Mexican Platyfish (*Platypoecilus maculatus*). J. Infect. Dis. **70**, 248–252, 1942.
BAKER, K. F., BERG, O., GORBMAN, A., NIGRELLI, R. F., and GORDON, M.: Functional thyroid tumors in the kidneys of platyfish. Cancer Res. **15**, 118–123, 1955.
BAKER, K. F., BERG, O., GORBMAN, A., NIGRELLI, R. F., and GORDON, M.: Thyroid cell origin of spontaneous adenocarcinomas of the kidneys in fishes. Proc. Am. Ass. Cans. Res. **1**, 3, 1954 (Abstract.).
BALOUET, G., and BAUDINLAURENCIN, F.: Granulomatous nodules in fish: an experimental assessment in rainbow trout, *Salmo gairdneri* Richardson, and turbot, *Scophtalmus maximus* (L). J.Fish Dis. **9**, 417–429, 1986.
BANDLOW, E.: Das Vorkommen säurefester Stäbchen in den inneren Organen bei tropischen Zierfischen. Staatsexamensarbeit. Pädagogische Hochschule Potsdam, 1959.
BANDT, H. J.,: Der für Fische „tödliche *p*H-Wert" im alkalischen Bereich. Z. Fischerei **42**, 359–361, 1937.
BANDT, H. J.: Die tödliche Menge an gelöstem Eisen in Fischgewässern. Fisch.ztg. **41**, 593, 1938.
BANDT, H. J.: Acrylnitril als fischereiliches Abwassergift. Z. Fischerei **2**, N. F., 457–461, 1953.
BANDT, H. J.: Fischereischäden durch Phenolabwässer. Wasserw. Wassertechn. **9**, 2–6, 1955.
BANDT, H. J.: Chemische Pflanzenbekämpfungsmittel (Herbizide) und Fische. Dtsch. Fisch.ztg. **6**, 241–244, 1959.
BANDT, H. J., und NEHRING, D.: Die toxikologische Wirkung von Pentachlorphenolnatrium und Hexachlorphen auf Fische und niedere Wirbeltiere. Z. Fischerei **10**, N. F., 543–548, 1961.
BANNER, C. R., LONG, J. J., FRYER, J. L., and ROHOVEC, J. S.: Occurence of salmonid fish infected with *Renibacterium salmoninarum* in the Pacific Ocean, J. Fish Dis. **9**, 273–275, 1986.
BARTHELMES, D., MATTHEIS, TH., und MEYER, J.: Kiemenfäule bei Regenbogenforellen, Dtsch. Fisch.ztg. **15**, 296–300, 1968.
BAUER, O. N., MUSSELIUS, W. A., STRELKOW, J. A.: Krankheiten der Teichfische. Kolos Verlag, Moskau 1969.
BAUER, O. N., MUSSELIUS, W. A., und STRELKOW, J. A.: Die Parasiten und Krankheiten von *Ctenopharyngodon idella, Hypophtalmichthys molitrix* und *Arisichthys nobilis* bei der Aufzucht in Teichwirtschaften der UdSSR, Z. Fischerei N. F. **17**, 205–213, 1969.
BECKER, J.: Die Abwehreinrichtungen von Haut und Kiemen beim Karpfen gegenüber mechanischen, chemischen und parasitären Reizen. Int. Rev. Hydrobiol. **41**, 265–344, 1942.
BECKWITH, D. G., and MALSBERGER, R. G.: Kidney tumour virus – tumour or mycobacterial tubercle? J. Fish Dis. **3**, 339–348, 1980.
BÉKÉSI, L., and CSONTOS, L.: Isolation of spring viraemia of carp virus from asymptomatic broodstock carp, *Cyprinus carpio* L. J. Fish Dis. **8**, 471–472, 1985.
BÉKÉSI, L., HORVÁTH, I., KOVÁCS-GAYER, E., and CSABA, G.: Demonstration of herpesvirus like particles in skin lesions of European eel (*Anguilla anguilla*). J. Appl. Ichthyol. **2**, 190, 1986.
BÉKÉSI, L., and KOVÁCS-GAYER, E.: Lymphosarcoma in Pike-Perch (*Stizostedion lucioperca* L.): A case report. Acta Vet. Hung. **34**, 101–102, 1986.
BELL, G. R.: Two Epidemics of Apparent Kidney Disease in Cultured Pink Salmon (*Oncorhynchus gorbuscha*). J. Fish. Res. Board Can. **18**, 559–566, 1961.
BELL, G. R.: Guide to the Selection, Preparation and Shipment of Fish Samples for Pathology, Fish. Res. Board Can. Man. Rep. Series No. 1159, 1–10, 1971.
BELL, G. R.: Preliminary Observations on Phagocytosis in the Peripheral Blood of Sockeye Salmon (*Oncorhynchus nerka*). Fish Path. **10**, 237–241, 1976.
BELL, G. R., SLIND, D., and BAGSHAW, J. W.: Pictorial Atlas of Histology of the Sablefish (*Anoploma fimbria*). Atlas illustré de l'histologie de la morue charbonniere (*Anoploma fimbria*). Can. Spec. Publ. of Fisheries and Aquat. Sci. **94**, Ottawa, 1986.

Bellet, R.: L'ichthyophoniase des truites d'élevage. Coll. Trav. Path. comp., Verlag Pacomhy, Paris 1959.
Bellet, R.: L'octomitiase des truites arc-en-ciel et fario. Bull. franc. pisc. **31**, 192, 116–124, 1959.
Bellet, R.: Viral hemorrhagic septicemia (VHS) of the rainbow trout bred in France. Ann. B. Y. Acad. Sc. **126**, 461–467, 1965.
Benisch, J.: Untersuchungen über *Costia necatrix* Leclerq, Z. Fischerei **34**, 755–770, 1936.
Berg, O., Edgar, M., and Gordon, M.: Progressive growth stages in the development of spontaneous thyroid tumors in inbred swordtails, *Xiphophorus montezumae*. Cancer Res. **13**, 1–8, 1927.
Bergey, D. H.: Manual of Determinative Bacteriology, 8th ed. Baltimore 1974.
Bergmann, A. M.: Die rote Beulenkrankheit des Aales. Ber. an die kgl. Bayer. Biol. Vers. Stat. München **2**, 10–54, 1909.
Bernstein, J. W.: Leukaemic lymphosarcoma in a hatchery-reared rainbow trout, *Salmo gairdneri* Richardson. J. Fish Dis. **7**, 83–86, 1984.
Besse, P.: Epizootie à bacilles acido-résistants chez les poissons exotiqures. Bull. Acad. vét. France **22**, 151–154, 1949.
Besse, P.: Quelques affections a bacilles acido-résistants chez les poecilothermes vivant en aquarium. Bull. Acad. vét. France **22**, 425–431, 1949.
Besse, P.: La tuberculose des poissons. Bull. franc. pisc. **164**, 99–108, 1952.
Besse, P., et de Kinkelin, P.: Sur l'e'xistance en France de la nécrose pancreatique de la truite arc-en-ciel *(Salmo gairdneri)* (Note préliminaire). Bull. Acad. vet. **38**, 185–190, 1965.
Bogner, K.-H., and Ellis, A. E.: Properties and Functions of Lymphocytes and Lymphoid Tissues in Teleost Fish. In: Beitr. z. Histopath. d. Fische. Fisch u. Umwelt **4**, 59–72, 1977.
Bohl, M: Die ansteckende Haut- und Kiementrübung (Ichthyobodiasis = Costiasis), eine bei der Aufzucht von Teichfischen weitverbreitete Parasitose. In: Die Bedeutung der Parasiten für die Produktion von Süßwasserfischen. Fisch u. Umwelt **1**, 25–33, 1975.
Bohl, M.: Die Kiemenwurmkrankheit (Dactylogyrose), die gefürchtetste Parasitose bei der Karpfenbrut. In: Die Bedeutung der Parasiten für die Produktion von Süßwasserfischen. Fisch u. Umwelt **1**, 67–80, 1975.
Bohl, M.: Neue Erkenntnisse über die Kiemennekrose (Branchionecrosis). Fisch u. Umwelt **5**, 39–49, 1978.
Bohnat, K.: Narkose der Reptilien, Amphibien und Fische. Schriftenreihe Versuchstierkunde **4**, Verlag Paul Parey, Berlin-Hamburg 1977.
Bootsma, R.: Hydrocephalus and red disease in pike fry *Esox lucius* L. J. Fish Biol. **3**, 417 bis 419. 1971.
Bootsma, R.: An outbreak of carp (*Cyprinus carpio* L.) erythrodermatitis caused by a myxobacterium. Aquacult. **2**, 317–320, 1973.
Bootsma, R.: Bacterial gill disease of carp (*Cyprinus carpio* L.). Tijdschr. Diergeneeskde. **99**, 143–144, 1974.
Bootsma, R.: Studies on the aetiology of carp erythrodermatitis. FAO/EIFAC Meet. Fish Dis. 29. 9.–2. 10. 1975, Zagreb.
Bootsma, R.: Studies on two Infectious diseases of cultured Freshwater Fish. Rhabdovirus disease of Pike fry, *Esox lucius* L., Columnaris disease of Carp, *Cyprinus carpio* L. Diss. Vet. Med. Fak. Univ., Utrecht 1976.
Bootsma, R., und Blommaert, J.: Zur Ätiologie der Erythrodermatitis beim Karpfen *Cyprinus carpio* L. Fisch u. Umwelt **5**, 20–27, 1978.
Bootsma, R., und Clerx, J. P. M.: Columnaris disease of cultured carp *Cyprinus carpio* L. Characterization of the causative agent. Aquacult. **7**, 371–384, 1976.
Bootsma, R., Fijan, N., and Blommaert, J.: Isolation and preliminary identification of the causative agent of carp erythrodermatitis. Vet. Arh. **47**, 291–302, 1977.
Bootsma, R., de Kinkelin, P., and Le Berre, M.: Transmission experiments with pike fry (*Esox lucius* L.) rhabdovirus. J. Fish Biol. **7**, 269–276, 1975.

BOOTSMA, R., and VAN VORSTENBOSCH, C. J. A. H. V.: Detection of a bullet-shaped virus in kidney sections of pike fry (*Esox lucius* L.) with red disease. Neth. J. Vet. Sci. **98**, 86–90, 1973.

BORG, A.: Studies on myxobacteria associated with diseases in salmonid fishes. Wildl. Dis. **8**, 1–85, 1960.

BÖHM, K. H., FUHRMANN, H., SCHLOTFELDT, H.-J., and KÖRTING, W.: *Aeromonas salmonicida* from Salmonids and Cyprinids – Serological and Cultural Identification. J. Vet. Med. B. **33**, 777–783, 1986.

BRAATEN, B. A., and HODGINS, H. O.: Protection of steelhead trout *(Salmo gairdneri)* against vibriosis with a livinglow-virulence strain of *Vibrio anguillarum*. J. Fish Res. Board Can. **33**, 845–847, 1976.

BRAUN, F.: Kreislaufanlagen zur Produktion von Süßwasserfischen und das Parasitenproblem. In: Die Bedeutung der Parasiten für die Produktion von Süßwasserfischen. Fisch u. Umwelt **1**, 135–138, 1975.

BREIDER, H.: Die genetischen, histologischen und cytologischen Grundlagen der Geschwulstbildung nach Kreuzung verschiedener Rassen und Arten lebendgebärender Zahnkarpfen. Z. Zellfrosch. **28**, 784–828. 1938.

BREMER, H., und ERNST, P.: Ein Beitrag zur Onkologie der Blumenkohlgeschwülste bei *Anguilla anguilla*. Z. Binnenf. **19**, 167–176, 1972.

BROWN, E. M.: Note on a new species on Dinoflagellatae from the gills and epidermis of marine fishes. Proc. Zool. Soc. London **1**, 345–346, 1931.

BROWN, E. M.: On *Oodonium ocellatum* BROWN, a parasitic Dinoflagellate causing epidemic disease in marine fish. Proc. Zool. Soc. London **3**, 583–607, 1934.

BROWN, E. M. and HOVASSE, R.: *Amyloodinium ocellatum* (BROWN), a peridinian parasite on marine fishes. Proc. Zool. Soc. London **16**, 33–46, 1946.

BROWN, E. R., HAZDRA, J. J., KEITH, L., GREENSPAN, I., KWAPINSKI, J. B. G., and BEAMER, P.: Frequency of Fish Tumors found in a polluted Watershed as compared to nonpolluted Canadian Waters. Cancer Res. **33**, 189–198, 1973.

BROWN, E. R., KOCH, E., SINCLAIR, T. F., SPITZER, R., and CALLAGHAN, O.: Water pollution and diseases in fish (an epizootiologic survey). J. Env. Path. Tox. **2**, 917–925, 1979.

BROWN, C. L., and GEORGE, C. J.: Age-dependent accumulation of macrophage aggregates in the yellow perch, *Perca flavescens* (Mitchill). J. Fish Dis. **8**, 135–138, 1985.

BRUNNER, G., und REICHENBACH-KLINKE, H.-H.: Beitrag zur Fleckenseuche des Hechtes. Allg. Fischerei Z. **86**, 310–311, 1961.

BRUNO, D. W.: Histopathology of bacterial kidney disease in laboratory infected rainbow trout, *Salmo gairdneri* Richardson, and Atlantic salmon, *Salmo salar* L., with reference to naturally infected fish. J. Fish Dis. **9**, 523–537, 1986.

BRUNO, D. W., HASTINGS, T. S., and ELLIS, A. E.: Histopathology, bacteriology and experimental transmission of cold-water vibriosis in Atlantic salmon, *Salmo salar*. Dis. aquat. Org., **1**, 163–168, 1986.

BRUUN, A. F., and HEIBERG, B.: Red Disease of the Eel in Danish Waters. Medd. Komm. Danm. Fisk-og Hav-unders. Ser. Fisk. **9**, 6, 1932.

BRUUN, A. F., and HEIBERG, B.: Weitere Untersuchungen über die Rotseuche des Aales in dänischen Gewässern. Z. Fischerei **33**, 379–382. 1935.

BUCKE, D.: A note on acid-alcohol-fast bacteria in mackerel *Scomber scombrus* L. J. Fish Dis. **3**, 173–175, 1980.

BÜCHNER, F.: Allgemeine Pathologie. Urban und Schwarzenberg, München-Berlin, 1950.

BUCSEK, M., and CSABA, G.: Ultrastructural observations on an carp blood parasite of uncertain taxonomic positions. In: Fish, pathogens and environment in European polyculture. Proc. Intern. Seminar, June 23–27, Szarvas, Hungary, 1981.

BULLOCK, G. L.: A schematic outline for the presumptive identification of bacterial diseases of fish. Progr. Fish Cult. **23**, 147–151, 1961.

BULLOCK, G. L.: A new medium for isolation and presumptive identification of *Aeromonas salmonicida*. Progr. Fish-Cult. **24**, p. 184, 1962.

BULLOCK, G. L.: The bacteriology of brook trout with tail rot. Progr. Fish-Cult. **30**, 19–22, 1968.

BULLOCK, G. L.: Identification of fish pathogenic bacteria. Dis. of fishes, Book 2B 41 S.T.F.H. Publ., Jersey City N. Y. 1971.

BULLOCK, G. L.: Studies on selected myxobacteria pathogenic for fishes and on bacterial gill disease in hatchery-reared salmonids. U.S. Dept. int. Fish Wildl. Serv., techn. Pap. **60**, p. 30, 1972.

BULLOCK, G. L.: Vibriosis in fish. U.S. Dept. Int. Fish Wildl. Serv., FDL-**50**, 1–11, 1977.

BULLOCK, G. L., CONROY, D. A., and SNIESZKO, S. F.: Bacterial diseases of fishes. In: Diseases of fishes. 60–87 (edited by Snieszko, S. F., and Axelrod, H. R. T. F. H. Publications Inc.), Jersey City 1971.

BULLOCK, G. L., RUCKER, D. R., AMEND, D. F., WOLF, K., and STUCKEY, H. M.: Infectious pancreatic necrosis: transmission with iodine treated and nontreated eggs of brook trout *(Salvelinus fontinalis)*. J. Fish. Res. Board Can. **33**, 1197–1198, 1976.

BULLOCK, G. L., and SNIESZKO, S. F.: Bacteria in blood and kidney of apparently healthy hatchery trout. Trans. Amer. Fish. Soc. **98** 268–271, 1969.

BULLOCK, G. L., and SNIESZKO, S. F.: Hagermann Redmouth, a disease of salmonids caused by a member of the Enterobacteriaceae. U.S. Dept. Int. Fish Wildl. Serv. FDL-**42**, 1–5, 1975.

BULLOCK, G. L., and STUCKEY, H. M.: *Aeromonas salmonicida:* detection of asymptomatically infected trouts. Prog. Fish-Cult. **37**, 237–239, 1975a.

BULLOCK, G. L., and STUCKEY, H. M.: Fluorescent antibody identification and detection of the *Corynebacterium* causing kidney disease of salmonids. J. Fish. Res. Board Can. **32**, 2224 bis 2227, 1975b.

BULLOCK, G. L., and STUCKEY, H. M.: Corynebacterial Kidney Disease: Egg Transmission Following Jodophore Desinfection. Fish Health News **7**, 51–52, 1978.

BULLOCK, G. L., STUCKEY, H. M., and CHEN, P. K.: Corynebacterial Kidney Disease of Salmonids: Growth and Serological Studies on the Causative Bacterium. Appl. Microbiol. **28**, 811 bis 814, 1975.

BULLOCK, G. L., STUCKEY, H. M., COLLINS, D., HERMAN, R. L., and MAESTRONE, G.: In vitro and in viro efficacy of a potentiated Sulfonamide in control of furunculosis in salmonids. J. Fish Res. Board Can. **31**, 75–82, 1974.

BULLOCK, G. L., STUCKEY, H. M., WOLF, K., and CHEN, P. K.: Bacterial Kidney disease of salmonid fishes. U.S. Dept. Int. Fish Wildl. Serv. Fish. Dis. Leafl. **41**, 1–7, 1975.

BURKE, J., and GRISCHKOWSKY, R.: An epizootic caused by infectious haematopoietic necrosis virus in an enhanced population of sockeye salmon, *Oncorhynchus nerka* (Walbaum), smolts at Hidden Creek, Alaska. J. Fish Dis. **7**, 421–429, 1984.

BUSCH, R. A.: The current status of diagnostic serology for the major bacterial diseases of fishes. International Symposium on Fish Biologics: Serodiagnostics and Vaccines, Leetown, W. Va., U.S.A. 1981, Develop. biol. Standard. **49**, 85–96, S. Karger, Basel 1981.

BUSSEREAU, F., CHERMANN, J. C., DE CLERQ, E., and HANNOUN, C.: Search for compounds which have an inhibitory effect on rhabdovirus multiplication in vitro. Ann. Virol. (Inst. Pasteur) **134**, 127–134, 1983.

BYKHOVSKAYA-PAVLOVSKAYA, I. E.: Key to parasites of freshwater fish of the U.S.S.R. (U.S. Dept. Int. Nat. Sci. Found., Wash., D. C., Progr. Sci. Transl.) Jerusalem, 1964.

CAMPBELL, G., and MACKELVIC: Infection of brook trout *(Salvelinus fontinalis)* by nocardiae. J. Fish. Res. Board Can. **25**, 423–425, 1968.

CARBERY, J. T.: Ulcerative dermal necrosis of salmonids in Ireland. Symp. Zool. Soc. Lond. **24**, 39–49, 1968a.

CARBERY, J. T.: Ulcerative dermal necrosis (UDN) of salmon. Description, aetiology and differential diagnosis. Bull. Off. Int. Épizoot. **69**, 1401–1410, 1968b.

CARBERY, J. T., and STRICKLAND, K. L.: Ulcerative dermal necrosis (UDN). Irish vet. J. **22**, 1968.

CARBERY, J. T.: Observation on blood parameter of brown trout with ulceative dermal necrosis. Res. Vet. Sci. **11**, 491–493, 1970.

CASTRIC, J., and DE KINKELIN, P.: Occurrence of viral haemorrhagic septicaemia in rainbow trout *Salmo gairdneri* RICHARDSON reared in sea water. J. Fish Dis. **3**, 21–27, 1980.
CERINI, C. P. and MALSBERGER, R. G.: Morphology of infectious pancreatic necrosis virus. Ann. N.Y. Aced. Sc. **126**, 315–319, 1965.
CHEN, P. K., BULLOCK, G. L., STUCKEY, H. M., and BULLOCK, A. C.: Serological Diagnosis of Corynebacterial Kidney Disease of Salmonids. J. Fish. Res. Board. Can. **31**, 1939–1940, 1974.
CHEUNG, P. J., NIGRELLI, R. F., and RUGGIERE, G. D.: *Oodinium ocellatum* (BROWN, 1931) (Dinoflagellata) in the kidney and other internal tissues of porce fiah, *Anisotremus virginicus* (L.). J. Fish Dis. **4**, 523–525, 1981.
CHIEN, C.-H., MIYASAKI, T., and KUBOTA, S. S.: Studies on Ichthyophonus disease of fishes – IV. Comparative study on naturally infected fishes. Bull. Fac. Fish. **6**, 129–146, 1979.
CHIEN, C.-H., MIYASAKI, T., and KUBOTA, S. S.: Studies on Ichthyophonus disease of fishes – V. Culture. Bull. Fac. Fish. **6**, 147–151, 1979.
CHIEN, C.-H., MIYASAKI, T., and KUBOTA, S. S.: Studies on Ichthyophonus disease of fishes – VI. Artificial Infection. Bull. Fac. Fish. **6**, 153–159, 1979.
CHIEN, C.-H., MIYASAKI, T., and KUBOTA, S. S.: Studies on Ichthyophonus disease of fishes – VII. Morphology and life cycle. Bull. Fac. Fish. **6**, 161–172, 1979.
CHIEN, C.-H., MIYASAKI, T., and KUBOTA, S. S.: Branchiomycosis of the reared Japanese Eel in Taiwan. Fish Pathology **13**, 179–182, 1979.
CHILLER, J. M., HODGINS, H. O., CHAMBERS, V. C., and WEISER, R. E.: Antibody response in rainbow trout *(Salmo gairdneri)*. I. Immunocompetent cells in the spleen and anterior kidney. J. Immunol. **102**, 1193–1201, 1969.
CRISTENSEN, N. O.: Preventive Medicine in Fish Diseases and Environmental Aspects of Trout Farming. Riv. Ital. Piscic. Ittiopat. **13**, 7–9, 1978.
CHRISTIANSEN, M., and JENSEN, A. J. C.: On a Recent and Frequently Occurring Tumor Disease in Eel. Rep. Dan. Biol. Stat. **28**, 32–44, 1947.
CIPRIANO, R. C.: Furunculosis in Brook Trout: Infection by contact exposure. Prog. Fish-Cult. **44**, 12–14, 1982.
CIPRIANO, R. C., PYLE, B. J., STARLIPER, C. E., and PYLE, S. W.: Detection of *Vibrio anguillarum* antigen by the dot blot assay. J. Wildl. Dis. **21**, 211–218, 1985.
CLIFTON-HADLEY, R. S., RICHARDS, R. H., and BUCKE, D.: Experimental transmission of proliferative kidney disease: Preliminary report. Vet. Rec. **114**, 90, 1984.
CLIFTON-HADLEY, R. S., BUCKE, D., and RICHARDS, R. H.: Proliferative kidney disease of salmonid fish: a review. J. Fish Dis. **7**, 363–377, 1984.
CLIFTON-HADLEY, R. S., RICHARDS, R. H., and BUCKE, D.: Proliferative kidney disease (PKD) in rainbow trout *Salmo gairdneri*: further observations on the effects of water temperature. Aquacult. **55**, 165–171, 1986.
CISAR, J. O., and FRYER, J. L.: An epizootic of vibriosis in chinook salmon. Bull. Wildl. Dis. Assoc. **5**, 73–76, 1969.
CLYDE, I. O.: Neoplasms of Blood Cell Origin in Poikilothermic Animals – A Review (Symp. on Comp.Morph. of Hematopoetic Neoplasms). Nat. Cancer Inst. Monograph **32**, 1969.
COLWELL, R. R., LOVELACE, T. E., WAN, L., KANEKO, T., STALEY, T., CHIEN, P. K., and TUBIASH, H.: *Vibrio parahaemolyticus* – isolation, identification, classification and ecology. J. Mile Food Technol. **36**, 202–212, 1973.
CONROY, D. A.: La producción de la putrefacción de la aleta caudal en los peces por la acción de Aeromonas punctata, Microbiol. Españ. **14**, 233–238, 1961a.
CONROY, D. A.: Las causas de un brote de putrefacción de la aleta caudal en los peces y su tratamiento con Kanamicina. Mìcrobiol. Españ. **14**, 239–246, 1961b.
CONROY, D. A.: Ottra observations sobra la putrefaccion de la aleta caudal en los peces. Microbiol. Españ. **16**, 63–66, 1963.
CONROY, D. A.: Notes on the incidence of piscine tuberculosis in Argentine. Progr. Fish-Cult. **26**, 89–91, 1964.
CONROY, D. A.: Nacardiosis as a disease of tropical fish. Vet. Res. **76**, p. 676, 1964.

CONROY, D. A.: T. B. in Pearlfish. Aqu. J. **36**, 22–24, 1965.
CONROY, D. A.: Observaciones sobre casos espontaneos de tuberculosis ictica. Microbiol. Españ. **19**, 93–113, 1966.
CONROY, D. A.: Piscine tuberculosis in the sea water environment. Amer. Fish. Soc. Spec. Publ. **5**, 273–278, 1970.
CONROY, D. A., and SOLAROLO, E. B.: Sensitivy of some acid-fast bacteria of piscine origin to certain chemotherapeutic substances. J. Fish. Res. Board Can. **22**, 143–145, 1965.
CONROY, D. A., and WITHNELL, G. C.: The use of a slide agglutination test as an aid in the diagnosis of vibrio disease in fish. Riv. Ital. Piscic. Ittiopat. **9**, 69–76. 1974.
CORNICK, J. W., CHUDYK, R. V., and DERMOTT, L. A.: Habitat and viability studies on *Aeromonas salmonicida*, causative agent of furunculosis. Progr. Fish-Cult. **31**, 90–93, 1969.
CRUZ DA COSTA, J.: *Mycobacterium fortuitum* un novo bacilo acidoresistente patogenico para homen. Acta Med. Rio de J. **1**, 197–301, 1938.
CSABA, G.: An unidentifiable extracellular sporozoan parasite from the blood of the carp. Parasit. Hung. **9**, 21–24, 1976.
CSABA, G., and BUCSEK, M.: Comparative light and electron-microscopical examinations of the C blood protozoen and the protozoan causing swimm-bladder inflammation of carp fry. In: Parasites and Parasitic Diseases of Fishes, p. 15. 1. Sympos. of Ichthyoparasitology, České Budějovice 1983.
CUSACK, R., and CONE, D. K.: *Gyrodactylus salmonis* (YIN and SPROSTON, 1948) parasitizing fry of *Salvelinus fontinalis* (MITCHILL). J. Wildl. Dis. **22**, 209–213, 1986.
CUSACK, R., and CONE, D. K.: A review of parasites as vectors of viral and bacterial diseases of fish. J. Fish Dis. **9**, 169–171, 1986.
DALGAARD-MIKKELSEN, S., and RASMUSSEN, C. J.: Restconcentrationer of Sulfamerazin i ørreder efter furunkulosbehandling. Nord. Veterinärmed. **16**, 473–479, 1964.
DAOUST, P.-Y., and FERGUSON, H. W.: Nodular gill disease: a unique form of proliferative gill disease in rainbow trout, *Salmo gairdneri* RICHARDSON, J. Fish Dis. **6**, 511–522, 1985.
DAOUST, P.-Y., and FERGUSON, H. W.: The pathology of chronic ammonia toxicity in rainbow trout, *Salmo gairdneri* RICHARDSON. J. Fish Dis. **7**, 199–205, 1984.
DANIEL, G. E.: Studies on *Ichthyosporidium hoferi*, a parasitic fungus of the herring *(Clupea harengus)*. I. The parasite as it is found in the herring. Amer. J. Hyg. **17**, 267–276, 1933.
DANIEL, G. E.: Studies on *Ichthyosporidium hoferi*, a parasitic fungus of the herring *(Clupea harengus)*. II. The gross and microscopic lesions produced by the parasite. Amer. J. Hyg. **17**, 491–501, 1933.
DARLINGTON, R. W., TRAFFORD, R., and WOLF, K.: Fish Rhabdoviruses: Morphology and Ultrastructure of North American Salmonid Isolates. Arch. f. d. ges. Virusforsch. **39**, 257–264, 1972.
DAVIS, H. S.: Observations on an intestinal flagellate of trout. J. Parasitol. **9**, 153–162, 1923.
DAVIS, H. S.: Culture and diseases of game fishes. 332 S. University California Press. Berkeley and Los Angeles, 1961.
DEUFEL, J.: Malachitgrün zur Bekämpfung von *Ichthyophthirius* bei Forellen. Fischwirt. **10**, 13–14, 1960.
DEUFEL, J.: Octomituskrankheit bei Forellen und ihre Behandlung. Allg. Fischerei-Ztg. **88**, p. 256, 1963.
DEUFEL, J.: Direkte und indirekte Bekämpfung von *Diplostomum volvens* in kleinen Gewässern mit Bayluscid. Fischwirt **14**, 341–343. 1964.
DEUFEL, J.: Zur Diagnose und Bekämpfung der Furunkulose in Forellenzuchtanstalten. Österr. Fischerei **20**, 145–148, 1967.
DEUFEL, J.: Erscheinungsformen und Diagnostik der Furunkulose. Münch. Beitr. Abw.-Fischerei-, Flußbiol. **25**, 15–24, 1974a.
DEUFEL, J.: Therapeutische und vorbeugende Behandlung der Furunkulose. Münch. Beitr. Abw.-, Fischerei-, Flußbiol. **25**, 33–39, 1974b.
DEUFEL, J.: Der Wurmstar (Diplostomum-Krankheit) und die Schwarzfleckenkrankheit der

Fischen. In: Die Bedeutung der Parasiten für die Produktion von Süßwasserfischen. Fisch u. Umwelt **1**, 97–104, 1975.

DEUFEL, J.: Über die Wirkung freier Kohlensäure auf Fische und die Ursache der Gasblasenkrankheit. In: Die Einwirkung von Umweltfaktoren auf die Gesunderhaltung des Fisches. Fisch u. Umwelt **2**, 145–151, 1976.

DEUFEL, J., und VON PÖLLNITZ, CH.: Zytodiagnostik von Krankheiten bei Regenbogenforellen (*Salmo gairdneri* RICHARDSON). In: Beiträge zur Histopathologie der Fische. Fisch u. Umwelt **4**, 15–24, 1977.

DEYS, B. F.: Atlantic Eels and Cauliflower Disease (Orocutaneous Papillomatosis). Progr. exp. Tumor Res. **20**, 94–100, 1976.

DICKERSON, H. W., LOHR, A. L., and GRATZEK, J. B.: Experimental intraperitoneal infection of channel catfish, *Ictalurus punctatus* (RAFINESQUE), with *Ichthyophthirius multifiliis* (FOUQUET). J. Fish Dis. **8**, 139–142, 1985.

DICKSON, W.: The acidification of swedish lakes. Inst. Freshw. Res. Drottingholm, Rep. No. **54**, 8–20, 1975.

DIETERICH, E.: Die Hydrocoele embryonalis (Dotterblasenwassersucht) der Salmoniden. Z. Fischerei **36**, 605–642, 1938.

DIXON, P. F., and HILL, B. J.: Rapid detection of infectious pancreatic necrosis virus (IPNV) by the enzyme-linked immunosorbent assay (ELISA). J. gen. Virol. **64**, 321–330, 1983.

DOFLEIN, F., und REICHENOW, E.: Lehrbuch der Protozoenkunde, Gustav Fischer Verlag, Jena 1951/1953.

DÖNGENS, J.: Der Lebenszyklus von *Posthodiplostomum cuticola* (v. NORDMANN, 1832) Dubois 1936 (Trematoda, Diplostomatidae). Z. Parasitenkd. **24**, 169–248, 1964.

*DÖNGENS, J.: Der Lebenszyklus von *Posthodiplostomum brevicaudatum* (Trematoda), eines Parasiten in den Augen von Süßwasserfischen. Zoologica **40**, S. 39, 1965.

DORIER, A.: Infection des truites arc-en-ciel d'élevage par des échinorhynques. Trav. Labor. Hydrobiol. Piscicult. Univ. Grenoble **23**, 55–60, 1932.

DORIER, A., et DEGRANGE, CH.: L'evolution de l'*Ichthyosporidium (Ichthyoponus) hoferi* (PLEHN et MULSOW) chez les Salmonides d'élevage (Truite arc-en-ciel-et Saumon de fontaine). Trav. Labor. Hydrobiol. Piscicult. Univ. Grenoble **51/52**, 4–44, 1960/1961.

DORSON, M., and TORCHY, C.: The influence of fish age and water temperature on mortalities of rainbow trout, *Salmo gairdneri* RICHARDSON, caused by a European strain of infectious pancreatic necrosis virus. J. Fish Dis. **4**, 213–221, 1981.

DUFF, D. C. B.: The oral immunization of trout against *Bacterium salmonicida*. J. Immunol. **44**, 87–94, 1942.

DULBECCO, R., and VOGT, M.: Plaque formation and isolation of pure lines with Poliomyelitis Viruses. J. Exper. Med. **99**, 167–182, 1954.

EARP, B. J.: Mycobacteria in adult salmonid fishes returning to state hatcheries in Washington. U.S. Dept. Int. Fish. Wildl. Serv. Rep. No. 332, p. 10, 1959.

EARP, B. J., ELLIS, C. M., and ORDAL, E. S.: Kidney disease in young salmon. Spec. Rep. Serv. Wash. Dept. Fish. **1**, p. 74, 1953.

EATON, W. D.: Artificial transmission of erythrocytic necrosis virus (ENV) from Pacific herring in Alaska to chum, sockeye, and pink salmon. J. Appl. Ichthyol. **6**, 3, 136–141, 1990.

EBERWEIN, A.: Versuche zur Bekämpfung von Ektoparasiten mit Brillantgrün. Z. Binnenf. **21**, 179–182, 1974.

EGIDIUS, E., and ANDERSON, K.: Host-specific Pathogenicity of Strains of *Vibrio anguillarum* Isolated from Rainbow Trout *Salmo gairdneri* RICHARDSON and SAITHE *Pallochius virens* (L.). J. Fish Dis. **1**, 4–50, 1978.

EHLINGER, N. F.: Kidney disease in lake trout complicated by lymphosarcoma. Progr. Fish-Cult. **25**, 3–7, 1963.

EICHLER, W.: Die Karpfenlaus. Entwicklungsgang, Parasitismus und Bekämpfung. Allg. Fischerei-Ztg. **62**, 153–159, 1947.

EINSZPORN-ORECKA, T.: Ocena cytologiczna obrazu krwi obwodowej i nazadów krwiotwórczych

przy pestis anguillarum u wegorzy. (Cytological evaluation of the peripheral blood cells and hemopoetic organs in pestis anguillarum of ceels.) Acta Ichthyol. et Pisc. **6**, 67–81, 1976.
EINSELE, L.: Histologische Studien an der Schwimmblase einiger Süßwasserfische. Biol. Zbl. **42**, 125–138, 1922.
EL-BOLOCK, A. R. M.: Die Bekämpfung von *Ichthyophthirius* bei Karpfen mit Malachitgrün. Fischwirt **10**, 1–4, 1962.
ELGER, B., NEUKIRCH, M,. and HENTSCHEL, H.: The kidney of rainbow trout, *Salmo gairdneri* RICHARDSON, in the acute phase of viral haemorrhagic septicaemia: in vivo experiments on the renal excretion of fluid, electrolytes and protein. J. Fish Dis. **9**, 381–392, 1986.
ELLIS, A. E.: Antigen-trapping in the spleen and kidney of the plaice *Pleuronectes platessa* L. J. Fish Dis. **3**, 413–426, 1980.
ELLIS, A. E.: Non-specific defense mechanisms in fish and their role in disease processes. International Symposium on Fish Biologics: Serodiagnostics and Vaccines, Leetown, W. Va., U.S.A. 1981, Develop. biol. Standard, **49**, 337–352, S. Karger, Basel 1981.
ELLIS, A. E., MCVIGAR, A. H., and MUNRO, A. L. S.: Proliferative kidney disease in brown trout, *Salmo trutta* L., and Atlantic salmon, *Salmo salar* L., parr: histopathological and epidemiological observations. J. Fish Dis. **8**, 197– 208, 1985.
EL-MATBOULI, M., und HOFFMANN, R.: Eine neue *Myxobolus*-Art (Myxozoa, Myxobolidae) im Zentralnervensystem der Koppe *(Cottus gobio)*. Verh. Dt. Zool. Ges. 80. Jahresvers. 1987, Ulm. Gustav Fischer Verlag, Stuttgart–New-York 1987.
EL-MATBOULI, M., and HOFFMANN, R.: Experimental transmission of two *Myxobolus* spp. developing bisporogeny via tubificid worms. Parasitol. Res. **75**, 461–464, 1989.
EL-MATBOULI, M., FISCHER-SCHERL, TH., and HOFFMANN, R. W.: Light and electron microscopic-studies on *Myxobolus cotti* EL-MATBOULI und HOFFMANN, 1987 infecting the central nervous system of the bullhead *(Cottbus gobio)*. Parasitol. Res. **76**, 219–227, 1990.
EMERSON, C. J., PAYNE, J. F., and BAL, A. K.: Evidence for the presence of a viral non-lymphocystis type disease in winter flounder, *Pseudopleuronectes americanus* (WALBAUM), from the north-west Atlantic. J. Fish Dis. **8**, 91–102, 1985.
EMMERICH, R., und WEIBEL, E.: Über eine durch Bakterien verursachte Infektionskrankheit der Forellen. Allg. Fischerei-Ztg. **15**, 73–77 und 85–92, 1890.
EMMERICH, R., und WEIBEL, E.: Über eine durch Bakterien erzeugte Seuche unter den Forellen. Arch. Hyg. **21**, 1–21, 1894.
EMMERICH, F., RICHTER, R. F., und AMBROSIUS, H.: Immunglobindeterminants on the surface of lymphoid cells of carp *(Cyprinus carpio)*. Eur. J. Immunol. **5**, 76–78, 1975.
ENGELHORN, O. R.: Die Gasblasenkrankheit bei Fischen. Z. Fischerei **41**, 297–317, 1943.
ENZMANN, P.-J.: Rapid identification of VHS-virus from trout by immunfluorescence. International Symposium on Fish Biologics Serodiagnostics and Vaccines, Leetown, W. Va., U.S.A. 1981, Develop. biol. Standard. **49**, 57–62, S. Karger, Basel 1981.
ERDMANN, S.: Bakteriologische Untersuchung von Süßwasserfischen. Mh. Vet.-Med. **41**, 101 bis 102, 1986.
ERIKSON, J. D. Report on the problem of *Ichthyosporidium* in rainbow trout. Progr. Fish-Cult. **27**, 179–184, 1965.
EVELYN, T. P. T.: Tissue levels of chloramphenicol attained in sockeye *(Oncorhynchus nerka)* and coho salmon *(O. Kisutch)* by feeding. Bull . Off. Int. Epizoot. **69**, 1453–1463, 1968.
EVELYN, T. P. T.: First records of vibriosis in Pacific salmon cultured in Canada and taxonomic status of the responsible bacterium *Vibrio anguillarum*. J. Fish. Res. Board Can. **28**, 571 bis 575, 1971.
EVELYN, T. P. T.: The agglutinin response in sockeye salmon vaccinated intraperitoneally with a heat killed preparation of the bacterium responsible for salmonid kidney disease, J. Wildl. Dis. **7**, 328–335, 1971.
EVELYN, T. P. T., HOSKINS, G. E., and BELL, G. R.: First Record of Bacterial Kidney Disease in an Apparently Wild Salmonid in British Columbia. J. Fish. Res. Board Can. **30**, 1578–1580, 1973.

EVELYN, T. P. T., KETCHESON, J. E., and PROSPERI-PORTA, L.: Further evidence for the presence of *Renibacterium salmoninarum* in salmonid eggs and for the failure of povidone-iodine to reduce the intra-ovum infection rate in water-hardened eggs. J. Fish. Dis. **7**, 173–182, 1984.

EVELYN, T. P. T., PROSPERI-PORTA, L., and KETCHESON, J. E.: Experimental intra-ovum infection of salmonid eggs with *Renibacterium salmoninarum* and vertical transmission of the pathogen with such eggs despite their treatment with erythromycin. Dis. aquat. Org. **1**, 197–202, 1986.

EVELYN., T. P. T., KETCHESON, J. E., and PROSPERI-PORTA, L.: Use of erythromycin as a means of preventing vertical transmission of *Renibacterium salmoninarum*. Dis. aquat. Org. **2**, 7–11, 1986.

EVELYN, T. P. T., PROSPERI-PORTA, L., and KETCHESON, J. E.: Persistence of the kidney-disease bacterium, *Renibacterium salmoninarum*, in coho salmon, *Oncorhynchus kisutch* (WALBAUM), eggs treated during and after water-hardening with povidone-iodine. J. Fish Dis. **9**, 461–464, 1986.

EWING, W. H., McWHORTER,, A. C., ESCOBAR, M. R., and LUBIN, A. H.: *Edwardsiella*, a new genus of Enterobacteriaceae based a new species, E. *tarda*. Int. Bull. Bact. Nomencl. Taxon. **15**, 33–38, 1965.

FAISAL, M., und AHNE, W.: Quantitativer Nachweis des Spring Viremia of Carp Virus (SVCV)-Antigens mit Hilfe der Immunofluoreszenz- und Immunoperoxidaseplaquestechnik. Zbl. Vet.-Med. B. **30**, 466–470, 1983.

FÄNGE, R.: White Blood Cells and Lymphomyeloid Tissues in Fish. 3. Sympos. Comm. O. I. E. épizoot. malad. poiss. Rep. No.28, Stockholm 1968.

FARLEY, D. G., and HECKMANN, R.: Attempts to control *Ichthyophtirius multifiliis* FOUQUET, (Ciliophora: Ophryoglenidae) by chemotherapy and electrotherapy. J. Fish Dis. **3**, 203–212, 1980.

FEIST, S., and BUCKE, D.: Ultrastructural aspects of PKX, the causative agent of proliferative kidney disease in rainbow trout, *Salmo gairdneri* RICHARDSON. J. Fish Dis. **10**, 323–328, 1987.

FERGUSON, H. W., and NEEDHAM, E.: Proliferative kidney disease in Rainbow Trout *Salmo gairdneri* RICHARDSON, J. Fish. Dis. **1**, 91–108, 1978.

FIJAN, N.: Experimental transmission of infectious dropsy of carp. Bull. Off. Int. Epizoot. **65**, 731–738, 1966.

FIJAN, N.: Untersuchungen über die infektiöse Bauchwasserzucht des Karpfens. I. Infektiosität. II. Symptomatologie und Verlauf im Laboratorium. III. Infektiosität einiger Gewebe und Organe (Jugoslaw.) Vet. Arh. **37**, 5/6, 111–125, 126–134, 135–140, 1967.

FIJAN, N.: Progress report on acute mortality of channel catfish fingerlings caused by a virus. Bull. Off. Int. Epizoot. **69**, 1167–1168, 1968.

FIJAN, N.: The Survical of *Chondrococcus columnaris* in Waters of Different Quality. 3. Sympos. Comm. O. I. E. malad. poiss. Rep. No. 5. Stockholm 1968.

FIJAN, N.: Infetious Dropsy in Carp – A Disease Complex. In: Disease of fish. Symposia of the Zool. Soc. of Lond. **30**, 39–51. Academic Press, London-New York 1972.

FIJAN, N., and MATAŠIN, Ž.: Spring viraemia of carp.: preliminary experiments on vaccination by exposure to virus in water. Vet. Arh. **50**, 215–220, 1980.

FIJAN, N., and OBRADOVIC, J.: Studies on the aetiology of carp erythrodermatitis. FAO/EIFAC Meet. Fish Dis. 29. 9.–2. 10. 1975, Zagreb.

FIJAN, N., and PETRINEĆ, Z.: Mortality in a Pond Caused by Carp Erythrodermatitis. Riv. Ital. Piscic. Ittiopat. **8**, 45–49, 1973.

FIJAN, N., PETRINEĆ, Z., ŠTANCL, Z., DORSON, M., and LEBERRE, M.: Hyperimmunization of carp with *Rhabdovirus carpio*. Bull. Off. Int. Epizoot. **87**, 439–440, 1977.

FIJAN, N., PETRINEČ, Z., ŠTANCL, Z., KEZIĆ, N., and TESKEREDZIĆ, E.: Vaccination of carp against spring viraemia: Comparison of intraperitoneal and peroral application of live virus to fish kept in ponds. Bull. Off. Int. Epizoot. **87**, 441–442, 1977.

FIJAN, N., PETRINEĆ, Z., SULIMANOVIĆ, D., and ZWILLENGBERG, L. O.: Isolation of the viral causative agent from the acute form of Infectious Dropsy of Carp. Vet. Arh. **41**, 125–138, 1971.

FIJAN, N., SULIMANOVIĆ, D., BEARZOTTI, M., MUGINIĆ, D., ZWILLENGBERG, L. O., CHILMONCZYKI, S., VAUTHEROT, J. F. and DE KINKELIN, P.: Some properties of the epithelioma papulosum cyprini (EPC) cell line from carp *cyprinus carpio*. Ann. Virol. (Inst. Pasteur) **134,** 207–220, 1983.

FIJAN, N., WELBORN, T. L. jun., and NAFTEL, J. P.: An acute viral diasease of channel catfish. Bur. Sport Fisheries Wildl., Pap. **43**, p. 11, 1970.

FIJAN, N., and OBRADOVIĆ, J.: Studies on the aetiology of carp erythrodermatitis. FAO/EIFAC Meet. Fish Dis. Sept. 29th – Oct. 2nd. Zagreb. Draft rep., p. 6., FAO, Rome 1975.

FISH, F. F.: A fungus disease in fishes of the Gulf of Maine. Parasitology **26**, 1–16, 1934.

FISH, F. F.: Furunculosis in Wild Trout. Copeia **10**, 37–40, 1937.

FISH, F. F., and RUCKER, R. R.: *Columnaris* as a disease of coldwater fishes. Trans. Amer. Fish. Soc. **73**, 32–36, 1945.

FJOLSTAD, M., and HEYERAAS, A. L.: Muscular and myocardial degeneration in cultured Atlantic salmon, *Salmo salar* L., suffering from „Hitra disease". J. Fish Dis. **8**, 367–372, 1985.

FLAKAS, K. G.: Sulfonamide therapy of furunculosis in brown trout. Trans. Amer. Fish. Soc. **78**, 117 – 127, 1950.

FLECKINGER, R., VIVIER, P., SOLACROUP, L., NISBET, M., LEYNAUD, G., et BRU, C.: Les maladies et dammages causées aux poissons par les eaux résiduaires. 2. Sympos. Comm. O. I. E. malad. poiss. Rep. No. **19**, 1965.

FLEMMING, H.: Untersuchungen über die Bluteiweißkörper gesunder und bauchwassersuchtkranker Karpfen. Z. Fischerei. **6** N. F., 91–152, 1958.

FLETCHER, T. C., and WHITE, A.: Antibody Production in the plaice *(P. platessa)* after oral and parenteral immunization with *Vibrio anguillarum* antigens. Aquacult. **1**, 417–428, 1973.

FODA, A.: Changes in hematocrit and hemoglobin in Atlantic salmon *(Salmo salar)* as a result of furunculosis disease. J. Fish. Res. Board Can. **30**, 467–468, 1973.

FOOT, J. S., ROSEMARK, R., and HEDRICK, R. P.: Seasonal occurrence of the infectious stage of proliferative kidney disease (PKD) in California. Bull. Eur. Ass. Fish Pathol. **6**, 105, 1986.

FRANK, W.: Histologische Untersuchungen bei *Carassius carassius*, L. (Pisces, Teleostei) nach starkem Befall durch *Trichodina domerguei* WALLENGREEN, 1897 (Protozoa, Euciliata). Z. Parasitenkd. **21**, 446–456, 1962.

FRESEN, O.: Das retotheliale System – RS. In: Handbuch der gesamten Hämatologie, Bd. 1/1 Allgemeine Hämatologie, Springer-Verlag, Berlin-München-Wien 1957.

FRITZSCHE, S.: Einflüsse der Untersuchungstechnik auf den Hämatokritwert der Regenbogenforelle *(Salmo gairdneri)*. Z. Binnenf. **24**, 309–312, 1977.

FRITZSCHE, S.: Ergänzende Untersuchungen zur Bestimmung des Hämatokritwertes bei Regenbogenforellen *(Salmo gairdneri)*. Z. Binnenf. **25**, 183–186, 1978.

FRYER, J. L., and CONRAD, J. F.: Some observations on furunculosis in adult Pacific salmon and steelhead trout. Progr. Fish-Cult. **27**, 99–100, 1965.

FRYER, J. L., ROHOVEC, J. S., TERBIT, G. L., MCMICHAEL, J. S., and PILCHONER, K. S.: Vaccination for control of infectious diseases in Pacific salmon. Fish Pathol. **10**, 155–162, 1976.

FUJIHARA, M. P.: Oral immunization of juvenile coho salmon against *Chondrococcus* disease. Bact. Proc. Amer. Soc. Microbiol. **164**, 1–92, 1969.

FUJIHARA, M. P., and NAKATANI, R. E.: Antibody production and immune response of rainbow trout and coho salmon to *Chondrococcus columnaris*. J. Fish. Res. Board. Can. **28**, 1253 bis 1258, 1971.

FUKUDA, Y., and KUSUDA, R.: Efficacy of vaccination for pseudotuberculosis in cultured Yellowtail by various routes of administration. Bull. Jap. Soc. Sci. Fish. **47**, 147–150, 1981.

FULLER, D. W., PILCHER, K. S., and FRYER, J. L.: A leucolytic factor isolated from cultures of *Aeromonas salmonicida*. J. Fish.Res. Board Can. **34**, 1118–1125, 1977.

GORBMAN, A., and GORDON, M.: Spontaneous thyroidal tumors in the swordtail *Xiphophorus montezumae*. Cancer Res. **11**, 184–187, 1951.

GARNJOBST, L.: *Cythophaga columnaris* (DAVIS) in pure culture: a myxobacterium pathogenic to fish. J. Bacteriol. **49**, 113–128, 1945.

GAYLORD, H. R., and MARSH, C.: Carcinoma of the thyroid in salmonid fishes. Bull. U.S. Bur. Fish. **32**, 363–524, 1912/1914.

Genetics and Mutagenesis of Fish. Ed. by J. H. SCHRÖDER, 356 S. Springer-Verlag, Berlin-Heidelberg-New York 1973.

GEUS, A.: Ein gefährlicher Parasit an Fischen: Das Geißeltierchen *Oodinium pillularis*. Mikroskosm. **49**, 264–269, 1960.

GEUS, A.: Zur Entwicklung und Lebensweise von *Oodinium pillularis*. Aqu. Terr. Zschr. (DATZ) **13**, 247–250, 280–283, 305–306, 1960.

GHITTINO, P.: Observations sur l'infection par bacteries acidoalcoolo-résistantes chez la truite arc-en-ciel. Bull. Off. Int. Epizoot. **65**, 777–792, 1966.

GHITTINO, P.: Viral hemorrhagic septicemia (VHS) in rainbow trout in Italy. Bull. Off. Int. Epizoot. **65**, 777–792, 1966.

GHITTINO, P.: La setticemia emorragica virale (SEV) della trota iridea die allevamento. Riv. Ital. Piscic. Ittiopat. **2**, 90–102, 1967.

GHITTINO, P.: Eziologia e lesioni anatomo-patologiche della Malattia Branchiale (MB) delle trotelline in Italia. Riv. Ital. Piscic. Ittiopat. **2**, 24–29, 1967.

GHITTINO, P.: Grave enzozia di setticemia emorragica virale in trote fario die allevamento *(Salmo trutta)*. Riv. Ital. Piscic. Ittiopat. **3**. 17–19, 1968.

GHITTINO, P.: Les maladies contagieuses des poissons incluses dans le Code Zoosanitaire International de l'O. I. E. Off. Int. Epitoot. 1968.

GHITTINO, P.: Lotta sistematica contro l'hexamitiasi delle trotelline. Riv. Ital. Piscic. Ittiopat. **3**, 8–10, 1968.

GHITTINO, P.: Rimedi pratici contro la Malattia Branchiale delle trotelline. Riv. Ital. Piscic. Ittiopat. **4**, p. 36, 1969.

GHITTINO, P.: Piscicoltura e Ittiopatologia, Vol. 2 (Ittiopatologia). Ed. Rev. di Zootecnia, 1970.

GHITTINO, P.: Histologische Untersuchungen über die Hämorrhagische Virusseptikämie (HVS). Münch. Beitr. Abw.-, Fischerei-, Flußbiol. **18**, 16–28, 1970a.

GHITTINO, P.: Biologische Untersuchungen über die Hämorrhagische Virusseptikämie (HVS). Münch. Beitr. Abw.-, Fischerei-, Flußbiol. **18**, 29–34, 1970b.

GHITTINO, P.: The principal aspects of bacterial fish diseases in Italy. Symp. Zool. Soc., Rep. Nr. 30, 25–39, London 1972.

GHITTINO, P.: Nutritional Factors in Trout Hepatoma. Prog. exp. Tumor Res. **20**, 317–338, 1976.

GHITTINO, P., ANDRUETTO, S., and VIGLIANI, E.: A serous vibriosis in rainbow trout grown in salt water. Riv. Ital. Piscic. Ittiopat. **10**, 113–115, 1975.

GHITTINO, P., e ARCARESE, G.: Argulosi e Lerneosi dei pesci trattate in extenso con Masoten Bayer. Riv. Ital. Piscic. Ittiopat. **5**, 93–96, 1970.

GHITTINO, P., e MALETTO, S.: Residui di Metrifonat nei pesci e nelle acque dopo il trattamento terapeutico con Masoten®. Riv. Ital. Piscic. Ittiopat. **6**, 99–104, 1971.

GHITTINO, P., et PEUNA, R.: Recherches microbiologiques sur la Nocardiose de la Triute ar-en-ciel. 3. Sympos. Comm. O. I. E. malad. poiss., Rep. Nr. 44, Stockholm 1968.

GHITTINO, P., PROVONA, A., and CODEGONE, M. L.: Experimental Dietary Hepatoma in Rainbow Trout. The role of cottonseed meals and other diets. Il Cancero **20**, 3–24, 1967.

GHITTINO, P., SCHERRER, R., ZWILLENBERG, O., DE KINKELIN, P., JØORGENSEN, P. E. V., and KEHBT, N. P.: Viral hemorrhagic septicemia (VHS). In: Sympos. on the major communicable fish disease in Europe and their control. EIFAC, Techn. Pap. **17**, 3–41, 1973.

CHITTINO, P., MEZZANI, G., e ARLATI, G.: Mortalità da Malattia Branchiale connessa con Dermocistidiosi in chieche d'anguilla *(Anguilla anguilla)* allevate intensivamente. Riv. It. Piscic. Ittiop. A **XVI**, 32–35, 1981.

CHITTINO, P., ANDRUETTO, S., e GOBETTO, M.: Rassegnia sulla Nefrite Batterica dei salmonidi osservata in Italia. Riv. It. Piscic. Ittiopat. A **XIX**, 156–166, 1984.

CHITTINO, P., BECCARIA, E., MASOERO, L., e ROSSO, A.: Aggionamento sul cosi detto Vaiolo dei ciprinidi. Riv. It. Piscic. Ittiop. A **XIX**, 115–120, 1984.

CHITTINO, P., DALFORNO, S., e VIGLIANI, E.: Caso di Adenocarcinoma Tiroideo in un sarago *(Diplodus annularis)* tenuto in Acquario marino. Riv. It. Piscic. Ittiop. A **XIX**, 35–36, 1984.

CHITTINO, P.: Current use of veterinary drugs in fish culture. Riv. Itt. Piscic. Ittiop. A **XX**, 1–2, 1985.

CHITTINO, P.: Impiego corrente di medicinali ad uso veterinario in piscicoltura. Riv. It. Piscic. Ittiop. A **XX**. 3–5, 1985.

GIORGETTI, G., and CESCHIA, G.: Vibriosis in rainbow trout, *Salmo gairdneri* RICHARDSON, in fresh water in north-eastern Italy. J. Fish Dis. **5**, 125–130, 1982.

GLENDE, W., WENZEL, S., und ROTH, L.: Untersuchungen über die Antibiotikaverweildauer und den Antibiotikagehalt in Regenbogenforellen *(Salmo gairdneri)* nach peroraler Verabreichung verschiedener Chlorotetracyclindosen. Arch. Lebensmittelhyg. **25**, 124–129, 1971.

GNADEBERG, W.: Beiträge zur Biologie und Entwicklung des *Ergasilus sieboldi* v. Nordmann. Z. Parasitenkd. **14**, 103–180, 1948.

GONČAROW, G. D.: Serologische Diagnostik als neuer Beweis der Virus-Natur der Bauchwassersucht bei Karpfen. Ryb. Chozjajstvo. 5, p. 45, 1949.

GONČAROW, G. D.: Die Elementarkörperchen der Fischpockenkrankheit *(Epithelioma papulosum)*. Fragen der Virologie **5**, 241–242, 1960 (russ.).

GONČAROW, G. D., et MIKRIAKOV, V. R.: Étude des facteurs de l'immunité des poissons à une infection bactérienne. 3. Sympos. Comm. O. I. E. malad. poiss. Rep. Nr. 31, Stockholm 1968.

GORDON, R. E., and MIHM, J. M.: A comparison of four species of mycobacteria. J. gen. Microbiol. **21**, 736–748, 1959.

GOSTING, L., MIRANDO, D. M., and GOULD, R. W.: Antigen-binding cells in the peripheral blood of sockeye salmon, *Oncorhynchus nerka* WALBAUM, induced by immersion or intraperitoneal injection of *Vibrio anguillarum* bacterin. J. Fish Biol. **19**, 83–86, 1981.

GOTTWALD, S.: Die Behandlung mit Methylenblau bei *Saprolegnia*-Befall von Hechteiern. Dtsch. Fischerei Ztg. **14**, 161–164, 1967.

GRABDA, J.: Life cycle and morphogensis of *Lernaea cyprinacea* L. Acta parasitol. polon. **11**, 169–200, 1963.

GRABDA, J.: On the invasionology of *Ergasilus sieboldi* NORMANN in Poland. Act. Hydrobiol. **5**, 245–254, 1963.

GRIFFIN, B. R., and DAVIS, E. M.: *Myxosoma cerebralis:* detection of circulating antibodies in infected rainbow trout *(Salmo gairdneri)*. J. Fish. Res. Board Can. **35**, 1 186–1 190, 1978.

GRIFFIN, P. J.: A rapid presumptive test for furunculosis in fish. Progr. Fish-Cult. **14**, 74–75, 1952.

GRIFFIN, P. J.: The nature of bacteria pathogenic in fish. Trans. Amer. Fish. Soc. **83**, 241–253, 1954.

GRIFFIN, P. J., SNIESZKO, S. F., and FRIDDLE, S. B.: A more comprehensive description of *Bacterium salmonicida.* Trans. Amer. Fish. Soc. **82**, 129–138, 1953.

GRIMALDI, E.: Episodi di mortalita massiva a carico delle popolazioni di alborella *(Alburnus alborella)* dei laghi del Nord-Italia provocati da una infezione branchiale sostenuta da miceti del genere Branchiomyces. Riv. Ital. Piscic. Ittiopat. **6** 11–14, 1971.

GRUHL, H.: Ein Planet wird geplündert. S. Fischer Verlag, Frankfurt/Main 1975.

GUTTOWA, A.: The broad Tapeworm *Diphyllobothrium latum* (L.). (Cestoda Pseudophyllidae) in the Baltic Region. Acta parasit. pol. **18**, 323–340, 1970.

GUTSELL, J. S.: The value of certrain drugs, in the treatment of furunculosis in brook trout *(Salvelinus fontinalis)*. Trans. Amer. Fish. Soc. **75**, 186–199, 1945.

GUTSELL, J. S.: Sulfa drugs and the treatment of furunculosis in trout. Science **104**, 85–86, 1946.

GUTSELL, J. S.: Furunculosis and its treatment. Progr. Fish-Cult. **9**, 13–20, 1947.

GUTSELL, J. S., and SNIESZKO, S. F.: Response of brook, rainbow, and brown trout to various dosage of sulfamerazine. Trans. Amer. Fish. Soc. **77**, 93–101, 1947.

GUTSELL, J. S., and SNIESZKO, S. F.: Dosage of sulfamerazine in the treatment of furunculosis in brook trout *(Salvelinus fontinalis)*. Trans. Amer. Fish. Soc. **76**, 82–96, 1949.

HAAS, W.: Analyse der Invasionsmechanismen der Cercarie von *Diplostomum spathaceum*. I., II. Intern. J. Parasitol. **4**, 311–330, 1974.

HAASTEIN, T., und HOLT, G.: The occurrence of Vibrio disease in wild Norwegian fish. J. Fish Biol. **4**, 33–37, 1972.

HABASHI, Y., SCHLOTFELDT, H.-J., and FROST, J. W.: Production of Antisera against the Virus of Viral Haemorrhagic Septicaemia (VHS) of Rainbow Trout. Zbl. Vet. Med. B. **22**, 666 ff., 1975.

HABS, H., und SEELIGER, H. P. R.: Bakteriologisches Taschenbuch. Barth, Leipzig 1967.

HAIDER, G.: Beiträge zur Kenntnis von Schwermetallvergiftungen bei Fischen. I. Bleivergiftung bei Regenbogenforellen (*Salmo gairdneri* RICHARDSON) und ihr Nachweis. Z. Angew. Zool. **51**, 347–368, 1964.

HAIDER, G.: Zur Entstehung und Differenzierung von Kiemenschädigungen. Z. Fischerei N. F. **8**, 37–48, 1965.

HAIDER, G.: Vergleichende Untersuchungen zur Blutmorphologie und Hämatopoese einiger Teleostier. I. Beobachtungen an Zellen der roten Reihe. Zool. Anz. **179**, 355–384, 1967 a.

HAIDER, G.: Vergleichende Untersuchungen zur Blutmorphologie und Hämatopoese einiger Teleostier. II. Beobachtungen an Spindelzellen. Zool. Anz. **179**, 384–409, 1967 b.

HAIDER, G.: Vergleichende Untersuchungen zur Blutmorphologie und Hämatopoese einiger Teleostier. III. Beobachtungen an Leukozyten und Plasmazellen. Zool. Anz. **180**, 110–130, 1968.

HAIDER, G.: Vergleichende Untersuchungen zur Blutmorphologie und Hämatopoese einiger Teleostier. IV. Blutbildungsstätten und Blutbildung. Zool. Anz. **181**, 203–226, 1968.

HAIDER, G.: Neue Befunde über die Änderung des Blutbildes beim Fisch nach der Einwirkung verschiedener Schwermetalle. In: Beiträge zur Histophathologie der Fische. Fisch u. Umwelt **4**, 25–36, 1977.

HAIDER, G.: Der Fisch als Indikator für die Schwermetallbelastung der Gewässer. Fisch u. Umwelt **8**, 105–122, 1980.

HALISCH, W.: *Ergasilus minor*, ein neuer Parasit auf der Kieme der Schleie. Zool. Anz. **106**, 317–321, 1934.

HALISCH, W.: Ein Vergleich zwischen *Ergasilus briani* MARKEWITSCH und *Ergasilus minor* HALISCH. Zool. Anz. **109**, 44–46, 1935.

HALISCH, W.: Der große und der kleine Egasilus der Schleie (*Ergasilus sieboldi* und *Ergasilus minor*). Fisch.ztg. **38**, 496–597, 1935.

HALISCH, W.: Anatomie und Biologie von *Ergasilus minor*. Z. Parasitenkd. **11**, 284–330, 1940.

HALLIDAY, M. M.: Studies on *Myxosoma cerebralis*, a parasite of salmonids. IV. A preliminary immunofluorescent investigation of the spores of *Myxosoma cerebralis*. Nordisk. Veterinaermed. **26**, 173–179, 1974.

HALLMANN, L.: Klinische Chemie und Mikroskopie. Leipzig 1954.

HALSBAND, E., und HALSBAND, I.: Veränderungen des Blutbildes von Fischen infolge toxischer Schäden. Arch. Fischereiwiss. **16**, 68–85, 1964.

HALVER, J. E.: Aflatoxicosis and trout Hepatoma. Bull. Off. Int. Epizoot. **69**, 1249–1278, 1968.

HALVER, J. E.: Aflatoxicosis and adventitious toxins for fish. Fish Path. **10**, 199–219, 1976.

HAMELINK, J. L., and SPACE, A.: Fish and Chemicals: The Process of Accumulation. Ann. Rev. Pharmoco. Toxicol. **17**, 167–177, 1977.

HAMILTON, A., and CANNING, L.: Studies on the proposed role of *Tubifex tubifex* (MÜLLER) as an intermediate host in the life cycle of *Myxosoma cerebralis* (HOFER, 1903). J. Fish Dis. **10**, 145–152, 1987.

HARRELL, L. W., ETLINGER, H. M., and HODGINS, H. O.: Humoral factors important in Resistance of salmonid fish to bacterial disease. I. Serum Antibody protection of Rainbow trout *(Salmo gairdneri)* against Vibriosis. Aquacult. **6**, 211–219, 1975.

HARSHBARGER, J. C.: Work of the registry of tumors in lower animals with emphasis of fish neoplasms. Symp. Zool. Soc. Lond. **30**, 285–303, 1972.
HARSHBARGER, J. C.: Activities report. Registry of tumors in lower animalis 1965–1973. 1–141, 1974.
HARSHBARGER, J. C.: Activities report. Registry of tumors in lower animalis: 1974 Supplement. 1–38, 1975.
HARSHBARGER, J. C.: Activities report. Registry of tumors in lower animalis: 1975 Supplement. 1–42, 1976.
HARSHBARGER, J. C., SCHUMWAY, S. E., and BANE, G. W.: Variably Differentiating Oral Neoplasms, Ranging from Epidermal Papilloma to Odontogenic Ameloblastoma, in Cunners *(Tautogolabrus adspersus)* Osteichthyes; Perciformes; Labridge. Progr. exp. Tumor Res. **20**, 113–128, 1976.
HASS, G.: Myxoboliden als Gewebsparasiten des Zanders. Z. Fischerei **38**, 261–268, 1940.
HASTEIN, T., and POPPE, T. T.: Hitrasjuken – Hemorrhagisk syndrom. Fiskeoppdrett **8**, 9–15, 1983.
HEATON, L. H., and POST G.: Tissue residue and oral safety of furazolidone in four species of trout. Progr. Fish-Cult. **30**, 208–215, 1968.
HECHT, A., LUNZENAUER, K., und SCHUBERT, E.: Allgemeine Pathologie (Eine Einführung für Studenten). 3. Aufl. Berlin 1987.
HERKNER, H.: Aktuelle Parasitosen bei Aquarienfischen. In: Die Bedeutung der Parasiten für die Prod. von Süßwasserfischen. Fisch u. Umwelt **1**, 139–146, 1975.
HERMAN, R. L.: Fish furunculosis 1952–1966. Trans. Amer. Fish. Soc. **97**, 221–230, 1968.
HERMAN, R. L.: Oxytetracycline in fish culture – a review. U.S. Dept. Int. Fish. Wildl. Serv., techn. Pap. **32**, 1–9, 1969.
HERMAN, R. L.: The principles of therapy in fish diseases. In: Diseases of Fish, 141–151, Academic Press, London 1972.
HERMAN, R. L.: A review of the prevention and treatment of furunculosis. EIFAC, techn. pap. Rome **17**, Suppl. 2, 170–174, 1973.
HERMAN, R. L., COLLINS, D., and BULLOCK, G. L.: Oxytetracycline residues in different tissues of trout. U.S. Dept. Int. Fish Wildl. Serv., techn. Pap. **37**, 1–6, 1969.
HERMAN, R. L.: Mesothelioma in rainbow trout, *Salmo gairdneri* RICHARDSON, J. Fish Dis. **8**, 373–376, 1985.
HERMAN, R. L., and MEADE, J. W.: Gill Lamellar Dilations (Telangiectasis) Related to Sampling Techniques. Trans. Amer. Fish. Soc. **114**, 911–913, 1985.
HERMANNS, W., und KÖRTING, W.: Ein verbessertes Verfahren zum Nachweis der Drehkrankheit (*Myxosoma cerebralis*, HOFER 1903) bei der Regenbogenforelle. Berl. Münch. Tierärztl. Wschr. **98**, 126–129, 1985.
HERMANNS, W., and KÖRTING, W.: *Sphaerospora tincae* PLEHN, 1925 in tench *Tinca tinca* L., fry. J. Fish Dis. **8**, 281–288, 1985.
HETRICK, F. M., KNITTEL, M. D., and FRYER, J. L.: Increased Susceptibility of Rainbow Trout to Infectious Hematopoetic Necrosis Virus After Exposure to Copper. Appl. Environm. Microbiol. **37**, 198–201, 1979.
HEUSCHMANN, O.: Die Drehkrankheit der Salmoniden. Allg. Fischerei-Ztg. **74**, 196–197, 216–217, 1949.
HEUSCHMANN-BRUNNER, G.: Nocardiose bei Fischen des Süßwassers und Meeres. Berl. Münch. Tierärztl. Wschr. **78** 94–95, 1965.
HEUSCHMANN-BRUNNER, G.: *Aeromonas salmonicida*, der Erreger der Furunkulose. Münch. Beitr. Abw.-, Fischerei-, Flußbiol. **25**, 25–32, 1974a.
HEUSCHMANN-BRUNNER, G.: Zur bakteriologischen Diagnose der *Aeromonas salmonicida*-Infektion der Fische. Berl. Münch. Tierärztl. Wschr. **87**, 437–440, 1974b.
HEUSCHMANN-BRUNNER, G.: Die Aeromonaden der „Hydrophila-Punctata-Gruppe“ bei Süßwasserfischen. Arch. Hydrobiol. **83**, 99–124, 1978.

HEUSCHMANN-BRUNNER, G., und POPP, W.: Zur Differenzierung zwischen *Aeromonas salmonicida* und den Aeromonaden der Hydrophila-Punctata-Gruppe. In: Wildl. Diseases S. 503–509, 1976.
HEY, A.: Die Chemisierung der Landwirtschaft unter besonderer Berücksichtigung der Pflanzenschutzmittel. Z. ges. Hyg. **15**, 316–323, 1969.
HEYMER, B.: Causative Agents, Mediators and Histomorphology of Inflammation. Path. Res. Pract. **180**, 143–150, 1985.
HILGE, V.: Zur Schnellbestimmung der Erythrozytengesamtzahl durch Trübungsmessung mit einem Miniphotometer . Inf. Fischwirtsch. **25**, 99–102, 1978.
HILL, B. J.: Present status of IPN virus. Proceeding from the International Symposium on disease of cultured Salmonids, Seattle, U.S.A., 116–119, 1977.
HILLE, S.: A literature review of the blood chemistry of rainbow trout, *Salmo gairdneri* RICH. J. Fish Biol. **20**, 535–569, 1982.
HILLE, S., und VON PÖLLNITZ, CH.: Methodik hämatologischer und biochemischer Untersuchungen an der Regenbogenforelle. Tierärztl. Prax. **8**, 521–534 1980.
HILLE, S., HOFFMANN, R., WAGNER, H., und BOHL, M.: Zur Wirkung von periodischen, langfristigen Kupferexpositionen auf Regenbogenforellen (*Salmo gairdneri* RICH.) – Klinisch-chemische und histologische Untersuchungen. Fisch u. Umwelt **13**, 179–186, 1984.
HIRSCHMAN, H., und PARTSCH, K.: Der „Colisaparasit" – ein Dinoflagellat aus der Oodiniumgruppe. DATZ **6**, 229–234, 1953.
HIRSCHMANN, H., und PARTSCH, K.: Die Karpfenlaus (Überarbeitung von *Argulus pelluicidus* WAGLER). Mikrokosm. **42**, 217–223, 1954.
HLAVEK, R., and BULKLEY, R.: Effects of malachite green on leucocyte abundance in rainbow trout. J. Fish Biol. **17**, 431–444, 1980.
HOBLOV, W. F.: The use of malachite green to control *Trichodina*. Progr. Fish-Cult. **20**, 129–132, 1958.
HOFER, B.: Handbuch der Fischkrankheiten. München 1904.
HOFFMAN, G. L.: Whirling disease of trout and salmon caused by *Myxosoma cerebralis* in the United States of America. Riv. Ital. Piscic. Ittiopat. **5**, 29–31, 1970.
HOFFMAN, G. L.: The Anchor Parasite *(Lernaea elegans)* and related species. U.S. Dept. Int. Fisch Wildl. Serv. FDL-46, 1–8, 1976.
HOFFMAN, G. L.: The asian Tapeworm, *Bothriocephalus gowkongensis*, in the United States and research needs in Fish Parasitoloy. Proc. Fish Farming Conf. and Ann. Conv. Catf. Farmers of Tinf. p. 84–90, 1976.
HOFFMAN, G. L.: Fish Tapeworm, *Bothriocephalus gowkongensis*, prevention and control. U.S. Fish Wildl. Serv. Fish Farm. Exper. Stn. p. 1–3, 1977.
HOFFMAN, G. L.: Copepod Parasites of Freshwater Fish: *Ergasilus, Achtheres, and Salmincola.* U.S. Dept. Int. Fish Wildl. Serv. FDL-48, 1–10, 1977.
HOFFMAN, G. L.: *Argulus*, a Branchiuran Parasite of Freshwater Fishes. U.S. Dept. Inst. Fish Wildl. Serv. FDL-49, 1–9, 1977.
HOFFMAN, G. L.: Control of whirling disease *(Myxosoma cerebralis):* effects of drying and desinfection with hydrated lime or chlorine. J. Fish Biol. **10**, 175–179, 1977.
HOFFMAN, G. L.: Ciliates of Freshwater Fishes. In: Parasitic Protozoa, Vol. 2, p. 583–631, Acad. Press. Inc., 1978.
HOFFMAN, G. L.: Asian Tapeworm, *Bothriocephalus acheilognathi* YAMAGUTI, 1934, in North America. Fisch u. Umwelt **8**, 69–75, 1980.
HOFFMAN, G. L. sen., and HOFFMAN, G. L. jun.: Studies on the control of whirling disease *(Myxosoma cerebralis)*. I. The effects of chemicals on spores in vitro, and of calcium oxide as a desinfectant in simulated ponds. J. Wildl. Dis. **8**, 49–53, 1972.
HOFFMAN, G. L., and MITCHELL, A. J.: Some chemicals that have been used for fish disease and pests. Sonderliste Fish Farming Exper. Stn. Stuttgart-Arcansas 1977.
HOFFMAN, G. L., and PUTZ, R. E.: Host susceptibility and the effect of aging, freezing, heat and chemicals on spores of *Myxosoma cerebralis*. Progr. Fish-Cult. **31**, 35–37, 1969.

HOFFMAN, G. L., and PUTZ, R. E.: Effect of freezing and aging on the spores of *Myxosoma cerebralis*, the causative agent of salmonid whirling disease. Progr. Fish-Cult. **31**, 95–98, 1971.
HOFFMAN, G. L., and SINDERMANN, C. J.: Common parasites of fishes. Bureau of Sport Fish and Wildl., Circ. **144**, 1–17, 1962.
HOFFMAN, G. L., FRIED, B., and HARVEY, J. E.: *Sanguinicola fontinalis* sp. nov. (Digenea: Sanguinicolidae): a blood parasite of brook trout, *Salvelinus fontinalis* (MITCHILL), and longnose dace, *Rhinichthys cataractae* (VALENCIENNES) J. Fish Dis. **8**, 529–538, 1985.
HOFFMANN, E.: Biochemie der Vererbung, Differenzierung und anderer Zellfunktionen. Dynamische Biochemie, Teil IV. 3. Aufl., Berlin 1977.
HOFFMANN, R.: Untersuchungen des roten Blutbildes bei Viraler Hämorrhagischer Septikämie (VHS) der Regenbogenforellen *(Salmo gairdneri)*. Fisch u. Umwelt **8**, 37–48, 1980.
HOFFMANN, R., VAN DE GRAAFF, S., und BURG, G.: Verbreitung der Tuberkulose bei Zierfischen. Tierärztl. Prax. **11**, 261–267, 1983.
HOFFMANN, R., PFEIL-PUTZIEN, C., DANGSCHAT, H., und VOGT, M.: Untersuchungen zur Pathogenese der Viralen Hämorrgagischen Septikämie (VHS) bei Regenborgenforellen *(Salmo gairdneri)*. Berl. Münch. Tierärztl. Wschr. **92**, 180–185, 1979.
HOFFMANN, R.: Pathohistologie der Fische. Unveröffentlicht.
HOFFMANN, R.: Die Veränderungen der Umwelt und ihre Auswirkungen auf die Fischpopulation. Münch. Beitr. Abwasser-, Fischerei-, u. Flußbiol. **39**, o. J.
HOFFMANN, R.: Fischkrankheiten. In: Handlexikon der tierärztlichen Praxis, I–IV. Med. Book Comp., Bjaeverskov, o. J.
HOFFMANN, R., VAN DE GRAAFF, S., BRAUN, F., KÖRTING, W., DANGSCHAT, H., und MANZ, D.: Proliferative Kidney Disease (PKD) bei Salmoniden. Berl. Münch. Tierärztl. Wschr. **97**, 288–291, 1984.
HOFFMANN, R., and LOMMEL, R.: Haematological studies in proliferative kidney disease of rainbow trout, *Salmo gairdneri* RICHARDSON, J. Fish Dis. **7**, 323–326, 1984.
HOFFMANN, R., and GROPP, J.: Dietary Induction of Biliardy Tumours in Rainbow Trout. In: Fish and Shellfish Path., S. 241–247, London 1985.
HOFFMANN, R., und PFEIL-PUTZIEN, C.: Bacterial Kidney Disease (BKD) bei Salmoniden. Tierärztl. Prax. **14**, 283–289, 1986.
HOFFMANN, R., KENNEDY, C. R., and MEDER, J.: Effects of *Eubothrium salvelini* SCHRANK, 1790 on arctic charr, *Salvelinus alpinus* (L.) in an alpine lake. J. Fish Dis. **9**, 153–157, 1986.
HOFFMANN, R. W., MEDER, J., KLEIN, M., OSTERKORN, K. and NEGELE, R. D.: Studies on lesions caused by plerocercoids of *Triaenophorus nodulosus* in some fish of an alpine lake, the Königssee. J. Fish Biol. **28**, 701–712, 1986.
HOFFMANN, R. W., BELL, G. R., PFEIL-PUTZIEW, C., OGAWA, M.: Detection of *Remibacterium salmoninarum* in Tissue Sections by Different methods – a Comparative Study with Special Regard to the Indirect Immuno histochemical Perocidare Technique. Fish Path. **24** (2), 101–104, 1989.
HOLM, K., and JORGENSEN, T.: A successful vaccination of Atlantic salmon, *Salmo salar* L. against „Hitra disease" or coldwater vibriosis. **10**, 85–90, 1987.
HOLT, G.: Vibriosis *(Virbio anguillarum)* as an epizootic disease in rainbow trout *(Salmo gairdneri)*. Acta vet. scand. **11**, 600–603, 1970.
HOOPER, F. F., PODOLIAK, H. A., and SNIESZKO, S. F.: Use of Radioisotopes in Hydrobiology and Fish Culture. Trans. Amer. Soc. **90**, 49–57, 1961.
HORNE, M. T., TATNER, M., MCDERMENT, S., and AGIUS, C.: Vaccination of rainbow trout *Salmo gairdneri* RICHARDSON, at low temperatures and the long-term persistence of protection. J. Fish Dis. **5**, 343–345, 1982.
HORNE, M. T., ROBERTS, R. J., TATNER, M. and WARD, P.: The effects of the use of potassium adjuvant in vaccines against vibriosis in rainbow trout, *Salmo gairdneri* RICHARDSON. J. Fish Dis. **7**, 91–99, 1984.
HORSCH, F.: Allgemeine Mikrobiologie und Tierseuchenlehre. 2. Aufl. Fischer, Jena 1987.

HSU, Y. L. and LEONG, J. C.: A comparison of detection methods for infectious haematopoietic necrosis virus. J. Fish Dis. **8**, 1–12, 1985.
HÜBNER, H.: Die Einsendung von Fischen und Wasserproben an teichwirtschaftliche Untersuchungstellen. Allg. Fischerei-Ztg. **11**, 1960.
HUDSON, E. B., BUCKE, D., and FORREST, A.: Isolation of infectious pancreatic necrosis virus from eels, *Anguilla anguilla* L., in the United Kingdom. J. Fish Dis. **4**, 429–431, 1981.
HUNN, J. B.: Some patho-physiologic effects of bacterial kidney disease in brook trout. Proc. Soc. exp. Biol. Med. **117**, 383–385, 1964.
IIDA, A., et al.: Intracellular haemolysin of *Vibrio parahaemolyticus and related organisms. Bull. Jap. Soc. Sci. Fish.* **39**, 403–410, 1973.
INGRAM, G. A.: Substances involved in the natural resistance of fish to infection – A review. J. Fish Biol. **16**, 23–60, 1980.
IPPEN, R.: Vergleichende pathologische Untersuchungen über die spontane und experimentelle Tuberkulose der Kaltblüter. Akademie-Verlag, Berlin 1964.
ISHIGURO, S., IZAWA, H., KODAMA, H., ONUMA, M. and MIKAMI, T.: Serological relationships among five strains of infectious pancreatic necrosis virus. J. Fish Dis. **7**, 127–135, 1984.
ITAMI, T., and KUSUSDA, R.: Studies on spray vaccination against vibriosis in cultured Ayu-II. Duration of vaccination efficacy and effect of different vaccine preparations. Bull. Jap. Soc. Sci. Fish. **46**, 699–703, 1980.
ITO, Y., KIMURA, I., and MIYAKE, T.: Histopathological and Virological Investigations of Papillomas in Soles and Gobies in Coastal Waters of Japan. Progr, exp. Tumor Res. **20**, 1976.
IVANOVA, T. S.: K izuceniju kliniki botriocefaloza molodi karpov. Bjull. vses. Inst. Gel'mintol. **2**, 56–58, 1969.
JAHNEL, J.: Beiträge zur Kenntnis der Schwimmblasenentzündung der Fische. Virchows Arch. **362**, 162–175, 1938.
JAHNEL, J.: Spontaninfektionen mit säurefesten Stäbchen bei Fischen. (Neue Beobachtungen über Fischtuberkulose). Wien. Tierärztl. Mschr. **27**, 289–302, 1940.
JAHNEL, J.: Die Fischtuberkulose. Wschr. Aquar. Terrark. **37**, 317–321, 1940.
JANKOV, G. Y.: Utilisation des derivés du furanne dans le traitement de l'hydropisie infectieuse de la carpe. Bull. Off. Int. Epizoot. **69**, 1475–1480, 1968.
JANKOV, G. Y.: Recherches sur la microflore intestinal des carpes atteintes d'hydropisie infectieuse. Bull. Off. Int. Epizoot. **69**, 1057–1072, 1968.
JANKOV, G. Y.: Études sur les proprietés pathogénes de quelques souches d'*Aeromonas* et *Pseudomonas* et leur action sur des carpes saines. Bull. Off. Int. Epizoot. **69**, 1085–1968.
JARA, Z., i SZEROW, D.: Zmiany histopatologiczne i lokalizacja tasiemca *Khawia sinensis* w jelicie Karpi (*Cyprinus carpio* L.). Wiadom. Parazytol. **6**, 695–703, 1981.
JARA, Z., i SZEROW, D.: Badania elektroforetyczne surowicy Karpi (*Carprinus carpio* L.) zarażonych Tasiemcem *Caryophyllaeus* sp. Wiadom. Parazytol. **6**, 713–716, 1981.
JARA, Z., SZEROW, D., i NIEMCZUK, W.: Poziom białka Całkowitego i jego Francji w surowicy Karpi (*Cyprinus carpio* L.) zarazonych Tasiemcem *Khawia sinensis* HSÜ, 1935. Wiadom. Parazytol. **6**, 705–711, 1981.
JARVINEN, A. W., and TYO, R. M.: Toxicity to Fathead Minnows of Endrin in Food and Water. Arch. Env. Contam. Tox. **7**, 409–421, 1978.
JENSEN, M. H.: Research on the virus of Egtved disease. Ann. N. Y. Acad. Sci. **126**, 422–426, 1965.
JIROVEC, O.: Parasitologie für Ärzte. Gustav Fischer Verlag, Jena 1960.
JOHANSSON, N.: Bakteriologisk undersökning av laxungar med stjärtfenräta. Swed. Salm. Res. Inst. Rep. 3, p. 6, 1970.
JOHANSSON, N.: Furunkulosis in Swedish fish farms 1951–1971. EIFAC, techn, Pap. Rome **17**, 189–195, 1973.
JOHANSSON, N., and LJUNGBERG, O.: Salmonid Viruses: Infektious Pancreatic Necrosis Virus, Morphology, Pathology and Serology of first European Isolations. Arch. Virusf. **34**, 144–156, 1971.

JOHANSSON, N., LJUNGBERG, O., and SILVÉN, L.: Terramycine and Sulphamerazine residues in muscle tissue and interior organs of Rainbow Trout after oral drug treatment. III. Symp. Comm. O. I. E. Rep. Nr. 25, Stockholm 1968.

JOHANSSON, N., and SVENSSON, K. M.: Studies on the pathology of ulcerative dermal necrosis (UDN) in swedish salmon, *Salmon salar* L., and sea trout, *Salmo trutta* L., populations. J. Fish Dis. **5**, 293–308, 1982.

JOHNSON, D. W.: Pesticides and Fishes – A Review of Selected Literature. Trans. Amer. Fish. Soc. **97**, 398–409, 1968.

JOHNSON, G. R., WOBESER, G., and ROUSE, B. T.: Indirect fluorescent antibody technique for detection of RM bacterium of rainbow trout *(Salmo gairdneri)*. J. Fish. Res. Board Can. **31**, 1957–1959, 1974.

JOHNSON, G. S.: Immunological studies on *Vibrio anguillarum*. Aquacult. Amsterdam **10**, 221–230, 1977.

JOHNSON, H. E., and BRICE, R. F.: Further observations on *Columnaris* in salmon and trout. Progr. Fish-Cult. **15**, 183–185, 1953.

JOHOVEC, J. S., GARRISON, R. L., and FRYER, J. L.: Immunization of fish for the control of vibriosis. Fish Hlth. News **5**, p. 27, 1976.

JONES, S. R. M., WOO, P. T. K., and STEVENSON, R. M. W.: Immunosuppression in rainbow trout, *Salmo gairdneri* RICHARDSON, caused by the haemoflagellate *Cryptobia salmositica* KATZ, 1951. J. Fish Dis. **9**, 431–438, 1986.

JØRGENSEN, P. E. V.: Serological Identification of Egtved Virus (Virus of Viral Haemorrhagic Septicaemia of Rainbow Trout). Symp. Comm. O. I. E. malad. poiss. Stockholm 1968.

JØRGENSEN, P. E. V.: Untersuchungen über das Egtved-Virus, seine Stabilität und Identifizierung. Münch. Beitr. Abw.-, Fischerei-Flußbiol. **18**, 60–71, 1970.

JØRGENSEN, P. E. V.: Egtved virus: demonstration of neutralizing antibodies in serum from artifically infected rainbow trout. J. Fish. Res. Board Can. **28**, 875–877, 1971.

JØRGENSEN, P. E. V.: Egtved virus: antigenic variation in 76 virus isolates examined in neutralization tests and by means of the fluorescent antibody technique. In: Mawdesley-Thomas, L. E., Diseases of fish. p. 330–340, Symp. Zool. Soc. Lond. **30**, Academic Press 1972.

JØRGENSEN, P. E. V.: A study of viral diseases in Danish rainbow trout, their diagnosis and control. A/S. Carl. Fr. Mortensen, Bülowsvej 5C, 1870 København, 1–99, 1974.

JØRGENSEN, P. E. V.: Egtved virus: temperature-dependent immune response of trout to infection with low-virulence virus. J. Fish Dis. **5**, 47–55, 1982.

JØRGENSEN, P. E. V., and KEHLET, N. P.: Infectious pancreatic necrosis (IPN) viruses in Danish trout, their serological and pathogenic properties. Nordisk Vet. Med. **23**, 568–575, 1971.

JØRGENSEN, P. E. V., and MEYLING, A.: Egtved virus: demonstration of virus antigen by the fluorescent antibody technique in tissues of rainbow trout affected by viral hermorrhagic septicemia and in cell cultures infected with Egtved virus. Arch. Virusforsch. **36**, 15–122, 1972.

KAIGE, N., MIYAZAKI, T., and KUBOTA, S. S.: A Histopathological Study of Edwardsiellosis in Tilapia – Experimental Infection. Fish Path. **21**, 95–99, 1986.

KARLSSON, K.-A.: Studies on the hemolysis of *Aeromonas salmonicida*. Nord. Vet. Med. **14**, Suppl. 2, p. 60, 1962.

KARLSSON, K. A.: Serologische Studien von *Aeromonas salmonicida*. Zbl. Bakt. I Orig. **194**, 73–80, 1964.

KARLSON-NORRGREN, L., and RUNN, P.: Cadmium dynamics in fish: pulse studies with 109 Cd in female zebrafish, *Brachydanio rerio*. J. Fish Biol. **27**, 571–581.

KASHIWADA, K., and TESHIMA, S.: Studies on the production of B vitamins by intestinal bacteria of fish. I. Nicotinic acid, pantothenic acid and vitamin B_{12} in carp. Bull. Jap. Soc. Sci. Fish. **32**, 961–966, 1966.

KREIZ, G.: Über die Kiemenfäule der Teichfische. Österr. Fischerei **12**, 17–22, 1959.

KENNEDY, C. R.: Seasonal incidence and development of the cestode Caryophyllaeus Parasitol. **59**, 783–794, 1969.

KETTLER, S.: Histologische Untersuchungen zur Bakteriellen Nierenerkrankung (BKD, Bacterial Kidney Disease) der Salmoniden unter besonderer Berücksichtigung der Äsche *(Thymallus thymallus)*. Diss. Vet. Med. Fak., Univ. München, 1987.

KETTLER, S., PFEIL-PUTZIEN, C., and HOFFMANN R.: Infection of Grayling *(Thymallus thymallus)* with the agent of Bacterial Kidney Disease. Bull. Eur. Ass. Fish Pathol. **6**, 69–71, 1986.

KIELWEIN, G.: Ein Nährboden zur selektiven Züchtung von Pseudomonaden und Aeromonaden. Arch. Lebensmittelhygiene **20**, 131–133, 1969.

KIMURA, T.: A new subspecies of *Aeromonas salmonicida* as an etiological of furunculosis on „Sacurasmasu" *(Oncorhynchus masou)* and pink salmon *(Oncorhynchus gorbuscha)* rearing for maturity. Fish Pathol. Tokyo **3**, 34–44, 45–52, 1969.

KIMURA, T., EZURA, Y., TAJIMA, K., and YOSHIMIZU, M.: Serological diagnosis of bacterial kidney disease of Salomon (BKD): Immunodiffusion test by heat stable antigen extracted from infected kidney. Fish Pathol. **13**, 103–108, 1978.

KIMURA, I., MIYAKE, T., KUBOTA, S., KAMATA, A., MORIKAWA, S., and ITO, Y.: Adenomatous Polyps in the Stomachs of Hatchery – grown Salmonids and other Types of Fishes. Progr. exp. Tumor Res. **20**, 181–194, 1976.

KIMURA, I., SUGIYAMA, T., and ITO, Y.: Papillomatous Growth in Sole from Wakasa Bay Area. Proc. Soc. Exp. Biol. Med. **125**, 175–177, 1967.

KIMURA, T., and YOSHIMIZU, M.: Rapid method for Detection of bacterial kidney disease of Salmon (BKD) by coagglutination of antibody sensitized protein A-containing Staphylococci. Bull. Jap. Soc. Sci. Fish. **47**, 1173–1183, 1981.

KIMURA, T., and YOSHIMIZU, M.: A coagglutination test with antibody-sensitized staphylococci for rapid and simple diagnosis of bacterial kidney disease (BKD). Intern. Symp. Fish Biol. Serodiagnostics and Vaccines, Leetown, W. Va., U.S.A. 1981, Develop. biol. Standard. **49**, 135–148, S. Karger, Basel, 1981.

KIMURA, T., YOSHIMIZU, M., and TANAKA, M.: Fish viruses: Tumor induction in *Oncorhynchus keta* by the Herpesvirus. Japan. Sci. Soc. Press, Tokyo, 59–68, 1981.

KIMURA, T., YOSHIMIZU, M., and TANAKA, M.: Studies on a new virus (OMV) from *Oncorhynchus masou* – I. Characteristics and Pathogenicity. Fish Pathol. **15**, 143–147, 1981.

KIMURA, T., YOSHIMIZU, M., and TANAKA, M.: Studies on a new virus (OMV) from *Oncorhynchus masou* – II. Oncogenic nature. Fish Pathol. **15**, 149–153, 1981.

KIMURA, T., YOSHIMIZU, M., and TANAKA, M.: Susceptibility of different fry stages of representative salmonide species to *Oncorhynchus masou* virus (OMV). Fish Pathol. **17**, 251–258, 1983.

KIMURA, T., SUZUKI, S., and YOSHIMIZU, M.: In vivo antiviral effect of 9-(2-hydroxyethoxymethyl)-guanine on the fish herpesvirus *Oncorhynchus masou* virus (OMV). Antiviral Res. **3**, 93–101, 1983.

KIMURA, T., SUZUKI, S., and YOSHIMIZU, M.: In vitro antiviral effect of 9-(2-hydroxyethoxymethyl)-guanine on experimental infection of chun salmon with *Oncorhynchus masou* virus (OMV). Antiviral Res. **3**, 103–108, 1983.

KINCHELOE, J. W.: The cultivation and drug sensitivity of Myxobacteria isolated from diseased fish. Progr. Fish-Cult. **24**, 119–126, 1962.

KINKELIN, P. DE, and BEAZOTTI, M.: Immunization of rainbow trout against viral hemorrhagic septicemia (VHS) with a thermoresistant variant of the virus. Intern. Symp. Fish Biol.: Serodiognostics and Vaccines, Leetown, W. Va., U.S.A. 1981, Develop. biol. Standard. **49**, 431–439, S. Karger, Basel 1981.

KINKELIN, P. DE, and BEAZOTTI, LE BERRE, M., and BERNARD, J.: Viral hermorrhagic septicemia of rainbow trout: Selection of a thermoresistant virus variant and comparison of polypeptide synthesis with the wild-type virus strain. J. Virol. **36**, 652–658, 1980.

KINKELIN, P. DE, et BESSE, P.: Une épizootie de Necrose Pancreatique dans les cultures des salmonides francaises. Bull. Off. Int. Epizoot. **65**, 999–1010, 1966.

KINKELIN, P. DE, and DORSON, M.: Interferon production in rainbow trout *(Salmo gairdneri)* experimentally infected with Egtved virus. J. Gen. Virol. **19**, 125–127, 1973.

KINKELIN, P. DE, BOOTSMA, R., and GALIMARD, B.: Isolation and Identification of the Causative Agent of „Red Disease“ of Pike (*Esox lucius* L., 1766). Nature **241**, 465–467. 1973.

KINKELIN, P. DE, CHILMONCZYK, S., DORSON, M., LE BERRE, M., and BAUDOUY, A. M.: Some pathogenic facets of rhabdoviral infection of salmonid fish. Munich symposia on Microbiology – Mechanisms of viral pathogenesis and virulence. Ed. P. A. BACHMANN, 357–375, 1979.

KINKELIN, P. DE, TUFFERY, G., LEYNAUD, G., et ARRIGNON, J.: La bucéphalose larvaire a *Bucephalus polymorphus* (BAER, 1827): Pathogénie, epizootiologie, possibilitées d'intervention. Bull. franc. Piscic. **42**, 5–20, 1969.

KINKELIN, P. DE, et LE TURDU, Y.: L'enzootie d'ulcerative dermal necrosis du saumon en Bretagne. Bull. franc. Piscic. **43**, 115–125, 1971.

KINKELIN, P. DE: L'hepatonephrite des salmonidés. Compt. rend. reunion Oct. 1974. La Piscic. Franc. **40**, 42–47, 1974.

KITAMURA, S., SUWA, T., OHARA, S., and NAKAGAWA, K.: Studies on vitamin requirements of rainbow trout. II. The deficiency symptoms of fourteen kinds of vitamin. Bull. Jap. Soc. Sci. Fish. **33**, 1120–1125, 1967.

KITAMURA, S., SUWA, T., OHARA, S., and NAKAGAWA, K.: Studies on vitamin requirements of rainbow trout. III. Requirement for vitamin A and deficiency symptoms. Bull. Jap. Soc. Sci. Fish. **33**, 1126–1131, 1967.

KLINGLER, K.: Die ulcerative Dermal-Nekrose der Salmoniden. Schweiz. Arch. Tierheilkd. **116**, 61–70, 1974.

KLINGLER, K., und MEIER, W.: Was wissen wir über die Ulcerative Dermal-Nekrose (UDN) der Salmoniden? In: Beitr. zur Histophathol. der Fische. Fisch u. Umwelt **4**, 1–14, 1977.

KLONTZ, G. W., and ANDERSON, D. P.: Fluorescent antibody studies of isolates of *Aeromonas salmonicida*. Bull. Off. Int. Epizoot. **69**, 1149–1157, 1968.

KLONTZ, G. W., and ANERSON, D. P.: Oral immunization of salmonids: a review. Sympos. dis. fishes and shellfishes. Amer. Fisheries Soc. spec. Publ. **5**, 16–20, 1970.

KLONTZ, G. W., YASUTAKE, W. T., and ROSS, A. J.: Bacterial disease of the salmonids in the Western United States: Pathogenesis of furunculosis in rainbow trout. Amer. J. Vet. Res. **27**, 1455–1460, 1966.

KOCYLOWSKI, B., ANTYCHOWICZ, J., and ZELAZNY, J.: Studies on the etiology and pathogenesis of carp swimm bladder inflammation. Riv. Ital. Piscic. Ittiopat. **3**, 59–62, 1970.

KOHLMEYER, G., AHNE, W., und THOMSEN, I.: Virus der Infektiösen Pankreasnekrose (IPNV): Vergleichende Untersuchungen über die Plaquegrößen, Virulenz und Immunogenität der IPNV-Subtypen Sp, Ab und He. Tierärztl. Umschau. **41**, 532–541, 1986.

KOLLMANN, A.: *Dactylogyrus extensus* MÜLLER, et v. CLEAVE, 1932 (Trematoda, Monogenoidea) auf Karpfen (*Cyprinus carpio* L.) zum ersten Male in Westdeutschland nachgewiesen. Zool. Anz. **77**, 426–434, 1966.

KOLLMANN, A.: Ein für Westdeutschland neuer *Dactylogyrus* an den Kiemen der Karpfen. Fischwirt **17**, 119–125, 1967.

KOLLMANN, A.: *Gyrodactylus cyprini* n. sp. an *Cyprinus carpio* L. mit einer Bemerkung über die Mechanik der Randhaken. Zool. Anz. **180**, 36–42, 1968.

KOLLMANN, A.: *Dactylogyrus crassus* KULWIEC, 1927 (Trematoda, Monogenoidea) auf den Kiemen von Karpfen. Zool. Anz. **180**, 43–49, 1968.

KOLLMANN, A.: *Dactylogyrus vastator* NYBELIN, 1924 (Trematoda, Monogenoidea) als Krankheitserreger auf den Kiemen des Karpfens (*Cyprinus carpio* L.). 1. Teil. Z. Fischerei NF **18**, 129–150, 1970.

KOLLMANN, A.: *Dactylogyrus vastator* NYBELIN, 1924 (Trematoda, Monogenoidea) als Krankheitserreger auf den Kiemen des Karpfens (*Cyprinus carpio* L.). 2. Teil. Z. Fischerei NF **18**, 259–288, 1970.

KOLLMANN, A.: *Dactylogyrus vastator* NYBELIN, 1924 (Trematoda, Monogenoidea) als Krankheitserreger auf den Kiemen des Karpfens (*Cyprinus carpio* L.). 3. Teil. Z. wiss. Zool. **185**, 1–54, 1972.

Kölbl, O.: Bakterien als Ursache der Erythrodermatitis der Karpfen (Chronische Form der IBW). Österr. Fischerei **13**, 201–205, 1978.

Kölbl, O., und Kainz, E.: Die Verbreitung des Erregers der infektiösen Bauchwassersucht bzw. der Frühjahrsvirämie in den österreichischen Karpfenteichwirtschaften. Österr. Fischerei **30**, 80–83, 1977.

Konovalov, A. P., und Zavjalov, J. K.: Opyt bor'by s filometrozom karpov. Veterinarija **45**, p. 50, 1968.

Koops, H., and Mann, H.: The Caulifower Disease of Eels in Germany. 2. Symp. Comm. O. I. E. malad. poiss. Rep. Nr. 41, München 1965.

Koops, H., Mann, H., Pfitzner, I., Schmidt, O. J., und Schubert, G.: Blumenkohlkrankheit bei Aalen. Arch. Fischereiwiss. **20**, 1–52, 1969.

Körting, W.: Die schädigende Wirkung des Ammoniaks auf Fische. Münch. Beitr. Abw., Fischerei- und Flußbiologie **16**, 38–48, 1969.

Körting, W.: Die Bothriocephalose der Karpfen. Vet.-med. Mschr. **2**, 152–158, 1974.

Körting, W.: The life cycle of Bothriocephalus sp. (Cestoda: Pseudophyllidea) from carp. Proc. 3th intern. Congr. Parasitol. 1618–1619, München 1974.

Körting, W.: Aspekte zum Bandwurmbefall der Fische. In: Die Bedeutung der Parasiten für die Produktion von Süßwasserfischen. Fisch u. Umwelt **1**, 81–87, 1975.

Körting, W.: Der Ammoniakgehalt im Wasser und sein Einfluß auf den Fisch. In: Die Einwirkung von Umweltfaktoren auf die Gesunderhaltung des Fisches. Fisch u. Umwelt. **2**, 111 bis 114, 1976.

Körting, W.: Protozoan parasites associated with swimmbladder inflammation (SBI) in young carp. Bull. Europ. Assoc. Fish Path. **2**, 25–28, 1982.

Körting, W., and Schlotfeldt, H.-J.: Proliferative Kidney Disease (PKD) of rainbow trout in an intensive agriculture unit of Northern Germany. IV th Coprag meeting, Cadiz 1982.

Körting, W.: Larval cyclophyllidean cestodes in carp and tench. Bull. Eur. Ass. Fish Pathol. **4**, 40–41, 1984.

Körting, W., Hoffmann, R., Neukirch, M., und Fuhrmann, H.: Myxosporidien-bedingte Schwimmblasenentzündung bei Karpfenbrut. Berl. Münch. Tierärztl. Wschr. **97**, 99–104, 1984.

Körting, W., und Hermanns, W.: Myxosporidien-Infektionen in der Niere des Karpfens (*Cyprinus carpio* L.) aus niedersächsischen Teichwirtschaften. Berl. Münch. Tierärztl. Wschr. **97**, 255–259, 1984.

Kovács-Gayer, E., Csaba, G., Békési, L., Bucsek, M., Szakolczai, J., and Molnár, K.: Studies on the protozoan etiology of swimm bladder inflammation in common carp fry. Bull. Eur. Ass. Fish Path. **2**, 22–24, 1982.

Kovács-Gayer, E., Csaba, G., Békési, L., Bucsek, M., Szakolczai, J., and Molnár, K.: A pontyivadék úszóhólag-gyulldásának protozoon – etiológiájára vonatkozó viszgálatok. Magyar Allatorvosok Lapja **37**, 405–406, 1982.

Kovács-Gayer, E.: Histopathological studies on protozoan swimm bladder inflammation of common carp fry. Parasit. hung. **16**, 39–46, 1983.

Kozianowski, A.: Untersuchungen über die Bekämpfung von Süßwasserschnecken als Zwischenwirte wichtiger Fischparasiten. Diss. DAL., Berlin 1965.

Kozlowski, F.: Chloromycetin levels in the blood and some tissues of carps in the prophylactic treatment of dropsy. BUll. Vet. Inst. Pulawy **8**, 188–195, 1964.

Krabisch, P.: Ergebnisse der Resistenzprüfung einiger bei Fischen vorkommender Bakteriengruppen. In: Die Einwirkung von Umweltfaktoren auf die Gesunderhaltung des Fisches. Fisch u. Umwelt. **2**, 119–120, 1976.

Krantz, G. E., Reddeclift, J. M., and Heist, C. E.: Development of antibodies against *Aeromonas salmonicida* in trout. J. Immunol. **91**, 757–760, 1963.

Kranz, H.: Proliferationskinetische Untersuchungen an der normalen und der papillomatös entarteten Fischepidermis. Dissertation. Univ. Hamburg, 126 S., 1980.

KRAYBILL, H. F.: Distribution of Chemical Carcinogens in Aquatic Environments. Progr. exp. Tumor Res. **20**, 3–34, 1976.
KRAYBILL, H. F., and SHIMKIN, M. B.: Carcionogenesis related to foods contaminated by processing and fungal metabolites. Advances in Cancer Res. **8**, 191–248, 1964.
KRETZSCHMAR, CH, und DRESENKAMP, B.: Erste Versuche mit dem Festphasen-ELISA zum serologischen Nachweis der Frühjahrsvirämie der Karpfen im Vergleich zum Serumneutralisationstest. Mh. Vet.-Med. **42**, 64–67, 1987.
KREUTZMANN, H. L.: Anleitung zur Durchführung routinemäßiger Blutuntersuchungen an Fischen in der Praxis. Z. Binnenf. **21**, 376–384, 1974.
KREUTZMANN, H. L.: Hämatologische Untersuchungen über die Kiemennekrose des Karpfens *(Cyprinus carpio)*. Z. Binnenf. **23**, 75–82, 1976.
KREUTZMANN, H.-L.: The effects of chloramphenicol and oxytetracycline on haematopoiesis in the European eel *(Anguilla anguilla)*. Aquacult. **10**, 323–334, 1977.
KREUTZMANN, H.-L.: Untersuchungen zur Morphologie des Blutes von europäischen Aal *(Anguilla anguilla)*. I. Die Erythrozyten und ihre Entwicklungsreihe. Folia Haematol. **103**, 226 bis 235, 1976.
KREUTZMANN, H.-L.: Untersuchungen zur Morphologie des Blutes vom europäischen Aal *(Anguilla anguilla)*. IV. Die Thrombozyten und ihre Entwicklungsreihe. Folia Haematol. **105**, 239–247, 1978.
KREUTZMANN, H.-L.: Der Einfluß der lipoiden Leberdegeneration auf das Blutbild bei Forellen (*Salmo gairdneri* RICH.). Folia Haematol. **106**, 585–592, 1079.
KREUTZMANN, H.-L.: Veränderungen des Hämoglobingehaltes, des Hämatokrits und der Erythrozytenzahl von *Anguilla anguilla* nach Erkrankung an Salzwasseraalseuche. Wiss. Z. Univ. Rostock **22**, 721–725, 1978.
KREUTZMANN, H.-L.: Untersuchungen zur Granulopoese. Folia Haematol. **103**, 686–700, 1976.
KREUTZMANN, H.-L.: III. Die Monozyten und die lymphozytäre Reihe. Folia Haematol. **104**, 538–557, 1977.
KREUTZMANN, H.-L., und NASEV, D.: Statistische Untersuchungen zur jahreszeitlichen Variabilität der Blutparameter Hämoglobingehalt, Hämatokrit und Erythrozytenzahl am europäischen Aal (*Anguilla anguilla* L.). Zool. Jb. Physiol. **83**, 420–429, 1979.
KUBU, F.: Heilung der mit *Ichthyophthirius* befallenen Fische durch Malatchitgrün. Dtsch. Fischerei-Ztg. **9**, 290–291, 1962.
KUDENTSOVA, R. A.: On the etiology of carp air bladder disease. Infec. Bol. Ryb i Borba s nimi. **69**, 67–71, 1969.
KUDRJASOVA, J. V.: Vljianie *Bothriocephalus gowkongensis* na pokazateli krovi dvuchletnich. karpov. Doklady RSChA. Moskovskaja sel'skochozjajstvennaja adkademija **163**, 345 bis 349, 1970.
KUHLOW, F.: Bau und Differentialdiagnose heimischer Diphyllobothrium-Plerocercoide. Z. Tropenmed. Parasitol. **4**, 186–202, 1953.
KUHLOW, F.: Untersuchungen über die Entwicklung des Breiten Bandwurmes *(Diphyllobotrium latum)*. Z. Tropenmed. Parasitol. **6**, 213–225, 1955.
KUHN, O., und KOECKE, H. U.: Histologische und cytologische Veränderungen der Fischkieme nach Einwirkung im Wasser enthaltener schädigender Substanzen. Zschr. Zellforsch. **43**, 611–643, 1956.
KULOW, H.: Die Serumproteine der Fische. Dtsch. Fischerei-Ztg. **13**, 379–384, 1966.
KULOW, H.: Eine Schnellmethode zur Bestimmung der Serumproteine von Satzkarpfen. Dtsch. Fischerei-Ztg. **14**, 241–249, 1967.
KULOW, H., und MATTHEIS, TH.: Untersuchungen zur Pathologie und Therapie der Schwimmblasenentzündung des Karpfens. Z. Fischerei NF **17**, 237–261, 1969.
KULOW, H., und MUSSELIUS, V. A.: Zur Ätiologie, Epizootiologie, Prophylaxe und Therapie der Kiemennekrose des Karpfens (Branchioncerosis cyprinorum) Z. Binnenf. **20**, 289–291, 1973.

KULOW, H., und SPANGENBERG, R.: Eigenschaften und Bedeutung der Nitrofurane für die Prophylaxe und Therapie von Fischkrankheiten. Dtsch. Fischerei-Ztg. **16**, 365–371. 1969.

KULOW, H., und SPANGENBERG, R.: Serumspiegel von Antibiotika und Sulfonamiden bei Karpfen nach einmaliger oraler Applikation unter Warmwasserbedingungen. Z. Binnenf. **21**, 161–166, 1974.

KUNZ, J. (Hrsg.): Histopathologie. Berlin 1980.

LAIDLER, L. A.: Detection and identification of the bacterial kidney disease (BKD) organism by the indirect fluorescent antibody technique. J. Fish Dis. **3**, 67–69, 1980.

LALL, S. P., PATERSON, W. D., HINES, J. A., und ADAMS, N. J.: Control of bacterial kidney disease in Atlantic salmon, *Salmo salar* L., by dietary modification. J. Fish Dis. **8**, 113–124, 1985.

LAMERS, C. H. J., DE HAAS, M. J. H., and VAN MUISWINKEL, W. B.: The reaction of the immune system of fish to vaccination: development of imunological memory in carp, *Cyprinus carpio* L., following direct immersion in *Aeromonas hydrophila* bacteria. J. Fish Dis. **8**, 253–262, 1985.

LAMERS, C. H. J., DE HAAS, M. J. H., and VAN MUISWINKEL, W. B.: Humoral response and memory formation in carp after injection of Aeromonas *hydrophila* bacterin. Dev. Comp. Immun. **9**, 65–75, 1985.

LANDOLT, M. L.: *Myxosoma cerebralis:* Isolation and concentration from fish skeletal elements – Trypsin digestion method. J. Fish. Res. Board Can. **30**, 1713–1716, 1973.

LANGDON, J. S., HUMPHREY, J. D., COPLAND, J., CAROLANE, R., GUDKOCS, N., and LANGCASTER, C.: The disease status of Australian salmonids: viruses and viral diseases. J. Fish Dis. **9**, 129 bis 135, 1986.

LANGE, L., och LJUNGBERG, O.: Utbredningen av furunkulos hos fisk i Sverige under aren 1951–1960. Nord. Vet. Med. **14**, 177–191, 1962.

LANZING, J. R.: Observations on malachite green in relation to its application to fish diseases. Hydrobiol. **25**, 426–441, 1965.

LARSEN, H. N., and SNIESZKO, S. F.: Modification of the Microhematocrit Technique with Trout Blood. Trans. Amer. Fish. Soc. **90**, 139–142, 1961.

LARSEN, H. N., and SNIESZKO, S. F.: Comparison of various methods of determination of Hemoglobin in Trout Blood. Progr. Fish-Cult. **23**, 8–11, 1961.

LEDERER, G.: Fischtuberkulose. Der Zool. Garten (N.F.), **15**, 107–121, 1943.

LEHMANN, J., BLÜM, V., MOCK, D., und STÜRENBERG, F.-J.: Die Hypophyse der Regenbogenforelle *(Salmo gairdneri)* als Zellspender zur Herstellung von Primärzellkulturen. Fisch u. Umwelt **9**, 87–92, 1981.

LEHMANN, J., MOCK, D., und STÜRENBERG, F.-J.: Die Erprobung eines neuen Verfahrens zur Herstellung von Antikörpern gegen das Etgved-Virus, dem Erreger der Hämorrhagischen Virusseptikämie der Regenbogenforelle, an der Landesanstalt für Fischerei NW, Albaum. Der Fischwirt **31**/7, 53–55, 1981.

LEHMANN. J., und STÜRENBERG, F.-J.: Haematologisch-serologische Substratuntersuchungen an der Regenbogenforelle (*Salmo gairdneri* RICHARDSON). I. Methodik zur Blutentnahme und Blutuntersuchung bei Fischen. Gew. Abw. **53/54**, 114–132, 1974.

LEHMANN, J., und STÜRENBERG, F.-J.: Haematologisch-serologische Substratuntersuchungen an der Regenbogenforelle (*Salmo gairdneri* RICHARDSON). II. Beschreibung und Darstellung der wichtigsten Zellen in der Blutbildungsstätte und im peripheren Blutgefäßsystem. Gew. Abw. **55/56**, 1–123, 1975.

LEHMANN, J., und STÜRENBERG, F.-J.: Haematologisch-serologische Substratuntersuchungen an der Regenbogenforele (*Salmo gairdneri* RICHARDSON). III. Normalwerte des Haematogramms unter Berücksichtigung alters- und jahreszeitlich bedingter Schwankungen. Gew. Abw. **59**, 1–32, 1976.

LEHMANN, J., und STÜRENBERG, F.-J.: Techniken zur Blutentnahme bei Süßwassernutzfischen. Fisch u. Umwelt **8**, 77–88, 1980.

LEHMANN, J., und STÜRENBERG, F.-J.: Die Auswertbarkeit von Blutparametern und Methoden zu ihrer Bestimmung in der Fischtoxikologie. Fisch u. Umwelt **9**, 25–50, 1981.

LEHMANN, J., und STÜRENBERG, F.-J.: Studie zum Blutbild der Kliesche (*Limanda limanda* L.). Arch. Fisch. Wiss. **37**, 1–10, 1986.
LEISEGANG, M: Tetraminkupfersulfat – ein Mittel gegen *Gyrodactylus*. Z. Binnenf. **21**, 182–184, 1974.
LETEUX, F., and MEYER, F. P.: Mixtures of malachite green and formalin for controlling *Ichthyophthirius* and other protozoa parasites of fish. Progr. Fish-Cult. **34**, 21–26, 1972.
LIEBMANN, H.: Handbuch der Frischwasser- und Abwasserbiologie, Bd. 2. Gustav Fischer Verlag, Jena 1960.
LIEBMANN, H., OFFHAUS, K., und RIEDMÜLLER, S.: Elektrophoretische Blutuntersuchungen bei normalen und bauchwassersuchtkranken Karpfen. Allg. Fischerei-Ztg. **85**, 502–505, 1960.
LIEBMANN, H., OFFHAUS, K., und RIEDMÜLLER, S.: Elektrophoretische Blutuntersuchungen bei normalen und bauchwassersuchtkranken Karpfen. Schweiz. Zschr. Hydrobiol. **22**, 507 bis 517, 1960.
LIEDER, U.: Über Schädigung von Fischeiern durch Sauerstoffmangel. Dtsch. Fischerei Ztg. **10**, 308–311, 1955.
LITZBARSKI, H.: Der Einfluß der Wassertemperatur auf das Blutbild des Karpfens *(Cyprinus carpio)*. Z. Binnenf. **21**, 272–275, 1974.
LJAJMAN, E. M., und SPOLJANSKAJA, A. S.: Einige neue Tatsachen zur Klinik und Epizootiologie der Rotseuche des Karpfens. Rybn. Chozjajstvo **4**, 38–41, 1949.
LJAMKIN, D. N.: Effektivität der Applikation des Medizinalfutters mit Furazolidon und Methylenblau bei der Bekämpfung der Bauchwassersucht des Karpfens (russ.). Vses. Sympos. infeke. Bolez. Ryb., VASCHNIL **1**, 39–40, 1972.
LJUNGBERG, O.: Epizootiological and Experimental Studies of Skin Tumors in Northern Pike (*Esox lucius* L.) in the Baltic Sea. Progr. exp. Tumor Res. **20**, 156–165, 1976.
LJUNBERG, O., LANGE, J.: Skin tumors of Northern Pike (*Esox lucius* L.). I. Sarcoma in a baltic Pike Population. 3. Symp. Comm. O. I. E. malad. poiss. Rep. Nr. 16 (1), Stockholm 1968.
LOM, J., KÖRTING, W., and DYKOVA, I.: Light and electron microscope redescription of *Sphaerospora tincae* PLEHN, 1925 and *S. galinae* EVLANOV, 1981 (Myxosporea) from the tench, *Tinca tinca* L. Protistol. **XXI**, 487–497, 1985.
LOWE-JINDE, L.: Observations of rainbow trout, *Salmo gairdneri* RICHARDSON, infected with *Cryptobia salmositica*. J. Fish Biol. **17**, 23–30, 1980.
LUCKY, Z.: Pathological changes with posthodiplostomosis of fish fry. Acta vet. **39**, 51–66, 1970.
LUCKY, Z.: Diplostomoza a tylodefoza ryb v jihomoravskych prirodnich rezervacich. Vet. Med. **18**, 751–757, 1973.
LÜDEMANN, D., und KAYSER, H.: Beiträge zur Toxizität von grenzflächenaktiven Substanzen (Detergenzien) für Fische. Z. angew. Zool. **50**, 229–238, 1963.
LÜDEMANN, D., und NEUMANN, H.: Versuche über die akute toxische Wirkung neuzeitlicher Kontaktinsektizide auf einsömmerige Karpfen (*Cyprinus carpio* L.). Zschr. angew. Zool. **47**, 11–33, 1960.
LÜHMANN, M., und MANN, H.: Beobachtungen über die Blumenkohlkrankheit der Aale. Arch. Fischereiwiss. **7**, 229–239, 1956.
LUCOWICZ, M. VON: Wirkung des *p*H-Wertes auf das Malachitgrün. Fischwirt **16**, 175–179, 1966.
LUCOWICZ, M. VON: Zur Anwendung von Masoten, Ein Beitrag zur Bekämpfung von Fischparasiten. Allg. Fischerei-Ztg. **98**, 146–147, 1973.
LUKOWICZ, M. VON: Der Eisengehalt im Wasser und seine Wirkung auf den Fisch. In: Die Einwirkung von Umweltfaktoren auf die Gesunderhaltung des Fisches. Fisch u. Umwelt **2**, 85 bis 92, 1976.
LUNGER, PH. D., RHOADS, B. I., WOLF, K., and MARKIW, M. E.: Thin-Sektion electron microscoy of mature *Myxosoma cerebralis (Myxosporidea)* spores. J. Parasitol. **61**, 476–480, 1975.
MCALLISTER, P. E., FRYER, J. L, and PILCHER, K. S., Further Characterization of Infectious

Hematopoetic Necrosis Virus of Salmonid Fish (Oregon Strain). Arch. ges. Virusforsch. **44,** 270–279, 1974.
McAllister, P. E., Nagabashi, T., and Wolf, K.: Viruses of Eels with and without Stomatopapillomas. Ann. N. Y. Acad. Sci **298,**, 233–244, 1977.
McAllister, P. E., Liderding, B. C., Herman, R. L., Hoyer, I. C., and Hankins, J.: Viral Diseases of Fish: First Report of Carp Pox in Golden Ide *(Leuciscus idus)* in North America. J. Wildl. Dis. **21,** 199–204, 1985.
McArthur. J. I., Thomson, A. W., and Fletcher, T. C.: Aspects of leucocyte migration in the plaice, *Pleuronectes platessa* L. J. Fish Biol. **27**, 667–676, 1985.
McCain, B. B., Pierce, K. V., Wellings, S. R., and Miller, B. S.: Hepatomas in Marine Fish from an urban Estuary. Bull. Environm. Cont. Tox. **18**, 1–2, 1977.
McCarthy, D. H.: Fish furunculosis. J. Inst. Fisheries Management **6**, 13–18, 1975.
McCarthy, D. H.: Fish furunculosis caused by *Aeromonas salmonicida* var. *achromogenes.* J. Wildl. Dis. **11,** 489–493, 1975.
McCarthy, D. H.: Detection of *Aeromonas salmonicida* antigen in diseased fish tissue. J. gen. Microbiol. **86,** 384–386, 1975.
McCarthy, D. H.: *Vibrio* disease in eels. J. Fish Biol. **8,** 317–320, 1976.
McCarthy, D. H., and Rawle, C. T.: The rapid serological diagnosis of fish furunculosis caused by „smooth“ and „rough“ strains of *Aeromonas salmonicida* J. gen. Micxrobiol. **86,** 185–187, 1975.
McCarthy, D. H., Stevenson, J. P., and Roberts, M. S.: Vibriosis in Rainbow Trout. J. Wildl. Dis. Ames, Jowa **10,** 2–4, 1974.
McCoy, R. H., and Pilcher, K. S.: Peptone beef extract glycogen agar, a selective and differential *Aeromonas* medium. J. Fish. Res. Board Can. **31,** 1553–1555, 1974.
McCracken, A., Fidgeon, S., O'Brien, J. J., and Anderson, D.: An investigation of antibiotic and drug residues in fish. J. Appl. Bact. **40**, 61–66, 1976.
McCraw, B. M.: Furunculosis of fish. Spec. Sci. Rep. Fisheries **84,** 1–87, 1952.
McKnight, I. J.: Sarcoma of the Swimbladder of Atlantic Salmon (*Salmo solar* L.). Aquacult. **13**, 55–60, 1978.
MacLean, D. G.: A simplified procedure for detecting *Myxosoma cerebralis* (Whirling disease) spores in large lots of fish. Progr. Fish-Cult. **33**, 203, 1971.
Machová, J., and Svoboda, Z.: Evaluation of four types of malachite green as to acute toxicity to fish. Prace VURH, Vodn. **13,** 41–49, 1984.
Majeed, S. K., Gobinath, C., and Jolly, D. W.: Pathology of spontaneous tuberculosis and pseudotuberculosis in fish. J. Fish Dis. **4**, 507–512, 1981.
Majeed, S. K., and Gopinath, C.: Cutaneous tuberculosis in the carp, *Cyprinus carpio*. J. Fish Dis. **6**, 313–316, 1983.
Major, R. D., McCraren, J. R., and Smith, C. E.: Histopathological changes in channel catfish *(Ictalurus punctatus)* experimentally and naturally infected with channel catfish virus disease. J. Fish. Res. Board Can. **32**, 563, 1975.
Mallatt, I.: Fish gill structural changes induced by toxicants and other irritants: a statistical review. Can. J. Fish. Aquat. Sci. **42**, 630–648, 1985.
Malsberger, R. G., and Cerrni, C. P.: Characteristics of infectious pancreatic necrosis virus. J. Bact. **86,** 1283–1287, 1963.
Malsberger, R. G., and Cerrni, C. P.: Multiplication of infectious pancreatic necrosis virus. Ann. N. Y. Acad. Sci. **126**, 320–327, 1965.
Mann, H.: Die Einwirkung von Chlor auf Fische und Fischnährtiere. DATZ **3**, 119, 1950.
Mann, H.: Ein einfaches und billiges Mittel zur Entchlorung von gechlortem Leitungswasser, Fischw. **1**, 255–256, 1951.
Mann, H.: *Lernaeocera branchialis (Copepoda parasitica)* und seine Schadwirkung bei einigen Gadiden. Arch. Fischereiwiss. **4**, 133–144, 1952/53.
Mann, H.: Die Einwirkung von grenzflächenaktiven Waschmitteln auf Fische und Fischnährtiere. Arch. Fischereiwiss. **6**, 131–137, 1955.

MANN, H.: Neben- und Nachwirkungen von Medizinalfutter bei Fischen. Fischwirt **23**, 101–104, 1973.
MANN, H.: Die Kiemennekrose bei Karpfen. Allg. Fischerei-Ztg. **1**, 39, 1975.
MARGOLIS, L.: Ulcer disease and furunclosis in a Quebec trout hatchery. Canad. Fish-Cult. **15,** 2, 1954.
MARKEWITSCH, A. P.: Parasitische Copepoden und Branchiuren des Aralsees, nebst systematischen Anmerkungen über die Gattung *Ergasilus* NORDMANN. Zool. Anz. **96,** 121–143, 1931.
MARKIEWICZ, F: Zakazne schorenie pecherza plawnego karpi. Med. Weterin. **22,** 16–17, 1966.
MARKING, L. L., BILLS, T. D., and CHANDLER, J. H.: Toxicity of furanace to fish aquatic invertebrates, frog eggs and larvae. U.S. Wildl. Serv. Invest. Fish. Contr. **76**, 1–6, 1977.
MARKING, L. L., and DAWSON, V. K.: Investigations in Fish Control. **67.** Method for Assessment of Toxicity or Efficacy of Mixtures of Chemicals. U. S. Dept. Int. Fish Wildl. Serv. Rep. La Crosse, Wisconsin 1975.
MARKIW, M. E., and WOLF, K.: *Myxosoma cerebralis:* Isolation and Concentration from Fish Skeletal Elements – Sequential Enzymatic Digestions and Purification by Differential Centrifugation. J. Fish. Res. Board Can. **31,** 15–20, 1974.
MARKIW, M. E., and WOLF, K.: *Myxosoma cerebralis:* Comparative Sensitivity of Spore Detection Methods. J. Fish Res. Board Can. **31,** 1597–1600, 1974.
MARKIW, M. E.: Salmonid Whirling Discease: dynamics of experimental production of the infective stage – the triactinomyxon spore. Can. J. Fish. Aquat. Sci. **43**, 521–526, 1986.
MARTIN, R. L.: Comparision of effects of concentrations of malachite green and acriflavine on fungi associated with dicased fish. Progr. Fish-Cult. **30**, 153–158, 1968.
MATTHEIS, TH.: d-Chloronitrin als Heilmittel bei bakterieller Flossenfäule. Aqu. Terr. **8**, p. 212, 1961.
MATTHEIS, TH.: Das Vorkommen von *Vibrio anguillarum* in Ostseefischen. Z. Fischerei **12** N. F., 259–263, 1964.
MATTHEIS, TH.: Ökologie der Bakterien im Darm von Süßwassernutzfischen. I. Familie *Pseudomonadaceae*, Gattung *Pseudomonas.* Z. Fischerei **12** N. F., 507–535, 1964.
MATTHEIS, TH.: Ökologie der Bakterien im Darm von Süßwassernutzfischen. II. Familie *Pseudomonadaceae*, Gattung *Aeromonas*, Familie *Achromobacteriaceae*, Gattung *Achromobacter, Flavobacterium.* Z. Fischerei **12** N. F., 537–559, 1964.
MATTHEIS, TH.: Ökologie der Bakterien im Darm von Süßwassernutzfischen. III. Familie *Enterobacteriaceae*, Gattung *Escherichia*, *Aerobacter*, *Paracolobactrum*, *Proteus.* Z. Fischerei **12** N. F., 561–580, 1964.
MATTHEIS, TH.: Ökologie der Bakterien im Darm von Süßwassernutzfischen. IV. Familie *Corynebacteriaceae*, Gattung *Corynebacterium*, Familie *Bacillaceae*, Gattung *Bacillus.* Z. Fischerei **12** N. F., 581–600, 1964.
MATTHEIS, TH.: Vergleichende Untersuchungen an *Aeromonas* und *Paracolobactrum-Stämmen.* Zbl. Bakt. 2. Abt. **118**, 117–133, 1964.
MATTHEIS, TH.: Die Bakterienflora des Karpfens *(Cyprinus carpio)* und ihre Bedeutung für die Teichwirtschaft. Verh. int. Ver. Limnol. **16**, 1449–1453, 1966.
MATTHEIS TH.: Zur Desinfektion von Teichböden. Z. Fischerei **14**, N. F., 337–346, 1966.
MATTHEIS, TH.: Kiemennekrose des Karpfens. Z. Binnenf. **20**, 356–359, 1973.
MATTHEIS, TH., und GLÄSER, H. J.: *Gyrodactylus sprostonae* LING MOEN als Krankheitserreger beim Karpfen *(Cyprinus carpio)*. Dtsch. Fisch-Ztg. **17,** 256–264, 1970.
MATTHEIS, TH., und ODENING, K.: Massenbafall von Graskarpfen *(Ctenopharyngodon idella)*. mit Metacercarien von *Apharyngostrigea cornu.* Dtsch. Fisch.ztg. **15**, 246–250, 1968.
MATTHEIS, TH., und ODENING, K.: Die Metacercarie von *Apharyngostrigea cornu* bei Graskarpfen *(Ctenopharyngodon idella)* in der Deutschen Demokratischen Republik. Z. Fischerei N. F., **17**, 481–496, 1969.
MATTHEIS, TH. und SPANGENBERG, R.: *Khawia sinensis* HSÜ 1935, als Parasit des Karpfens *(Cyprinus carpio)* in der DDR. Z. Binnenf. **21**, 172–179, 1974.
MAWDESLEY-THOMAS, L. E.: Diseases of Fish. p. 1–380, Academic Press, London 1972.

MAWDESLEY, THOMAS, L. E., and BUCKE, D.: Squamous cell carcinoma in a gudgeon (*Gobio gobio* L.). Path. vet. **4**, 484–489, 1967.
MAYR, A., BACHMANN, P. A., BIBRACK, B., und WITTMANN, G.: Virologische Arbeitsmethoden, Bd. I. VEB Gustav Fischer Verlag, Jena 1974.
MAYER, P.: Die Rolle von Makrophagen in der Abwehr von Infektionskrankheiten. Wien. Tierärztl. Mschr. **71**, 345–353, 1984.
MEEKS, M. V.: The Genus *Aeromonas:* Methods for identification. Amer. J. Med. Techn. 361–378, 1963.
MEIER, W., and JØRGENSEN, P. E. V.: A rapid and specific method for the diagnosis of viral hemorrhagic septicemia (VHS) or rainbow trout. Riv. Ital. Piscic. Ittiop. **10**, 11–18, 1975.
MEIER, W., and JØRGENSEN, P. E. V.: Egtved virus: Characteristics of a virus strain isolated from pike fry (*Esox lucius* L.). Nord. Vetmed. **31**, 484–485, 1979.
MEIER, W., and PFISTER, K.: Viral Hemorrhagic Septicemia (VHS) in Pike (*Esox lucius* L.): Clinical, macroscopic, histological and electronmicroscopical findings; Direct visualization of the Egtved-virus. Schweiz. Arch. Tierheilk. **123**, 37–49, 1981.
MEIER, W.: Virale Haemorrhagische Septikaemie: Empfänglichkeit und epizootiologische Rolle des Hechtes (*Esox lucius* L.). Zschr. Angew. Ichth. **1**, 171–177, 1985.
MEIER, W., AHNE, W., and JØRGENSEN, P. E. V.: Fish viruses: Viral haemorrhagic septicaemia in white fish (*Coregonus* sp.). J. Appl. Ichth. **2**, 181–186, 1986.
MEYER, F. P.: A new control for the Anchor Parasite *Lernaea cyprinacea.* . Progr. Fish-Cult. **28**, 33–39, 1966.
MEYER, F. P., and BULLOCK, G. L.: *Edwardsiella tarda*, a new pathogen of channel catfish *(Ictalurus punctatus).* Appl. Microbiol. **25**, 155–156, 1973.
MEYER, F. P., and HOFFMANN, G.: Parasites and diseases of warmwater Fishes. U.S. Dept. Int. Fish Wildl. Serv. Res. Publ. **127**, 1–20, 1976.
MEYER, F. P., and JØRGENSEN, T. A.: Teratological and other effects of malachite green on development of rainbow trout and rabbits. Trans. Amer. Fish. Soc. **112**, 818–824, 1983.
MEYERS, T. R., HAUCK, A. K., BLANKENBECKLER, W. D., and MINICUCCI, T.: First report of viral erythrocytic necrosis in Alaska, USA, associated with epizootic mortality in Pacific herring, *Clupea harengus pallasi* (VALENCIENNES). J. Fish Dis. **9**, 479–491, 1986.
MIEGEL, H.: Entzündung des Afters und des Darms bei Regenbogen- und Bachforellen infolge von Fütterung mit Abwasserzuckmückenlarven. Z. Fischerei **31**, 163–166, 1933.
MIEGEL, H.: Schwimmblasenentzündung bei einem Karpfen. Z. Fischerei **31**, 163–166, 1933.
MIGUS, D. O., and DOBOS, P.: Effect of Ribavirin on the replication of infectious pancreatic necrosis virus in fish cell cultures. J. gen. Virol. **47**, 47–57, 1980.
MIRLE, CH., NICKEL, S., SCHULTKA, H., und HILTNER, R.: Untersuchungen zu Vorkommen, Epizootiologie, Schadwirkung und Bekämpfung der Larven-Triaenophorose der Regenbogenforelle. Mh. Vet.-Med. **40**, 138–142, 1985.
MIRLE, CH., BOCKLISCH, H., ENGELHARDT, A., FREUDENBERG, K., und HILTNER, R.: Untersuchungen zum ätiologischen Agens der Erythrodermatitis des Karpfens. Mh. Vet.-Med. **41**, 559–562, 1986.
MITCHELL, A. J., and HOFFMANN, G. L.: Important tapeworms of North American freshwater fishes. Fish Wildl. Serv. Fish Dis. Leafl. **59**, 1–18, 1980.
MIYAZAKI, T.: Histopathological study on bacterial infections in fishes. Bull. Fac. Fish., Mie Univ. **7**, 63–149, 1980.
MIYAZAKI, T., and EGUSA, S.: Histopathological studies of red spot disease of the Japanes eel *(Anguilla japonica).* – I. Natural infection. Fish Pathol. **12**, 39–49, 1977.
MIYAZAKI, T., JO, Y., KUBOTA, S. S., and EGUSA, S.: Histopathological studies on vibriosis of the Japanese eel *(Anguilla japonica)* – I. Natural Infection. Fish Pathol. **12**, 163–170, 1977.
MIYAZAKI, T., and KUBOTA, S. S.: Studies on Ichthyophonus Disease of Fishes – I. Rainbow trout fry. Bull. Fac. Fish., Mie Univ. **4**, 45–56, 1977.
MIYAZAKI, T., and KUBOTA, S. S.: Studies on Ichthyophonus Disease of fishes – II. Yeraling rainbow trout – clonic infection. Bull. Fac. Fish., Mie Univ. **4**, 57–65, 1977.

MIYAZAKI, T., and KUBOTA, S. S.: Histopathological study on vibriosis of the salmonids. Fish Pathol. **12**, 93–98, 1977.
MIYAZAKI, T., KUBOTA, S. S., and MIYASHITA, T.: A Histopathological Study of *Pseudomonas fluorescens* Infection in *Tilapia*. Fish Path. **19**, 161–166, 1984.
MIYAZAKI, T.: A Histopathological Study on Viral Encephalitis of European Eel. Bull. Fac. Fish. Mie Univ. **12**, 35–44, 1985.
MIYAZAKI, T., and JO, Y.: Studies on Ichthyophonus Disease of Ayu. Fish Path. **20**, 45–48, 1985.
MIYAZAKI, T., and JO, Y.: A Histopathological Study of Motile Aeromonad Disease in Ayu. Fish Path. **20**, 55–59, 1985.
MIYAZAKI, T., and and KAIGE, N.: A Histopathological Study on Motile Aeromonad Disease of Crucian Carp. Fish Path. **21**, 181–185, 1985.
MIYAZAKI, T., KAIGE, N.: Comparative Histopathology of Edwardsiellosis in Fishes. Fish Path. **20**, 219–227, 1985.
MIYAZAKI, T., and PLUMB, J. A.: Histopathology of *Edwardsiella ictaluri* in channel catfish, *Ictalurus punctatus* (RAFINESQUE). J. Fish Dis. **8**, 389–392, 1985.
MIYAZAKI, T., TSUDA, A., and KUBOTA, S. S.: Studies on Nutritional Myopathy Syndrome in Cultured Fishes – IX. Histopathology of Carp fed Brown Meal. Bull. Fac. Fish. Mie Univ. **12**, 131–137, 1985.
MIYAZAKI, T., and PLUMB, J. A.: A Histopathological Study on a Natural Case of Broken-Back Syndrome of the Channel Catfish. Bull. Fac. Fish. Mie Univ. **13**, 11–16, 1986.
MIYAZAKI, T., ROGERS, W. M., and PLUMB, J. A.: Histopathological Studies on Parasitic Protozoan Diseases of the Channel Catfish in the United States. Bull. Fac. Fish. Mie Univ. **13**, 1 bis 9, 1986.
MIZUHASHI, F., MIYAZAKI, T., FUNAHASHI, N., and KUBOTA, S. S.: Studies on tumor and tumor-like nodules of fishes – II. Nephroblastoma of rainbow trout. Fish Pathol. **13**, 173–178, 1979.
MIZUHASHI, F., MIYAZAKI, T., KUBOTA, S. S., and KAMATA, T.: Studies on tumor and tumor-like nodule of fishes I. Melanoma of a cultured rainbow trout. Fish Pathol. **12**, 243–246, 1978.
MOLNÁR, G.: Methode der Blutentnahme für haematologische Untersuchungen bei Fischen. Z. Fischerei **9**, 101–106, 1960.
MOLNÁR, K.: Life history of *Philometra ovata* (ZEDER, 1803) and *Ph. rischta* SKRJABIN, 1917. Acta vet. Acad. Sci. hung. **16**, 227–241, 1966.
MOLNÁR, K.: Die Wurmkrankheit (Ancylodiscoidose) des Welses *(Silurus glanis)*. Z. Fischerei Hilfswiss. N. F., **18**, 31–41, 1968.
MOLNÁR, K.: An attempt to treat fish bothricocephalosis with Devermin. Acta vet. Acad. Sci. hung. **20**, 325–331, 1970.
MOLNÁR, K.: Studies on gill parasitosis of the grass-carp *(Ctenopharyngodon idella)* caused by *Dactylogyrus lamellatus* ACHMEROW, 1952. I. Morphology and biology of *Dactylogyrus lamellatus*. II. Epizootiology. III. Therapie and control. Acta vet. Sci. hung. **21**, 267–382, 1971.
MOLNÁR, K.: and KOVÁCS-GAYER, E.: The pathogenicity and development within the host fish of *Myxobolus cyprini* DOFLEIN, 1898. Parasitol. **90**, 549–555, 1985.
MOORE, E.: The life-history of *Octomitus salmonis*, an intestinal flagellate of trout. Anat. Res. **26**, 358–359, 1923.
MOSS, H. L., and GRAVELL, M.: Ultrastructure and Sequential Development of Infectious Pancreatic Necrosis Virus. J. Virol. **3**, 52–68, 1969.
MRSIC, W.: Die Gasblasenkrankheit der Fische. Ursache, Begleiterscheinungen und Abhilfe. Z. Fischerei **31**, 29–67, 1933.
MULCAHY, D., BURKE, J., PASCHO, R., and JENES, C. K.: Pathogenesis of infectious hematopoetic necrosis virus in adult sockeye salmon *(Oncorhynchus nerka)*. Can. J. Fish. Aqu. Sci. **39**, 1144–1149, 1982.
MULCAHY, M. F.: Serum protein changes in UDN-infected salmon. A possible method of diagnosis. J. Fish-Biol. **1**, 333–338, 1969.

MULCAHY, M. F.: Serum protein changes in ulcerative dermal necrosis of trout (*S. trutta* L.). J. Fish-Biol. **3**, 199–203, 1971.
MULCAHY, M. F.: Epizootiological Studies of Lymphomas in Northern Pike in Ireland. Progr. exp. Tumor Res. **20**, 129–140, 1976.
MULCAHY, D., PASCHO, R. J., and JENES, C. K.: Detection on infectious haematopoietic necrosis virus in river water and demonstration of waterborne transmission. J. Fish Dis. **6**, 321–330, 1983.
MULCAHY, D., JENES, C. K., and PASCHO, R.: Appearance and Quantification of Infectious Hematopoietic Necrosis Virus in Female Sockeye Salmon *(Oncurhynchus nerka)* During Their Spawning Migration. Arch. Vir. **80**, 171–181, 1984.
MULCAHY, D., and PASCHO, R. J.: Vertical transmission of infectious haematopoietic necrosis virus in sockey salmon, *Oncorhynchus nerka* (WALBAUM): isolation of virus from dead eggs and fry. J. Fish Dis. **8**, 393–396, 1985.
MULCAHY, D., and WOOD, J.: A natural epizootic of infectious haematopoietic necrosis in imported Atlantic salmon, *Salmo salar* L., reared in the enzootic region. J. Fish Dis. **9**, 173–175, 1986.
MULCAHY, D., and BATTS, W.: Infectious haematopoietic necrosis virus detected by separation and incubation of cells from salmonid cavity fluid. Can. J. Fish. Aquat. Sci. **44**, 1071 bis 1075, 1987.
MUNRO, A. L.: UDN a disease of migratory salmonid fishes in the rivers of the British Islets. Biol. Conservat. **2**, 129–132, 1970.
MUNRO, A. L. S., LIVERSIDGE, J., and ELISON, K. G. R.: The distribution and prevalence of infectious pancreatic necrosis virus in wild fish in Loch Awe. Proc. Royal Soc. Edinb. (B) **75**, 223–232, 1976.
MUROGA, K.: Studies on *Vibrio anguillarum* and *V. anguillarum* infection. J. Fac. Fish and Animal Husbandry. Hiroshima Univ. Fukuyama **14**, 101–215, 1975.
MURPHY, T.: Panel 7 review: Ulcerative dermal necrosis (UDN) of salmonids. EIFAC Techn. Pap. **17**, Suppl. 2, 201–207, 1973.
MUSSELIUS, V. A., IVANOVA, N. S., und LAPTEV, V. I.: Furazolidon izlecivaet karpov ot kokcidioza Rybovodstvo i rybolovstvo. **8**, 20–21, 1965.
MUSSELIUS, V. A., und FILIPPOVA, N. T.: Ispytanie novych preparatov dlja borby s ichtioftiriozom v prundovych chozjajstvach. Voprosy prudovogo rybovodstva, **16**, 288–301, 1969.
MUSSELIUS, V. A., und LAPTEV, V. I.: Patologistologiceskaja kartina pri cestodozach prudovych ryb. Probl. Parasitol. **2**, 255–257, 1969.
NAGABAYASHI, T., WOLF, K., ANDERSON, D.P., and QUIMBY, M.C.: Characterization of EV-1 a new virus isolated from the eel *(Anguilla anguilla)*. Abstr. Ann. Meet. Amer. Soc. Microbiol. p. 254, 1976.
NEGELE, R.-D.: Fischegel als Schädlinge und Krankheitserreger. In: Die Bedeutung der Parasiten für die Produktion von Süßwasserfischen. Fisch u. Umwelt **1**, 123–126, 1975.
NEHRING, D.: Über einen neuen hochempfindlichen Zinknachweis im Abwasser. Z. Fischerei **10** N. F., 379–381, 1961.
NEHRING, D.: Wäschereiabwässer und Fische. Dtsch. Fisch.ztg. **9**, 46–51, 1962.
NEHRING, D.: Fischsterben – Ursachen und erforderliche Maßnahmen. Dtsch. Fisch.ztg. **10**, 65–96, 1963.
NEHRING, D.: Die Schadwirkung von Kupfersulfat, Zinksulfat, Kaliumzyanid, Ammoniak und Phenol gegenüber Karpfen *(Cyprinus carpio)* vom Wasser her und nach peroraler Applikation. Z. Fischerei **12** N. F., 717–724, 1964.
NEHRING, D.: Untersuchungen über die Toxizität neuer Pflanzenschutzmittel und Abwasserstoffe gegenüber Fischen. Z. Fischerei **14** N. F., 1–9, 1966.
NELSON, D. S., and GECZY, C. L.: Lymphokines, Monokines, and other Cytokines. Aust. NZ. J. Med. **15**, 285–290, 1985.
Neoplasms and Related Disorders of Invertebrate and Lower Vertebrate Animals. Nat. Cancer. Inst. Monograph **31**, 1–260, 1969.

Neukirch, M.: An experimental study of the entry and multiplication of viral haemorrhagic septicaemia virus in rainbow trout, *Salmo gairdneri*, Richardson, after water-borne infection. J. Fish Dis. **7**, 231–234, 1984.

Neukirch, M.: Virale Hämorrhagische Septikämie (VHS) bei Regenbogenforellen (*Salmo gairdneri* Rich.): Einfluß von Wassertemperatur und Körpergewicht auf die Mortalität nach experimenteller Infektion über das Wasser. Berl. Münch. Tierärztl. Wschr. **97**, 329 bis 332, 1984.

Neukirch, M., and Glass, B.: Some Aspects of Virus Shedding by Rainbow Trout (*Salmo gairdneri* Rich.) After Waterborne Infection with Viral Haemorrhagic Septicaemia (VHS) Virus. Zbl. Bakt. Hyg. A **257**. 433–438, 1984.

Neukirch, M.: Uptake, Multiplication, and Excretion of Viral Haemorrhagic Septicaemia Virus in Rainbow Trout *(Salmo gairdneri)*. Fish and Shellfish Path. **30**, 295–300, 1985.

Neukirch, M.: Demonstration of Persistent Viral Haemorrhagic Septicaemia Virus in Rainbow Trout after Experimental Waterborne Infection. J. Vet. Med. B **33**, 471–476, 1986.

Nicholson, B. L., and Pochebit, S.: Antigenic analysis of infectious pancreatic necrosis viruses (IPNV) by neutralization kinetics. Intern. Symp. Fish Biol.: Serodiagnostics and Vaccines. Leetown,. W. Va., U.S.A. 1981, Develop. biol. Standard **49**, 35–41, S. Karger, Basel 1981.

Nigrelli, R. F.: The morphology, cytology and life of *Oodinium ocellatum* Brown, a Dinoflagellate parasite on marine fishes. Zoologica **21**, 129–164, 1936.

Nigrelli, R. F.: Causes of Diseases and Death of Fishes in Captivity. Zool. **28**, 203–216, 1943.

Nigrelli, R. F.: Spontaneous neoplasma in fishes. II. Fibrocarcinoma – like growth in the stomach of *Borophryne apogon*. Regan, a deap – sea ceratioid fish. Zoologica **31**, 183–184, 1947.

Nigrelli, R. F.: Spontaneous neoplasma in fishes. III. Lymphosarcoma in *Astynax* and *Esox*. Zoologica **32**, 101–108, 1947.

Nigrelli, R. F.: Hyperplastic epidermal disease in the bluegill sunfish, *Lepomis marcrochirus* Rafinesque. Zoologica **33**, 133–136, 1948.

Nigrelli, R. F.: Lip tumors in fishes kept in captivity. Cancer Res. **2**, p. 272, 1951.

Nigrelli, R. F.: Spontaneous neoplasma in fishes. IV. Thyroid tumors in marine fishes. Zoologica **37**, 185–189, 1952.

Nigrelli, R. F.: Virus and tumors in fishes. Ann. N. Y. Acad. Sci. **45**, 1076–1092, 1952.

Nigrelli, R. F.: Two diseases of the *Neon Tetra (Hyphessobrycon innesi)*. Aqua J. **24**, 203 bis 208, 1953.

Nigrelli, R. F.: Tumors and other atypical cell growth in temperate freshwater fishes of North America. Trans. Amer. Fish. Soc. **83**, 262–296, 1954.

Nigrelli, R. F., Pokorny, K.S., and Ruggieri, G. D.: Notes on *Ichthyophthirius multifiliis*, a Ciliate parasitic on Fresh-Water Fishes, with some remarks on possible physiological races and species. Trans. Amer. Microscop. Soc. **95**, 607–613, 1976.

Nigrelli, R. F., Ross, F., and Ruggieri, G. D.: Studies on virus diseases of fishes. Spontaneous and experimentally induced cellular hypertrophy (Lymphocystis disease) in fishes of the New York aquarium, with a report of new cases and an annotated bibliography. Zoologica **50**, 83–96, 1965.

Nigrelli, R. F., and Vogel, H.: Spontaneous tuberculosis in fishes and in other coldblooded vertebrates with special reference to *Mycobacterium fortuitum* Crutz from fish and human lesions. Zoologica **48**, 131–144, 1963.

Nimura, S., and Ohshima, K.: On octomitus in rainbow with special reference to the pathological findings. Jap. J. Vet. Sci. **22**, 201–208, 1960.

Noack, K.: Histologische Untersuchungen über den Nachweis, die pathologische Wirkung und den Infektionsweg säurefester Bakterien bei Zierfischen. Diplomarbeit, Math.-Nat. Fakultät, Humboldt-Universität Berlin.

Noga, E. J., and Dykstra, M. J.: Oomycete fungi associatiated with ulcerative mycosis in menhaden, *Brevoortia tyrannus* (Latrobe). J. Fish Dis. **9**, 47–53, 1986.

NOMURA, T., and KAWATSU, H.: Variation of the hematocrit values of rainbow trout blood samples incubated under different conditions. Bull. Jap. Soc. Sci. Fish **43**, 301–306, 1977.

NYBELIN, O.: Untersuchungen über den bei Fischen krankheitserregenden Spaltpilz *Vibrio anguillarum.* Mittgl. Anst. Binnenf. Drottingholm **8**, 5–62, 1935.

NYBELIN, O.: The influence of temperature on the formation of agglutinins in fish. Bull. Off. Int. Epizoot. **69**, 1353–1355, 1968.

ODENING, K.: Der Entwicklungszyklus von *Apophallus muehlingi* (Trematoda: Opistorchiida: *Heterophylidae*) in Berlin. Z. Parasitenkd. **33**, 194–210, 1970.

ODENING, K.: Der Lebenszyklus des Trematoden *Apophallus donicus* in Berlin im Vergleich zu *A. muehlingi.* Biol. Zbl. **92**, 455–494, 1973.

OGAWA, K., and EGUSA, S.: Seven Species of *Gyrodactylus* (Monogenea: Gyrodactylidae) from *Plecoglossus altivelis* (Plecoglossidae), *Cyprinus carpio* (Cyprinidae) and *Anguilla* spp. (Anguillidae). Bull. Jap. Soc. Sc. Fish. **44**, 613–618, 1978.

OGAWA, K., and EGUSA, S.: *Gyrodactylus* Infestations of Cultured Eels (*Anguilla japonica* and *A. anguilla*) in Japan. Fish Path. **15**, 95–99, 1980.

OGAWA, K., CHUNG, H.-Y., KOU, G.-H., and IMADA, R.: On the Validity of an Eel Monogenean *Pseudodactylogyrus microrchis* OGAWA et EGUSA, 1976. Bull. Jap. Soc. Sc. Fish. **51**, 381–385, 1985.

OGAWA, K.: A Monogenean Parasite *Gyrodactylus masu* sp. n. (Monogenea: Gyrodactylidae) of Salmonid Fish in Japan. Bull. Jap. Soc. Sc. Fish. **52**, 947–950, 1986.

OGAWA, K., and HIOKI, M.: Two New Species of *Gyrodactylus* (Monogenea: Gyrodactylidae) of Eel, *Anguilla japonica*, with Some Data on the Occurrence of Gyrodactylids in Greenhouse Culture at Yoshida, Shizuoka Prefecture, Japan. Fish Path. **21,** 89–94, 1986.

OGURI, M: Histochemical Observations on the Dark Brown Pigment Granules found in the Kidney Tissue of Rainbow Trout. Bull. Jap. Soc. Sci. Fish **42**, 1223–1227, 1976

OLBERDING, K. P., and FROST, J. W.: Electron Microscopical Observations of the Structure of the Virus of Viral Haemorrhagic Septicaemia (VHS) of Rainbow Trout *(Salmo gairdneri)*. J. gen. Virol. **27**, 305–312, 1975.

OLESEN, N. J., and JØRGENSEN, P. E. V.: Detection of neutralizing antibody to Egtved virus in rainbow trout *(Salmo gairdneri)* by plaque neutralization test with complement addition. J. Appl. Ichth. **2**, 33–41, 1986.

OLLENSCHLÄGER, B.: Blutparasiten bei Nutzfischen und ihre Übertragung. In: Die Bedeutung der Parasiten für die Produktion von Süßwasserfischen. Fisch u. Umwelt **1**, 35–44, 1975.

ONO, T., KANEKO, M., AWAKURA, T., and AOMI, A.: Pathological studies on Ichthyosporidium disease in rainbow trout (*Salmo gairdneri irideus* GIBBSONS). Sci. Pap. Hokkaido Fish Hatch. **21**, 43–53, 1966.

ORDAL, E. J., and EARP, B. J.: Cultivation and transmission of etiological agent of Kidney disease in salmonid fishes. Proc. Soc. Exper. Biol. Med. **92**, 85–88, 1956.

ORDAL, E. J., and RUCKER, R. R.: Pathogenic myxobacteria. Proc. Soc. Exper. Biol. Med. **56**, 15–18, 1944.

OSADCAJA, E. F., et al.: Bauchwassersucht bei Karpfen – Komplex virus-bakterieller Erkrankungen (russ.) Rybn. choz. **6**, 31–34, 1977.

OSADCAJA, E. F., und PROSJANAJA, V. V.: Ergebnisse bakteriologischer und virologischer Untersuchungen an Karpfen mit Bauchwassersucht (russ.) Rybn. choz. **19**, 104–107, 1974.

OTTE, E.: Contribution au probleme de la maladie dite „Morbus maculosus Coregonum". Bull. Off. Int. Epizoot. **69**, 1125–1127, 1968

OTTE, E.: Mykobakterielle Infektionen bei Fischen. Erreger und ihre Beurteilung. Z. Fischerei **17** N. F., 515–546, 1969.

OTTE, E.: Die Schwimmblasenkrankheit – eine neue Form der infektiösen Bauchwassersucht. In: LIEBMANN, H.: Die infektiöse Bauchwassersucht (IBW) der Karpfen. Münch. Beitr. Abw.-, Fischerei-, Flußbiol. **20**, 56–66, 1971.

Otte, E., Pfeiffer, H., und Supperer, R.: Massenauftreten von *Bothriocephalus acheilognathi* in Teichkarpfen. Wien. tierärztl. Mschr. **59**, 174–175, 1972.

Özel, M., und Schwanz-Pfitzner, I.: Vergleichende elektronenmikroskopische Untersuchungen an Rhabdoviren pflanzlicher und tierischer Herkunft. III. Egtved-Virus (VHS) der Regenbogenforelle *(Salmo gairdneri)* und rickettsienähnliche Organismen. Zbl. Bakt. Hyg. I. Orig. A, **230**, 1–14, 1975.

Pacha, R. E.: Characteristics of *Cytophaga psychrophila* (Borg) isolated during outbreaks of bacterial cold-water disease. Appl. Microb. **16**, 97–101, 1968.

Pacha, R. E., and Ordal, . J.: Myxobacterial diseases of salmonids. Sympos. on Dis. Fish Shellfish. Amer. Fish. Soc. spec. Publ. p. 243–257, 1970.

Pacha, R. E., and Porter, S.: Characteristics of myxobacteria isolated from the surface of fresh water fish. Appl. Microb. **16**, 1901–1906, 1968.

Pandey, P. K.: Untersuchungen zur histologischen Diagnostik der Schwimmblasenentzündung des Karpfens (*Cyprinus carpio* L.). Ach. Exp. Vet. med. **28**, 563–575, 1974.

Pandey, P. K.: Untersuchungen zur hämatologischen Diagnostik der Schwimmblasenentzündung des Karpfens. Arch. Exp. Vet. med. **28**, 577–593, 1974.

Pandey, P. K.: Untersuchungen zur Prophylaxe und Therapie der Schwimmblasenentzündung des Karpfens. Arch. Exp. Vet. med. **28**, 595–609, 1974.

Paperna, I.: Competitive exclusion of *Dactylogyrus exteñsus* by *Dactylogyrus vastator* (Trematoda, Monogenea) on the gills of reared carp. J. Parasitol. **50**, 94–98, 1964.

Paperna, I.: Host reaction to infestation of carp with *Dactylogyrus vastator* Nybelin, 1924 (Monogenea). Bam. Bull. Fish Cult. **16**, 129–141, 1964.

Paperna, I.: *Amyloodinium ocellatum* (Brown 1931) (Dinoflagellata) infestations in cultured marine fish at Eilat, Red Sea: epizootiology and pathology. J. Fish Dis. **3**, 363–372, 1980.

Paperna, I.: *Ichthyophonus* infection in grey mullets from Southern Africa: histopathological and ultrastructural study. Dis. Aquat. Org. **1**, 89–97, 1986.

Parisot, T. J.:.Tuberculososis of fish. A review of the literature with a description of the disease in Salmonid fish. Bact. Rev. **22**, 240–245, 1958.

Parisot, T. J.: Fish Mycobacteriosis. U.S. Dept. Inst. Fish Wildl. Serv., Fishery Leaflet **494**, 1–3, 159.

Parisot, T. J.: Sacramento River Chinook disease (SRCD). U.S. Dept. Int. Fish. Wildl. Serv. Fishery Leaflet **562**, 1–2, 1963.

Parisot, T. J., and Decker, a. A.: A comparative study of the causative agent of a mycobacterial disease of salmonid fishes. I. A. comparison of the staining characteristics of the fish disease with human tuberculosis in sections stained by the Fite-Faraco and Ziehl-Neelsen methods. Amer. Rev. Resp. Dis. **81**, 60–67, 1960.

Parisot, T. J., and Decker, A. A.: A comparative study of the causative agent of a mycobacterial disease of salmonid fishes. II. A description of the histopathology of the disease in chinook salmon *(Oncorhynchus tschawytscha)* and a comparison of the staining characteristics of the fish disease with leprosy and human tuberculosis. Amer. Rev. Resp. Dis. **82**, 212–222, 1960.

Parisot, T. J., and Wood, J. W.: Fish mycobacteriosis (tuberculosis). U.S. Bur. Sport Fish. Wildl. FDL-7, p. 2, 1966.

Parisot, T. J., Yasutake, W. T., and Bressler, V.: A new geographic and host record for infectious pancreatic necrosis. Trans. Amer. Fish. Soc. **92,** 63–66, 1963.

Parisot, T. J., Yasutake, W. T., and Klontz, G. W.: Virus diseases of the Salmonidae in Western United States. I. Etiology and epizootiology. Ann. N. Y. Acad. Sci. **126**, 1965.

Park, E.-H., and Grimm, H.: Elevated sister chromatid exchange rate in lymphocytes of the European eel *(Anguilla anguilla)* with cauliflower tumor. Canc. Genet. Cytogenet. **5**, 137–145, 1982.

Paterson, W. D., and Fryer, J. L.: Effect of temperature and antigen dose on the antibody response of juvenile coho salmon *(Onchorhynchus kisutch)* to *Aeromonas salmonicida* endotoxin. J. Fish. Res. Board Can. **31**, 1743–1749, 1974.

PAULEY, G. B.: Fish Sporozoa: Extraction of Antigens from *Myxosoma cerebralis* Spores Which Mimic Tissue Antigens of Rainbow Trout *(Salmo gairdneri)*. J. Fish. Res. Board Can. **31**, 1481–1484, 1974.

PAULEY, G. B., and NAKATANI, R. E.: Histopathology of „gasbubble“ disease in salmon fingerlings. J. Fish. Res. Board Can. **24**, 33–36, 1967.

PEDUZZI, R.: Recherches sur la saprolegniose. I. Etude serologique d'especes de *Saprolegnia* á capacité parasitaire. Riv. Ital. Piscic. Ittiopat. **10**, 117–125, 1975.

PELETEIRO, M. C., and RICHARDS, R. H.: Identification of lymphocytes in the epidermis of the rainbow trout, *Salmo gairdneri* RICHARDSON. J. Fish Dis. **8**, 161–172, 1985.

PETERS, G.: Seasonal fluctuation in the incidence of epidermal papillomas of the European eel *Anguilla anguilla* L. J. Fish Biol. **7**, 415–422, 1975.

PETERS, G.: The papillomatosis of the European Eel (Anguilla anguilla L.): Analysis of seasonal fluctuation in the tumor incidence. Arch. Fisch. Wiss. **27**, 251–263, 1977.

PETERS, G.: The effect of stress on the stomach of the European eel, *Anguilla anguilla* L. J. Fish Biol. **21**, 497–512, 1982.

PETERS, G., and PETERS, N.: Temperature-dependent growth and regression of epidermal tumors in the European Eal (*Anguilla anguilla* L.). Ann. N. Y. Acad. Sci. **298**, 245–260, 1977.

PETERS, G., and PETERS, N.: The influence of salinity on growth and structure of epidermal papillomas of the European eel *Anguilla anguilla* L. J. Fish Dis. **2**, 13–26, 1979.

PETERS, N.: Zur Ätiologie epidemisch auftretender Fischtumoren. Fisch u. Umwelt **9**, 93–109, 1981.

PETERS, N.: Fischkrankheiten und Gewässerbelastung im Küstenbereich. Verh. Dtsch. Zool. Ges. 1981, S. 16–30, 1981.

PETERS, N., und FRÖHLICH, K. H.: Experimentelle Reversion von Tumorzellen in vivo. Experientia **28**, 319–321, 1972.

PETERS, N., und PETERS, G.: Tumorgenese, ein Energieproblem der Zelle? Untersuchungen an Papillomen des europäischen Aals (*Anguilla anguilla* L.). Arch. Fisch.-wiss. **21**, 238–257, 1970.

PETERS, N., PETERS, G., und BRESCHING, G.: Redifferenzierung und Wachstumshemmung von epidermalen Tumoren des europäischen Aals unter Einwirkung von Chininsulfat. Arch. Fisch. wiss. **23**, 47–63, 1972.

PETERS, N., and WATERMANN, B.: Three types of skin papillomas of flatfishes and their causes. Mar. Ecol. Prog. Ser. **1**, 269–276, 1979.

PETERS, G., HOFFMANN, R., and KLINGLER, H.: Environment-induced Gill Disease of cultured Rainbow Trout *(Salmo gairdneri)*. Aquacult. **38**, 105–126, 1984.

PETTIT, A.: Observations sur l'*Ichthyosporidium* et sur la maladie qui'l provoque chez la truite. Ann. Inst. Pasteur **27**, 986–1008, 1913.

PFEIL, C.: Modell der Schnelldiagnose einer Infektion mit dem *Rhabdovirus carpio* durch die indirekte Immunofluoreszenz. In: Neuere Erkenntnisse über Fischinfektionen. Fisch u. Umwelt **5**, 18–19, 1978.

PFEIL-PUTZIEN, C., und HOFFMANN, R.: Untersuchungen zur Pathogenese der Viralen Hämorrhagischen Septikämie (VHS) bei Regenbogenforellen *(Salmo gairdneri)*. I. Virologische Untersuchungen. Berl. Münch. Tierärztl. Wschr. **92**, 162–164, 1979.

PFEIL-PUTZIEN, C., HOFFMANN, R., POPP, W., und SCHAUNER, M.: Zur Verbreitung der Bacterial Kidney Disease (BKD) der Salmoniden in der Bundesrepublik Deutschland. Zbl. Vet. Med. B **32**, 541–547, 1985.

PFEIL-PUTZIEN, C., MÜLLER, F., HOFFMANN, R., und RAPP, J.: Serologische Untersuchungen zur Verbreitung der Bacterial Kidney Disease (BKD) in Teichwirtschaften Südwestdeutschlands. Berl. Münch. Tierärztl. Wschr. **100**, 361–363, 1987.

PFITZNER, I.: Cell and tissue culture of fresh water fish in virus research. Ann. N. Y. Acad. Sci. **126**, 547–554, 1965.

PFITZNER, I.: Beitrag zur Ätiologie der „Haemorrhagischen Virusseptikaemie der Regenbogenforellen“. Zbl. Bakt. I. Org. **201**, 306–320, 1966.

PFITZNER, I., und FRÖHLICH, B.: Trypsinierte Einschichtgewebekulturen von Süßwasser-Teleosteer-Gonadenzellen. Zbl. Bakt. I. Orig. **201**, 186–200, 1966.

PFITZNER, I., und GRÜTZNER, L.: In-vitro-Züchtung des Gonaden- und Schwimmblasengewebes von *Tinca vulgaris* CUV. (Schleie) in trypsinierten Einschichtgewebekulturen. Zbl. Bakt. I. Orig. **191**, 474–485, 1964.

PFITZNER, I., und SCHUBERT, G.: Ein Virus aus dem Blut mit Blumenkohlkrankheit behafteter Aale. Z. Naturforsch. **24**b, 789–791, 1969.

PFLUGFELDER, O.: Zooparasiten. VEB Gustav Fischer Verlag, Jena 1950.

PIPPY, J. H. C.: Kidney disease in juvenile Atlantic salmon *(Salmon salar)* in the Margaree River. J. Fish. Res. Board Can. **26**, 2535–2537, 1969.

PLATE, G.: Masoten für die Bekämpfung von Ektoparasiten bei Fischen. Arch. Fisch.-wiss. **21**, 258–267, 1970.

PLEHN, M.: Eine neue Karpfenkrankheit und ihr Erreger *Branchiomyces sanguinis.* Zbl. Bakt. I. Orig. **62**, 129–134, 1912.

PLEHN, M.: Praktikum der Fischkrankheiten. Handbuch der Binnenfischerei Mitteleuropas. Bd. 1. Schweizerbarthsche Verlagsbuchhandlung. Stuttgart 1924.

PLEHN, M.: Pankreas-Fettnekrose bei karpfenartigen Fischen (Cypriniden). Virchows Arch. path. Anat. **302**, 9–38, 1938.

PLUMB, J. A.: Effects of temperature on mortality of fingerling channel catfish *(Ictalurus punctatus)* experimentally infected with channel catfish virus. J. Fish. Res. Board Can. **30**, 568, 1973.

PLUMB, J. A.: Channel catfish virus disease. U.S. Fish Wildl. Serv. Fish. Dis. Leafl. **52**, 1, 1977.

PLUMB, J. A., CREEN, O. L., SMITHHERMANN, R. O., and PARDNE, G. B.: Channel Catfish Virus experiments with different strains of Channel Catfish. Trans. Amer. Fish Soc. **104**, 140–143, 1975.

PLUMB, J. A., GAINES, J. L., MORA, E. C., and BRADLEY, G. G.: Histopathology and electron microscopy of channel catfish virus in infected channel catfish, *Ictalurus punctatus* (Rafinesque). J. Fish Biol. **6**, 661, 1974.

PLUMB, J. A., and GAINES, J. L., Jr.: Channel catfish virus disease. In: The pathology of fishes (RIBELIN, W. E., and G. MIGAKI, Eds.). Univ. of Wisconsin 1975, p. 285.

PLUMB, J. A., HILGE, V., and QUINLAN, E. E.: Restistance of the catfish *(Silurus glanis)* to channel catfish virus. Zschr. Angew. Ichth. **1**, 87–89, 1985.

PLUMB, J. A., HOROWITZ, S. A., and ROGERS, W. A.: Feed-related Anemia in cultured channel catfish *(Ictalurus punctatus).* Aquacult. **51**, 175–179, 1986.

POPPE, T. T., HASTEIN, T., FROSLIE, A., KOPPANG, N., and NORHEIM, G.: Nutritional aspects of Haemorrhagic Syndrome („Hitra Disease") in farmed Atlantic salmon *Salmo salar.* Dis. Aquat. Org. **1**, 155–162, 1986.

PRASHER, J. B., TIDD, W. M., and TUBB, R. A.: Techniques for extracting and quantitatively studying the spore stage of the protozoan parasite *Myxosoma cerebralis.* Progr. Fish.-Cult. **33**, 193–196, 1971.

PROST, M.: Investigations on the development and pathogenicity of *Dactylogyrus anchoratus* (DUJARDIN, 1845) and *D. extensus* MUELLER et VAN CLEAVE, 1932, for breeding carps, Acta parasitol. polon. **11**, 17–47, 1963.

PUTZ, R. E., and HOFFMANN, G. L,: Earliest susceptible age of rainbow trout to whirling disease. Progr. Fish-Cult. **28**, p. 82, 1966.

RABB, L., CORNICK, J. W., and MCDERMOTT, L. A.: A macroscopic slide – agglutination test for the presumtive diagnosis of furunculosis in fish. Progr. Fish-Cult. **26**, 118–120, 1964.

RABB, L., MCDERMOTT, L. A.: Bacteriological studies of fresh-water fish. II. Furunculosis in Ontario fish in natural waters. J. Fish. Res. Board Can. **19**, 989–995, 1962.

RACZ, F., BÉKÉSI, L., und SZABÓ, E.: Neue Beiträge zur Ätiologie der Karpfenpocken. Fisch u. Umwelt **8**, 49–58, 1980.

RANSOM, D.P., LANNAN, C.N., ROHOVEC, J. S., and FRYER, J. L.: Comparison of histopathology caused by *Vibrio anguillarum* and *Vibrio ordalli* in three species of Pacific salmon. J. Fish Dis. **7**, 107–115, 1984.

RASMUSSEN, C. J.: Nogle forelebige undersogelser over regnbueserredens viruasyndom (Egtvedsygen). Med. fra Foraegsdambruget **10**, p. 59, 1959.
RASMUSSEN, C. J.: A biological study of the Egtved disease (INuL). Ann. N. Y. Acad. Sci. **126**, 427–460, 1965.
RASMUSSEN, H. B., LARSEN, K., HALD, B., MOLLER, B., and ELLING, F.: Outbreak of liver-cell carcinoma among saltwater-reared rainbow trout *Salmo gairdneri* in Denmark. Dis. Aquat. Org. **1**, 191–196, 1986.
ŘEHULKA, J., and TESARČIK, J.: Findings of Branchiomycoses during diagnostical work group for Disease and Protection of Fish in the Czechoslovak Agricultural Academy. Res. Inst. for Piscic. and Hydrobiol. in Vodnany in the years 1961–1970. Acta Vet. **41**, 101–106, 1972.
REHWOLDT, R. E., KELLEY, E., and MAHONEY, M.: Investigations into the Acute Toxicity and some Chronic Effects of Selected Herbicides and Pesticides on several Fresh Water Species. Bull. Environm. Cont. Tox. **18**, 361–365, 1977.
REICHENBACH-KLINKE, H. H.: Die Artzugehörigkeit der in Mitteleuropa vorkommenden *Oodinium*-Art und Beobachtungen über ihr parasitäres Stadium (Dinoflagellaten, Gymmodinidae). Giorn. Microbiol. **1**, p. 106, 1955.
REICHENBACH-KLINKE, H. H.: Die Dinoflagellatenart *Oodinium pillularis* SCHÄPERCLAUS als Bindegewebsparasit von Süßwasserfischen (Dinoflagellata, Gymmodinidae). Giorn. Microbiol. **1**, 263–265, 1956.
REICHENBACH-KLINKE, H. H.: Der Phenolgehalt des Wassers in seiner Auswirkung auf den Fischorganismus. Arch. Fischereiwiss. **16**, 1–16, 1965.
REICHENBACH-KLINKE, H. H.: Krankheiten und Schädigungen der Fische. Gustav Fischer Verlag, Stuttgart 1966.
REICHENBACH-KLINKE, H. H.: Untersuchungen über die Einwirkung des Ammoniakgehalts auf den Fischorganismus. Arch. Fischereiwiss. **17**, 122–132, 1967.
REICHENBACH-KLINKE, H. H.: Antibiotika und Sulfonamide in der Fischtherapie und ihre Gefahren. In: Die Einwirkung von Umweltfaktoren auf die Gesunderhaltung des Fisches. Fisch u. Umwelt **2**, 115–118, 1976.
REICHENBACH-KLINKE, H. H.: Überblick über die für Fische schädlichen Gifte im Abwasser. In: Die Einwirkung von Umweltfaktoren auf die Gesunderhaltung des Fisches. Fisch u. Umwelt **2**, 3–7, 1976.
REICHENBACH-KLINKE, H. H.: Zur Ökologie der Schwermetallanreicherung in Fischen. Fisch u. Umwelt **6**, 7–12, 1978.
REICHENOW, E., VOGEL, H., und WEYER, F.: Leitfaden zur Untersuchung der tierischen Parasiten des Menschen und der Haustiere. Joh. Ambrosius Barth Verlag, Leipzig 1969.
REICHLE, G.: Die makroskopische und mikroskopische Anatomie der Niere des Karpfens (Cyprinus carpio L.). Z. Fischerei **8** N. F., 295–350, 1959.
REICHLE, G.: Beobachtungen zur Kiemenfäule beim Karpfen. Österr. Fischerei **26**, 58–59, 1973.
REINHOLD, H.: Bekämpfungsversuch der Branchiomykose mit Gricin in einer Forellenanlage des VEB Binnenfischerei Potsdam im Jahre 1973. Z. Binnenf. **21**, 270–272, 1974.
RENO, P. W., and NICHOLSON, B. L.: Viral erythrocytic necrosis (VEN) in Atlantic cod, *Gadus morhua*: in vitro studies. Can. J. Aquat. Sci. **37**, 2276–2281, 1980.
RIBEIRO, L., and AHNE, W.: Etablierung eines Fischvirus empfänglichen Zellstammes aus Hypophysen des Karpfens (*Cyprinus carpio* L.). Zbl. Bakt. Hyg., I. Abt. Orig. A **254**, 441–451, 1983.
RICHTER, R.: Das immunologische Abwehrsystem der Knochenfische. – Eine Übersicht. In: Physiologie, Biologie und Parasitologie von Nutzfischen, Univ. Rostock, S. 53–59, 1981.
RICHTER, R. F., KRAUS, G., und AMBROSIUS, H.: Entwicklung eines ELISA zum Nachweis von Antikörpern des Karpfens. Mh. Vet.-Med. **42**, 62–64, 1987.
RIEDMÜLLER, S.: Elektrophoretische Bluteiweißuntersuchungen bei gesunden und kranken Karpfen.: In: Der Fisch in Wissenschaft und Praxis. S. 28–35 (Festschr. anl. d. 50jährigen Bestehens d. Teichw. Abt. Wielenbach), 1965.

RIEDMÜLLER, S.: Elektronenmikroskopische Untersuchungen zur Pockenkrankheit und infektiösen Bauchwassersucht des Karpfens. Allg. Fischerei-Ztg. **90**, 39–41, 1965.

RIJKERS, G. T., VAN OOSTEROM, R., und VAN MUISWINKEL, W. B.: The immune system of cyprinid fish. Oxytetracycline and the regulation of humoral immunity in carp *(Cyprinus carpio).* Vet. Immunol. Immunopathol., **2**, 281–290, 1981.

RIJKERS, G. T., TEUNISSEN, A. G., VAN OOSTEROM, R., und VAN MUISWINKEL, W. B.: The immune system of cyprinid fish. The immunosuppressive effect of the antibiotic oxytetracycline in carp (*Cyprinus carpio* L.). Aquacult. **19**, 177–189, 1980.

ROBERTS, R. J.: U.D.N. – The present state of our knowledge. Riv. Ital. Piscic. Ittiopat. **6**, 63 bis 65, 1971.

ROBERTS, R. J.: Ulcerative dermal necrosis (UDN) of salmon (*Salmo salar* L.). Symp. Zool. Soc. Lond. **30**, 53–81, 1972.

ROBERTS, R. J., and MCKNIGHT, J. J.: The pathology of infectious pancreatic necrosis. II. Stress-mediated recurrence. Brit. Vet. J. **132**, 209–214, 1976.

ROBERTS, R. J.: Melanin-containing cells of teleost fish and their relation to disease. In: The pathology of fishes (SMITH, R. T., MIESCHER, P. A., and GOOD, R. A., eds.). Univ. of Wisconsin Press, Madison 1975.

ROBERTS, R. J., BELL, H. J., MUNRO, A. L. S., and SHEARER, W. M.: Studies on ulcarative dermal necrosis of salmonids. III. The healing process under experimental conditions. J. Fish Biol. **3**, 221–225, 1971.

ROBERTS, R. J., SHEARER, W. M., MUNRO, A. L. S., and ELSON, K. G. R.: The pathology of ulcerative dermal necrosis of Scottish salmon. J. Path. **97**, 563–565, 1969.

ROBERTS, R. J., SHEARER, W. M., MUNRO, A. L. S., and ELSON, K. G. R.: Studies on ulcerative dermal necrosis of salmonids. II. The sequential pathology of the lesions. J. Fish Biol. **2**, 373–378, 1970.

ROBERTS, R. J., and SHEPHERD, C. J.: Handbook of trout and salmon disease. p. 43–75, Fish. News (Books) Ltd. London, 1974.

ROBERTS, R. J., und SCHLOTFELDT, H.-J.: Grundlagen der Fischpathologie. Verlag P. Parey, Berlin und Hamburg 1985.

ROGERS, W. A.: *Ergasilus cyprinaceus* sp. n. *(Copepoda Cyclopoida)* from cyprinid fishes of Alabama, with notes on its biology and pathology. J. Parasitol. **55**, 443–446, 1969.

ROHDE, L.: Erfahrungen mit Malachitgrün bei Ichthyophthiriusbekämpfung. Fischwirt. **10**, 361–362, 1960.

ROMOVEC, J. S., GARRISON, R. L., and FRYER, J. L.: Immunization of fish for the control of vibriosis. 3. U.S.-Jap. Meeting on Aquacult. Tokyo, Jpn. Oct. 15–16, 1974.

ROSENFIELD, A.: Recent Environmental Studies of Neoplasms in Marine Shellfish. Progr. exp. Tumor Res. **20**, 263–274, 1976.

ROSS, A. J.: *Mycobacterium salmoniphilum* sp. nov. from Salmonid fishes. Amer. Rev. Resp. Dis. **81**, 241–250, 1960.

ROSS, A. J.: Mycobacteria in adult Salmonid fishes returning to federal hatcheries in Washington, Oregon and California. U.S. Dept. Interior. Fish. Wildl. Serv. spec. sci. Rep. **332**, 1–9, 1959, and spec. sci. Rep. **462**, 1–5, 1963.

ROSS, A. J.: Mycobacteriosis among Pacific salmonid fishes. Amer. Fisheries Soc. Spec. Publ. **5**, 279–283, 1970.

ROSS, A. J., and BRANCATO, F. P.: *Mycobacterium fortuitum* CRUZ from the tropical fish *Hyphessobrycon innesi.* J. Bact. **78**, 659–664, 1959.

ROSS, A. J., EARP, B. J., and WOOD, J. W.: Mycobacterial infections in adult salmon and steelhead trout returning to the Columbia River Basin and other areas in 1957 U.S. Dept. Interior, Fish. Wildl. Serv. spec. sci. Rep. Fish. 332, 1959.

ROSS, A. J., and JOHNSON, H.E.: Studies of transmission of mycobacterial infections in Chinook salmon *(Oncorhynchus tschawytscha).* Progr. Fish-Cult. **22**, 147–149, 1962.

ROSS, A. J., and KLONTZ, G. W.: Oral immunization of rainbow trout against an etiologic agent of „redmouth disease". J. Fish. Res. Board Can. **22**, 713–719, 1965.

Ross, A. J., and Martin, J. E.: *Vibrio anguillarum* from an epizootic in rainbow trout *(Salmo gairdneri)* in the U.S.A. 3. Symp. Comm. O.I.E. malad. poiss. Rep. Nr. 39, Stockholm 1968.

Ross, A. J., Martin, J. E., and Bressler, V.: *Vibrio anguillarum* from an epizootic in Rainbow trout *(Salmo gairdneri)* in the U.S.A. Bull. Off. Int. Epizoot. **69**, 1139–1148, 1968.

Ross, A. J., and Smith, C. A.: Effect of two iodophors on bacterial and fungal fish pathogens. J. Fish. Res. Board Can. **29**, 1359–1361, 1972.

Rothenbacher, H. J., und Bohl, M.: *Hexamita*, Pathogenität und Therapie. In: Die Bedeutung der Parasitosen für die Produktion von Süßwasserfischen. Fisch u. Umwelt **1**, 13–23, 1975.

Rourke, A. W., Davis, R. W., and Bradley, T. M.: A light and electron microscope study of epitheliocystis in juvenile steelhead trout, *Salmo gairdneri* Richardson. J. Fish Dis. **7**, 301 bis 309, 1984.

Rucker, R. R.: Vibrio infections among marine and fresh-water fish. Progr. Fish-Cult. **21**, 22–25, 1959.

Rucker, R. R.: Redmouth disease of rainbow trout *(Salmo gairdneri)*. Bull. Off. int. Epizoot. **65**, 825–830, 1966.

Rucker, R. R.: Gas-bubble disease: Mortalities of Coho salmon, *Oncorhynchus kisutch* in water with constant total gas pressure and different oxygen-nitrogen ratios. N.O.A.A. Fish. Bull. **37**, 915–918, 1975.

Rucker, R. R., Bernier, A. F., Whipple, W. J., und Burrows, R. E.: Sulfadiazine for kidney disease. Progr. Fish-Cult. **13**, 135–137, 1954.

Rucker, R. R., Taylor, W. G., and Toney, D. P.: Formalin in the hatchery. Progr. Fish-Cult. **25**, 203–207, 1963.

Rucker, R. R., Yasutake, W. T., and Wolf, K.: Trout hepatoma – a preliminary report. Progr. Fish-Cult **23**, 3–7, 1961.

Rydlo, M.: Nachweis von Sporen von *Myxosoma cerebralis* in verschiedenen Organen drehkranker Regenbogenforellen. Österr. Fischerei **24**, 97–99, 1971.

Rydlo, M.: Pathogenität und Übertragungsmöglichkeiten fischpathogener Kratzer. In: Die Bedeutung der Parasiten für die Produktion von Süßwasserfischen. Fisch u. Umwelt **1**, 105–112, 1975.

Rydlo, M.: Beobachtungen zu Vorkommen und Entwicklung der Plerocercoide des Hechtbandwurms *Triaenophorus nodulosus* Pallas, 1781 (Cestoda: Pseudophyllidae). Vortrag, 1984.

Saito, Y., and Tanaka, Y.: Glutaraldehyde fixation of fish tissues for electron microscopy. J. Electron Microsc. **29**, 1–7, 1980.

Sanders, J. E., and Barros, R. M. J.: Evidence by the Fluorescent Antibody Test for the Occurrence of *Renibacterium salmoninarum* among Salmonid Fish in Chile. J. Wildl. Dis. **22**, 255–257, 1986.

Sano, T.: Viral disease of cultured fishes in Japan. Fish. Pathol.-Tokyo Univ. **10**, 221–226, 1976.

Sano, T., Nishimura, T. et al.: Studies on Viral Disease of Japanes Fishes. VIII. A Rhabdovirus isolated from European Eel, *Anguilla anguilla*. Bull. Jap. Soc. Sci. Fish. **43**, 491–495, 1977.

Sano, T., and Takazyoshi, Y.: Studies on viral disease of Japanese Fishes. Infectious pancreatic necrosis of Amago trout. Bull. Jap. Soc. Sci. Fish. **39**, 477–480, 1973.

Santacana, J. A., Conroy, D.A., Mujica, M. E., Marin, C., and De Lopez, N.: Acid-fast bacterial infection and its control in three-spot gouramies, *Trichogaster trichopterus* Pallas. J. Fish Dis. **5**, 545–547, 1982.

Sanzin, W.-D.: Untersuchungen zur Ökologie, Artspezifität und Variabilität von *Hexamita salmonis* Moore. Diss. Med. Vet. Fak. Univ. München 1965.

Sassmann, R.: Einige Beobachtungen über das Auftreten der Meracercarien von *Diplostomum spathaceum* Rudolphi bei Karpfenbrut und einsömmerigen Karpfen. Dtsch. Fisch.ztg. **11**, 345–350, 1964.

SASSMANN, R.: Der Verlauf und die Auswirkungen eines *Sanguinicola*-Befalls bei Karpfenbrut und einsömmerigen Karpfen. Dtsch. Fisch.ztg. **12**, 370–374, 1965.
SASSMANN, R.: Parsitenbekämpfung in Warmwasseranlagen. Dtsch. Fisch.ztg. **17**, 8–11, 1970.
SATHYANESAN, A. G.: On the functional thyroid tumor in the kidney of the freshwater teleost *Barbus stigma* in its natural habitat. Sci. Cult. **29**, 90–91, 1963.
SATO, S.: Mycobacteria in fish. La Lepro **31**, 27–40, 1962 (Englisch und Japanisch).
SATO, S.: Niacin-producing ability of some mycobacteria, in particular of fish relationship between these strains and atypical mycobacteria. Vortrag 3. Jahresversammlung d. amer. Ärztevereinigung (Fernost-Region, Yokosuka 1963).
SATO, S.: Tuberkuloseartige Erkrankungen bei Kaltblütern. In: Mycobacterien und mycobakterielle Krankheiten. Hrsg. GERTRUD MEISSNER und A. SCHMIEDEL, Teil VII. Bovine Tuberkulose, aviäre Tuberkulose und andere Mykobakteriosen, 355–393, Fischer, Jena 1970.
SATO, S., MATSUCHIMA, T., TANAKA, N., SUGIMURA, T., and TAKASHIMA, F.: Hepatic tumors in the guppy *(Lebistes reticulatus)* induced by aflatoxin B_1, Dimethylnitrosamine and 2-Acetylaminofluorene. J. Nat. Canc. Inst. **50**, 765–778, 1973.
SAWYER, E. S., and STROUT, R.G.: Survival and growth of vaccinated, medicated and untreated coho salmon *(Oncorhynchus Kisutch)* exposed to *Vibrio anguillarum.* Aquacult. **10**, 311 bis 315, 1977.
SCHACHTE, J. H., and MORA, E. C.: Production of agglutinating antibodies in the channel catfish *(Ictalurus punctatus)* against *Chondrococcus columnaris.* J. Fish. Res. Board. Can. **30**, 116 bis 118, 1973.
SCHÄPERCLAUS, W.: Die Rotseuche des Aales im Bezirk von Rügen und Stralsund. Z. Fischerei **25**, 99–128, 1927.
SCHÄPERCLAUS, W.: Die Hechtpest in Brandenburg und Rügen. Z. Fischerei **26**, 343–366, 1928.
SCHÄPERCLAUS, W.: Beiträge zur Kenntnis der Kiemenfäule des Karpfens. Z. Fischerei. **27**, 271–286, 1929.
SCHÄPERCLAUS, W.: *Pseudomonas punctata* als Krankheitserreger bei Fischen. Untersuchungen über Süßwasseraalrotseuche, Leibeshöhlenwassersucht der Cypriniden, insbesondere des Karpfens und Fleckenseuche der Weißfische. Z. Fischerei **28**, 289–370, 1930.
SCHÄPERCLAUS, W.: Untersuchungen über die Aalseuche in deutschen Binnen- und Küstengewässern 1930–1933. Z. Fischerei **32**, 191–217, 1934.
SCHÄPERCLAUS, W.: *Chilodon cyprini* M. als Krankheitserreger bei Forellenbrut und seine fischpathologische Bedeutung im allgemeinen. Z. Parasitenkd. 7, 447–465, 1935.
SCHÄPERCLAUS, W.: Musterbeispiel einer Ichthyophonuserkrankung bei Aquarienfischen und ihre Feststellung. Wschr. Aqu. Terr. **36**, 589–692, 1939.
SCHÄPERCLAUS, W.: Eine neue Mikrosporidienkrankheit beim Neonfisch und seinen Verwandten. Wschr. Aqu. Terr. **38**, 381–384, 1941.
SCHÄPERCLAUS, W.: Die Darmcoccidiosen, insbesondere die Knötchencoccidiose des Karpfens. Z. Fischerei **41**, 283–295, 1943.
SCHÄPERCLAUS, W.: Die Ichthyophonuskrankheit – eine der größten Gefahren für unsere Aquarienfische. Wschr. Aqu. Terr. **32**, 132–136, 191–193, 1949.
SCHÄPERCLAUS, W.: Auswirkungen der Insektenbekämpfung mit DDT und Benzohexachlorid auf Fischgewässer. Abh. Fischereiwiss. **3**, 637–645, 1950.
SCHÄPERCLAUS, W.: Fortpfalnzung und Systematik von *Ichthyophonus.* Aqu. Terr. Z. **6**, 177 bis 182, 1953.
SCHÄPERCLAUS, W.: Fischkrankheiten. 1979.
SCHÄPERCLAUS, W.: Die Verhütung der infektiösen Bauchwassersucht des Karpfens durch Impfung und Behandlung mit Medikamenten. Dtsch. Fisch.ztg. **1**, 102–108, 1954.
SCHÄPERCLAUS, W.: Aufsehenerregende Heilungs- und Bekämpfungsfolge bei der infektiösen Bauchwassersucht der Karpfen durch antibiotische Mittel. Dtsch. Fsch.ztg. **2**, 330–334, 1955.

SCHÄPERCLAUS, W.: Die Bauchwassersucht des Karpfens, eine bakterielle Infektionskrankheit, und neue Methoden zu ihrer erfolgreichen Heilung und Bekämpfung durch antibiotische Mittel. Arch. Fischereiwiss. **7**, 9–17, 1956.
SCHÄPERCLAUS, W.: Neue Bekämpfungsmaßnahmen gegen die infektiöse Bauchwassersucht des Karpfens. Dtsch. Fisch.ztg. **3**, 242–248, 1956.
SCHÄPERCLAUS, W.: Ergebnisse der Versuche zur Bekämpfung der Infektiösen Bauchwassersucht in Karpfenteichen mit Chloronitrin im Jahre 1956. Dtsch. Fisch.ztg. **4**, 113–123, 1957.
SCHÄPERCLAUS, W.: Ursache und Auswirkungen der Frühjahrs-*p*H-Werterhöhungen in Karpfenteichen. Z. Fischerei **5** N. F., 161–174, 1957.
SCHÄPERCLAUS, W.: Kennzeichen und Symptomatik von *Pseudomonas punctata* ZIMMERMANN. Verh. Internat. Ver. Limnol. **13**, 933–946, 1958.
SCHÄPERCLAUS, W.: Bewährung des Chloronitrins in der teichwirtschaftlichen Praxis und neue Versuche über die Anwendbarkeit weiterer Breitspektrum-Antibiotica bei der Bekämpfung der infektiösen Bauchwassersucht des Karpfens. Z. Fischerei **7**. N. F.. 599–628. 1958.
SCHÄPERCLAUS, W.: Großversuche mit Streptomycin zur Bekämpfung der infektiösen Bauchwassersucht des Karpfens. Dtsch. Fisch.ztg. **6**, 176–179, 1959.
SCHÄPERCLAUS, W.: Großversuche mit Frühjahrsinjektionen von Tetracyclin sowie Herbstinjektionen von Chloramphenicol und Streptomycin zur Bekämpfung der Infektiösen Bauchwassersucht des Karpfens. Fischwirt **11**, 101–105, 1961.
SCHÄPERCLAUS, W.: Über die Zweckmäßigkeit von Chloramphenicol-, Streptomycin- oder Mischinjektionen zur Bekämpfung der infektiösen Bauchwassersucht. Dtsch. Fisch.ztg. **11**, 92–94, 1964.
SCHÄPERCLAUS, W.: Etiology of infectious carp dropsy. Ann. N. Y. Acad. Sci. **126**, 587–597, 1965.
SCHÄPERCLAUS, W.: Weitere Untersuchungen zur Ätiologie der infektiösen Bauchwassersucht der Karpfen. Dtsch. Fisch.ztg. **13**, 319–323, 1966.
SCHÄPERCLAUS, W.: Erfolgreiche Bekämpfung der infektiösen Bauchwassersucht des Karpfens mit antibiotischen Mitteln in 11 Jahren. Dtsch. Fisch.ztg. **14**, 64–66, 1967.
SCHÄPERCLAUS, W.: Orale und parenterale aktive Immunisierung von Karpfen gegen *Aeromonas punctata*. Arch. exp. Vet.-Med. **26**, 863–874. 1972.
SCHÄPERCLAUS, W., und BRAUER, M.: Bedeutung der Fluoreszenten für die Entstehung und Bekämpfung der infektiösen Bauchwassersucht der Karpfen. Z. Fischerei **12** N. F., 75–96, 1954.
SCHÄPERCLAUS, W., und MANN, H.: Untersuchungen über die ansteckende Bauchwassersucht des Karpfens und ihre Bekämpfung. I–V. Z. Fischerei **37**, 1–182, 1939.
SCHAUNER, M.: Untersuchungen zum serologischen Nachweis der Bakteriellen Nierenerkrankung (BKD) der Salmoniden. Vet.-med., Diss. Univ. München, 1985.
SCHEINERT, P., und HOFFMANN, R.: Enzymserologische Untersuchungen an durch *Triaenophorus nodulosus* befallenen Seesaiblingen (*Salvelinus alpinus* L.) des Königssees. Berl. Münch. Tierärztl. Wschr. **99**, 383–386, 1986.
SCHEINERT, P., SCHÄFER, W., und HOFFMANN, R.: Zierfischkrankheiten – Bedeutung für die tierärzliche Praxis. Tierärztl. Prax. **14**, 405–416, 1986.
SCHLOTFELDT, H.-J., und DEUFEL, J.: Infektiöse Pankreasnekrose (IPN) bei der Äsche. Fischwirt **28**, 35–36, 1978.
SCHLUMBERGER, H. G., und KATZ, M.: Odontogenic tumors of salmon. Cancer Res. **16**, 369–370, 1956.
SCHMORL, G: Die pathologisch-histologischen Untersuchungsmethoden. Berlin 1934.
SCHNITZLER, ST: Pharmakologische Aspekte von Immunreaktionen. Wiss. Taschenbücher (Biologie) Bd. 218, Akademie Verlag, Berlin 1979.
SCHÖTTLER, J: Untersuchungen zum Verhalten von Plerocercoiden des Fischbandwurms *Triaenophorus nodulosus* (PALLAS, 1781) (Cestoda, Pseudophyllidea) in verschiedenen Fischarten des Königssees. Vet.-med., Diss. Univ. München, 1984.

SCHRECKENBACH, K: Untersuchungen über *Vibrio anguillarum* und Versuche zur Immunprophylaxe von *Vibrio-anguillarum*-Erkrankungen bei der industriemäßigen Aal- und Forellenproduktion im Süß- und Brackwasser. Diss. Humboldt-Univ., Berlin 1973.
SCHRECKENBACH, K: Aktive Immunisierung von Fischen gegen *Vibrio anguillarum*. Z. Binnenf. **21**, 167–172, 1974.
SCHRECKENBACH, K: *p*H-Wert-abhängige Ammoniakvergiftungen bei Fischen und Möglichkeiten ihrer Beeinflussung. Z. Binnenf. **25**, 299–314, 1978.
SCHRECKENBACH, K: Immunprophylaxe bei Fischen durch hyperosmotische Infiltration von Impfstoffen. Z. Binnenf. **26**, 175–178, 1979.
SCHRECKENBACH, K: Die Bedeutung von Umweltfaktoren bei der Fischproduktion in Binnengewässern. Mh. Vet.-Med. **37**, 220–230, 1982.
SCHRECKENBACH, K., SPANENBERG, R., und KRUG, S.: Die Ursache der Kiemennekrose. Z. Binnenf. **22**, 257–288, 1975.
SCHUBERT, G.: Elektronenmikroskopische Untersuchungen zur Pockenkrankheit des Karpfens. Z. Naturforsch. **19**b, 675–682, 1964.
SCHUBERT, G.: The infective agent in carp pox. Bull. Off. Int. Epizoot. **65**, 1011–1022, 1966.
SCHUBERT, G.: Zur Ultracytologie von *Costia necatrix* LECLERQ, unter besonderer Berücksichtigung des Kinetoplast-Mitochondrions. Z. f. Parasitenkd. **27**, 271–286, 1966.
SCHUBERT, G.: The Injurious Effects of *Costia necatrix*. Bull. Off. Int. Epizoot. **69**, 1171 bis 1178, 1968.
SCHUBERT, G.: Wenn Fische Schwindsucht kriegen ... Aqu. magazin **3**, 104–105, 1969.
SCHUBERT, G., und MEYER, G.: Licht- und elektronenmikroskopische Untersuchung zur Pokkenkrankheit des Karpfens. Zool. Anz. Suppl. **23**, 472–477, 1960.
SCHUBERT, R. H. W.: Über die biochemischen Merkmale von *Aeromonas salmonicida*. Zbl. Bakt. **203**, 485–494, 1961.
SCHUBERT, R. H. W.: Zur Taxonomie von *Aeromonas salmonicida* subsp. *achromogenes* (SMITH 1963) SCHUBERT 1967 und *Aeromonas salmonicida* subsp. *masoucida* KIMURA 1969. Zbl. Bakt. **211**, 413–417, 1969.
SCHULZ, D.: Proliferative Endocarditis am Herzen von Karpfen nach Einwirkung des Herbizids „Karmex". Zbl. Vet.-Med. A **19**, 390–406, 1972.
SCHUMACHER, R. E., HAMILTON, C. H., and LONGTIN, E. I.: Blood sedimentation rates of brook trout as affected by furunculosis. Progr. Fish-Cult. **18**, 147–148, 1956.
SCHWANZ-PFITZNER, I.: Further Studies o Eel Virus (Berlin) Isolated from the Bood of Eels *(Anguilla anguilla)* with Skin Papilloma. Progr. exper. Tumor Res. , 101–107, 1976.
SCHWANZ-PFITZNER, I., ÖZEL, M., DARAI, G., and GELDERBLOM, H.: Morphogenesis and Fine Structure of Eel Virus (Berlin), a Member of the Proposed Birnavirus Group. Arch. Virol.**81**, 151–162, 1984.
SCHWEIGER, G. Die toxikologische Einwirkung von Schwermetallsalzen auf Fische und Fischnährtiere. Arch. Fischereiwiss. **8**, 54–78, 1957.
SCOTT, M.: The pathogenicity of *Aeromonas salmonicida* (GRIFFIN) in sea and brackish waters. J. gen. Microbiol. **50**, 321–327, 1968.
SEIFERT, G.: Beitrag zum Vergleich zwischen *Ergasilus briani* MARKEWITSCH und *Ergasilus minor* HALISCH. Z. Fischerei Hilfsw. **12** N. F., 341–354, 1964.
SHARE, J. U., HASTEIN, T., and FOLSLIE, A.: Investigations about residues after therapeuting with Chloramphenicol rainbow trout *(Salmo gairdneri)* and salmon *(Salmo salar)*. Nord. VEt.-Med. **26**, 105–115, 1974.
SHARIFF, M., RICHARDS, R. H., and SOMMERVILLE, CH.: The histopathology of acute and chronic infections of rainbow trout *Salmo gairdneri* RICHARDSON with eye flukes, *Diplostomum* spp. J. Fish Dis. **3**, 455–465, 1980.
SHERBURNE, S. W.: The occurrence of Piscine Erythrocytic Necrosis (PEN) in the Sea Lamprey, *Petromyzon marinus*, from several Maine localities. Fish. Bull. **82**, 541–544, 1984.
SHERWOOD, M. J., and MEARNS, A. J.: Occurrence of Tumor – Bearing Dover Sole *(Microstomus*

pacificus) of Ponit Arguello California and of Baja California, Mexico. Trans Amer. Fish. Soc. **105**, 561–563, 1976.

SHIEH, H. S., and MACLEAN, J. R.: Purification and properties of an extracellular protease of *Aeromonas salmonicida*, the causative agent of furunculosis. Intern. J. Biochem. **6**, 653–656, 1975.

SHIEH, H. S., and MACLEAN, J. R.: Blood changes in brook trout induced by infection with *Aeromonas salmonicida*. J. Wildl. Dis. **12**, 77–82, 1976.

SHOSTAK, A. W., and DICK, A. T.: Intestinal pathology in northern pike, *Esox lucius* L., infected with *Triaenophorus crassus* FOREL, 1868 (Cestoda: Pseudophyllidea). J. Fish. Dis. **9**, 35 bis 45, 1986.

SILVEN, L., JOHANSSON, N., and LJUNGBERG, O.:Terramycin and sulphamerazine residues in muscle tissue and interior organs of rainbow trout after oral drug treatment. Bull. Off. Int. Epizoot. **69**, 1464–1474, 1968.

SIMS, G. G., CAMPBELL, J. R., ZEMLYAK, F., and GRAHAM, J. M: Organochlorine Residues in Fish and Fishery Products from the Northwest Atlantic. Bull. Environm. Cont. Tox. **18**, 697–705, 1977.

SIMSEK, J., and TESARCIK, J: The toxicity of technical cupric sulfate to six species of pond-fish, its influence on the secretion of dermal mucus and on the frequency of breathing motions. Vyzk. ustav ryb. Bull. 1, 1–15, 1966.

SINDERMANN, C. J.: Diseases of Fishes of the Western North Atlantic. III. Maine Dep. Sea Shore Fish., Res. Bull. 25, 1956.

SINDERMANN, C. J.: Diseases of Fishes of the Western North Atlantic. IV. Geographic Discontinuity of Myxosporidiosis in immature Herring from the Gulf of Maine. Maine Dep. Sea Shore Fish. Res. Bull. 29, 1957.

SINDERMANN, C.J.: Studies of the pathogenicity of *Ichthyosporidium hoferi* fungus parasite of fishes. J. Paras. **43**, 43, 1957.

SINDERMANN, C. J.: An Epizootic in Gulf of Saint Lawrence Fishes. Trans. **23**. N. A. Wildl. Conf. 349–368, 1958.

SINDERMANN, C. J., and ROSENFIELD, A.: Diseases of fishes of the Western North Atlantic.I. Disease of the Sea Herring. Maine Dept. Sea Shore Fish. Res. Bull. 18, 1954.

SINDERMANN, C. J., and SCATTERGOOD, L. W.: Diseases of fishes of the Western North Atlantic. II. Ichthyosporidium Disease of the Sea Herring *(Clupea harengus)*. Maine Dept. Sea and Shore Fish. Res. Bull. **19**, 1–40, 1954.

SMAIL, D. A., and EGGLESTONE, S. I.: Virus infections of marine fish erythrocytes: prevalence of piscine erythrocytic necrosis in cod *Gadus morhua* L. and blenny *Blennius pholis* L. in coastal and offshore waters of the United Kingtom. J. Fish. Dis. **3**, 41–46, 1980.

SMAIL, D. A., and EGGLESTONE, S. I.: Virus infections of marine fish erythrocytes: electron microscopical studies on the blenny virus. J. Fish Dis. **3**, 47–54, 1980.

SMART, G.: The effect of ammonia exposure on gill structure of the rainbow trout *(Salmo gairdneri)*. J. Fish. Biol. 8, 471–475, 1976.

SMITH, J. W.: Furunculosis in Kelts. Freshw. Salm. Fisheries Res. **27**, 12, 1962.

SMITH, J.: The classification of *Bacterium salmonicida*. J. Gen. Microbiol. **33**, 263 –274, 1963

SMITH, J.: The occurrence and pathology of dee disease. Freshw. Salmon Fisheries Res. **34**, p. 12, 1964.

SNIESZKO, S. F.: Ulcer disease in brook trout *(Salvelinus fontinalis)* its economic importance, diagnosis, treatment and prevention. Progr. Fish-Cult. **14**, 43–49, 1952.

SNIESZKO, S. F.: Nutritional (Dietary) Gill Disease. U. S. Dept. Inter. Fish Wildl. Serv. Fish. Leaflet **463**, 1–2, 1958.

SNIESZKO, S. F.: Antibiotics in fish disease and fish nutrition. Antibiot. Chemother. **9**, 541 bis 545, 1959.

SNIESZKO, S. F.: Microhematocrit values in rainbow trout, brown trout and brook trout. Progr. Fish-Cult. **23**, 114–119, 1961.

SNIESZKO, S. F.:Fish furunculosis. U.S. Dept. Interior Fish Wildl. Serv. Fishery Leaflet **467**, 1 bis 4, 1963.

SNIESZKO, S. F.: Bacterial Gill Disease of fresh-water fishes. U.S. Dept. Inter. Fish Wildl. Serv. Fishery Leaflet **464**, 1–4, 1963.
SNIESZKO, S. F.: Immunization of fishes. A review. J. Wildl. Dis. **6**, 24–30, 1970.
SNIESZKO, S. F.: Furunculosis of salmonidae. EIFAC, techn. Pap., Rome, p. 157, 1973.
SNIESZKO, S. F.: The effects of environmental stress on outbreaks of infectious diseases of fishes. J. Fish Biol. **6**, 197–208, 1974.
SNIESZKO, S. F.: Chemicals used most frequently for control of infectious diseases of fishes. Fish Hlth. News **4**, 2–7, 1975.
SNIESZKO, S. F., and BULLOCK, G. L.: Freshwater fish diseases caused by bacteria belonging to the genera *Aeromonas* and *Pseudomonas*. U.S. Dept. Interior, Fish Wildl. Serv. Fishery Leaflet **459**, 1–7, 1962.
SNIESZKO, S. F.: and BULLOCK, G. L.: Fish Furunculosis. U.S. Dept. Int. Fish Wildl. Serv. FDL-**43**, 1–10, 1975.
SNIESZKO, S. F., and BULLOCK, G. L.: Diseases of Freshwater Fishes caused by bacteria of the genera *Aeromonas, Pseudomonas* and *Vibrio*. U.S. Dept. Int. Fish Wildl. Serv. FDL-**40**, 1–10, 1976.
SNIESZKO, S. F.: and BULLOCK, G. L.: Columnaris Disease of fishes. U.S. Dept. Int Fish. Wildl. Serv. Fish Dis. Leaflet **45**. 1976.
SNIESZKO, S. F., and BULLOCK, G. L., DUNBAR, C. E., and PETITJOHN, L. L.: Nocardial infection in hatchery reared fingerling rainbow trout *(Salmo gairdneri)*. J. Bact. **88**, 1809–1810, 1964.
SNIESZKO, S. F., and FRIDDLE, S.: Prophylaxis of furunculosis in brook trout *(Salvelinus fontinalis)* by oral immunization and sulfameracin. Prog. Fish-Cult. **11**, 161–168, 1949.
SNIESZKO, S. F., and GRIFFIN, P. J.: Kidney disease in brook trout and its treatment. Progr. Fish-Cult. **17**, 3–13, 1955.
SNIESZKO, S. F., GRIFFIN, P. J., and FRIDDLE, S. B.: A new bacterium *(Haemophilus piscium* nov. sp.) from ulcer disease of trout. J. Bact. **59**, 699–710, 1950.
SNIESZKO, S. F., GRIFFIN, P. J., and FRIDDLE, S. B.: Antibiotic treatment of ulcer disease and furunculosis in trout. Trans. 17. N. Amer. Wildl. Conf. 197–223, 1952.
SNIESZKO, S. F., GUSTELL, J. S., and FRIDDLE S. B.: Various sulfonamide treatments of furunculosis in brook trout, *Salvelinus fontinalis*. Trans Amer. Fish. Soc. **78**, 181–188, 1950.
SNIESZKO, S. F., and HOFFMANN, G. L.: Control of fish diseases. Lab. Animal Care **13**, 197–206, 1963.
SNIESZKO, S. F., and ROSS, A. J.: Columnaris disease of fishes. U.S. Dept. Int. Fish. Wildl. Div. Fish. Res. FDL **16**, 1–4, 1969.
SNIESZKO, S. F., and WOLF, K.: Infectious Pancreatic Necrosis of Salmonid fishes. U.S. Dept. Int. Fish Wildl. Serv. Fish. Leaflet **453**, 1–3, 1962.
SNIESZKO, S. F., WOLF, K., and PETITJOHN, L. L.: Infectious nature of pancreatic necrosis. Trans. Amer. Fish. Soc. **88**, 289–292, 1959.
SNIESZKO, S. F., WOOD, E. M., and YASUTAKE, W. T.: Infectious pancreatic necrosis in trout. A.M.A. Arch. Path. **63**, 229–233, 1957.
SONSTEGARD, R. A.: Environmental carcinogenesis studies in fishes of the Great Lakes of North America. Ann. N. Y. Acad. Sci. **298**, 261, 1977.
SPANGENBERG, R.: Orientierende Untersuchungen über das Vorkommen von Myxobacterien bei der Kiemennekrose des Karpfens. Z. Binnenf. **22**, 121–127, 1975.
SPENCE, K. D., FRYER, I. L., and PILCHER, K. S.: Active and passive immunization of certain salmonid fishes against *Aeromonas salmonicida*. Can. J. Microbiol. **11**, 397–405, 1965.
SPEYER, W.: Über die Wirkung von Pflanzenschutzmitteln auf Fische. Z. Pflanzenkr. **55**, 144 bis 154, 1948.
SPRAGUE, V.: *Ichthyosporidium* CAULLERY and MESNIL, 1905, the name of a genus of fungi or a genus of sporozoans? Syst. Zool. **14**, 110–114, 1965.
STAMMER, I.: Beiträge zur Morphologie, Biologie und Bekämpfung der Karpfenläuse. Z. Parasitenkd. **19**, 135–208, 1959.
STARKE, G., und HLINAK, P.: Grundriß der Allgemeinen Virologie. 2. Aufl. Fischer, Jena 1974.

SUGATT, R. H.: Effects of Sodium Dichromate exposure on the immune responses of juvenile Coho Salmon, *Oncorhynchus kisutch*, against *Vibrio anguillarum* Arch. Environm. Contam. Toxicol. **9**, 207–216, 1980.

ŠVEČIK, B., KRÁL, J., DVOŘAK, M., DANEK, J., und UNGERMANN, B.: Die Prophylaxe und Therapie der infektiösen Bauchwassersucht der Karpfen mit dem neuen oralen Präparat Karpex (Rupin) (tschech.). Veterinaria **11**, 109–159, 1969.

SVOBODA, Z., und TESARČIK, J.: Nektere hodnoty cerveneho krevniho obrazu pri branchiomykoze, branchionekroze a mukofiloze karpu. Bul. VURH, **10**, 21–24, 1974.

SVOBODOVÁ, Z.: Hladina N-amoniaku a N-mocoviny v krevnin seru a v mozku karpi (*Cyprinus carpio* L.) amoniakem. Bul. VUR Vodnany **1**, 11–19, 1970.

SWANSON, R. N., CARLISLE, J. C., and GILLESPIE, J. H.: Pathogenesis of infectious pancreatic necrosis virus infection in brook trout, *Salvelinus fontinals* (MITCHILL), following intraperitoneal injection. J. Fish Dis. **5**, 449–460, 1982.

SWANSON, R. N., and GILLESPIE, J. H.: Isolation of infectious pancreatic necrosis virus from the blood and blood components of experimentally infected trout. Can. J. Fish. Aquat. Sci. **39**, 225–228, 1982.

SZAKOLCZAI, J.: Untersuchungen der Schwimmblasenentzündung bei Karpfen an Hand von zwei Fällen in Ungarn. Z. Fischerei **15** N. F., 139–151, 1967.

TANAKA, M., YOSHIMIZU, M., and KIMURA, T.: *Oncorhynchus masou* virus: Pathological Changes in Masu Salmon *(Oncorhynchus masou)*, Chum Salmon *(O. kisutch)* Fry Infected with OMV by Immersion Method. Bull. Jap.Soc.Sci.Fisch. **50**, 431–437, 1984.

TANAKA, M., YOSHIMIZU, M., and KIMURA, T.: Ultrastructures of OMV infected RGT-2 cells and hepatocytes of chum salmon *Oncorhynchus keta*. Nippon Suis. Gakk. **53**, 47–55, 1987.

TATNER, M. F., and HORNE, M. T.: The effects of early exposure to *Vibrio anguillarum* vaccine on the immune response of the fry of the rainbow trout, *Salmo gairdneri* RICHARDSON, Aquacult. **41**, 193–202, 1984.

TATNER, M. F., and HORNE, M. T.: The effects of vaccine dilution, length of immersion time, and booster vaccinations on the protection levels induced by direct immersion vaccination of brown trout, *Salmo trutta*, with *Yersinia Ruckeri* (ERM) vaccine. Aquacult. **46**, 11–18, 1985.

TATNER, M. F., and MANNING, M. J.: The ontogenetic development of the reticulo-endothelial system in the rainbow trout, *Salmo gairdneri* RICHARDSON. J. Fish Dis. **8**, 35–41, 1985.

TESARČIK, J.: Biologický pokus jako pomocná diagnostická metoda k rozliseni *Branchiomyces sanguinis* PLEHN und *B. demigrans* WUNDSCH. Práce VURH **3**, 99–107, 1963.

TESARČIK, J.: Dehelmintization of carp fry infected with the intestinal worm *Neoechinorhynchus rutili* by using Tetrafinol. Acta Vet. **41**, 207–210, 1972.

TESARČIK, J., CIBULKA, J., and KALIVODA, J.: The occurrence of Haemorrhagic Septicaemia (anaemia infectiosa salmonum) in American rainbow trout (*Parasalmo gairdneri* RICHARDSON 1936). Bull. Fish. Res. Inst. **4**, 19–26, 1968.

TESARČIK, J., and SMEŠEK, J.: Prinzkum antiparazitarnich a protiplisnovych opatreni. C. Efektivnost preventivne aplikace technicke modre skalice proti branchiomykoze karpu ve zhustevnych obsadkach. Prace VURH **8**, 55–107, 1968.

THIEME, H.: Erkennung und Wesen der Neon-Krankheit. Aqu. Terr. Z.**3**, 172–175, 1956.

TOMAŠEK, I.: Considérations générales sur le probléme de l'étiologie de l'Hydropsie Infectieuse de la carpe. Bull. Off. Int. Epizoot. **65**, 721–730, 1966.

TOMAŠEK, I.: Hydropsie infectieuse de la carpe (HIC). EIFAC, techn. Pap. Rome **17**, Suppl. 2, 100–112, 1973.

TOMAŠEK, I., BRUDNJAK, Z., FIJAN, N., und KUNST, L. J.: Weiterer Beitrag zur Ätiologie der infektiösen Bauchwassersucht des Karpfens. Jugosl. Akad. Znan. mjetn. **322**, 35–44, 1964.

TOMAŠEK, I., and FIJAN, N.: The etiology on infectious dropsy of carp. Ann. N. Y. Acad.Sci. **126**, 606–615, 1965.

TOMAŠEK, I., SVER, Z., und SULIMANOVIC, D.: Der Einfluß von Furazolidon-Bädern auf die infektiöse Bauchwassersucht bei *Cyprinus carpio* (jugosl.). Vet. Arh. Zagreb **39**, 291, 1969.

TOMAŠEK, I., TOPOLNIK, E., und WINTERHALTER, M.: Untersuchungen über die Virusätiologie der infektiösen Bauchwassersucht des Karpfens. Jugosl. Akad. Znan. Umjtn. **316**, 75–90, 1958.
TOMAŠEK, I., und WINTERHALTER, M.: Das pathologisch-morphologische Bild künstlich mit *Pseudomonas punctata* infizierter Karpfen. Vet. Arh. Kniga **25**, 10–118, 1955.
TRUST, T. J.: Inadequacy of aquarium antibacterial formulations for the inhibition of potential pathogens of freshwater fish. J. Fish. Res. Board Can. **29**, 1425–1430, 1972.
UZMANN, J. R., PAULIK, G. J., and HAYDUK, S. H.: Experimental hexamitiasis in juvenile coho salmon *(Oncorhynchus kisutch)* and steelhead trout *(Salmo gairdneri)*. Trans. Amer. Fish. Soc. **94**, 53–61, 1965.
VAN DUIJN, C.: Tuberculosis disease in fish. Microscope **13**, 23–28, 1961.
VASSILKOV, G. V.: Contribution à l'étude de la philométrose des carpes. 3. Sympos. Comm. O.I.E. malad. poiss. Rep. Nr. 33, 1–4, Stockholm 1968.
VAUGHAN, R. B., and ZOYDEN, S. V.: Interactions of macrophages and erythrocytes. Immunol. **7**, 118–124, 1964.
VISMANIS, K. O.: O morfologii *Philometra lusiana* VISMANIS, nom. n. (Nematoda, Dracunculidae). Zool. Zurn. **46**, 759–762, 1970.
VISMANIS, K. O.: Cikl razvitija vozbuditelja filometroza karpa. Balt. NIIRC **4**, 403–415, 1970.
VLADIMIROV, V. L.: The method of long-term retention of antibiotics in fish organism. Infekcionnye bolezni ryb i borba s nimi **69**, 76–79, 1969.
VOGEL, H.: Mycobacteria from cold-blooded animals. Amer. Rev. Tbc **77**, 823, 1958.
VOGEL, H.: A metabolic and serologic study of acid-fast bacteria from fishes and other cold-blooded vertebrates. Diss. Abstr. **19**, 3117, 1959.
VOLF, F., und HAVELKA, J.: Ergebnisse der vollbetrieblichen Verwendung von Chloramphenicol bei der Heilung der infektiösen Bauchwassersucht der Karpfen und die Wirksamkeit von Aureomycin gegen ansteckende Krankheiten der Fische (tschech.). Sborn. Ceskoslov. Akad. Zemed. vet. **4**, 897–914, 1959.
VOLF, V., und HAVELKA, J.: Investigation of the cause of infectious Dropsy (I.D.) of carp. Ann. N. Y. Acad. Sci. **126**, 601–605, 1965.
WACHS, B.: Bei Bachforellen experimentell erzeugte Symptome der geschwürigen Hautnekrose (UDN). Wasser-, Abwasserforsch. **6**, 153–159, 1973.
WACHS, B.: Gewässerstand und UDN. Fischw. **25**, 33–37, 1975.
WAGNER, G.: Der Entwicklungszyklus von *Ichthyophthirius multifiliis* FOUQUET und der Einfluß physikalischer und chemischer Außenfaktoren. Z. Fischerei **9** N. F., 425–443, 1960.
WAGNER, G. F., MCKEOWN, B. A., and POPHAM, D. J.: The autoradiographic localization of zinc within the pancreatic islets of the rainbow trout, *Salmo gairdneri*. Histochemistry **72**, 113 bis 121, 1981.
WAKABAYASHI, H., and EGUSA, S.: Edwardsiella tarda *(Paracolobactrum anguilli mortiferum)* associated with pond-cultured eel disease. Bull. Jap. Soc. Sci. Fisheries **39**, 931–936, 1973.
WALES, J. H., and SINNHUBER, R. O.: An early hepatoma epizootic in rainbow trout, *Salmo gairdneri*. Calif. Fish and Game **52**, 85–91, 1966.
WALKER, R.: Fine structure of virus tumor of fish. Rep. 71, Amer. Zool. **1**/3, 395–396, 1961.
WALKER, R.: Fine structure of Lymphocystis Virus of fish. Virol. **18**, 503–505, 1962.
WALKER, R.: Viral DNA and cytoplasmic RNA in Lymphocystis Cells of fish. Ann. N. Y. Acad. Sci. **126**, 386–395, 1965.
WALKER, R., and WOLF, K.: Virus array in lymphocystis cell of sunfish. Amer. Zool. **2**, 566, 1962.
WALUGA, D.: Veränderungen in den Kiemen der Regenbogenforelle (*Salmo gairdneri* RICH.) unter dem Einfluß von Malachitgrün. Z. Binnenf. **19**, 62–63, 1972.
WARREN, J. W.: Kidney disease of Salmonid Fishes and the analysis of hatchery waters. Progr. Fish-Cult. **25**, 121–131, 1963.
WASSERBURGER, H. J.: *Daphnia magna* als Testtier zum Nachweis von Kontaktinsektizid-Spuren. Pharmazie **1**, 731–734, 1952.

WEDEMEYER, G.: The stress of formalin treatments in rainbow trout *(Salmo gairdneri)* and coho salmon *(Oncorhynchus Kisutch)*. J.Fish. Res. Board Can.**28**, 1899–1904, 1971.
WEDEMEYER, G., and WOOD, I. W.: Stress as a predisposing factor in fish diseases. U.S. Dept. Int. Fish. Wildl. Serv. FDL **38**, 1–8, 1974.
WEISSENBERG, R.: Über infektiöse Zellhypertrophie bei Fischen (Lymphocystiserkrankung). S. ber. Kgl. Preuß. Akad. Wiss. Phys. Math. Kl. 792–804, 1914.
WEISSENBERG, R.: Lymphocystiskrankheit der Fische. In: Handbuch der pathogenen Protozoen (PROWAZEK-NÖLLER, Hrsg.) **3**, 1344–1380, 1921.
WEISSENBERG, R.: Studies on virus diseases of fish. I. Lymphocystis disease of the orange filefish *(Aleutera schoepfii)*. Amer. J. Hyg. **28**, 455–462, 1938.
WEISSENBERG, R.: Studies on virus diseases of fish. II. Lymphocystis disease fo *Fundulus heteroclitus*. Biol. Bull. **76**, 251–255, 1939.
WEISSENBERG, R.: Studies on virus diseases of fish. III. Morphological and experimental observations on the lymphocystis disease of the pike perch *Stizostedion vitreum*. Zoologica **24**, 245–254, 1939.
WEISSENBERG, Studies on virus diseases of fish. IV. Lymphocystis disease in Centrarchidae. Zoologica **30**, 169–184, 1945.
WEISSENBERG, Studies on lymphocystis tumor cells of fish. I. The osmiophilic granules of the cytoplasmic inclusions and their interpretations as elementary bodies of the lymphocystis virus. Cancer Res. **9**, 537–542, 1949.
WEISSENBERG, R.: Studies on lymphocystis tumor cell of fish. II. Granular structures of the inclusion substance as stages of the developmental cycle of the lymphocystis virus. Cancer Res. **11**, 608–613, 1951.
WEISSENBERG, R.: Positive result of a filtration experiment supporting the view that the agent of the lymphocystis disease of fish is a true virus. Anat. Rec. **111**, 166–167, 1951.
WEISSENBERG, R.: Experimental lymphocystis infection of the killifish *Fundulus heteroclitus* with emulsion of lymhocystis tumor of the perch, *Stizostedion vitreum*, Anat. Rec. **111**, 1968–1969, 1951.
WEISSENBERG, R.: Some remarcable osmiophilic structures of the inclusion bodies in the lymphocystis virus disease of the European flounder. Arch. Virusforsch. **10**, 253–266, 1960.
WEISSENBERG, R.: Fifty years of research on the lymphocystis virus disease of fish (1914 bis 1964). Ann. N. Y. Acad. Sci. **126**, 362–374, 1965.
WEISSENBERG, R.: Morphological studies on the lymphocystis tumor cells of a cichlid from Guatemala, *Cichlasoma synspilum* HUBBS. Ann. N. Y. Acad. Sci. **126**, 396–413, 1965.
WEISSENBERG, R.: NIGRELLI, R. F., and SMITH, G. M.: Lymphocystis in the Dogfish *Lachnolaimus maximus*. Zoologica **22**, 303–305, 1937.
WELBORN, T. L., FIJAN, N., and NAFTEL, J. P.: Channel Catfish Virus Disease. FDL 18 Bur. Sport Fish. Wildl. **8**, 1–3, 1969.
WELLINGS, S. R., and CHUINARD, R. G.: Experimental papillomas with virus-like particles in flathead sole, *Hippoglossoides elassodon*, Science **146**, 932–933, 1964.
WELLINGS, S. R., COOPER, R. A., and CHUINARD, R. G.: Epidermal papillomas in the flathead sole *Hippoglossoides elassodon*, with notes on the occurrence of similar neoplasms in other pleuronectids. J. Nat. Cancer Inst. **33**, 991–1004, 1964.
WELLINGS, S. R., GOURLEY, R. T., and BENS, M.: A comparative study of skin neoplasms in four species of pleuronectid fishes. Ann. N. Y. Acad. Sci. **126**, 479–501, 1965.
WELLINGS, S. R., GOURLEY, R. T., and BENS, M.: Ultrastructural studies of normal skin and epidermal papillomas of the flthead sole, *Hippoglossoides elassodon*. Z. Zellforsch. 78, 370 bis 287, 1967.
WELLINGS, S. R., MCCAIN, E. B., and MILLER, B. S.: Epidermal Papillomas in Pleuronectidae of Puget sound, Washington. Progr. exp. Tumor Res. **20**, 55–74, 1976.
WERBITZKAJA, J. N., GUSSEWA, N. W., LAPTEW, W. J., MUSSELIUS, W. A.: Osnownije Bolezni Prudowich Ryb (Krankheiten der Teichfische). Verlag „Kolos“, Moskau 1972.

WIEDEMANN, H.: *Aeromonas salmonicida* als Erreger der „Fleckenseuche der Weißfische". Fisch u. Umwelt **8**, 59–68, 1980.
WILLIAMS, J. V., and AMEND, D. F.: A Natural Epizootic of Infectious Hematopoetic Necrosis in Fry of Sockeye Salmon *(Oncorhynchus nerka)* at Chilko Lake, British Columbia. J. Fish. Res. Board Can. **33**, 1564–1567, 1976.
WILSON, R. P., ANDERSON, R. O., and BLOOMFIELD, R. A.: Ammonia toxicity in selcted fishes. Comp. Biochem. Physiol. **28**, 107–118, 1969.
WINQUIST, G., LJUNGBERG, O., and HELLSTROEM, B.: Skin tumors of northern pike (*Esox lucius* L.). II. Viral particles in epidermal proliferations. Rep. Nr. 16 (II), 1–7, 3. Sympos. Comm. O.I.E. malad. poiss. Stockholm 1968.
WINTERHALTER, M.: Das pathologisch-histologische Bild der infektiösen Bauchwassersucht der Karpfen. Jugosl. Akad. Znan. Umjetn. **291**, 65–75, 1952.
WISSMATH, P.: Parasitische Krebse (Karpfenlaus *Argulus*, Kiemenkrebs *Ergasilus*, Ankerwurm *Lernaea*) bei Süßwasserfischen. In: Die Bedeutung der Parasiten für die Produktion von Süßwasserfischen. Fisch u. Umwelt **1**, 127–134, 1975.
WIZIGMANN, G., AHNE, W., und SCHLOTTFELDT, H.-J.: Laboratoriumsdiagnose von Virusinfektionen bei Süßwasserfischen unter besonderer Berücksichtigung der viralen hämorrhagischen Septikämie (VHS), der infektiösen Pankreasnekrose (IPN) und der Frühlingsvirämie (SVC). Tierärztl. Umschau **38**, 1–20, 1983.
WIZIGMANN, G., und HOFFMANN, R.: Vergleichende lichtmikroskopische Untersuchungen bei der viralen hämorrhagischen Septikämie (VHS) der Regenbogenforelle. Zb. Vet.-Med. B, **29**, 782–788, 1982.
WIZIGMANN, G., PFEIL-PUTZIEN, C., BAATH, C., DANGSCHAT, H., und KÖPPEL, G.: Serologische Untersuchungen über das Vorkommen von Antikörpern gegenüber *Rhabdovirus carpio* bei Karpfen in bayrischen Teichwirtschaften. Fisch u. Umwelt **8**, 31–36, 1980.
WOBESER, G.: An outbreak of redmouth disease in rainbow trout *(Salmo gairdneri)* in Saskatchewan. J. Fish. Res. Board. Can. **30**, 571–575, 1973.
WOBESER, G., and ATTON, F. M.: An outbreak of Columnaris disease in white suckers *(Catostomus commersoni)* in Saskatchewan. J. Fish. Res. Board Can. **30**, 681–683, 1973.
WOKER, H., und WUHRMANN, K.: Die Empfindlichkeit verschiedener Fischarten gegenüber Ammoniak, Blausäure und Phenol. Rev. Suisse Zool. **57**, 248–553, 1950.
WOLF, H., and JACKSON, E. W.: Hepatomas in rainbow trout: descriptive and experimental epidemiology. Science **142**, 676–678, 1963.
WOLF, K.: Blue-sac disease investigations: Microbiology and laboratory induction. Progr. Fish-Cult. **19**, 14–18, 1957.
WOLF, K.: Virus disease of Sockeye salmon. U.S. Dept. Int. Fish Wildl. Serv. Fish. Leaflet **454**, 1–3, 1962.
WOLF, K.: Experimental Propagation of Lymphocystis Disease of Fishes. Virol. **18**, 249–256, 1962.
WOLF, K.: Blue-sac disease of fish. U.S. Dept. Int. Fish Wildl. Serv. FDL-**455**, 1–5, 1963.
WOLF, K.: Bacterial kidney disease of salmonid fishes. U.S. Dept. Int. Fish Wildl. Serv. Fish. Leaflet **566**, 1–4, 1964.
WOLF, K.: Lymphocystis disease of fish. U.S. Dept. Int. Fish Wildl. Serv. Fish. Leaflet **565,** 1 bis 4, 1964.
WOLF, K.: Characteristics of viruses found in fishes. Developm. Ind. Microbiol. **5** 140–148, 1964.
WOLF, K.: Infectious pancreatic necrosis its detection and identification. Progr. Fish-Cult. **27**, 112, 1965.
WOLF, K.: The Fish Viruses. Adv. in Virus Res. **12,** 35–101, 1966.
WOLF, K.: Advances in Fish Virology: A Review 1966–1971. In: Diseases of Fish, Academic Press, London, 305–331, 1972.
WOLF, K.: Herpesviruses of Lower Vertebrates. In The Herpesviruses, p. 459–520, Academic Press Inc. 1973.

WOLF, K.: Rhabdovirus Disease of Northern Pike fry. U.S. Dept. Int. Fish Wildl. SErv. FDL-**37**, 1974.
WOLF, K.: Fish viral diseases in North America, 1971–1975, and recent research of the Eastern Fish Disease Laboatory, U.S.A. Fish. Pathol. **10**, 135–154, 1976.
WOLF, K., and CARLSON, C. P.: Multiplication of lymphocystis virus in the Bluegill *(Lepomis macrochirus)*. Ann. N. Y. Acad. Sci. **126**, 414–419, 1965.
WOLF, K., and DARLINGTON, R. W.: Channel catfish virus: a new herpesvirus of ictalurid fish. J. Virol. **8**, 525, 1971.
WOLF, K., DARLINGTON, R. W., NAGABAYSHI, T., and QUIMBY M. C.: Herpesvirus salmonis: Characterization of a new pathogen from rainbow trout *(Salmo gairdneri)*. Abstr. Ann. Meet. Amer. Soc. Microbiol. p. 235, 1976.
WOLF, K., DARLINGTON, R. W., TAYLOR, W. G., QUIMBY, M. C., and NAGABAYSHI, T.: Herpesvirus salmonis: Characterization of a New Pathogen of Rainbow Trout. J. Virol. **27**, 659–666, 1978.
WOLF, K., and DUNBAR, C. E.: An explanation of the principles and methods of tissue culture. Progr. Fish-Cult. **1**, 3–7, 1958.
WOLF, K., and DUNBAR, C. E.: Test of 34 therapeutic agents of Kidney diseases in trout. Trans. Amer. Fish. Soc. **88**, 117–124, 1959.
WOLF, K., DUNBAR, C. E., and PYLE, E. A.: Infectious pncreatic necrosis of trout. II. Experimental infections with brook trout. Progr. Fish-Cult. **23**, 65–66, 1961.
WOLF, K., DUNBAR, C. E., and SNIESZKO, S. F.: Infectious pancreatic necrosis of trout. I. A tissue culture study. Progr. Fish-Cult. **22**, 64–68, 1960.
WOLF, K., GRAVELL, M., and MALSBERGER, R. G.: Lymphocystis virus: Isolation and propagation in centrarchid fish cell lines. Science **151**, 3713, 1966.
WOLF, K., HERMAN, R. L., and CARLSON, C. P.: Fish Viruses: Histopathological changes associated with experimental Channel Catfish Virus Disease. J. Fish. Res. Board Can. **29**, 149 bis 150, 1972.
WOLF, K., and MARKIW, M. E.: *Myxosoma cerebralis:* Serological identification by indirect fluorescent antibody test. Fish Hlth. News **4**, p. 8, 1975.
WOLF, K., and MARKIW, M. E.: Ichthyophthiriasis: immersion immunization of rainbow trout *(Salmo gairdneri)* using *Tetrahymena thermophila* as a protective immunogen. Can. J. Fish. Aquat. Sci. **39**, 1722–1725, 1982.
WOLF, K. NAGABAYSHI, T., and QUIMBY, M. C. : Herpesvcirus salmonis: Tests of Spećies Susceptibility, Suggestions for Isolation, Geographic Distribution and Control Measures. Fish Hlth. News **4**, 6–7, 1975.
WOLF, K., and QUIMBY, M. C. Established eurythermic line of fish cells in vitro. Science **135**, 1065–1066, 1962.
WOLF, K, and QUIMBY, M. C.: Infectious pancreatic necrosis (IPN): its diagnosis, identification, detection and control. Riv. Ital. Piscic. Ittiopat. **2**, 76–80, 1967.
WOLF, K. and QUIMBY, M. C.: Infectious pancreatic necrosis: clinical and immune response of adult trouts to inoculation with live virus. J. Fish. Res. Board Can. **26**, 2511–2516, 1969.
WOLF, K., and QUIMBY, M. C.: Salmonid Viruses: Infectious Pancreatic Necrosis Virus. Arch. ges. Virusforsch. **34**, 144–156, 1971.
WOLF, K., and QUIMBY, M. C.: Fish Virology: Procedures and Preparation of Materials for Plaquing fish viruses in normal atmosphere. U.S. Dept. Int. Fish Wildl. Serv. FDL-**35**, 1 bis 13, 1973.
WOLF, K., QUIMBY, M. C., and BRADFORD, A. D.: Egg-associated transmission of IPN virus of trout. Virol. **21**, 317–321, 1963.
WOLF, K., QUIMBY, M. C., and CARLSON, C. P.: Infectious pancreatic necrosis virus: Lyophilization and subsequent stability in storage at 4 °C. Appl. Microbiol. **17**, 623–624, 1969.
WOLF, K., QUIMBY, M. C., CARLSON, C. P., and BULLOCK, G. L.: Infectious pancreatic necrosis: selection of virus-free stock from a population of carrier trout. J. Fish. Res. Board Can. **25**, 383–391, 1968.

WOLF, K., QUIMBY, M. C., PYLE, T. A., and DEXTER, R. P.: Preparation of monolayer cell cultures from tissue of some lower vertebrates. Science **132**, 3443, 1960.
WOLF, K., SANO, T., and KIMURA, T.: Herpesvirus Disease of Salmonids. U.S. Dept. Int. Fish Wildl. Serv. FDL-**44**, 1975.
WOLF, K., and SNIESZKO, S. F.: Uses of antibiotics and other antimicrobials in therapy of diseases of fishes. Antimicrobial Agents and chemotherapy 597–603, 1963.
WOLF, K., SNIESZKO, S. F., DUNBAR, C. E., and PYLE, E. A.: Virus nature of Infectious pancreatic necrosis trout. Proc. Soc. Exper. Biol. Med. **104**, 105–108, 1960.
WOLF, K., and TAYLOR, W. G.: Salmonid Viruses: A Syncytium forming agent from rainbow trout. Fish Hlth. News **4**, p. 3, 1975.
WOLF, K., and MARKIW, M. E.: Salmonid whirling disease: *Tubifex tubifex* (MÜLLER) identified as the essential oligochaete in the protozoan life cycle. J. Fish Dis. **9**, 83–85, 1986.
WOLTER, R.: Die *Vibrio anguillarum*-Seuche im Strelasund und Greifswalder Bodden. Z. Fischerei **9** N. F., 763–769, 1960.
WOO, P. T. K.: *Trypanoplasma salmositica:* Experimental infections in rainbow trout, *Salmo gairdneri*. Exper. Parasitol. **47**, 36–48, 1979.
WOOD, E. M., and LARSON, CH. P.: Hepatic carcinoma in rainbow trout. Arch. Path. **71**, 471 bis 479, 1961.
WOOD, E. M., and YASUTAKE, W. T.: Histopathology of kidney disease in fish. Amer. J. Path. **32**, 845–857, 1956.
WOOD, E. M., and YASUTAKE, W. T.: Histopathology of fish. V. Gill Disease. Progr. Fish-Cult. **19**, 7–13, 1957.
WOOD, J. W.: A survey of tuberculosis in Pacific salmon and Steelhead trout on Oregon streams in 1957. U.S. Fish Wildl. Serv. Spec. Sci. Rep. Fish **332**, 18, 1959.
WOOD, J. W.: Diseases of Pacific Salmon: their prevention and treatment. Dept. Fish. Hatch. Div. Washington, 74 S., 1968.
WOOD, J. W., SNIESZKO, S. F., and YASUTAKE, W. T.: Infectious pancreatic necrosis in Brook trout. A. M. A. Arch. Path. **60**, 26–28, 1955.
WOOD, J. W., and WALLIS, J.: Kidney disease in adult Chinook salmon and its transmission by feeding to young Chinook salmon. Res. Briefs, Fish. Comm. Oregon **6**, 32–40, 1955.
WUHRMANN, K., und WOKER, H.: Experimentelle Untersuchungen über die Amoniak- und Blausäurevergiftung. Schweiz. Zschr. Hydrolog. **11**, 210–244, 1949.
WUHRMANN, K., und WOKER, H.: Die Giftigkeit von Phenol für verschiedene Fischarten. Schweiz. Zuschr. Hydrolog. **12**, 271–287, 1950.
WUNDER, W.: Die Ausheilungsvorgänge an der Karpfenkieme bei Kiemenfäule. Z. Parasitenkde. **10**, 280–287, 1938.
WUNDER, W.: Die Veränderungen der Karpfenkieme bei Kiemenfäule. Fischerei-Ztg. **44**, 200–202, und 206–208, 1941.
WUNDER, W.: Der durch Aflatoxine hervorgerufene Leberkrebs bei der Regenbogenforelle. Z. Lebensm. Unters.-Forsch. **151**, 250–255, 1973.
WUNDER, W., und OTTO, H.: Leberkrebs (Leberkarzinom) bei der Regenbogenforelle zum ersten Mal in einer deutschen Forellenzucht beobachtet. Allg. Fischerei-Ztg. **94**, 118–119, 1969.
WUNDER, W., und OTTO, H.: Aflatoxine als Ursache des Leberkrebses der Forelle. Naturwissenschaften **56**, 352–356, 1969.
WUNDER, W., und OTTO, H.: Der Leberkrebs (Hepatom) bei der Regenbogenforelle (*Salmo irrideus* W. GIBB.). Fischwirt **19/5**, 99–111, 1969.
WURZEL, W.: Vitamine und Spurenstoffe für die Gesunderhaltung von Fischen. In: Die Einwirkung von Umweltfaktoren auf die Gesunderhaltung des Fisches. Fisch u. Umwelt **2**, 79 bis 84, 1976.
YAMAMOTO, T.: Infectious pancreatic necrosis virus and bacterial kidney disease apearing concurrently in populations of *Salmo gairdneri* and *Salvelinus fontinalis*. J. Fish. Res. Board Can. **32**, 92–95, 1975.

YAMAMOTO, T., KELLY, R. K., and NIELSEN, O.: Epidermal hyperplasia of walleye, *Stizostedion vitreum vitreum* (MITCHILL), associated with retrovirus-like type-C particles: prevalence, histologic and electron microscopic observations. J. Fish Dis. **19**, 425–436, 1985.

YASUTAKE, W. T., BUHLER, D. R., and SHANKS, W. E.: Chemotherapy of hexamitiasis in fish. J. Parasit. **47**, 81–86, 1061.

YASUTAKE, W. T., PARISOT, T. J., and KLONTZ, G. W.: Virus diseases of the Salmonidae in western United States. II. Aspects of pathogenesis. Ann. N. Y. Acad. Sci. **126**, 520–530, 1965.

YASUTAKE, W. t., and RASMUSSEN, C. J.: Histopathogenesis of experimentally induced Viral Hemorrhagic Septicemia in fingerling rainbow trout *(Salmo gairdneri)*. 3. Sympos. Comm. O.I.E. malad. poiss. Rep. Nr. 41, 1–7, Stockholm 1968.

YEDILER, A., und BRAUN, F.: Transport und Speicherung von Quecksilber aus $HgCl_2$ und $Hg(NO_3)_2$ in einer Nahrungskette (H_2O, Sediment, Tubifex, Karpfen). Fisch u. Umwelt **8**, 135–146, 1980.

YEH, L. S.: On a new tepeworm *Bothriocephalus gowkongensis* n. sp. from freshwater fish of China. Acta Zool. Sinica **7**, 1, 1955.

YOUNG, C. L., and CHAPMAN, G. B.: Ultrastructural aspects of the causative agent and renal histopathology of bacterial kidney disease in brook trout *(Salvelinus fontinalis)*. J. Fish. Res. Board Can. **35,** 1234–1248, 1978.

YOSHIMIZU, M., TANAKA, M., and KIMURA, T.: *Oncorhynchus masou* Virus (OMV): Incidence of Tumor Development among Experimentally Infected Representative Salmonid Species. Fish Path. **22**, 7–10, 1987.

ZIMMER, M. A., EWING, M. S., and KOCAN, K. M.: Epitheliocystis disease in the channel catfish. *Ictalurus punctatus* (RAFINESQUE). J. Fish Dis. **7**, 407–410, 1984.

ZOLLINGER, H. U.: Pathologische Anatomie. Bd. I. Allgemeine Pathologie. 3. Aufl., G. Thieme Verlag, Stuttgart 1971.

ZWILLENBERG, H. H. L., und ZWILLENBERG, L. O.: Über den Erythrocytenabbau in der Forellenmilz, unter besonderer Berücksichtigung der Erythrocytenfeinstruktur. Z. Zellforsch. **66**, 313–324, 1963.

ZWILLENBERG, L. O.: Fischviren. Schweiz. Fischerei-Ztg. **75**, 82–84, 1967.

ZWILLENBERG, L. O., JENSEN, M. H., und ZWILLENBERG, H. H. L.: Electron microscopy of the virus of Viral haemorrhagie septicaemia of rainbow trout (Egtved virus). Arch. Virusforsch. **17**, 1–19, 1965.

ZWILLENBERG, L. O., JENSEN, M. H., und ZWILLENBERG, H. H. L.: Electron microscopy and classification of the virus of Viral haemorrhagic spticaemia of rainbow trout. Bull. Off. Int. Epizoot. **65**, 897–990, 1966.

ZWILLENBERG, L. O., PFITZNER, J., und ZWILLENBERG, H. H. L.: Infektionsversuche mit Egtved-Virus an Zellkulturen und Individuen der Schleie (*Tinca vulgaris* CUV.) sowie anderen Fischarten. Zbl. Bakt. I. Orig. **208**, 218–226, 1968.

ZWILLENBERG, L. O., and WOLF, K.: Ultrastructure of Lymphocystis Virus, J. Virol. **2**, 393 bis 399, 1968.

ZWILLENBERG, L. O., und ZWILLENBERG, H. H. L.: Elektronenmikroskopische Untersuchungen an Regenbogenforellen mit infektiöser Nierenschwellung und Leberdegeneration. Arch. ges. Virusforsch. **14**, 319–331, 1963.

ZWILLENBERG, L. O., and ZWILLENBERG, H. H. L.: Transmission and recurrence problems in viral hemorrhagic septicemia of rainbow trout. Bull. Off. Int. Epizoot. **69**, 969–976, 1968.

Sachregister